国家出版基金项目
NATIONAL PUBLICATION FOUNDATION

丛书主编

动 物 疫 病 防 控 出 版 工 程

禽流感
AVIAN INFLUENZA

于康震　陈化兰 ｜ 主编

中国农业出版社

本书编写人员

主　　编　于康震　　陈化兰

副主编　王秀荣　　李呈军　　陈国胜

编　　者　(按姓氏笔画排序)

于康震　　王幼明　　王秀荣

亓文宝　　邓国华　　田国彬

朱启运　　刘秀梵　　李呈军

李泽君　　李雪松　　李雁冰

陈化兰　　陈国胜　　陈继明

姜　丽　　姜永萍　　曹永长

彭大新　　焦培荣　　廖　明

近年来，我国动物疫病防控工作取得重要成效，动物源性食品安全水平得到明显提升，公共卫生安全保障水平进一步提高。这得益于国家政策的大力支持，得益于广大动物防疫人员的辛勤工作，更得益于我国兽医科技不断进步所提供的强大支撑。

当前，我国正处于加快建设现代养殖业的历史新阶段，人民生活水平的提高，不仅要求我国保持世界最大规模的养殖总量，以满足动物产品供给；还要求我们不断提高养殖业的整体质量效益，不断提高动物产品的安全水平；更要求我们最大限度地减少养殖业给人类带来的疫病风险和环境压力。要解决这些问题，最根本的出路还是要依靠科技进步。

2012 年 5 月，国务院审议通过了《国家中长期动物疫病防治规划（2012—2020 年）》，这是新中国成立以来，国务院发布的第一个指导全国动物疫病防治工作的综合性规划，具有重要的标志性意义。为配合此规划的实施，及时总结、推广我国最新兽医科技创新成果，同时借鉴国外先进的研究成果和防控经验，我们通过顶层设计规划了《动物疫病防控出版工程》，以期通过系列专著出版，及时将研究成果转化和传播到疫病防控一线，全面提高从业人员素质，提高我国动物疫病防控能力和水平。

本出版工程站在我国动物疫病防控全局的高度，力求权威性、科学性、指导性和实用性相兼容，致力于将动物疫病防控成果整体规划实施，重点把国家优先防治和重点防范的动物疫病、人兽共患病和重大外来动物疫病纳入项目中。全套书共 31 分册，其中原创专著 21 部，是根据我国当前动物疫病防控工作的实际需要而规划，每本书的主编都是编委会反复酝酿选定的、有一定行业公认度的、长期在单个疫病研究领域有较高造诣的专家；同时引进世界兽医名著 10 本，以借鉴世界同行的先进技术，弥补我国在某些领域的不足。

　　本套出版工程得到国家出版基金的大力支持。相信这些专著的出版，将会有力地促进我国动物疫病防控水平的提升，推动我国兽医卫生事业的发展，并对兽医人才培养和兽医学科建设起到积极作用。

农业部副部长

禽流感业已成为严重威胁养禽业安全和公共卫生安全的重大问题，而且随着时间的推移，这种威胁将会变得越来越突出。

我国是世界第一养禽大国，饲养着全球 16.5％的鸡和 82.5％的水禽。我国养禽业的品种结构、养殖方式和从业者素质，以及人们的消费习惯、兽医服务水平和科技支撑能力、生态环境条件等因素和特点，决定了在笼罩全球的禽流感疫情面前中国不可能独善其身，中国禽流感的防控也不可能完全依赖或照搬国外的经验。中国十几年的禽流感防控实践，既品尝过单纯移植发达国家经典做法不灵的苦恼，也收获了从国情出发大胆创新取得显著效果的成功，更得到了国际社会的充分认可和高度评价！

本书作为一本部头较大的禽流感防控学术专著，一直把全面性和系统性作为努力追求的重要目标；把理论性与实用性相统一作为贯穿始终的重要遵循。书中力求吸收当今国际禽流感学术研究的最新成果，同时又特别注重反映中国特色禽流感防控研究与实践中的重要成就与宝贵经验。本书各章节的具体编写分工情况如下：第一章——刘秀梵、彭大新，第二章——李呈军、姜丽，第三章——李泽君、李雪松，第四章——廖明、朱启运、焦培荣、亓文宝，第五章——陈继明、邓国华，第六章——李雁冰、王秀荣，第七章——田国彬、姜永萍、曹永长，第八章——陈国胜、王幼明，附录——陈国胜。前前后后为本书编写和出版做出贡

INFLU

献的人员还有很多，在此恕不能一一列出，一并谨致衷心感谢！

由于编著者能力和水平所限，加之时间仓促，书中的差错与不足在所难免，恳请读者不吝赐教，并请接受我们诚挚的歉意与谢意！

于康震　陈化兰

2015 年 12 月

目 录

第一章

概　　述

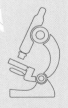

　　禽流感（Avian influenza，AI）是由禽流感病毒（Avian influenza virus，AIV）引起的一种感染和/或疾病综合征，家禽感染 AIV 后，有的不表现临床症状，有的表现为呼吸道疾病和产蛋下降，严重的导致全身性疾病，死亡率可达 100％。因此，根据致病性可将禽流感分为低致病性禽流感（Low pathogenic avian influenza，LPAI）和高致性禽流感（Highly pathogenic avian influenza，HPAI）。同时，AIV 还可以感染人和哺乳动物，在公共卫生上具有重要意义。

　　AIV 属于正黏病毒科 A 型流感病毒属，其表面糖蛋白为血凝素（Haemagglutinin，HA）和神经氨酸酶（Neuraminidase，NA），共分 16 个 HA 亚型和 9 个 NA 亚型[1]。根据 AIV 对人工感染鸡的致病性，可将其分为高致病性 AIV（Highly pathogenic avian influenza virus，HPAIV）和低致病性 AIV（Low pathogenic avian influenza virus，LPAIV）。1994 年，开始采用病毒 HA 裂解位点的分子标准作为致病性的补充依据。早期 OIE 定义 HPAIV 为 A 类病原，而 LPAIV 为非 A 类或 B 类病原。然而，随着国际贸易的需求，OIE 取消了 A 类或 B 类传染病的分类方法，产生了新的法定通报传染病的分类系统。由于 H5 和 H7 亚型 LPAIV 在鸡和火鸡群中传播可突变为 HPAIV，OIE 将 H5 和 H7 亚型 LPAIV 增加到《陆生动物卫生法典》（http://www.oie.int/international-standard-setting/terrestrial-code/access-online/）。现行（2015 年）的 OIE《陆生动物卫生法典》规定禽流感是由 H5 或 H7 亚型的任何 A 型流感病毒或静脉接种致病指数（Intravenous pathogenictiy index，IVPI）大于 1.2（或至少 75％的死亡率）的任何 A 型流感病毒引起的家禽感染，为法定通报传染病。其他亚型流感病毒（H1～H4、H6、H8～H16）引起的家禽感染无需通报。与此相对应，HPAIV 的定义为：①通过鼻腔接种0.2 mL 1∶10 稀释的无菌感染性尿囊液，如果能使 8 只 4～6 周龄的易感鸡在 10 d 内死亡6～8只，或接种 6 周龄易感鸡的 IVPI 大于 1.2，则可认为该 A 型流感病毒为 HPAIV；②对 IVPI 小于 1.2 或静脉接种致死试验鸡的死亡率小于 75％的 H5 和 H7 亚型 AIV，必须测定其 HA 的核酸序列，如果裂解位点具有与其他 HPAIV 相似的氨基酸序列，也应认为该病毒为 HPAIV。OIE《陆生动物卫生法典》中对 LPAIV 的定义是非 HPAIV 的所有 H5 和 H7 亚型 A 型流感病毒，这不是通常意义的 LPAIV，因为它不包括其他亚型的 LPAIV。

第一节　**历史与现状**

一、发现过程

Perroncito 于 1878 年在意大利首次报道了高致病性禽流感[2]（表 1 - 1），该病可引起鸡和其他家禽很高的群体死亡率。1901 年 Centanni 和 Savonuzzi 确定该病是由一种病毒引起的[3]，但直到 1955 年才鉴定为流感病毒[4]。1925 年 Beaudette 提出用"鸡瘟（Fowl plague）"命名该病，1981 年在美国举办的第一届国际禽流感专题研讨会上提出用"高致病性禽流感"代替"鸡瘟"这一命名[5]。

从 1901 年至 20 世纪 50 年代中期暴发的几次禽流感疫情分离到的病毒，现在划归 H7N1 和 H7N7 亚型流感病毒[6]。而 1959 年在苏格兰鸡群和 1961 年在南非的普通燕鸥中流行的高致病性禽流感分别由新的 AIV 亚型 H5N1[7] 和 H5N3[8] 引起。于是出现了一种现在看来是错误的认识，即所有 H5 和 H7 亚型的 AIV 都是高致病性的。

AIV 引起的温和型感染到 20 世纪中期才被人们认识，现在这些病毒被称为低致病性的 AIV。最早分离的低致病性 AIV 是德国的 Dinter 株，它是 1949 年从鸡分离到的，但是直到 1960 年才将它鉴定为 H10N7 亚型 AIV（A/Chicken/Germany/49）[9]。1953—1963 年，从加拿大、捷克斯洛伐克、英国和乌克兰出现呼吸道症状的家鸭中也分离到低致病性的 AIV，如 A/duck/Czchoslovakia/56（H4N6）、A/duck/Englang/56（H11N6）等。20 世纪 60 年代早期，加拿大和美国出现的低致病性 AIV 主要是引起呼吸道感染和产蛋下降。1966 年和 1968 年分别从加拿大和美国威斯康星州分离到 H5 亚型低致病性 AIV，可以说具有重要意义[10]。1971 年，从美国俄勒冈州发生轻度呼吸道感染并伴随有腹泻症状的火鸡中分离到了 H7N3 亚型 AIV[11]。此后，许多低致病性的 H5 和 H7 亚型 AIV 被分离鉴定。这推翻了 H5 和 H7 亚型 AIV 就一定是高致病性毒株的观点[10]。

研究者们从无症状感染的野鸟中也分离到了许多 AIV。起初是在对迁徙性水禽进行血清学监测时发现有流感病毒感染[12]。1972 年，在对迁徙鸭进行新城疫病毒监测时分离到 AIV[13]。在澳大利亚则是从海鸥类飞鸟中分离到了 AIV[14]。从那时起，大规模的监测显示健康野鸟（主要包括雁形目和鸽形目的鸟）是 AIV 的储藏库。这些病毒也属于低致病性 AIV。因此，禽流感病毒首先被发现的是高致病性的 AIV，到后来才发现了低致病性的 AIV。

表 1-1　禽流感历史中的主要事件

年代	事　　件	参考文献
1878	第一次发现高致病性禽流感或鸡瘟（H7 亚型）	[2]
1880	可将高致病性禽流感与禽霍乱区别	[15]
1901	高致病性禽流感是由病毒引起的	[3]
1901—1930	高致病性禽流感在世界范围内暴发	[16-18]
1918	人的大流行	[19]
1931	第一株流感病毒的分离（猪）	[20]
1934	利用鸡胚分离流感病毒	[21]
1941	红细胞凝集反应鉴定流感病毒	[22]
1942	高致病性禽流感病毒和新城疫病毒可凝集红细胞，并可用血清学方法区分	[23]
1955	高致病性禽流感病毒是 A 型流感病毒	[4]
1959	用血凝抑制试验鉴定出一株与鸡瘟血清型不一样的高致病性禽流感病毒（H5 亚型）	[6]
20 世纪 70 年代	对野鸟进行广泛的流感病毒监测，野鸟是所有血清亚型的流感病毒的储存宿主	[12, 24-27]
1971	按照动物来源、NP 蛋白、HA 和 NA 蛋白进行流感病毒型、亚型分类	[28]
1971—1981	HA 裂解位点多碱性氨基酸与病毒毒力和组织扩散能力有关	[29, 30]
1978	1957 年 H2N2 和 1968 年 H3N2 流感病毒大流行与 AIV 的重组有关	[31]
1980	不管动物来源，按照 NP 蛋白、HA 和 NA 蛋白进行流感病毒型、亚型分类	[28]
1981	第一届国际禽流感专题研讨会	[5]
1981	提出用高致病性禽流感代替鸡瘟的命名	[5]
1999—2001	人感染 H9N2 亚型禽流感病毒	[32-35]
1997 年至今	人感染高致病性禽流感 H5N1 病毒	[36]
2000 年至今	H9N2 亚型禽流感在亚洲和北非一些国家呈地方流行性	[37]
2003 年至今	高致病性禽流感 H5N1 病毒传播至亚洲、欧洲和非洲，在亚洲和北非一些国家呈地方流行性	[36]

二、流行危害历史

（一）1878—1958 年高致病性禽流感流行情况

有多个综述文献描述了高致病性禽流感的流行危害历史[36,38-40]。1894 年，意大利北部暴发了一次严重的 H7 亚型高致病性禽流感，并且通过鸡在欧洲扩散，涉及奥地利东部、德国、比利时、法国、丹麦、荷兰、捷克斯洛伐克和波兰等[38]，并于 1877—1935 年间在意大利呈地方流行。1901 年不伦瑞克禽产品博览会期间，高致病性禽流感在德国全国范围内蔓延。20 世纪早期，瑞士、罗马尼亚、苏联、荷兰、匈牙利、英国、埃及、日本、巴西和阿根廷都报道过高致病性禽流感的流行[39]。20 世纪 30 年代中期以前高致病性禽流感在欧洲的许多地方呈地方流行。英国最早于 1922 年诊断出高致病性禽流感，1929 年再次暴发。美国在 1924—1925 年间和 1929 年开始暴发[39]，初期主要是给纽约的活禽市场造成重大损失，后来扩展到新泽西、费城和宾夕法尼亚。1925 年，康涅狄格、西弗吉尼亚、印第安纳、伊利诺伊、密歇根州也有农场和市场的家禽受感染[16]。1929 年的高致病性禽流感主要发生在新泽西的一些养禽场。

（二）1959—1995 年高致病性禽流感流行情况

1959—1995 年期间也发生多起高致病性禽流感事件（表 1-2）[7,39,41]。1959 年苏格兰东海岸一个小规模鸡场发生了第一例非 H7 亚型病毒引起的高致病性禽流感，其中代表株为 A/chicken/Scotland/59（H5N1）[6]。两年之后，H5N3 亚型 HPAIV 在南非引起数千只燕鸥死亡[8]。1983 年爱尔兰暴发高致病性禽流感，由 H5N8 病毒引起[42]。疾病开始发生于两个火鸡场，后扩展到另一个火鸡场，扑杀火鸡的同时还扑杀了同场的 28 000 只肉鸡。后来发现两个火鸡场之间的种鸭和商品鸭场也发生隐性感染，扑杀了 27 万只鸭，相当于爱尔兰商品鸭的 97％。而 1983 年 4 月，美国宾夕法尼亚州首先发生了 H5N2 LPAIV 感染，6 个月后病毒突变为 HPAIV，共导致 1 700 万只家禽死亡或被扑杀，直接经济损失 6 200 万美元，间接经济损失 2.5 亿美元。1994 年 5 月，墨西哥暴发 H5N2 LPAIV 感染[39]，共有 11 个州的鸡群发生感染。1995 年 1 月证实该病毒也突变为 HPAIV。1995 年巴基斯坦也暴发了 H7N3 高致病性禽流感[43]，共造成 320 万只家禽的死亡或被扑杀，主要侵害肉种鸡和肉鸡。

三、全球分布现状

(一) 1996 年以来 H5 亚型高致病性禽流感流行情况

1996 年，中国广东省首次从患病的鹅群中分离到高致病性 H5N1 亚型 AIV（A/ Goose/Guangdong/1/96，Gs/GD/96）[45]，这在 H5 亚型 AIV 的流行史上具有里程碑意义。2001 年 5 月，中国香港报道感染 H5N1 亚型 AIV 的鸡死亡率剧增，香港特区政府采取了大规模扑杀措施。令人欣慰的是，这一年香港特区再也没有出现 H5 亚型 AI 病例的报告[46]。然而，2001 年后，在中国香港的鸡、鸭、鹅、鹌鹑、鸽等家禽中又多次分离到 H5N1 AIV，其 HA 基因仍来源于 Gs/GD/96 类似病毒，但内部基因已呈多样性，所有分离的 H5N1 亚型 AIV 对鸡都是高致病性的。值得注意的是，这种 H5N1 禽流感的暴发通常发生在冬季，呈现明显的季节特性。研究认为，这一方面与气候的变化有关，另一方面，也与随着中国农历新年的到来对活禽需求的剧增有关[47,48]。2002 年下半年，中国香港两公园发现野禽感染 H5N1 亚型 AIV 而死亡。研究显示，从 Kowloon 公园分离的 H5N1 亚型 AIV 的基因组与之前在陆禽上发现的一致，但是从 Penfold 公园分离的 H5N1 亚型 AIV NA 基因发生了部分缺失。实验室诊断显示这两株 H5N1 亚型 AIV 的基因型都是在中国香港野鸟的流行中占据主导地位的基因型[49]。

与此同时，中国内地在 1999—2002 年间从南方的健康水禽（主要为家鸭）的泄殖腔和呼吸道中分离到多株 H5N1 亚型 AIV[50]，鸡的人工感染试验发现它们可在 8 d 内引起鸡的死亡[51]；而 2003 年越南公布的 2001 年越南河内活禽市场的 H5 监测结果显示，一株鸭源 H5N1 亚型 AIV 的 HA 基因与先前从我国香港家禽分离到的一株高度相似，都属于 Gs/GD/96 类似病毒，但是其 NA 基因茎部有 20 个氨基酸的缺失，这与越南以前从陆禽和人身上分离的 H5N1 亚型 AIV 有所区别[52]；后来的跟踪监测结果显示，该型病毒在活禽市场分布广泛，可能是由禽流感病毒从陆禽到水禽种间传播的一种适应性所导致[52]。

2003 年是 H5 亚型高致病性禽流感流行史中具有重要意义的一年。这一年，Z 基因型 H5N1 亚型 AIV 引爆东南亚。然而，这次流行的 H5N1 亚型 AIV 与我国香港在 1997 年报道的有所差别，家禽感染后死亡率非常高，接近 100%[53]。后来 WHO 将这一时期流行于泰国、老挝、柬埔寨、马来西亚等东南亚国家以及中国香港和广东地区的 H5 亚型 AIV 的 HA 基因（代表株为 HK/213/03，VN/1203/04）归类于 Clade 1，而 Gs/GD/96 和 HK/156/97 归类于 Clade 0。

2003 年年底至 2004 年 4 月，印尼的鸡群暴发 Clade 2.1 的 H5N1 亚型 AIV（Ck/Indonesia/7/03）[54]；随后，韩国报道 19 个家禽饲养场暴发 H5N1 亚型 AIV（Ck/Korea/ES/03）[55]；2004 年 3 月，日本也陆续报道 3 个养鸡场和一些宠物鸡群暴发 H5N1 亚型 AIV（Ck/Yamagachi/7/04）[56]。对日本和韩国分离的 H5N1 亚型 AIV 的遗传进化分析发现，这两国暴发的 H5N1 亚型 AIV 彼此很接近[57]，也与在中国广东省曾经分离到的一株相似[56]，都为 Clade 2.5 病毒。这与中国南方、东南亚普遍流行的 Clade 1 和 Clade 2.1 病毒有所不同，但印尼 Ck/Indonesia/7/03 株可能为这些 Clade 2 病毒的始祖，后来随着空间和时间的推移发生了地区性的抗原漂移和变异，形成了拥有 10 多个 Subclades 的 Clade 2 的大家族。中国在这一波 H5N1 亚型 AIV 的流行中报道了 9 个省的家禽感染病例，随后大约 2 000 万只家禽被扑杀，并且中国政府采用给所有家禽注射疫苗的方法来控制疫情[47,58]。

2005 年 4 月，在中国的青海湖有超过 6 000 只野生候鸟因感染 H5N1 亚型 AIV（A/Barhdgs/Qinghai/1A/05）死亡[59]，此次事件震惊全球，这也是第一次报道野鸟因感染 HPAIV 而呈规模性死亡。死鸟主要包括斑头雁、鸥、麻鸭、鸬鹚[60]。研究者对从青海湖死亡野鸟分离到的 H5N1 亚型 AIV 进行动物试验发现，鸡和鼠的死亡率比用以前分离到的 H5N1 亚型 AIV 攻毒的死亡率高，因而这株 H5N1 亚型 AIV 比以前从中国家鸭身上分离到的 H5N1 亚型 AIV 具有更强的毒力[61]；从遗传进化上分析，A/Barhdgs/Qinghai/1A/05 属于 Clade 2.2，随后该分支的 H5N1 亚型 AIV 随候鸟的迁徙引爆全球。后续的流行病学分析显示，这一波 H5 亚型 AIV 在 HA 基因上并没有发生多大改变，都属于 Clade 2.2[62]。但是随着时间的推移，HA 基因也产生了不同程度的地区性变异，不断进化出新的分支。以埃及为例[63]，到 2010 年 Clade 2.2 分支的 H5 亚型 AIV 又进化出 Clade 2.2.1（A/chicken/Egypt/1029/2010）和 Clade 2.2.1.1（A/chicken/Egypt/1031/2010）分支。对 2007—2010 年孟加拉、巴基斯坦和不丹等国家的 H5 亚型 AIV 流行病学分析发现，Clade 2.2 仍然是优势流行株，只是发生了不同程度的变异[64-66]。更为严重的是，在不少国家和地区，国际贸易的增加和候鸟的迁徙，使得地区以外的基因型代替本地原有基因型或者与本地原有基因型同时存在，这更增加了防控的难度。以日本和韩国为例，2004 年主要流行株为 Clade 2.5 病毒株（Ck/Korea/ES/03 为代表），到 2006 年 A/Barhdgs/Qinghai/1A/05 类似毒株的 Clade 2.2 病毒株代替了 Clade 2.5 病毒株成为主要流行株，2008 年以后 Clade 2.3.2.1 病毒株（Ck/Korea/Gimje/08 为代表）及其变异株又成为优势流行株[67]，而在 Abao 等[68]对 2009—2010 年日本北部的候鸟监测中发现一种新的变异 H5N2 病毒株（Clade 2.3.4 的变种）又成为当地的流行株。以越南等东南亚国家为例，2005 年以前，都以本地的 Clade 1 为主要流行亚型；到 2005 年以后，中国内地的 Clade 2.3.4（Fujian-like 和 Anhui/1/05 为代表）及 Clade 2.3.2（Gs/Guangxi/3017/05 为代表）传播至东南亚国家，就形成了这一地区 Clade 1、Clade 2.3.4 和 Clade 2.3.2 同时流行的趋势[69]，并且 Clade 2.3.4 在本地区不断进化出新的分支；到 2008 年以后，Clade 2.3.2.1（Dk/HN 8/08 类似毒株）、Clade 7.1（Ck/Shanxi/2/06 类似毒株）、Clade 7.2（Ck/Shandong/A10/06 类似毒株）和该地区原有的 Clade 2.3.4 又同时流行，并且各个 Subclades 中又发生了变异。通过对中国 H5N1 亚型高致病性禽流感流行过程分析发现，2005 年以前各个 Clade 亚型的 H5N1 在各地均有发生[62]；2005—2006 年 Clade 2、Clade 2、Clade 2.3、Clade 4、Clade 7 及 Clade 9 的 H5N1 成为主要流行株；而到 2008 年以后，Clade 2.3.4、Clade2.3.2、Clade7.2 成为主要流行株，这一时期，重组的病毒[70-72]（H5N2，H5N5，H5N8 等）也不断出现，同时 HA 基因又发生新的变异，流行的亚型又可进一步细分，如 Clade 2.3.4 细分为 Clade 2.3.4.1～Clade 2.3.4.6，Clade 2.3.2 细分至 Clade 2.3.2.1 等。中国的疫苗也在不断地更新换代，从 Re-1 更替到 Re-8，但疫苗免疫可能会使表面健康的家禽成为 H5 亚型 AIV 的携带者，并通过排毒污染周围环境[73]。

（二）1996 年以来 H7 亚型禽流感流行情况

1997 年，澳大利亚暴发了 H7N4 亚型高致病性禽流感[74]，这是该国有史以来第 5 次暴发。前四次总共死亡和扑杀不超过 2 万只家禽，但这次死亡和扑杀总数达 31 万。1999 年 3 月，意大利分离到 H7N1 亚型 LPAIV[75]，由于缺乏必要的扑杀补偿措施，到 1999 年年底病毒迅速扩散至另外 199 个养殖场。同时在一个肉火鸡群分离到 H7N1 亚型 HPAIV，并扩散至 413 个养殖场。到 2000 年 4 月才宣布消灭高致病性禽流感，最终死亡和扑杀总数达 1 300 万只家禽。2002 年，智利暴发了 H7N3 亚型高致病性禽流感，这是南美第一次报道高致病性禽流感。共扑杀和处理 62 万只肉种鸡和 12 万只鸡胚。病原 HPAIV 为重组病毒，其 HA 蛋白裂解位点有 30 个核苷酸片段插入，而该插入片段来源于 NP 基因[76]。2003 年 2 月，荷兰暴发 H7N7 亚型高致病性禽流感，涉及 1 255 个商品群和 17 421 个散养群，扑杀和致死 3 000 万只家禽[7]。后扩散至比利时和德国，比利时扑杀和致死 230 万只家禽，德国扑杀和致死 42 万只家禽。这次暴发估计经济损失达 7.5 亿英镑。2004 年 2 月，加拿大首先报道了 H7N3 亚型 LPAIV。随后，第 2 个感染鸡场就同时分离到时 HPAIV 和 LPAIV。该 HPAIV 也是一株重组病毒，HA 裂解位点插入了来源于 M 基因的 7 个氨基酸片段[77]。最终导致 120 万只家禽感染，还另外扑杀了 1 600 万只家禽。

表 1 - 2　1959—2012 年期间家禽和野鸟中高致病性禽流感的发生情况[44]

年份	国家或地区	病毒亚型	感染种类
1959	苏格兰	H5N1	鸡
1961	南非	H5N3	燕鸥
1963	英国	H7N3	火鸡
1966	加拿大	H5N9	火鸡
1975	澳大利亚	H7N7	鸡和鸭
1979	德国	H7N7	鸡和鹅
1979	英国	H7N7	火鸡
1983—1984	美国	H5N2	鸡、火鸡、山鹑、珍珠鸡和其他多种家禽
1983	爱尔兰	H5N8	火鸡、鸡和鸭
1985	澳大利亚	H7N7	鸡
1991	英国	H5N1	火鸡
1992	澳大利亚	H7N3	鸡和鸭
1994	澳大利亚	H7N3	鸡
1994—1995	墨西哥	H5N2	鸡
1995、2004	巴基斯坦	H7N3	鸡
1996—2012	亚洲、非洲和欧洲	H5N1	家禽和野鸟
1997	澳大利亚	H7N4	鸡和鸸鹋
1997	意大利	H5N2	多种家禽
1999—2000	意大利	H7N1	鸡、火鸡、珍珠鸡、鹌鹑、鸭、野鸡和鸵鸟
2002	智利	H7N3	鸡和火鸡
2003	荷兰、比利时、德国	H7N7	鸡和其他多种家禽
2004	美国	H5N2	多种家禽
2004	加拿大	H7N3	鸡
2004、2006	南非	H5N2	鸵鸟和其他多种家禽
2005	朝鲜	H7N7	鸡
2007	加拿大	H7N3	鸡
2008	英国	H7N7	鸡
2009	西班牙	H7N7	鸡
2011 年	南非	H5N2	鸵鸟
2012 年	中国台北	H5N2	鸡

（三）其他亚型的 A 型流感病毒感染情况

其他亚型的 A 型流感病毒在家禽中的感染以 H9N2 亚型 AIV 最为重要。最早于

1966 年从美国威斯康星州的一个火鸡养殖场中分离到 H9N2 亚型 AIV（A/turkey/Wisconsin/1/1966）[78]，自 20 世纪 90 年代以后传播越来越广泛，并在亚洲、欧洲、中东和非洲的许多国家呈地方流行[79]。如 1995—1997、1998 和 2004 年发生于德国的鸭、鸡和火鸡，1994—1996 年发生于意大利的鸡，1997 年发生于爱尔兰的野鸡，1995 年发生于南非的鸵鸟，1995 和 1996 年发生于美国的火鸡，1996 年发生于韩国的鸡。还发生于伊朗、沙特阿拉伯、巴基斯坦、阿联酋、约旦、科威特、黎巴嫩、利比亚和伊拉克的商品鸡[80]。在中国，H9N2 亚型 AIV 从 1992 年开始在部分省份局部流行，到 1998 年已在全国大部分地区流行，此后便成为了一种地方流行性疾病。经历了二十多年的持续进化，H9N2 亚型 AIV 的流行特点和生物学特性均产生了一定的变异。

H9N2 亚型 AIV 还可作为其他 AIV 的供体[81,82]。如中国华东地区近年来检测到的新型 HPAIV H5N2 病毒[71,83,84]以及 2013 年浙江温州的鸡群中检测到的新型重组病毒 WZ - Ck - H7N7[85]，均是由 H9N2 病毒作为其内部基因的供体。因此，长期流行在我国鸡群的 H9N2 病毒已经具备了这样一种特质：其 6 个内部基因可以构成一个相对稳定的共同体，全盘转移到其他 HA/NA 亚型组合中；甚至以 H9N2 病毒为骨架，与其他 HA 亚型组合，经基因重组产生出新型流感病毒[81]。

综上所述，在 30 次高致病性禽流感流行过程中，28 次发生于一个国家，多次仅限于几个养殖场。2 次涉及多个国家，即 1996 年至今的 H5N1 亚型高致病性禽流感，涉及亚洲、欧洲和非洲的 63 个国家，感染的家禽数最高达 2.5 亿只；2003 年的 H7N7 亚型高致病性禽流感，涉及荷兰、比利时和德国。高致病性禽流感的流行，不但造成了家禽饲养者的巨大损失，政府也需花费巨额的补偿款来用于家禽的扑杀。从高致病性禽流感流行危害史中可以看出，LPAIV 如果持续在禽群中传播，最终可能会突变为 HPAIV。同时高密度的饲养方式利于 HPAIV 的传播和扩散。

第二节 公共卫生意义

一、与哺乳动物流感病毒起源的关系

AIV 是最早发现的流感病毒，目前所发现的所有 HA 和 NA 亚型的 AIV 均可在它

的自然储存宿主——水禽中分离到，因此可作为多种动物流感病毒（除 HTN10 和 H8N1 亚型外）的共同起源。Reperant 等综述了哺乳动物感染 AIV 的情况[86]。猪群可以感染多种亚型的 A 型流感病毒（表 1-3）。基于遗传进化分析，可将这些病毒分为经典型、类禽型、类人型和重组型的猪流感病毒。而所有片段均为禽源的 H1N1、H9N2、H4N6 和 H3N3 AIV 可以感染猪，说明禽源流感病毒可以建立起对猪的跨种传播。从猪体内分离的类禽型 H1N1 流感病毒和从欧亚地区分离的鸭流感病毒具有相关的遗传进化关系。在欧洲，这种类禽型 H1N1 流感病毒已取代了经典型 H1N1 猪流感病毒[87]，并在该地区呈地方流行，引起疾病。从猪的气管拭子和肺组织样品还可以分离到 H4N6[88]、H3N3[89]流感病毒或 H9N2 流感病毒。如 1998 年，由我国华南地区销售到香港特区的猪群中分离到了 H9N2 亚型 AIV[90]。2001—2008 年，从我国山东、福建、河南、江西、广东、广西和河北等省份的猪群中也陆续分离到了 H9N2 亚型 AIV，并且呈现多种基因型共存的局面[91-94]。猪感染 H4N6 和 H3N3 AIV 可以引起临床发病，常伴有其他病毒或细菌感染。而 H9N2 亚型 AIV 感染猪常表现为亚临床症状。

表 1-3　猪体内分离的 A 型流感病毒[86]

亚型	分　支	第一次分离时间	地　点	流行病学
H1N1	经典型猪流感病毒	1930	世界范围	地方流行
	类禽型流感病毒	1979	欧洲	地方流行
	类禽型流感病毒	1993	亚洲	地方流行
	类人型/类禽型/经典型猪流感病毒**四元重组**株	2009	北美	地方流行
H3N2	类人型流感病毒	1970	世界范围	地方流行
	类禽型流感病毒（禽型 H3）	1978	亚洲	多次分离
	类人型/经典型猪流感病毒重组株	1982	亚洲	单次流行
	类人型/类禽型流感病毒重组株	1985	欧洲（意大利）	地方流行
	类人型/经典型猪流感病毒重组株	1998	北美	单次流行
	类人型/类禽型/经典型猪流感病毒三元重组株	1998	北美	地方流行
H1N2	类人型/经典型猪流感病毒重组株	1978	亚洲（日本）	地方流行
	类人型/类禽型流感病毒重组株	1987	欧洲	二次流行
	类人型/类禽型/经典型猪流感病毒三元重组株	1994	欧洲（英国、比利时）	地方流行
	类人型/经典型猪流感病毒重组株	1999	亚洲（中国台湾）	地方流行
	类人型/类禽型/经典型猪流感病毒三元重组株（第二代重组）	1999	北美	地方流行

（续）

	分　支	第一次分离时间	地　点	流行病学
H1N7	类人型/类马型流感病毒重组株	1992	欧洲	单次流行
H9N2	类禽型流感病毒	1998	亚洲	地方流行
H4N6	类禽型流感病毒	1999	北美	单次流行
	类禽型流感病毒	2001	北美	二次流行
	类人型/经典型猪流感病毒重组株	2001	亚洲（中国台湾）	地方流行
	类人型/类禽型/经典型猪流感病毒多元重组株（第二代重组）	2004	北美	多次流行

在马，存在两个稳定的 A 型流感病毒分支：马-1 流感病毒（H7N7）和马-2 流感病毒（H3N8）[95]。基因遗传进化分析显示，这两个亚型的病毒均可能是从禽传递给马的。该病是高度接触性的，发病率高，但死亡率很低。1989 年在中国东北地区发生了一起引起约 20% 马死亡的马流感，病原为 H3N8 流感病毒，其抗原性及分子结构与马-2 流感病毒不同。该病毒与欧亚分支的禽源 H3N8 流感病毒遗传进化关系相近[96]。而 1990 年的第 2 次暴发显示马群的发病率低，没有死亡。

A 型流感病毒还可以感染海洋动物。1975—1976 年期间从在南太平洋捕获蓝鲸的肺和肝中分离到 H1N3 流感病毒，其抗原性与 AIV 相近[97]。1984 年在美国搁浅巨头鲸体内分离到 H13N2 和 H13N9 流感病毒[98]，其 HA 抗原性与 H13 海鸥源 AIV 相近，NA 的抗原性分别与禽源的 N2 和 N9 分离株相近。

H5N1 HPAIV 可以感染哺乳动物。2003 年 12 月，泰国报道了动物园中的两只老虎和两只豹因喂食被 H5N1 亚型 AIV 感染的鸡而死亡的病例[99]。2004 年 10 月，泰国动物园的老虎再次暴发 H5N1 亚型高致病性禽流感，147 只老虎死亡或被实施安乐死。引起此次暴发的 H5N1 亚型 AIV 仍然属于 Clade 1，感染的老虎都以发生严重的肺炎导致呼吸困难为主要症状，另外有证据显示，老虎感染后，也可能发生老虎-老虎间的传染[100,101]。同年，在泰国还从死亡猫和犬的体内分离到 H5N1 亚型 HPAIV，这些病毒与当地感染家禽、虎和人的病毒具有相同的遗传进化关系[102]。2006 年，伊拉克、德国和奥地利也报道了猫感染 H5N1 亚型 HPAIV[103-105]，有的猫感染后死亡，有的猫呈亚临床感染。所分离的毒株属于当时流行的青海湖分支 H5N1 亚型 AIV。受该分支 H5N1 亚型 AIV 感染的还有野生石貂[106]。尽管在中国福建省和山东省的常规监测过程中从猪体中分离到 H5N1 亚型 HPAIV[107,108]，但猪和马还没有发生 H5N1 亚型 AIV 感染的报道。

二、人流感病毒的基因库

人类历史上经历了 4 次流感大流行，即 1918 西班牙流感、1957 亚洲流感、1968 香港流感和 2009 甲型 H1N1 流感。1918 西班牙流感引起了 3 波暴发，总共导致全球大约 5 千万人死亡[109,110]。1918 西班牙流感病毒的起源一直是科学家们想要解决的问题。1997 年研究人员从保存的死于 1918 西班牙流感的人尸体组织中提取了该病毒的 5 个基因片段，2005 年又提取到另外 3 个基因片段。通过对其 8 个基因的分析，证实 1918 西班牙流感病毒为 H1N1 亚型，与 1930 年分离于猪的 H1N1 流感可能来自同一个祖先，为禽流感病毒[111,112]。通过反向遗传学技术重构西班牙流感病毒[113]，结果显示，与大多数人流感病毒不同，西班牙流感病毒在没有胰蛋白酶的条件下也能复制，并导致鸡胚死亡，这是禽流感病毒才拥有的特性。因此，1918 西班牙流感病毒极有可能是人流感病毒和禽流感病毒通过基因重组或重排产生，并在哺乳动物体内获得适应性突变后，成为造成人类历史上最大的一次流感流行的毒株。1957 亚洲流感是由 H2N2 病毒引起，在短短 8 个月的时间里，席卷全球，发病率为 15%～30%，总病死人数大约为 200 万。序列分析认为，此次流行病毒株是流感病毒基因重排产生的二元重组病毒，它的 PB1、HA 和 NA 基因来自于 AIV，而其他 5 个基因（PB2、PA、NP、M 和 NS）来源于 20 世纪 50 年代流行于人群中的 H1N1 病毒[114-116]。1968 香港流感由 H3N2 亚型病毒引起，是人 H2N2 病毒与亚洲禽流感病毒进行基因重排而产生的二元重组病毒，其 PB1 和 HA 基因来自 AIV，其他 6 个基因（PB2、PA、NP、NA、M 和 NS）来自当时流行于人群中的 H2N2 病毒[114,117]。这次流感流行导致了大约 100 万人死亡。2009 甲型 H1N1 流感病毒是一个四元基因重组的产物，其 PB1 来源于 1968 香港 H3N2 人流感病毒，PB2 和 PA 来源于 AIV，HA、NP 和 NS 来源于早期流行于北美地区的 H1N1 猪流感病毒，而 NA 和 M 则由 20 世纪 90 年代初欧亚猪群中流行的 H1N1 病毒提供[118]。这几次流感大流行，除了 1918 西班牙流感略有争议[119]，一般认为其可能直接来源于 AIV；1957 亚洲 H2N2 流感病毒和 1968 香港 H3N2 流感病毒，均被认为是由人流感病毒与 AIV 经基因重组而产生的杂合病毒，猪可能在这种重组病毒的形成过程中发挥了不可替代的作用[110,119,120]。

流行病学调查显示，H9N2 亚型 AIV 还是 2013 年中国新出现的能够感染人的 H7N9 亚型流感病毒的供体。H7N9 亚型流感病毒的遗传进化显示，其 HA 基因为 AIV 欧亚分支，与 2010—2011 年分离于中国华东地区的鸭源 AIV A/duck/Zhejiang/12/2011（H7N3）关系密切[85,121]；NA 基因可能来源于东亚候鸟迁徙路线上的禽源 H2N9 和/或

H11N9 流感病毒[121]，同源性更高的是从当地活禽市场分离到的 H10N9 病毒（A/chicken/Jiangsu/RD5/2013）[122]，与 H7N3 病毒具有相同的地理分布，极可能作为 H7N9 病毒的 NA 供体；而内部基因由当前流行的 H9N2 亚型 AIV 提供[82,85,123,124]。2013 年我国江西省首次报道的可以感染人的新型 H10N8 病毒[125]，其内部基因也是来自于 H9N2 亚型 AIV。

三、直接感染人类

1997 年 5 月，我国香港一名 3 岁男童死于 H5N1 AIV（A/HongKong/156/97，HK/156/97）的感染[126]；同年年底，18 人因感染 H5 亚型 AIV 而入院治疗，16 人死亡。这是第一次禽流感病毒跨物种传播给人，并导致人的死亡。鉴于这种严重的公共卫生事件，香港特区政府被迫关闭所有活禽市场，扑杀 150 万家禽。从遗传进化上看，这些病例的 H5 亚型 AIV HA 基因与 Gs/GD/96 接近（clade 0），但是内部基因已经与 H9N2 和 H6N1 亚型 AIV 发生了重组[45,127,128]。2003 年 2 月越南报道了人感染 H5N1 亚型 AIV 的病例，在随后的一年多时间里，泰国、马来西亚、老挝和柬埔寨等国家陆续报道有人感染 H5 亚型 AIV 的病例。

从 1997 年到 2004 年 3 月底，全球实验室确诊 34 例人感染 H5N1 亚型 AIV 的病例，其中 23 例死亡[54]。2004 年 7 月到 10 月间越南和泰国又陆续报道 10 例人的病例，几乎全部死亡。2004 年年底，东南亚几国陆续报道以 Clade 2.1 为流行株的人感染 H5N1 亚型 AIV 引起的病例，其后，亚洲、东欧、非洲每月都报道人感染病例，这一波病例的报道标志着 H5N1 亚型 AI 已成为全球性的具有公共卫生意义的疾病。除此之外，随着不同地区流行 H5N1 亚型 AIV clade 的变化，感染人的病毒也发生了变化。如印度尼西亚早期以 Clade 2.1.1 的 H5N1 亚型 AIV 为主，2006 年以后又出现了 Clade 2.1.2 和 Clade 2.1.3 等变异株[129]。2003—2005 年越南、泰国和柬埔寨以 Clade 1 为主，中国以 Clade 2.3.4 为主。2005 年出现了青海湖野鸟源的 Clade 2.2 H5N1 亚型 AIV，阿塞拜疆、吉布提、埃及、伊拉克、尼日利亚、土耳其和中国均发生了 Clade 2.2 H5N1 亚型 AIV 感染人的病例。老挝、缅甸、巴基斯坦和孟加拉国也均发生过不同 Clade H5N1 亚型 AIV 感染人的病例。截至 2016 年 1 月 20 日，共 846 例人感染 H5N1 亚型 HPAIV，其中 449 例死亡，死亡率超过 50%。

2013 年，中国出现了人的新型 H7N9 亚型流感的流行[130]，至今为止共形成两波流行。第一波从 2013 年 2 月 19 日上海第一例人的 H7N9 亚型流感开始[131]，到 2013 年 4 月底，感染人数显著增加，共有 125 例确诊病例，主要分布于华东地区的江苏、浙江和上海。活禽市场的检测和流行病学数据显示，接触活禽市场的家禽或污染的环境是许多人的病例的源头[132,133]，因此促使 2013 年 4 月中旬的活禽市场关闭[134]。事实证明该方法是有效的，随后两周病例数快速下降。第二波始于 2013 年秋季[121]，高峰为 2014 年的 1 月和 2 月，主要分布于广东省的南部。截止 2014 年 5 月 6 日，共有 440 例确诊的H7N9 亚型流感病例，其中 122 人死亡。

H9N2 亚型 AIV 也可以直接感染人。1998 年郭元吉等在我国华南地区以流感样门诊患者和住院病人的咽喉部黏液为取样标本，分离到了 5 株 H9N2 病毒。序列分析显示，病毒来源于当地鸡群中流行的 H9N2 亚型 AIV。这也是国际上首次报道 H9N2 亚型 AIV 能够感染人[33,135]。1999 年 3 月，香港地区有 5 人被确诊感染 H9N2 流感病毒，从其中两名患儿体内分离到的病毒分析显示，与鹌鹑来源的 H9N2 病毒株 A/Quail/Hong Kong/G1/97 高度同源[35,136]，研究者也因此提出鹌鹑在 H9N2 亚型流感病毒的跨种传播中可能占有重要的地位[137]。2003 年 12 月，香港地区一名 5 岁男童被证实感染 H9N2 流感病毒，遗传进化分析结果表明病毒的 8 个基因片段均为禽源，并且与香港活禽市场中广泛存在的 H9N2 亚型 AIV 的亲缘关系最近[138]。此外，大量的血清流行病学调查也表明，有相当一部分人感染过 H9N2 亚型 AIV，特别是家禽业的从业者[135,139,140]。由此可见，H9N2 亚型 AIV 已经具备了突破种间屏障，无需经过中间宿主而直接感染人的能力。而 H9N2 亚型 AIV 引起的人类感染又不同于 H5N1 亚型 HPAIV，其症状与人的季节性流感类似，患者很快就能康复且没有发生致死事件。但正是这种温和的感染使得 H9N2 亚型 AIV 在临床上极易被忽视，病毒能够有机会进一步地在人体内适应，甚至有可能与人流感病毒发生基因重组，从而转变为可在人体内大量繁殖甚至在人际间高效传播的病毒。

参考文献

［1］ Swayne D E，Halvorson，D A. Influenza［M］//Saif YM，Fadly，A M，Glisson，J R，et al，editor. Diseases of Poultry. 12th ed. Ames，IA，USA：Blackwell Publishing Press，2008：153 - 184.

［2］ Perroncito E. Epizoozia tifoide nei gallinacei［J］. Annali Accad Agri Torino，1978，21：87 - 126.

［3］ Centanni E，Savonuzzi，E. La peste aviaria I& Ⅱ［J］. Communicazione fatta all' accademia delle scienze mediche naturali de Ferrara，1901.

［4］ Schäfer W. Vergleichender sero－immunologische Untersuchungen über die Viren der In-
fluenza und klassischen Geflügelpest ［J］. Z Naturf, 1955, 10b: 81－91.

［5］ Proceedings of the First International Symposium on Avian Influenza, Beltsville, MD,
1981 ［C］. Avian Dis, 2003.

［6］ Pereira H G, Tumova B, Law V G. Avian influenza A viruses ［J］. Bull World Health
Organ, 1965, 32: 855－860.

［7］ Alexander D J, Capua, I, Koch, G. Highly pathogenic avian influenza outbreaks in Eu-
rope, Asia and Africa since 1959, excluding the Asian H5N1 virus outbreaks ［M］//
Swayne DE, editor. Avian influenza. Ames, Iowa: Blackwell Press, 2008: 217－237.

［8］ Becker W B. The isolation and classification of Tern virus: influenza A－Tern South
Africa—1961 ［J］. J Hyg (Lond), 1966, 64: 309－320.

［9］ Dinter Z. Eine Variante des virus der Geflugelpest in Bayern ［J］. Tierärztl Umsch, 1949,
4: 185－186.

［10］ Alexander D J, Capua, I, Koch, G. Avian influenza: recent developments ［J］. Vet
Bull, 1982, 52: 341－359.

［11］ Beard C W, Helfer D H. Isolation of two turkey influenza viruses in Oregon ［J］. Avian
Dis, 1972, 16: 1133－1136.

［12］ Easterday B C, Trainer D O, Tumova B, et al. Evidence of infection with influenza vi-
ruses in migratory waterfowl ［J］. Nature, 1968, 219: 523－524.

［13］ Slemons R D, Johnson D C, Osborn J S, et al. Type－A influenza viruses isolated from
wild free－flying ducks in California ［J］. Avian Dis, 1974, 18: 119－124.

［14］ Downie J C, Laver W G. Isolation of a type A influenza virus from an Australian pelagic
bird ［J］. Virology, 1973, 51: 259－269.

［15］ Stubs E L. Fowl Pest. In: Biester HE, Devries, L, editor. Diseases of poultry ［R］. 1st
ed. Ames, IO: Iowa State College Press, 1943: 493－502.

［16］ Stubbs E. Fowl pest ［J］. J Am Vet Med Assoc, 1926, 21: 561－569.

［17］ Wilkinson L, Waterson, A P. The development of the virus concept as reflected in cor-
pora of studies on individual pathogens. 2. The agent of fowl plague－A model virus?
［J］. Med Hist, 1975, 19: 52－72.

［18］ Stubbs E L. Fowl plague ［M］//Biester HE, Schwarte, L H, editor. Diseases of poul-
try. 3rd ed. Ames, IO: Iowa State College Press, 1952: 669－683.

［19］ Kaverin N V, Rudneva I A, Ilyushina N A, et al. Structural differences among hemag-
glutinins of influenza A virus subtypes are reflected in their antigenic architecture: anal-

ysis of H9 escape mutants [J]. J Virol, 2004, 78: 240 – 249.

[20] Shope R E. Swine Influenza: IIi. Filtration Experiments and Etiology [J]. J Exp Med, 1931, 54: 373 – 385.

[21] Burnet F M, Ferry, J D. The differentiation of fowl plague and Newcastle disease: experiments using the technique of chorio – allantoic membrane inoculation of the developing egg [J]. Br J experim Pathol 1934, 15: 56 – 64.

[22] Hirst G K. The Agglutination of Red Cells by Allantoic Fluid of Chick Embryos Infected with Influenza Virus [J]. Science, 1941, 94: 22 – 23.

[23] Lush D. The chick red cell agglutination test with the Newcastle disease and fowl plague [J]. J Comp Pathol Theory, 1942, 53: 157 – 160.

[24] Zakstel′skaja L J, Isacenko V A, Osidze N G, et al. Some observations on the circulation of influenzaviruses in domestic and wild birds [J]. Bull World Health Organ, 1972, 47: 497 – 501.

[25] Winkler W G, Trainer D O, Easterday B C. Influenza in Canada geese [R]. Bull World Health Organ, 1972, 47: 507 – 513.

[26] Slepuskin A N, Pysina T V, Gonsovsky F K, et al. Haemagglutination – inhibiting activity to type a influenza viruses in the sera of wild birds from the far east of the USSR [J]. Bull World Health Organ, 1972, 47: 527 – 530.

[27] Olsen B, Munster V J, Wallensten A, et al. Global patterns of influenza a virus in wild birds [J]. Science, 2006, 312: 384 – 388.

[28] A revision of the system of nomenclature for influenza viruses: a WHO memorandum Bull World Health Org [C] . 1980: 585 – 591.

[29] Bosch F X, Orlich M, Klenk H D, et al. The structure of the hemagglutinin, a determinant for the pathogenicity of influenza viruses [J]. Virology, 1979, 95: 197 – 207.

[30] Klenk H D, Rott R, Orlich M. Further studies on the activation of influenza virus by proteolytic cleavage of the haemagglutinin [J]. J Gen Virol, 1977, 36: 151 – 161.

[31] Scholtissek C, Rohde W, Von Hoyningen V, et al. On the origin of the human influenza virus subtypes H2N2 and H3N2 [J]. Virology, 1978, 87: 13 – 20.

[32] Guo Y, Li J, Cheng X. [Discovery of men infected by avian influenza A (H9N2) virus] [J]. Zhonghua Shi Yan He Lin Chuang Bing Du Xue Za Zhi, 1999, 13: 105 – 108.

[33] Guo Y, Dong J, Wang M, et al. Characterization of hemagglutinin gene of influenza A virus subtype H9N2 [J]. Chin Med J (Engl), 2001, 114: 76 – 79.

[34] Lin Y P, Shaw M, Gregory V, et al. Avian – to – human transmission of H9N2 sub-

type influenza A viruses: relationship between H9N2 and H5N1 human isolates [J]. Proc Natl Acad Sci U S A, 2000, 97: 9654-9658.

[35] Peiris M, Yuen K Y, Leung C W, et al. Human infection with influenza H9N2 [J]. Lancet, 1999, 354: 916-917.

[36] Lupiani B, Reddy S M. The history of avian influenza [J]. Comp Immunol Microbiol Infect Dis, 2009, 32: 311-323.

[37] Alexander D J. An overview of the epidemiology of avian influenza [J]. Vaccine, 2007, 25: 5637-5644.

[38] Kaleta E F, Rülke, C P A. The beginning and spread of fowl plague (H7 high pathogenicity avian influenza) across Europe and Asia (1878-1955) [M]//Swayne DE, editor. Avian influenza. Ames, Iowa: Blackwell Press, 2008: 145-189.

[39] Swayne D E. High pathogenicity avian influenza in the Americas [M]//Swayne DE, editor. Avian influenza. Ames, Iowa: Blackwell Press, 2008: 191-216.

[40] Alexander D J, Brown I H. History of highly pathogenic avian influenza [J]. Rev Sci Tech, 2009, 28: 19-38.

[41] Sims L D, Turner, A J. Avian influenza in Australia [M]//Swayne DE, editor. Avian influenza. Ames, Iowa: Blackwell Press, 2008: 239-250.

[42] Murphy T M. The control and epidemiology of an influenza A outbreak in Ireland [M]//S McFerran JB, McNulty, M S, editor. Acute virus infections of poultry. Martinus Nijhoff, Dordrecht, the Netherlands, 1986: 23-28.

[43] Naeem K. The avian influenza H7N3 outbreak in South Central Asia [M]//S Swayne DE, Slemons, R D, editor. 4th International Symposium on avian influenza: avian influenza, a global problem. Athens, Georgia. United States, 1997: 31-35.

[44] Swayne D E. Impact of vaccines and vaccination on global control of avian influenza [J]. Avian Dis, 2012, 56: 818-828.

[45] Xu X, Subbarao, Cox N J, et al. Genetic characterization of the pathogenic influenza A/Goose/Guangdong/1/96 (H5N1) virus: similarity of its hemagglutinin gene to those of H5N1 viruses from the 1997 outbreaks in Hong Kong [J]. Virology, 1999, 261: 15-19.

[46] Guan Y, Peiris J S, Lipatov A S, et al. Emergence of multiple genotypes of H5N1 avian influenza viruses in Hong Kong SAR [J]. Proc Natl Acad Sci U S A, 2002, 99: 8950-8955.

[47] Smith G J, Fan X H, Wang J, et al. Emergence and predominance of an H5N1 influen-

za variant in China [J]. Proc Natl Acad Sci U S A, 2006, 103: 16936 – 16941.

[48] Gilbert M, Slingenbergh J, Xiao X. Climate change and avian influenza [J]. Rev Sci Tech, 2008, 27: 459 – 466.

[49] Ellis T M, Bousfield R B, Bissett L A, et al. Investigation of outbreaks of highly pathogenic H5N1 avian influenza in waterfowl and wild birds in Hong Kong in late 2002 [J]. Avian Pathol, 2004, 33: 492 – 505.

[50] Chen H, Deng G, Li Z, et al. The evolution of H5N1 influenza viruses in ducks in southern China [J]. Proc Natl Acad Sci U S A, 2004, 101: 10452 – 10457.

[51] Hulse – Post D J, Sturm – Ramirez K M, Humberd J, et al. Role of domestic ducks in the propagation and biological evolution of highly pathogenic H5N1 influenza viruses in Asia [J]. Proc Natl Acad Sci U S A, 2005, 102: 10682 – 10687.

[52] Nguyen D C, Uyeki T M, Jadhao S, et al. Isolation and characterization of avian influenza viruses, including highly pathogenic H5N1, from poultry in live bird markets in Hanoi, Vietnam, in 2001 [J]. J Virol, 2005, 79: 4201 – 4212.

[53] Yi X F, Luo H M. [Avian influenza: crisis and respondence] [J]. Zhonghua Liu Xing Bing Xue Za Zhi, 2004, 25: 185 – 187.

[54] De Martin S, Nicoll A. H5N1 avian influenza: update on the global situation [J]. Euro Surveill, 2005, 10: E051215 051211.

[55] Wee S H, Park C K, Nam H M, et al. Outbreaks of highly pathogenic avian influenza (H5N1) in the Republic of Korea in 2003/04 [J]. Vet Rec, 2006, 158: 341 – 344.

[56] Mase M, Tsukamoto K, Imada T, et al. Characterization of H5N1 influenza A viruses isolated during the 2003 – 2004 influenza outbreaks in Japan [J]. Virology, 2005, 332: 167 –176.

[57] Lee C W, Suarez D L, Tumpey T M, et al. Characterization of highly pathogenic H5N1 avian influenza A viruses isolated from South Korea [J]. J Virol, 2005, 79: 3692 –3702.

[58] Kilpatrick A M, Chmura A A, Gibbons D W, et al. Predicting the global spread of H5N1 avian influenza [J]. Proc Natl Acad Sci U S A, 2006, 103: 19368 – 19373.

[59] Goeller D, Stevens D K, Shockley R, et al. The Delmarva Avian Influenza Joint Task Force: a local operational response to an international problem [J]. Public Health Rep, 2008, 123: 798 – 800.

[60] Chen H X, Shen H G, Li X L, et al. Seroprevalance and identification of influenza A virus infection from migratory wild waterfowl in China (2004 – 2005) [J]. J Vet Med B

Infect Dis Vet Public Health，2006，53：166－170.

［61］ Liu J，Xiao H，Lei F，et al. Highly pathogenic H5N1 influenza virus infection in migratory birds ［J］. Science，2005，309：1206.

［62］ Guan Y，Smith G J，Webby R，et al. Molecular epidemiology of H5N1 avian influenza ［J］. Rev Sci Tech，2009，28：39－47.

［63］ Eladl A E，El－Azm K I，Ismail A E，et al. Genetic characterization of highly pathogenic H5N1 avian influenza viruses isolated from poultry farms in Egypt ［J］. Virus Genes，2011，43：272－280.

［64］ Ahmed S S，Themudo G E，Christensen J P，et al. Molecular epidemiology of circulating highly pathogenic avian influenza （H5N1）virus in chickens，in Bangladesh，2007－2010［J］. Vaccine，2012，30：7381－7390.

［65］ Dubey S C，Dahal N，Nagarajan S，et al. Isolation and characterization of influenza A virus （subtype H5N1）that caused the first highly pathogenic avian influenza outbreak in chicken in Bhutan ［J］. Vet Microbiol，155：100－105.

［66］ Wasilenko J L，Pantin－Jackwood M，Khan T A，et al. Characterization of H5N1 highly pathogenic avian influenza viruses isolated from poultry in Pakistan 2006－2008 ［J］. Virus Genes，2012，44：247－252.

［67］ Soda K，Usui T，Uno Y，et al. Pathogenicity of an H5N1 highly pathogenic avian influenza virus isolated in the 2010－2011 winter in Japan to mandarin ducks ［J］. J Vet Med Sci，2013，75：619－624.

［68］ Abao L N，Jamsransuren D，Bui V N，et al. Surveillance and characterization of avian influenza viruses from migratory water birds in eastern Hokkaido，the northern part of Japan，2009－2010 ［J］. Virus Genes，2012，46：323－329.

［69］ Pfeiffer J，Pantin－Jackwood M，To T L，et al. Phylogenetic and biological characterization of highly pathogenic H5N1 avian influenza viruses （Vietnam 2005）in chickens and ducks ［J］. Virus Res，2009，142：108－120.

［70］ Gu M，Liu W，Cao Y，et al. Novel reassortant highly pathogenic avian influenza （H5N5）viruses in domestic ducks，China ［J］. Emerg Infect Dis，2011，17：1060－1063.

［71］ Zhao G，Gu X，Lu X，et al. Novel reassortant highly pathogenic H5N2 avian influenza viruses in poultry in China ［J］. PLoS One，2012，7：e46183.

［72］ Zou W，Guo X，Li S，et al. Complete genome sequence of a novel natural recombinant H5N5 influenza virus from ducks in central China ［J］. J Virol，2012，86：13878.

［73］ Jiang W M，Liu S，Chen J，et al. Molecular epidemiological surveys of H5 subtype highly pathogenic avian influenza viruses in poultry in China during 2007 - 2009 ［J］. J Gen Virol，2010，91：2491 - 2496.

［74］ Senne D A，Panigrahy B，Kawaoka Y，et al. Survey of the hemagglutinin （HA） cleavage site sequence of H5 and H7 avian influenza viruses：amino acid sequence at the HA cleavage site as a marker of pathogenicity potential ［J］. Avian Dis，1996，40：425 - 437.

［75］ Capua I，Marangon S. The avian influenza epidemic in Italy，1999 - 2000：a review ［J］. Avian Pathol，2000，29：289 - 294.

［76］ Suarez D L，Senne D A，Banks J，et al. Recombination resulting in virulence shift in avian influenza outbreak，Chile ［J］. Emerg Infect Dis，2004，10：693 - 699.

［77］ Pasick J，Handel K，Robinson J，et al. Intersegmental recombination between the haemagglutinin and matrix genes was responsible for the emergence of a highly pathogenic H7N3 avian influenza virus in British Columbia ［J］. J Gen Virol，2005，86：727 - 731.

［78］ Homme P J，Easterday B C. Avian influenza virus infections. I. Characteristics of influenza A - turkey - Wisconsin - 1966 virus ［J］. Avian Dis，1970，14：66 - 74.

［79］ Ge F F，Zhou J P，Liu J，et al. Genetic evolution of H9 subtype influenza viruses from live poultry markets in Shanghai，China ［J］. J Clin Microbiol，2009，47：3294 - 3300.

［80］ Alexander D J. Summary of avian influenza activity in Europe，Asia，Africa，and Australasia，2002 - 2006 ［J］. Avian Dis，2007，51：161 - 166.

［81］ Min Gu H C，Qunhui Li，Junqing Huang，Mingjun Zhao，Xiaobing Gu，Kaijun Jiang，Xiaoquan Wang，Daxin Peng，Xiufan Liu. Enzootic genotype S of H9N2 avian influenza viruses donates internal genes to emerging zoonotic influenza viruses in China ［J］. Veterinary Microbiology，2014.

［82］ Wu A，Su C，Wang D，et al. Sequential reassortments underlie diverse influenza H7N9 genotypes in China ［J］. Cell Host Microbe，2013，14：446 - 452.

［83］ Gu M，Huang J，Chen Y，et al. Genome sequence of a natural reassortant H5N2 avian influenza virus from domestic mallard ducks in eastern China ［J］. J Virol，2012，86：12463 - 12464.

［84］ Mi Z，Liu W，Fan H，et al. Complete Genome Sequence of Avian Influenza Virus A/chicken/Jiangsu/1001/2013 （H5N2），Demonstrating Continuous Reassortance of H5N2 in China ［J］. Genome Announc，2013，1.

[85] Lam T T, Wang J, Shen Y, et al. The genesis and source of the H7N9 influenza viruses causing human infections in China [J]. Nature, 2013, 502: 241 - 244.

[86] Reperant L A, Rimmelzwaan G F, Kuiken T. Avian influenza viruses in mammals [J]. Rev Sci Tech, 2009, 28: 137 - 159.

[87] Campitelli L, Donatelli I, Foni E, et al. Continued evolution of H1N1 and H3N2 influenza viruses in pigs in Italy [J]. Virology, 1997, 232: 310 - 318.

[88] Karasin A I, Brown I H, Carman S, et al. Isolation and characterization of H4N6 avian influenza viruses from pigs with pneumonia in Canada [J]. J Virol, 2000, 74: 9322 - 9327.

[89] Karasin A I, West K, Carman S, et al. Characterization of avian H3N3 and H1N1 influenza A viruses isolated from pigs in Canada [J]. J Clin Microbiol, 2004, 42: 4349 - 4354.

[90] Peiris J S, Guan Y, Markwell D, et al. Cocirculation of avian H9N2 and contemporary "human" H3N2 influenza A viruses in pigs in southeastern China: potential for genetic reassortment? [J]. J Virol, 2001, 75: 9679 - 9686.

[91] Xu C, Fan W, Wei R, et al. Isolation and identification of swine influenza recombinant A/Swine/Shandong/1/2003 (H9N2) virus [J]. Microbes Infect, 2004, 6: 919 - 925.

[92] 李海燕, 于康震, 杨焕良, 等. 中国猪源 H5N1 和 H9N2 亚型流感病毒的分离鉴定 [J]. 中国预防兽医学报, 2004, 26: 1 - 6.

[93] Yu H, Zhou Y J, Li G X, et al. Genetic diversity of H9N2 influenza viruses from pigs in China: a potential threat to human health? [J]. Vet Microbiol, 2011, 149: 254 - 261.

[94] Rui - Hua Z, Hong - Yu C, Ming - Ju X, et al. Molecular characterization and pathogenicity of swine influenza H9N2 subtype virus A/swine/HeBei/012/2008/(H9N2) [J]. Acta Virol, 2011, 55: 219 - 226.

[95] Paillot R, Hannant D, Kydd J H, et al. Vaccination against equine influenza: quid novi? [J]. Vaccine, 2006, 24: 4047 - 4061.

[96] Guo Y, Wang M, Kawaoka Y, et al. Characterization of a new avian - like influenza A virus from horses in China [J]. Virology, 1992, 188: 245 - 255.

[97] Lvov D K, Zdanov V M, Sazonov A A, et al. Comparison of influenza viruses isolated from man and from whales [J]. Bull World Health Organ, 1978, 56: 923 - 930.

[98] Hinshaw V S, Bean W J, Geraci J, et al. Characterization of two influenza A viruses from a pilot whale [J]. J Virol, 1986, 58: 655 - 656.

[99] Keawcharoen J, Oraveerakul K, Kuiken T, et al. Avian influenza H5N1 in tigers and leopards [J]. Emerg Infect Dis, 2004, 10: 2189 - 2191.

[100] Thanawongnuwech R, Amonsin A, Tantilertcharoen R, et al. Probable tiger - to - tiger transmission of avian influenza H5N1 [J]. Emerg Infect Dis, 2005, 11: 699 - 701.

[101] Tiensin T, Chaitaweesub P, Songserm T, et al. Highly pathogenic avian influenza H5N1, Thailand, 2004 [J]. Emerg Infect Dis, 2005, 11: 1664 - 1672.

[102] Amonsin A, Songserm T, Chutinimitkul S, et al. Genetic analysis of influenza A virus (H5N1) derived from domestic cat and dog in Thailand [J]. Arch Virol, 2007, 152: 1925 - 1933.

[103] Klopfleisch R, Wolf P U, Uhl W, et al. Distribution of lesions and antigen of highly pathogenic avian influenza virus A/Swan/Germany/R65/06 (H5N1) in domestic cats after presumptive infection by wild birds [J]. Vet Pathol, 2007, 44: 261 - 268.

[104] Leschnik M, Weikel J, Mostl K, et al. Subclinical infection with avian influenza A (H5N1) virus in cats [J]. Emerg Infect Dis, 2007, 13: 243 - 247.

[105] Yingst S L, Saad M D, Felt S A. Qinghai - like H5N1 from domestic cats, northern Iraq [J]. Emerg Infect Dis, 2006, 12: 1295 - 1297.

[106] Klopfleisch R, Wolf P U, Wolf C, et al. Encephalitis in a stone marten (Martes foina) after natural infection with highly pathogenic avian influenza virus subtype H5N1 [J]. J Comp Pathol, 2007, 137: 155 - 159.

[107] Zhu Q, Yang H, Chen W, et al. A naturally occurring deletion in its NS gene contributes to the attenuation of an H5N1 swine influenza virus in chickens [J]. J Virol, 2008, 82: 220 - 228.

[108] Shi W F, Gibbs M J, Zhang Y Z, et al. Genetic analysis of four porcine avian influenza viruses isolated from Shandong, China [J]. Arch Virol, 2008, 153: 211 - 217.

[109] Rajagopal S, Treanor J. Pandemic (avian) influenza [J]. Semin Respir Crit Care Med, 2007, 28: 159 - 170.

[110] Kilbourne E D. Influenza pandemics of the 20th century [J]. Emerg Infect Dis, 2006, 12: 9 - 14.

[111] Oxford J S. Influenza A pandemics of the 20th century with special reference to 1918: virology, pathology and epidemiology [J]. Rev Med Virol, 2000, 10: 119 - 133.

[112] Taubenberger J K. The origin and virulence of the 1918 "Spanish" influenza virus [J]. Proc Am Philos Soc, 2006, 150: 86 - 112.

[113] Kaiser J. Virology. Resurrected influenza virus yields secrets of deadly 1918 pandemic [J]. Science, 2005, 310: 28 - 29.

[114] Lindstrom S E, Cox N J, Klimov A. Genetic analysis of human H2N2 and early H3N2

influenza viruses, 1957 - 1972: evidence for genetic divergence and multiple reassort-
ment events [J]. Virology, 2004, 328: 101 - 119.

[115] Schafer J R, Kawaoka Y, Bean W J, et al. Origin of the pandemic 1957 H2 influenza
A virus and the persistence of its possible progenitors in the avian reservoir [J]. Virol-
ogy, 1993, 194: 781 - 788.

[116] Ma W, Kahn R E, Richt J A. The pig as a mixing vessel for influenza viruses: Hu-
man and veterinary implications [J]. J Mol Genet Med, 2008, 3: 158 - 166.

[117] Ghedin E, Sengamalay N A, Shumway M, et al. Large - scale sequencing of human
influenza reveals the dynamic nature of viral genome evolution [J]. Nature, 2005,
437: 1162 - 1166.

[118] Smith G J, Vijaykrishna D, Bahl J, et al. Origins and evolutionary genomics of the
2009 swine - origin H1N1 influenza A epidemic [J]. Nature, 2009, 459: 1122 - 1125.

[119] Antonovics J, Hood M E, Baker C H. Molecular virology: was the 1918 flu avian in
origin? [J]. Nature, 2006, 440: E9; discussion E9 - 10.

[120] Brownlee G G, Fodor E. The predicted antigenicity of the haemagglutinin of the 1918
Spanish influenza pandemic suggests an avian origin [J]. Philos Trans R Soc Lond B
Biol Sci, 2001, 356: 1871 - 1876.

[121] Chen E, Chen Y, Fu L, et al. Human infection with avian influenza A (H7N9) virus
re - emerges in China in winter 2013 [J]. Euro Surveill, 2013, 18.

[122] Su C, Chen S, Liu X, et al. Genome Sequence of a Novel H10N9 Avian Influenza Vi-
rus Isolated from Chickens in a Live Poultry Market in Eastern China [J]. Genome An-
nounc, 2013, 1.

[123] Kageyama T, Fujisaki S, Takashita E, et al. Genetic analysis of novel avian A
(H7N9) influenza viruses isolated from patients in China, February to April 2013
[J]. Euro Surveill, 2013, 18: 20453.

[124] Lee R T, Gunalan V, Van T D, et al. A new piece in the puzzle of the novel avian -
origin influenza A (H7N9) virus [J]. Biol Direct, 2013, 8: 26.

[125] Chen H, Yuan H, Gao R, et al. Clinical and epidemiological characteristics of a fatal
case of avian influenza A H10N8 virus infection: a descriptive study [J]. Lancet,
2014, 383: 714 - 721.

[126] Li K S, Guan Y, Wang J, et al. Genesis of a highly pathogenic and potentially pan-
demic H5N1 influenza virus in eastern Asia [J]. Nature, 2004, 430: 209 - 213.

[127] Guan Y, Shortridge K F, Krauss S, et al. Molecular characterization of H9N2 influ-

enza viruses：were they the donors of the "internal" genes of H5N1 viruses in Hong Kong? [J]. Proc Natl Acad Sci U S A，1999，96：9363 - 9367.

[128] Hoffmann E，Stech J，Leneva I，et al. Characterization of the influenza A virus gene pool in avian species in southern China：was H6N1 a derivative or a precursor of H5N1? [J]. J Virol，2000，74：6309 - 6315.

[129] Nidom C A，Yamada S，Nidom R V，et al. Genetic characterization of H5N1 influenza viruses isolated from chickens in Indonesia in 2010 [J]. Virus Genes，2012，44：459 - 465.

[130] Watanabe T，Watanabe S，Maher E A，et al. Pandemic potential of avian influenza A (H7N9) viruses [J]. Trends Microbiol，2014.

[131] Centers for Disease Control and Prevention. Emergence of avian influenza A (H7N9) virus causing severe human illness - China，February - April 2013 [J]. MMWR Morb Mortal Wkly Rep，2013，62：366 - 371.

[132] Chen Y，Liang W，Yang S，et al. Human infections with the emerging avian influenza A H7N9 virus from wet market poultry：clinical analysis and characterisation of viral genome [J]. Lancet，2013，381：1916 - 1925.

[133] Wang C，Wang J，Su W，et al. Relationship between domestic and wild birds in live poultry market and a novel human H7N9 virus in China [J]. J Infect Dis，2014，209：34 - 37.

[134] Xu J，Lu S，Wang H，et al. Reducing exposure to avian influenza H7N9 [J]. Lancet，2013，381：1815 - 1816.

[135] 郭元吉，李建国，程小雯 等. 禽 H9N2 亚型流感病毒能感染人的发现 [J]. 中华实验和临床病毒学杂志，1999 (13)：105 - 108.

[136] Saito T，Lim W，Suzuki T，et al. Characterization of a human H9N2 influenza virus isolated in Hong Kong [J]. Vaccine，2001，20：125 - 133.

[137] Perez D R，Lim W，Seiler J P，et al. Role of quail in the interspecies transmission of H9 influenza A viruses：molecular changes on HA that correspond to adaptation from ducks to chickens [J]. J Virol，2003，77：3148 - 3156.

[138] Butt K M，Smith G J，Chen H，et al. Human infection with an avian H9N2 influenza A virus in Hong Kong in 2003 [J]. J Clin Microbiol，2005，43：5760 - 5767.

[139] Huang R，Wang A R，Liu Z H，et al. Seroprevalence of avian influenza H9N2 among poultry workers in Shandong Province，China [J]. Eur J Clin Microbiol Infect Dis，2013，32：1347 - 1351.

［140］Pawar S D，Tandale B V，Raut C G，et al. Avian influenza H9N2 seroprevalence a-
mong poultry workers in Pune，India，2010 ［J］. PLoS One，2012，7：e36374.

第二章

流感病毒病原学基础

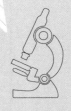

　　流感病毒属于正黏病毒科流感病毒属，分为 A（甲）、B（乙）、C（丙）三型[1-3]。其中，A 型流感病毒的自然宿主是野生水禽，它可以感染多种家禽以及哺乳动物，如马、猪、犬、猫、虎、海豹、鲸、貂等[4-6]，而且它是导致人流感大流行和季节性流行的病原。目前从野生水禽中发现的 A 型流感病毒，即禽流感病毒，根据表面基因血凝素（HA）和神经氨酸酶（NA）抗原性的不同，分为 16 种不同的 HA 亚型和 9 种不同的 NA 亚型。此外，还从蝙蝠体内分离到了两种新的 A 型流感病毒亚型，H17N10 和 H18N11[7,8]（图 2 - 1）。B 型流感病毒没有亚型之分，较 A 型流感病毒少见，主要感染人，也可以感染海豹和雪貂[9,10]。C 型流感病毒与 A 型和 B 型病毒差异明显，感染儿童后一般仅引起轻微的流感症状[11]。

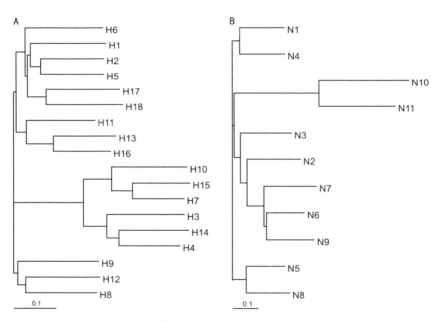

图 2 - 1　A 型流感病毒 HA 和 NA 基因的进化关系

（利用 ClustalX 程序的 neighbor - joining 方法绘制）

A. 18 种亚型 HA 基因的进化树　B. 11 种亚型 NA 基因的进化树

　　流感病毒毒株的命名包含 6 个要素：型别/宿主/分离地区/毒株序号/分离年份（HnNn）。其中，对于人类流感病毒，省略宿主信息，对于 B 型和 C 型流感病毒省略亚型信息。例如，我国 1996 年从广东省的鹅体内分离到的第一株 H5N1 禽流感病毒命名为：A/goose/Guangdong/1/1996（H5N1）。

　　禽流感病毒在分类上属于 A 型流感病毒，本章着重阐述 A 型流感病毒的病原学基础，对于 B 型和 C 型流感病毒则仅在第一节和第二节中予以述及。

第一节 病毒粒子结构与理化特性

一、病毒粒子结构

（一）A 型流感病毒

A 型流感病毒在形态上具有多形性。在实验室中多次传代后的病毒粒子一般呈球形，直径为 80～120 nm（如图 2－2），而从新鲜的临床样品中分离的病毒则多为丝状，长度可以达到 20 μm。影响流感病毒形态的因素很多，当丝状病毒粒子在鸡胚中传代适应后，则演变为球形[12,13]。研究发现，球形和丝状病毒粒子具有相似的感染性，而且两者都具有一个拷贝的基因组[14,15]。目前仍不清楚临床分离的病毒粒子为何表现为丝状形态，推测有可能影响病毒感染宿主后的生存和传播能力。

丝状形态是流感病毒粒子的重要遗传特征，主要是由病毒的 M1 蛋白决定的[15-18]。

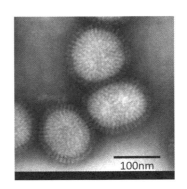

图 2－2 负染电镜下观察到的球形流感病毒粒子

（Noda T et al，Rev Med Virol，2010）

A/Udorn/72（H3N2）病毒是典型的丝状病毒粒子，若将它的 M1 蛋白的氨基酸序列重组到 A/WSN/33（H1N1）病毒，会使 WSN 病毒的形态由球形变为丝状。相反，将 WSN 病毒 M1 蛋白中决定病毒粒子形态的氨基酸重组到 A/Udorn/72 病毒则使 A/Udorn/72 病毒由丝状变为球形[16,18]。M2 蛋白对流感病毒丝状形态的形成也具有重要作用[19-21]。此外，NP 蛋白可能通过与 M1 蛋白的相互作用，影响流感病毒粒子的形态[22]。

流感病毒粒子最外层包裹着一层脂质囊膜，来源于宿主细胞的细胞膜。病毒囊膜表面镶嵌着两种糖蛋白纤突，即血凝素 HA 和神经氨酸酶 NA，还嵌有非糖基化的质子通道蛋白 M2。HA 能凝集红细胞，是病毒吸附于敏感细胞表面的工具，NA 则能水解黏液蛋白和细胞表面的唾液酸，是病毒复制完成后脱离细胞表面的工具。HA 和 NA 均易发生变异，具有亚型特异性，其抗体具有保护作用。病毒囊膜的下层是基质蛋白 M1，基质蛋白层具有和囊膜层相似的密度和厚度。基质蛋白 M1 抗原性稳定，具有型特异性。最内层则是病毒粒子的核心，即核糖核蛋白（viral ribonucleoprotein，vRNP）复合体。vRNP 复合体由病毒的 RNA 片段、聚合酶蛋白 PB1、PB2、PA 以及核蛋白 NP 所组成。NP 是可溶性抗原，也具有型特异性，抗原性稳定。病毒的核输出蛋白 NEP，或称为 NS2 蛋白，也存在于纯化的病毒粒子中[23]。

利用负染或冷冻电镜的方法，可以清晰地发现流感病毒粒子表面呈纤突状的 HA 和 NA。HA 和 NA 纤突在病毒囊膜表面向外呈辐射状密集排列[24]。HA 纤突长约 14 nm，NA 纤突长约 16 nm。电镜观察发现，一个直径约为 120 nm 的球形病毒粒子，大约有 375 个 HA 和 NA 纤突，HA 与 NA 纤突之间的比例约为 6：1。而且，两者在病毒囊膜表面的分布并不是完全随机的，数量占优势的 HA 纤突多聚集在一起，围绕着一个单个的 NA 纤突。此外，NA 纤突也可以在局部聚积成簇。

通过电镜观察，发现受损的流感病毒粒子内部 M1 基质蛋白层形成螺旋状的超级结构[25,26]。M1 蛋白单体在病毒囊膜下层形成辐射状的短棒状结构，长度约为 6 nm。M1 蛋白形成的基质蛋白层与病毒囊膜结合在一起，但并不嵌入到囊膜中[25]。嵌入病毒囊膜的 HA 和 NA 纤突的胞内结构域与 M1 蛋白的基质蛋白层直接互作，而在缺少 HA 和 NA 纤突或纤突分布稀疏的局部病毒囊膜区域，病毒囊膜与 M1 蛋白的基质蛋白层之间则存在间隙[24]。

1972 年，Compans 等人利用蔗糖梯度离心的方法分离出流感病毒粒子的 vRNP 复合体，通过乙酸铀酰染色后进行电镜观察，发现 vRNP 复合体自身折叠形成双螺旋结构[27]。Schulze 等人利用负染电镜对纯化后的流感病毒粒子进行观察发现，vRNP 复合体在病毒粒子内部形成扭曲的棒状[28]。近几年，随着电镜技术的发展，科学家们做了很多努力，试图观察整个 vRNP 复合体或单个 RNA 片段的结构。Noda 等发现，在多数病毒粒子可以同时观察到 8 个棒状的 vRNP 复合体，其中一个位于中央，另外 7 个则围绕其排列，形成 7＋1 构象（图 2 - 3）[14]。Calder 等人则发现，在丝状的 A/Udorn/72 病毒粒子中，棒状的 vRNP 复合体悬挂排列在伸长的病毒粒子一端，另一端则没有 vRNP 复合体填充，其中两个 vRNP 复合体最长，约为 100 nm[29]。对于球形的病毒粒子，由于其直径明显短于丝状病毒粒子的长径，因此棒状的 vRNP 复合体在病毒粒子内部由一端延伸到另一端。

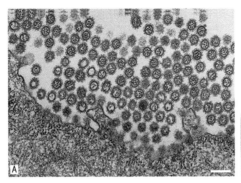
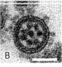

图 2-3　电镜观察 A 型流感病毒核糖核蛋白（vRNP）复合体构象

比例尺，50 nm（A），200 nm（B）。

（Noda T et al，Nature，2006）

（二）B 型流感病毒

B 型流感病毒粒子的脂质囊膜表面镶嵌着 4 种病毒蛋白，即 HA、NA、NB 和 BM2[30-33]。基质蛋白 M1 和核糖核蛋白（vRNP）复合体构成了 B 型流感病毒粒子的内部结构，而且在纯化的 B 型流感病毒粒子中同样有 NEP/NS2 蛋白存在[34]。B 型病毒粒子的直径为 137±27 nm，HA 和 NA 蛋白在病毒粒子表面形成纤突，长度为 14.5±1.3 nm[35]。每个病毒粒子表面有 500 个左右的纤突。M1 蛋白形成的基质蛋白层厚度约为 8 nm。在球形的病毒粒子中，vRNP 复合体几乎填充了病毒粒子内部的整个空间，在大而不规则的病毒粒子中，除了有 vRNP 复合体外，还有未被占据的空间。病毒的 8 个 vRNP 复合体在排列上与 A 型流感病毒的 7+1 构象不同，不同的 vRNP 复合体之间存在联系，似乎缠绕在一起[35]。

（三）C 型流感病毒

C 型流感病毒粒子在感染细胞表面形成特征性的索状结构，长达 500 nm[36]。电镜观察发现，索状结构是由大量处于出芽阶段的丝状病毒粒子沿着病毒粒子的长轴排列而成。C 型流感病毒粒子仅具有一种表面糖蛋白 HEF，兼具 A 型和 B 型流感病毒粒子 HA 和 NA 的功能[37]。由 HEF 蛋白构成的纤突在病毒粒子表面呈六角网状排列[38]。C 型流感病毒的基质蛋白 M1 与 A 型和 B 型流感病毒的 M1 蛋白具有相同的作用，其质子通道蛋白 CM2，在结构上与 A 型病毒的 M2 以及 B 型病毒的 NB 蛋白类似[39]。vRNP 复合体由 3 种聚合酶 PB2、PB1、P3，核蛋白 NP 以及病毒 RNA 片段组成。目前，仍不清楚 NEP/NS2 蛋白是否存在于成熟的 C 型流感病毒粒子中。

二、病毒粒子理化特性

（一）理化特性

从总体组成上看，流感病毒粒子的大约 1％为 RNA，5％～8％为碳水化合物，约 20％为脂类，剩余约 70％为蛋白质[40-42]。然而这些数据的准确性需要进一步利用更加精确的定量方法证实，以得到更加确切的各种组分在病毒粒子中的含量，以及病毒粒子中所含的细胞成分的量。其中，脂类存在于病毒粒子的囊膜中，来源于宿主细胞膜，而碳水化合物则以糖蛋白和糖脂的形式存在，在组成上因毒株和宿主的不同而有差异。

流感病毒粒子的相对分子质量约为 2.5×10^8，在蔗糖水溶液中的浮密度为 1.19 g/cm^3，非丝状病毒粒子的沉降系数 S_{20w} 为 700～800 S[43]。

（二）培养特性

流感病毒一般能在鸡胚羊膜腔和尿囊腔中增殖。增殖的病毒游离于羊水或尿囊液中，用红细胞凝集试验即可检出。组织培养中最常用的是犬肾细胞（MDCK），其他细胞，如人肺细胞（A549）、猴肾细胞（Vero）和鸡胚成纤维细胞（CEF）等也常用。流感病毒在组织细胞培养时可以引起细胞病变（CPE）。病毒增殖滴度的检测可以利用鸡胚或细胞半数感染量测定试验以及空斑形成试验。

（三）抵抗力和敏感性

流感病毒抵抗力不强，不耐热，56 ℃ 30 min 即可使病毒灭活。室温下传染性很快丧失，但在 0～4 ℃能存活数周，－70 ℃以下或冻干后能长期存活。病毒对干燥、日光、紫外线照射、脂溶剂、甲醛、非离子型去污剂及氧化剂等敏感。

第二节　病毒基因组组成

一、A 型流感病毒

A 型流感病毒的基因组由 8 个单股负链 RNA（viral RNA，vRNA）片段组成，长度在 2 341～2 890 个核苷酸之间。基因片段的命名是根据各个片段的电泳迁移率降序排列，分别为 vRNA1～vRNA8，或根据 RNA 片段编码的主要蛋白来命名，分别为 PB2、PB1、PA、HA、NP、NA、M 和 NS。与其他负链 RNA 病毒一样，流感病毒具有 RNA 依赖性的 RNA 聚合酶，但不同之处在于其 vRNA 的转录和复制均在宿主细胞核内进行。病毒的 mRNA 在宿主细胞内依赖自身的 RNA 聚合酶合成。近年来，在流感病毒编码的蛋白研究方面取得了很大进展。到目前为止，已经发现的 A 型流感病毒编码蛋白包括 10 种必需蛋白（PB2、PB1、PA、HA、NP、NA、M1、M2、NS1、NEP/NS2）和多达 7 种非必需的附件蛋白（PB1 - F2、N40、PA - X、PA - N155、PA - N182、M42、NS3）[44-49]。

　　A 型流感病毒基因组的 8 个 vRNA 片段具有相同的结构，在 5′ 和 3′ 端均具有不同长度的非编码区，而且所有 vRNA 片段 5′ 端的 13 个核苷酸和 3′ 末端的 12 个核苷酸都高度保守，序列分别为 5′ - AGUAGAAACAAGG 和 3′ - UCG（U/C）UUUCGUCC，两者之间有部分序列互补，形成发卡结构，是 vRNA 转录和复制的启动子[50-52]。vRNA 片段 5′ 和 3′ 末端与聚合酶复合体 PB2 - PB1 - PA 结合，其余部分则由核蛋白 NP 包裹，共同构成病毒的 vRNP 复合体，是病毒基因组转录和复制的最小功能单位[53-55]。在启动子序列内侧的非编码区具有多聚腺苷酸信号序列以及部分的包装信号序列，其余部分的包装信号则位于编码区的起始端和终止端，在病毒感染后期 vRNP 复合体的包装过程中发挥作用[56-66]。

　　由于流感病毒的基因组由 8 个分开的 vRNA 片段组成，当宿主细胞同时被两种不同的流感病毒感染时，新生的子代病毒即可获得来自两个亲本病毒的基因片段，成为基因重组病毒。基因重组在流感病毒的进化过程中发挥着重要作用，是产生人流感大流行病毒的主要机制。从 20 世纪初至今的 4 次人流感大流行，其中三次，即 1957 年 H2N2 亚洲流感、1968 年 H3N2 香港流感和 2009 年甲型 H1N1 流感，都是由基因重组病毒引起的[67-69]。

二、B 型流感病毒

　　与 A 型流感病毒一样，B 型流感病毒的基因组也由 8 个 vRNA 片段组成。vRNA 片段 5′ 和 3′ 末端为非编码区，且其 5′ 末端的非编码区明显长于 A 型流感病毒的 vRNA[70]，可能影响病毒基因的表达或病毒感染后期 vRNP 的包装[71]。与 A 型流感病毒一样，B 型流感病毒 vRNA 片段 5′ 和 3′ 的最末端为保守的启动子序列，分别为 5′ - AGUAG（A/U）AACA 和 3′ - UCGUCUUCG[72]。

　　B 型流感病毒的 8 个 vRNA 片段共编码 11 种蛋白，分别为 PB2、PB1、PA、HA、

NP、NA、NB、M1、BM2、NS1 和 NEP/NS2[73-75]。3 个最大的 vRNA 片段编码 3 种聚合酶蛋白，第 4 个 vRNA 片段编码 HA，第 5 个 vRNA 片段编码 NP，第 6 个 vRNA 片段编码两种蛋白，即 NA 和 NB。NB 是在 NA 蛋白编码框上游的第 7 个核苷酸由 - 1 编码框（AUGAACAAUG）编码[74]。将 NB 蛋白的编码框敲除后，利用反向遗传技术拯救的突变病毒在细胞培养中生长良好，但对小鼠的致病力降低，表明 NB 蛋白在感染过程中具有辅助功能[76]。第 7 个 vRNA 片段编码 M1 蛋白，长 248 个氨基酸，它的终止密码子（UAAUG）与 BM2 蛋白的起始密码子（UAAUG）重叠，使 BM2 蛋白以一种终止-起始翻译机制进行翻译，其长度为 109 个氨基酸[75]。第 8 个 vRNA 片段编码两种蛋白，即 NS1 和 NEP/NS2，其中后者由经过剪接的 mRNA 编码。

三、C 型流感病毒

C 型流感病毒的基因组包含 7 个 vRNA 片段，vRNA 在结构上与 A、B 型流感病毒类似，5′末端的 12 个核苷酸和 3′末端的 11 个核苷酸高度保守，分别为 5′- AGCAG（U/G）AGCAAG 和 3′- UCGUCUUCGUC[77]。3 个最大的 vRNA 片段分别编码一种聚合酶，其中 PB2 和 PB1 蛋白与 A 型和 B 型流感病毒的对应蛋白同源，第三种聚合酶为 P3，在中性 pH 条件下不具有酸性电荷，与 A 型和 B 型流感病毒的 PA 蛋白有所不同[78]。第 4 个 vRNA 片段编码 HEF 蛋白，同时具有血凝素、受体破坏和融合三种活性[79]。第 5 个 vRNA 片段编码核蛋白 NP。第 6 个 vRNA 片段编码 M1 蛋白，含有 242 个氨基酸，由一个经过剪接的 mRNA 翻译而来，而未经过剪接的 mRNA 则翻译产生一个长的前体蛋白 P42[80]。P42 经过信号肽酶切割后产生 CM2 蛋白，具有 115 个氨基酸，包含氨基端的胞外域、疏水的跨膜区和胞质尾区[39]。第 7 个 vRNA 片段编码 246 个氨基酸的 NS1 蛋白[81]，经过剪接的 mRNA 则编码长为 182 个氨基酸的 NEP/NS2 蛋白[82]。

第三节　**病毒功能蛋白**

一、RNA 聚合酶复合体蛋白

流感病毒的 RNA 依赖性的 RNA 聚合酶是一个由 3 种蛋白组成的复合体，即 PB2、

PB1 和 PA，分别由病毒基因组的 vRNA1、vRNA2 和 vRNA3 片段编码。RNA 聚合酶复合体负责病毒基因组的转录和复制。电镜观察发现，聚合酶复合体的 3 个亚基紧密地结合在一起，形成一个致密的球状结构[53-55,83]。生化研究表明，PB1 蛋白是聚合酶复合体的核心，它通过氨基端与 PA 蛋白结合，而其羧基端则与 PB2 蛋白结合[84,85]。经典的生化试验无法检测到 PB2 与 PA 蛋白之间的直接结合，但是聚合酶复合体致密的结构属性表明两者之间存在着直接的相互作用，这已被双分子荧光互补试验所证实[86]。结构生物学研究清晰地揭示了 PB2 与 PB1 以及 PB1 与 PA 之间的结合区域[87-89]。3 种聚合酶蛋白在核糖体中合成以后，PB2 蛋白可以单独由细胞质进入细胞核，而 PB1 和 PA 蛋白则需要在细胞质中形成二聚体才能有效地进入细胞核，3 种聚合酶蛋白最终在细胞核中组装成完整的复合体[90-94]。

（一）PB2 蛋白

PB2 蛋白全长 759 个氨基酸，它的两个区域决定了蛋白在细胞核中的定位。其中一个位于蛋白的 449～495 位氨基酸，该区域的缺失可以使 PB2 蛋白失去进入细胞核的能力[95]。另外一个区域位于 PB2 蛋白的 C 端，是一个由两部分构成的核定位信号，分别位于 736～739 位和 752～755 位氨基酸之间[96]。PB2 蛋白通过这个核定位信号，与 α-输入蛋白结合，通过经典的核输入途径进入细胞核[96-99]。

流感病毒 vRNA 的转录过程需要带有 5′帽子结构的寡核苷酸作为引物，PB2 蛋白通过与宿主 mRNA 前体分子的帽子结构结合，对于产生病毒 vRNA 转录所需的引物和转录过程的起始发挥重要作用[100,101]。然而，在 PB2 蛋白与帽子结构结合的区域上仍然存在争议，有研究认为这个区域位于 PB2 蛋白 533～564 位氨基酸之间[102]，也有研究认为 PB2 蛋白的两个结构域同时发挥作用，分别位于 242～282 位和 538～577 位氨基酸之间[103]。此外，还有研究发现 PB2 蛋白中 2 个芳香族氨基酸（363F 和 404F）对与 5′帽子结构的结合非常重要[104]。PB2 蛋白除了在转录过程中发挥作用外，还参与病毒 vRNA 的复制过程，有研究发现 PB2 蛋白的一些突变不影响病毒 vRNA 的转录，但影响病毒 vRNA 的复制[105]。

PB2 蛋白还是流感病毒致病性的重要决定因子。利用反向遗传技术研究发现，PB2 蛋白的诸多突变，如 E627K、D701N、M147L、E158G、D253N、T271A、I504V、T588I、G590S、Q591K、Q591R 和 S714R 等，都可以促进流感病毒复制或增强病毒的致病性[106-116]。其中，以对 E627K 突变的研究最为深入。禽流感病毒在 PB2 蛋白的 627 位具有谷氨酸（E），而人流感病毒则具有赖氨酸（K）。H5N1 禽流感病毒感染人或小鼠后，在体内的适应过程中可以获得 PB2 蛋白的 E627K 突变[117-120]。与野生型病毒相比，PB2 蛋白含有 627K 突变的病毒致病性显著增强[121,122]。相反，当将含有 627K 的 H5N1 禽流感病毒突变为 627E 后，病毒的致病性则大大降低[116]。在体外细胞培养中，627K 突变病毒在 33 ℃的复制能力显著提高，而且病毒在小鼠上呼吸道及肺脏中的复制能力显著增强[117,123]。此外，从患者体内分离到的 H7N9 流感病毒约有 70％获得了 PB2 蛋白的 E627K 突变，反向遗传学研究直接证明了该突变可以显著增强 H7N9 流感病毒的致病性[124]。

PB2 蛋白还与流感病毒的传播能力有关。利用反向遗传技术，已经发现 PB2 蛋白的多个位点影响流感病毒的传播能力，主要包括 E627K、D701N 和 T271A 等[125-128]。这些位点的突变可以增强病毒在哺乳动物宿主体内的复制能力，促进病毒的传播。

（二）PB1 蛋白

PB1 蛋白全长为 757 个氨基酸，是流感病毒 RNA 聚合酶复合体的核心，除了氨基端的 PA 蛋白结合区域外，其羧基端的 685～757 位氨基酸与 PB2 蛋白结合[89]。最初的研究发现，PB1 蛋白的核定位信号位于氨基端的 187～211 位氨基酸之间[129]，但后来的研究表明，PB1 蛋白与 PA 蛋白在细胞质中的结合对于其有效进入细胞核非常重要[90]。PB1 蛋白具有 RNA-依赖性的 RNA 聚合酶所具有的特征性保守基序[130]。在 RNA 合成过程中，PB1 蛋白催化核苷酸残基顺序加到正在延伸的 RNA 链末端[131]。尽管缺乏 PB1 蛋白活性位点的结构生物学数据，但是通过与其他 RNA 聚合酶的序列比对和突变研究发现，PB1 蛋白中发挥聚合酶催化作用的活性位点为 444～446 位的 SDD 基序[130]。PB1 蛋白通过与病毒 RNA 的末端结合，以起始基因组的转录和复制[132,133]。

（三）PA 蛋白

PA 蛋白全长为 716 个氨基酸。与 PB2 和 PB1 蛋白一样，PA 蛋白也具有核定位信号，由两部分组成，分别位于 124～139 位和 186～247 位氨基酸之间，而且 154 位氨基酸突变后也会完全阻止 PA 蛋白进入细胞核[134]。经过胰酶切割的 PA 蛋白可以分为 2 个结构域，即 25 kD 的氨基端结构域和 55 kD 的羧基端结构域[135]。PA 蛋白在流感病毒的转录和复制过程中发挥重要作用[136]，其羧基端的突变可以使聚合酶失去转录活性[137]。Fodor 等人的研究则发现，PA 蛋白的氨基端突变后抑制了聚合酶复合体对 5′帽子结构的切割，产生缺陷性干扰 RNA[138,139]。目前，PA 蛋白两个结构域的晶体结构解析均已实现[87,88,140,141]，发现流感病毒聚合酶复合体切割宿主 mRNA 前体分子 5′帽子结构的内切核酸酶活性位于 PA 蛋白的氨基端结构域，纠正了 PB1 蛋白负责切割 5′帽子结构的早期研究结论[102]。此外，PA 蛋白具有蛋白水解活性，但是这种蛋白水解活性似乎与聚合酶活性之间缺乏必然的联系[142]。PA 蛋白的 2 个氨基酸残基，624S 和 157T，与其蛋白水解功能有关，其中以 157T 的作用更为明显[143,144]。而且，PA 蛋白还是酪蛋白激酶Ⅱ的底物，可以发生丝氨酸和苏氨酸的磷酸化[145]。

二、血凝素 HA

在流感病毒编码的十几种蛋白中，以对 HA 蛋白的研究最为深入。HA 蛋白的主要功能是受体结合和膜融合，还可能在病毒粒子出芽和形态发生过程中发挥作用[146]。HA 蛋白是一个三聚体的棒状分子，它是一个典型的Ⅰ型跨膜蛋白，其羧基端插入病毒囊膜，而亲水的氨基端则突出于病毒粒子表面，形成纤突。HA 蛋白在核糖体中合成后以 HA0 前体蛋白形式存在，在内质网中分子伴侣的作用下形成三聚体，经过糖基化和乙酰化等翻译后修饰以及切除信号肽后，由高尔基体运输到细胞表面。HA0 前体蛋白在裂解位点被蛋白酶切割，产生 HA1 和 HA2 分子，两者之间以一个二硫键相连，这样才能在病毒感染过程中正常地发挥作用[147,148]。1981 年 Wilson 等人利用菠萝蛋白酶处理流感病毒后，将 HA 蛋白的胞外区释放出来，在国际上最早解析了它的晶体结构[149]。目前，已经有大量 HA 蛋白的晶体结构被解析出来[150-155]，它们的突出特点是，即使氨基酸序列同源性在 50％以下，也在结构和功能上高度保守。

HA 蛋白三聚体在结构上分为球状的头部和长的纤维状的茎部，其中头部由 3 个 HA1 分子构成，茎部则由三个 HA2 分子构成（图 2 - 4）。HA 蛋白的第一个主要功能是与宿主细胞表面糖蛋白或糖脂分子末端的唾液酸受体结合，其受体结合位点位于 HA 分子的头部。通过晶体结构解析和突变分析的方法，已经确定了 HA 蛋白的受体结合位点[146]。禽流感病毒和马流感病毒的 HA 蛋白与宿主细胞表面的唾液酸 α - 2，3 半乳糖苷受体结合，而人流感病毒的 HA 蛋白与唾液酸 α2，6 - 半乳糖苷受体结合。流感病毒 HA 蛋白的受体结合特性是流感病毒跨宿主传播能力的重要因素，直接关系到人流感大流行病毒的产生。

HA 蛋白的第二个主要功能是在酸性条件下诱导膜融合，这是流感病毒感染后进行脱壳过程所必需的[146]。HA 蛋白与细胞表面受体结合后，通过受体介导的内吞作用，病毒进入细胞的内吞体。在内吞体的酸性条件下（pH 5～6），HA 蛋白发生不可逆的构象变化，暴露出位于 HA2 氨基端的融合肽，插入到内吞体膜中[156]。这样，借助于 HA2 亚基的桥梁作用即可将病毒囊膜和内吞体膜联系在一起，形成融合前状态。HA2 亚基的氨基端连接内吞体膜，而羧基端的跨膜区则连接病毒的囊膜。融合肽与 HA2 亚基羧基端的跨膜区在排列上呈反向平行，使病毒囊膜与内吞体膜靠近，形成半融合柄。

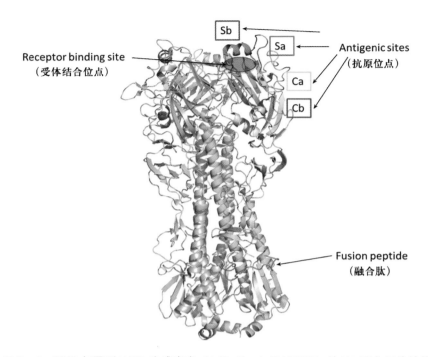

图 2－4　2009 年甲型 H1N1 流感病毒（A/California/04/2009）的 HA 蛋白晶体结构

（根据 PDB 数据库中的 3LZG 结构数据，利用 PyMOL 程序绘制）

如此多个 HA 分子发生的协同变化，最终在融合后的病毒囊膜和内吞体膜上打开一个融合孔，将病毒粒子内部的 vRNP 复合体释放到细胞质中，完成病毒粒子的脱壳过程。融合肽是 HA 蛋白中最为保守的区域，通过核磁共振（NMR）的方法，已经解析了与去污剂结合在一起的融合肽结构。这个长为 19 个氨基酸的融合肽呈现一种有角度的、两性的回旋棒结构，深深侵入内吞体脂质双层中[157]。这种回旋棒结构可能利于将内吞体膜拉到与病毒囊膜靠近的位置，因而有助于启动融合过程。

胞质尾区是 HA 蛋白的第 3 个结构元件，含有 10～11 个氨基酸，在所有亚型的流感病毒中都非常保守。HA 蛋白中有 3 个半胱氨酸发生了乙酰化，其中一个位于跨膜区，另外两个位于胞质尾区。但是，HA 蛋白的胞质尾区以及半胱氨酸的乙酰化到底起什么作用，目前仍然存在很大的争议。早期研究认为，当胞质尾区缺失或将 3 个半胱氨酸突变而使 HA 蛋白去乙酰化后，不影响 HA 蛋白向细胞膜的运输及其融合活性，也不影响病毒的感染性[158-160]。但越来越多的研究发现，胞质尾区缺失或半胱氨酸突变，会影响 HA 蛋白的融合活性和形态发生，还会抑制有感染性病毒的产生，或影响病毒在小鼠体内的复制[161-170]。

目前发现的 A 型流感病毒可以分为 18 种 HA 亚型，包括 16 种 HA 亚型的禽流感病毒和 2 种 HA 亚型的蝙蝠流感病毒[7,8]。其中，14 种 HA 亚型禽流感病毒 HA 蛋白的裂解位点仅有一个碱性的精氨酸，属于低致病性禽流感病毒。它们的 HA0 前体切割产生 HA1 和 HA2 亚基的过程发生在病毒出芽释放以后，由存在于禽类呼吸道和消化道中的蛋白酶裂解。在呼吸道中发挥作用的是胰酶样蛋白酶（如丝氨酸蛋白酶），它们特异性地识别 HA 裂解位点的 Q/E－X－R 序列，而在禽类消化道中发挥切割作用的蛋白酶尚不清楚。因此，低致病性禽流感病毒一般仅局限在禽类的呼吸道和消化道中复制。另外两个 HA 亚型，即 H5 和 H7 亚型的一些禽流感病毒在 HA 裂解位点具有多个连续的碱性氨基酸。与低致病性禽流感病毒的 HA 蛋白不同的是，它们的裂解在细胞内进行，可以被细胞内广泛存在的类枯草杆菌蛋白酶（如弗林蛋白酶和 PC6）裂解，因此可以导致全身性感染，为高致病性禽流感病毒[146]。利用反向遗传技术，将高致病性禽流感病毒 HA 裂解位点的多个碱性氨基酸去除后，发现病毒对家禽和小鼠的致病性降低[116,171]。

HA 蛋白在核糖体中表达后，在内质网中发生糖基化修饰。除了 HA 裂解位点影响流感病毒的致病性外，HA 蛋白的糖基化可以改变病毒与细胞表面受体的结合，因而也会影响流感病毒的复制和致病性。例如，H5N1 禽流感病毒 HA 蛋白 158 位发生糖基化后，与野生型病毒相比，糖基化病毒对小鼠和雪貂的致病性降低[172,173]。此外，2009 年甲型 H1N1 流感病毒 HA 蛋白的糖基化位点少于季节性流行的 H1N1 流感病毒，当在其 HA 蛋白上添加额外的糖基化位点后，突变病毒对小鼠和雪貂的致病性较野生型病毒降低[174]。

HA 蛋白是流感病毒粒子表面最主要的成分，除了在受体结合、融合、包装及致病性方面发挥重要作用外，还是宿主获得性免疫系统识别的主要对象。流感病毒感染宿主后，会诱导产生强烈的免疫反应，导致中和抗体的产生。因此，HA 蛋白是流感病毒疫苗研制的主要靶抗原。流感病毒在流行过程中，在宿主体内中和抗体的免疫压力下，会出现抗原变异株，决定抗原变异的氨基酸位点都位于 HA1 部分，且都暴露于分子表面。对抗原变异起关键作用的氨基酸位点随着时间不断积累和演变，定义了流感病毒的抗原漂移。关于此部分的叙述详见本章第七节。

三、核蛋白 NP

NP 蛋白全长 498 个氨基酸，在中性 pH 条件下带正电荷，对 RNA 具有很强的结合力[175]。NP 蛋白在结构上分为头部结构域、主体结构域和尾部结构域[176]。它的尾部结构域形成环状结构，插入与之相邻的另一个 NP 蛋白分子的主体结构域，从而使 NP 蛋白之间首尾相连，形成寡聚体[177]。NP 蛋白在细胞内可以发生磷酸化修饰，在寡聚化区域的磷酸化突变体可以影响病毒 RNA 基因组的转录和复制，抑制病毒的生长[178,179]。NP 蛋白的头部和主体结构域形成 RNA 结合槽，暴露在蛋白表面，含有大量保守的碱性氨基酸。研究发现，寡聚化和 RNA 结合功能缺陷的 NP 蛋白突变体可以使 vRNA 的转录和复制产物出现缺陷[177]。NP 蛋白是流感病毒 vRNP 复合体的重要组成部分，它可以与 PB2 和 PB1 蛋白结合，头部结构域的 3 个氨基酸（204R、207W、208R）是其与聚合酶蛋白结合的关键位点[180-182]。

　　流感病毒感染的早期，NP 蛋白几乎完全定位于细胞核，而在感染的晚期，以 vRNP 复合体形式存在的 NP 蛋白则主要定位于细胞质中，反映出病毒复制过程中 vRNP 复合体在细胞内的转运过程。NP 蛋白分子具有 3 个潜在的核定位信号，决定了它在细胞核内的定位。其中最强的核定位信号位于 NP 蛋白氨基末端的 3～13 位氨基酸之间，是一个非常规的核定位信号[183,184]；另一个弱的核定位信号位于 198～216 位氨基酸之间，由两部分组成[185,186]；第三个核定位信号位于 320～400 位氨基酸之间，它的发现是由于当 NP 蛋白缺失前两个核定位信号后，仍有部分 NP 蛋白定位于细胞核中[184,187]。在这三个核定位信号中，非常规的核定位信号对于 vRNP 复合体进入细胞核尤为重要[188]。当利用反向遗传技术，将第一个非常规的核定位信号突变后，NP 蛋白不能进入细胞核，病毒显著致弱；将第二个由两部分组成的核定位信号突变后，对 NP 蛋白向细胞核中的转运影响较小，但抑制了 NP 蛋白在核仁中的定位以及 vRNA 的转录，而且病毒也不能拯救出来[189]。除了核定位信号外，早期研究发现 NP 蛋白还具有核聚积信号，位于 336～345 位氨基酸之间，可以在 NP 蛋白与病毒 RNA 包装产生 vRNP 复合体之前将它保留在核仁中[190]。

　　蛋白质跨越核膜的运输过程是一个能量驱动的过程，由 α-输入蛋白（importin-α）家族的成员识别含有核定位信号的货物蛋白后开始启动。α-输入蛋白与核定位信号直接结合，然后招募另一个 β-输入蛋白分子后形成三聚体，在核孔蛋白（nucleoporin）的协助下进入细胞核[191]。流感病毒的 NP 蛋白可以与多种 α-输入蛋白结合，如 α1-、α3-以及 α5-输入蛋白[184,192-194]。其中，α1-和 α5-输入蛋白对于 NP 蛋白核输入过程所起的作用已经得到证实[184,192,194]。有趣的是，α-输入蛋白与 NP 蛋白非常规核定位信号的结合位点有别于其与含有经典核定位信号的蛋白相结合的位点，这可以避免 NP 蛋白同宿主蛋白竞争性地结合 α-输入蛋白[188,193]。在流感病毒复制过程中，NP 蛋白具有运输载体的作用。病毒感染早期，与 NP 蛋白结合的 vRNA 以 vRNP 复合体的形式由细胞质进入细胞核，起始病毒基因组的转录和复制[194,195]；在病毒复制晚期，vRNP 复合体则输出到细胞质中，继续进行病毒的包装和出芽释放过程[196]。

四、神经氨酸酶 NA

NA 是流感病毒粒子表面第二种糖蛋白，它是一种典型的Ⅱ型糖蛋白，氨基端朝向病毒粒子内部。根据 NA 蛋白抗原性的不同，可将目前已经发现的 A 型流感病毒分为 11 种不同的 NA 亚型，其中 N1～N9 亚型源于禽流感病毒的自然宿主野生水禽，而 N10 和 N11 亚型则由蝙蝠中分离到。George Hirst 于 1942 年发现被流感病毒作用过的红细胞，当再次用病毒处理时，不能再被病毒凝集，因而首次发现了 NA 蛋白的神经氨酸酶活性[197]。后来，利用 NA 蛋白功能缺陷的温度敏感突变株进行研究发现，NA 蛋白的功能是在病毒感染后期出芽释放过程中，切割宿主细胞表面以及新生病毒粒子表面的唾液酸，从而促进新生病毒粒子的释放和扩散，阻止它们在细胞表面的聚积[198]。NA 蛋白的神经氨酸酶活性还可以切割覆盖在呼吸道上皮细胞表面的黏蛋白和糖蛋白分子上的唾液酸，促进病毒穿透黏蛋白和糖蛋白构成的屏障，继而感染下层的呼吸道上皮细胞[199]。此外，在病毒复制早期，NA 蛋白的神经氨酸酶活性可以促进病毒侵入细胞和病毒复制[199,200]。

NA 蛋白在结构上形成一个四聚体，每个蛋白单体都由一段短的非常保守的氨基端胞质区、一个疏水的跨膜区、一个茎区和一个球状的头部组成。1983年，Peter Colman 等人利用链霉蛋白酶处理病毒粒子后，纯化出了 N2 亚型 NA 蛋白的头部，获得了它的蛋白结晶，并首次解析了它的晶体结构[201]。到目前为止，N1、N2、N4、N5、N8、N9、N10 等亚型流感病毒 NA 蛋白的晶体结构已经解析出来，它们在结构上大体相同（图 2-5）[202-207]。NA 蛋白单体的头部由 6 个拓扑学上相同的β-片层组成，以一种类似于螺旋桨的形式排列，其神经氨酸酶活性位点由多个带电荷的氨基酸组成，但

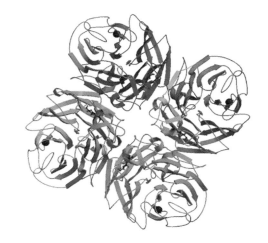

图 2-5　H5N1 流感病毒（A/Vietnam/1203/04）的 NA 蛋白晶体结构

（来源于 PDB 数据库，PDBID：2HTY）

N10 亚型 NA 蛋白头部的神经氨酸酶活性位点与其他亚型存在显著差异。另外，纯化后的 N9 亚型 NA 蛋白具有血细胞吸附活性，而且 X-射线晶体结构分析发现它还具有第 2 个唾液酸结合位点[208]。

　　NA 蛋白的氨基端胞质区长 6 个氨基酸，高度保守。氨基端胞质区的缺失影响 NA 蛋白在病毒粒子中的含量和病毒基因组的包装，也影响病毒的感染性和致病性。氨基端胞质区和跨膜区的突变则影响 NA 蛋白的神经氨酸酶活性、NA 蛋白与脂阀的结合以及病毒粒子的出芽和形态发生[209-212]。一般情况下，病毒粒子表面的 HA 和 NA 长度类似。当 NA 蛋白的茎区出现缺失，使 NA 在长度上短于 HA，此时病毒对受体的结合活性增强[213]。NA 蛋白茎区的长短也影响流感病毒的复制和致病性，当茎区完全缺失时，病毒的生长则受到抑制[214-216]。此外，NA 蛋白的糖基化修饰可以调节它的神经氨酸酶活性，且与流感病毒的嗜神经性有关[217]。

　　与 HA 蛋白一样，NA 蛋白也具有抗原性。但与 HA 抗体不同的是，NA 蛋白的抗体不能中和病毒感染，但可以在一定程度上抑制病毒的复制。在小鼠感染试验中，也证实了 NA 蛋白的抗体具有一定的免疫保护作用，可以减轻病毒感染后的症状[218-221]。NA 蛋白的抗原表位一般都位于头部的活性位点附近，NA 的抗体与之结合后可以阻止新生病毒粒子向细胞外释放，导致它们聚积在细胞表面[222,223]。

五、基质蛋白 M1

　　基质蛋白 M1 由流感病毒基因组的 vRNA7 编码，全长 252 个氨基酸。M1 蛋白位于病毒粒子囊膜下面，是含量最高的病毒蛋白[224,225]。通过负染电镜的方法观察病毒粒子时，可以发现 M1 蛋白单体呈棒状结构，长度约为 6 nm，一端与病毒囊膜相连，另外一端则指向病毒粒子内部[25]。由于 M1 蛋白有多聚化的特性，这些棒状物排列形成一种规则的结构，使得带正、负电荷的氨基酸残基分别位于多聚体的两侧[226-228]。结构生物学研究发现，M1 蛋白由 2 个球状的螺旋结构域组成，两个结构域之间由一段对蛋白酶敏感的肽段相连[227,229]。M1 蛋白本身不含跨膜区，但它可以通过氨基端与细胞膜的脂阀结合[25,230,231]。

　　M1 蛋白在细胞内翻译后，在细胞核与细胞质之间穿梭，在病毒复制过程中发挥重要作用。M1 蛋白的主要功能之一是参与 vRNP 复合体输出细胞核的过程，M1 同时与 vRNP 复合体及 NEP/NS2 蛋白结合，而 NEP/NS2 蛋白又与 Crm1 结合，借助于细胞的核输出机器将 vRNP 复合体输出细胞核[232]。M1 与 vRNP 复合体结合的区域位于羧基端，而 NEP/NS2 则通过其 81～100 位氨基酸之间的区域与 M1 蛋白结合[233,234]。M1

蛋白翻译后首先进入细胞核，其核定位信号位于 101～105 位，含有多个碱性氨基酸，该信号中的碱性氨基酸突变后，则病毒致弱[235]。近期研究发现，M1 蛋白氨基末端的 20 个氨基酸对于其与 α-输入蛋白结合以及进入细胞核起重要作用[236]。M1 蛋白还具有一个由疏水性氨基酸组成的核输出信号，对于 M1 蛋白介导的 vRNP 复合体的核输出具有重要作用，该信号的突变可以导致 vRNP 复合体滞留在细胞核内，病毒复制受到显著抑制[237]。

M1 蛋白的第二个主要功能是在病毒包装和形态发生过程中发挥核心作用。M1 蛋白与病毒囊膜蛋白 HA、NA 以及 M2 蛋白的胞质区直接相互作用，还直接与 vRNP 复合体相互作用，因此起到连接病毒内部核心组分与外部囊膜蛋白的桥梁作用[224,225]。M1 蛋白缺乏膜锚定信号，在单独表达的情况下，不能定位到细胞膜上[238]。流感病毒在最后的包装阶段，M1 蛋白借助于与 HA、NA 或 M2 蛋白的胞质区的作用而被带到细胞膜脂阀的包装和出芽位点，并与细胞膜结合[239]。

M1 蛋白具有 RNA 结合活性，可以结合单链 RNA[240]。M1 蛋白可与 vRNP 复合体结合，抑制 vRNP 复合体的转录活性，这是其氨基端结构域发挥作用的结果[234]。M1 蛋白翻译后需要进行苏素化和磷酸化修饰，苏素化缺陷的 M1 蛋白显著抑制 vRNP 复合体输出细胞核以及病毒粒子的包装，而磷酸化修饰则影响了 M1 蛋白与 α-输入蛋白的结合以及 M1 蛋白能否进入细胞核[241,242]。此外，M1 蛋白还结合补体分子 C1qA，抑制补体信号通路的激活，从而利于病毒逃避宿主免疫系统的抑制作用[243]。

六、M2 蛋白

M2 蛋白是由病毒基因组的 vRNA7 编码的 mRNA 经过剪接后翻译产生的第二种蛋白，也是病毒粒子表面除了 HA 和 NA 以外的第 3 种囊膜蛋白[244]。在病毒粒子表面，M2 蛋白与 HA 蛋白的比例为 1：（10～100）[33]。M2 蛋白全长 97 个氨基酸，是一个 Ⅲ型跨膜蛋白，不具有信号肽，由氨基端的胞外区（1～24）、中间的跨膜区（25～43）以及羧基端的胞质尾区（44～97）组成[245]。M2 蛋白以同源四聚体的形式存在[246]，单体蛋白之间以二硫键相连，其中 17 位和 19 位的半胱氨酸对四聚体的形成具有稳定作用[247]。目前，已有大量关于 M2 蛋白的结构生物学数据[248-257]。

M2 蛋白是一个多功能的蛋白分子，在病毒复制周期的多个环节发挥重要作用。在感染早期，病毒在唾液酸受体介导的内吞作用下进入内吞体，在内吞体的酸性条件下，病毒囊膜与内吞体膜融合，M2 蛋白的质子通道活性被激活，将质子导入到病毒粒子内部，导致病毒粒子内部酸化，促使 vRNP 复合体与病毒其他组分的解离和病毒脱壳，

vRNP 复合体释放到细胞质中，继而进入细胞核，启动基因组的转录和复制[258]。M2 蛋白的质子通道由跨膜区的四聚体构成，在低 pH 条件下，发生构象变化，以保证质子的传导[259]。M2 蛋白 22～46 位氨基酸之间的区域发挥质子通道的功能，其中 37 位的组氨酸具有对质子的选择性滤器作用，而 27 位的缬氨酸和 41 位的色氨酸则发挥"门"的作用（图 2-6）[250,260-262]。当从顶端观察时，可以看到跨膜区形成 4 个螺旋，在脂质双层中以一定角度排列，形成一个孔。从横断面观察，这个孔就被显示出来。M2 蛋白的质子通道活性对于病毒的有效复制是必要的，虽然在缺失质子通道活性后病毒仍能在体外细胞培养时生长[263]。

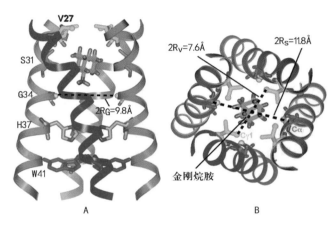

图 2-6　流感病毒 M2 蛋白的质子通道结构

A. 侧面观，显示 M2 质子通道的 V27、S31、G34、H37 和 W41 位氨基酸；B. 上面观，显示 V27 形成的通道孔

(Cady S D，et al，Nature，2010)

M2 是金刚烷类抗流感病毒药物的靶蛋白，通过抑制 M2 蛋白的质子通道活性，病毒 M1 蛋白与 vRNP 复合体的分离和脱壳就不能发生[264]。金刚烷类药物可以与 M2 蛋白的两个位点结合，高亲和力位点直接位于质子通道孔，低亲和力位点在面向脂质层的"口袋"部位，但真正具有抗病毒作用是高亲和力位点[265,266]。

M2 蛋白的质子通道活性可以提高反式高尔基体中的 pH，防止病毒 HA 蛋白在反式高尔基体的酸性环境中发生不成熟的构象变化，因而保证 HA 蛋白在细胞内运输过程中的正常构象[267,268]。M2 蛋白的这种功能可以稳定那些对酸性条件高度敏感的 HA 蛋白，即 H5 和 H7 亚型高致病性禽流感病毒的 HA 蛋白。这是由于高致病性禽流感病毒的 HA 蛋白在裂解位点具有多个连续的碱性氨基酸，可以被细胞内广泛存在的蛋白酶切割，所以它们更易在酸性条件下被诱导产生未成熟的构象变化。

M2 蛋白的另一个主要功能是在病毒粒子的包装和出芽过程中发挥重要作用。流感病毒的出芽部位在顶部细胞质膜的脂阀区域，这是由病毒的 HA 蛋白决定的[269]。M2 蛋白定位到出芽部位的边缘，它的胞质尾区两性螺旋结构域以胆固醇依赖性方式，在病毒粒子出芽部位诱导小窝形成，切断病毒囊膜与宿主细胞膜之间的联系，将病毒粒子释放出来[19,270,271]。

M2 蛋白可以发生乙酰化修饰，且可与胆固醇结合。M2 蛋白的乙酰化位点和胆固醇结合序列发生突变后，虽不影响病毒复制，但对病毒感染小鼠后的致病性产生一定影响[272-275]。研究发现，M2 蛋白向细胞质膜出芽位点的聚积依赖 HA 蛋白的乙酰化修饰和 HA 蛋白跨膜区的 VIL 基序以及完整细胞骨架的存在，到达出芽位点边缘的 M2 蛋白即与胆固醇结合[276,277]。此外，M2 蛋白也发生磷酸化修饰，最主要的磷酸化位点是64 位的丝氨酸。但是，64 位磷酸化位点突变后并不影响 M2 蛋白在细胞内运输，也不影响病毒的复制和致病性[278]。

流感病毒感染巨噬细胞或树突状细胞后，M2 蛋白的质子通道活性可以扰乱高尔基体中的离子平衡，激活 NLRP3 炎性小体，导致病毒感染后炎性细胞因子聚积和出现严重的病理反应，M2 蛋白因而被视为流感病毒发挥致病作用的一个毒力因子[279]。M2 蛋白还可以抑制宿主细胞内自噬小体的成熟，导致它不能与溶酶体融合形成自噬溶酶体，无法降解所包裹的内容物以实现细胞自身代谢和某些细胞器的更新，导致细胞内自噬小体聚积和细胞凋亡[280]。M2 蛋白的胞质尾区还可以结合细胞自噬作用的关键蛋白 LC3，通过改变其在细胞内的定位而抑制细胞的自噬作用。当将 M2 蛋白与 LC3 结合的关键位点突变后，则会影响丝状病毒粒子的形成，并降低病毒的稳定性[281]。

七、NS1 蛋白

非结构蛋白 NS1 由流感病毒基因组的 vRNA8 编码，全长 217～237 个氨基酸。NS1 蛋白定位于细胞核内，在感染后期也存在于细胞质中[282]。NS1 蛋白以二聚体的形式存在，二聚体之间相互作用，形成链状结构，再由 3 个链状结构相接闭合成管状结构[283]。NS1 蛋白在感染细胞内大量表达，具有与 RNA 结合活性，可以结合双链 RNA、mRNA 的 $3'$ 端 poly（A）尾巴以及病毒的负链 RNA 等[284]。NS1 蛋白的 1～73 位氨基酸为 RNA 结合区域，86 位氨基酸至蛋白的羧基末端为效应结构域，两者之间为一小段连接肽[285]。NS1 蛋白的 RNA 结合结构域形成一个对称的同源二聚体，包含 6 个 α-螺旋结构。每个单体的第 2 个螺旋形成一个富含精氨酸并与 RNA 结合的位点[286]。

RNA 结合结构域的突变分析表明，二聚体的形成对 NS1 蛋白与 RNA 的结合至关重要。NS1 的 38 位精氨酸和 41 位赖氨酸可以显著增强 NS1 蛋白与 RNA 的结合力，这些碱性氨基酸可能通过静电作用与 RNA 的磷酸骨架直接结合[287]。生物物理学数据进一步显示，NS1 与 RNA 不经过任何结构变化相互结合在一起，而且 NS1 蛋白的二聚体跨过了双链 RNA 的窄沟[288]。NS1 蛋白的效应结构域具有与多种宿主蛋白结合的位点，如poly（A）结合蛋白 Ⅱ（PAB Ⅱ）以及切割和聚腺苷酸化特异性因子的 30KD 亚基（CPSF30）等[285,289,290]。

NS1 蛋白具有核定位信号和核输出信号，可以在细胞核与细胞质之间转运。不同亚型病毒的 NS1 蛋白在核定位信号上存在差异。H1N1 亚型 WSN 病毒的 NS1 蛋白仅有一个核定位信号，位于 35～41 位之间，与 NS1 蛋白的双链 RNA 结合功能重叠[282]。H3N2 病毒 NS1 蛋白的羧基末端还有第二个核定位信号，而且还是一个核仁定位信号[291]。核仁定位信号对于 NS1 蛋白在哺乳动物细胞核仁中的定位是必需的。然而有研究发现，许多亚型病毒的 NS1 蛋白都存在羧基端缺失，所以不具备核仁定位信号。但是，这些病毒的 NS1 蛋白在禽源细胞中都可以定位到核仁中[292]。

NS1 蛋白最主要的作用是对抗宿主天然免疫反应，抑制干扰素产生，所以 NS1 蛋白被称为干扰素颉颃剂。缺失 NS1 蛋白的流感病毒可以在缺乏干扰素的系统中（如 Vero 细胞）良好复制，而且可以致死 STAT1 -/-小鼠[293,294]。但是，在干扰素功能正常的系统中（如 MDCK 细胞和鸡胚），该病毒的生长则严重致弱，且失去了对小鼠的致病性[293]。研究发现，缺失 NS1 的流感病毒感染后，诱导产生干扰素的转录因子（如 IRF3、NF - κB 和 AP - 1 等）都被激活，干扰素和干扰素调控基因的表达与正常病毒感染后相比显著增强[295-298]。此外，在 NS1 蛋白单独表达时就可以抑制 NS1 缺失病毒或异源病毒诱导的干扰素启动子激活[296,298]。

流感病毒的 NS 基因分为 2 种不同的等位基因型，分别是 A 和 B。其中，A 型 NS 基因见于哺乳动物和禽类的流感病毒，而 B 型则仅见于禽流感病毒[299]。研究发现，等位基因 A 型 NS1 蛋白抑制干扰素产生的能力强于 B 型 NS1 蛋白。当用等位基因 A 型 NS1 蛋白的 RNA 结合结构域替换 B 型 NS1 蛋白的 RNA 结合结构域后所形成的嵌合 NS1 蛋白，抑制干扰素产生的能力增强[300]。此外，NS1 蛋白的 RNA 结合结构域和效应结构域之间有一段连接肽，发生突变后可以影响 NS1 蛋白在细胞内的定位以及 NS1 蛋白颉颃干扰素产生的能力[301]。

NS1 蛋白可以通过不同机制抑制干扰素的合成。首先，病毒感染后，细胞中出现双链 RNA，以触发干扰素的合成。NS1 蛋白利用自身的双链 RNA 结合活性扣押双链 RNA，阻止模式识别受体 RIG - Ⅰ对双链 RNA 的识别和下游信号通路的激活，从而抑制干扰素的产生。在单独表达 NS1 蛋白的 RNA 结合结构域时就可以抑制干扰素的产生，尽管这个缺失效应结构域的突变病毒在感染小鼠后被致弱[298]。但是，当将 NS1 蛋白的 RNA 结合结构域与一个异源的二聚体结构域融合到一起时，则恢复了病毒对小鼠的致病性[302]。这一结果说明，NS1 蛋白的效应结构域可以稳定 NS1 蛋白的二聚体结构，而且可能促进 NS1 蛋白与双链 RNA 的结合。NS1 蛋白的 38 位精氨酸和 41 位赖氨酸是与 RNA 结合的关键位点，当将它们突变为丙氨酸后，NS1 蛋白抑制 IRF - 3 和 NF -κB 激活以及 IFN -β 合成的能力明显减弱[297,298,303]。而且，具有这两个突变的病毒感染后诱导产生的 IFN -β 明显增加，病毒在小鼠体内显著致弱[303]。NS1 蛋白的 187 位色氨酸可以促进效应结构域形成二聚体，当其突变后，则会影响 NS1 蛋白的双链 RNA 结合活性以及在细胞内的定位，而且病毒对小鼠的致病性减弱[304]。NS1 蛋白的双链 RNA 结合活性还可以抑制双链 RNA 对 2'- 5'OAS/RNase L 信号通路的激活，降低病毒对干扰素的敏感性[305]。其次，NS1 蛋白可以与天然免疫信号通路多个关键因子直接结合，发挥抗天然免疫的作用。NS1 蛋白与 RIG - I 结合，抑制 RIG - I 信号通路的激活，阻止干扰素的产生[306]；与 E3 泛素连接酶 TRIM25 结合，阻断 TRIM25 对模式识别受体 RIG - I 的泛素化，阻止 RIG - I 下游信号通路的激活，抑制干扰素产生和抗病毒状态建立[307]；与 IKK 结合，阻止 NF -κB 信号通路激活，抑制干扰素产生[308]；NS1 蛋白还可以抑制 IRF3 信号通路的激活对抗宿主的天然免疫系统，这是由 NS1 蛋白的效应结构域决定的，其中 K196E 突变的作用非常关键[309]。

NS1 蛋白的表达导致细胞内 eIF4B 降解，抑制 eIF4B 对抗病毒蛋白 IFITM3 表达的调控，从而抑制宿主的天然免疫反应，保证病毒的生长复制[310]。H3N2 亚型流感病毒 NS1 蛋白的羧基端还具有一小段组蛋白同源序列 ARSK，可以与转录延长复合体 hPAF1C 结合，抑制 hPAF1C 介导的转录延长反应及抗病毒作用。当 NS1 蛋白失去与 hPAF1C 的结合能力后，则病毒致弱[311]。

流感病毒感染后，NS1 蛋白可以破坏细胞核内宿主 mRNA 前体 3′末端的正常加工，使其不能由细胞核输出到细胞质中。NS1 蛋白的效应结构域与 mRNA 前体 3′末端处理机器的 PAB II 及 CPSF30 结合，抑制这些加工因子，导致 mRNA 前体不能被正常地切割，且仅添加短的 poly（A）尾巴，从而导致它们滞留在细胞核中[289,290,312,313]。宿主细胞诱导产生的抗病毒反应很大程度上依赖于上调宿主基因的转录反应，但 NS1 蛋白与 CPSF30 的结合广泛地抑制宿主细胞基因的转录后加工，使宿主的应答反应中止或延迟。流感病毒的 NS1 蛋白失去与 CPSF30 结合的能力后，导致病毒致弱，且与野生型病毒相比，可以更早地诱导抗病毒基因产物的表达[314]。NS1 蛋白发生 G184R 突变后，即失去了结合 CPSF30 的能力，导致病毒对小鼠的致病性降低[315]。NS1 还可与 mRNA 的 poly（A）

结合，阻止 mRNA 的核输出[316]。此外，NS1 蛋白通过抑制干扰素信号通路，下调了一些核孔复合体蛋白的表达，从另外一个角度抑制了宿主 mRNA 的核输出[317]。

在正常情况下，病毒感染后产生的双链 RNA 可以激活蛋白激酶 PKR，使真核翻译起始因子 eIF2 磷酸化，抑制病毒蛋白和宿主蛋白的翻译，从而发挥抗病毒作用。流感病毒可以通过 3 种机制阻断 PKR 的激活。首先，PKR 的表达可以被干扰素诱导产生，NS1 蛋白诱导的干扰素合成阻断可以降低细胞内的 PKR 水平。其次，NS1 蛋白可以扣押 PKR 激活的激活剂，即双链 RNA[318,319]。最后，NS1 蛋白可以与 PKR 形成复合物，抑制 PKR 在双链 RNA 或 PACT 蛋白诱导下的激活反应，它与 PKR 的结合区域位于 123～127 位氨基酸之间[320,321]。缺失 NS1 的病毒可以在 PKR −/−的小鼠体内复制，且其致病性有所增强[322]。

NS1 蛋白可以激活 PI3K 信号通路，有助于病毒的复制。NS1 蛋白通过与 PI3K 蛋白的 P85β 亚基的 SH2 和 SH3 结构域结合，激活 PI3K/Akt 信号通路，抑制细胞凋亡，从而保证病毒能够充分地生长复制[323-325]。NS1 蛋白的多个位点与 PI3K 的结合有关[323,324,326]。当 NS1 蛋白与 P85β 亚基的 SH2 结构域结合的 89 位氨基酸由色氨酸突变为苯丙氨酸后，PI3K 信号通路不能被激活，PR8 病毒因此而致弱，但对 WSN 病毒的复制和致病性则影响很小[327,328]。NS1 蛋白 164～167 位的 SH3 结合基序 1 对与 PI3K 的 P85β 亚基结合非常重要，而位于 213～216 位的 SH3 结合基序 2 对与 P85β 亚基的结合没有影响[329]。1918 年 H1N1 流感病毒以及许多禽流感病毒的 NS1 蛋白都可以与含有 SH3 结构域的宿主蛋白结合，如 Crk/CrkL，可以促进病毒对 PI3K 信号通路的激活，对病毒的复制具有促进作用[330]。NS1 蛋白可以抑制 JNK 激酶的激活，还可以通过与 Crk/CrkL 的结合，抑制 JNK － ATF2 信号通路过度激活所造成的细胞死亡，从而保证病毒的正常复制[296,331]。不过，也有研究发现，一些病毒的 NS1 蛋白可以激活 JNK 通路，其中 NS1 蛋白的 103F 是激活 JNK 通路的关键位点[332]。流感病毒感染后，NS1 蛋白可以使 RhoA 及 pRb 蛋白的表达降低，使细胞周期停滞在 G0/G1 期，从而有利于病毒复制[333]。

NS1 蛋白也显著影响细胞凋亡。H5N1 流感病毒的 NS1 蛋白以 Caspase 依赖性的方式诱导细胞凋亡，这需要 FasL 信号通路的参与[334]。H5N1 禽流感病毒的 NS1 蛋白可以在人肺泡上皮细胞诱导强的细胞凋亡[335]。还有研究发现，NS1 蛋白可以促进 MDCK 及 Hela 细胞的凋亡，这依赖于 NS1 蛋白的 RNA 结合结构域[336]。但是，NS1 蛋白对细胞凋亡的影响也因病毒不同，存在很大差异。H9N2 禽流感病毒 NS1 蛋白可以通过抑制 FasL 信号通路的激活抑制细胞凋亡，促进病毒对鸡巨噬细胞的感染[337]。PR8 病毒的 NS1 蛋白具有抗细胞凋亡活性，这依赖于干扰素的参与[338]。NS1 蛋白可以与 p53 结合，抑制 p53 的转录活性及细胞凋亡[339,340]。此外，有研究报道，NS1 蛋白通过激活 PI3K/Akt 信号通路，发挥抗细胞凋亡作用[341]。但也有研究发现，NS1 蛋白的抗凋亡作用与 PI3K 通路的激活无关[342]。

蛋白激酶 PKC 可以磷酸化 PB1 和 NS1 蛋白，对于 vRNP 复合体活性以及病毒复制具有促进作用[343]。NS1 蛋白还通过其 RNA 结合结构域与细胞内磷酸化的 Akt 结合，使 NS1 蛋白 215 位的苏氨酸发生磷酸化[344]。当 215 位苏氨酸突变后，病毒的复制则受到抑制。而有的研究认为，NS1 蛋白可以在 215 位、42 位和 48 位发生磷酸化，但只有 42 位的丝氨酸磷酸化才影响病毒复制，当将该位点突变后，病毒被致弱[345]。NS1 蛋白还可以发生苏素化修饰，有利于病毒的复制[346]。PR8 病毒 NS1 蛋白的苏素化修饰可以发生在 K70 位和 K219 位氨基酸上。苏素化修饰不影响 NS1 蛋白的稳定性，但影响 NS1 蛋白阻断干扰素产生的功能[347]。此外，宿主蛋白 ISG15 可以偶联到 NS1 蛋白上，对 NS1 蛋白进行修饰，最主要的偶联位点是 NS1 蛋白 41 位的赖氨酸。作为宿主细胞抗病毒作用的一种形式，ISG15 对 NS1 蛋白的修饰导致病毒致弱[348]。

NS1 蛋白的羧基末端具有 PDZ 结构域结合基序，可以与含有 PDZ 结构域的宿主蛋白结合。禽流感病毒 NS1 蛋白的结合基序一般为 ESEV，而人流感病毒则为 RSKV。禽流感病毒 NS1 蛋白的 ESEV 基序可与多种宿主蛋白结合。例如，ESEV 基序与宿主蛋白 Dlg1 和 Scribble 结合，破坏细胞之间的紧密连接，可能与流感病毒感染造成的严重疾病有关[349]。此外，ESEV 基序通过与 Scribble 结合，抑制 Scribble 的促细胞凋亡作用[350]。

NS1 蛋白与流感病毒的致病性密切相关。1997 年香港 H5N1 禽流感病毒 NS1 蛋白具有 D92E 突变，使病毒在体外培养时能抵抗干扰素的抑制作用。当将 NS1 蛋白的 92 位氨基酸由 E 突变为 D 后，病毒对小鼠的致病性降低，在小鼠肺脏中的复制滴度下降[351]。位于 NS1 蛋白 RNA 结合结构域的 P42S 突变也可以显著增强 H5N1 禽流感病毒对小鼠的致病性，且可以在体外细胞培养时显著抑制干扰素的产生[352]。H5N1 禽流感病毒 NS1 蛋白的 L103F 和 I106M 突变则可以增强 NS1 蛋白与 CPSF30 的结合，促进病毒的复制[353]。H7N9 流感病毒的 NS1 蛋白与 CPSF30 的结合力弱，但当 NS1 蛋白获得 I106M 突变后，则与 CPSF30 的结合力显著增强，而且也增强了病毒对小鼠的致病力[354]。H5N1 和 1918 年 H1N1 流感病毒羧基末端的 ESEV 基序，是流感病毒致病性的重要毒力因子[355,356]。当将 ESEV 基序导入 WSN 病毒的 NS1 蛋白后发现，突变病毒的致病力显著增强[355]。不过，PDZ 结构域结合基序对病毒复制所起的作用具有宿主特异性。RSKV 基序有利于病毒在人的细胞中复制，并且有利于病毒在鸭体内的复制，而 ESEV 基序的病毒则对小鼠具有更高的致病性[357]。最近，研究发现，NS1 蛋白的

F138Y 突变和 ESEV 基序发挥协同作用，影响 NS1 蛋白对 PI3K 信号通路的激活以及与含有 PDZ 结构域的宿主蛋白结合，提高了病毒对小鼠的致病性[358]。此外，一些 H5N1 禽流感病毒在 NS1 蛋白的 80～84 位存在 5 个氨基酸的缺失，不仅可以增强 H5N1 禽流感病毒的复制和致病性，而且对 H1N1 禽流感病毒的复制也具有促进作用[359-361]。与此相反，H5N1 流感病毒 NS1 蛋白 191～195 位的 5 个氨基酸缺失则使病毒的致病性降低[362]。

八、NEP/NS2 蛋白

非结构蛋白 NS2 是由流感病毒基因组的 vRNA8 片段编码的 mRNA 经过剪接后翻译而来，全长 121 个氨基酸[363]。最初认为，在成熟的病毒粒子中不含有 NS2，所以被称做非结构蛋白[364]。但是后来发现，NS2 蛋白在病毒粒子中少量存在，而且在病毒复制后期，通过与 M1 蛋白的协同作用将 vRNP 复合体由细胞核输出到细胞质中，所以又被称为核输出蛋白 NEP[23,365,366]。

NEP/NS2 蛋白在结构上可以分为对蛋白酶敏感的氨基端（1～53）和对蛋白酶具有抵抗性的羧基端（54～121）[367]。NEP/NS2 蛋白的氨基端具有 2 个核输出信号，一个位于 12～21 位氨基酸之间，它的五个关键疏水氨基酸中有三个是甲硫氨酸，另外一个位于 31～40 位氨基酸之间[365,368,369]。两个核输出信号都与 Crm1 相互作用，介导 vRNP 复合体的核输出过程。当核输出信号突变后，则导致病毒生长抑制，vRNP 复合体的核输出过程延迟。NEP/NS2 蛋白羧基端的结构已经被解析，包含两个 α-螺旋结构，第一个 α-螺旋 C1 由 64～85 位氨基酸构成，第二个 α-螺旋 C2 由 94～115 位氨基酸构成，两个螺旋之间为一小段连接肽[367]。两个螺旋在长度上相似，存在广泛的相互作用，形成一个近乎完美的反向平行发卡状结构。这种发卡状构象使得 C 端结构域形成两性界面，分别由亲水和疏水功能基团组成。其中，亲水界面暴露在外面，由一簇谷氨酸将疏水的 78 位色氨酸包在中心。研究发现，78 位色氨酸对 NEP/NS2 蛋白与 M1 蛋白的相互作用以及 vRNP 复合体的核输出过程都是必需的。NEP/NS2 蛋白高度保守，最保守的区域是它的 C2α-螺旋区域，在所有 A 型流感病毒的全长 NEP/NS2 序列中，同源性高达 96.3%。

NEP/NS2 蛋白在调控病毒基因组复制过程中发挥重要作用。病毒感染后，NEP/NS2 蛋白可以调控病毒 mRNA、cRNA 和 vRNA 的聚积。NEP/NS2 发生 I32T 突变后，可以使病毒在复制过程中产生 PA 基因的缺陷性干扰 RNA（defective interfering RNA，DI RNA）。DI RNA 的出现抑制了 PA 基因全长 cRNA 的合成以及 vRNA 在病毒粒子中的包装[370]。此外，利用流感病毒微基因组系统进行研究发现，NEP/NS2 蛋白可以通过剂量依赖性的方式抑制报告基因表达，报告基因的 vRNA、cRNA 和 mRNA 水平均降低[371]。最近研究发现，低水平的 NEP/NS2 蛋白可以促进病毒 vRNA 和 cRNA 的聚积[372,373]。因此，NEP/NS2 蛋白可能在病毒感染后调节病毒 mRNA 和 cRNA 之间的比例。NEP/NS2 蛋白的这种作用不依赖于 M1 蛋白的表达，也不需要核输出信号的存在，但是依赖于羧基端的 α-螺旋结构。另外，NEP/NS2 蛋白的 78 位色氨酸突变后并不影响其调控作用，这与 NEP/NS2 蛋白同 M1 蛋白结合时需要依赖 78 位的色氨酸有所不同[372]。

NEP/NS2 蛋白调控病毒复制过程中聚合酶活性的功能，对 H5N1 禽流感病毒在哺乳动物宿主体内的适应过程中发挥重要作用。H5N1 禽流感病毒在人的细胞内复制时，不能产生可以利用的 cRNA。病毒聚合酶发生突变后只能部分补偿病毒 RNA 复制的缺陷，但当 NEP/NS2 蛋白获得突变后，则可以完全补偿 RNA 复制的缺陷，增加 cRNPA 的聚积[373]。而且，已经从一些自然流行毒株中分离到可以增强聚合酶活性的 NEP/NS2 突变[373]。NEP/NS2 蛋白可与 PB2 及 PB1 蛋白相互作用，而 PB2 及 PB1 蛋白又都与病毒 RNA 的启动子结合，因此 NEP/NS2 蛋白可能发挥辅助因子的作用，促进病毒基因组的复制[373]。据推测，在感染早期聚合酶主要发挥转录活性，而随后 NEP/NS2 蛋白发挥开关作用，促使聚合酶发挥复制活性，上调 cRNA 和 vRNA 的合成。因此，禽流感病毒感染哺乳动物细胞时，可以通过在 NEP/NS2 蛋白上产生突变而避免病毒基因组复制受到抑制。

NEP/NS2 蛋白增强聚合酶活性的作用位于蛋白的羧基端结构域[374]。NEP/NS2 蛋白除了具有 2 个羧基端 α-螺旋外，根据预测，还具有 2 个氨基端 α-螺旋。氨基端结构域可能对羧基端结构域增强聚合酶活性的功能发挥调控作用。当处于关闭的构象时，氨基端结构域向羧基端结构域折叠，使羧基端结构域失去其增强聚合酶活性的作用，而在开放的构象时，则暴露出 NEP/NS2 的羧基端结构域，使其增强聚合酶活性的作用被激活。H5N1 禽流感病毒在适应人体的过程中，NEP/NS2 蛋白产生突变，如 M16I、Y41C 和 E75G，导致氨基端和羧基端结构域之间的亲和力降低，使羧基端结构域以开放的构象存在，从而发挥增强聚合酶活性的作用[374]。

NEP/NS2 蛋白可与宿主蛋白 AIMP2 结合，阻止 AIMP2 发生泛素化降解。AIMP2 蛋白反过来可以抑制 M1 蛋白 242 位赖氨酸的泛素化修饰，促进其发生苏素化修饰，从而提高 M1 蛋白的稳定性，促进病毒复制[375]。此外，NEP/NS2 蛋白还与细胞内病毒出芽位点附近的 ATP 酶 F1Fo 相互作用。与 vRNP 复合体结合在一起的 NEP/NS2 蛋白在细胞质中通过招募 F1Fo，促进基因组包装和子代病毒粒子的释放[376]。NEP/NS2 蛋白在流感病毒复制周期中发生磷酸化，但其重要性尚不清楚[23]。NEP/NS2 蛋白的 23～25 位三个氨基酸均为丝氨酸，高度保守，在成熟病毒粒子中均发生了磷酸化[179,377]。此外，体外试验证实，NEP/NS2 蛋白还会发生苏素化修饰。但是，在病毒复制过程中，NEP/NS2 蛋白是否发生苏素化修饰以及苏素化修饰所起的作用，仍不清楚[378]。

九、PB1－F2 蛋白

PB1－F2 蛋白是由流感病毒基因组 vRNA2 片段的＋1 开放阅读框编码的蛋白，全长在 79～101 个氨基酸之间，多为 87 或 90 个氨基酸。有一些病毒的 PB1－F2 蛋白由于终止密码子的存在而以短肽的形式存在，不具有功能[379]。Zell 等对 80 种不同亚型共 2 226 株病毒的 PB1－F2 序列进行分析，发现 87% 序列编码的 PB1－F2 蛋白大于 78 个氨基酸。经典猪 H1N1 病毒和 1950 年后分离的人 H1N1 病毒含有截断体形式的 PB1－F2 蛋白。其中，人 H1N1 病毒的 PB1－F2 蛋白长 57 个氨基酸，而经典猪 H1N1 病毒的 PB1－F2 则在 11 位、25 位和 34 位具有三个终止密码子。另外，约 96% 禽流感病毒编码全长的 PB1－F2 蛋白。当将 PB1－F2 与绿色荧光蛋白融合表达后发现，PB1－F2 蛋白的长度与其在细胞内的定位有关，长度大于 78 个氨基酸的 PB1－F2 蛋白定位于线粒体，而仅具有 57 个氨基酸的截断体则在细胞质中呈弥散性分布[380]。

PB1－F2 蛋白在结构上易于形成一个两性螺旋，由 69 位的亮氨酸延伸到 83 位的苯丙氨酸[44]。更详细的研究显示 PB1－F2 蛋白由 2 个独立的结构域组成，蛋白的氨基端形成 2 个短的邻近 α-螺旋，羧基末端具有一个伸展的 α-螺旋，α-螺旋之间以非结构化的铰链区相连[381]。但是，不同来源病毒的 PB1－F2 蛋白在结构上存在较大差异，尤其是蛋白的羧基端。在 H5N1 高致病性禽流感病毒和 1918 年 H1N1 流感病毒，PB1－F2 蛋白的羧基端形成螺旋-卷曲-螺旋结构域，这可能是高致病性病毒 PB1－F2 蛋白所具有的结构特征[382]。

PB1－F2 蛋白本质上易于形成寡聚物结构，发生聚合的区域主要位于羧基端的 α-螺旋部位[381]。有的研究则发现 PB1－F2 在结构上具有明显的无序性，根据所处环境的不同，构象可以是随机的，也可以变换为含有 α-螺旋或 β-折叠的二级结构，在感染的细胞内 PB1－F2 蛋白可以寡聚化形成淀粉样的纤维结构[383]。电化学研究则发现，PB1－F2 蛋白在细胞内可以单体和多聚体的形式存在。在病毒感染早期，PB1－F2 蛋白主要以单体形式存在，但在后期则以多聚体的形式存在[384]。PB1－F2 还是一个磷酸化蛋白，其功能受蛋白激酶 PKC 调节，PKC 的磷酸化位点位于 PB1－F2 蛋白的 27 和 35 位氨基酸[385]。

PB1 - F2 具有免疫原性，可以被免疫系统识别，并诱导体液免疫和细胞免疫应答。PB1 - F2 的发现就是基于其 62～70 位之间的短肽可以引起强烈的 CD8＋ T 细胞反应[44,386]。经鼻腔途径感染 PR8 病毒的小鼠血清以及人感染 H3N2 病毒的急性期和康复期血清中都可以检测到 PB1 - F2 蛋白的特异性抗体[387]。Khurana 等还在感染 H5N1 病毒患者的恢复期血清中检测到 PB1 - F2 蛋白的抗体[388]。全长 PB1 - F2 蛋白免疫后产生的多克隆血清中主要是针对蛋白氨基端的特异性抗体。被动和主动免疫研究均发现，针对 PB1 - F2 蛋白氨基端的抗体对流感病毒的感染没有显著影响，而针对蛋白羧基端的抗体则可以为小鼠提供部分免疫保护作用[389]。

PB1 - F2 蛋白与流感病毒在体内的复制动力学有关。当在 PR8 病毒背景下表达 1918 年 H1N1 病毒的 PB1 - F2 蛋白时发现，与野生型 PR8 病毒比较，突变病毒在小鼠体内复制高峰提前，高峰下降也提前。研究表明，1918 年 H1N1 病毒的 PB1 - F2 蛋白可以显著提高病毒的复制速度[390]。

线粒体在细胞的天然免疫过程中发挥重要作用，它所介导的天然免疫作用依赖于线粒体内膜的电位。PB1 - F2 是一种小分子蛋白质，它可以通过细胞的 Tom40 通道转运并聚积到线粒体内膜，导致线粒体的形态改变和膜电位下降，从而诱导细胞凋亡。一些低致病性流感病毒 PB1 - F2 蛋白的羧基端结构域缺失，因而不影响线粒体的功能[391]。PB1 - F2 蛋白的 65～87 位氨基酸是线粒体靶向序列，对其在线粒体内膜的定位及其诱导的细胞凋亡是必不可少的[392]。线粒体靶向序列中的两个亮氨酸残基非常重要，它们形成疏水槽，而后与线粒体外膜转运蛋白的受体相互作用。这种互作使 PB1 - F2 蛋白的 α 螺旋在线粒体内膜和外膜之间易位，从而导致线粒体的膜电位降低和细胞凋亡的起始。也有研究认为 PB1 - F2 蛋白的 46～75 位氨基酸对其诱导细胞凋亡的功能是必要的，其中 73 位赖氨酸和 75 位精氨酸是线粒体靶向序列的关键位点。此外，PB1 - F2 蛋白可以使细胞周期停滞在 S 期，此时线粒体处于分离状态，形态的改变导致线粒体膜电位降低和随后的细胞凋亡[393]。

PB1 - F2 与线粒体内膜转运蛋白 ANT3 以及外膜转运蛋白 VDAC1 相互作用[394]。其中，PB1 - F2 的羧基端结构域与 ANT3 相互作用，而氨基端和羧基端结构域对与 VDAC1 的相互作用都是必要的。线粒体膜和 PB1 - F2 蛋白间形成膜通透性转换孔复合物（PTPCs），从而导致线粒体通透性增加和诱导产生细胞死亡。还有研究利用计算机模拟的方法研究 H5N1 高致病性病毒 PB1 - F2 蛋白的羧基端与线粒体膜蛋白 VDAC1 和 ANT3 之间的相互作用[395]，发现 VDAC1 蛋白中的 22 个氨基酸与 PB1 - F2 蛋白羧基端的 12 个氨基酸形成疏水性结合，其中 64 位亮氨酸、75 位精氨酸及 76 位缬氨酸对 PB1 - F2 在线粒体膜上的定位最为重要。此外，ANT3 的 14 个氨基酸与 PB1 - F2 蛋白羧基端的 9 个氨基酸存在疏水性结合。

PB1－F2 蛋白诱导免疫细胞的凋亡比上皮细胞更明显，因而导致免疫细胞的功能抑制[44]。McAuley 等对 20 世纪的三次流感大流行病毒、一株 H5N1 高致病性禽流感病毒、PR8 病毒以及季节性 H1N1 病毒的 PB1－F2 蛋白进行研究发现，只有 PR8 的 PB1－F2蛋白可以同时诱导上皮细胞和免疫细胞的凋亡[396]。PR8 病毒的PB1－F2蛋白诱导的细胞死亡依赖于线粒体 BAK/BAX 蛋白介导的细胞色素 C 释放。与 PR8 病毒 PB1－F2 蛋白诱导的细胞死亡功能不同的是，20 世纪三次流感大流行病毒以及 H5N1 高致病性病毒的 PB1－F2 蛋白可以加剧肺脏的炎症反应，产生严重的病理变化。还有一项研究发现，A/Hong Kong/156/1997（H5N1）病毒的 PB1－F2 蛋白没有定位于线粒体，也不能引起细胞凋亡，这是由于该病毒 PB1－F2 蛋白的线粒体靶向序列缺乏必要的亮氨酸所致。当在该病毒 PB1－F2 蛋白的 69 位和 75 位引入两个亮氨酸突变后，则使病毒的 PB1－F2 蛋白定位于线粒体[397]。由此可见，PB1－F2 蛋白诱导细胞凋亡的能力具有毒株特异性。

PB1－F2 蛋白可以增强流感病毒的致病性。1918 年 H1N1 流感病毒的 PB1－F2 蛋白可以通过增加病毒感染后的细胞死亡而提高病毒对小鼠的致病力[398]。研究发现，PB1－F2 蛋白的 N66S 突变可以提高 H5N1 高致病性禽流感病毒和 1918 年 H1N1 流感病毒的致病性[399]。N66S 突变显著抑制了病毒感染早期的天然免疫反应，干扰素、RIG－I 以及干扰素诱导基因的激活显著滞后，而且肺脏出现严重的免疫病理反应，IFNγ、TNF－α 的水平升高，大量单核细胞和中性粒细胞浸润，病毒复制增加[400]。当将 1918 年 H1N1 病毒的 PB1－F2 蛋白引入 PR8 病毒后发现，重组 PR8 病毒感染小鼠后的生长特性和导致细胞死亡的能力均得到提高，致病性增强[401]。最近研究发现，PR8 病毒 PB1－F2 的 68～70 位氨基酸之间的 ILV 基序可以增强 PB1－F2 蛋白的细胞毒性和线粒体通透性，还可以促进细菌的继发感染。当将 ILV 基序突变后，PR8 病毒感染引起的呼吸道炎症反应减弱，致病性降低[402]。

PB1－F2 对病毒致病性的影响还因宿主不同而存在差异。PB1－F2 可以增强 A/Vietnam/1203/04（H5N1，VN1203）病毒对野鸭的致病性，这是由于无意中在 VN1203 病毒 PB1 基因中引入的三个同义突变造成 PB1－F2 蛋白 51 位、56 位和 87 位发生突变，降低了病毒对野鸭的致病力[403]。Schmolke 等人在 VN1203 病毒的 PB1－F2 蛋白中导入 N66S 突变后发现，N66S 可以促进病毒感染 Mx[+/+] 小鼠后侵入中枢神经系统和在脑内复制，但当整个 PB1－F2 蛋白缺失后，对病毒的致病性影响很小。与此不同的是，N66S 突变对鸭的致病性影响较小，但当病毒的 PB1－F2 蛋白完全缺失后则延缓了临床症状的出现以及病毒的全身性扩散。因此，PB1－F2 对鸭的致病性不依赖于 66 位氨基酸的变异[404]。Meunier 等将 1918 年 H1N1 病毒的全长 PB1－F2 序列引入季节性 A/USSR/90/77（H1N1）流感病毒或使其完全缺失 PB1－F2 蛋白的表达，当利用雪貂或猕猴的离体肺组织培养时发现，野生型 A/USSR/90/77 病毒、含有 1918 年 H1N1/PB1－F2的病毒或完全缺失 PB1－F2 的病毒具有相似的复制能力，而且三者诱导产生的细胞因子 mRNA 水平也类似。不同的是，表达 1918 年 H1N1/PB1－F2 的病毒感染后，雪貂血源性巨噬细胞的炎性反应延迟，而 PB1－F2 缺失的突变病毒感染后则可引起迅速的炎性反应。然而，三种病毒在感染雪貂后的致病性和临床过程上没有明显差异，表明 PB1－F2 蛋白对于人季节性 H1N1 病毒的致病性没有明显影响[405]。

2009 年甲型 H1N1 流感大流行病毒 PB1－F2 蛋白的编码框由于终止密码子的存在仅编码 11 个氨基酸。为了解 PB1－F2 蛋白是否影响 2009 年 H1N1 病毒的复制和致病性，Hai 等在 A/California/04/2009（H1N1，Cal04）病毒的背景下，拯救了表达全长 PB1－F2 且在 66 位分别为丝氨酸（S）或天冬酰胺（N）的突变病毒[406]。研究发现 66S 比 66N 病毒在 A549 细胞中的复制更强，但在感染小鼠和雪貂时则没有观察到显著的差异。当突变病毒与肺炎链球菌混合感染小鼠时，也没有发现这些病毒在引起 BALB/c 或 DBA/2 小鼠死亡率方面的差异。不同的是，66S 突变病毒感染小鼠后导致炎性反应增强，而且小鼠肺脏的组织病理变化也更显著。此外，具有全长 PB1－F2 蛋白的 Cal04 病毒感染猪后，可以增强病毒在肺脏中的生长滴度，而且猪感染后的肺炎症状也有所加重[407]。Chen 等则发现表达全长 PB1－F2 蛋白的 2009 年甲型 H1N1 流感病毒复制增强，病毒复制达到滴度峰值明显早于野生型病毒，造成宿主细胞死亡，从而阻止新病毒的进一步复制[397]。

Chakrabarti 等分析了 20 世纪三次流感大流行病毒 PB1－F2 蛋白的 N66S 突变所占的比例，发现该突变在 H1N1、H2N2 和 H3N2 病毒中所占的比例分别为 6.5%、28.9% 和 3.96%，而且绝大多数具有 N66S 突变的病毒均来源于禽流感病毒[408]。此外，约有 3.8% H5N1 流感病毒的 PB1－F2 序列含有 N66S 突变。

当在 293T 细胞中过表达 PR8 病毒的 PB1－F2 蛋白时，可以减弱 RIG－Ⅰ信号通路介导的干扰素合成。而且，具有 N66S 突变的 PB1－F2 蛋白的干扰素颉颃活性更强。当利用 PB1－F2 蛋白具有 N66S 突变的病毒感染细胞时，可以发现类似的结果。此外，当与 NS1 蛋白共同表达时，具有 N66S 突变的 PB1－F2 蛋白可以进一步下调干扰素产生的水平[409]。PB1－F2 的羧基端结构域可以与 MAVS 蛋白结合，通过降低线粒体内膜的电位，抑制 MAVS 介导的干扰素合成反应。当 PB1－F2 蛋白的 66 位为 S 而不是 N 时，它与 MAVS 的结合力更强，对线粒体内膜电位降低的作用更加明显。而且，PB1－F2 蛋白还可以增强 PB1 和 PB2 蛋白的干扰素颉颃作用[410]。Reis 等研究发现，PB1－F2 蛋白可以抑制 NF－κB 依赖性信号通路的激活。利用 4 种不同病毒所做的研究发现，PB1－F2可与 IKKb 直接相互作用。PB1－F2 的表达不抑制 IKKb 的激酶活性，也不抑制 NF－κB 易位进入细胞核，但可以严重削弱 NF－κB 与 DNA 结合的能力。PB1－F2 的这种作用依赖于全长形式的蛋白，只有氨基端 57 个氨基酸的截断体形式或仅是蛋白的羧基末端都不能抑制 NF－κB 信号通路[411]。然而，与此相反的是，野生型 WSN 病毒的全长 PB1－F2 蛋白可以通过激活 NF－κb 信号通路而增加 IFN－β 的表达，但是 NS1 蛋白对 PB1－F2 的这种功能具有强烈的抑制作用。当 PB1－F2 蛋白缺失后，病毒感染所诱导产生的抗病毒免疫反应以及 I 类 MHC 抗原提呈反应显著减弱[412]。

　　炎症反应在流感病毒的致病机制中具有重要作用，并可能导致致命的后果。1918 年 H1N1 流感病毒的 PB1－F2 蛋白可以增强病毒感染小鼠后的炎症反应，促进细菌的继发感染[401]。Goffic 等研究表明，WSN 病毒的 PB1－F2 蛋白缺失后，病毒的致病性降低。与 PB1－F2 缺失的 WSN 病毒相比，野生型 WSN 病毒可以引起小鼠肺脏中宿主基因转录水平的显著变化。其中，PB1－F2 蛋白表达所诱导的细胞死亡、炎症反应和中性粒细胞趋化性相关基因在数量和表达水平上都有所增加，尤其是 IFN－γ 在这些表达上调基因中具有核心调节作用。而且，PB1－F2 蛋白的表达使被招募进入呼吸道的中性粒细胞增加，通过诱导细胞凋亡，导致白细胞死亡增加[413]。PB1－F2 可以通过激活 NLRP3 炎性小体，导致致热原性细胞因子 IL－1β 分泌，促进流感病毒感染后诱导的炎症和病理反应[414]。感染小鼠的 IFN－γ 水平增加，抑制了针对病毒和细菌继发感染的天然免疫反应，从而使感染加重。人 H3N2 病毒的 PB1－F2 蛋白对炎症反应的影响存在很大差异。早期病毒，如 A/Hong Kong/1/1968（H3N2）的 PB1－F2 蛋白具有促进炎症反应的作用，而后期流行病毒的 PB1－F2 蛋白则不具有此作用，如 A/Wuhan/359/1995（H3N2）。研究发现，早期 H3N2 病毒 PB1－F2 蛋白的氨基酸（62L、75R、79R 和 82L），可以显著增强病毒感染后的炎症反应和致病性，导致小鼠发病率和死亡率显著增加，并促进细菌的继发感染。与此相反，后期 H3N2 病毒 PB1－F2 蛋白具有的非炎症反应性氨基酸（62P、75H、79Q、82S），则具有抗细菌感染的效果，因此揭示了近期 H3N2 病毒很少出现重症感染的部分原因[415]。

　　PB1－F2 可与 PB1 蛋白相互作用，调节聚合酶活性。当缺失 PB1－F2 的病毒感染细胞后，PB1 在细胞内的定位改变、病毒的聚合酶活性降低、感染细胞后形成的噬斑变小。利用 PR8 病毒进行的研究发现，PB1－F2 与 PB1 在细胞内共定位，其羧基端是与 PB1 蛋白共定位所必需的[416]。McAuley 等人利用多株不同的流感病毒研究发现，PB1－F2 蛋白表达对聚合酶活性、PB1 在细胞质中的聚积以及病毒复制的影响因细胞类型和所用毒株的不同而有差异[417]。2009 年甲型 H1N1 流感病毒的 PB1－F2 仅编码 11 个氨基酸，当通过突变使其产生全长的 87 个氨基酸后，PB1－F2 蛋白则具有了增强聚合酶活性的作用[397]。另外，也有研究认为 PB1－F2 与 PB1 之间共定位进而提高聚合酶活性的作用由其氨基端介导。而且，PB1－F2 蛋白的表达不仅使 PB1 蛋白表达增加，还可以增加其他病毒蛋白的表达，如 NP、M1 和 NS1 蛋白[418]。

十、PA－X 蛋白

PA－X 是由流感病毒基因组的 vRNA3 片段编码的第二种蛋白，全长 252 个氨基酸，其中氨基端的 191 个氨基酸与 PA 蛋白的 1～191 位序列重叠，羧基端的 61 个氨基酸则通过核糖体移码翻译机制由＋1 开放阅读框编码[46]。PA－X 蛋白具有内切核酸酶活性，可以在病毒感染后降解宿主 mRNA，从而抑制细胞基因表达，尤其是与炎症反应、细胞凋亡和 T 细胞信号通路相关的基因。PA－X 蛋白抑制宿主基因表达的作用依赖于它的内切核酸酶活性，当将活性位点的 108 位和 134 位氨基酸突变后，PA－X 则失去了抑制宿主基因表达的功能[46,419]。PA－X 蛋白的存在可以降低流感病毒感染小鼠后的致病性，当将 PA－X 缺失后，病毒对小鼠的致病性增强。

PA 蛋白与 PA－X 的＋1 编码框重叠区域的无义突变比率明显较低，从而使 PA－X 的＋1 编码框区域出现有义突变的概率显著降低[58]。Westgeest 等人对 H3N2 病毒的基因进化所做的分析发现，在整个 PA 基因中 PA－X 编码区域的突变率最低[420]。这意味着在流感病毒进化过程中对 PA－X 蛋白的变异存在着约束力，也反映出 PA－X 蛋白在功能上的重要性。

Shi 等对 10 164 株病毒的 PA－X 序列进行分析，总结了 PA－X 蛋白总体上的进化趋势[421]。在这些 PA－X 序列中，有 2 310 条序列在 PA－X 的＋1 编码框存在终止密码子。其中，2 279 株病毒在＋1 编码框的 42 位出现终止密码子，因此，＋1 编码框仅编码 41 个氨基酸，PA－X 蛋白全长 232 个氨基酸。这些病毒主要包括 2009 年甲型 H1N1 病毒、经典猪 H1N1 病毒、三源重组猪 H1N1 病毒、犬 H3N2 病毒及犬 H3N8 病毒。与此相反，其他病毒的 PA－X 蛋白则以全长的形式存在，包括禽流感病毒、人 H3N2 病毒、1918 年 H1N1 流感病毒、人 H1N1 季节性流感病毒、类禽型猪 H1N1 流感病毒及马 H3N8 流感病毒。

十一、其他病毒蛋白

Wise 等人于 2009 年发现了流感病毒 PB1 基因编码的第三种蛋白，命名为 N40[45]。

它缺失了 PB1 蛋白氨基端的 39 个氨基酸，全长 718 个氨基酸。虽然存在氨基端的缺失，但 N40 蛋白仍然可与 PB2 蛋白结合，但不具有聚合酶活性。研究发现，N40、PB1-F2 和 PB1 三者之间的表达相互依赖。当将 PB1-F2 的起始密码子突变后，N40 的表达上调，但当 PB1-F2 的表达在第 8 个密码子截断后，则 N40 完全不能表达。同时缺失 N40 和 PB1-F2 的突变病毒可以正常复制，而不表达 N40 但表达完整 PB1-F2 的突变病毒在感染早期，PB1 蛋白的表达增加，但病毒在细胞中的生长速度下降。由此可见，N40 蛋白的存在对病毒复制具有调节作用。

2013 年，Muramoto 等人发现 PA 基因的 mRNA 还编码除了 PA 和 PA-X 之外的两种蛋白，PA-N155 和 PA-N182[47]。它们分别由 PA 基因 mRNA 的第 11 和 13 个 AUG 密码子翻译起始，长度分别为 562 个和 535 个氨基酸。PA-N155 和 PA-N182 的翻译起始密码子在 A 型流感病毒中非常保守，而且在病毒感染细胞中均可以检测到这两种蛋白的表达。与全长 PA 蛋白相比，这两种氨基端缺失的蛋白不具有聚合酶活性。但是，不表达 PA-N155 和 PA-N182 的突变病毒在细胞培养时的复制变慢，对小鼠的致病性降低，表明这两种新发现的 PA 相关蛋白可能在流感病毒的复制周期中具有重要功能。

Wise 等在 2012 年研究 M2 蛋白缺失病毒在细胞中的复制时发现了 M 基因编码的另外一个蛋白，称为 M42[48]。缺失 M2 的病毒在细胞培养时高度致弱，但当 M 基因的 mRNA 获得了 U148A 突变后，突变病毒则恢复了与野生型病毒类似的生长特性。M42 是由经过剪接的 mRNA 编码，全长为 99 个氨基酸。M42 与 M2 蛋白的胞外域不同，但跨膜域、胞内域序列则相同。同 M2 蛋白一样，M42 也进入细胞的外分泌途径，但 M42 主要运输到顺式高尔基体，而 M2 则运输到细胞膜。两者之间在胞外域序列和细胞内定位上存在差异，M42 蛋白能够补偿 M2 蛋白缺陷对病毒生长的抑制。而且，表达 M42 蛋白的突变病毒致病性也与野生型病毒类似。研究发现，大约 0.2% 的流感病毒株可以表达 M42 蛋白[422]。

除了 NS1 和 NEP/NS2，一些流感病毒株的 NS 基因还能编码 NS3 蛋白[49]。当 NS 基因发生 A374G 突变后，导致 NS1 蛋白的 D125G 突变，同时激活了一个供体剪接位点，从而编码 NS3 蛋白。NS3 与 NS1 的不同之处是，它缺失了 NS1 蛋白 126～168 位之间的氨基酸序列。研究发现，33 株流感病毒自然分离株可以编码 NS3 蛋白，它可能与禽流感病毒跨越种间屏障及在哺乳动物宿主体内的适应有关。

病毒复制与翻译

一、流感病毒基因启动子结构

　　流感病毒的基因组为单股负链 vRNA，既是转录产生 mRNA 的模板，也是合成与 vRNA 完全互补的 cRNA（complementary RNA）的模板。流感病毒所有 8 个 vRNA 片段的 5′ 和 3′ 端都含有非编码序列，位于编码区的两侧。其中，vRNA 3′ 末端的 12 个碱基和 5′ 末端的 13 个碱基在所有 8 个 vRNA 片段中都保守，每个不同 vRNA 片段还有 2～3个片段特异性的保守碱基[423]。这些末端保守的 RNA 序列部分反向互补配对，形成锅柄状结构，是流感病毒基因复制和转录的启动子[424,425]。交联试验发现病毒 vRNA 在构象上呈环形，因此，证实了这种结构假设[426]。另外，结构生物学分析也证实了病毒 vRNA 的这种结构特征[427,428]。目前，最为认可的 vRNA 启动子模型是开塞钻模型。该模型认为，病毒 vRNA 的 3′ 和 5′ 末端内侧通过碱基配对，形成一个 5～7 个碱基对长的互补区域，而在这个配对区域外侧的 3′ 和 5′ 末端则分别通过 2 个碱基配对形成一个发卡环结构[429]。发卡环结构对聚合酶复合体与 vRNA 结合、内切核酸酶活性以及病毒

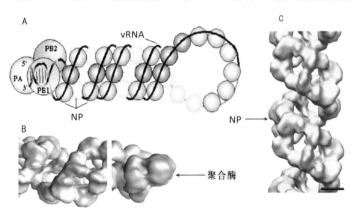

图 2-7　流感病毒核糖核蛋白（vRNP）复合体结构

A. vRNP 复合体的结构模式图；B. 电镜三维重构的 vRNP 复合体结构，侧重显示末端的聚合酶；

C. 电镜三维重构的 vRNP 复合体结构，侧重显示中间区段的 NP 双螺旋结构

（Arranz R et al Science，2012；Portela A et al，J Gen Virol，2002） mRNA 的聚腺苷酸化都非常重要[430-433]。

　　流感病毒的 vRNA 与三种聚合酶蛋白及 NP 蛋白之间形成的 vRNP 复合体是病毒复制和转录的基本功能单位[435,436]。病毒的三种聚合酶蛋白与 vRNA 的锅柄状启动子区域结合，vRNA 剩余的其他部位则被大量的核蛋白 NP 所包裹，形成 vRNP 复合体，在电镜下观察时呈双螺旋的棒状结构（图 2-7）[53,55,434]。vRNP 复合体中约每 24 个碱基即有一个 NP 蛋白[27]。NP 蛋白分子表面由碱性氨基酸形成的碱性槽与 vRNA 的磷酸骨架结合，而 vRNA 的碱基则暴露在外面。流感病毒 vRNP 复合体中的 vRNA 对于 RNA 酶的消化仍然很敏感，表明病毒的 vRNA 缠绕在 NP 蛋白的外侧[437,438]。因此，病毒 vRNA 仍然可与聚合酶复合体结合，而不需要打开 vRNP 的结构。结构生物学研究表明，NP 蛋白与存在于 vRNP 复合体中的聚合酶蛋白直接相互作用，这同 NP 蛋白与 PB2 和 PB1 蛋白相互作用的报道相一致[180,181]。

二、vRNP 复合体进入细胞核

　　流感病毒生命周期的一个重要特点就是它的复制需要在宿主细胞核内进行[439,440]。流感病毒感染细胞的融合过程发生后，vRNP 复合体释放到细胞质中。流感病毒的 vRNP 复合体的直径约为 15 nm，长度为 50～100 nm[27]。由于体积太大，不能以被动扩散的方式进入细胞核。因此，当 vRNP 复合体从脱壳后的病毒粒子释放到细胞质后就需要依赖于细胞核的主动输入机制才能进入细胞核。

　　vRNP 复合体进入细胞核的过程非常迅速，在病毒感染后的 10～20 min 内即可完成[441,442]。八个 vRNP 复合体在细胞质中结合在一起，只有进入细胞核后才彼此分离[441,443]。vRNP 复合体运输到细胞核内的过程由 NP 蛋白所具有的核定位信号介导，通过经典的核输入途径最终将 vRNP 复合体输入细胞核。vRNP 复合体中 NP 蛋白的核定位信号与核输入蛋白-α 结合，然后进一步与核输入蛋白-β 结合，即可进入细胞核输入途径[194,442]。细胞核的核膜上具有核孔复合体，含有上百种核孔蛋白。结合有 vRNP 复合体的核输入蛋白-β 可以识别特定的核孔蛋白，最终将 vRNP 复合体由细胞质转运到细胞核中。NP 蛋白中有 2 个核定位信号在 vRNP 复合体的入核过程中发挥重要作用，其中蛋白氨基端的非经典核定位信号的作用最大[186,188,189,444,445]。

三、流感病毒 RNA 和蛋白合成

　　流感病毒的 vRNP 复合体进入细胞核后，病毒基因组的负链 vRNA 即被转录产生

mRNA。病毒 mRNA 的合成过程需要引物的存在才能起始转录反应，mRNA 是病毒 vRNA 的不完全拷贝，具有 5′帽子结构和 3′- poly（A）尾巴[446-448]。与 vRNA 转录产生 mRNA 不同，它的复制分为两步。vRNA 首先转录产生全长并与其完全互补的正链 cRNA，第二步是以 cRNA 为模板，合成更多的 vRNA[449,450]。所有这些病毒 RNA 的合成过程（vRNA 至 mRNA，vRNA 至 cRNA，cRNA 至 vRNA）都由病毒自身的 RNP 复合体催化，但 RNP 复合体中的每种蛋白具有不同的功能，在病毒 RNA 合成过程中共同发挥作用[136,451]。

（一）mRNA 合成

流感病毒 mRNA 合成与宿主 mRNA 合成之间存在很大的不同（图 2-8）[52]。它的 mRNA 合成需要一个带 5′帽子的引物，由病毒聚合酶从宿主细胞 mRNA 前体转录本抢夺而来，用于病毒 mRNA 转录的起始，这个过程称为"帽子抢夺"，需要利用 PB2 蛋白的帽子结合功能以及 PA 蛋白的内切核酸酶功能[140,141,452]。流感病毒 mRNA 的合成需要依赖于宿主细胞的 RNA 聚合酶Ⅱ活性。病毒聚合酶与细胞的 RNA 聚合酶Ⅱ结合，

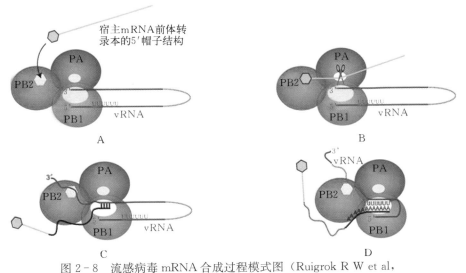

图 2-8　流感病毒 mRNA 合成过程模式图（Ruigrok R W et al，
Curr Opin Struct Biol，2010）

A. 病毒聚合酶 PB2 蛋白与宿主 mRNA 前体转录本的 5′帽子结构结合；B. 病毒聚合酶 PA 蛋白切割宿主 mRNA 前体转录本，产生带有 5′帽子结构的引物；C. 病毒聚合酶 PB1 蛋白以 vRNA 为模板，催化病毒 mRNA 合成的转录延伸反应；D. 病毒聚合酶在 vRNA 的 5′末端的 oligo - U 序列处为病毒 mRNA 添加 poly（A）尾巴

从而可以使病毒聚合酶接近宿主细胞正在合成的 mRNA 前体的 5′帽子结构[453]。而且，病毒聚合酶与 5′帽子结构的结合需要其同时保持与病毒 vRNA 的结合才能进行[454]。一般情况下，mRNA 前体的切割发生在距离 5′端帽子结构 10～14 个核苷酸的位置，形成的引物 3′末端具有羟基[452]。mRNA 转录的起始通常是在引物末端加上一个碱基 G，这是由 vRNA 末端倒数第二个碱基 C 决定的。此外，vRNA 末端倒数第三个碱基 G 也可以决定在引物末端加入的第一个碱基为 C[455]。研究发现，带有 5′端帽子结构的引物最末端碱基 G 上所具有的第七位甲基和 2′–O 位甲基可以显著提高引物起始病毒 mRNA 合成的活性[456]。而且，用于起始病毒 mRNA 转录的引物 3′末端一般为 CA，但具体的机制目前仍不清楚[457,458]。

目前认为在转录延伸过程中，vRNA 的 5′末端始终保持与聚合酶结合在一起，而 vRNA 模板则以 3′到 5′的方向通过聚合酶[55,454,459]。转录过程一直持续到距离 vRNA 模板 5′末端上游大约 16 个核苷酸的位置，由于空间位阻的影响，聚合酶就在一串 5～7 个碱基 U 的位置踌躇不前，反复的拷贝碱基 U，从而产生一个 poly（A）尾巴[460]。当 vRNA 模板的 5′末端发生突变，失去与聚合酶的结合作用或导致结合力减弱时，就会抑制聚腺苷酸化过程[461]。vRNA 模板的 5～7 个碱基 U 形成的聚腺苷酸化信号对于病毒基因的转录至关重要。当 vRNA 模板 5′端的一连串 U 被替换为 A 时，就会转录产生带有 poly（U）尾巴的 mRNA 转录本，因此不能由细胞核输出到细胞质中[462,463]。流感病毒 mRNA 转录的聚腺苷酸化过程与宿主细胞存在很大不同。宿主细胞利用特定的 poly（A）聚合酶（PAP）为 mRNA 转录本添加 poly（A）尾巴，而流感病毒 mRNA 的 poly（A）尾巴则由负责转录过程的病毒聚合酶添加[464]。与病毒基因组的复制不同，病毒 mRNA 的合成在感染后 2～6 h 达到高峰，随后迅速下降[465]。这可能是由于病毒感染后关闭了宿主基因的表达或使 RNA 聚合酶Ⅱ的活性受到抑制或发生降解，从而使细胞核内可供利用的 5′帽子结构迅速减少所致[464]。

流感病毒的 M 和 NS 基因可以产生不经剪接的 mRNA 转录本，分别编码 M1 和 NS1 蛋白。同时，它们还含有内含子，可以产生经过剪接的 mRNA 转录本。M 基因经过剪接后产生的 M2 mRNA，翻译产生病毒的质子通道蛋白 M2[244]。M 基因经剪接还可以产生 M3 mRNA，但尚未发现由其编码的蛋白，所以它的功能未知[466]。另外，一些病毒的 M 基因经剪接可产生 M4 mRNA，编码 M42 蛋白[48]。NS 基因经过剪接后产生 NEP/NS2 转录本，编码 NEP/NS2 蛋白，参与病毒 vRNP 复合体的核输出[363]。一些病毒的 NS 基因经剪接还可以产生 NS3 mRNA，翻译产生 NS3 蛋白[49]。这些初级转录本的剪接可以在不存在任何病毒蛋白的条件下进行，表明病毒利用宿主细胞的 mRNA 剪接机器来完成自身转录本的剪接[467]。然而，与宿主 mRNA 转录本的高效剪接不同的是，病毒 mRNA 的剪接必须以较低的效率进行，以保证经过剪接和未经剪接的转录本都有病毒蛋白表达。在流感病毒感染的细胞中，病毒 mRNA 的剪接过程受到紧密调控。虽然目前仍不清楚病毒 mRNA 剪接的详细机制，但可以确定的是病毒蛋白、宿主蛋白以及病毒 mRNA 的特定信号序列都参与病毒 mRNA 剪接的调控。显而易见，未经剪接转录本的出核速度起到的调控作用至关重要，因为这决定了细胞核中是否有可被剪接的转录本存在。在流感病毒感染的细胞中，未经剪接的 NS1 转录本出核非常高效[468]。Robb 等研究发现，NS1 蛋白可以影响 M 基因剪接后的 mRNA 转录本在细胞中的聚积，这依赖于 NS1 蛋白的 RNA 结合活性[469]。但是，对于 NS1 蛋白是否参与 NS 基因 mRNA 剪接的调控仍有争论[470-472]。最近有研究发现，NEP/NS2 mRNA 的剪接位点序列是非最佳的，病毒以此来调节 NS1 和 NEP/NS2 蛋白的正常表达。当对 NEP/NS2 mRNA 的剪接位点进行修饰，使其剪接产生的 NEP/NS2 mRNA 和翻译产生的 NEP/NS2 蛋白增加时，则导致病毒在体外和体内的复制受到显著抑制[473]。由此可见，流感病毒的复制受到自身设计的分子钟调节，其中病毒 mRNA 的剪接效率具有重要的调控作用。

细胞 mRNA 的合成过程与加工过程，如加帽、剪接、多聚腺苷酸化、包装形成 mRNP 以及 mRNP 输出细胞核等过程偶联在一起[474]。流感病毒 mRNA 的合成以及 mRNP 包装和输出细胞核的过程也紧密联系在一起，但详细机制仍不清楚。病毒 mRNA 转录起始以后，新生病毒 mRNA 的 5′帽子结构即与 PB2 蛋白分离，并与细胞的帽子结合复合体（CBC）结合，从而起始病毒 mRNP 的组装，并通过招募转录/输出复合体（TREX）以及核输出蛋白 NXF1/TAP 以起始 mRNP 的核输出过程[131,475-477]。病毒 RNA 聚合酶与细胞 RNA 聚合酶Ⅱ转录机器的结合不仅可以使病毒聚合酶由新合成的宿主 mRNA 前体获得转录所需要的带有 5′帽子结构的引物，而且能够招募病毒 mRNA 剪接和输出细胞核所需要的细胞因子。流感病毒 mRNA 输出细胞核的过程需要依赖于细胞 RNA 聚合酶Ⅱ功能的发挥，当利用 DRB 抑制剂抑制 RNA 聚合酶Ⅱ的延伸反应时，发现病毒 HA、M1 和 NS1 的 mRNA 滞留在细胞核内[478]。目前认为，随着细胞 RNA 聚合酶Ⅱ转录过程的进行，病毒 mRNA 可以招募输出细胞核过程所需要的细胞因子。研究证实，流感病毒 mRNA 可与细胞的核输出蛋白 NXF1 作用，两者在病毒感染后的 MDCK 细胞内共定位[477]。此外，还有研究直接证实了 NXF1 核输出信号通路在流感病毒 mRNA 输出细胞核过程中所起的作用，荧光原位杂交分析发现流感病毒感染晚期表达的 mRNA（如 HA、M1 和 M2）输出细胞核的过程较早期表达的 mRNA（如 PB2、PB1、PA、NP）更依赖于 NXF1 信号通路[476]。在 NXF1 表达下调的细胞中，流感病毒的生长受到抑制。而且，当 TREX 复合体的组成蛋白 UAP56 表达下调时也会显著抑制流感病毒的复制。

需要经过剪接的病毒 mRNA 转录本首先与外显子拼接复合体（EJC）结合，完成 mRNA 剪接后再招募 NXF1‐p15，从而进入核输出通路。不需要经过剪接的病毒

mRNA转录本则通过 RNA 替代输出通路输出细胞核。在该通路中，TREX 复合体借助于它的组成蛋白 Aly/REF 与帽子结合复合体（CBC）的 80kD 亚基结合，而 CBC 的 20kD 亚基则与病毒 mRNA 的 5′帽子结构结合。TREX 复合体进一步招募 NXF1，从而起始病毒 mRNA 的核输出过程[479]。富含丝氨酸和精氨酸的 SR 蛋白家族剪接因子 9G8 和 SRp20 可以直接与 NXF1 蛋白结合，促进不含内含子的病毒 mRNA 转录本输出细胞核的过程[480]。此外，参与流感病毒 M 基因 mRNA 剪接的剪接因子 ASF/SF2 可以直接结合 NXF1 蛋白，也可能与病毒 mRNA 输出细胞核的过程有关[481]。最近还有研究发现，流感病毒 mRNA 可能含有特定的信号序列，直接与核输出蛋白 NXF1 结合，在核孔成分 Nup62 的协助下，将病毒 mRNA 由细胞核输出到细胞质中[482]。需要指出的是，病毒蛋白也可能参与病毒 mRNA 输出细胞核的过程。研究发现，病毒的 NS1 蛋白既与病毒 mRNA 结合，又与 NXF1 结合，因此有可能作为两者之间的衔接蛋白促进病毒 mRNA 对 NXF1 的招募及输出细胞核的过程[317,477]。但是，NS1 蛋白所起的作用并不是必需的，因为缺失 NS1 的病毒感染细胞后，病毒 mRNA 仍然可以正常输出细胞核[483]。

病毒 mRNA 组装形成 mRNP 以及输出细胞核的过程具有基因片段的特异性，这是因为不同基因片段 mRNA 输出细胞核的过程对 NXF1/TAP 的依赖程度有所不同[476]。病毒 mRNA 输出细胞核以后，与 mRNA 的 5′帽子结合的 CBC 复合体可能被细胞质中的翻译起始因子 eIF4E 取代[475]。不过也有研究发现，在 eIF4E 功能受到损害的情况下，流感病毒 mRNA 的翻译仍然可以正常进行，表明 eIF4E 对流感病毒 mRNA 的翻译并不是必需的[484]。

（二）vRNA 合成

流感病毒 vRNA 复制过程中产生与之完全互补的 cRNA，作为复制产生 vRNA 的模板。与病毒 mRNA 合成不同的是，cRNA 的合成过程不需要引物。而且，cRNA 分子是 vRNA 的全长拷贝，它的合成过程不存在早期终止，也不需要添加 poly（A）尾巴。Vreede 等研究认为，病毒聚合酶与 vRNA 启动子的末端结合，在 vRNA 3′末端第二个碱基 C 的指令下，聚合酶与 GTP 结合，继而通过磷酸二酯键与 ATP 连接，ATP 的掺入由 3′末端第一个碱基 U 施加指令。至此，即产生了 cRNA 5′末端的第一和第二个碱基 AG[485]。Zhang 等则提出了不同的 cRNA 合成起始方式，他们认为宿主的核苷酸转移酶首先在病毒 vRNA 的 3′末端添加一个不作为模板的嘌呤碱基，而后病毒的聚合酶才与 vRNA 3′末端的启动子结合，从末端第二个碱基开始合成 cRNA[486]。在 vRNA 复制的第二个阶段，病毒聚合酶与 cRNA 的启动子结合，vRNA 的合成由 cRNA 3′末端的内部起始。vRNA 5′末端的第一和第二个碱基 AG 是以 cRNA 3′末端的第四和第五个碱基为模板合成而来，而后经过一个重新排列的过程，AG 与 cRNA 3′末端的第一和第二个碱基配对，继而起始 vRNA 合成的延伸过程[487]。与 vRNA 的启动子类似，cRNA 启动子的 5′和 3′末端也通过碱基配对形成双链结构，但与 vRNA 启动子的结构稍有不同，因此有可能影响病毒聚合酶与两者之间结合的活性，起到一种重要的调控作用[488,489]。

（三）病毒 mRNA 和 cRNA 合成之间的转换

流感病毒的 vRNA 既是 mRNA 合成的模板，也是 cRNA 合成的模板。那么决定 vRNA 转录产生 mRNA 还是合成 cRNA 的因素是什么，目前还不是特别清楚。多个模型提出了 vRNA 在转录和复制之间进行转换的可能机制，认为病毒蛋白（如 NP、聚合酶蛋白、NS1、NEP/NS2 等）和宿主蛋白（如 MCM、UAP56、Tat - SF1 等）可能在转录和复制之间的转换过程中发挥作用[51]。近年来，越来越多的研究证据支持了一种新的模型，认为病毒感染后进入细胞核的 vRNP 转录产生 mRNA，而 cRNA 的合成则是由新翻译的聚合酶蛋白和 NP 蛋白进入细胞核后起始[55,490]。根据这一模型，与 vRNP 结合在一起的 vRNA 的 3′末端需要被释放出来与细胞中新合成的聚合酶和 NP 蛋白结合，从而起始 cRNA 的合成。新合成 cRNA 的 5′末端与新合成的聚合酶及 NP 蛋白结合，形成 cRNP 复合体，进而合成 vRNA。研究发现，细胞因子 UAP56 和 Tat - SF1 可以作为分子伴侣促进 NP 蛋白与 cRNA 的结合[491,492]。病毒 vRNA 的复制过程还依赖于病毒蛋白的合成，在存在蛋白翻译抑制剂放线菌酮的情况下，病毒 vRNA 仅能转录产生 mRNA，而不能复制形成 vRNA[493]。电镜观察发现，在病毒复制过程中，可以看到一个小的新形成的 RNP 复合体从一个大的 RNP 复合体中萌发出来，因此证实了 cRNA 的合成是由新翻译产生的聚合酶催化[55]。这一模型虽然得到了许多研究数据的支持，但也存在一些无法解释的问题。例如，病毒感染早期进入细胞核的 vRNP 既可以合成 mRNA，也可以合成 cRNA[494]。一个可能的解释是病毒感染早期 vRNP 合成的 cRNA 由于不稳定而被细胞内的核酸酶降解，只有在细胞中新合成的聚合酶蛋白和 NP 蛋白进入细胞核将 cRNA 包装起来以后，才能使合成的 cRNA 免于被细胞降解而启动 vRNA 的复制过程[455]。

Perez 等近来发现，流感病毒编码的小病毒 RNA（small viral RNAs，svRNAs）可以在感染后期，将病毒聚合酶的功能由转录酶活性过渡到复制酶活性。这些 svRNAs 长度在 22～27 个核苷酸之间，对应于每个基因片段 vRNA 的 5′末端。svRNAs 通过与病毒的聚合酶复合体结合，促进全长 cRNA 的合成，抑制病毒 mRNA 的合成[495,496]。研究发现，单独表达病毒的聚合酶、NP 蛋白及负链 vRNA 时，不能产生 svRNAs，但当在 vRNP 复合体的重构试验中加入 NEP/NS2 蛋白后，则可以产生 svRNAs。这种现象可能意味着 NEP/NS2 蛋白在 svRNAs 介导的聚合酶活性由转录向复制的转换过程中发挥作用，也可能是 NEP/NS2 蛋白调控基因组复制的活性导致聚合酶在转录过程中产生了 svRNAs。

四、流感病毒复制周期各阶段对病毒及宿主蛋白的表达调控

流感病毒感染后，病毒蛋白的表达随感染进程的不同而发生变化。然而，调控病毒基因表达的详细机制仍不清楚[448,497]。病毒感染后，vRNP 复合体进入细胞核后即开始 mRNA 的转录。研究发现，病毒 8 种基因片段的 mRNA 在量的积累上不成比例，但目前仍不清楚这意味着有些基因片段的转录可以被特异地上调，还是不同 mRNA 的稳定性存在差异。目前已经确定的是，NP 和 NS1 的 mRNA 转录和蛋白合成在病毒感染后的早期进行，而 HA、NA，特别是 M1 的 mRNA 转录和蛋白合成则明显滞后[448,465,497,498]。这些蛋白在表达时间上的差异反映出它们在病毒生活周期的不同阶段发挥作用。NP 蛋白在病毒 vRNA 的转录和复制过程中发挥作用，NS1 蛋白被用于对抗宿主的免疫反应及调控细胞基因的表达，因此这两种蛋白需要在病毒感染的早期合成。M1 蛋白可以抑制病毒的转录反应，所以在病毒感染早期表达量低[499,500]。在病毒复制后期，NS1 蛋白的合成下降，而 HA、NA 和 M1 蛋白的表达增加。M1 蛋白在病毒感染的后期大量表达，这可能是由于它需要参与 vRNP 复合体由细胞核向细胞质的输出过程，这一过程必须在聚合酶的复制过程结束之后才能进行[501]。一般而言，流感病毒 vRNA 的启动子末端非常保守，仅在 3′ 末端的第 4 位碱基存在差异。三个聚合酶 PB2、PB1 和 PA 的 vRNA 3′ 末端第 4 位为 C，而其他基因片段一般具有 U。与 U4 启动子相比，C4 启动子可以促进转录的下调和复制的上调，这与细胞内三种聚合酶的 mRNA 和蛋白量都较低的发现相一致[448,497,502]。

与其他病毒一样，流感病毒感染后，也会对宿主的基因表达进行调控，最终导致病毒蛋白的选择性翻译和宿主蛋白合成的抑制或关闭。流感病毒调控宿主基因表达的过程可以通过多种机制来实现。第一，流感病毒感染后的转录过程中，病毒聚合酶与细胞的 RNA 聚合酶 II 结合，抢夺正在合成的宿主 mRNA5′ 端帽子结构作为病毒转录产生 mRNA 的引物，从而使正在合成的宿主 mRNA 稳定性降低，被宿主的核酸酶降解，导致宿主基因表达的抑制[503]。第二，流感病毒感染早期，RNA 聚合酶 II 被扣押在宿主基因的启动子区域，使宿主基因转录的延伸受到抑制，而在病毒感染后期，病毒聚合酶与 RNA 聚合酶 II 的结合使 RNA 聚合酶 II 的泛素化增加而被蛋白酶体降解，导致宿主基因转录和表达受到抑制[504,505]。第三，病毒感染后选择性地将病毒 mRNA 由细胞核运输到细胞质，用以翻译产生病毒蛋白，而宿主细胞的 mRNA 则滞留在细胞核内并被降解，这一机制由病毒的 NS1 蛋白介导。一方面，NS1 蛋白与宿主因子 CPSF30 结合。CPSF30 与 mRNA 前体转录本 3′ 末端切割位点上游 10～30 个碱基附近的 poly（A）信

号 AAUAAA 结合，这对 mRNA 前体 3′ 末端的切割和聚腺苷酸化过程都是必需的。NS1 蛋白与 CPSF30 的结合抑制了 mRNA 前体转录本 3′ 末端的切割和 poly（A）尾巴的添加[290]。另一方面，NS1 蛋白与 poly（A）结合蛋白 Ⅱ（PABⅡ）结合。PABⅡ 的作用是在 mRNA 前体转录本 3′ 末端切割完成后，与 poly（A）聚合酶（PAP）一起催化腺嘌呤核苷的添加过程，从而产生一个长 250～300 个腺嘌呤核苷的 poly（A）尾巴。NS1 蛋白与 PABⅡ 的结合抑制了 3′ 末端 poly（A）尾巴的延伸，仅能产生大约 10 个腺嘌呤核苷的 poly（A）尾巴[289]。NS1 蛋白通过上述两个方面机制抑制宿主 mRNA 前体的 3′ 末端加工过程。这些 3′ 末端不能正常加工的宿主细胞 mRNA 无法由细胞核输出到细胞质中，在细胞核中被核酸酶降解，导致宿主细胞的蛋白合成受到抑制[503]。此外，PABⅡ 可以在细胞核与细胞质之间穿梭，它通过与 mRNA3′ 末端结合，有可能参与细胞 mRNA 由细胞核向细胞质的运输[506,507]。NS1 与 PABⅡ 的结合可能会抑制 PABⅡ 对加工完成的细胞 mRNA 由细胞核向细胞质的运输作用，因而也会抑制宿主基因的表达[289]。

　　流感病毒感染后，除了能够抑制或关闭宿主的基因表达外，还会选择性地促进病毒蛋白表达。流感病毒 mRNA 具有高度保守的 5′ 末端 UTR 序列，可以被细胞的翻译机器选择性识别而启动病毒 mRNA 的翻译[508]。位于细胞质中的 RNA 结合蛋白 GSRF-1 可以与流感病毒 NP 基因 mRNA 5′ 末端 UTR 序列中的 AGGGU 序列结合，促进 NP 基因 mRNA 的翻译[509,510]。除了 GSRF-1 外，病毒蛋白 NS1 也可以促进流感病毒 mRNA 的选择性翻译过程。NS1 蛋白可以将细胞中的翻译起始因子招募到病毒 mRNA 的 5′ 末端 UTR 序列上，增加病毒 mRNA 翻译的起始概率[511-513]。研究发现，流感病毒不同 mRNA 5′ 末端 UTR 下游的片段特异性序列决定了不同 mRNA 翻译起始的效率[512]。首先，翻译起始复合体 eIF4F 可以将病毒 mRNA 的 5′ 末端与细胞的翻译机器连接在一起。该复合体中的 eIF4G 起到脚手架的作用，它的异构体 Ⅰ（eIF4GⅠ）可以直接与 NS1 蛋白作用。NS1 蛋白与 eIF4GⅠ 结合的区域位于其从氨基端开始的 113 个氨基酸。研究发现，NS1 的氨基端仅具有 81 个氨基酸的病毒突变体感染细胞后，病毒感染晚期蛋白合成受到抑制，与之相比，具有氨基端 113 个氨基酸的 NS1 突变体则具有增强病毒蛋白翻译的作用[514]。不过，eIF4GⅠ 通过与 NS1 结合而促进病毒蛋白翻译的作用具有基因特异性，NP 蛋白的合成则不受两者之间相互作用的影响[515]。其次，NS1 可与 poly（A）结合蛋白 1（PABP1）结合，促进翻译起始因子 eIF4E 与病毒 mRNA 的 5′ 帽子结构结合，导致对核糖体的招募，从而促进病毒 mRNA 的翻译[516]。此外，NS1 蛋白可以结合病毒 mRNA 而不结合细胞 mRNA，也说明了 NS1 可以将病毒 mRNA 与翻译起始因子 eIF4GⅠ、PABPI 结合在一起，而促进病毒 mRNA 的翻译。需要指出的是，缺失

NS1 蛋白表达的病毒感染细胞后，尽管病毒感染后期表达的蛋白合成下降，但流感病毒的蛋白仍然可以被选择性地翻译，说明 NS1 蛋白对病毒蛋白的选择性翻译而言不是必需的[483]。近年来的研究发现，病毒聚合酶蛋白也与流感病毒感染后病毒蛋白的选择性翻译有关。研究发现，病毒聚合酶可与翻译起始因子 eIF4G I 相互作用[484]。因此，病毒聚合酶可能通过与病毒 mRNA 的 5′端帽子结构以及 5′UTR 区域结合，随之招募细胞的翻译机器而选择性地起始病毒 mRNA 的翻译。此外，NS1 蛋白也与病毒的聚合酶相互作用。因此，NS1 对 eIF4G I 和 PABP1 的招募可能与病毒聚合酶对病毒 mRNA 的翻译调控作用一起，共同促进细胞翻译起始复合体的招募，从而增强病毒 mRNA 翻译的效率[514]。

第五节 病毒复制的装配和转运

一、病毒 vRNP 复合体输出细胞核

流感病毒复制后期，M1 蛋白表达大量增加[501]。M1 蛋白表达后发生苏素化修饰，借助于自身具有的核定位信号进入细胞核[235,241]。此时，流感病毒已完成 vRNA 的复制，在细胞核中组装产生新的 vRNP 复合体。M1 蛋白在细胞核中可以同时结合 vRNP 复合体中的 vRNA 和 NP 蛋白，促进 vRNP 复合体的组装[234,240,517,518]。M1 蛋白还与核小体结合，可能帮助 vRNP 复合体从核基质中解脱出来[519,520]。M1 蛋白与 vRNP 复合体的结合对 vRNP 复合体输出细胞核的过程是必需的[501,521]。当流感病毒在较高温度下培养时，热休克蛋白 HSP70 与 vRNP 复合体结合，阻碍了 M1 与 vRNP 复合体的结合，从而导致 vRNP 复合体的核输出过程受到抑制[522,523]。

流感病毒的 NEP/NS2 蛋白分子量约为 14kD，可以不通过与核输入蛋白结合的方式直接进入细胞核。病毒复制后期，新形成的 vRNP 复合体由细胞核输出到细胞质的过程需要依赖于宿主细胞核输出机器的 Crm1 以及它的辅助因子 Ran-GTP 的共同作用[196,524]。在细胞核内，Crm1 识别 NEP/NS2 蛋白氨基端结构域的核输出信号序列，同时与 Ran-GTP 结合[365,368,369,525]。NEP/NS2 蛋白的羧基端结构域与 M1 蛋白氨基端的

核定位信号结合[233,367,526]。M1 蛋白则通过其
羧基端结构域与 vRNP 复合体中的 NP 蛋白结
合[234]。至此，流感病毒的 vRNP 复合体、
M1、NEP/NS2 蛋白之间通过链式的相互作
用，在细胞核中形成一个大的复合体，NEP/
NS2 蛋白则通过招募细胞核的输出蛋白 Crm1，
引导 vRNP 复合体输出细胞核（图 2 - 9）[366]。
流感病毒 vRNP 复合体的链式输出模型得到了
许多试验数据的支持。当将 NEP/NS2 蛋白的
抗体注入病毒感染的细胞核后，vRNP 复合体
的核输出即受到抑制，而且缺乏 NEP/NS2 蛋
白的病毒样颗粒（virus - like particle，VLP）
的 vRNP 核输出过程同样受到抑制[365,525]。

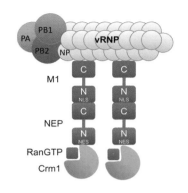

图 2 - 9　流感病毒 vRNP 复合体的链式
细胞核输出模型

(Paterson D et al，PLoS Pathog，2012)

此外，Crm1 蛋白的抑制剂来普霉素 B 可以完全抑制病毒感染后 vRNP 复合体的核
输出过程，表明流感病毒 vRNP 复合体的核输出确实以一种依赖于 Crm1 的方式
进行[196,368,527]。

　　虽然 vRNP 复合体输出细胞核的链式模型较为合理，但也有研究对其提出了质疑。
在过量表达 Crm1 时，不影响 NEP/NS2 在细胞内的定位[196]。此外，当用来普霉素 B
处理后发现，vRNP 复合体定位在细胞核的边缘，而 M1 和 NEP/NS2 蛋白则在细胞核
内呈弥散性分布[196,524]。由于与 vRNP 复合体在细胞核内的定位不同，M1 和 NEP/NS2
蛋白在 vRNP 复合体核输出过程中的作用受到了质疑。但需要指出的是，这些研究都依
赖于激光共聚焦显微镜分析，可能无法检测到 M1 和 NEP/NS2 蛋白在定位上的微小变
化。因此，M1 和 NEP/NS2 与 vRNP 复合体在细胞核内的定位差异可以解释为 M1 和
NEP/NS2 蛋白的总量中仅有一部分被用于 vRNP 复合体的核输出过程。

　　流感病毒的 NP 蛋白可能参与 vRNP 复合体的核输出过程。在没有其他病毒蛋白的
情况下，NP 蛋白可以很活跃地定位在顶部细胞质膜的脂阀区域，可能决定了病毒出芽
位点的极性[528]。NP 蛋白具有 3 个功能性的核输出信号，其中一个依赖于 Crm1 蛋白。
在 NEP/NS2 蛋白表达显著降低的突变病毒感染细胞后，NP 蛋白可以通过与 Crm1 的
相互作用，将 vRNP 复合体输出细胞核[196,367,529]。还有研究发现，M1 蛋白也能介导
vRNP 复合体的核输出过程。当 NEP/NS2 蛋白的表达被阻断，导致 vRNP 复合体滞留
在细胞核中时，M1 蛋白的过量表达可以帮助 vRNP 复合体输出细胞核[521]。与此一致
的是，最近研究发现，M1 蛋白具有核输出信号，能够以一种不依赖于 Crm1 的方式，

介导 vRNP 复合体的核输出过程。当将这个核输出信号突变后，病毒复制显著减弱[237]。

宿主因子在 vRNP 复合体的核输出过程中也发挥着重要作用。流感病毒感染后期，HA 蛋白在脂阀的聚积导致 PKC－α 对 MAPK 信号通路的激活[530]。该通路的激活可以起到开关作用，引导 vRNP 复合体的核输出，并运输到细胞膜的包装位点。当 MAPK 信号通路受到抑制时，则显著影响 NEP/NS2 蛋白介导的 vRNP 复合体的核输出过程[531]。但是，MAPK 信号通路的激活并不能导致 NEP/NS2 蛋白的磷酸化，表明 NEP/NS2 蛋白并不是 MAPK 的靶蛋白，所以目前仍不清楚 vRNP 复合体输出细胞核的启动过程如何被激活。此外，Caspase3 也影响 vRNP 复合体的核输出过程。它可能通过提高核孔复合体的扩散限度，促进 vRNP 复合体的核输出过程。在 Caspase3 受到抑制时，vRNP 复合体则滞留在细胞核内[532]。

流感病毒 vRNP 复合体输出细胞核的过程受到精细的调控。首先，病毒的 M1 蛋白只有在感染后期，在聚合酶完成完整的复制过程后才会被表达，避免 vRNP 复合体过早地输出细胞核。其次，vRNP 复合体输出细胞核后也会受到调控，阻止它重新进入细胞核。研究发现，NEP/NS2 蛋白通过与 M1 蛋白的核定位信号结合，阻止 vRNP 复合体在输出细胞核后再次进入细胞核[367]。NP 蛋白也可以通过与丝状的肌动蛋白结合，在 vRNP 复合体输出细胞核后将其保留在细胞质中[533]。最后，vRNP 复合体的核输出过程还可能受到蛋白质磷酸化的调控。当利用蛋白激酶抑制剂处理细胞后，M1、NEP/NS2 和 NP 蛋白在细胞内的转运发生了变化[521,531,534-536]。

二、病毒 vRNP 复合体向细胞质膜包装和出芽位点的转运

流感病毒感染的上皮细胞具有极性，vRNP 复合体和结构蛋白在顶部细胞质膜的包装和出芽位点包装形成新的子代病毒粒子后释放到细胞外[537]。为了实现包装过程，vRNP 复合体在输出细胞核后，需要运输到顶部细胞质膜的包装和出芽位点（图 2－10)[538]。vRNP 复合体输出细胞核后聚积在细胞质的微管组织中心（MTOC），这可能与宿主蛋白 YB－1 有关[539-543]。YB－1 在细胞核内与 vRNP 复合体结合，在输出细胞核后则与细胞质中的微管结合，从而使 vRNP 复合体定位于 MTOC[544]。细胞质中的宿主因子 HRB 可与 NEP/NS2 蛋白结合，有可能导致 Crm1－Ran－GTP 与 vRNP 复合体的解离，促进 vRNP 复合体进入细胞质中的转运系统[545]。在 MTOC 附近，vRNP 复合体借助于自身的 PB2 蛋白与 Rab11 蛋白结合。Rab11 是一种 GTP 酶，以一种 GTP 依赖性的方式与再循环内体结合，从而引导与之结合的 vRNP 复合体进入细胞质中的再循环内体[539,543,546,547]。通过与再循环内体中的 Rab11 结合，vRNP 复合体可以利用细胞质

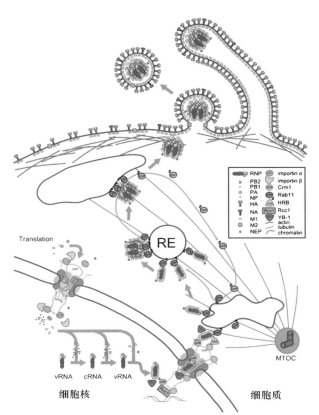

图 2-10　流感病毒 vRNP 复合体合成后向包装和出芽位点运输的结构模式图

Cytoplasm，细胞质；Nucleus，细胞核；MTOC，微管组织中心；RE，再循环内体

（Hutchinson E C et al，Viruses，2013）

中的小泡运输系统，沿着微管网络在细胞质中运输。当微管网络系统受到破坏后就会减少 vRNP 复合体在顶部细胞质膜的聚积[542,543]。但是需要指出的是，微管网络系统并非 vRNP 复合体在细胞质中运输的唯一途径。一些 vRNP 复合体可以由细胞核边缘向外扩散，还有一些 vRNP 复合体可以沿着肌动蛋白微丝进行短程移动[543,546]。在病毒感染后期，vRNP 复合体聚积在细胞质膜附近含有 Rab11 的结构中。而后，Rab11 由于 GTP 水解而转变为无活性状态，与 vRNP 复合体分离。vRNP 复合体则进一步移动到顶部细胞质膜，因此在成熟的子代病毒粒子中不含有 Rab11[539,548]。

　　除了将 vRNP 复合体运送到顶部细胞质膜外，再循环内体还为流感病毒 8 种不同 vRNP 复合体提供了彼此会合并进行相互作用的平台。vRNP 复合体与 Rab11 结合后，不同 vRNP 复合体之间的共同定位显著增强[441]。因此，Rab11 与 vRNP 复合体的结合有可能提高 vRNP 复合体在再循环内体中的浓度、限制 vRNP 复合体的自由扩散，从而有利于不同 vRNP 复合体之间的相互作用[549]。

三、病毒 vRNP 复合体组装

流感病毒的基因组包含 8 种 vRNA 片段，一整套八个 vRNP 复合体必须进行正确组装才能产生有感染性的病毒粒子。目前，在病毒如何完成八个 vRNP 复合体正确组装的精确机制方面，存在两种不同的模型（图 2-11）[550]。第一种模型是随机性组装模型，认为所有八种 vRNA 片段具有共同的结构特征，从而使它们与细胞的 RNA 区分开来，并以任意的组合和数量随机包装进入子代病毒粒子中[551,552]。第二种是选择性组装模型，认为病毒的八种 vRNA 片段都独立行动，使得它们被选择性地包装到病毒粒子中。在这种模型中，每种 vRNA 片段都具有独特的组装信号，不仅可以与细胞的 RNA 区分开来，而且还可以与其他 vRNA 片段进行区分，从而使每个病毒粒子都包装有一套完整的八个 vRNP 复合体[553,554]。虽然目前还缺乏结论性的证据，但越来越多的研究

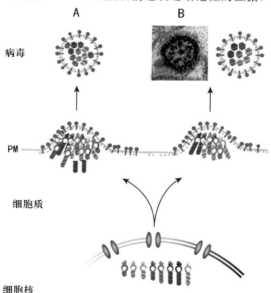

图 2-11　流感病毒 vRNP 复合体的组装模型

A. 随机性组装模型；B. 选择性组装模型；PM. 细胞质膜

（Hutchinson E C et al，J Gen Virol，2010）

为选择性组装模型提供了支持。早期的 RNA 电泳研究表明，在纯化的病毒粒子中具有等摩尔比的八种不同 vRNA 片段[497,555]。最近，单分子荧光原位杂交（FISH）分析直接表明绝大多数病毒粒子中包装的每种 vRNA 片段都只有一个拷贝[556]。事实上，两个源自相同 vRNA 片段的类病毒 RNA（virus‐like RNA）在包装进入子代病毒粒子的过程中会发生彼此之间的竞争，也表明每个病毒粒子只包装一套完整的八种 vRNP 复合体[557]。

　　Fujii 等于 2003 年利用反向遗传技术，首次发现流感病毒 NA 基因 vRNA 片段的末端编码区和非编码区存在组装信号，可以将 NA 基因的 vRNA 包装进入子代病毒粒子中[57]。随后的许多研究相继揭示了流感病毒其他 vRNA 片段的组装信号同样位于 vRNA 的末端编码区和非编码区[56,58‐64,66,189]。不同 vRNA 在 vRNP 复合体组装以及病毒包装方面所起的作用并非同等重要[61,62,558,559]。利用 PR8 病毒所进行的研究发现，PB2、PA、NP、M 基因的 vRNA 片段在组装过程中所起的作用较其他 vRNA 片段更为重要，表明 vRNP 复合体的组装过程具有等级关系[560]。此外，vRNA 片段末端的编码区较中间的编码区更为保守，这些末端保守的编码区中存在一些高度保守的密码子，参与 vRNA 片段向子代病毒粒子中的包装[58,60,62,558,559]。

　　Fournier 等利用 H3N2 病毒进行的研究发现，病毒的不同 vRNA 片段在体外存在彼此之间的相互作用，而相互作用的区域恰好是组装信号所在的区域[561]。然而，针对一株 H5N2 病毒所做的研究则发现，vRNA 之间的相互作用序列位于片段中间[562]。Venev 等人还提出了 vRNA 片段之间相互作用的新模型，认为在 vRNA 组装过程中，相同的 vRNA 之间存在排斥力，而不同的 vRNA 之间则通过相互作用而包装进入子代病毒粒子中[563]。

　　利用断层扫描和透射电镜技术发现，流感病毒粒子内部八种 vRNP 复合体呈现规则性的排列，其中一种 vRNP 复合体处于中心位置，被其余七种 vRNP 复合体所包围[14,24]。这种呈 7+1 构象排列的 vRNP 复合体多见于正在出芽的病毒粒子，而非纯化后的病毒粒子，表明这种排列方式在病毒粒子释放后并不保守[14,24,564]。在正在出芽的病毒粒子中，单个 vRNP 复合体以与出芽顶点垂直的方向悬挂在病毒粒子内部，不同的 vRNP 复合体之间彼此平行排列，这些 vRNP 复合体之间存在直接的相互作用[14,29,561,564,565]。最近，冷冻电镜研究发现，流感病毒的 vRNP 复合体通过 NP 蛋白之间的相互作用而呈现反向平行的双螺旋结构，病毒的 vRNA 结合于 NP 蛋白的表面[53,55]。此外，早期利用 RNA 酶处理 vRNP 复合体的研究发现，与 NP 蛋白结合的病毒 vRNA 存在不能被 RNA 酶切割的二级结构[175]。因此，不同 vRNP 复合体之间有可能通过 vRNA 二级结构间的相互作用，形成一个超分子复合体，而包装到子代病毒粒子中。反向遗传学研究发现，病毒 vRNA 组装信号的突变或缺失可以降低病毒粒子对其他 vRNA 片段的包装，表明不同 vRNP 复合体包装进入子代病毒粒子是一个协调性过程，依赖于彼此之间的相互作用[61,62,558,559]。

四、病毒结构蛋白向包装和出芽位点运输

流感病毒的包装和出芽位点位于极性细胞的顶部细胞质膜，而不是基底外侧部细胞质膜，这种包装和出芽位点的非对称性可能影响流感病毒的致病性和组织嗜性[537,566]。流感病毒的 HA、NA 和 M2 蛋白在单独表达时，都定位在极性细胞的顶端表面[567-569]。其中，HA 和 NA 蛋白序列中存在顶端分选信号[239]。有趣的是，当在 HA 蛋白中加入基底外侧部锚定信号后，所获得的重组病毒仍然通过顶部细胞质膜出芽释放[570-572]。由此可见，多种因素决定了流感病毒的出芽位点。

流感病毒的 3 种囊膜蛋白，HA、NA 和 M2，在核糖体中合成后进入内质网，在内质网中进行蛋白折叠，HA 和 NA 还要发生糖基化修饰，而后，HA 蛋白组装产生三聚体，NA 和 M2 蛋白则组装形成四聚体[573]。这些囊膜蛋白随后由内质网输送到高尔基体中，HA 和 M2 蛋白在顺式高尔基体网状结构中进行半胱氨酸残基的棕榈化修饰[160,574-576]。HA 蛋白在反式高尔基体中还会被进一步修饰，添加可以抗内切糖苷酶切割的糖链[577]。此外，在反式高尔基体网状结构中，裂解位点具有多个连续碱性氨基酸的 H5 和 H7 亚型高致病性病毒 HA 蛋白还会被丝氨酸蛋白酶 Furin 切割产生 HA1 和 HA2 亚基[578]。切割后的 HA 蛋白易于在低 pH 条件下失去活性和发生聚积，M2 蛋白则可以提高反式高尔基体中的 pH，从而保证 HA 蛋白的正常成熟和运输过程[579,580]。

HA 蛋白在内质网中聚合形成三聚体对其向顶部细胞质膜的运输不是必需的，但 HA 蛋白糖基化后的正确折叠则对其运输非常重要[581]。糖基化缺陷的 HA 蛋白聚积在内质网中，不能运输到细胞质膜表面[582]。HA 蛋白在内质网中表达后约 7.5 min 即可形成三聚体，大约 10% 的蛋白形成的三聚体存在缺陷，不能由内质网运输到高尔基体或顶部细胞质膜[583]。与 HA 相比，NA 运输到顶部细胞质膜的速度约是其五分之一[584]。

脂阀是位于细胞质膜内部对非离子型去污剂具有抵抗力的脂类微区，富含鞘脂类和胆固醇。HA 和 NA 蛋白的跨膜区含有与脂阀结合的结构域[239]。HA 和 NA 蛋白单独表达时，也会选择性地聚积在脂阀区域[585,586]。HA 蛋白分子中具有 2 个信号，决定了它在顶部细胞质膜脂阀区域的定位，分别是位于跨膜区的疏水性氨基酸以及胞质尾区和跨膜区的半胱氨酸乙酰化位点[170,577,586-588]。当 HA 的乙酰化位点和跨膜区的 VIL 基序

突变后，HA 在脂阀区域的聚积减少[276]。HA 蛋白跨膜区的脂阀锚定序列突变后，可以妨碍 HA 蛋白在高尔基体中的运输，抑制 HA 蛋白添加抗内切糖苷酶的糖类以及蛋白酶切割产生 HA1 和 HA2 的修饰过程[577]。NA 蛋白向顶部细胞质膜的聚积由蛋白氨基端的跨膜区介导，其中氨基端 40 个氨基酸的作用最为关键[589]。利用 WSN 病毒所进行的研究发现，NA 蛋白跨膜区的 9～27 位氨基酸对于其向细胞质膜的运输最为重要，而跨膜区的 19～35 位氨基酸以及氨基端的氨基酸则决定了 NA 蛋白与脂阀的结合[590]。尽管 HA 和 NA 蛋白的顶端分选信号和脂阀结合信号都位于跨膜区，但是它们之间并不是相互排斥的[239]。与 HA 和 NA 不同的是，多数 M2 蛋白分子被排除在脂阀之外，因此 M2 蛋白在病毒粒子中的含量较低[588]。在细胞中加入金刚烷胺后，M2 蛋白失去质子通道的活性。与不具有活性的 M2 蛋白相比，具有活性的 M2 蛋白在细胞中的运输更慢[579,580]。

当用 Triton X-100 处理 M1 蛋白单独表达的细胞时，M1 蛋白具有可溶性，但在处理流感病毒感染的细胞时，M1 蛋白则与脂阀结合在一起而不能被提取出来。由此可见，HA 和 NA 蛋白的共同表达可以促进 M1 蛋白与脂阀的结合[588,591]。HA 和 NA 蛋白的这种作用需要其跨膜区和胞质区的存在，在缺乏胞质区的条件下，则减弱 M1 蛋白与脂阀的结合，病毒粒子的形态发生变化[164]。

HA 与 NA 在细胞内共同表达时，可以促进彼此向顶部细胞质膜的聚积。当 HA 和 NA 蛋白跨膜区突变或胞质区缺失而失去与脂阀的结合能力后，两者之间向顶部细胞质膜运输过程中的相互促进作用也随之失去。当 M1 与 HA 蛋白共同表达时也可以促进 HA 向细胞质膜的聚积，但 M2 与 HA 共表达时则没有促进 HA 向细胞质膜聚积的作用[592]。与此相反，M2 可以使 HA 向顶部细胞质膜的运输速度降低，这是由于 M2 蛋白使反式高尔基体的 pH 升高，抑制了高尔基体网络中运输蛋白由反式高尔基体返回早期高尔基体的过程，因而减缓了 HA 蛋白在高尔基体中的运输。

流感病毒感染细胞后，多种宿主蛋白或其他成分可以影响病毒囊膜蛋白向包装和出芽位点的运输过程。组蛋白去乙酰化酶 HDAC6 过量表达后可以使微管蛋白去乙酰化，从而抑制病毒组分，如 HA 蛋白及 vRNP 复合体向细胞质膜包装位点的运输[593]。细胞质中 ESCRT-Ⅰ信号通路的关键蛋白 Tsg101 参与 HA 蛋白由高尔基体向细胞质膜的运输。在干扰素处理细胞后引起干扰素刺激基因 ISG15 的表达增加，ISG15 对 Tsg101 进行修饰后会抑制 ESCRT-Ⅰ通路，导致 HA 蛋白向细胞质膜的运输障碍[594]。蛋白脂质 MAL 是完整的蛋白质分选系统的一部分，位于顶部细胞质膜区域，与流感病毒 HA 蛋白由反式高尔基体向顶部细胞质膜的运输有关。MAL 分子羧基端的 RWKSS 基序决定了 MAL 在细胞内的定位，从而影响 HA 蛋白向顶部细胞质膜的运输[595]。胆固醇也参与 HA 蛋白向顶部细胞质膜的运输，当细胞内的胆固醇含量降低时，HA 蛋白由高尔基体向顶部细胞质膜的运输减少[596]。此外，当细胞中 CDC42 表达增加时，可以促进 NA 蛋白向顶部细胞质膜的运输和病毒复制，而当宿主蛋白 ARHGAP21 过量表达时则对 NA 蛋白的运输和病毒复制发挥抑制作用[597]。

　　病毒蛋白在向顶部细胞质膜的运输过程中，可以受到多种药物的抑制。硝唑尼特可以抑制 HA 蛋白在内质网中的糖基化，从而抑制其成熟过程及由内质网向高尔基体的运输[598]。噻氨酯哒唑可以使细胞中的微管解聚，导致高尔基体分离，影响 HA 蛋白向细胞质膜的运输[599]。此外，多球壳菌素可以抑制细胞的鞘磷脂合成通路，从而阻碍 HA 和 NA 蛋白由高尔基体向细胞质膜出芽位点的运输[600]。

第六节　病毒出芽与释放

　　利用 VLP 系统进行的研究发现，HA 蛋白在单独表达时即可起始出芽过程，并释放到细胞外[601]。同样，NA 蛋白单独表达时，VLP 也可以释放出来[601,602]。但是，VLP 出芽与病毒出芽之间存在显著的差异。当在 293T 细胞中表达所有病毒蛋白时，仅能产生球形的 VLP，而在病毒感染时则出芽产生丝状的病毒粒子[601]。两者之间存在差异的原因可能是在转染或感染过程中病毒蛋白在宿主细胞内表达的时相和分布不同，或病毒蛋白与宿主蛋白之间的相互作用存在差异。而且，虽然 HA 蛋白单独表达时可以完成出芽和释放过程，但在病毒感染的情况下，HA 蛋白则需要其他蛋白的协助才能完成出芽和释放过程[21,603-605]。这一现象的原因可能是病毒感染时，M1 蛋白与 HA 胞质尾区的结合或对 vRNP 复合体的招募抑制了 HA 完成出芽过程。

一、病毒蛋白在出芽和释放过程中的作用

　　通过分析纯化后的流感病毒脂类成分，发现流感病毒偏好于从脂阀部位出芽[588,606]。流感病毒 HA 蛋白与脂阀的结合可以使脂阀接合在一起，形成病毒的出芽区域[607]。病毒的 HA 和 NA 蛋白与脂阀区域结合，而 M2 蛋白则不在脂阀区域内[20,587,601,608]。HA 与脂

阀的结合对于病毒的复制非常重要，当 HA 跨膜区突变而失去与脂阀的结合能力后，病毒复制受到明显抑制，这是由于聚积在脂阀区域的 HA 蛋白可以控制包装进入子代病毒粒子中的 HA 含量，进一步影响 HA 与细胞表面受体的结合及随后的融合过程[170,587]。此外，HA 蛋白是在病毒出芽起始而不是完成过程中发挥作用。HA 突变或缺失后尽管所产生的病毒粒子存在缺陷，但并不显著影响出芽的病毒粒子数量，表明其他病毒蛋白（如 NA）也可能会发挥起始出芽的作用[170,609]。与 HA 一样，NA 蛋白与脂阀的结合可以使最佳含量的 NA 蛋白包装进入出芽的病毒粒子中，以保证病毒粒子随后的有效释放[212]。

　　M1 蛋白介于病毒囊膜和内部的 vRNP 复合体之间，所以普遍认为 M1 蛋白是病毒包装的主要招募者，可以将病毒组分招募到包装位点。当对病毒进行修饰使其 M1 蛋白表达降低时，则会影响病毒包装和成熟的时机，病毒复制因此而减缓[610]。M1 蛋白与 HA 和 NA 的胞质区结合，因此可以包装到子代病毒粒子中[517]。M1 与细胞质膜以及 vRNP 复合体中的 NP 蛋白结合，在病毒囊膜下层形成螺旋式的网状结构，具有规则排列的孔，可能是 HA 或 NA 的胞质区插入的位置[29]。当 HA 和 NA 的胞质区突变后，包装进入病毒粒子中的 M1 和 vRNP 复合体均显著下降，而且病毒形态发生改变[164,212,588,591]。流感病毒出芽时细胞质膜被向外挤压的程度决定了病毒粒子的大小和形态。M1 蛋白是决定病毒粒子形态的主要蛋白，在 M1 蛋白中的特定序列决定了病毒可以形成丝状形态[15-18,611,612]。此外，M1 蛋白在细胞内以可溶性的单体形式存在，但当 M1 蛋白在顶部细胞质膜与 HA、NA 的胞质区以及脂阀结合后，则会发生构象变化，从而在出芽位点多聚化形成多聚体[225,613]。

　　M2 蛋白的胞质尾区决定了它与 M1 蛋白的结合，当 M2 胞质尾区突变而失去与 M1 的结合能力后，则失去稳定出芽位点的作用而影响病毒出芽、丝状病毒粒子的形成以及 vRNP 复合体向病毒粒子中的包装[21,603-605,614]。位于 M2 蛋白胞质尾区 46～62 位之间的两性螺旋结构域与病毒的包装和出芽关系尤为密切[20,21,270,603-605]。M2 蛋白的胞外区对于其自身能否包装在成熟的病毒粒子中也非常重要[615]。M2 蛋白可以在病毒出芽位点诱导形成负性弯曲，稳定病毒出芽位点，有利于丝状病毒粒子的聚合和延长[20,270]。此外，当用 M2 蛋白的单抗处理病毒感染的细胞时，病毒也失去了形成丝状病毒粒子的能力，而且病毒生长受到抑制[33,616]。M2 蛋白还可以直接与 HA 蛋白结合[277]。因此，病毒感染过程中，HA 和 M1 蛋白有可能将 M2 蛋白招募到病毒的出芽位点。

　　流感病毒出芽过程中，HA 蛋白（也可能包括 NA）在病毒的出芽位点改变细胞质膜的弯曲，从而起始病毒的出芽过程，而 M2 蛋白则在出芽近结束时切割病毒粒子与细胞质膜之间的连接，将病毒粒子释放出细胞外[270]。M2 蛋白的两性螺旋结构域可以在出芽的病毒颈部改变细胞质膜的弯曲，这依赖于 M2 蛋白的胆固醇结合能力。M2 蛋白的胞质尾区具有两个部分重叠的胆固醇结合基序，可以介导 M2 蛋白与胆固醇的结合[20,617]。M2 蛋白在单独表达时定位在细胞质膜的非脂阀区域，它有可能通过与 M1 和 HA 蛋白结合而被招募到细胞质膜的脂阀区域，然后与胆固醇结合[277,588,608]。HA 和 M1 蛋白在病毒出芽起始过程中，在细胞质膜的出芽位点形成正性弯曲，而 M2 蛋白在高水平胆固醇存在的条件下，可以诱导细胞质膜形成负性弯曲，因此可以对 HA 和 M1 诱导产生的正性弯曲起到稳定作用，从而可以促进芽体的形成，并招募其他病毒蛋白和 vRNP 复合体[20,270]。此外，M2 蛋白还可以与细胞质膜的小窝蛋白结合，进一步促进 M2 蛋白在病毒出芽位点脂阀区域附近的定位[618,619]。在出芽起始以后，M2 蛋白位于正在出芽的病毒粒子颈部，介于富含脂阀的病毒粒子与其余部分的细胞质膜之间[270,617]。此时，M2 蛋白处于低胆固醇的环境下，可以诱导细胞质膜形成正性弯曲，改变出芽位点颈部脂相之间的线性张力，最终将病毒粒子从细胞质膜上切割下来[270]。缺失 M2 蛋白或其胞质尾区截断的流感病毒感染细胞后，病毒出芽仍能够进行，但病毒无法释放出来。这些无法完成释放过程的病毒粒子在细胞表面呈现串珠样形态[21]。此外，β-甲基环式糊精（MβCD）处理病毒感染的细胞后，使胆固醇被提取出来，导致病毒粒子迅速释放到细胞外，但病毒的感染性降低[620]。MβCD 的处理去除了 M2 与胆固醇之间的联系，使 M2 蛋白诱发细胞质膜的正向弯曲，从而将病毒粒子从细胞质膜上切割和释放出来。但是，这种在未成熟状态下诱发的切割过程有可能使病毒粒子在来不及招募和组织所有蛋白组分和 vRNP 复合体的情况下即完成出芽和释放过程，从而使病毒的感染性降低[270]。

二、宿主蛋白与病毒的出芽和释放

宿主蛋白在流感病毒的出芽和释放过程中发挥重要作用。Rab11 与流感病毒的出芽和释放有关，在其表达降低时，病毒的出芽和释放减弱[540]。但是，目前仍不清楚 Rab11 是影响病毒出芽时的切割过程还是影响 M2 蛋白的正常运输，从而间接影响出芽过程中的切割以及病毒释放过程。流感病毒出芽时，四跨膜区蛋白 CD81 位于芽体的顶端及颈部。当 CD81 的表达被敲弱时，病毒的出芽受到抑制[621]。流感病毒的出芽和释放需要水解 ATP 提供能量，细胞内的 ATP 酶 F1Fo 可以与病毒的 NEP/NS2 蛋白结合，它定位于病毒出芽时芽体与细胞质膜的连接处，可以通过水解 ATP 为病毒的出芽过程提供能量[376,622]。病毒的 M1 蛋白与宿主蛋白 RACK1 结合，将 RACK1 招募到细胞质膜的出芽位点[623]。当细胞中 RACK1 蛋白表达被敲弱或 M1 蛋白的 16 位脯氨酸突变而失去与 RACK1 的结合能力后，病毒出芽后的释放则受到抑制。细胞中的 G 蛋白信号通路激活后可以促进病毒的出芽和释放，而且蛋白激酶 CK2 的活性也有助于病毒的出芽[624]。干扰素诱导蛋白蝰蛇毒素（Viperin）的表达增加，可以通过影响脂阀的形成而改变细胞质膜的流动性，从而抑制病毒的释放[625]。此外，膜联蛋白 AnxA6 可以抑制流感病毒的出芽和释放，从而对病毒的复制发挥负调控作用[626]。

三、病毒出芽和释放模型

在近年来不断深入研究的基础上，Rossman 和 Lamb 提出了流感病毒出芽和释放的模型（图 2-12）[225]。在所有参与出芽过程的病毒蛋白中，只有 HA 和 NA 可以起始出芽过程。M1 蛋白需要与 HA、NA 或 M2 结合后才能与细胞质膜结合，因此它不是病毒出芽过程的发起者[238]。与 HA、NA 和 M1 蛋白相比，M2 蛋白在病毒感染的晚期表达，所以它也不能起始病毒的出芽过程[567,627]。HA 和 NA 蛋白都能集中定位到细胞质膜的脂阀区域，而且都能够改变细胞质膜的弯曲，因此可以起始病毒的出芽过程。M1 通过与 HA 和

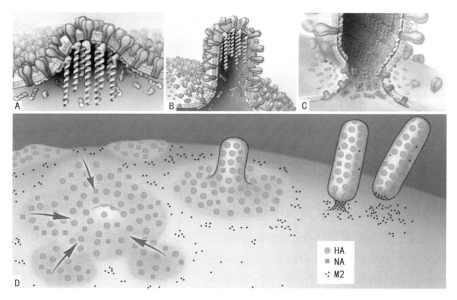

图 2-12　流感病毒的出芽和释放模型

A. HA（红色）和 NA（橙色）在细胞质阀的聚积导致病毒出芽起始；B. M1（紫色）在出芽位点聚积使病毒芽体延长；C. M2（蓝色）在出芽病毒粒子颈部切割细胞质膜，使病毒粒子释放出细胞；D. 流感病毒出芽和释放过程概览

（Rossman J S et al，Virology，2011）

NA 胞质区的结合而被招募到细胞质膜，随即发生多聚化，促进丝状病毒粒子的形成。与细胞质膜结合的 M1 蛋白有可能诱导细胞质膜的弯曲，进一步促进病毒的出芽过程。M2 蛋白最初被 M1 和 HA 招募到富含胆固醇的出芽位点后可以发挥稳定出芽位点而不是切割作用，从而保证病毒完成正常的包装过程。当 M1 蛋白将 vRNP 复合体招募到病毒的出芽位点后，则可能失去了进一步改变细胞质膜弯曲的能力，并等待 M2 蛋白完成病毒出芽时的切割过程。此时，M2 蛋白聚积在正在出芽的病毒粒子与其余部分大面积细胞质膜的边界处，即病毒粒子颈部。M2 蛋白将其两性螺旋结构域插入到病毒粒子颈部的细胞质膜中，施加正向的弯曲并改变脂质相的线性张力，将病毒粒子与细胞质膜之间的联系切断。病毒完成出芽时的切割过程后，仍然结合在细胞表面，这是由于病毒表面的 HA 蛋白与细胞表面的唾液酸受体结合的缘故。此时，NA 蛋白即可发挥作用，切割细胞表面的唾液酸，阻止 HA 蛋白与唾液酸的结合，最终将病毒粒子释放出来。由此可见，流感病毒的出芽和释放是一个需要不同病毒蛋白之间协同作用的过程，也是一个精细调控的过程。

第七节 病毒进化与变异

一、病毒基因组变异

A 型流感病毒的亚型众多，目前已经发现 18 种不同的 HA 亚型和 11 种不同的 NA 亚型，除了 H17N10 和 H18N11 亚型病毒仅见于蝙蝠外，其余 16 种 HA 亚型（H1～H16）和 9 种 NA 亚型（N1～N9）均来源于禽流感病毒[7,8]。理论上讲，禽流感病毒可以有 $16×9＝144$ 种不同的 HA 和 NA 亚型组合。实际上，自然界中流行的禽流感病毒 HA 和 NA 亚型组合确实非常复杂，已经发现多达 103 种不同的亚型组合[628]。野生水禽是禽流感病毒的自然宿主，随着禽流感病毒的流行和变异，其宿主范围不断扩大，感染人等多种宿主后形成特定的种系。近年来，尤其是 2005 年以后，针对流感病毒进行了大规模的基因组测序。以 NCBI 的 Influenza Virus Resource 数据库为例，2005 年以前该数据库仅有不足 25 000 条流感病毒基因序列，而到 2014 年 1 月 1 日该数据库中的流感病毒序列则达到约 350 000 条[629]。流感病毒通过在进化过程中不断发生变异，持续产生出危害动物和人类健康的新病毒。流感病毒的变异主要包括两种形式，分别是基因突变和基因重组。

（一）基因突变

流感病毒的 RNA 依赖性聚合酶容易在病毒复制过程中产生突变，这是由于流感病毒的聚合酶缺乏 $5'$-$3'$ 外切核酸酶活性，不具有校正功能[630]。流感病毒基因的突变率约为 4.1×10^{-3}/（位点·年），而且流感病毒基因密码子中第三个碱基的突变率要显著高于第一和第二个碱基[631]。由于流感病毒的高突变率特征，使得病毒在遗传性、抗原性、致病性、耐药性、受体结合特性以及跨宿主传播能力等方面发生改变。以基因突变引起致病性变异方面的研究为例，目前已经发现许多与流感病毒致病性相关的氨基酸突变。例如，当 H5N1 禽流感病毒的 PB2 蛋白发生 E627K 或 D701N 突变后，病毒的致病性显著增强[115,116]。

随着新一代测序技术的发展，可以清晰地揭示流感病毒基因突变的复杂性，发现病毒在复制过程中出现的准种。H7N9 流感病毒感染猪后在复制过程中可以在病毒基因组中出现多种突变，与致病性相关的突变有 PB2 蛋白的 T271A、D701N 和 E627K 等[632]。利用奥塞米韦治疗 2009 年甲型 H1N1 病毒感染的患者时，病毒在患者体内产生了抗药性突变[633]。Jonges 等利用新一代测序技术发现，H7N7 亚型禽流感病毒在家禽体内复制时不产生致病性增强的 E627K 突变，但在病毒感染的人临床样品中，E627K 突变则随着病毒复制逐渐增加[634]。

（二）基因重组

流感病毒的基因组由 8 条单股负链 RNA 组成，所以当两种病毒感染同一个宿主细胞时，就可能发生病毒间基因片段的交换而产生新病毒。理论上讲，两种病毒间发生基因重组后可以产生 254（2^8 - 2）种基因重组病毒。基因重组在流感病毒的流行过程中非常频繁，是流感病毒进化的重要驱动力。自从 20 世纪初至今已经发生 4 次人流感大流行，除了 1918 年 H1N1 西班牙流感外，其余三次人流感大流行都由基因重组病毒引起[67-69,635]。其中，1957 年 H2N2 亚洲流感病毒和 1968 年 H3N2 香港流感病毒的出现分别是在当时流行的季节性流感病毒中引入了禽流感病毒的 HA、NA 和 PB1 基因或 HA 和 PB1 基因，而 2009 年甲型 H1N1 流感病毒的起源则经过更加复杂的基因重组，其 PB2 和 PA 基因来源于北美禽流感病毒，PB1 基因来源于人 H3N2 病毒，HA、NP 和 NS 基因来源于经典猪流感病毒，NA 和 M 基因则来源于欧亚种系的类禽型猪流感病毒。可以看出，与禽流感病毒在哺乳动物或人体内逐渐累积适应性突变而产生人流感大流行病毒的途径相比，通过基因重组产生人流感大流行病毒的途径显得更为方便有效。此外，基因重组也极大地增加了季节性人流感病毒变异的复杂性。季节性人 H1N1 和 H3N2 病毒在进化上具有多个不同分支，不同分支病毒之间基因重组频繁，导致病毒基因组的显著变异并出现严重的季节性流行，如 1947 和 1951 年的 H1N1 季节性流行以及 2003 年的 H3N2 季节性流行都由基因重组病毒引起，且明显较一般的季节性流行严重[636-640]。

禽流感病毒的基因重组同样非常频繁和复杂，大量的研究揭示了不同亚型禽流感病毒在野鸟、水禽和家禽间不断进行基因重组，形成新的基因型，驱动禽流感病毒的持续进化和变异。在禽流感病毒的 8 个基因片段中，NS 基因的基因重组率最高。就表面基因而言，H5、H6、H7 和 H9 亚型 HA 基因的重组率要低于 H1、H3 和 H4 亚型禽流感病毒，而 N1 和 N2 亚型 NA 基因的重组率则低于 N3、N5、N6、N7 和 N9 亚型 NA 基因[641]。随着禽流感病毒频繁的基因重组，自然界中不断出现危害动物和人类健康的新病毒。1997 年香港地区发生 H5N1 禽流感感染人事件，导致 18 人感染，6 人死亡，其元凶 H5N1 禽流感病毒就是一个基因重组病毒，它的内部基因可能来源于 H9N2 或 H6N1 亚型禽流感病毒[642,643]。2013 年初我国出现人感染 H7N9 流感疫情，引起此次疫情的 H7N9 流感病毒就是一个明显的三源基因重组病毒，其 HA 基因与我国浙江省的鸭体内分离到的 H7N3 病毒同源性最高，NA 基因则与鸭或野鸟中的 H2N9、H4N9、H7N9 或 H11N9 病毒亲缘关系最近，6 个内部基因则完全来源于家禽中的 H9N2 亚型禽流感病毒[644,645]。我们曾对我国洞庭湖流域鸭场中的禽流感病毒进行生态学分析，发现该区域鸭场中多种亚型禽流感病毒共存，彼此之间发生复杂的基因重组，而且在家鸭和野鸟之间存在病毒间基因片段的交换，一些病毒的部分基因片段来源于其他国家的禽流感病毒或来源未知[621]。

流感病毒反向遗传技术的建立可以清晰地揭示病毒间基因重组的复杂性。目前，已有多项研究对不同亚型流感病毒间的基因重组进行了系统分析。Chen 等于 2008 年利用反向遗传技术救获了一株 H3N2 人流感病毒和一株 H5N1 流感病毒之间的 64 种组合基因重组病毒，发现 54 种组合基因重组病毒可以救获出来，另外 10 种组合的基因重组病毒则不具有存活能力[646]。Li 等于 2010 年救获了一株人 H3N2 流感病毒和一株 H5N1 禽流感病毒之间的所有 254 种基因重组病毒，其中 184 种基因重组病毒具有不同的生长特性，另外 70 种重组病毒则不能存活，重要的是该研究发现人 H3N2 病毒的内部基因可以显著增强基因重组 H5N1 禽流感病毒的致病性[647]。Sun 等于 2011 年发现，2009 甲型 H1N1 流感病毒与 H9N2 禽流感病毒的基因兼容性很高，在所救获的 127 种组合基因

重组 H9N2 流感病毒中有 114 种组合病毒可以存活[648]。最近，Zhang 等则发现，2009
年甲型 H1N1 流感病毒与 H5N1 禽流感病毒间同样具有很高的兼容性，而且发现 2009
年甲型 H1N1 流感病毒的内部基因可以增强 H5N1 禽流感病毒在豚鼠间的呼吸道飞沫
传播能力[649]。值得注意的是，并非任意组合的基因重组病毒都可以产生，而是存在着
一定的限制性因素。Li 等对两株不同亚型流感病毒间的 120 株基因重组病毒进行分析，
发现不同病毒 RNP 复合体的组成蛋白 PB2、PB1、PA 和 NP 之间的兼容性是基因重组
的重要决定因素，而且流感病毒可以通过在复制过程中产生适应性突变而获得 RNP 复
合体蛋白之间的兼容性[650]。此外，Essere 等发现流感病毒 vRNA 片段末端组装信号之
间的兼容性也是决定不同亚型病毒间能否发生基因重组的重要决定因素[651]。

二、病毒抗原性变异

流感病毒的抗原变异非常频繁，通过不断改变抗原性，流感病毒可以逃避宿主免疫
系统的攻击。根据抗原性变异的程度可以分为抗原漂移（antigenic drift）和抗原转变
（antigenic shift）。其中，由点突变造成的抗原漂移可导致流感每年的季节性流行，而由
基因重组造成的抗原转变则可能产生新的流感大流行。

（一）抗原漂移

HA 蛋白是流感病毒的主要表面抗原，感染宿主后可以诱导产生中和抗体。抗原漂
移是指 HA 蛋白在病毒复制过程中产生的突变逐渐积累，导致抗原性发生变异[652]。病
毒复制过程中产生的突变多数都是中性的，不影响 HA 的抗原性。但是，有的突变则
引起 HA 蛋白抗原性的显著变化，影响抗体的结合，导致针对先前季节性流行毒株的
抗体不能中和突变病毒，从而使突变病毒迅速流行开来[653]。H1N1 亚型病毒的 HA 蛋
白具有 4 个抗原表位，即 Sa、Sb、Ca 和 Cb（图 2 - 4），而 H3N2 亚型病毒 HA 蛋白则
具有 5 个抗原表位，分别为 A、B、C、D 和 E，在这些抗原表位上发生的非中性突变可
以影响 HA 蛋白的抗原性[151,654,655]。对人流感病毒而言，H3 亚型病毒 HA 基因的突变
率最高，而且 35％的突变都发生在 HA 蛋白的 18 个氨基酸位点，表明少数氨基酸位点
即可决定病毒 HA 蛋白的抗原性[656]。Smith 等对 1968—2003 年分离到的人 H3N2 亚型
流感病毒的抗原性进行了分析，发现人的 H3N2 病毒每 2～8 年发生一次明显的抗原漂
移，形成新的抗原群。随着在人群中的季节性流行，H3N2 病毒在这 35 年间共形成了
11 个不同的抗原群（图 2 - 13）[657]。Koel 等近期发现，H3N2 亚型病毒的抗原漂移主要
由 7 个受体结合位点附近的氨基酸位点决定[658]。人的季节性 H1N1 病毒 HA 基因的抗

原性漂移较 H3N2 病毒稍微缓慢一些，在 1977—2006 年的 30 年间共形成了 5 个不同的抗原群[659]。

　　流感病毒不断发生抗原漂移，使疫苗失去免疫保护效果，导致新的季节性流行。抗原漂移可以使突变病毒的季节性流行提前到来，而且导致季节性流行的死亡率增加[660]。WHO 于 1952 年起建立了全球流感网络，在对流行毒株的序列、抗原性以及人群免疫力进行分析的基础上向全世界推荐季节性流感疫苗的组成毒株[661]。一般情况下，WHO 均能正确推荐与流行毒株抗原性匹配的疫苗株，但由于流感病毒的抗原漂移难以预测，也出现了两次 WHO 推荐疫苗株与下一个季节性流行毒株抗原性不匹配的情况。其中一次是 1997—1998 年的流感流行季节，WHO 推荐了 A/Nanchang/933/95（H3N2）或 A/Wuhan/359/95（H3N2）疫苗株，但在该流行季节却出现了以 A/Sydney/05/97（H3N2）为代表的抗原变异株[662,663]。另外一次是 2003—2004 年的流感流行季节，WHO 推荐了 A/Panama/2007/99（H3N2）疫苗株，但在该流行季节中则出现了以 A/Fujian/411/2002（H3N2）为代表的抗原变异株并引起迅速流行[664,665]。

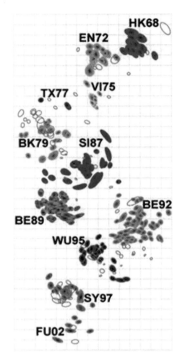

图 2-13　1968—2003 年 H3N2 亚型流感病毒抗原漂移图谱

（Smith D J et al.，Science，2004）

　　禽流感病毒在自然宿主野生水禽中的抗原变异非常缓慢，但随着禽流感病毒在家禽中的广泛流行，则出现了明显的抗原变异。H5N1 亚型禽流感病毒目前在亚洲、非洲和欧洲的 60 多个国家和地区流行，病毒的 HA 基因在进化上形成多达 10 个不同的分支，不同分支病毒之间的抗原性差异明显[666]。利用一个 HA 分支病毒生产的 H5N1 禽流感疫苗不能为其他分支病毒提供有效的免疫保护。为此，需要对自然界流行的 H5N1 禽流感病毒的抗原性进行分析，并及时对疫苗株进行筛选和更新[667]。研究发现，2.1 分支 H5N1 禽流感病毒的抗原漂移由几个位于 HA 蛋白受体结合位点附近的氨基酸所决定[668]。此外，H9N2 亚型禽流感病毒在全世界范围内的流行也非常广泛，病毒之间存在着明显的抗原性差异[647,669-671]。

除了 HA 蛋白以外，流感病毒的 NA 蛋白也具有抗原性，针对 NA 蛋白的抗体对免疫保护效果也具有一定的作用[672]。与 HA 蛋白一样，NA 蛋白同样可以由于抗原位点的氨基酸突变而发生抗原漂移[673-675]。Sandbulte 等发现，人 H1N1 和 H3N2 病毒 NA 蛋白的抗原漂移明显较 HA 蛋白的抗原漂移缓慢，表现出一种不连续的特征，但与 HA 蛋白一样，个别关键氨基酸的突变即可引起 NA 蛋白的抗原漂移[676]。

（二）抗原转变

抗原转变是指 HA 或 NA 蛋白的主要抗原变化。人流感病毒与禽流感病毒之间发生基因重组后，从禽流感病毒获得了不同亚型的 HA 或 NA 基因，从而使新产生的基因重组病毒抗原性发生根本改变，不能被以往流行的人流感病毒抗体所中和。抗原转变一般都伴随着新的人流感大流行，1957 年 H2N2 亚洲流感病毒和 1968 年 H3N2 香港流感病毒分别获得了禽流感病毒的 HA、NA 和 PB1 基因或 HA 和 PB1 基因，由于人群中不具有针对新亚型 HA 和 NA 的免疫力，导致新的基因重组病毒迅速传播，引起人流感大流行[67,68]。值得注意的是，2009 年甲型 H1N1 流感大流行病毒的 HA 基因在以往曾经引起 1918 年 H1N1 西班牙流感大流行，这表明只要人群中缺乏对新的基因重组病毒的免疫力，即使是以往曾经引起人流感大流行的 HA 亚型病毒同样可以引起新的人流感大流行。当前，H5、H7 和 H9 亚型禽流感病毒流行非常广泛，并可以偶尔感染人，因此有可能与人流感病毒发生基因重组。由于人群中缺乏对禽流感病毒的免疫力，因此一旦在人群中出现新的基因重组病毒，则可能由于抗原转变而引起新的人流感大流行[677]。此外，过去曾经引起人流感大流行的 H2 亚型禽流感病毒目前在不同国家也有一定程度的流行，也具有与现在流行的人流感病毒进一步发生基因重组而引起新的流感大流行的潜力[678-680]。

三、病毒受体结合特性变异

（一）流感病毒的唾液酸受体

流感病毒感染的第一步是与宿主细胞表面的唾液酸受体结合。宿主细胞表面的糖蛋白和糖脂与多糖连接，唾液酸则是位于多糖链最末端的九碳单糖[681]。N-乙酰神经氨酸（Neu5Ac）和 N-羟乙酰神经氨酸（Neu5Gc）是细胞表面最常见的唾液酸，它们都可与流感病毒结合。宿主细胞表面多糖链次末端的半乳糖、N-乙酰氨基葡萄糖（GlcNAc）或 N-乙酰半乳糖胺可以结合唾液酸。唾液酸可以借助于 α2,3-或 α2,6-糖苷键与多糖链末端的半乳糖结合，这一过程分别由 $\alpha 2,3$ -唾液酸转移酶（ST3Gal）或 $\alpha 2,6$ -唾液酸转移酶（ST6Gal）催化。1983 年，Rogers 和 Paulson 首次确定了流感病毒的唾液酸受体结合特性[682]。他们利用唾液酸酶去除了人红细胞表面的唾液酸后，分别用 ST3Gal 或 ST6Gal 对红细胞进行了重唾液酸化，发现人和猪的 H3 流感病毒凝集表面具有唾液酸 $\alpha 2,6$ -半乳糖苷受体的红细胞，而 H3 亚型禽流感病毒则凝集表面具有唾液酸 $\alpha 2,3$ -半乳糖苷受体的红细胞。

目前，流感病毒的受体结合特性可以通过多种方法进行分析，如重唾液酸化的红细胞、固相结合试验、多糖芯片等。这些方法都表明，与 H3 亚型病毒一样，H1 和 H2 亚型病毒中的人流感病毒与多糖链末端以 $\alpha-2,6$ 半乳糖苷键连接的唾液酸受体结合，而禽流感病毒则结合以 $\alpha-2,3$ 半乳糖苷键连接的唾液酸受体[683-685]。但是，Chandrasekaran 等通过对多糖结合试验结果以及 HA 与多糖结合的构象进行分析后认为，多糖受体的构象决定了流感病毒的受体结合特性[686]。他们发现，并非 $\alpha-2,6$ 半乳糖苷键本身，而是由 $\alpha-2,6$ 半乳糖苷键导致的唾液酸受体的特定构象决定了人流感病毒与唾液酸 $\alpha 2,6$ -半乳糖苷受体的结合。唾液酸受体具有 2 种不同的特征性构象，分别是锥形和伞状。具有足够长度多糖链的唾液酸 $\alpha 2,6$ -半乳糖苷受体呈伞状构象，而当多糖链较短时，则呈锥形构象。此外，所有以 $\alpha 2,3$ -半乳糖苷键连接的唾液酸受体均呈锥形构象。这些发现意味着，只有能与具有伞状构象特征的唾液酸 $\alpha 2,6$ -半乳糖苷受体结合的流感病毒才可能引起人类的流感流行。另外，Stevens 等利用多糖芯片进行的研究发现，除了必须结合唾液酸 $\alpha 2,6$ -半乳糖苷受体外，人流感病毒结合的唾液酸受体在结构上具有多样性[685]。

利用免疫组化的方法对流感病毒与人呼吸道不同组织的结合特征进行研究发现，在人的呼吸道细胞表面，唾液酸 $\alpha 2,3$ -半乳糖苷受体和 $\alpha 2,6$ -半乳糖苷受体的分布存在差异。在上呼吸道中主要是唾液酸 $\alpha 2,6$ -半乳糖苷受体，随着向下呼吸道延伸，唾液酸 $\alpha 2,6$ -半乳糖苷受体的含量逐渐降低，在肺泡中，唾液酸 $\alpha 2,3$ -半乳糖苷受体和唾液酸 $\alpha 2,6$ -半乳糖苷受体的比例相当[687,688]。而且，人流感病毒与人气管上皮细胞的结合力很强，而禽流感病毒与人气管上皮细胞的结合则很差。因此，人的上呼吸道中由于缺乏唾液酸 $\alpha 2,3$ -半乳糖苷受体，有可能会限制禽流感病毒的复制。然而，目前仍不清楚的是，为什么具有唾液酸 $\alpha 2,3$ -半乳糖苷受体结合特性的 H5N1 禽流感病毒感染人后，在患者的鼻喉样品中可以检测到高水平的病毒复制[119]。

在不同禽类体内，唾液酸受体在流感病毒复制位点的分布有所不同[689]。在鸭和鹅等水禽的气管上皮细胞表面，主要是唾液酸 $\alpha 2,3$ -半乳糖苷受体，但在鸡、火鸡和鹌鹑等陆生禽类的气管上皮细胞表面则既有唾液酸 $\alpha 2,3$ -半乳糖苷受体，也有唾液酸 $\alpha 2,$

6-半乳糖苷受体[690-694]。这意味着，在这些陆生禽类体内，禽流感病毒和人流感病毒都可以复制。因此，这些陆生禽类可能作为中间宿主，使禽流感病毒在复制过程中产生突变，从而获得类似人流感病毒特征的受体结合特性。此外，尽管从总体而言，禽流感病毒均结合唾液酸 α2，3-半乳糖苷受体，但与唾液酸 α2，3-半乳糖苷受体连接的多糖链末端结构也影响禽流感病毒与唾液酸受体的结合。从鸭体内分离的禽流感病毒易与Ⅰ型（Galβ1-3GlcNAc）或Ⅲ型（Galβ1-3GalNAc）多糖链末端的唾液酸 α2，3-半乳糖苷受体结合，而从鸡体内分离的禽流感病毒则偏好于与Ⅱ型多糖链（Galβ1-4GlcNAc）末端的唾液酸 α2，3-半乳糖苷受体结合，尤其是当 GlcNAc 的第六位发生硫化修饰后，两者之间的结合更易进行[695]。

　　长期以来，猪一直被视为禽流感病毒和人流感病毒的混合器，这是由于最初的研究发现，猪气管上皮细胞表面同时分布有较大量的唾液酸 α2，3-半乳糖苷受体和唾液酸 α2，6-半乳糖苷受体[696]。但是，后来的研究发现，实际上猪的气管上皮细胞表面是以唾液酸 α2，6-半乳糖苷受体为主，而唾液酸 α2，3-半乳糖苷受体的表达则较少[697-699]。由此可见，猪呼吸道上皮细胞表面的受体分布可能与人类似。

（二）流感病毒的受体结合特性变异

　　流感病毒 HA 蛋白与唾液酸受体的结合位点由位于其头部的 190 螺旋、侧面的 220 环和 130 环构成（图 2-14）[689,700]。位于受体结合位点或其附近的氨基酸发生突变后，有可能改变流感病毒的受体结合特性。对不同亚型的流感病毒而言，决定其 HA 蛋白受体结合特性的氨基酸位点也有所不同。HA 蛋白的 Q226L 和 G228S 突变使 H2 和 H3 亚型流感病毒由结合唾液酸 α2，3-半乳糖苷受体转变为结合唾液酸 α2，6-半乳糖苷受体[683,701-703]。但对 H1 亚型流感病毒的 HA 蛋白来说，E190D 和 G225D 突变则决定了病毒由结合唾液酸 α2，3-半乳糖苷受体向结合唾液酸 α2，6-半乳糖苷受体的转变[685,704]。此外，流感病毒发生抗原漂移时产生的氨基酸突变可能位于受体结合位点附近，尤其是当 HA 蛋白获得或失去糖基化位点后，有可能由于空间位阻的效应影响 HA 受体结合位点与受体结合的特异性和亲和力[126,128,649,705,706]。

　　获得与唾液酸 α2，6-半乳糖苷受体的结合能力是流感病毒适应人类宿主的关键步骤。事实上，20 世纪初至今发生的 4 次人流感大流行病毒的 HA 基因都是来源于禽流感或猪流感病毒，但是均获得了与人的唾液酸 α2，6-半乳糖苷受体结合的能力[683,685,707,708]。在 1918 年 H1N1 病毒的背景下，当其 HA 蛋白发生 D190E 和 D225G 突变后，虽然病毒仍能在雪貂的上呼吸道中复制，但因为失去了结合唾液酸 α2，6-半乳糖苷受体的能力，所以病毒不能在雪貂之间传播；当 HA 蛋白发生 D225G 的单个位点突变时，1918 年 H1N1 病毒既与唾液酸 α2，6-半乳糖苷受体又与唾液酸 α2,3-半乳糖苷受体结合，但病毒仍然失去了在雪貂之间传播的能力；只有完全结合唾液酸 α2，6-半乳糖苷受体的野生型 1918 年 H1N1 病毒才能有效地在雪貂之间传播[709]。这意味着禽流感病毒或猪流感病毒不仅需要获得对唾液酸 α2，6-半乳糖苷受体的结合能力，而且还要失去对唾液酸 α2，3-半乳糖苷受体的结合能力，才会在人与人之间有效传播。此外，在 MDCK 细胞中培养的 H1 和 H3 亚型猪流感病毒具有与唾液酸 α2，6-半乳糖苷受体结合的特性，但当病毒在鸡胚中增殖时则产生了 D225G 突变而转变为结合唾液酸 α2，3-半乳糖苷受体[710]。这一结果表明猪流感病毒具有与人流感病毒类似的受体结合特性，而且，猪作为中间宿主，可能在禽流感病毒向人流感病毒受体结合特性的转变过程中发挥重要作用。

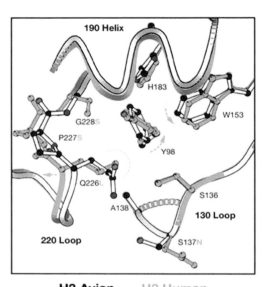

图 2－14　H3 亚型流感病毒 HA 受体结合位点结构

H3 亚型禽流感病毒的 HA 受体结合位点；H3 Human（棕色），H3 亚型人流感病毒的 HA 受体结合位点（Ha Y et al，Virology，2003）

　　H5N1 亚型禽流感病毒的流行广泛，对人类健康的危害严重，引发了人们对其引起新的人流感大流行的担忧。获得与唾液酸 α2，6-半乳糖苷受体的结合能力是禽流感病毒在人与人之间有效传播的先决条件。为了评估 H5N1 禽流感病毒引起人流感大流行的风险，科学家们对 H5N1 禽流感病毒的受体结合特性进行了大量研究。最初的研究发现，H5N1 禽流感病毒 HA 蛋白的多个位点突变可以使病毒获得对唾液酸 α2，6-半乳糖苷受体的结合能力，诸如 S125N、L133V/A138V、133 缺失/I155T、G143R、S159N、T160A、N186K、K193R、Q196H、Q196R、N197K、V214I、Q226L、S227N、G228S 和 S239P 等，但这些位点突变在多数情况下仍然保持了对唾液酸 α2，3-半乳糖苷受体的结合能力[711-715]。目前，自然界中流行的 H5N1 禽流感病毒的 HA 蛋白还没有获得完全的唾液酸 α2，6-半乳糖苷受体结合能力，这意味着病毒的 HA 蛋白可能需要在适应哺乳动物和人的过程中克服一些遗传或结构上的限制。为此，H5N1 禽流感病毒在人和哺乳动物体内的适应过程中，可能需要获得一些补偿性突变，以保证病毒在获得唾液酸 $\alpha2,6$-半乳糖苷受体结合能力的同时保持病毒自身的适应性。由于需要获得适当的补偿性突变，这可能延缓了 H5N1 禽流感病毒在人体内适应后产生可传播病毒的过程[716]。

2012 年以后，科学家们在 H5N1 禽流感病毒的受体结合特性及在哺乳动物间的水平传播研究方面取得了重要进展。Chen 等利用反向遗传技术拯救了一株 H5N1 禽流感病毒，其 HA 蛋白含有 Q196R/Q226L/G228S 突变，具有很强的唾液酸 $\alpha2,6$-半乳糖苷受体结合能力。在此基础上，他们拯救了一株基因重组 H5N2 病毒，其 HA 基因含有上述三个突变，NA 基因来源于 H3N2 人流感病毒，6 个内部基因来源于 H5N1 禽流感病毒。他们发现，基因重组 H5N2 病毒可以传播给两只雪貂中的一只，因而获得了部分的呼吸道飞沫传播能力[717]。Imai 等在 H5N1 流感病毒 HA 蛋白的头部引入了随机突变，而后利用反向遗传技术拯救出突变体病毒库，筛选出了可以完全识别和结合人唾液酸 $\alpha2,6$-半乳糖苷受体的 HA 突变 N224K/Q226L。在此基础上，他们利用反向遗传技术拯救出了含有该 HA 突变基因的重组病毒，其他 7 个基因片段来源于一株 2009 年甲型 H1N1 流感病毒。当该重组病毒在雪貂体内复制过程中获得了另外两个突变（N158D/T318I）后，则获得了在雪貂之间通过呼吸道飞沫高效传播的能力[706]。Fouchier 研究小组在 H5N1 流感病毒 HA 蛋白中导入了可以识别和结合唾液酸 $\alpha2,6$-半乳糖苷受体的 Q226L/G228S 突变，还在 PB2 蛋白中导入 E627K 突变，当将突变病毒在雪貂体内连续传代 10 次后，获得了可以在雪貂之间通过呼吸道飞沫传播的病毒。研究发现，该病毒含有的 5 个突变，即 HA 突变 H110Y/T160A/Q226L/G228S 和 PB2 突变 E627K 对病毒的呼吸道飞沫传播能力具有决定作用[128]。Zhang 等选择了一株具有部分唾液酸 $\alpha2,6$-半乳糖苷受体结合能力的 H5N1 禽流感病毒以及一株 2009 年甲型 H1N1 流感病毒，利用反向遗传技术拯救了两者之间的 127 种组合基因重组 H5N1 病毒，发现多株基因重组病毒可以在豚鼠之间经过呼吸道飞沫传播[649]。这些不同的研究工作揭示了 H5N1 禽流感病毒具有在哺乳动物间水平传播，进而演化为人流感大流行病毒的潜力。

H9N2 禽流感病毒在流行过程中，许多病毒都获得了 HA 蛋白的 Q226L 突变，具备了结合唾液酸 $\alpha2,6$-半乳糖苷受体的能力，而且 Q226L 突变可以使病毒在人呼吸道上皮细胞以及雪貂体内的复制能力增强[718-720]。目前，已有几项研究对 H9N2 禽流感病毒的传播能力进行了评估。Wan 等利用反向遗传技术，拯救了一株基因重组 H9N2 病毒，其 HA（含有 Q226L 突变）和 NA 基因来源于 H9N2 禽流感病毒，6 个内部基因则来源于 H3N2 人流感病毒。他们发现基因重组 H9N2 病毒在雪貂之间的接触传播能力增强，但是还不能在雪貂之间通过呼吸道飞沫传播[720]。在此基础上，Sorrell 等进一步将该重组病毒在雪貂中传代 10 次，在 HA 基因上出现两个适应性突变后获得了在雪貂之间的水平传播能力[721]。Kimble 等人拯救了 H9N2 禽流感病毒与 2009 年甲型 H1N1流感病毒之间的 4 株重组病毒，发现其中 3 株病毒可以在雪貂之间通过呼吸道飞沫传播[722]。最近，Li 等对我国 2009—2013 年分离的 H9N2 禽流感病毒进行研究发现，许多病毒都获得了结合唾液酸 α2，6-半乳糖苷受体的能力，而且重要的是一些病毒可以在哺乳动物模型雪貂之间通过呼吸道飞沫高效传播，因此揭示了 H9N2 禽流感病毒对公共卫生的潜在风险[723]。

2013 年起发生在我国的人感染 H7N9 流感疫情，导致 453 人感染，175 人死亡，死亡率约为 38.6%（http://who.int）。但最让人担心的是，H7N9 病毒已经部分获得了对人唾液酸 α2，6-半乳糖苷受体的结合能力，具有一定的在哺乳动物模型间通过呼吸道飞沫传播的能力[155,724-729]。通过利用反向遗传技术以及受体结合特性分析发现，H7N9 病毒 HA 蛋白的 Q226L 和 G186V 突变对病毒的传播能力非常重要[632,730]。

四、病毒耐药性变异

流感病毒对人类健康构成了严重威胁，因此，人们在抗流感病毒药物研究领域投入了大量努力。目前，世界上有两类药物被批准用于人流感的治疗，分别是金刚烷类药物和神经氨酸酶抑制剂类药物。但是，病毒在自然变异过程中或在抗病毒药物的压力下，会产生耐药性突变，为流感的防治带来挑战。

（一）流感病毒对金刚烷类药物的耐药性变异

流感病毒侵入细胞后进入内吞体，在内吞体的酸性条件下激活病毒 M2 蛋白的质子通道，导致内吞体中的质子选择性地进入病毒粒子内部。随后，病毒 HA 蛋白与内吞体膜融合，vRNP 复合体与 M1 蛋白分离释放到细胞质中，最后进入细胞核以启动病毒基因组的转录和复制。金刚烷类药物可以抑制 A 型流感病毒的复制，它的靶点是病毒的 M2 蛋白。

金刚烷类药物是第一代抗流感病毒药物，包含 2 种，分别是金刚烷胺（amanta-dine）和它的甲基化衍生物金刚烷乙胺（rimantadine）（图 2-15）[731]。这两种药物都与 M2 蛋白四聚体形成的质子通道的孔腔结合，通过其带电荷的氨基在孔腔中形成正的静电势，对质子产生排斥作用，从而抑制 M2 蛋白的质子通道功能，抑制病毒粒子的脱壳和复制[732]。虽然这两种药物可以在微摩尔水平上产生抗流感病毒作用，但在预防和治疗流感过程中，极易产生耐药性突变，从而限制了它们的应用。大约 1/3 接受金刚烷类药物治疗的患者可以产生耐药性突变，在开始使用药物的 2 d 后，具有耐药性的病毒即可产生[733]。近年来，随着大规模病毒测序的进行，发现很多病毒都获得了对金刚烷类药物的耐药性。美国 2005—2006 年流行的病毒中，约 93％ 的病毒具有耐药性；2007—2009 年间，则有 98.9％ 的季节性 H3N2 病毒和 4.7％ 的 H1N1 病毒出现耐药

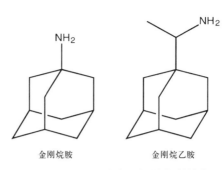

图 2 - 15　金刚烷类药物的化学结构

(Astrahan P et al，Biochim Biophys Acta，2011)

性[734]。Lan 等对我国 1956—2009 年流行的人流感病毒进行分析，发现 1997 年以前不存在对金刚烷类药物具有耐药性的病毒，但到 2003 年，具有耐药性突变的人 H3N2 病毒占 57.9％，在 2006 年则达到 100％，具有耐药性突变的季节性 H1N1 病毒在 2004 年占 50.0％，到 2007 年则达到 98.7％，随后又降低到 2009 年的 46.7％[735]。另外，2009 年出现的甲型 H1N1 大流行病毒的所有毒株都产生了对该类药物的耐药性。由于出现如此广泛的耐药性，目前已不再应用金刚烷类药物治疗流感病毒感染[734]。

M2 蛋白中的 H37xxxW41 是其质子通道活性和质子选择性的功能基序，耐药性突变出现在这个基序附近的单个或多个氨基酸位点[736]。其中，多数具有耐药性的人流感病毒都是由于发生了 S31N 突变[734]。此外，其他位点氨基酸的突变也会产生对金刚烷类药物的耐药性，如 L26F、V27A、A30T、G34E 和 L38F 等[737]。而且，不同亚型病毒 M2 蛋白中的耐药性突变也有所不同。在 H3N2 和 H1N1 病毒共同流行的季节中，H3N2 病毒较 H1N1 病毒更易产生对金刚烷类药物的耐药性。在 H3N2 病毒中出现的耐药性突变以 S31N 为主，但在 H1N1 病毒中则以 V27A 为主[738]。

H5N1 和 H9N2 亚型禽流感病毒对金刚烷类药物的耐药性也非常普遍。Govorkova 等研究发现，在 2002—2004、2005—2007 和 2008—2012 年间，H5N1 人流感病毒对金刚烷胺具有耐药性的比例分别为 97.3％、58.2％ 和 38.7％，而 H5N1 禽流感病毒具有耐药性的比例则分别为 49.7％、23.9％ 和 28.7％。这些耐药性病毒中存在的突变包括 L26I、V27A 和 S31N，以 L26I＋S31N 最为多见[739]。对金刚烷类药物具有耐药性的 H9N2 禽流感病毒在很多国家也广泛流行，导致耐药性产生的突变包括 V27A、V27I 和 S31N[670,740-742]。

（二）流感病毒对神经氨酸酶抑制剂类药物的耐药性变异

流感病毒的 NA 蛋白是一个同源四聚体，具有唾液酸酶活性，可以结合和水解宿主细胞表面的唾液酸，阻止子代病毒粒子在细胞表面的聚积，促进病毒复制完成后子代病毒粒子的释放，而且 NA 蛋白可以水解呼吸道细胞表面的黏液，促进流感病毒在呼吸道中的扩散和感染[743]。流感病毒 NA 蛋白的活性位点由 8 个氨基酸组成，分别是 118R、151D、152R、224R、276E、292R、371R 和 406Y。NA 蛋白的活性位点还被 11 个构架氨基酸所包围，即 119E、156R、178W、179S、198D、222I、227E、274H、277E、294N 和 425E[744]。

神经氨酸酶抑制剂是第二代抗流感病毒药物，它是唾液酸的类似物，其抗病毒作用机理是与 NA 蛋白的自然底物唾液酸竞争性结合 NA 蛋白，从而阻断 NA 蛋白的酶活性位点。扎那米韦（zanamivir）和奥塞米韦（oseltamivir）是目前世界上广泛应用的神经氨酸酶抑制剂类抗流感病毒药物（图 2－16）[745]。其中，扎那米韦是第一个被批准应用的该类药物，通过吸入的方式给药。奥塞米韦则通过口服给药，吸收后在肝脏酯酶作用下迅速转化为活性状态的羧基化形式。最近，在一些亚洲国家批准了另外两种新的神经氨酸酶抑制剂类药物，即帕拉米韦（peramivir）和拉尼娜米韦（laninamivir）（图2－16）[745]。而且，一些其他国家也在对这两种药物进行临床评价[743]。

尽管 NA 蛋白的活性位点非常保守，但是神经氨酸酶抑制剂可以在体外筛选出耐药性突变，而且流感病毒感染的患者体内也会出现耐药性突变。这些突变主要出现在 NA 蛋白中，导致 NA 蛋白与抑制剂的亲和性降低，其中，H274Y 是 NA 蛋白中最常出现的耐药性突变[734]。此外，出现在 HA 蛋白中的突变可以降低与受体的结合力，降低病毒对 NA 蛋白唾液酸酶活性的依赖，从而产生对药物的耐药性，如 HA 蛋白的 T155A、V223I、R229I、K222T、S186F 和 S165I 突变[746]。

奥塞米韦具有一个大的疏水性侧链，因此 NA 蛋白必须发生一定的构象变化才能与奥塞米韦结合。这种构象变化需要 NA 蛋白的 E276 位发生旋转并与 R224 结合。当 NA 蛋白出现 H274Y、R292K 或 N294S 突变后，阻止了 NA 蛋白 E276 氨基酸的旋转，使奥塞米韦不能与 NA 蛋白结合而产生耐药性[745]。与奥塞米韦不同的是，扎那米韦具有胍基而不是疏水性基团，它的胍基与 NA 蛋白活性中心的 E119 位氨基酸结合，不会引起 NA 蛋白的构象变化。因此，出现 H274Y 突变的病毒仍然保持了对扎那米韦的敏感性。帕拉米韦同时具有胍基和疏水性基团，因此它与 NA 蛋白的结合也需要依赖于 NA 蛋白构象的改变，而且对奥塞米韦和扎那米韦具有耐药性的突变也会产生对帕拉米韦的

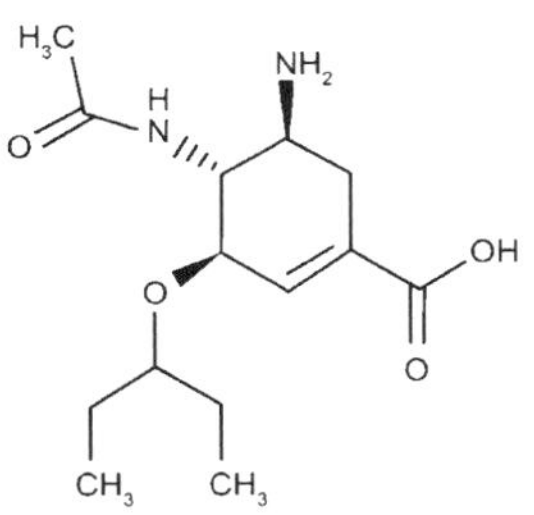

奥塞米韦

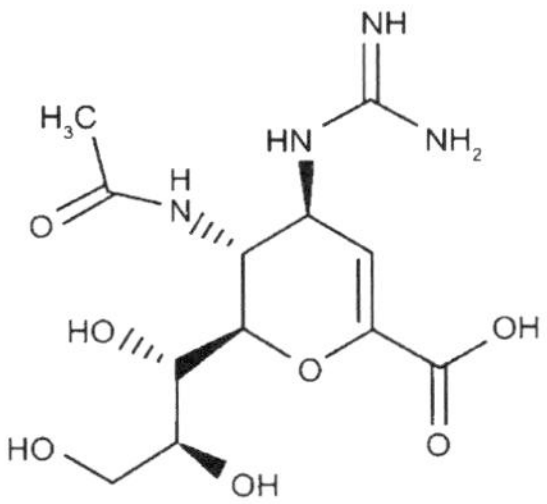

扎那米韦

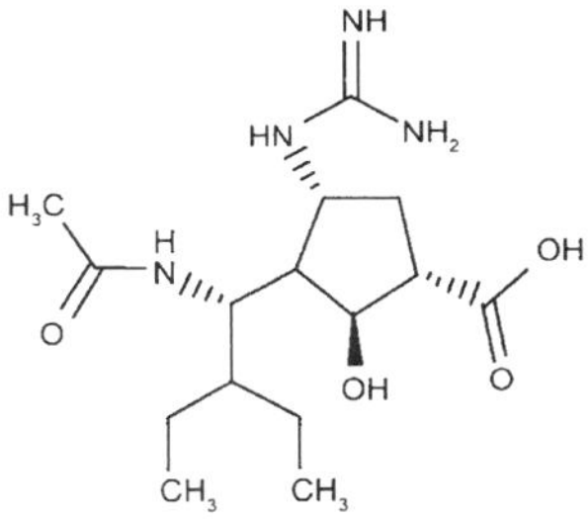

帕拉米韦

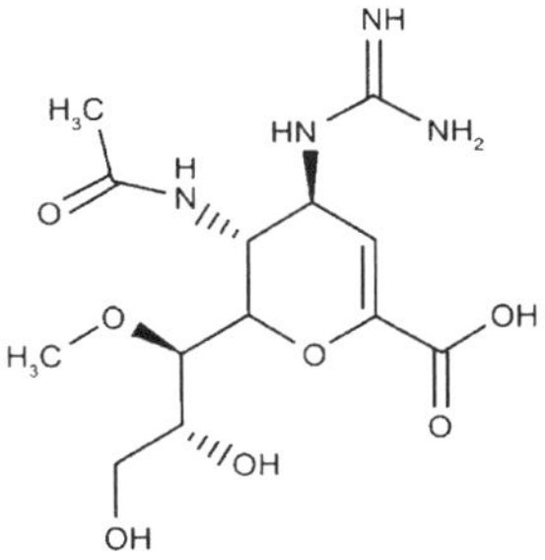

拉尼娜米韦

图 2-16 神经氨酸酶抑制剂类药物的化学结构[745]

(Samson M et al，Antiviral Res，2013)

耐药性。目前，还没有发现对拉尼娜米韦具有耐药性的突变[745]。

在神经氨酸酶抑制剂类药物用于临床以前，很少发现 NA 蛋白的耐药性突变。在奥塞米韦和扎那米韦被批准应用的第一个五年期间（1999—2004），临床样品中的耐药性突变比例很低，成人样品中的比例约为 0.33%，儿童样品中约为 4%，不过在住院儿童、免疫抑制患者以及人感染 H5N1 临床样品中的比例可达 18%[745]。流行病学分析认为，耐药性突变的产生与药物的应用之间缺乏必然的联系。例如，2004—2007 年间，挪威是产生奥塞米韦耐药性突变比例最高的国家，但其奥塞米韦的使用量并不多。与之相比，日本在 2007—2008 年间的奥塞米韦药物应用非常广泛，但对奥塞米韦具有耐药性的突变病毒仅占 1.5%～2.6%[747]。

流感病毒感染过程中产生的 NA 耐药性突变与 NA 的亚型有关。其中 N1 亚型 NA蛋白的耐药性突变多是 H274Y 和 N294S（按照 N2 亚型标准进行编号），其他突变，如I117V、I222R/K/V 及 S246N 突变也可以使病毒产生耐药性[745,748]。I222R 突变可以产生对多种神经氨酸酶抑制剂类药物的耐药性，而且可以提高具有 H274Y 突变病毒的适应性[745]。N2 亚型 NA 蛋白的耐药性突变则以 E119V 和 R292K 为主。此外，NA 蛋白的其他氨基酸位点，如 105、116、122、136、151、152、198、224、247、248、252、276 和 371 位等的突变也会对奥塞米韦产生耐药性[743,748]。

值得注意的是，目前对神经氨酸酶抑制剂类药物具有耐药性的突变主要是针对奥塞米韦，对扎那米韦具有耐药性的突变仍较少见。据报道，患者感染 H1N1 流感病毒后 NA 蛋白的 N70S 突变可以产生对扎那米韦的耐药性[749]。澳大利亚在 2006—2008 年间曾经从临床样品的细胞培养物中发现了对扎那米韦具有耐药性的 Q136K 突变，但在原始的临床样品中则未发现这一突变[750]。I222R/K 突变可以使 2009 年甲型 H1N1 病毒产生对奥塞米韦和扎那米韦的耐药性[745]。具有 E119V 突变的 A/WSN/33（H1N1）和 2009 年甲型 H1N1 病毒也获得了对扎那米韦的耐药性，只不过这一突变严重损害了病毒的适应性[745]。对扎那米韦具有耐药性的 H3N2 突变病毒也很少出现。病毒学监测发现，D151A/E/G/V 突变病毒对扎那米韦具有耐药性[751,752]。2007—2008 年间，从缅甸的临床样品中发现了两株对扎那米韦具有耐药性的 Q136K 突变病毒[753]。R224K、R292K 和 R371K 突变可以在扎那米韦的压力下出现，或存在于反向遗传技术拯救的 H3N2 病毒中，具有对扎那米韦的耐药性[754,755]。此外，反向遗传技术拯救的 E119/G/D/A 突变病毒也具有对扎那米韦的耐药性，但是这个位点的突变病毒由于 NA 蛋白的酶活性和稳定性受到影响，适应性大大降低[756]。研究人员还从 H5N1 病毒感染的雪貂中分离到了对扎那米韦具有耐药性的 Q136L 突变[757]。H5N1 病毒在体外培养时，由于扎那米韦的存在可以产生 E119G 和 D198G 耐药性突变[758]。

1. H1N1 季节性流感病毒　2007—2008 年的流感流行季节，以 A/Brisbane/59/07（H1N1）为代表、对奥塞米韦具有耐药性的 H1N1 病毒首先从欧洲出现和流行，尤其是挪威[759,760]。随后，病毒很快扩散到南半球，具有耐药性突变的病毒的比例由不到 1% 到高达 90%[761]。例如，美国 2008—2009 年间的病毒监测表明，具有耐药性突变的病毒比例高达 99.4%[747]。这些季节性 H1N1 病毒出现了 NA 蛋白的 H274Y 突变，从而获得了对奥塞米韦的耐药性。而且，突变病毒在感染和传播过程中仍保持了良好的适应性，这是由于耐药性病毒还同时获得了其他补偿性突变，如 R193G、R221Q、V233M 和 D343N[762-765]。在雪貂试验研究中发现，具有耐药性突变的病毒比敏感性病毒复制更好[766]。耐药性突变病毒 NA 蛋白与底物的亲和性增加，NA 蛋白的受体切割与 HA 蛋白的受体结合之间的平衡得以恢复[767]。

2. 2009 年甲型 H1N1 流感病毒　2009 年甲型 H1N1 流感大流行发生后，奥塞米韦被广泛用于流感的预防和治疗。美国 CDC 的数据显示，在 2009—2010 年间，对奥塞米韦具有耐药性的甲型 H1N1 病毒约占 1.1%。在 2011—2012 年的流感流行季节中，A型流感病毒株约占 86%，对奥塞米韦具有耐药性的病毒约占 0.6%，均为 2009 年甲型

H1N1 病毒。在 2012—2013 年间的流行季节，对 2009 年甲型 H1N1 病毒具有耐药性的病毒则为 0.5%[747]。同样，在欧洲国家和澳大利亚，对奥塞米韦具有耐药性的病毒比例也较低。就全世界而言，对奥塞米韦具有耐药性的 2009 年甲型 H1N1 病毒不超过 1.6%[768]。

对具有耐药性的 2009 年甲型 H1N1 病毒的适应性而言，不同研究得到的结果存在较大差异[748]。一些研究发现，NA 蛋白具有 H274Y 突变的 2009 年甲型 H1N1 病毒的适应性、致病性和传播能力与野生型病毒相比并未减弱。然而，其他研究则发现，NA 蛋白具有 H274Y 突变的病毒生长速度降低、传播能力下降。具有 I222R 突变的 2009 年甲型 H1N1 病毒对雪貂的致病性有所下降，但病毒的复制和传播能力不变[769]。具有 S247N 突变的病毒在雪貂体内的传播能力下降，同时具有 S247N 和 H274Y 突变的病毒比野生型病毒的传播能力更强，但在另外一株病毒的背景下，则较野生型病毒的传播能力下降[770]。目前，具有耐药性突变的 2009 年甲型 H1N1 病毒在流行过程中并不占优势，这意味着突变病毒的传播能力可能比野生型病毒弱。但不能忽略的是，具有耐药性突变的病毒也可引起社区范围内的流行，表明突变病毒的传播能力较大流行之初有所增强[771]。

3. H3N2 季节性流感病毒　对 H3N2 病毒而言，E119V 和 R292K 是最主要的耐药性突变。E119V 突变仅对奥塞米韦产生耐药性，R292K 突变除了对奥塞米韦产生很高程度的耐药性外，还对扎那米韦产生较低的耐药性[751,772]。其他突变也可以使 H3N2 病毒产生对奥塞米韦的耐药性，如 E119I、I222V 和 N294S 突变[773-775]。其中，I222V 可以与 E119V 同时存在，进一步提高病毒对奥塞米韦的耐药性，并可以提高病毒的适应性[776]。一般而言，耐药性突变会影响 H3N2 病毒的适应性和传播能力。具有 R292K 突变的病毒不能在雪貂之间通过直接接触传播，具有 E119V 突变的病毒则需要比野生型病毒更高的剂量才能通过接触传播[754,777]。此外，具有 E119V 或 E119V 和 I222V 双突变的 H3N2 病毒可以在豚鼠之间通过直接接触高效传播，但不能通过呼吸道飞沫传播[778]。

4. H5N1 流感病毒　在对 H5N1 流感患者进行治疗的过程中，从 3 例患者体内发现了 NA 蛋白的 H274Y 突变，还从埃及的 2 位患者体内分离到了具有 N294S 突变的病毒[779-781]。在 A/Hanoi/30408/2005（H5N1）病毒感染的患者体内，对奥塞米韦具有耐药性和敏感性的病毒共存，其中具有耐药性的病毒含有 H274Y 或 N294S 突变[780]。此外，在鸡、鸭和天鹅样品中分离的 H5N1 禽流感病毒中同时存在野生型病毒和 H274Y 突变病毒，在鸭中流行的 H5N1 病毒还具有 N294S 突变[782]。印度尼西亚流行的 2 分支病毒由于获得了 H252Y 突变而产生了对奥塞米韦的耐药性[783,784]。此外，有的 H5N1

病毒还获得了 I222T/V/M 突变，可以对 H252Y 突变的耐药性产生协同作用[749]。V116A、I222L 和 S246N 突变也可以产生对神经氨酸酶抑制剂类药物的耐药性，其中 V116A 突变对奥塞米韦和扎那米韦均具有一定程度的耐药性[785]。

对于 VN1203 病毒来说，NA 蛋白的 H274Y 或 N294S 突变不会降低病毒对小鼠的致病性，但在致病性较差的 A/Hanoi/30408/2005 病毒背景下，H274Y 和 N294S 突变均降低了病毒的致病性[780,786,787]。在雪貂试验中，具有 H274Y 突变的 VN1203 病毒在上呼吸道中的复制与野生型病毒相似，都可引起感染雪貂的死亡[784]，而且在 VN1203 和 A/Turkey/15/2006（H5N1）病毒的背景下，分别出现了 I254V 和 E276A 突变，可能会对 H274Y 突变的出现具有一定的补偿作用。在雪貂中存在奥塞米韦的药物压力下，H274Y 突变较 N294S 突变更易出现[788]。H274Y 突变可以使病毒产生高度的耐药性，N294S 突变则引起中等程度的耐药性，但 N294S 突变可以促进病毒的复制和炎症反应[784]。

参考文献

[1] Scholtissek C. Molecular evolution of influenza viruses [J]. Virus Genes，1995，11：209 -215.

[2] Johnson N P，Mueller J. Updating the accounts：global mortality of the 1918 - 1920 "Spanish" influenza pandemic [J]. Bull Hist Med，2002，76：105 - 115.

[3] Hoehling AA. The great epidemic [M]. Boston：Little，Brown & Co，1961.

[4] Webster R G，Bean W J，Gorman O T，et al. Evolution and ecology of influenza A viruses [J]. Microbiol Rev，1992，56：152 - 179.

[5] Thanawongnuwech R，Amonsin A，Tantilertcharoen R，et al. Probable tiger - to - tiger transmission of avian influenza H5N1 [J]. Emerg Infect Dis，2005，11：699 - 701.

[6] Harder T C，Vahlenkamp T W. Influenza virus infections in dogs and cats [J]. Vet Immunol Immunopathol，2010，134：54 - 60.

[7] Tong S，Li Y，Rivailler P，et al. A distinct lineage of influenza A virus from bats [J]. Proc Natl Acad Sci U S A，2012，109：4269 - 4274.

[8] Tong S，Zhu X，Li Y，et al. New world bats harbor diverse influenza A viruses [J]. PLoS Pathog，2013，9：e1003657.

[9] Osterhaus A D，Rimmelzwaan G F，Martina B E，et al. Influenza B virus in seals [J].

Science，2000，288：1051－1053.

[10] Jakeman K J，Tisdale M，Russell S，et al. Efficacy of 2'－deoxy－2'－fluororibosides a-
gainst influenza A and B viruses in ferrets [J]. Antimicrob Agents Chemother，
1994，38：1864－1867.

[11] Matsuzaki Y，Katsushima N，Nagai Y，et al. Clinical features of influenza C virus
infection in children [J]. J Infect Dis，2006，193：1229－1235.

[12] Choppin P W，Murphy J S，Tamm I. Studies of two kinds of virus particles which
comprise influenza A2 virus strains. IIi. Morphological characteristics：independence
to morphological and functional traits [J]. J Exp Med，1960，112：945－952.

[13] Noda T，Kawaoka Y. Structure of influenza virus ribonucleoprotein complexes and
their packaging into virions [J]. Rev Med Virol，2010，20：380－391.

[14] Noda T，Sagara H，Yen A，et al. Architecture of ribonucleoprotein complexes in
influenza A virus particles [J]. Nature，2006，439：490－492.

[15] Roberts P C，Lamb R A，Compans R W. The M1 and M2 proteins of influenza A
virus are important determinants in filamentous particle formation [J]. Virology，
1998，240：127－137.

[16] Bourmakina S V，Garcia－Sastre A. Reverse genetics studies on the filamentous
morphology of influenza A virus [J]. J Gen Virol，2003，84：517－527.

[17] Burleigh L M，Calder L J，Skehel J J，et al. Influenza a viruses with mutations in
the m1 helix six domain display a wide variety of morphological phenotypes [J]. J
Virol，2005，79：1262－1270.

[18] Elleman C J，Barclay W S. The M1 matrix protein controls the filamentous pheno-
type of influenza A virus [J]. Virology，2004，321：144－153.

[19] Roberts K L，Leser G P，Ma C，et al. The amphipathic helix of influenza A virus
M2 protein is required for filamentous bud formation and scission of filamentous and
spherical particles [J]. J Virol，2013，87：9973－9982.

[20] Rossman J S，Jing X，Leser G P，et al. Influenza virus m2 ion channel protein is
necessary for filamentous virion formation [J]. J Virol，2010，84：5078－5088.

[21] McCown M F，Pekosz A. Distinct domains of the influenza a virus M2 protein cyto-
plasmic tail mediate binding to the M1 protein and facilitate infectious virus produc-
tion [J]. J Virol，2006，80：8178－8189.

[22] Bialas K M，Bussey K A，Stone R L，et al. Specific nucleoprotein residues affect

influenza virus morphology [J]. J Virol, 2014, 88: 2227 – 2234.

[23] Richardson J C, Akkina R K. NS2 protein of influenza virus is found in purified virus and phosphorylated in infected cells [J]. Arch Virol, 1991, 116: 69 – 80.

[24] Harris A, Cardone G, Winkler D C, et al. Influenza virus pleiomorphy characterized by cryoelectron tomography [J]. Proc Natl Acad Sci U S A, 2006, 103: 19123 –19127.

[25] Ruigrok R W, Barge A, Durrer P, et al. Membrane interaction of influenza virus M1 protein [J]. Virology, 2000, 267: 289 – 298.

[26] Ruigrok R W, Calder L J, Wharton S A. Electron microscopy of the influenza virus submembranal structure [J]. Virology, 1989, 173: 311 – 316.

[27] Compans R W, Content J, Duesberg P H. Structure of the ribonucleoprotein of influenza virus [J]. J Virol, 1972, 10: 795 – 800.

[28] Schulze I T. The structure of influenza virus. II . A model based on the morphology and composition of subviral particles [J]. Virology, 1972, 47: 181 – 196.

[29] Calder L J, Wasilewski S, Berriman J A, et al. Structural organization of a filamentous influenza A virus [J]. Proc Natl Acad Sci U S A, 2010, 107: 10685 – 10690.

[30] Betakova T, Nermut M V, Hay A J. The NB protein is an integral component of the membrane of influenza B virus [J]. J Gen Virol, 1996, 77 (Pt 11): 2689 –2694.

[31] Brassard D L, Leser G P, Lamb R A. Influenza B virus NB glycoprotein is a component of the virion [J]. Virology, 1996, 220: 350 – 360.

[32] Odagiri T, Hong J, Ohara Y. The BM2 protein of influenza B virus is synthesized in the late phase of infection and incorporated into virions as a subviral component [J]. J Gen Virol, 1999, 80 (Pt 10): 2573 – 2581.

[33] Zebedee S L, Lamb R A. Influenza A virus M2 protein: monoclonal antibody restriction of virus growth and detection of M2 in virions [J]. J Virol, 1988, 62: 2762 – 2772.

[34] Imai M, Watanabe S, Odagiri T. Influenza B virus NS2, a nuclear export protein, directly associates with the viral ribonucleoprotein complex [J]. Arch Virol, 2003, 148: 1873 – 1884.

[35] Katz G, Benkarroum Y, Wei H, et al. Morphology of influenza B/Lee/40 determined by cryo – electron microscopy [J]. PLoS One, 2014, 9: e88288.

［36］ Nishimura H，Hara M，Sugawara K，et al. Characterization of the cord – like structures emerging from the surface of influenza C virus – infected cells ［J］. Virology，1990，179：179 – 188.

［37］ Nakada S，Creager R S，Krystal M，et al. Influenza C virus hemagglutinin：comparison with influenza A and B virus hemagglutinins ［J］. J Virol，1984，50：118 – 124.

［38］ Apostolov K，Flewett T H. Further observations on the structure of influenza viruses A and C ［J］. J Gen Virol，1969，4：365 – 370.

［39］ Pekosz A，Lamb R A. The CM2 protein of influenza C virus is an oligomeric integral membrane glycoprotein structurally analogous to influenza A virus M2 and influenza B virus NB proteins ［J］. Virology，1997，237：439 – 451.

［40］ Miller H K. The nucleic acid content of influenza virus ［J］. Virology，1956，2：312 –320.

［41］ Compans R W，Meier – Ewert H，Palese P. Assembly of lipid – containing viruses ［J］. J Supramol Struct，1974，2：496 – 511.

［42］ Frommhagen L H，Knight C A，Freeman N K. The ribonucleic acid，lipid，and polysaccharide constituents of influenza virus preparations ［J］. Virology，1959，8：176 – 197.

［43］ Andrew M. Q. King M J A，Eric B. Carstens，and Elliot J. Lefkowitz. Virus Taxonomy，Ninth Report of the International Committee on Taxonomy of Viruses，International Union of Microbiological Societies Virology Division ［J］. 2012：749 –761.

［44］ Chen W，Calvo P A，Malide D，et al. A novel influenza A virus mitochondrial protein that induces cell death ［J］. Nat Med，2001，7：1306 – 1312.

［45］ Wise H M，Foeglein A，Sun J，et al. A complicated message：Identification of a novel PB1 – related protein translated from influenza A virus segment 2 mRNA ［J］. J Virol，2009，83：8021 – 8031.

［46］ Jagger B W，Wise H M，Kash J C，et al. An overlapping protein – coding region in influenza A virus segment 3 modulates the host response ［J］. Science，2012，337：199 –204.

［47］ Muramoto Y，Noda T，Kawakami E，et al. Identification of novel influenza A virus proteins translated from PA mRNA ［J］. J Virol，2013，87：2455 – 2462.

［48］Wise H M，Hutchinson E C，Jagger B W，et al. Identification of a novel splice variant form of the influenza A virus M2 ion channel with an antigenically distinct ectodomain ［J］. PLoS Pathog，2012，8：e1002998.

［49］Selman M D S，Forbes NE，Jia JJ，Brown EG. Adaptive mutation in influenza A virus non－structural gene is linked to host switching and induces a novel protein by alternative splicing ［J］. Emerg Microbes Infect，2012，1：e42.

［50］Gultyaev A P，Fouchier R A，Olsthoorn R C. Influenza virus RNA structure：unique and common features ［J］. Int Rev Immunol，2010，29：533－556.

［51］Resa－Infante P，Jorba N，Coloma R，et al. The influenza virus RNA synthesis machine：advances in its structure and function ［J］. RNA Biol，2011，8：207－215.

［52］Ruigrok R W，Crepin T，Hart D J，et al. Towards an atomic resolution understanding of the influenza virus replication machinery ［J］. Curr Opin Struct Biol，2010，20：104－113.

［53］Arranz R，Coloma R，Chichon F J，et al. The structure of native influenza virion ribonucleoproteins ［J］. Science，2012，338：1634－1637.

［54］Coloma R，Valpuesta J M，Arranz R，et al. The structure of a biologically active influenza virus ribonucleoprotein complex ［J］. PLoS Pathog，2009，5：e1000491.

［55］Moeller A，Kirchdoerfer R N，Potter C S，et al. Organization of the influenza virus replication machinery ［J］. Science，2012，338：1631－1634.

［56］Wise H M，Barbezange C，Jagger B W，et al. Overlapping signals for translational regulation and packaging of influenza A virus segment 2 ［J］. Nucleic Acids Res，2011，39：7775－7790.

［57］Fujii Y，Goto H，Watanabe T，et al. Selective incorporation of influenza virus RNA segments into virions ［J］. Proc Natl Acad Sci U S A，2003，100：2002－2007.

［58］Gog J R，Afonso Edos S，Dalton R M，et al. Codon conservation in the influenza A virus genome defines RNA packaging signals ［J］. Nucleic Acids Res，2007，35：1897－1907.

［59］Liang Y，Hong Y，Parslow T G. cis－Acting packaging signals in the influenza virus PB1，PB2，and PA genomic RNA segments ［J］. J Virol，2005，79：10348－10355.

［60］Liang Y，Huang T，Ly H，et al. Mutational analyses of packaging signals in influenza virus PA，PB1，and PB2 genomic RNA segments [J]. J Virol，2008，82：229 – 236.

[61] Muramoto Y，Takada A，Fujii K，et al. Hierarchy among viral RNA（vRNA）segments in their role in vRNA incorporation into influenza A virions [J]. J Virol，2006，80：2318 – 2325.

[62] Marsh G A，Hatami R，Palese P. Specific residues of the influenza A virus hemagglutinin viral RNA are important for efficient packaging into budding virions [J]. J Virol，2007，81：9727 – 9736.

[63] Watanabe T，Watanabe S，Noda T，et al. Exploitation of nucleic acid packaging signals to generate a novel influenza virus – based vector stably expressing two foreign genes [J]. J Virol，2003，77：10575 – 10583.

[64] Fujii K，Ozawa M，Iwatsuki – Horimoto K，et al. Incorporation of influenza A virus genome segments does not absolutely require wild – type sequences [J]. J Gen Virol，2009，90：1734 – 1740.

[65] Ozawa M，Maeda J，Iwatsuki – Horimoto K，et al. Nucleotide sequence requirements at the 5' end of the influenza A virus M RNA segment for efficient virus replication [J]. J Virol，2009，83：3384 – 3388.

[66] Fujii K，Fujii Y，Noda T，et al. Importance of both the coding and the segment – specific noncoding regions of the influenza A virus NS segment for its efficient incorporation into virions [J]. J Virol，2005，79：3766 – 3774.

[67] Kawaoka Y，Krauss S，Webster R G. Avian – to – human transmission of the PB1 gene of influenza A viruses in the 1957 and 1968 pandemics [J]. J Virol，1989，63：4603 –4608.

[68] Lindstrom S E，Cox N J，Klimov A. Genetic analysis of human H2N2 and early H3N2 influenza viruses，1957 – 1972：evidence for genetic divergence and multiple reassortment events [J]. Virology，2004，328：101 – 119.

[69] Neumann G，Noda T，Kawaoka Y. Emergence and pandemic potential of swine – origin H1N1 influenza virus [J]. Nature，2009，459：931 – 939.

[70] Stoeckle M Y，Shaw M W，Choppin P W. Segment – specific and common nucleotide sequences in the noncoding regions of influenza B virus genome RNAs [J]. Proc Natl Acad Sci U S A，1987，84：2703 – 2707.

[71] Barclay W S，Palese P. Influenza B viruses with site – specific mutations introduced

into the HA gene [J]. J Virol, 1995, 69: 1275－1279.

[72] Jackson D, Elderfield R A, Barclay W S. Molecular studies of influenza B virus in the reverse genetics era [J]. J Gen Virol, 2011, 92: 1－17.

[73] Racaniello V R, Palese P. Influenza B virus genome: assignment of viral polypeptides to RNA segments [J]. J Virol, 1979, 29: 361－373.

[74] Shaw M W, Choppin P W, Lamb R A. A previously unrecognized influenza B virus glycoprotein from a bicistronic mRNA that also encodes the viral neuraminidase [J]. Proc Natl Acad Sci U S A, 1983, 80: 4879－4883.

[75] Horvath C M, Williams M A, Lamb R A. Eukaryotic coupled translation of tandem cistrons: identification of the influenza B virus BM2 polypeptide [J]. EMBO J, 1990, 9: 2639－2647.

[76] Hatta M, Kawaoka Y. The NB protein of influenza B virus is not necessary for virus replication in vitro [J]. J Virol, 2003, 77: 6050－6054.

[77] Crescenzo－Chaigne B, van der Werf S. Rescue of influenza C virus from recombinant DNA [J]. J Virol, 2007, 81: 11282－11289.

[78] Yamashita M, Krystal M, Palese P. Comparison of the three large polymerase proteins of influenza A, B, and C viruses [J]. Virology, 1989, 171: 458－466.

[79] Herrler G, Durkop I, Becht H, et al. The glycoprotein of influenza C virus is the haemagglutinin, esterase and fusion factor [J]. J Gen Virol, 1988, 69 (Pt 4): 839－846.

[80] Yamashita M, Krystal M, Palese P. Evidence that the matrix protein of influenza C virus is coded for by a spliced mRNA [J]. J Virol, 1988, 62: 3348－3355.

[81] Nakada S, Graves P N, Desselberger U, et al. Influenza C virus RNA 7 codes for a nonstructural protein [J]. J Virol, 1985, 56: 221－226.

[82] Alamgir A S, Matsuzaki Y, Hongo S, et al. Phylogenetic analysis of influenza C virus nonstructural (NS) protein genes and identification of the NS2 protein [J]. J Gen Virol, 2000, 81: 1933－1940.

[83] Area E, Martin－Benito J, Gastaminza P, et al. 3D structure of the influenza virus polymerase complex: localization of subunit domains [J]. Proc Natl Acad Sci U S A, 2004, 101: 308－313.

[84] Gonzalez S, Zurcher T, Ortin J. Identification of two separate domains in the influenza virus PB1 protein involved in the interaction with the PB2 and PA subunits: a

model for the viral RNA polymerase structure [J]. Nucleic Acids Res, 1996, 24: 4456 - 4463.

[85] Ohtsu Y, Honda Y, Sakata Y, et al. Fine mapping of the subunit binding sites of influenza virus RNA polymerase [J]. Microbiol Immunol, 2002, 46: 167 - 175.

[86] Hemerka J N, Wang D, Weng Y, et al. Detection and characterization of influenza A virus PA - PB2 interaction through a bimolecular fluorescence complementation assay [J]. J Virol, 2009, 83: 3944 - 3955.

[87] He X, Zhou J, Bartlam M, et al. Crystal structure of the polymerase PA (C) - PB1 (N) complex from an avian influenza H5N1 virus [J]. Nature, 2008, 454: 1123 -1126.

[88] Obayashi E, Yoshida H, Kawai F, et al. The structural basis for an essential subunit interaction in influenza virus RNA polymerase [J]. Nature, 2008, 454: 1127 - 1131.

[89] Sugiyama K, Obayashi E, Kawaguchi A, et al. Structural insight into the essential PB1 -PB2 subunit contact of the influenza virus RNA polymerase [J]. EMBO J, 2009, 28: 1803 - 1811.

[90] Fodor E, Smith M. The PA subunit is required for efficient nuclear accumulation of the PB1 subunit of the influenza A virus RNA polymerase complex [J]. J Virol, 2004, 78: 9144 - 9153.

[91] Jones I M, Reay P A, Philpott K L. Nuclear location of all three influenza polymerase proteins and a nuclear signal in polymerase PB2 [J]. EMBO J, 1986, 5: 2371 - 2376.

[92] Huet S, Avilov S V, Ferbitz L, et al. Nuclear import and assembly of influenza A virus RNA polymerase studied in live cells by fluorescence cross - correlation spectroscopy [J]. J Virol, 2010, 84: 1254 - 1264.

[93] Loucaides E M, von Kirchbach J C, Foeglein A, et al. Nuclear dynamics of influenza A virus ribonucleoproteins revealed by live - cell imaging studies [J]. Virology, 2009, 394: 154 - 163.

[94] Deng T, Sharps J, Fodor E, et al. In vitro assembly of PB2 with a PB1 - PA dimer supports a new model of assembly of influenza A virus polymerase subunits into a functional trimeric complex [J]. J Virol, 2005, 79: 8669 - 8674.

[95] Mukaigawa J, Nayak D P. Two signals mediate nuclear localization of influenza vi-

rus（A/WSN/33）polymerase basic protein 2 [J]. J Virol，1991，65：245 – 253.

[96] Tarendeau F，Boudet J，Guilligay D，et al. Structure and nuclear import function of the C – terminal domain of influenza virus polymerase PB2 subunit [J]. Nat Struct Mol Biol，2007，14：229 – 233.

[97] Gabriel G，Herwig A，Klenk H D. Interaction of polymerase subunit PB2 and NP with importin alpha1 is a determinant of host range of influenza A virus [J]. PLoS Pathog，2008，4：e11.

[98] Gabriel G，Klingel K，Otte A，et al. Differential use of importin – alpha isoforms governs cell tropism and host adaptation of influenza virus [J]. Nat Commun，2011，2：156.

[99] Resa – Infante P，Jorba N，Zamarreno N，et al. The host – dependent interaction of alpha – importins with influenza PB2 polymerase subunit is required for virus RNA replication [J]. PLoS One，2008，3：e3904.

[100] Blaas D，Patzelt E，Kuechler E. Identification of the cap binding protein of influenza virus [J]. Nucleic Acids Res，1982，10：4803 – 4812.

[101] Ulmanen I，Broni B A，Krug R M. Role of two of the influenza virus core P proteins in recognizing cap 1 structures（m7GpppNm）on RNAs and in initiating viral RNA transcription [J]. Proc Natl Acad Sci U S A，1981，78：7355 – 7359.

[102] Li M L，Rao P，Krug R M. The active sites of the influenza cap – dependent endonuclease are on different polymerase subunits [J]. EMBO J，2001，20：2078 – 2086.

[103] Honda A，Mizumoto K，Ishihama A. Two separate sequences of PB2 subunit constitute the RNA cap – binding site of influenza virus RNA polymerase [J]. Genes Cells，1999，4：475 – 485.

[104] Fechter P，Mingay L，Sharps J，et al. Two aromatic residues in the PB2 subunit of influenza A RNA polymerase are crucial for cap binding [J]. J Biol Chem，2003，278：20381 – 20388.

[105] Gastaminza P，Perales B，Falcon A M，et al. Mutations in the N – terminal region of influenza virus PB2 protein affect virus RNA replication but not transcription [J]. J Virol，2003，77：5098 – 5108.

[106] Wang J，Sun Y，Xu Q，et al. Mouse – adapted H9N2 influenza A virus PB2 protein M147L and E627K mutations are critical for high virulence [J]. PLoS One，

2012，7：e40752.

[107] Zhou B，Li Y，Halpin R，et al. PB2 residue 158 is a pathogenic determinant of pandemic H1N1 and H5 influenza a viruses in mice [J]. J Virol，2011，85：357 - 365.

[108] Mok C K，Yen H L，Yu M Y，et al. Amino acid residues 253 and 591 of the PB2 protein of avian influenza virus A H9N2 contribute to mammalian pathogenesis [J]. J Virol，2011，85：9641 - 9645.

[109] Bussey K A，Bousse T L，Desmet E A，et al. PB2 residue 271 plays a key role in enhanced polymerase activity of influenza A viruses in mammalian host cells [J]. J Virol，2010，84：4395 - 4406.

[110] Liu Q，Qiao C，Marjuki H，et al. Combination of PB2 271A and SR polymorphism at positions 590/591 is critical for viral replication and virulence of swine influenza virus in cultured cells and in vivo [J]. J Virol，2012，86：1233 - 1237.

[111] Mehle A，Doudna J A. Adaptive strategies of the influenza virus polymerase for replication in humans [J]. Proc Natl Acad Sci U S A，2009，106：21312 - 21316.

[112] Czudai - Matwich V，Otte A，Matrosovich M，et al. PB2 mutations D701N and S714R promote adaptation of an influenza H5N1 virus to a mammalian host [J]. J Virol，2014，88：8735 - 8742.

[113] Zhao Z，Yi C，Zhao L，et al. PB2 - 588I enhances 2009 H1N1 pandemic influenza virus virulence by increasing viral replication and exacerbating PB2 inhibition of beta interferon expression [J]. J Virol，2014，88：2260 - 2267.

[114] Rolling T，Koerner I，Zimmermann P，et al. Adaptive mutations resulting in enhanced polymerase activity contribute to high virulence of influenza A virus in mice [J]. J Virol，2009，83：6673 - 6680.

[115] Li Z，Chen H，Jiao P，et al. Molecular basis of replication of duck H5N1 influenza viruses in a mammalian mouse model [J]. J Virol，2005，79：12058 - 12064.

[116] Hatta M，Gao P，Halfmann P，et al. Molecular basis for high virulence of Hong Kong H5N1 influenza A viruses [J]. Science，2001，293：1840 - 1842.

[117] Hatta M，Hatta Y，Kim J H，et al. Growth of H5N1 influenza A viruses in the upper respiratory tracts of mice [J]. PLoS Pathog，2007，3：1374 - 1379.

[118] Mase M，Tanimura N，Imada T，et al. Recent H5N1 avian influenza A virus increases rapidly in virulence to mice after a single passage in mice [J]. J Gen Virol，

2006，87：3655 -3659.

[119] de Jong M D，Simmons C P，Thanh T T，et al. Fatal outcome of human influenza
A（H5N1）is associated with high viral load and hypercytokinemia [J]. Nat Med，
2006，12：1203 - 1207.

[120] Puthavathana P，Auewarakul P，Charoenying P C，et al. Molecular characteriza-
tion of the complete genome of human influenza H5N1 virus isolates from Thailand
[J]. J Gen Virol，2005，86：423 - 433.

[121] Shinya K，Hamm S，Hatta M，et al. PB2 amino acid at position 627 affects repli-
cative efficiency，but not cell tropism，of Hong Kong H5N1 influenza A viruses in
mice [J]. Virology，2004，320：258 - 266.

[122] Kim J H，Hatta M，Watanabe S，et al. Role of host - specific amino acids in the
pathogenicity of avian H5N1 influenza viruses in mice [J]. J Gen Virol，2010，91：
1284 -1289.

[123] Massin P，van der Werf S，Naffakh N. Residue 627 of PB2 is a determinant of
cold sensitivity in RNA replication of avian influenza viruses [J]. J Virol，2001，
75：5398 -5404.

[124] Zhang H，Li X，Guo J，et al. The PB2 E627K mutation contributes to the high
polymerase activity and enhanced replication of H7N9 influenza virus [J]. J Gen
Virol，2014，95：779 - 786.

[125] Steel J，Lowen A C，Mubareka S，et al. Transmission of influenza virus in a
mammalian host is increased by PB2 amino acids 627K or 627E/701N [J]. PLoS
Pathog，2009，5：e1000252.

[126] Gao Y，Zhang Y，Shinya K，et al. Identification of amino acids in HA and PB2
critical for the transmission of H5N1 avian influenza viruses in a mammalian host
[J]. PLoS Pathog，2009，5：e1000709.

[127] Zhang Y，Zhang Q，Gao Y，et al. Key molecular factors in hemagglutinin and
PB2 contribute to efficient transmission of the 2009 H1N1 pandemic influenza virus
[J]. J Virol，2012，86：9666 - 9674.

[128] Herfst S，Schrauwen E J，Linster M，et al. Airborne transmission of influenza
A/H5N1 virus between ferrets [J]. Science，2012，336：1534 - 1541.

[129] Nath S T，Nayak D P. Function of two discrete regions is required for nuclear lo-
calization of polymerase basic protein 1 of A/WSN/33 influenza virus（H1 N1）

[J]. Mol Cell Biol，1990，10：4139 - 4145.

[130] Biswas S K，Nayak D P. Mutational analysis of the conserved motifs of influenza A virus polymerase basic protein 1 [J]. J Virol，1994，68：1819 - 1826.

[131] Braam J，Ulmanen I，Krug R M. Molecular model of a eucaryotic transcription complex：functions and movements of influenza P proteins during capped RNA - primed transcription [J]. Cell，1983，34：609 - 618.

[132] Li M L，Ramirez B C，Krug R M. RNA - dependent activation of primer RNA production by influenza virus polymerase：different regions of the same protein subunit constitute the two required RNA - binding sites [J]. EMBO J，1998，17：5844 - 5852.

[133] Gonzalez S，Ortin J. Characterization of influenza virus PB1 protein binding to viral RNA：two separate regions of the protein contribute to the interaction domain [J]. J Virol，1999，73：631 - 637.

[134] Nieto A，de la Luna S，Barcena J，et al. Complex structure of the nuclear translocation signal of influenza virus polymerase PA subunit [J]. J Gen Virol，1994，75 (Pt 1)：29 - 36.

[135] Hara K，Schmidt F I，Crow M，et al. Amino acid residues in the N - terminal region of the PA subunit of influenza A virus RNA polymerase play a critical role in protein stability，endonuclease activity，cap binding，and virion RNA promoter binding [J]. J Virol，2006，80：7789 - 7798.

[136] Huang T S，Palese P，Krystal M. Determination of influenza virus proteins required for genome replication [J]. J Virol，1990，64：5669 - 5673.

[137] Zurcher T，de la Luna S，Sanz - Ezquerro J J，et al. Mutational analysis of the influenza virus A/Victoria/3/75 PA protein：studies of interaction with PB1 protein and identification of a dominant negative mutant [J]. J Gen Virol，1996，77 (Pt 8)：1745 -1749.

[138] Fodor E，Crow M，Mingay L J，et al. A single amino acid mutation in the PA subunit of the influenza virus RNA polymerase inhibits endonucleolytic cleavage of capped RNAs [J]. J Virol，2002，76：8989 - 9001.

[139] Fodor E，Mingay L J，Crow M，et al. A single amino acid mutation in the PA subunit of the influenza virus RNA polymerase promotes the generation of defective interfering RNAs [J]. J Virol，2003，77：5017 - 5020.

[140] Dias A，Bouvier D，Crepin T，et al. The cap－snatching endonuclease of influenza virus polymerase resides in the PA subunit [J]. Nature，2009，458：914－918.

[141] Yuan P，Bartlam M，Lou Z，et al. Crystal structure of an avian influenza polymerase PA (N) reveals an endonuclease active site [J]. Nature，2009，458：909－913.

[142] Sanz－Ezquerro J J，de la Luna S，Ortin J，et al. Individual expression of influenza virus PA protein induces degradation of coexpressed proteins [J]. J Virol，1995，69：2420－2426.

[143] Perales B，Sanz－Ezquerro J J，Gastaminza P，et al. The replication activity of influenza virus polymerase is linked to the capacity of the PA subunit to induce proteolysis [J]. J Virol，2000，74：1307－1312.

[144] Hara K，Shiota M，Kido H，et al. Influenza virus RNA polymerase PA subunit is a novel serine protease with Ser624 at the active site [J]. Genes Cells，2001，6：87－97.

[145] Sanz－Ezquerro J J，Fernandez Santaren J，Sierra T，et al. The PA influenza virus polymerase subunit is a phosphorylated protein [J]. J Gen Virol，1998，79 (Pt 3)：471－478.

[146] Skehel J J，Wiley D C. Receptor binding and membrane fusion in virus entry：the influenza hemagglutinin [J]. Annu Rev Biochem，2000，69：531－569.

[147] Klenk H D，Rott R，Orlich M，et al. Activation of influenza A viruses by trypsin treatment [J]. Virology，1975，68：426－439.

[148] Lazarowitz S G，Choppin P W. Enhancement of the infectivity of influenza A and B viruses by proteolytic cleavage of the hemagglutinin polypeptide [J]. Virology，1975，68：440－454.

[149] Wilson I A，Skehel J J，Wiley D C. Structure of the haemagglutinin membrane glycoprotein of influenza virus at 3 A resolution [J]. Nature，1981，289：366－373.

[150] Gamblin S J，Haire L F，Russell R J，et al. The structure and receptor binding properties of the 1918 influenza hemagglutinin [J]. Science，2004，303：1838－1842.

[151] Xu R，Ekiert D C，Krause J C，et al. Structural basis of preexisting immunity to the 2009 H1N1 pandemic influenza virus [J]. Science，2010，328：357－360.

[152] Xiong X，Coombs P J，Martin S R，et al. Receptor binding by a ferret－transmis-

sible H5 avian influenza virus [J]. Nature, 2013, 497: 392 – 396.

[153] Yang Z Y, Wei C J, Kong W P, et al. Immunization by avian H5 influenza hemagglutinin mutants with altered receptor binding specificity [J]. Science, 2007, 317: 825 –828.

[154] Shi Y, Zhang W, Wang F, et al. Structures and receptor binding of hemagglutinins from human – infecting H7N9 influenza viruses [J]. Science, 2013, 342: 243 –247.

[155] Xiong X, Martin S R, Haire L F, et al. Receptor binding by an H7N9 influenza virus from humans [J]. Nature, 2013, 499: 496 – 499.

[156] Harrison S C. Viral membrane fusion [J]. Nat Struct Mol Biol, 2008, 15: 690 –698.

[157] Han X, Bushweller J H, Cafiso D S, et al. Membrane structure and fusion – triggering conformational change of the fusion domain from influenza hemagglutinin [J]. Nat Struct Biol, 2001, 8: 715 – 720.

[158] Jin H, Leser G P, Lamb R A. The influenza virus hemagglutinin cytoplasmic tail is not essential for virus assembly or infectivity [J]. EMBO J, 1994, 13: 5504 –5515.

[159] Doyle C, Sambrook J, Gething M J. Analysis of progressive deletions of the transmembrane and cytoplasmic domains of influenza hemagglutinin [J]. J Cell Biol, 1986, 103: 1193 – 1204.

[160] Veit M, Kretzschmar E, Kuroda K, et al. Site – specific mutagenesis identifies three cysteine residues in the cytoplasmic tail as acylation sites of influenza virus hemagglutinin [J]. J Virol, 1991, 65: 2491 – 2500.

[161] Simpson D A, Lamb R A. Alterations to influenza virus hemagglutinin cytoplasmic tail modulate virus infectivity [J]. J Virol, 1992, 66: 790 – 803.

[162] Jin H, Subbarao K, Bagai S, et al. Palmitylation of the influenza virus hemagglutinin (H3) is not essential for virus assembly or infectivity [J]. J Virol, 1996, 70: 1406 –1414.

[163] Zurcher T, Luo G, Palese P. Mutations at palmitylation sites of the influenza virus hemagglutinin affect virus formation [J]. J Virol, 1994, 68: 5748 – 5754.

[164] Jin H, Leser G P, Zhang J, et al. Influenza virus hemagglutinin and neuraminidase cytoplasmic tails control particle shape [J]. EMBO J, 1997, 16: 1236 –

1247.

[165] Ohuchi M, Fischer C, Ohuchi R, et al. Elongation of the cytoplasmic tail inter-feres with the fusion activity of influenza virus hemagglutinin [J]. J Virol, 1998, 72: 3554 -3559.

[166] Kozerski C, Ponimaskin E, Schroth – Diez B, et al. Modification of the cytoplas-mic domain of influenza virus hemagglutinin affects enlargement of the fusion pore [J]. J Virol, 2000, 74: 7529 – 7537.

[167] Melikyan G B, Jin H, Lamb R A, et al. The role of the cytoplasmic tail region of influenza virus hemagglutinin in formation and growth of fusion pores [J]. Virolo-gy, 1997, 235: 118 – 128.

[168] Fischer C, Schroth – Diez B, Herrmann A, et al. Acylation of the influenza he-magglutinin modulates fusion activity [J]. Virology, 1998, 248: 284 – 294.

[169] Wagner R, Herwig A, Azzouz N, et al. Acylation – mediated membrane ancho-ring of avian influenza virus hemagglutinin is essential for fusion pore formation and virus infectivity [J]. J Virol, 2005, 79: 6449 – 6458.

[170] Chen B J, Takeda M, Lamb R A. Influenza virus hemagglutinin (H3 subtype) requires palmitoylation of its cytoplasmic tail for assembly: M1 proteins of two subtypes differ in their ability to support assembly [J]. J Virol, 2005, 79: 13673 -13684.

[171] Suguitan A L, Jr. , Matsuoka Y, Lau Y F, et al. The multibasic cleavage site of the hemagglutinin of highly pathogenic A/Vietnam/1203/2004 (H5N1) avian in-fluenza virus acts as a virulence factor in a host – specific manner in mammals [J]. J Virol, 2012, 86: 2706 – 2714.

[172] Chen H, Bright R A, Subbarao K, et al. Polygenic virulence factors involved in pathogenesis of 1997 Hong Kong H5N1 influenza viruses in mice [J]. Virus Res, 2007, 128: 159 – 163.

[173] Matsuoka Y, Swayne D E, Thomas C, et al. Neuraminidase stalk length and ad-ditional glycosylation of the hemagglutinin influence the virulence of influenza H5N1 viruses for mice [J]. J Virol, 2009, 83: 4704 – 4708.

[174] Medina R A, Stertz S, Manicassamy B, et al. Glycosylations in the globular head of the hemagglutinin protein modulate the virulence and antigenic properties of the H1N1 influenza viruses [J]. Sci Transl Med, 2013, 5: 187ra170.

［175］Yamanaka K，Ishihama A，Nagata K. Reconstitution of influenza virus RNA – nucleoprotein complexes structurally resembling native viral ribonucleoprotein cores ［J］. J Biol Chem，1990，265：11151 – 11155.

［176］Ye Q，Krug R M，Tao Y J. The mechanism by which influenza A virus nucleoprotein forms oligomers and binds RNA ［J］. Nature，2006，444：1078 – 1082.

［177］Chan W H，Ng A K，Robb N C，et al. Functional analysis of the influenza virus H5N1 nucleoprotein tail loop reveals amino acids that are crucial for oligomerization and ribonucleoprotein activities ［J］. J Virol，2010，84：7337 – 7345.

［178］Kistner O，Muller K，Scholtissek C. Differential phosphorylation of the nucleoprotein of influenza A viruses ［J］. J Gen Virol，1989，70 (Pt 9)：2421 – 2431.

［179］Hutchinson E C，Denham E M，Thomas B，et al. Mapping the phosphoproteome of influenza A and B viruses by mass spectrometry ［J］. PLoS Pathog，2012，8：e1002993.

［180］Biswas S K，Boutz P L，Nayak D P. Influenza virus nucleoprotein interacts with influenza virus polymerase proteins ［J］. J Virol，1998，72：5493 – 5501.

［181］Poole E，Elton D，Medcalf L，et al. Functional domains of the influenza A virus PB2 protein：identification of NP – and PB1 – binding sites ［J］. Virology，2004，321：120 –133.

［182］Marklund J K，Ye Q，Dong J，et al. Sequence in the influenza A virus nucleoprotein required for viral polymerase binding and RNA synthesis ［J］. J Virol，2012，86：7292 –7297.

［183］Neumann G，Castrucci M R，Kawaoka Y. Nuclear import and export of influenza virus nucleoprotein ［J］. J Virol，1997，71：9690 – 9700.

［184］Wang P，Palese P，O'Neill R E. The NPI – 1/NPI – 3 (karyopherin alpha) binding site on the influenza a virus nucleoprotein NP is a nonconventional nuclear localization signal ［J］. J Virol，1997，71：1850 – 1856.

［185］Weber F，Kochs G，Gruber S，et al. A classical bipartite nuclear localization signal on Thogoto and influenza A virus nucleoproteins ［J］. Virology，1998，250：9 – 18.

［186］Wu W W，Pante N. The directionality of the nuclear transport of the influenza A genome is driven by selective exposure of nuclear localization sequences on nucleoprotein ［J］. Virol J，2009，6：68.

[187] Bullido R, Gomez - Puertas P, Albo C, et al. Several protein regions contribute to determine the nuclear and cytoplasmic localization of the influenza A virus nucleoprotein [J]. J Gen Virol, 2000, 81: 135 - 142.

[188] Cros J F, Garcia - Sastre A, Palese P. An unconventional NLS is critical for the nuclear import of the influenza A virus nucleoprotein and ribonucleoprotein [J]. Traffic, 2005, 6: 205 - 213.

[189] Ozawa M, Fujii K, Muramoto Y, et al. Contributions of two nuclear localization signals of influenza A virus nucleoprotein to viral replication [J]. J Virol, 2007, 81: 30 - 41.

[190] Davey J, Dimmock N J, Colman A. Identification of the sequence responsible for the nuclear accumulation of the influenza virus nucleoprotein in Xenopus oocytes [J]. Cell, 1985, 40: 667 - 675.

[191] Floer M, Blobel G, Rexach M. Disassembly of RanGTP - karyopherin beta complex, an intermediate in nuclear protein import [J]. J Biol Chem, 1997, 272: 19538 -19546.

[192] O'Neill R E, Palese P. NPI - 1, the human homolog of SRP - 1, interacts with influenza virus nucleoprotein [J]. Virology, 1995, 206: 116 - 125.

[193] Melen K, Fagerlund R, Franke J, et al. Importin alpha nuclear localization signal binding sites for STAT1, STAT2, and influenza A virus nucleoprotein [J]. J Biol Chem, 2003, 278: 28193 - 28200.

[194] O'Neill R E, Jaskunas R, Blobel G, et al. Nuclear import of influenza virus RNA can be mediated by viral nucleoprotein and transport factors required for protein import [J]. J Biol Chem, 1995, 270: 22701 - 22704.

[195] Whittaker G, Bui M, Helenius A. Nuclear trafficking of influenza virus ribonucleoproteins in heterokaryons [J]. J Virol, 1996, 70: 2743 - 2756.

[196] Elton D, Simpson - Holley M, Archer K, et al. Interaction of the influenza virus nucleoprotein with the cellular CRM1 - mediated nuclear export pathway [J]. J Virol, 2001, 75: 408 - 419.

[197] Hirst G K. The Quantitative Determination of Influenza Virus and Antibodies by Means of Red Cell Agglutination [J]. J Exp Med, 1942, 75: 49 - 64.

[198] Palese P, Tobita K, Ueda M, et al. Characterization of temperature sensitive influenza virus mutants defective in neuraminidase [J]. Virology, 1974, 61: 397 -

410.

[199] Matrosovich M N, Matrosovich T Y, Gray T, et al. Neuraminidase is important for the initiation of influenza virus infection in human airway epithelium [J]. J Virol, 2004, 78: 12665 - 12667.

[200] Suzuki T, Takahashi T, Guo C T, et al. Sialidase activity of influenza A virus in an endocytic pathway enhances viral replication [J]. J Virol, 2005, 79: 11705 - 11715.

[201] Colman P M, Varghese J N, Laver W G. Structure of the catalytic and antigenic sites in influenza virus neuraminidase [J]. Nature, 1983, 303: 41 - 44.

[202] Varghese J N, Laver W G, Colman P M. Structure of the influenza virus glyco-protein antigen neuraminidase at 2. 9 A resolution [J]. Nature, 1983, 303: 35 - 40.

[203] Baker A T, Varghese J N, Laver W G, et al. Three - dimensional structure of neuraminidase of subtype N9 from an avian influenza virus [J]. Proteins, 1987, 2: 111 -117.

[204] Russell R J, Haire L F, Stevens D J, et al. The structure of H5N1 avian influen-za neuraminidase suggests new opportunities for drug design [J]. Nature, 2006, 443: 45 -49.

[205] Zhu X, Xu X, Wilson I A. Structure determination of the 1918 H1N1 neuramini-dase from a crystal with lattice - translocation defects [J]. Acta Crystallogr D Biol Crystallogr, 2008, D64: 843 - 850.

[206] Wang M, Qi J, Liu Y, et al. Influenza A virus N5 neuraminidase has an extended 150 - cavity [J]. J Virol, 2011, 85: 8431 - 8435.

[207] Zhu X, Yang H, Guo Z, et al. Crystal structures of two subtype N10 neuramini-dase - like proteins from bat influenza A viruses reveal a diverged putative active site [J]. Proc Natl Acad Sci U S A, 2012, 109: 18903 - 18908.

[208] Varghese J N, Colman P M, van Donkelaar A, et al. Structural evidence for a second sialic acid binding site in avian influenza virus neuraminidases [J]. Proc Natl Acad Sci U S A, 1997, 94: 11808 - 11812.

[209] Bilsel P, Castrucci M R, Kawaoka Y. Mutations in the cytoplasmic tail of influen-za A virus neuraminidase affect incorporation into virions [J]. J Virol, 1993, 67: 6762 -6767.

[210] Mitnaul L J, Castrucci M R, Murti K G, et al. The cytoplasmic tail of influenza A virus neuraminidase (NA) affects NA incorporation into virions, virion morphology, and virulence in mice but is not essential for virus replication [J]. J Virol, 1996, 70: 873 –879.

[211] Zhang J, Leser G P, Pekosz A, et al. The cytoplasmic tails of the influenza virus spike glycoproteins are required for normal genome packaging [J]. Virology, 2000, 269: 325 – 334.

[212] Barman S, Adhikary L, Chakrabarti A K, et al. Role of transmembrane domain and cytoplasmic tail amino acid sequences of influenza a virus neuraminidase in raft association and virus budding [J]. J Virol, 2004, 78: 5258 – 5269.

[213] Els M C, Air G M, Murti K G, et al. An 18 – amino acid deletion in an influenza neuraminidase [J]. Virology, 1985, 142: 241 – 247.

[214] Baigent S J, McCauley J W. Glycosylation of haemagglutinin and stalk – length of neuraminidase combine to regulate the growth of avian influenza viruses in tissue culture [J]. Virus Res, 2001, 79: 177 – 185.

[215] Zhou H, Yu Z, Hu Y, et al. The special neuraminidase stalk – motif responsible for increased virulence and pathogenesis of H5N1 influenza A virus [J]. PLoS One, 2009, 4: e6277.

[216] Castrucci M R, Kawaoka Y. Biologic importance of neuraminidase stalk length in influenza A virus [J]. J Virol, 1993, 67: 759 – 764.

[217] Li S, Schulman J, Itamura S, et al. Glycosylation of neuraminidase determines the neurovirulence of influenza A/WSN/33 virus [J]. J Virol, 1993, 67: 6667 –6673.

[218] Schulman J L, Khakpour M, Kilbourne E D. Protective effects of specific immunity to viral neuraminidase on influenza virus infection of mice [J]. J Virol, 1968, 2: 778 –786.

[219] Johansson B E, Bucher D J, Kilbourne E D. Purified influenza virus hemagglutinin and neuraminidase are equivalent in stimulation of antibody response but induce contrasting types of immunity to infection [J]. J Virol, 1989, 63: 1239 – 1246.

[220] Deroo T, Jou W M, Fiers W. Recombinant neuraminidase vaccine protects against lethal influenza [J]. Vaccine, 1996, 14: 561 – 569.

[221] Sandbulte M R, Jimenez G S, Boon A C, et al. Cross – reactive neuraminidase antibodies afford partial protection against H5N1 in mice and are present in unex-

posed humans [J]. PLoS Med, 2007, 4: e59.

[222] Air G M, Els M C, Brown L E, et al. Location of antigenic sites on the three - dimensional structure of the influenza N2 virus neuraminidase [J]. Virology, 1985, 145: 237 -248.

[223] Seto J T, Chang F S. Functional significance of sialidase during influenza virus multiplication: an electron microscope study [J]. J Virol, 1969, 4: 58 - 66.

[224] Nayak D P, Balogun R A, Yamada H, et al. Influenza virus morphogenesis and budding [J]. Virus Res, 2009, 143: 147 - 161.

[225] Rossman J S, Lamb R A. Influenza virus assembly and budding [J]. Virology, 2011, 411: 229 - 236.

[226] Zhao H, Ekstrom M, Garoff H. The M1 and NP proteins of influenza A virus form homo - but not heterooligomeric complexes when coexpressed in BHK - 21 cells [J]. J Gen Virol, 1998, 79 (Pt 10): 2435 - 2446.

[227] Harris A, Forouhar F, Qiu S, et al. The crystal structure of the influenza matrix protein M1 at neutral pH: M1 - M1 protein interfaces can rotate in the oligomeric structures of M1 [J]. Virology, 2001, 289: 34 - 44.

[228] Zhang K, Wang Z, Liu X, et al. Dissection of influenza A virus M1 protein: pH - dependent oligomerization of N - terminal domain and dimerization of C - terminal domain [J]. PLoS One, 2012, 7: e37786.

[229] Sha B, Luo M. Structure of a bifunctional membrane - RNA binding protein, influenza virus matrix protein M1 [J]. Nat Struct Biol, 1997, 4: 239 - 244.

[230] Veit M, Thaa B. Association of influenza virus proteins with membrane rafts [J]. Adv Virol, 2011, 2011: 370606.

[231] Ye Z P, Pal R, Fox J W, et al. Functional and antigenic domains of the matrix (M1) protein of influenza A virus [J]. J Virol, 1987, 61: 239 - 246.

[232] Boulo S, Akarsu H, Ruigrok R W, et al. Nuclear traffic of influenza virus proteins and ribonucleoprotein complexes [J]. Virus Res, 2007, 124: 12 - 21.

[233] Shimizu T, Takizawa N, Watanabe K, et al. Crucial role of the influenza virus NS2 (NEP) C - terminal domain in M1 binding and nuclear export of vRNP [J]. FEBS Lett, 2011, 585: 41 - 46.

[234] Baudin F, Petit I, Weissenhorn W, et al. In vitro dissection of the membrane and RNP binding activities of influenza virus M1 protein [J]. Virology, 2001, 281:

102 –108.

[235] Liu T，Ye Z. Attenuating mutations of the matrix gene of influenza A/WSN/33 virus [J]. J Virol，2005，79：1918 – 1923.

[236] Liu Q，Bawa B，Ma J，et al. A crucial role of N – terminal domain of influenza A virus M1 protein in interaction with swine importin alpha1 protein [J]. Virus Genes，2014，49：157 – 162.

[237] Cao S，Liu X，Yu M，et al. A nuclear export signal in the matrix protein of Influenza A virus is required for efficient virus replication [J]. J Virol，2012，86：4883 –4891.

[238] Wang D，Harmon A，Jin J，et al. The lack of an inherent membrane targeting signal is responsible for the failure of the matrix（M1）protein of influenza A virus to bud into virus – like particles [J]. J Virol，2010，84：4673 – 4681.

[239] Barman S，Ali A，Hui E K，et al. Transport of viral proteins to the apical membranes and interaction of matrix protein with glycoproteins in the assembly of influenza viruses [J]. Virus Res，2001，77：61 – 69.

[240] Wakefield L，Brownlee G G. RNA – binding properties of influenza A virus matrix protein M1 [J]. Nucleic Acids Res，1989，17：8569 – 8580.

[241] Wu C Y，Jeng K S，Lai M M. The SUMOylation of matrix protein M1 modulates the assembly and morphogenesis of influenza A virus [J]. J Virol，2011，85：6618 –6628.

[242] Wang S，Zhao Z，Bi Y，et al. Tyrosine 132 phosphorylation of influenza A virus M1 protein is crucial for virus replication by controlling the nuclear import of M1 [J]. J Virol，2013，87：6182 – 6191.

[243] Zhang J，Li G，Liu X，et al. Influenza A virus M1 blocks the classical complement pathway through interacting with C1qA [J]. J Gen Virol，2009，90：2751 – 2758.

[244] Lamb R A，Choppin P W. Identification of a second protein（M2）encoded by RNA segment 7 of influenza virus [J]. Virology，1981，112：729 – 737.

[245] Pinto L H，Holsinger L J，Lamb R A. Influenza virus M2 protein has ion channel activity [J]. Cell，1992，69：517 – 528.

[246] Sakaguchi T，Tu Q，Pinto L H，et al. The active oligomeric state of the minimalistic influenza virus M2 ion channel is a tetramer [J]. Proc Natl Acad Sci U S A，

1997，94：5000－5005.

[247] Holsinger L J，Lamb R A. Influenza virus M2 integral membrane protein is a homotetramer stabilized by formation of disulfide bonds [J]. Virology，1991，183：32－43.

[248] Sharma M，Yi M，Dong H，et al. Insight into the mechanism of the influenza A proton channel from a structure in a lipid bilayer [J]. Science，2010，330：509－512.

[249] Stouffer A L，Acharya R，Salom D，et al. Structural basis for the function and inhibition of an influenza virus proton channel [J]. Nature，2008，451：596－599.

[250] Cady S D，Schmidt－Rohr K，Wang J，et al. Structure of the amantadine binding site of influenza M2 proton channels in lipid bilayers [J]. Nature，2010，463：689－692.

[251] Schnell J R，Chou J J. Structure and mechanism of the M2 proton channel of influenza A virus [J]. Nature，2008，451：591－595.

[252] Pielak R M，Chou J J. Solution NMR structure of the V27A drug resistant mutant of influenza A M2 channel [J]. Biochem Biophys Res Commun，2010，401：58－63.

[253] Acharya R，Carnevale V，Fiorin G，et al. Structure and mechanism of proton transport through the transmembrane tetrameric M2 protein bundle of the influenza A virus [J]. Proc Natl Acad Sci U S A，2010，107：15075－15080.

[254] Hu J，Asbury T，Achuthan S，et al. Backbone structure of the amantadine－blocked trans－membrane domain M2 proton channel from Influenza A virus [J]. Biophys J，2007，92：4335－4343.

[255] Nishimura K，Kim S，Zhang L，et al. The closed state of a H＋ channel helical bundle combining precise orientational and distance restraints from solid state NMR [J]. Biochemistry，2002，41：13170－13177.

[256] Hu F，Luo W，Hong M. Mechanisms of proton conduction and gating in influenza M2 proton channels from solid－state NMR [J]. Science，2010，330：505－508.

[257] Hong M，DeGrado W F. Structural basis for proton conduction and inhibition by the influenza M2 protein [J]. Protein Sci，2012，21：1620－1633.

[258] Pinto L H，Lamb R A. The M2 proton channels of influenza A and B viruses [J]. J Biol Chem，2006，281：8997－9000.

[259] Polishchuk A L，Lear J D，Ma C，et al. A pH－dependent conformational ensemble mediates proton transport through the influenza A/M2 protein [J]. Biochemistry，2010，49：10061－10071.

[260] Venkataraman P, Lamb R A, Pinto L H. Chemical rescue of histidine selectivity filter mutants of the M2 ion channel of influenza A virus [J]. J Biol Chem, 2005, 280: 21463 - 21472.

[261] Ma C, Polishchuk A L, Ohigashi Y, et al. Identification of the functional core of the influenza A virus A/M2 proton - selective ion channel [J]. Proc Natl Acad Sci U S A, 2009, 106: 12283 - 12288.

[262] Cross T A, Dong H, Sharma M, et al. M2 protein from influenza A: from multiple structures to biophysical and functional insights [J]. Curr Opin Virol, 2012, 2: 128 - 133.

[263] Takeda M, Pekosz A, Shuck K, et al. Influenza a virus M2 ion channel activity is essential for efficient replication in tissue culture [J]. J Virol, 2002, 76: 1391 -1399.

[264] Wang C, Takeuchi K, Pinto L H, et al. Ion channel activity of influenza A virus M2 protein: characterization of the amantadine block [J]. J Virol, 1993, 67: 5585 -5594.

[265] Rosenberg M R, Casarotto M G. Coexistence of two adamantane binding sites in the influenza A M2 ion channel [J]. Proc Natl Acad Sci U S A, 2010, 107: 13866 -13871.

[266] Jing X, Ma C, Ohigashi Y, et al. Functional studies indicate amantadine binds to the pore of the influenza A virus M2 proton - selective ion channel [J]. Proc Natl Acad Sci U S A, 2008, 105: 10967 - 10972.

[267] Takeuchi K, Lamb R A. Influenza virus M2 protein ion channel activity stabilizes the native form of fowl plague virus hemagglutinin during intracellular transport [J]. J Virol, 1994, 68: 911 - 919.

[268] Henkel J R, Popovich J L, Gibson G A, et al. Selective perturbation of early endosome and/or trans - Golgi network pH but not lysosome pH by dose - dependent expression of influenza M2 protein [J]. J Biol Chem, 1999, 274: 9854 - 9860.

[269] Gerl M J, Sampaio J L, Urban S, et al. Quantitative analysis of the lipidomes of the influenza virus envelope and MDCK cell apical membrane [J]. J Cell Biol, 2012, 196: 213 -221.

[270] Rossman J S, Jing X, Leser G P, et al. Influenza virus M2 protein mediates ESCRT - independent membrane scission [J]. Cell, 2010, 142: 902 - 913.

［271］ Wang T，Cady S D，Hong M. NMR determination of protein partitioning into membrane domains with different curvatures and application to the influenza M2 peptide ［J］. Biophys J，2012，102：787 – 794.

［272］ Thaa B，Tielesch C，Moller L，et al. Growth of influenza A virus is not impeded by simultaneous removal of the cholesterol – binding and acylation sites in the M2 protein ［J］. J Gen Virol，2012，93：282 – 292.

［273］ Castrucci M R，Hughes M，Calzoletti L，et al. The cysteine residues of the M2 protein are not required for influenza A virus replication ［J］. Virology，1997，238：128 – 134.

［274］ Stewart S M，Wu W H，Lalime E N，et al. The cholesterol recognition/interaction amino acid consensus motif of the influenza A virus M2 protein is not required for virus replication but contributes to virulence ［J］. Virology，2010，405：530 –538.

［275］ Grantham M L，Wu W H，Lalime E N，et al. Palmitoylation of the influenza A virus M2 protein is not required for virus replication in vitro but contributes to virus virulence ［J］. J Virol，2009，83：8655 – 8661.

［276］ Thaa B，Siche S，Herrmann A，et al. Acylation and cholesterol binding are not required for targeting of influenza A virus M2 protein to the hemagglutinin – defined budozone ［J］. FEBS Lett，2014，588：1031 – 1036.

［277］ Thaa B，Herrmann A，Veit M. Intrinsic cytoskeleton – dependent clustering of influenza virus M2 protein with hemagglutinin assessed by FLIM – FRET ［J］. J Virol，2010，84：12445 – 12449.

［278］ Thomas J M，Stevens M P，Percy N，et al. Phosphorylation of the M2 protein of influenza A virus is not essential for virus viability ［J］. Virology，1998，252：54 – 64.

［279］ Ichinohe T，Pang I K，Iwasaki A. Influenza virus activates inflammasomes via its intracellular M2 ion channel ［J］. Nat Immunol，2010，11：404 – 410.

［280］ Gannage M，Dormann D，Albrecht R，et al. Matrix protein 2 of influenza A virus blocks autophagosome fusion with lysosomes ［J］. Cell Host Microbe，2009，6：367 –380.

［281］ Beale R，Wise H，Stuart A，et al. A LC3 – interacting motif in the influenza A virus M2 protein is required to subvert autophagy and maintain virion stability ［J］.

Cell Host Microbe, 2014, 15: 239 - 247.

[282] Melen K, Kinnunen L, Fagerlund R, et al. Nuclear and nucleolar targeting of influenza A virus NS1 protein: striking differences between different virus subtypes [J]. J Virol, 2007, 81: 5995 - 6006.

[283] Bornholdt Z A, Prasad B V. X - ray structure of NS1 from a highly pathogenic H5N1 influenza virus [J]. Nature, 2008, 456: 985 - 988.

[284] Qian X Y, Chien C Y, Lu Y, et al. An amino - terminal polypeptide fragment of the influenza virus NS1 protein possesses specific RNA - binding activity and largely helical backbone structure [J]. RNA, 1995, 1: 948 - 956.

[285] Engel D A. The influenza virus NS1 protein as a therapeutic target [J]. Antiviral Res, 2013, 99: 409 - 416.

[286] Liu J, Lynch P A, Chien C Y, et al. Crystal structure of the unique RNA - binding domain of the influenza virus NS1 protein [J]. Nat Struct Biol, 1997, 4: 896 -899.

[287] Wang W, Riedel K, Lynch P, et al. RNA binding by the novel helical domain of the influenza virus NS1 protein requires its dimer structure and a small number of specific basic amino acids [J]. RNA, 1999, 5: 195 - 205.

[288] Chien C Y, Xu Y, Xiao R, et al. Biophysical characterization of the complex between double - stranded RNA and the N - terminal domain of the NS1 protein from influenza A virus: evidence for a novel RNA - binding mode [J]. Biochemistry, 2004, 43: 1950 -1962.

[289] Chen Z, Li Y, Krug R M. Influenza A virus NS1 protein targets poly (A) - binding protein II of the cellular 3'- end processing machinery [J]. EMBO J, 1999, 18: 2273 -2283.

[290] Nemeroff M E, Barabino S M, Li Y, et al. Influenza virus NS1 protein interacts with the cellular 30 kDa subunit of CPSF and inhibits 3'end formation of cellular pre - mRNAs [J]. Mol Cell, 1998, 1: 991 - 1000.

[291] Melen K, Tynell J, Fagerlund R, et al. Influenza A H3N2 subtype virus NS1 protein targets into the nucleus and binds primarily via its C - terminal NLS2/ NoLS to nucleolin and fibrillarin [J]. Virol J, 2012, 9: 167.

[292] Volmer R, Mazel - Sanchez B, Volmer C, et al. Nucleolar localization of influenza A NS1: striking differences between mammalian and avian cells [J]. Virol J,

2010，7：63.

[293] Garcia - Sastre A，Egorov A，Matassov D，et al. Influenza A virus lacking the NS1 gene replicates in interferon - deficient systems [J]. Virology，1998，252：324 - 330.

[294] Talon J，Salvatore M，O'Neill R E，et al. Influenza A and B viruses expressing altered NS1 proteins：A vaccine approach [J]. Proc Natl Acad Sci U S A，2000，97：4309 - 4314.

[295] Geiss G K，Salvatore M，Tumpey T M，et al. Cellular transcriptional profiling in influenza A virus - infected lung epithelial cells：the role of the nonstructural NS1 protein in the evasion of the host innate defense and its potential contribution to pandemic influenza [J]. Proc Natl Acad Sci U S A，2002，99：10736 - 10741.

[296] Ludwig S，Wang X，Ehrhardt C，et al. The influenza A virus NS1 protein inhibits activation of Jun N - terminal kinase and AP - 1 transcription factors [J]. J Virol，2002，76：11166 - 11171.

[297] Talon J，Horvath C M，Polley R，et al. Activation of interferon regulatory factor 3 is inhibited by the influenza A virus NS1 protein [J]. J Virol，2000，74：7989 - 7996.

[298] Wang X，Li M，Zheng H，et al. Influenza A virus NS1 protein prevents activation of NF - kappaB and induction of alpha/beta interferon [J]. J Virol，2000，74：11566 -11573.

[299] Lin Y P，Shu L L，Wright S，et al. Analysis of the influenza virus gene pool of avian species from southern China [J]. Virology，1994，198：557 - 566.

[300] Munir M，Zohari S，Metreveli G，et al. Alleles A and B of non - structural protein 1 of avian influenza A viruses differentially inhibit beta interferon production in human and mink lung cells [J]. J Gen Virol，2011，92：2111 - 2121.

[301] Li W，Noah J W，Noah D L. Alanine substitutions within a linker region of the influenza A virus non - structural protein 1 alter its subcellular localization and attenuate virus replication [J]. J Gen Virol，2011，92：1832 - 1842.

[302] Wang X，Basler C F，Williams B R，et al. Functional replacement of the carboxy -terminal two - thirds of the influenza A virus NS1 protein with short heterologous dimerization domains [J]. J Virol，2002，76：12951 - 12962.

[303] Donelan N R，Basler C F，Garcia - Sastre A. A recombinant influenza A virus ex-

pressing an RNA – binding – defective NS1 protein induces high levels of beta inter-feron and is attenuated in mice [J]. J Virol, 2003, 77: 13257 – 13266.

[304] Ayllon J, Russell R J, Garcia – Sastre A, et al. Contribution of NS1 effector do-main dimerization to influenza A virus replication and virulence [J]. J Virol, 2012, 86: 13095 –13098.

[305] Min J Y, Krug R M. The primary function of RNA binding by the influenza A vi-rus NS1 protein in infected cells: Inhibiting the $2' – 5'$ oligo (A) synthetase/ RNase L pathway [J]. Proc Natl Acad Sci U S A, 2006, 103: 7100 – 7105.

[306] Mibayashi M, Martinez – Sobrido L, Loo Y M, et al. Inhibition of retinoic acid – inducible gene I – mediated induction of beta interferon by the NS1 protein of influ-enza A virus [J]. J Virol, 2007, 81: 514 – 524.

[307] Gack M U, Albrecht R A, Urano T, et al. Influenza A virus NS1 targets the ubiquitin ligase TRIM25 to evade recognition by the host viral RNA sensor RIG – I [J]. Cell Host Microbe, 2009, 5: 439 – 449.

[308] Gao S, Song L, Li J, et al. Influenza A virus – encoded NS1 virulence factor pro-tein inhibits innate immune response by targeting IKK [J]. Cell Microbiol, 2012, 14: 1849 –1866.

[309] Kuo R L, Zhao C, Malur M, et al. Influenza A virus strains that circulate in hu-mans differ in the ability of their NS1 proteins to block the activation of IRF3 and interferon – beta transcription [J]. Virology, 2010, 408: 146 – 158.

[310] Wang S, Chi X, Wei H, et al. Influenza A virus – induced degradation of eukary-otic translation initiation factor 4B contributes to viral replication by suppressing IFITM3 protein expression [J]. J Virol, 2014, 88: 8375 – 8385.

[311] Marazzi I, Ho J S, Kim J, et al. Suppression of the antiviral response by an influ-enza histone mimic [J]. Nature, 2012, 483: 428 – 433.

[312] Fortes P, Beloso A, Ortin J. Influenza virus NS1 protein inhibits pre – mRNA splicing and blocks mRNA nucleocytoplasmic transport [J]. EMBO J, 1994, 13: 704 – 712.

[313] Lu Y, Qian X Y, Krug R M. The influenza virus NS1 protein: a novel inhibitor of pre –mRNA splicing [J]. Genes Dev, 1994, 8: 1817 – 1828.

[314] Noah D L, Twu K Y, Krug R M. Cellular antiviral responses against influenza A virus are countered at the posttranscriptional level by the viral NS1A protein via its

binding to a cellular protein required for the 3′ end processing of cellular pre – mR-
NAS [J]. Virology，2003，307：386 – 395.

[315] Steidle S，Martinez – Sobrido L，Mordstein M，et al. Glycine 184 in nonstructural
protein NS1 determines the virulence of influenza A virus strain PR8 without af-
fecting the host interferon response [J]. J Virol，2010，84：12761 – 12770.

[316] Qiu Y，Krug R M. The influenza virus NS1 protein is a poly（A）– binding pro-
tein that inhibits nuclear export of mRNAs containing poly（A）[J]. J Virol，
1994，68：2425 – 2432.

[317] Satterly N，Tsai P L，van Deursen J，et al. Influenza virus targets the mRNA ex-
port machinery and the nuclear pore complex [J]. Proc Natl Acad Sci U S A，
2007，104：1853 –1858.

[318] Hatada E，Saito S，Fukuda R. Mutant influenza viruses with a defective NS1 pro-
tein cannot block the activation of PKR in infected cells [J]. J Virol，1999，73：
2425 – 2433.

[319] Lu Y，Wambach M，Katze M G，et al. Binding of the influenza virus NS1 protein
to double – stranded RNA inhibits the activation of the protein kinase that phos-
phorylates the elF – 2 translation initiation factor [J]. Virology，1995，214：222 –
228.

[320] Min J Y，Li S，Sen G C，et al. A site on the influenza A virus NS1 protein medi-
ates both inhibition of PKR activation and temporal regulation of viral RNA syn-
thesis [J]. Virology，2007，363：236 – 243.

[321] Li S，Min J Y，Krug R M，et al. Binding of the influenza A virus NS1 protein to
PKR mediates the inhibition of its activation by either PACT or double – stranded
RNA [J]. Virology，2006，349：13 – 21.

[322] Bergmann M，Garcia – Sastre A，Carnero E，et al. Influenza virus NS1 protein
counteracts PKR – mediated inhibition of replication [J]. J Virol，2000，74：
6203 –6206.

[323] Hale B G，Batty I H，Downes C P，et al. Binding of influenza A virus NS1 pro-
tein to the inter – SH2 domain of p85 suggests a novel mechanism for phos-
phoinositide 3 – kinase activation [J]. J Biol Chem，2008，283：1372 – 1380.

[324] Shin Y K，Liu Q，Tikoo S K，et al. Influenza A virus NS1 protein activates the
phosphatidylinositol 3 – kinase（PI3K）/Akt pathway by direct interaction with

the p85 subunit of PI3K [J]. J Gen Virol, 2007, 88: 13 – 18.

[325] Hale B G, Jackson D, Chen Y H, et al. Influenza A virus NS1 protein binds p85beta and activates phosphatidylinositol – 3 – kinase signaling [J]. Proc Natl Acad Sci U S A, 2006, 103: 14194 – 14199.

[326] Li Y, Anderson D H, Liu Q, et al. Mechanism of influenza A virus NS1 protein interaction with the p85beta, but not the p85alpha, subunit of phosphatidylinositol 3 – kinase (PI3K) and up – regulation of PI3K activity [J]. J Biol Chem, 2008, 283: 23397 – 23409.

[327] Hrincius E R, Hennecke A K, Gensler L, et al. A single point mutation (Y89F) within the non – structural protein 1 of influenza A viruses limits epithelial cell tropism and virulence in mice [J]. Am J Pathol, 2012, 180: 2361 – 2374.

[328] Ayllon J, Hale B G, Garcia – Sastre A. Strain – specific contribution of NS1 – activated phosphoinositide 3 – kinase signaling to influenza A virus replication and virulence [J]. J Virol, 2012, 86: 5366 – 5370.

[329] Shin Y K, Li Y, Liu Q, et al. SH3 binding motif 1 in influenza A virus NS1 protein is essential for PI3K/Akt signaling pathway activation [J]. J Virol, 2007, 81: 12730 –12739.

[330] Heikkinen L S, Kazlauskas A, Melen K, et al. Avian and 1918 Spanish influenza a virus NS1 proteins bind to Crk/CrkL Src homology 3 domains to activate host cell signaling [J]. J Biol Chem, 2008, 283: 5719 – 5727.

[331] Hrincius E R, Wixler V, Wolff T, et al. CRK adaptor protein expression is required for efficient replication of avian influenza A viruses and controls JNK – mediated apoptotic responses [J]. Cell Microbiol, 2010, 12: 831 – 843.

[332] Nacken W, Anhlan D, Hrincius E R, et al. Activation of c – jun N – terminal kinase upon influenza A virus (IAV) infection is independent of pathogen – related receptors but dependent on amino acid sequence variations of IAV NS1 [J]. J Virol, 2014, 88: 8843 –8852.

[333] Jiang W, Wang Q, Chen S, et al. Influenza A virus NS1 induces G0/G1 cell cycle arrest by inhibiting the expression and activity of RhoA protein [J]. J Virol, 2013, 87: 3039 –3052.

[334] Lam W Y, Tang J W, Yeung A C, et al. Avian influenza virus A/HK/483/97 (H5N1) NS1 protein induces apoptosis in human airway epithelial cells [J]. J Vir-

ol，2008，82：2741－2751.

[335] Zhang C，Yang Y，Zhou X，et al. Highly pathogenic avian influenza A virus H5N1 NS1 protein induces caspase－dependent apoptosis in human alveolar basal epithelial cells [J]. Virol J，2010，7：51.

[336] Schultz－Cherry S，Dybdahl－Sissoko N，Neumann G，et al. Influenza virus ns1 protein induces apoptosis in cultured cells [J]. J Virol，2001，75：7875－7881.

[337] Xing Z，Cardona C J，Adams S，et al. Differential regulation of antiviral and proinflammatory cytokines and suppression of Fas－mediated apoptosis by NS1 of H9N2 avian influenza virus in chicken macrophages [J]. J Gen Virol，2009，90：1109－1118.

[338] Zhirnov O P，Konakova T E，Wolff T，et al. NS1 protein of influenza A virus down－regulates apoptosis [J]. J Virol，2002，76：1617－1625.

[339] Terrier O，Diederichs A，Dubois J，et al. Influenza NS1 interacts with p53 and alters its binding to p53－responsive genes，in a promoter－dependent manner [J]. FEBS Lett，2013，587：2965－2971.

[340] Wang X，Shen Y，Qiu Y，et al. The non－structural (NS1) protein of influenza A virus associates with p53 and inhibits p53－mediated transcriptional activity and apoptosis [J]. Biochem Biophys Res Commun，2010，395：141－145.

[341] Ehrhardt C，Wolff T，Pleschka S，et al. Influenza A virus NS1 protein activates the PI3K/Akt pathway to mediate antiapoptotic signaling responses [J]. J Virol，2007，81：3058－3067.

[342] Jackson D，Killip M J，Galloway C S，et al. Loss of function of the influenza A virus NS1 protein promotes apoptosis but this is not due to a failure to activate phosphatidylinositol 3－kinase (PI3K) [J]. Virology，2010，396：94－105.

[343] Mahmoudian S，Auerochs S，Grone M，et al. Influenza A virus proteins PB1 and NS1 are subject to functionally important phosphorylation by protein kinase C [J]. J Gen Virol，2009，90：1392－1397.

[344] Matsuda M，Suizu F，Hirata N，et al. Characterization of the interaction of influenza virus NS1 with Akt [J]. Biochem Biophys Res Commun，2010，395：312－317.

[345] Hsiang T Y，Zhou L，Krug R M. Roles of the phosphorylation of specific serines and threonines in the NS1 protein of human influenza A viruses [J]. J Virol，2012，86：10370－10376.

[346] Xu K, Klenk C, Liu B, et al. Modification of nonstructural protein 1 of influenza A virus by SUMO1 [J]. J Virol, 2011, 85: 1086 - 1098.

[347] Santos A, Pal S, Chacon J, et al. SUMOylation affects the interferon blocking activity of the influenza A nonstructural protein NS1 without affecting its stability or cellular localization [J]. J Virol, 2013, 87: 5602 - 5620.

[348] Zhao C, Hsiang T Y, Kuo R L, et al. ISG15 conjugation system targets the viral NS1 protein in influenza A virus - infected cells [J]. Proc Natl Acad Sci U S A, 2010, 107: 2253 - 2258.

[349] Golebiewski L, Liu H, Javier R T, et al. The avian influenza virus NS1 ESEV PDZ binding motif associates with Dlg1 and Scribble to disrupt cellular tight junctions [J]. J Virol, 2011, 85: 10639 - 10648.

[350] Liu H, Golebiewski L, Dow E C, et al. The ESEV PDZ - binding motif of the avian influenza A virus NS1 protein protects infected cells from apoptosis by directly targeting Scribble [J]. J Virol, 2010, 84: 11164 - 11174.

[351] Seo S H, Hoffmann E, Webster R G. Lethal H5N1 influenza viruses escape host anti -viral cytokine responses [J]. Nat Med, 2002, 8: 950 - 954.

[352] Jiao P, Tian G, Li Y, et al. A single - amino - acid substitution in the NS1 protein changes the pathogenicity of H5N1 avian influenza viruses in mice [J]. J Virol, 2008, 82: 1146 - 1154.

[353] Spesock A, Malur M, Hossain M J, et al. The virulence of 1997 H5N1 influenza viruses in the mouse model is increased by correcting a defect in their NS1 proteins [J]. J Virol, 2011, 85: 7048 - 7058.

[354] Ayllon J, Domingues P, Rajsbaum R, et al. A single amino acid substitution in the novel H7N9 influenza A virus NS1 protein increases CPSF30 binding and virulence [J]. J Virol, 2014, 88: 12146 - 12151.

[355] Jackson D, Hossain M J, Hickman D, et al. A new influenza virus virulence determinant: the NS1 protein four C - terminal residues modulate pathogenicity [J]. Proc Natl Acad Sci U S A, 2008, 105: 4381 - 4386.

[356] Obenauer J C, Denson J, Mehta P K, et al. Large - scale sequence analysis of avian influenza isolates [J]. Science, 2006, 311: 1576 - 1580.

[357] Soubies S M, Volmer C, Croville G, et al. Species - specific contribution of the four C -terminal amino acids of influenza A virus NS1 protein to virulence [J]. J

Virol，2010，84：6733－6747.

［358］Fan S，Macken C A，Li C，et al. Synergistic effect of the PDZ and p85beta－binding domains of the NS1 protein on virulence of an avian H5N1 influenza A virus［J］. J Virol，2013，87：4861－4871.

［359］Long J X，Peng D X，Liu Y L，et al. Virulence of H5N1 avian influenza virus enhanced by a 15－nucleotide deletion in the viral nonstructural gene［J］. Virus Genes，2008，36：471－478.

［360］Trapp S，Soubieux D，Marty H，et al. Shortening the unstructured，interdomain region of the non－structural protein NS1 of an avian H1N1 influenza virus increases its replication and pathogenicity in chickens［J］. J Gen Virol，2014，95：1233－1243.

［361］Li Y，Chen S，Zhang X，et al. A 20－amino－acid deletion in the neuraminidase stalk and a five－amino－acid deletion in the NS1 protein both contribute to the pathogenicity of H5N1 avian influenza viruses in mallard ducks［J］. PLoS One，2014，9：e95539.

［362］Zhu Q，Yang H，Chen W，et al. A naturally occurring deletion in its NS gene contributes to the attenuation of an H5N1 swine influenza virus in chickens［J］. J Virol，2008，82：220－228.

［363］Lamb R A，Lai C J. Sequence of interrupted and uninterrupted mRNAs and cloned DNA coding for the two overlapping nonstructural proteins of influenza virus［J］. Cell，1980，21：475－485.

［364］Lamb R A，Choppin P W. Segment 8 of the influenza virus genome is unique in coding for two polypeptides［J］. Proc Natl Acad Sci U S A，1979，76：4908－4912.

［365］O'Neill R E，Talon J，Palese P. The influenza virus NEP（NS2 protein）mediates the nuclear export of viral ribonucleoproteins［J］. EMBO J，1998，17：288－296.

［366］Paterson D，Fodor E. Emerging roles for the influenza A virus nuclear export protein（NEP）［J］. PLoS Pathog，2012，8：e1003019.

［367］Akarsu H，Burmeister W P，Petosa C，et al. Crystal structure of the M1 protein－binding domain of the influenza A virus nuclear export protein（NEP/NS2）［J］. EMBO J，2003，22：4646－4655.

［368］Iwatsuki－Horimoto K，Horimoto T，Fujii Y，et al. Generation of influenza A virus NS2 (NEP) mutants with an altered nuclear export signal sequence [J]. J Virol, 2004, 78: 10149 - 10155.

[369] Huang S, Chen J, Chen Q, et al. A second CRM1 - dependent nuclear export signal in the influenza A virus NS2 protein contributes to the nuclear export of viral ribonucleoproteins [J]. J Virol, 2013, 87: 767 - 778.

[370] Odagiri T, Tominaga K, Tobita K, et al. An amino acid change in the non - structural NS2 protein of an influenza A virus mutant is responsible for the genera- tion of defective interfering (DI) particles by amplifying DI RNAs and suppress- ing complementary RNA synthesis [J]. J Gen Virol, 1994, 75 (Pt 1): 43 - 53.

[371] Bullido R, Gomez - Puertas P, Saiz M J, et al. Influenza A virus NEP (NS2 pro- tein) downregulates RNA synthesis of model template RNAs [J]. J Virol, 2001, 75: 4912 - 4917.

[372] Robb N C, Smith M, Vreede F T, et al. NS2/NEP protein regulates transcrip- tion and replication of the influenza virus RNA genome [J]. J Gen Virol, 2009, 90: 1398 - 1407.

[373] Manz B, Brunotte L, Reuther P, et al. Adaptive mutations in NEP compensate for defective H5N1 RNA replication in cultured human cells [J]. Nat Commun, 2012, 3: 802.

[374] Reuther P, Giese S, Gotz V, et al. Adaptive mutations in the nuclear export pro- tein of human - derived H5N1 strains facilitate a polymerase activity - enhancing conformation [J]. J Virol, 2014, 88: 263 - 271.

[375] Gao S, Wu J, Liu R Y, et al. Interaction of NS2 with AIMP2 Facilitates the Switch from Ubiquitination to SUMOylation of M1 in Influenza A Virus - Infected Cells [J]. J Virol, 2014.

[376] Gorai T, Goto H, Noda T, et al. F1Fo - ATPase, F - type proton - transloca- ting ATPase, at the plasma membrane is critical for efficient influenza virus bud- ding [J]. Proc Natl Acad Sci U S A, 2012, 109: 4615 - 4620.

[377] Darapaneni V, Prabhaker V K, Kukol A. Large - scale analysis of influenza A vi- rus sequences reveals potential drug target sites of non - structural proteins [J]. J Gen Virol, 2009, 90: 2124 - 2133.

[378] Pal S, Santos A, Rosas J M, et al. Influenza A virus interacts extensively with the cellular SUMOylation system during infection [J]. Virus Res, 2011, 158: 12 - 27.

［379］ Zell R, Krumbholz A, Wutzler P. Influenza A virus PB1 – F2 gene ［J］. Emerg Infect Dis, 2006, 12: 1607 – 1608; author reply 1608 – 1609.

［380］ Zell R, Krumbholz A, Eitner A, et al. Prevalence of PB1 – F2 of influenza A viruses ［J］. J Gen Virol, 2007, 88: 536 – 546.

［381］ Bruns K, Studtrucker N, Sharma A, et al. Structural characterization and oligomerization of PB1 – F2, a proapoptotic influenza A virus protein ［J］. J Biol Chem, 2007, 282: 353 – 363.

［382］ Solbak S M, Sharma A, Bruns K, et al. Influenza A virus protein PB1 – F2 from different strains shows distinct structural signatures ［J］. Biochim Biophys Acta, 2013, 1834: 568 – 582.

［383］ Chevalier C, Al Bazzal A, Vidic J, et al. PB1 – F2 influenza A virus protein adopts a beta – sheet conformation and forms amyloid fibers in membrane environments ［J］. J Biol Chem, 2010, 285: 13233 – 13243.

［384］ Miodek A, Vidic J, Sauriat – Dorizon H, et al. Electrochemical detection of the oligomerization of PB1 – F2 influenza A virus protein in infected cells ［J］. Anal Chem, 2014, 86: 9098 – 9105.

［385］ Mitzner D, Dudek S E, Studtrucker N, et al. Phosphorylation of the influenza A virus protein PB1 – F2 by PKC is crucial for apoptosis promoting functions in monocytes ［J］. Cell Microbiol, 2009, 11: 1502 – 1516.

［386］ La Gruta N L, Thomas P G, Webb A I, et al. Epitope – specific TCRbeta repertoire diversity imparts no functional advantage on the CD8＋ T cell response to cognate viral peptides ［J］. Proc Natl Acad Sci U S A, 2008, 105: 2034 – 2039.

［387］ Krejnusova I, Gocnikova H, Bystricka M, et al. Antibodies to PB1 – F2 protein are induced in response to influenza A virus infection ［J］. Arch Virol, 2009, 154: 1599 –1604.

［388］ Khurana S, Suguitan A L, Jr., Rivera Y, et al. Antigenic fingerprinting of H5N1 avian influenza using convalescent sera and monoclonal antibodies reveals potential vaccine and diagnostic targets ［J］. PLoS Med, 2009, 6: e1000049.

［389］ Kosik I, Krejnusova I, Praznovska M, et al. The multifaceted effect of PB1 – F2 specific antibodies on influenza A virus infection ［J］. Virology, 2013, 447: 1 – 8.

［390］ Smith A M, Adler F R, McAuley J L, et al. Effect of 1918 PB1 – F2 expression on influenza A virus infection kinetics ［J］. PLoS Comput Biol, 2011, 7:

e1001081.

[391] Yoshizumi T, Ichinohe T, Sasaki O, et al. Influenza A virus protein PB1 – F2 translocates into mitochondria via Tom40 channels and impairs innate immunity [J]. Nat Commun, 2014, 5: 4713.

[392] Gibbs J S, Malide D, Hornung F, et al. The influenza A virus PB1 – F2 protein targets the inner mitochondrial membrane via a predicted basic amphipathic helix that disrupts mitochondrial function [J]. J Virol, 2003, 77: 7214 – 7224.

[393] Yamada H, Chounan R, Higashi Y, et al. Mitochondrial targeting sequence of the influenza A virus PB1 – F2 protein and its function in mitochondria [J]. FEBS Lett, 2004, 578: 331 – 336.

[394] Zamarin D, Garcia – Sastre A, Xiao X, et al. Influenza virus PB1 – F2 protein induces cell death through mitochondrial ANT3 and VDAC1 [J]. PLoS Pathog, 2005, 1: e4.

[395] Danishuddin M, Khan S N, Khan A U. Molecular interactions between mitochondrial membrane proteins and the C – terminal domain of PB1 – F2: an in silico approach [J]. J Mol Model, 2010, 16: 535 – 541.

[396] McAuley J L, Chipuk J E, Boyd K L, et al. PB1 – F2 proteins from H5N1 and 20 century pandemic influenza viruses cause immunopathology [J]. PLoS Pathog, 2010, 6: e1001014.

[397] Chen C J, Chen G W, Wang C H, et al. Differential localization and function of PB1 – F2 derived from different strains of influenza A virus [J]. J Virol, 2010, 84: 10051 – 10062.

[398] Kash J C, Tumpey T M, Proll S C, et al. Genomic analysis of increased host immune and cell death responses induced by 1918 influenza virus [J]. Nature, 2006, 443: 578 –581.

[399] Conenello G M, Zamarin D, Perrone L A, et al. A single mutation in the PB1 – F2 of H5N1 (HK/97) and 1918 influenza A viruses contributes to increased virulence [J]. PLoS Pathog, 2007, 3: 1414 – 1421.

[400] Conenello G M, Tisoncik J R, Rosenzweig E, et al. A single N66S mutation in the PB1 – F2 protein of influenza A virus increases virulence by inhibiting the early interferon response in vivo [J]. J Virol, 2011, 85: 652 – 662.

[401] McAuley J L, Hornung F, Boyd K L, et al. Expression of the 1918 influenza A

virus PB1 – F2 enhances the pathogenesis of viral and secondary bacterial pneumonia [J]. Cell Host Microbe, 2007, 2: 240 – 249.

[402] Alymova I V, Samarasinghe A, Vogel P, et al. A novel cytotoxic sequence contributes to influenza A viral protein PB1 – F2 pathogenicity and predisposition to secondary bacterial infection [J]. J Virol, 2014, 88: 503 – 515.

[403] Marjuki H, Scholtissek C, Franks J, et al. Three amino acid changes in PB1 – F2 of highly pathogenic H5N1 avian influenza virus affect pathogenicity in mallard ducks [J]. Arch Virol, 2010, 155: 925 – 934.

[404] Schmolke M, Manicassamy B, Pena L, et al. Differential contribution of PB1 – F2 to the virulence of highly pathogenic H5N1 influenza A virus in mammalian and avian species [J]. PLoS Pathog, 2011, 7: e1002186.

[405] Meunier I, von Messling V. PB1 – F2 modulates early host responses but does not affect the pathogenesis of H1N1 seasonal influenza virus [J]. J Virol, 2012, 86: 4271 –4278.

[406] Hai R, Schmolke M, Varga Z T, et al. PB1 – F2 expression by the 2009 pandemic H1N1 influenza virus has minimal impact on virulence in animal models [J]. J Virol, 2010, 84: 4442 – 4450.

[407] Pena L, Vincent A L, Loving C L, et al. Restored PB1 – F2 in the 2009 pandemic H1N1 influenza virus has minimal effects in swine [J]. J Virol, 2012, 86: 5523 – 5532.

[408] Chakrabarti A K, Pasricha G. An insight into the PB1F2 protein and its multifunctional role in enhancing the pathogenicity of the influenza A viruses [J]. Virology, 2013, 440: 97 – 104.

[409] Varga Z T, Ramos I, Hai R, et al. The influenza virus protein PB1 – F2 inhibits the induction of type I interferon at the level of the MAVS adaptor protein [J]. PLoS Pathog, 2011, 7: e1002067.

[410] Varga Z T, Grant A, Manicassamy B, et al. Influenza virus protein PB1 – F2 inhibits the induction of type I interferon by binding to MAVS and decreasing mitochondrial membrane potential [J]. J Virol, 2012, 86: 8359 – 8366.

[411] Reis A L, McCauley J W. The influenza virus protein PB1 – F2 interacts with IKKbeta and modulates NF – kappaB signalling [J]. PLoS One, 2013, 8: e63852.

[412] Le Goffic R, Bouguyon E, Chevalier C, et al. Influenza A virus protein PB1 – F2 exacerbates IFN – beta expression of human respiratory epithelial cells [J]. J Immunol, 2010, 185: 4812 – 4823.

[413] Le Goffic R, Leymarie O, Chevalier C, et al. Transcriptomic analysis of host immune and cell death responses associated with the influenza A virus PB1 – F2 protein [J]. PLoS Pathog, 2011, 7: e1002202.

[414] McAuley J L, Tate M D, MacKenzie – Kludas C J, et al. Activation of the NLRP3 inflammasome by IAV virulence protein PB1 – F2 contributes to severe pathophysiology and disease [J]. PLoS Pathog, 2013, 9: e1003392.

[415] Alymova I V, Green A M, van de Velde N, et al. Immunopathogenic and antibacterial effects of H3N2 influenza A virus PB1 – F2 map to amino acid residues 62, 75, 79, and 82 [J]. J Virol, 2011, 85: 12324 – 12333.

[416] Mazur I, Anhlan D, Mitzner D, et al. The proapoptotic influenza A virus protein PB1 –F2 regulates viral polymerase activity by interaction with the PB1 protein [J]. Cell Microbiol, 2008, 10: 1140 – 1152.

[417] McAuley J L, Zhang K, McCullers J A. The effects of influenza A virus PB1 – F2 protein on polymerase activity are strain specific and do not impact pathogenesis [J]. J Virol, 2010, 84: 558 – 564.

[418] Kosik I, Krejnusova I, Bystricka M, et al. N – terminal region of the PB1 – F2 protein is responsible for increased expression of influenza A viral protein PB1 [J]. Acta Virol, 2011, 55: 45 – 53.

[419] Desmet E A, Bussey K A, Stone R, et al. Identification of the N – terminal domain of the influenza virus PA responsible for the suppression of host protein synthesis [J]. J Virol, 2013, 87: 3108 – 3118.

[420] Westgeest K B, Russell C A, Lin X, et al. Genomewide analysis of reassortment and evolution of human influenza A (H3N2) viruses circulating between 1968 and 2011 [J]. J Virol, 2014, 88: 2844 – 2857.

[421] Shi M, Jagger B W, Wise H M, et al. Evolutionary conservation of the PA – X open reading frame in segment 3 of influenza A virus [J]. J Virol, 2012, 86: 12411 –12413.

[422] Vasin A V, Temkina O A, Egorov V V, et al. Molecular mechanisms enhancing the proteome of influenza A viruses: an overview of recently discovered proteins

［J］. Virus Res，2014，185：53－63.

［423］ Zheng H，Palese P，Garcia－Sastre A. Nonconserved nucleotides at the 3′ and 5′ ends of an influenza A virus RNA play an important role in viral RNA replication ［J］. Virology，1996，217：242－251.

［424］ Desselberger U，Racaniello V R，Zazra J J，et al. The 3′ and 5′－terminal sequences of influenza A，B and C virus RNA segments are highly conserved and show partial inverted complementarity ［J］. Gene，1980，8：315－328.

［425］ Robertson J S. 5′ and 3′ terminal nucleotide sequences of the RNA genome segments of influenza virus ［J］. Nucleic Acids Res，1979，6：3745－3757.

［426］ Hsu M T，Parvin J D，Gupta S，et al. Genomic RNAs of influenza viruses are held in a circular conformation in virions and in infected cells by a terminal panhandle ［J］. Proc Natl Acad Sci U S A，1987，84：8140－8144.

［427］ Bae S H，Cheong H K，Lee J H，et al. Structural features of an influenza virus promoter and their implications for viral RNA synthesis ［J］. Proc Natl Acad Sci U S A，2001，98：10602－10607.

［428］ Martin－Benito J，Area E，Ortega J，et al. Three－dimensional reconstruction of a recombinant influenza virus ribonucleoprotein particle ［J］. EMBO Rep，2001，2：313－317.

［429］ Flick R，Neumann G，Hoffmann E，et al. Promoter elements in the influenza vRNA terminal structure ［J］. RNA，1996，2：1046－1057.

［430］ Leahy M B，Pritlove D C，Poon L L，et al. Mutagenic analysis of the 5′ arm of the influenza A virus virion RNA promoter defines the sequence requirements for endonuclease activity ［J］. J Virol，2001，75：134－142.

［431］ Leahy M B，Dobbyn H C，Brownlee G G. Hairpin loop structure in the 3′ arm of the influenza A virus virion RNA promoter is required for endonuclease activity ［J］. J Virol，2001，75：7042－7049.

［432］ Pritlove D C，Poon L L，Devenish L J，et al. A hairpin loop at the 5′ end of influenza A virus virion RNA is required for synthesis of poly（A）＋ mRNA in vitro ［J］. J Virol，1999，73：2109－2114.

［433］ Brownlee G G，Sharps J L. The RNA polymerase of influenza a virus is stabilized by interaction with its viral RNA promoter ［J］. J Virol，2002，76：7103－7113.

［434］ Portela A，Digard P. The influenza virus nucleoprotein：a multifunctional RNA－

binding protein pivotal to virus replication [J]. J Gen Virol, 2002, 83: 723 – 734.

[435] Pleschka S, Jaskunas R, Engelhardt O G, et al. A plasmid – based reverse genetics system for influenza A virus [J]. J Virol, 1996, 70: 4188 – 4192.

[436] Neumann G, Watanabe T, Ito H, et al. Generation of influenza A viruses entirely from cloned cDNAs [J]. Proc Natl Acad Sci U S A, 1999, 96: 9345 – 9350.

[437] Baudin F, Bach C, Cusack S, et al. Structure of influenza virus RNP. I. Influenza virus nucleoprotein melts secondary structure in panhandle RNA and exposes the bases to the solvent [J]. EMBO J, 1994, 13: 3158 – 3165.

[438] Jennings P A, Finch J T, Winter G, et al. Does the higher order structure of the influenza virus ribonucleoprotein guide sequence rearrangements in influenza viral RNA? [J]. Cell, 1983, 34: 619 – 627.

[439] Herz C, Stavnezer E, Krug R, et al. Influenza virus, an RNA virus, synthesizes its messenger RNA in the nucleus of infected cells [J]. Cell, 1981, 26: 391 – 400.

[440] Jackson D A, Caton A J, McCready S J, et al. Influenza virus RNA is synthesized at fixed sites in the nucleus [J]. Nature, 1982, 296: 366 – 368.

[441] Chou Y Y, Heaton N S, Gao Q, et al. Colocalization of different influenza viral RNA segments in the cytoplasm before viral budding as shown by single – molecule sensitivity FISH analysis [J]. PLoS Pathog, 2013, 9: e1003358.

[442] Martin K, Helenius A. Transport of incoming influenza virus nucleocapsids into the nucleus [J]. J Virol, 1991, 65: 232 – 244.

[443] Nevalainen M, Nissinen M, Kaakinen M, et al. Influenza virus infection in multinucleated skeletal myofibers [J]. Exp Cell Res, 2010, 316: 1784 – 1794.

[444] Wu W W, Sun Y H, Pante N. Nuclear import of influenza A viral ribonucleoprotein complexes is mediated by two nuclear localization sequences on viral nucleoprotein [J]. Virol J, 2007, 4: 49.

[445] Wu W W, Weaver L L, Pante N. Ultrastructural analysis of the nuclear localization sequences on influenza A ribonucleoprotein complexes [J]. J Mol Biol, 2007, 374: 910 –916.

[446] Krug R M, Broni B A, Bouloy M. Are the 5′ ends of influenza viral mRNAs synthesized in vivo donated by host mRNAs? [J]. Cell, 1979, 18: 329 – 334.

[447] Plotch S J, Bouloy M, Krug R M. Transfer of 5′– terminal cap of globin mRNA

to influenza viral complementary RNA during transcription in vitro [J]. Proc Natl Acad Sci U S A，1979，76：1618 - 1622.

[448] Hay A J，Abraham G，Skehel J J，et al. Influenza virus messenger RNAs are incomplete transcripts of the genome RNAs [J]. Nucleic Acids Res，1977，4：4197 - 4209.

[449] Hay A J，Lomniczi B，Bellamy A R，et al. Transcription of the influenza virus genome [J]. Virology，1977，83：337 - 355.

[450] Hay A J，Skehel J J，McCauley J. Characterization of influenza virus RNA complete transcripts [J]. Virology，1982，116：517 - 522.

[451] Perales B，Ortin J. The influenza A virus PB2 polymerase subunit is required for the replication of viral RNA [J]. J Virol，1997，71：1381 - 1385.

[452] Plotch S J，Bouloy M，Ulmanen I，et al. A unique cap （m7GpppXm） - dependent influenza virion endonuclease cleaves capped RNAs to generate the primers that initiate viral RNA transcription [J]. Cell，1981，23：847 - 858.

[453] Engelhardt O G，Smith M，Fodor E. Association of the influenza A virus RNA - dependent RNA polymerase with cellular RNA polymerase Ⅱ [J]. J Virol，2005，79：5812 - 5818.

[454] Hagen M，Chung T D，Butcher J A，et al. Recombinant influenza virus polymerase：requirement of both 5′ and 3′ viral ends for endonuclease activity [J]. J Virol，1994，68：1509 - 1515.

[455] Fodor E. The RNA polymerase of influenza a virus：mechanisms of viral transcription and replication [J]. Acta Virol，2013，57：113 - 122.

[456] Bouloy M，Plotch S J，Krug R M. Both the 7 - methyl and the 2′- O - methyl groups in the cap of mRNA strongly influence its ability to act as primer for influenza virus RNA transcription [J]. Proc Natl Acad Sci U S A，1980，77：3952 - 3956.

[457] Beaton A R，Krug R M. Selected host cell capped RNA fragments prime influenza viral RNA transcription in vivo [J]. Nucleic Acids Res，1981，9：4423 - 4436.

[458] Shaw M W，Lamb R A. A specific sub - set of host - cell mRNAs prime influenza virus mRNA synthesis [J]. Virus Res，1984，1：455 - 467.

[459] Fodor E，Pritlove D C，Brownlee G G. The influenza virus panhandle is involved in the initiation of transcription [J]. J Virol，1994，68：4092 - 4096.

[460] Robertson J S，Schubert M，Lazzarini R A. Polyadenylation sites for influenza vi-

rus mRNA [J]. J Virol, 1981, 38: 157 – 163.

[461] Poon L L, Pritlove D C, Sharps J, et al. The RNA polymerase of influenza virus, bound to the 5′ end of virion RNA, acts in cis to polyadenylate mRNA [J]. J Virol, 1998, 72: 8214 – 8219.

[462] Poon L L, Fodor E, Brownlee G G. Polyuridylated mRNA synthesized by a recombinant influenza virus is defective in nuclear export [J]. J Virol, 2000, 74: 418 – 427.

[463] Poon L L, Pritlove D C, Fodor E, et al. Direct evidence that the poly (A) tail of influenza A virus mRNA is synthesized by reiterative copying of a U track in the virion RNA template [J]. J Virol, 1999, 73: 3473 – 3476.

[464] Vreede F T, Fodor E. The role of the influenza virus RNA polymerase in host shut – off [J]. Virulence, 2010, 1: 436 – 439.

[465] Shapiro G I, Gurney T, Jr. , Krug R M. Influenza virus gene expression: control mechanisms at early and late times of infection and nuclear – cytoplasmic transport of virus – specific RNAs [J]. J Virol, 1987, 61: 764 – 773.

[466] Shih S R, Suen P C, Chen Y S, et al. A novel spliced transcript of influenza A/ WSN/33 virus [J]. Virus Genes, 1998, 17: 179 – 183.

[467] Lamb R A, Lai C J. Expression of unspliced NS1 mRNA, spliced NS2 mRNA, and a spliced chimera mRNA from cloned influenza virus NS DNA in an SV40 vector [J]. Virology, 1984, 135: 139 – 147.

[468] Alonso – Caplen F V, Nemeroff M E, Qiu Y, et al. Nucleocytoplasmic transport: the influenza virus NS1 protein regulates the transport of spliced NS2 mRNA and its precursor NS1 mRNA [J]. Genes Dev, 1992, 6: 255 – 267.

[469] Robb N C, Fodor E. The accumulation of influenza A virus segment 7 spliced mRNAs is regulated by the NS1 protein [J]. J Gen Virol, 2012, 93: 113 – 118.

[470] Robb N C, Jackson D, Vreede F T, et al. Splicing of influenza A virus NS1 mRNA is independent of the viral NS1 protein [J]. J Gen Virol, 2010, 91: 2331 – 2340.

[471] Garaigorta U, Ortin J. Mutation analysis of a recombinant NS replicon shows that influenza virus NS1 protein blocks the splicing and nucleo – cytoplasmic transport of its own viral mRNA [J]. Nucleic Acids Res, 2007, 35: 4573 – 4582.

[472] Smith D B, Inglis S C. Regulated production of an influenza virus spliced mRNA mediated by virus – specific products [J]. EMBO J, 1985, 4: 2313 – 2319.

［473］ Chua M A，Schmid S，Perez J T，et al. Influenza A virus utilizes suboptimal spli-
cing to coordinate the timing of infection ［J］. Cell Rep，2013，3：23 – 29.

［474］ Moore M J，Proudfoot N J. Pre – mRNA processing reaches back to transcription
and ahead to translation ［J］. Cell，2009，136：688 – 700.

［475］ Bier K，York A，Fodor E. Cellular cap – binding proteins associate with influenza
virus mRNAs ［J］. J Gen Virol，2011，92：1627 – 1634.

［476］ Read E K，Digard P. Individual influenza A virus mRNAs show differential de-
pendence on cellular NXF1/TAP for their nuclear export ［J］. J Gen Virol，2010，
91：1290 –1301.

［477］ Wang W，Cui Z Q，Han H，et al. Imaging and characterizing influenza A virus
mRNA transport in living cells ［J］. Nucleic Acids Res，2008，36：4913 – 4928.

［478］ Amorim M J，Read E K，Dalton R M，et al. Nuclear export of influenza A virus mR-
NAs requires ongoing RNA polymerase II activity ［J］. Traffic，2007，8：1 – 11.

［479］ York A，Fodor E. Biogenesis，assembly，and export of viral messenger ribonucleopro-
teins in the influenza A virus infected cell ［J］. RNA Biol，2013，10：1274 – 1282.

［480］ Huang Y，Gattoni R，Stevenin J，et al. SR splicing factors serve as adapter pro-
teins for TAP – dependent mRNA export ［J］. Mol Cell，2003，11：837 – 843.

［481］ Shih S R，Krug R M. Novel exploitation of a nuclear function by influenza virus：
the cellular SF2/ASF splicing factor controls the amount of the essential viral M2
ion channel protein in infected cells ［J］. EMBO J，1996，15：5415 – 5427.

［482］ Morita M，Kuba K，Ichikawa A，et al. The lipid mediator protectin D1 inhibits
influenza virus replication and improves severe influenza ［J］. Cell，2013，153：
112 – 125.

［483］ Salvatore M，Basler C F，Parisien J P，et al. Effects of influenza A virus NS1
protein on protein expression：the NS1 protein enhances translation and is not re-
quired for shutoff of host protein synthesis ［J］. J Virol，2002，76：1206 – 1212.

［484］ Burgui I，Yanguez E，Sonenberg N，et al. Influenza virus mRNA translation re-
visited：is the eIF4E cap – binding factor required for viral mRNA translation?
［J］. J Virol，2007，81：12427 – 12438.

［485］ Vreede F T，Gifford H，Brownlee G G. Role of initiating nucleoside triphosphate
concentrations in the regulation of influenza virus replication and transcription ［J］.
J Virol，2008，82：6902 – 6910.

[486] Zhang S, Wang J, Wang Q, et al. Internal initiation of influenza virus replication of viral RNA and complementary RNA in vitro [J]. J Biol Chem, 2010, 285: 41194 -41201.

[487] Deng T, Vreede F T, Brownlee G G. Different de novo initiation strategies are used by influenza virus RNA polymerase on its cRNA and viral RNA promoters during viral RNA replication [J]. J Virol, 2006, 80: 2337 - 2348.

[488] Azzeh M, Flick R, Hobom G. Functional analysis of the influenza A virus cRNA promoter and construction of an ambisense transcription system [J]. Virology, 2001, 289: 400 - 410.

[489] Crow M, Deng T, Addley M, et al. Mutational analysis of the influenza virus cRNA promoter and identification of nucleotides critical for replication [J]. J Virol, 2004, 78: 6263 - 6270.

[490] Jorba N, Coloma R, Ortin J. Genetic trans - complementation establishes a new model for influenza virus RNA transcription and replication [J]. PLoS Pathog, 2009, 5: e1000462.

[491] Momose F, Basler C F, O'Neill R E, et al. Cellular splicing factor RAF - 2p48/ NPI - 5/BAT1/UAP56 interacts with the influenza virus nucleoprotein and enhances viral RNA synthesis [J]. J Virol, 2001, 75: 1899 - 1908.

[492] Naito T, Kiyasu Y, Sugiyama K, et al. An influenza virus replicon system in yeast identified Tat - SF1 as a stimulatory host factor for viral RNA synthesis [J]. Proc Natl Acad Sci U S A, 2007, 104: 18235 - 18240.

[493] Mark G E, Taylor J M, Broni B, et al. Nuclear accumulation of influenza viral RNA transcripts and the effects of cycloheximide, actinomycin D, and alpha - amanitin [J]. J Virol, 1979, 29: 744 - 752.

[494] Vreede F T, Jung T E, Brownlee G G. Model suggesting that replication of influenza virus is regulated by stabilization of replicative intermediates [J]. J Virol, 2004, 78: 9568 -9572.

[495] Perez J T, Varble A, Sachidanandam R, et al. Influenza A virus - generated small RNAs regulate the switch from transcription to replication [J]. Proc Natl Acad Sci U S A, 2010, 107: 11525 - 11530.

[496] Umbach J L, Yen H L, Poon L L, et al. Influenza A virus expresses high levels of an unusual class of small viral leader RNAs in infected cells [J]. MBio,

2010，1.

[497] Smith G L，Hay A J. Replication of the influenza virus genome [J]. Virology, 1982，118：96－108.

[498] Hatada E，Hasegawa M，Mukaigawa J，et al. Control of influenza virus gene expression：quantitative analysis of each viral RNA species in infected cells [J]. J Biochem，1989，105：537－546.

[499] Perez D R，Donis R O. The matrix 1 protein of influenza A virus inhibits the transcriptase activity of a model influenza reporter genome in vivo [J]. Virology, 1998，249：52－61.

[500] Watanabe K，Handa H，Mizumoto K，et al. Mechanism for inhibition of influenza virus RNA polymerase activity by matrix protein [J]. J Virol，1996，70：241－247.

[501] Martin K，Helenius A. Nuclear transport of influenza virus ribonucleoproteins：the viral matrix protein（M1）promotes export and inhibits import [J]. Cell, 1991，67：117－130.

[502] Lee K H，Seong B L. The position 4 nucleotide at the 3′ end of the influenza virus neuraminidase vRNA is involved in temporal regulation of transcription and replication of neuraminidase RNAs and affects the repertoire of influenza virus surface antigens [J]. J Gen Virol，1998，79（Pt 8）：1923－1934.

[503] Katze M G，Krug R M. Metabolism and expression of RNA polymerase Ⅱ transcripts in influenza virus－infected cells [J]. Mol Cell Biol，1984，4：2198－2206.

[504] Vreede F T，Chan A Y，Sharps J，et al. Mechanisms and functional implications of the degradation of host RNA polymerase Ⅱ in influenza virus infected cells [J]. Virology，2010，396：125－134.

[505] Chan A Y，Vreede F T，Smith M，et al. Influenza virus inhibits RNA polymerase Ⅱ elongation [J]. Virology，2006，351：210－217.

[506] Eckner R，Ellmeier W，Birnstiel M L. Mature mRNA 3′ end formation stimulates RNA export from the nucleus [J]. EMBO J，1991，10：3513－3522.

[507] Huang Y，Carmichael G G. Role of polyadenylation in nucleocytoplasmic transport of mRNA [J]. Mol Cell Biol，1996，16：1534－1542.

[508] Garfinkel M S，Katze M G. Translational control by influenza virus. Selective translation is mediated by sequences within the viral mRNA 5′－untranslated region

[J]. J Biol Chem, 1993, 268: 22223 – 22226.

[509] Kash J C, Cunningham D M, Smit M W, et al. Selective translation of eukaryotic mRNAs: functional molecular analysis of GRSF – 1, a positive regulator of influenza virus protein synthesis [J]. J Virol, 2002, 76: 10417 – 10426.

[510] Park Y W, Wilusz J, Katze M G. Regulation of eukaryotic protein synthesis: selective influenza viral mRNA translation is mediated by the cellular RNA – binding protein GRSF – 1 [J]. Proc Natl Acad Sci U S A, 1999, 96: 6694 – 6699.

[511] de la Luna S, Fortes P, Beloso A, et al. Influenza virus NS1 protein enhances the rate of translation initiation of viral mRNAs [J]. J Virol, 1995, 69: 2427 – 2433.

[512] Enami K, Sato T A, Nakada S, et al. Influenza virus NS1 protein stimulates translation of the M1 protein [J]. J Virol, 1994, 68: 1432 – 1437.

[513] Park Y W, Katze M G. Translational control by influenza virus. Identification of cis – acting sequences and trans – acting factors which may regulate selective viral mRNA translation [J]. J Biol Chem, 1995, 270: 28433 – 28439.

[514] Marion R M, Zurcher T, de la Luna S, et al. Influenza virus NS1 protein interacts with viral transcription – replication complexes in vivo [J]. J Gen Virol, 1997, 78 (Pt 10): 2447 – 2451.

[515] Falcon A M, Marion R M, Zurcher T, et al. Defective RNA replication and late gene expression in temperature – sensitive influenza viruses expressing deleted forms of the NS1 protein [J]. J Virol, 2004, 78: 3880 – 3888.

[516] Burgui I, Aragon T, Ortin J, et al. PABP1 and eIF4G I associate with influenza virus NS1 protein in viral mRNA translation initiation complexes [J]. J Gen Virol, 2003, 84: 3263 – 3274.

[517] Noton S L, Medcalf E, Fisher D, et al. Identification of the domains of the influenza A virus M1 matrix protein required for NP binding, oligomerization and incorporation into virions [J]. J Gen Virol, 2007, 88: 2280 – 2290.

[518] Ye Z, Liu T, Offringa D P, et al. Association of influenza virus matrix protein with ribonucleoproteins [J]. J Virol, 1999, 73: 7467 – 7473.

[519] Garcia – Robles I, Akarsu H, Muller C W, et al. Interaction of influenza virus proteins with nucleosomes [J]. Virology, 2005, 332: 329 – 336.

[520] Zhirnov O P, Klenk H D. Histones as a target for influenza virus matrix protein M1 [J]. Virology, 1997, 235: 302 – 310.

[521] Bui M，Wills E G，Helenius A，et al. Role of the influenza virus M1 protein in nuclear export of viral ribonucleoproteins [J]. J Virol，2000，74：1781－1786.

[522] Hirayama E，Atagi H，Hiraki A，et al. Heat shock protein 70 is related to thermal inhibition of nuclear export of the influenza virus ribonucleoprotein complex [J]. J Virol，2004，78：1263－1270.

[523] Sakaguchi A，Hirayama E，Hiraki A，et al. Nuclear export of influenza viral ribonucleoprotein is temperature－dependently inhibited by dissociation of viral matrix protein [J]. Virology，2003，306：244－253.

[524] Ma K，Roy A M，Whittaker G R. Nuclear export of influenza virus ribonucleoproteins：identification of an export intermediate at the nuclear periphery [J]. Virology，2001，282：215－220.

[525] Neumann G，Hughes M T，Kawaoka Y. Influenza A virus NS2 protein mediates vRNP nuclear export through NES－independent interaction with hCRM1 [J]. EMBO J，2000，19：6751－6758.

[526] Yasuda J，Nakada S，Kato A，et al. Molecular assembly of influenza virus：association of the NS2 protein with virion matrix [J]. Virology，1993，196：249－255.

[527] Watanabe K，Takizawa N，Katoh M，et al. Inhibition of nuclear export of ribonucleoprotein complexes of influenza virus by leptomycin B [J]. Virus Res，2001，77：31－42.

[528] Carrasco M，Amorim M J，Digard P. Lipid raft－dependent targeting of the influenza A virus nucleoprotein to the apical plasma membrane [J]. Traffic，2004，5：979－992.

[529] Yu M，Liu X，Cao S，et al. Identification and characterization of three novel nuclear export signals in the influenza A virus nucleoprotein [J]. J Virol，2012，86：4970－4980.

[530] Marjuki H，Alam M I，Ehrhardt C，et al. Membrane accumulation of influenza A virus hemagglutinin triggers nuclear export of the viral genome via protein kinase Calpha－mediated activation of ERK signaling [J]. J Biol Chem，2006，281：16707－16715.

[531] Pleschka S，Wolff T，Ehrhardt C，et al. Influenza virus propagation is impaired by inhibition of the Raf/MEK/ERK signalling cascade [J]. Nat Cell Biol，2001，3：301－305.

[532] Wurzer W J, Planz O, Ehrhardt C, et al. Caspase 3 activation is essential for efficient influenza virus propagation [J]. EMBO J, 2003, 22: 2717 – 2728.

[533] Digard P, Elton D, Bishop K, et al. Modulation of nuclear localization of the influenza virus nucleoprotein through interaction with actin filaments [J]. J Virol, 1999, 73: 2222 – 2231.

[534] Bui M, Myers J E, Whittaker G R. Nucleo – cytoplasmic localization of influenza virus nucleoprotein depends on cell density and phosphorylation [J]. Virus Res, 2002, 84: 37 –44.

[535] Bui M, Whittaker G, Helenius A. Effect of M1 protein and low pH on nuclear transport of influenza virus ribonucleoproteins [J]. J Virol, 1996, 70: 8391 – 8401.

[536] Reinhardt J, Wolff T. The influenza A virus M1 protein interacts with the cellular receptor of activated C kinase (RACK) 1 and can be phosphorylated by protein kinase C [J]. Vet Microbiol, 2000, 74: 87 – 100.

[537] Rodriguez Boulan E, Sabatini D D. Asymmetric budding of viruses in epithelial monlayers: a model system for study of epithelial polarity [J]. Proc Natl Acad Sci U S A, 1978, 75: 5071 – 5075.

[538] Hutchinson E C, Fodor E. Transport of the influenza virus genome from nucleus to nucleus [J]. Viruses, 2013, 5: 2424 – 2446.

[539] Eisfeld A J, Kawakami E, Watanabe T, et al. RAB11A is essential for transport of the influenza virus genome to the plasma membrane [J]. J Virol, 2011, 85: 6117 –6126.

[540] Bruce E A, Digard P, Stuart A D. The Rab11 pathway is required for influenza A virus budding and filament formation [J]. J Virol, 2010, 84: 5848 – 5859.

[541] Jo S, Kawaguchi A, Takizawa N, et al. Involvement of vesicular trafficking system in membrane targeting of the progeny influenza virus genome [J]. Microbes Infect, 2010, 12: 1079 – 1084.

[542] Momose F, Kikuchi Y, Komase K, et al. Visualization of microtubule – mediated transport of influenza viral progeny ribonucleoprotein [J]. Microbes Infect, 2007, 9: 1422 –1433.

[543] Amorim M J, Bruce E A, Read E K, et al. A Rab11 – and microtubule – dependent mechanism for cytoplasmic transport of influenza A virus viral RNA [J]. J Virol, 2011, 85: 4143 – 4156.

［544］Kawaguchi A，Matsumoto K，Nagata K. YB – 1 functions as a porter to lead influenza virus ribonucleoprotein complexes to microtubules ［J］. J Virol，2012，86：11086 –11095.

［545］Eisfeld A J，Neumann G，Kawaoka Y. Human immunodeficiency virus rev – binding protein is essential for influenza a virus replication and promotes genome trafficking in late – stage infection ［J］. J Virol，2011，85：9588 – 9598.

［546］Avilov S V，Moisy D，Naffakh N，et al. Influenza A virus progeny vRNP trafficking in live infected cells studied with the virus – encoded fluorescently tagged PB2 protein ［J］. Vaccine，2012，30：7411 – 7417.

［547］Bruce E A，Stuart A，McCaffrey M W，et al. Role of the Rab11 pathway in negative – strand virus assembly ［J］. Biochem Soc Trans，2012，40：1409 – 1415.

［548］Shaw M L，Stone K L，Colangelo C M，et al. Cellular proteins in influenza virus particles ［J］. PLoS Pathog，2008，4：e1000085.

［549］Momose F，Sekimoto T，Ohkura T，et al. Apical transport of influenza A virus ribonucleoprotein requires Rab11 – positive recycling endosome ［J］. PLoS One，2011，6：e21123.

［550］Hutchinson E C，von Kirchbach J C，Gog J R，et al. Genome packaging in influenza A virus ［J］. J Gen Virol，2010，91：313 – 328.

［551］Enami M，Sharma G，Benham C，et al. An influenza virus containing nine different RNA segments ［J］. Virology，1991，185：291 – 298.

［552］Bancroft C T，Parslow T G. Evidence for segment – nonspecific packaging of the influenza a virus genome ［J］. J Virol，2002，76：7133 – 7139.

［553］Duhaut S D，McCauley J W. Defective RNAs inhibit the assembly of influenza virus genome segments in a segment – specific manner ［J］. Virology，1996，216：326 – 337.

［554］Odagiri T，Tashiro M. Segment – specific noncoding sequences of the influenza virus genome RNA are involved in the specific competition between defective interfering RNA and its progenitor RNA segment at the virion assembly step ［J］. J Virol，1997，71：2138 –2145.

［555］Bergmann M，Muster T. The relative amount of an influenza A virus segment present in the viral particle is not affected by a reduction in replication of that segment ［J］. J Gen Virol，1995，76 (Pt 12)：3211 – 3215.

[556] Chou Y Y，Vafabakhsh R，Doganay S，et al. One influenza virus particle packages eight unique viral RNAs as shown by FISH analysis [J]. Proc Natl Acad Sci U S A，2012，109：9101－9106.

[557] Inagaki A，Goto H，Kakugawa S，et al. Competitive incorporation of homologous gene segments of influenza A virus into virions [J]. J Virol，2012，86：10200－10202.

[558] Hutchinson E C，Curran M D，Read E K，et al. Mutational analysis of cis－acting RNA signals in segment 7 of influenza A virus [J]. J Virol，2008，82：11869－11879.

[559] Marsh G A，Rabadan R，Levine A J，et al. Highly conserved regions of influenza a virus polymerase gene segments are critical for efficient viral RNA packaging [J]. J Virol，2008，82：2295－2304.

[560] Gao Q，Chou Y Y，Doganay S，et al. The influenza A virus PB2，PA，NP，and M segments play a pivotal role during genome packaging [J]. J Virol，2012，86：7043－7051.

[561] Fournier E，Moules V，Essere B，et al. Interaction network linking the human H3N2 influenza A virus genomic RNA segments [J]. Vaccine，2012，30：7359－7367.

[562] Gavazzi C，Isel C，Fournier E，et al. An in vitro network of intermolecular interactions between viral RNA segments of an avian H5N2 influenza A virus：comparison with a human H3N2 virus [J]. Nucleic Acids Res，2013，41：1241－1254.

[563] Venev S V，Zeldovich K B. Segment self－repulsion is the major driving force of influenza genome packaging [J]. Phys Rev Lett，2013，110：098104.

[564] Fournier E，Moules V，Essere B，et al. A supramolecular assembly formed by influenza A virus genomic RNA segments [J]. Nucleic Acids Res，2012，40：2197－2209.

[565] Noda T，Sugita Y，Aoyama K，et al. Three－dimensional analysis of ribonucleoprotein complexes in influenza A virus [J]. Nat Commun，2012，3：639.

[566] Tucker S P，Compans R W. Virus infection of polarized epithelial cells [J]. Adv Virus Res，1993，42：187－247.

[567] Hughey P G，Compans R W，Zebedee S L，et al. Expression of the influenza A virus M2 protein is restricted to apical surfaces of polarized epithelial cells [J]. J Virol，1992，66：5542－5552.

[568] Jones L V，Compans R W，Davis A R，et al. Surface expression of influenza vi-

rus neuraminidase, an amino - terminally anchored viral membrane glycoprotein, in polarized epithelial cells [J]. Mol Cell Biol, 1985, 5: 2181 - 2189.

[569] Roth M G, Compans R W, Giusti L, et al. Influenza virus hemagglutinin expression is polarized in cells infected with recombinant SV40 viruses carrying cloned hemagglutinin DNA [J]. Cell, 1983, 33: 435 - 443.

[570] Barman S, Adhikary L, Kawaoka Y, et al. Influenza A virus hemagglutinin containing basolateral localization signal does not alter the apical budding of a recombinant influenza A virus in polarized MDCK cells [J]. Virology, 2003, 305: 138 - 152.

[571] Brewer C B, Roth M G. A single amino acid change in the cytoplasmic domain alters the polarized delivery of influenza virus hemagglutinin [J]. J Cell Biol, 1991, 114: 413 - 421.

[572] Mora R, Rodriguez - Boulan E, Palese P, et al. Apical budding of a recombinant influenza A virus expressing a hemagglutinin protein with a basolateral localization signal [J]. J Virol, 2002, 76: 3544 - 3553.

[573] Doms R W, Lamb R A, Rose J K, et al. Folding and assembly of viral membrane proteins [J]. Virology, 1993, 193: 545 - 562.

[574] Steinhauer D A, Wharton S A, Wiley D C, et al. Deacylation of the hemagglutinin of influenza A/Aichi/2/68 has no effect on membrane fusion properties [J]. Virology, 1991, 184: 445 - 448.

[575] Sugrue R J, Belshe R B, Hay A J. Palmitoylation of the influenza A virus M2 protein [J]. Virology, 1990, 179: 51 - 56.

[576] Veit M, Klenk H D, Kendal A, et al. The M2 protein of influenza A virus is acylated [J]. J Gen Virol, 1991, 72 (Pt 6): 1461 - 1465.

[577] Engel S, de Vries M, Herrmann A, et al. Mutation of a raft - targeting signal in the transmembrane region retards transport of influenza virus hemagglutinin through the Golgi [J]. FEBS Lett, 2012, 586: 277 - 282.

[578] Stieneke - Grober A, Vey M, Angliker H, et al. Influenza virus hemagglutinin with multibasic cleavage site is activated by furin, a subtilisin - like endoprotease [J]. EMBO J, 1992, 11: 2407 - 2414.

[579] Henkel J R, Weisz O A. Influenza virus M2 protein slows traffic along the secretory pathway. pH perturbation of acidified compartments affects early Golgi transport steps [J]. J Biol Chem, 1998, 273: 6518 - 6524.

［580］ Sakaguchi T, Leser G P, Lamb R A. The ion channel activity of the influenza vi-rus M2 protein affects transport through the Golgi apparatus ［J］. J Cell Biol, 1996, 133: 733 -747.

［581］ Singh I, Doms R W, Wagner K R, et al. Intracellular transport of soluble and membrane - bound glycoproteins: folding, assembly and secretion of anchor - free influenza hemagglutinin ［J］. EMBO J, 1990, 9: 631 - 639.

［582］ Gallagher P J, Henneberry J M, Sambrook J F, et al. Glycosylation requirements for intracellular transport and function of the hemagglutinin of influenza virus ［J］. J Virol, 1992, 66: 7136 - 7145.

［583］ Copeland C S, Doms R W, Bolzau E M, et al. Assembly of influenza hemagglutinin trimers and its role in intracellular transport ［J］. J Cell Biol, 1986, 103: 1179 - 1191.

［584］ Hausmann J, Kretzschmar E, Garten W, et al. Biosynthesis, intracellular trans-port and enzymatic activity of an avian influenza A virus neuraminidase: role of unpaired cysteines and individual oligosaccharides ［J］. J Gen Virol, 1997, 78 (Pt 12): 3233 -3245.

［585］ Kundu A, Avalos R T, Sanderson C M, et al. Transmembrane domain of influ-enza virus neuraminidase, a type Ⅱ protein, possesses an apical sorting signal in polarized MDCK cells ［J］. J Virol, 1996, 70: 6508 - 6515.

［586］ Scheiffele P, Roth M G, Simons K. Interaction of influenza virus haemagglutinin with sphingolipid - cholesterol membrane domains via its transmembrane domain ［J］. EMBO J, 1997, 16: 5501 - 5508.

［587］ Takeda M, Leser G P, Russell C J, et al. Influenza virus hemagglutinin concen-trates in lipid raft microdomains for efficient viral fusion ［J］. Proc Natl Acad Sci U S A, 2003, 100: 14610 - 14617.

［588］ Zhang J, Pekosz A, Lamb R A. Influenza virus assembly and lipid raft mi-crodomains: a role for the cytoplasmic tails of the spike glycoproteins ［J］. J Virol, 2000, 74: 4634 -4644.

［589］ Ernst A M, Zacherl S, Herrmann A, et al. Differential transport of Influenza A neuraminidase signal anchor peptides to the plasma membrane ［J］. FEBS Lett, 2013, 587: 1411 - 1417.

［590］ Barman S, Nayak D P. Analysis of the transmembrane domain of influenza virus neuraminidase, a type Ⅱ transmembrane glycoprotein, for apical sorting and raft association [J]. J Virol，2000，74：6538 - 6545.

[591] Ali A，Avalos R T，Ponimaskin E，et al. Influenza virus assembly：effect of influenza virus glycoproteins on the membrane association of M1 protein [J]. J Virol，2000，74：8709 - 8719.

[592] Ohkura T，Momose F，Ichikawa R，et al. Influenza A virus hemagglutinin and neuraminidase mutually accelerate their apical targeting through clustering of lipid rafts [J]. J Virol，2014，88：10039 - 10055.

[593] Husain M，Cheung C Y. Histone deacetylase 6 inhibits influenza A virus release by downregulating the trafficking of viral components to the plasma membrane via its substrate，acetylated microtubules [J]. J Virol，2014，88：11229 - 11239.

[594] Sanyal S，Ashour J，Maruyama T，et al. Type I interferon imposes a TSG101/ISG15 checkpoint at the Golgi for glycoprotein trafficking during influenza virus infection [J]. Cell Host Microbe，2013，14：510 - 521.

[595] Puertollano R，Martinez - Menarguez J A，Batista A，et al. An intact dilysine - like motif in the carboxyl terminus of MAL is required for normal apical transport of the influenza virus hemagglutinin cargo protein in epithelial Madin - Darby canine kidney cells [J]. Mol Biol Cell，2001，12：1869 - 1883.

[596] Keller P，Simons K. Cholesterol is required for surface transport of influenza virus hemagglutinin [J]. J Cell Biol，1998，140：1357 - 1367.

[597] Wang S，Li H，Chen Y，et al. Transport of influenza virus neuraminidase (NA) to host cell surface is regulated by ARHGAP21 and Cdc42 proteins [J]. J Biol Chem，2012，287：9804 - 9816.

[598] Rossignol J F，La Frazia S，Chiappa L，et al. Thiazolides，a new class of anti - influenza molecules targeting viral hemagglutinin at the post - translational level [J]. J Biol Chem，2009，284：29798 - 29808.

[599] van Zeijl M J，Matlin K S. Microtubule perturbation inhibits intracellular transport of an apical membrane glycoprotein in a substrate - dependent manner in polarized Madin - Darby canine kidney epithelial cells [J]. Cell Regul，1990，1：921 - 936.

[600] Tafesse F G，Sanyal S，Ashour J，et al. Intact sphingomyelin biosynthetic pathway is essential for intracellular transport of influenza virus glycoproteins [J]. Proc Natl Acad Sci U S A，2013，110：6406 - 6411.

[601] Chen B J，Leser G P，Morita E，et al. Influenza virus hemagglutinin and neura-

minidase, but not the matrix protein, are required for assembly and budding of plasmid – derived virus – like particles [J]. J Virol, 2007, 81: 7111 – 7123.

[602] Lai J C, Chan W W, Kien F, et al. Formation of virus – like particles from human cell lines exclusively expressing influenza neuraminidase [J]. J Gen Virol, 2010, 91: 2322 –2330.

[603] Chen B J, Leser G P, Jackson D, et al. The influenza virus M2 protein cytoplasmic tail interacts with the M1 protein and influences virus assembly at the site of virus budding [J]. J Virol, 2008, 82: 10059 – 10070.

[604] Iwatsuki – Horimoto K, Horimoto T, Noda T, et al. The cytoplasmic tail of the influenza A virus M2 protein plays a role in viral assembly [J]. J Virol, 2006, 80: 5233 –5240.

[605] McCown M F, Pekosz A. The influenza A virus M2 cytoplasmic tail is required for infectious virus production and efficient genome packaging [J]. J Virol, 2005, 79: 3595 –3605.

[606] Scheiffele P, Rietveld A, Wilk T, et al. Influenza viruses select ordered lipid domains during budding from the plasma membrane [J]. J Biol Chem, 1999, 274: 2038 –2044.

[607] Schmitt A P, Lamb R A. Influenza virus assembly and budding at the viral budozone [J]. Adv Virus Res, 2005, 64: 383 – 416.

[608] Leser G P, Lamb R A. Influenza virus assembly and budding in raft – derived microdomains: a quantitative analysis of the surface distribution of HA, NA and M2 proteins [J]. Virology, 2005, 342: 215 – 227.

[609] Pattnaik A K, Brown D J, Nayak D P. Formation of influenza virus particles lacking hemagglutinin on the viral envelope [J]. J Virol, 1986, 60: 994 – 1001.

[610] Bourmakina S V, Garcia – Sastre A. The morphology and composition of influenza A virus particles are not affected by low levels of M1 and M2 proteins in infected cells [J]. J Virol, 2005, 79: 7926 – 7932.

[611] Campbell P J, Kyriakis C S, Marshall N, et al. Residue 41 of the Eurasian avian –like swine influenza a virus matrix protein modulates virion filament length and efficiency of contact transmission [J]. J Virol, 2014, 88: 7569 – 7577.

[612] Bialas K M, Desmet E A, Takimoto T. Specific residues in the 2009 H1N1 swine –origin influenza matrix protein influence virion morphology and efficiency of

viral spread in vitro [J]. PLoS One，2012，7：e50595.

[613] Gomez - Puertas P，Albo C，Perez - Pastrana E，et al. Influenza virus matrix protein is the major driving force in virus budding [J]. J Virol，2000，74：11538 - 11547.

[614] Grantham M L，Stewart S M，Lalime E N，et al. Tyrosines in the influenza A virus M2 protein cytoplasmic tail are critical for production of infectious virus particles [J]. J Virol，2010，84：8765 - 8776.

[615] Park E K，Castrucci M R，Portner A，et al. The M2 ectodomain is important for its incorporation into influenza A virions [J]. J Virol，1998，72：2449 - 2455.

[616] Hughey P G，Roberts P C，Holsinger L J，et al. Effects of antibody to the influenza A virus M2 protein on M2 surface expression and virus assembly [J]. Virology，1995，212：411 - 421.

[617] Schroeder C，Heider H，Moncke - Buchner E，et al. The influenza virus ion channel and maturation cofactor M2 is a cholesterol - binding protein [J]. Eur Biophys J，2005，34：52 - 66.

[618] Zou P，Wu F，Lu L，et al. The cytoplasmic domain of influenza M2 protein interacts with caveolin - 1 [J]. Arch Biochem Biophys，2009，486：150 - 154.

[619] Sun L，Hemgard G V，Susanto S A，et al. Caveolin - 1 influences human influenza A virus（H1N1）multiplication in cell culture [J]. Virol J，2010，7：108.

[620] Barman S，Nayak D P. Lipid raft disruption by cholesterol depletion enhances influenza A virus budding from MDCK cells [J]. J Virol，2007，81：12169 - 12178.

[621] Deng G，Tan D，Shi J，et al. Complex reassortment of multiple subtypes of avian influenza viruses in domestic ducks at the Dongting Lake Region of China [J]. J Virol，2013，87：9452 - 9462.

[622] Hui E K，Nayak D P. Role of ATP in influenza virus budding [J]. Virology，2001，290：329 - 341.

[623] Demirov D，Gabriel G，Schneider C，et al. Interaction of influenza A virus matrix protein with RACK1 is required for virus release [J]. Cell Microbiol，2012，14：774 - 789.

[624] Hui E K，Nayak D P. Role of G protein and protein kinase signalling in influenza virus budding in MDCK cells [J]. J Gen Virol，2002，83：3055 - 3066.

[625] Wang X，Hinson E R，Cresswell P. The interferon - inducible protein viperin in-

hibits influenza virus release by perturbing lipid rafts [J]. Cell Host Microbe, 2007, 2: 96 - 105.

[626] Ma H, Kien F, Maniere M, et al. Human annexin A6 interacts with influenza a virus protein M2 and negatively modulates infection [J]. J Virol, 2012, 86: 1789 - 1801.

[627] Valcarcel J, Portela A, Ortin J. Regulated M1 mRNA splicing in influenza virus - infected cells [J]. J Gen Virol, 1991, 72 (Pt 6): 1301 - 1308.

[628] Horimoto T, Kawaoka Y. Influenza: lessons from past pandemics, warnings from current incidents [J]. Nat Rev Microbiol, 2005, 3: 591 - 600.

[629] Tsai K N, Chen G W. Influenza genome diversity and evolution [J]. Microbes Infect, 2011, 13: 479 - 488.

[630] Webster R G, Laver W G, Air G M, et al. Molecular mechanisms of variation in influenza viruses [J]. Nature, 1982, 296: 115 - 121.

[631] Saitou N, Nei M. Polymorphism and evolution of influenza A virus genes [J]. Mol Biol Evol, 1986, 3: 57 - 74.

[632] Liu Q, Zhou B, Ma W, et al. Analysis of recombinant H7N9 wild - type and mutant viruses in pigs shows that the Q226L mutation in HA is important for transmission [J]. J Virol, 2014, 88: 8153 - 8165.

[633] Ghedin E, Laplante J, DePasse J, et al. Deep sequencing reveals mixed infection with 2009 pandemic influenza A (H1N1) virus strains and the emergence of oseltamivir resistance [J]. J Infect Dis, 2011, 203: 168 - 174.

[634] Jonges M, Welkers M R, Jeeninga R E, et al. Emergence of the virulence - associated PB2 E627K substitution in a fatal human case of highly pathogenic avian influenza virus A (H7N7) infection as determined by Illumina ultra - deep sequencing [J]. J Virol, 2014, 88: 1694 - 1702.

[635] Garten R J, Davis C T, Russell C A, et al. Antigenic and genetic characteristics of swine - origin 2009 A (H1N1) influenza viruses circulating in humans [J]. Science, 2009, 325: 197 - 201.

[636] Nelson M I, Simonsen L, Viboud C, et al. Stochastic processes are key determinants of short - term evolution in influenza a virus [J]. PLoS Pathog, 2006, 2: e125.

[637] Holmes E C, Ghedin E, Miller N, et al. Whole - genome analysis of human influenza A virus reveals multiple persistent lineages and reassortment among recent

H3N2 viruses [J]. PLoS Biol, 2005, 3: e300.

[638] Rambaut A, Pybus O G, Nelson M I, et al. The genomic and epidemiological dynamics of human influenza A virus [J]. Nature, 2008, 453: 615-619.

[639] Nelson M I, Edelman L, Spiro D J, et al. Molecular epidemiology of A/H3N2 and A/H1N1 influenza virus during a single epidemic season in the United States [J]. PLoS Pathog, 2008, 4: e1000133.

[640] Nelson M I, Viboud C, Simonsen L, et al. Multiple reassortment events in the evolutionary history of H1N1 influenza A virus since 1918 [J]. PLoS Pathog, 2008, 4: e1000012.

[641] Lu L, Lycett S J, Leigh Brown A J. Reassortment patterns of avian influenza virus internal segments among different subtypes [J]. BMC Evol Biol, 2014, 14: 16.

[642] Guan Y, Shortridge K F, Krauss S, et al. Molecular characterization of H9N2 influenza viruses: were they the donors of the "internal" genes of H5N1 viruses in Hong Kong? [J]. Proc Natl Acad Sci U S A, 1999, 96: 9363-9367.

[643] Hoffmann E, Stech J, Leneva I, et al. Characterization of the influenza A virus gene pool in avian species in southern China: was H6N1 a derivative or a precursor of H5N1? [J]. J Virol, 2000, 74: 6309-6315.

[644] Gao R, Cao B, Hu Y, et al. Human infection with a novel avian-origin influenza A (H7N9) virus [J]. N Engl J Med, 2013, 368: 1888-1897.

[645] Shi J Z, Deng G H, Liu P H, et al. Isolation and characterization of H7N9 viruses from live poultry markets - Implication of the source of current H7N9 infection in humans [J]. Chinese Science Bulletin, 2013, 58: 1857-1863.

[646] Chen L M, Davis C T, Zhou H, et al. Genetic compatibility and virulence of reassortants derived from contemporary avian H5N1 and human H3N2 influenza A viruses [J]. PLoS Pathog, 2008, 4: e1000072.

[647] Sun Y, Pu J, Jiang Z, et al. Genotypic evolution and antigenic drift of H9N2 influenza viruses in China from 1994 to 2008 [J]. Vet Microbiol, 2010, 146: 215-225.

[648] Sun Y, Qin K, Wang J, et al. High genetic compatibility and increased pathogenicity of reassortants derived from avian H9N2 and pandemic H1N1/2009 influenza viruses [J]. Proc Natl Acad Sci U S A, 2011, 108: 4164-4169.

[649] Zhang Y, Zhang Q, Kong H, et al. H5N1 hybrid viruses bearing 2009/H1N1 vi-

rus genes transmit in guinea pigs by respiratory droplet [J]. Science, 2013, 340: 1459 −1463.

[650] Li C, Hatta M, Watanabe S, et al. Compatibility among polymerase subunit proteins is a restricting factor in reassortment between equine H7N7 and human H3N2 influenza viruses [J]. J Virol, 2008, 82: 11880 − 11888.

[651] Essere B, Yver M, Gavazzi C, et al. Critical role of segment – specific packaging signals in genetic reassortment of influenza A viruses [J]. Proc Natl Acad Sci USA, 2013, 110: E3840 – 3848.

[652] Both G W, Sleigh M J, Cox N J, et al. Antigenic drift in influenza virus H3 hemagglutinin from 1968 to 1980: multiple evolutionary pathways and sequential amino acid changes at key antigenic sites [J]. J Virol, 1983, 48: 52 – 60.

[653] Webby R J, Webster R G. Emergence of influenza A viruses [J]. Philos Trans R Soc Lond B Biol Sci, 2001, 356: 1817 – 1828.

[654] Laver W G, Air G M, Webster R G, et al. Antigenic drift in type A influenza virus: sequence differences in the hemagglutinin of Hong Kong (H3N2) variants selected with monoclonal hybridoma antibodies [J]. Virology, 1979, 98: 226 – 237.

[655] Wiley D C, Wilson I A, Skehel J J. Structural identification of the antibody – binding sites of Hong Kong influenza haemagglutinin and their involvement in antigenic variation [J]. Nature, 1981, 289: 373 – 378.

[656] Ferguson N M, Galvani A P, Bush R M. Ecological and immunological determinants of influenza evolution [J]. Nature, 2003, 422: 428 – 433.

[657] Smith D J, Lapedes A S, de Jong J C, et al. Mapping the antigenic and genetic evolution of influenza virus [J]. Science, 2004, 305: 371 – 376.

[658] Koel B F, Burke D F, Bestebroer T M, et al. Substitutions near the receptor binding site determine major antigenic change during influenza virus evolution [J]. Science, 2013, 342: 976 – 979.

[659] Bedford T, Suchard M A, Lemey P, et al. Integrating influenza antigenic dynamics with molecular evolution [J]. Elife, 2014, 3: e01914.

[660] Treanor J. Influenza vaccine—outmaneuvering antigenic shift and drift [J]. N Engl J Med, 2004, 350: 218 – 220.

[661] Carrat F, Flahault A. Influenza vaccine: the challenge of antigenic drift [J]. Vaccine, 2007, 25: 6852 – 6862.

［662］Aymard M，Valette M，Lina B，et al. Surveillance and impact of influenza in Europe. Groupe Regional d′Observation de la Grippe and European Influenza Surveillance Scheme ［J］. Vaccine，1999，17 Suppl 1：S30 - 41.

［663］Klimov A，Simonsen L，Fukuda K，et al. Surveillance and impact of influenza in the United States ［J］. Vaccine，1999，17 Suppl 1：S42 - 46.

［664］Barr I G，Komadina N，Hurt A C，et al. An influenza A （H3） reassortant was epidemic in Australia and New Zealand in 2003 ［J］. J Med Virol，2005，76：391 - 397.

［665］Herrera G A，Iwane M K，Cortese M，et al. Influenza vaccine effectiveness among 50 -64 - year - old persons during a season of poor antigenic match between vaccine and circulating influenza virus strains：Colorado，United States，2003 - 2004 ［J］. Vaccine，2007，25：154 - 160.

［666］Guan Y，Smith G J. The emergence and diversification of panzootic H5N1 influenza viruses ［J］. Virus Res，2013，178：35 - 43.

［667］Li C，Bu Z，Chen H. Avian influenza vaccines against H5N1 ′bird flu′ ［J］. Trends Biotechnol，2014，32：147 - 156.

［668］Koel B F，van der Vliet S，Burke D F，et al. Antigenic variation of clade 2. 1 H5N1 virus is determined by a few amino acid substitutions immediately adjacent to the receptor binding site ［J］. MBio，2014，5：e01070 - 01014.

［669］Shanmuganatham K，Feeroz M M，Jones - Engel L，et al. Antigenic and molecular characterization of avian influenza A （H9N2） viruses，Bangladesh ［J］. Emerg Infect Dis，2013，19.

［670］Li C，Yu K，Tian G，et al. Evolution of H9N2 influenza viruses from domestic poultry in Mainland China ［J］. Virology，2005，340：70 - 83.

［671］Lee Y J，Shin J Y，Song M S，et al. Continuing evolution of H9 influenza viruses in Korean poultry ［J］. Virology，2007，359：313 - 323.

［672］Marcelin G，Sandbulte M R，Webby R J. Contribution of antibody production against neuraminidase to the protection afforded by influenza vaccines ［J］. Rev Med Virol，2012，22：267 - 279.

［673］Xu X，Cox N J，Bender C A，et al. Genetic variation in neuraminidase genes of influenza A （H3N2） viruses ［J］. Virology，1996，224：175 - 183.

［674］Fanning T G，Reid A H，Taubenberger J K. Influenza A virus neuraminidase：

regions of the protein potentially involved in virus – host interactions [J]. Virology, 2000, 276: 417 – 423.

[675] Bragstad K, Nielsen L P, Fomsgaard A. The evolution of human influenza A viruses from 1999 to 2006: a complete genome study [J]. Virol J, 2008, 5: 40.

[676] Sandbulte M R, Westgeest K B, Gao J, et al. Discordant antigenic drift of neuraminidase and hemagglutinin in H1N1 and H3N2 influenza viruses [J]. Proc Natl Acad Sci U S A, 2011, 108: 20748 – 20753.

[677] Webster R G, Govorkova E A. Continuing challenges in influenza [J]. Ann N Y Acad Sci, 2014, 1323: 115 – 139.

[678] Ma M J, Yang X X, Qian Y H, et al. Characterization of a Novel Reassortant Influenza A Virus (H2N2) from a Domestic Duck in Eastern China [J]. Sci Rep, 2014, 4: 7588.

[679] Jones J C, Baranovich T, Marathe B M, et al. Risk assessment of H2N2 influenza viruses from the avian reservoir [J]. J Virol, 2014, 88: 1175 – 1188.

[680] Schafer J R, Kawaoka Y, Bean W J, et al. Origin of the pandemic 1957 H2 influenza A virus and the persistence of its possible progenitors in the avian reservoir [J]. Virology, 1993, 194: 781 – 788.

[681] Nicholls J M, Chan R W, Russell R J, et al. Evolving complexities of influenza virus and its receptors [J]. Trends Microbiol, 2008, 16: 149 – 157.

[682] Rogers G N, Paulson J C. Receptor determinants of human and animal influenza virus isolates: differences in receptor specificity of the H3 hemagglutinin based on species of origin [J]. Virology, 1983, 127: 361 – 373.

[683] Connor R J, Kawaoka Y, Webster R G, et al. Receptor specificity in human, avian, and equine H2 and H3 influenza virus isolates [J]. Virology, 1994, 205: 17 – 23.

[684] Rogers G N, D'Souza B L. Receptor binding properties of human and animal H1 influenza virus isolates [J]. Virology, 1989, 173: 317 – 322.

[685] Stevens J, Blixt O, Glaser L, et al. Glycan microarray analysis of the hemagglutinins from modern and pandemic influenza viruses reveals different receptor specificities [J]. J Mol Biol, 2006, 355: 1143 – 1155.

[686] Chandrasekaran A, Srinivasan A, Raman R, et al. Glycan topology determines human adaptation of avian H5N1 virus hemagglutinin [J]. Nat Biotechnol, 2008,

26：107 –113.

［687］ Shinya K，Ebina M，Yamada S，et al. Avian flu：influenza virus receptors in the human airway ［J］. Nature，2006，440：435 – 436.

［688］ van Riel D，Munster V J，de Wit E，et al. H5N1 Virus Attachment to Lower Respiratory Tract ［J］. Science，2006，312：399.

［689］ Imai M，Kawaoka Y. The role of receptor binding specificity in interspecies transmission of influenza viruses ［J］. Curr Opin Virol，2012，2：160 – 167.

［690］ Kimble B，Nieto G R，Perez D R. Characterization of influenza virus sialic acid receptors in minor poultry species ［J］. Virol J，2010，7：365.

［691］ Kuchipudi S V，Nelli R，White G A，et al. Differences in influenza virus receptors in chickens and ducks：Implications for interspecies transmission ［J］. J Mol Genet Med，2009，3：143 – 151.

［692］ Yu J E，Yoon H，Lee H J，et al. Expression patterns of influenza virus receptors in the respiratory tracts of four species of poultry ［J］. J Vet Sci，2011，12：7 – 13.

［693］ Wan H，Perez D R. Quail carry sialic acid receptors compatible with binding of avian and human influenza viruses ［J］. Virology，2006，346：278 – 286.

［694］ Yamada S，Shinya K，Takada A，et al. Adaptation of a duck influenza A virus in quail ［J］. J Virol，2012，86：1411 – 1420.

［695］ Gambaryan A S，Tuzikov A B，Pazynina G V，et al. H5N1 chicken influenza viruses display a high binding affinity for Neu5Acalpha2 – 3Galbeta1 – 4 （6 – HSO3） GlcNAc – containing receptors ［J］. Virology，2004，326：310 – 316.

［696］ Ito T，Couceiro J N，Kelm S，et al. Molecular basis for the generation in pigs of influenza A viruses with pandemic potential ［J］. J Virol，1998，72：7367 – 7373.

［697］ Nelli R K，Kuchipudi S V，White G A，et al. Comparative distribution of human and avian type sialic acid influenza receptors in the pig ［J］. BMC Vet Res，2010，6：4.

［698］ Van Poucke S G，Nicholls J M，Nauwynck H J，et al. Replication of avian，human and swine influenza viruses in porcine respiratory explants and association with sialic acid distribution ［J］. Virol J，2010，7：38.

［699］ Bateman A C，Karamanska R，Busch M G，et al. Glycan analysis and influenza A virus infection of primary swine respiratory epithelial cells：the importance of NeuAc {alpha} 2 – 6 glycans ［J］. J Biol Chem，2010，285：34016 – 34026.

[700] Ha Y, Stevens D J, Skehel J J, et al. X - ray structure of the hemagglutinin of a potential H3 avian progenitor of the 1968 Hong Kong pandemic influenza virus [J]. Virology, 2003, 309: 209 - 218.

[701] Liu J, Stevens D J, Haire L F, et al. Structures of receptor complexes formed by hemagglutinins from the Asian Influenza pandemic of 1957 [J]. Proc Natl Acad Sci U S A, 2009, 106: 17175 - 17180.

[702] Rogers G N, Paulson J C, Daniels R S, et al. Single amino acid substitutions in influenza haemagglutinin change receptor binding specificity [J]. Nature, 1983, 304: 76 - 78.

[703] Xu R, McBride R, Paulson J C, et al. Structure, receptor binding, and antigenicity of influenza virus hemagglutinins from the 1957 H2N2 pandemic [J]. J Virol, 2010, 84: 1715 - 1721.

[704] Glaser L, Stevens J, Zamarin D, et al. A single amino acid substitution in 1918 influenza virus hemagglutinin changes receptor binding specificity [J]. J Virol, 2005, 79: 11533 - 11536.

[705] Gambaryan A S, Marinina V P, Tuzikov A B, et al. Effects of host - dependent glycosylation of hemagglutinin on receptor - binding properties on H1N1 human influenza A virus grown in MDCK cells and in embryonated eggs [J]. Virology, 1998, 247: 170 - 177.

[706] Imai M, Watanabe T, Hatta M, et al. Experimental adaptation of an influenza H5 HA confers respiratory droplet transmission to a reassortant H5 HA/H1N1 virus in ferrets [J]. Nature, 2012, 486: 420 - 428.

[707] Matrosovich M, Tuzikov A, Bovin N, et al. Early alterations of the receptor - binding properties of H1, H2, and H3 avian influenza virus hemagglutinins after their introduction into mammals [J]. J Virol, 2000, 74: 8502 - 8512.

[708] Childs R A, Palma A S, Wharton S, et al. Receptor - binding specificity of pandemic influenza A (H1N1) 2009 virus determined by carbohydrate microarray [J]. Nat Biotechnol, 2009, 27: 797 - 799.

[709] Tumpey T M, Maines T R, Van Hoeven N, et al. A two - amino acid change in the hemagglutinin of the 1918 influenza virus abolishes transmission [J]. Science, 2007, 315: 655 - 659.

[710] Gambaryan A S, Karasin A I, Tuzikov A B, et al. Receptor - binding properties

of swine influenza viruses isolated and propagated in MDCK cells [J]. Virus Res，2005，114：15 - 22.

[711] Watanabe Y，Ibrahim M S，Ellakany H F，et al. Acquisition of human - type receptor binding specificity by new H5N1 influenza virus sublineages during their emergence in birds in Egypt [J]. PLoS Pathog，2011，7：e1002068.

[712] Chutinimitkul S，van Riel D，Munster V J，et al. In vitro assessment of attachment pattern and replication efficiency of H5N1 influenza A viruses with altered receptor specificity [J]. J Virol，2010，84：6825 - 6833.

[713] Auewarakul P，Suptawiwat O，Kongchanagul A，et al. An avian influenza H5N1 virus that binds to a human - type receptor [J]. J Virol，2007，81：9950 - 9955.

[714] Yamada S，Suzuki Y，Suzuki T，et al. Haemagglutinin mutations responsible for the binding of H5N1 influenza A viruses to human - type receptors [J]. Nature，2006，444：378 - 382.

[715] Wang W，Lu B，Zhou H，et al. Glycosylation at 158N of the hemagglutinin protein and receptor binding specificity synergistically affect the antigenicity and immunogenicity of a live attenuated H5N1 A/Vietnam/1203/2004 vaccine virus in ferrets [J]. J Virol，2010，84：6570 - 6577.

[716] Wilks S，de Graaf M，Smith D J，et al. A review of influenza haemagglutinin receptor binding as it relates to pandemic properties [J]. Vaccine，2012，30：4369 - 4376.

[717] Chen L M，Blixt O，Stevens J，et al. In vitro evolution of H5N1 avian influenza virus toward human - type receptor specificity [J]. Virology，2012，422：105 - 113.

[718] Matrosovich M N，Krauss S，Webster R G. H9N2 influenza A viruses from poultry in Asia have human virus - like receptor specificity [J]. Virology，2001，281：156 - 162.

[719] Wan H，Perez D R. Amino acid 226 in the hemagglutinin of H9N2 influenza viruses determines cell tropism and replication in human airway epithelial cells [J]. J Virol，2007，81：5181 - 5191.

[720] Wan H，Sorrell E M，Song H，et al. Replication and transmission of H9N2 influenza viruses in ferrets：evaluation of pandemic potential [J]. PLoS One，2008，3：e2923.

[721] Sorrell E M，Wan H，Araya Y，et al. Minimal molecular constraints for respira-

tory droplet transmission of an avian – human H9N2 influenza A virus [J]. Proc Natl Acad Sci U S A, 2009, 106: 7565 – 7570.

[722] Kimble J B, Sorrell E, Shao H, et al. Compatibility of H9N2 avian influenza surface genes and 2009 pandemic H1N1 internal genes for transmission in the ferret model [J]. Proc Natl Acad Sci U S A, 2011, 108: 12084 – 12088.

[723] Li X, Shi J, Guo J, et al. Genetics, receptor binding property, and transmissibility in mammals of naturally isolated H9N2 Avian Influenza viruses [J]. PLoS Pathog, 2014, 10: e1004508.

[724] Belser J A, Gustin K M, Pearce M B, et al. Pathogenesis and transmission of avian influenza A (H7N9) virus in ferrets and mice [J]. Nature, 2013, 501: 556 – 559.

[725] Watanabe T, Kiso M, Fukuyama S, et al. Characterization of H7N9 influenza A viruses isolated from humans [J]. Nature, 2013, 501: 551 – 555.

[726] Zhang Q, Shi J, Deng G, et al. H7N9 influenza viruses are transmissible in ferrets by respiratory droplet [J]. Science, 2013, 341: 410 – 414.

[727] Zhou J, Wang D, Gao R, et al. Biological features of novel avian influenza A (H7N9) virus [J]. Nature, 2013, 499: 500 – 503.

[728] Richard M, Schrauwen E J, de Graaf M, et al. Limited airborne transmission of H7N9 influenza A virus between ferrets [J]. Nature, 2013, 501: 560 – 563.

[729] Zhu H, Wang D, Kelvin D J, et al. Infectivity, transmission, and pathology of human – isolated H7N9 influenza virus in ferrets and pigs [J]. Science, 2013, 341: 183 – 186.

[730] Dortmans J C, Dekkers J, Wickramasinghe I N, et al. Adaptation of novel H7N9 influenza A virus to human receptors [J]. Sci Rep, 2013, 3: 3058.

[731] Astrahan P, Arkin I T. Resistance characteristics of influenza to amino – adamantyls [J]. Biochim Biophys Acta, 2011, 1808: 547 – 553.

[732] Leonov H, Astrahan P, Krugliak M, et al. How do aminoadamantanes block the influenza M2 channel, and how does resistance develop? [J]. J Am Chem Soc, 2011, 133: 9903 – 9911.

[733] Hayden F G, Sperber S J, Belshe R B, et al. Recovery of drug – resistant influenza A virus during therapeutic use of rimantadine [J]. Antimicrob Agents Chemother, 1991, 35: 1741 – 1747.

[734] Krol E, Rychlowska M, Szewczyk B. Antivirals—current trends in fighting influ-

enza [J]. Acta Biochim Pol, 2014, 61: 495 - 504.

[735] Lan Y, Zhang Y, Dong L, et al. A comprehensive surveillance of adamantane re-sistance among human influenza A virus isolated from mainland China between 1956 and 2009 [J]. Antivir Ther, 2010, 15: 853 - 859.

[736] Bright R A, Medina M J, Xu X, et al. Incidence of adamantane resistance among influenza A (H3N2) viruses isolated worldwide from 1994 to 2005: a cause for concern [J]. Lancet, 2005, 366: 1175 - 1181.

[737] Pielak R M, Schnell J R, Chou J J. Mechanism of drug inhibition and drug resistance of influenza A M2 channel [J]. Proc Natl Acad Sci U S A, 2009, 106: 7379 - 7384.

[738] Suzuki H, Saito R, Masuda H, et al. Emergence of amantadine - resistant influenza A viruses: epidemiological study [J]. J Infect Chemother, 2003, 9: 195 - 200.

[739] Govorkova E A, Baranovich T, Seiler P, et al. Antiviral resistance among highly pathogenic influenza A (H5N1) viruses isolated worldwide in 2002 - 2012 shows need for continued monitoring [J]. Antiviral Res, 2013, 98: 297 - 304.

[740] Aamir U B, Wernery U, Ilyushina N, et al. Characterization of avian H9N2 in-fluenza viruses from United Arab Emirates 2000 to 2003 [J]. Virology, 2007, 361: 45 - 55.

[741] Huang Y, Hu B, Wen X, et al. Evolution analysis of the matrix (M) protein genes of 17 H9N2 chicken influenza viruses isolated in northern China during 1998 -2008 [J]. Virus Genes, 2009, 38: 398 - 403.

[742] Fusaro A, Monne I, Salviato A, et al. Phylogeography and evolutionary history of reassortant H9N2 viruses with potential human health implications [J]. J Virol, 2011, 85: 8413 - 8421.

[743] Loregian A, Mercorelli B, Nannetti G, et al. Antiviral strategies against influen-za virus: towards new therapeutic approaches [J]. Cell Mol Life Sci, 2014, 71: 3659 -3683.

[744] Colman P M, Hoyne P A, Lawrence M C. Sequence and structure alignment of paramyxovirus hemagglutinin - neuraminidase with influenza virus neuraminidase [J]. J Virol, 1993, 67: 2972 - 2980.

[745] Samson M, Pizzorno A, Abed Y, et al. Influenza virus resistance to neuramini-dase inhibitors [J]. Antiviral Res, 2013, 98: 174 - 185.

[746] Renaud C, Kuypers J, Englund J A. Emerging oseltamivir resistance in seasonal

and pandemic influenza A/H1N1 [J]. J Clin Virol, 2011, 52: 70 – 78.

[747] Dixit R, Khandaker G, Ilgoutz S, et al. Emergence of oseltamivir resistance: control and management of influenza before, during and after the pandemic [J]. Infect Disord Drug Targets, 2013, 13: 34 – 45.

[748] Govorkova E A. Consequences of resistance: in vitro fitness, in vivo infectivity, and transmissibility of oseltamivir – resistant influenza A viruses [J]. Influenza Other Respir Viruses, 2013, 7 Suppl 1: 50 – 57.

[749] McKimm – Breschkin J L. Influenza neuraminidase inhibitors: antiviral action and mechanisms of resistance [J]. Influenza Other Respir Viruses, 2013, 7 Suppl 1: 25 – 36.

[750] Okomo – Adhiambo M, Nguyen H T, Sleeman K, et al. Host cell selection of influenza neuraminidase variants: implications for drug resistance monitoring in A (H1N1) viruses [J]. Antiviral Res, 2010, 85: 381 – 388.

[751] McKimm – Breschkin J, Trivedi T, Hampson A, et al. Neuraminidase sequence analysis and susceptibilities of influenza virus clinical isolates to zanamivir and oseltamivir [J]. Antimicrob Agents Chemother, 2003, 47: 2264 – 2272.

[752] Sheu T G, Deyde V M, Okomo – Adhiambo M, et al. Surveillance for neuraminidase inhibitor resistance among human influenza A and B viruses circulating worldwide from 2004 to 2008 [J]. Antimicrob Agents Chemother, 2008, 52: 3284 – 3292.

[753] Dapat C, Suzuki Y, Saito R, et al. Rare influenza A (H3N2) variants with reduced sensitivity to antiviral drugs [J]. Emerg Infect Dis, 2010, 16: 493 – 496.

[754] Yen H L, Herlocher L M, Hoffmann E, et al. Neuraminidase inhibitor – resistant influenza viruses may differ substantially in fitness and transmissibility [J]. Antimicrob Agents Chemother, 2005, 49: 4075 – 4084.

[755] Yen H L, Hoffmann E, Taylor G, et al. Importance of neuraminidase active – site residues to the neuraminidase inhibitor resistance of influenza viruses [J]. J Virol, 2006, 80: 8787 – 8795.

[756] Zurcher T, Yates P J, Daly J, et al. Mutations conferring zanamivir resistance in human influenza virus N2 neuraminidases compromise virus fitness and are not stably maintained in vitro [J]. J Antimicrob Chemother, 2006, 58: 723 – 732.

[757] Hurt A C, Lowther S, Middleton D, et al. Assessing the development of oseltamivir and zanamivir resistance in A (H5N1) influenza viruses using a ferret model

[J]. Antiviral Res, 2010, 87: 361 – 366.

[758] Hurt A C, Holien J K, Barr I G. In vitro generation of neuraminidase inhibitor resistance in A (H5N1) influenza viruses [J]. Antimicrob Agents Chemother, 2009, 53: 4433 – 4440.

[759] Meijer A, Lackenby A, Hungnes O, et al. Oseltamivir – resistant influenza virus A (H1N1), Europe, 2007 – 08 season [J]. Emerg Infect Dis, 2009, 15: 552 – 560.

[760] Hauge S H, Dudman S, Borgen K, et al. Oseltamivir – resistant influenza viruses A (H1N1), Norway, 2007 – 08 [J]. Emerg Infect Dis, 2009, 15: 155 – 162.

[761] Hurt A C, Ernest J, Deng Y M, et al. Emergence and spread of oseltamivir – resistant A (H1N1) influenza viruses in Oceania, South East Asia and South Africa [J]. Antiviral Res, 2009, 83: 90 – 93.

[762] Bloom J D, Gong L I, Baltimore D. Permissive secondary mutations enable the evolution of influenza oseltamivir resistance [J]. Science, 2010, 328: 1272 – 1275.

[763] Abed Y, Pizzorno A, Bouhy X, et al. Role of permissive neuraminidase mutations in influenza A/Brisbane/59/2007 – like (H1N1) viruses [J]. PLoS Pathog, 2011, 7: e1002431.

[764] Rameix – Welti M A, Munier S, Le Gal S, et al. Neuraminidase of 2007 – 2008 influenza A (H1N1) viruses shows increased affinity for sialic acids due to the D344N substitution [J]. Antivir Ther, 2011, 16: 597 – 603.

[765] Collins P J, Haire L F, Lin Y P, et al. Structural basis for oseltamivir resistance of influenza viruses [J]. Vaccine, 2009, 27: 6317 – 6323.

[766] Baz M, Abed Y, Simon P, et al. Effect of the neuraminidase mutation H274Y conferring resistance to oseltamivir on the replicative capacity and virulence of old and recent human influenza A (H1N1) viruses [J]. J Infect Dis, 2010, 201: 740 – 745.

[767] Rameix – Welti M A, Enouf V, Cuvelier F, et al. Enzymatic properties of the neuraminidase of seasonal H1N1 influenza viruses provide insights for the emergence of natural resistance to oseltamivir [J]. PLoS Pathog, 2008, 4: e1000103.

[768] Hurt A C, Chotpitayasunondh T, Cox N J, et al. Antiviral resistance during the 2009 influenza A H1N1 pandemic: public health, laboratory, and clinical perspectives [J]. Lancet Infect Dis, 2012, 12: 240 – 248.

[769] van der Vries E, Veldhuis Kroeze E J, Stittelaar K J, et al. Multidrug resistant 2009 A/H1N1 influenza clinical isolate with a neuraminidase I223R mutation re-

tains its virulence and transmissibility in ferrets [J]. PLoS Pathog, 2011, 7: e1002276.

[770] Seibert C W, Rahmat S, Krammer F, et al. Efficient transmission of pandemic H1N1 influenza viruses with high – level oseltamivir resistance [J]. J Virol, 2012, 86: 5386 – 5389.

[771] Hurt A C, Hardie K, Wilson N J, et al. Community transmission of oseltamivir – resistant A (H1N1) pdm09 influenza [J]. N Engl J Med, 2011, 365: 2541 – 2542.

[772] Wetherall N T, Trivedi T, Zeller J, et al. Evaluation of neuraminidase enzyme assays using different substrates to measure susceptibility of influenza virus clinical isolates to neuraminidase inhibitors: report of the neuraminidase inhibitor susceptibility network [J]. J Clin Microbiol, 2003, 41: 742 – 750.

[773] Kiso M, Mitamura K, Sakai – Tagawa Y, et al. Resistant influenza A viruses in children treated with oseltamivir: descriptive study [J]. Lancet, 2004, 364: 759 – 765.

[774] Monto A S, McKimm – Breschkin J L, Macken C, et al. Detection of influenza viruses resistant to neuraminidase inhibitors in global surveillance during the first 3 years of their use [J]. Antimicrob Agents Chemother, 2006, 50: 2395 – 2402.

[775] Okomo – Adhiambo M, Demmler – Harrison G J, Deyde V M, et al. Detection of E119V and E119I mutations in influenza A (H3N2) viruses isolated from an immunocompromised patient: challenges in diagnosis of oseltamivir resistance [J]. Antimicrob Agents Chemother, 2010, 54: 1834 – 1841.

[776] Baz M, Abed Y, McDonald J, et al. Characterization of multidrug – resistant influenza A/H3N2 viruses shed during 1 year by an immunocompromised child [J]. Clin Infect Dis, 2006, 43: 1555 – 1561.

[777] Herlocher M L, Truscon R, Elias S, et al. Influenza viruses resistant to the antiviral drug oseltamivir: transmission studies in ferrets [J]. J Infect Dis, 2004, 190: 1627 – 1630.

[778] Bouvier N M, Lowen A C, Palese P. Oseltamivir – resistant influenza A viruses are transmitted efficiently among guinea pigs by direct contact but not by aerosol [J]. J Virol, 2008, 82: 10052 – 10058.

[779] de Jong M D, Tran T T, Truong H K, et al. Oseltamivir resistance during treatment of influenza A (H5N1) infection [J]. N Engl J Med, 2005, 353: 2667 – 2672.

[780] Le Q M, Kiso M, Someya K, et al. Avian flu: isolation of drug – resistant H5N1

virus [J]. Nature, 2005, 437: 1108.

[781] Earhart K C, Elsayed N M, Saad M D, et al. Oseltamivir resistance mutation N294S in human influenza A (H5N1) virus in Egypt [J]. J Infect Public Health, 2009, 2: 74 - 80.

[782] Hill A W, Guralnick R P, Wilson M J, et al. Evolution of drug resistance in multiple distinct lineages of H5N1 avian influenza [J]. Infect Genet Evol, 2009, 9: 169 - 178.

[783] McKimm - Breschkin J L, Selleck P W, Usman T B, et al. Reduced sensitivity of influenza A (H5N1) to oseltamivir [J]. Emerg Infect Dis, 2007, 13: 1354 - 1357.

[784] Govorkova E A, Ilyushina N A, Marathe B M, et al. Competitive fitness of oseltamivir - sensitive and - resistant highly pathogenic H5N1 influenza viruses in a ferret model [J]. J Virol, 2010, 84: 8042 - 8050.

[785] Boltz D A, Douangngeun B, Phommachanh P, et al. Emergence of H5N1 avian influenza viruses with reduced sensitivity to neuraminidase inhibitors and novel reassortants in Lao People's Democratic Republic [J]. J Gen Virol, 2010, 91: 949 - 959.

[786] Yen H L, Ilyushina N A, Salomon R, et al. Neuraminidase inhibitor - resistant recombinant A/Vietnam/1203/04 (H5N1) influenza viruses retain their replication efficiency and pathogenicity in vitro and in vivo [J]. J Virol, 2007, 81: 12418 - 12426.

[787] Kiso M, Ozawa M, Le M T, et al. Effect of an asparagine - to - serine mutation at position 294 in neuraminidase on the pathogenicity of highly pathogenic H5N1 influenza A virus [J]. J Virol, 2011, 85: 4667 - 4672.

[788] Kiso M, Kubo S, Ozawa M, et al. Efficacy of the new neuraminidase inhibitor CS - 8958 against H5N1 influenza viruses [J]. PLoS Pathog, 2010, 6: e1000786.

第三章

流感病毒致病力的分子基础

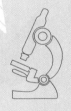

　　动物流感病毒不仅引发动物流感，造成畜牧业的经济损失，而且常常直接跨宿主屏障感染人类、或与人流感病毒重组后感染人类，引发严重的公共卫生问题。在 20 世纪发生的 3 次人流感大流行中，1918 西班牙流感的 H1N1 亚型流感病毒 8 个基因片段都来自禽类[1-5]；1957 亚洲流感 H2N2 病毒是人 H1N1 亚型流感病毒与禽 H2N2 亚型流感病毒的重组病毒[6,7]；1968 香港流感的 H3N2 亚型流感病毒，也是来源于人流感病毒和禽流感病毒的重组病毒[8-10]。2009 年，基因分别来自人、禽和猪的新型重组 H1N1 流感病毒引起人的甲型流感疫情，在短短的几个月内蔓延到了世界各地，造成了巨大损失，严重影响了人类健康[11-16]。近几年，出现了多种亚型禽流感病毒（如 H5N1、H7N7、H7N9、H9N2 和 H10N8 等）直接感染人事件[17-34]，其中 H5N1 和 H7N9 禽流感病毒感染人的死亡率远远高于季节性流感引起的死亡率，前者高达 58%，后者也高达 30%[35]。流感病毒致病的分子基础对于流感病毒毒力的监测和防控策略制定具有重要指导意义。本章主要从流感病毒致病力分子基础和流感病毒传播能力及相关分子机制两个方面阐述流感病毒致病力分子基础，为流感病毒的深入研究提供理论基础。

第一节　感染性与致病力分子基础

　　流感病毒是目前导致人类和各种动物流感疾病的主要病原之一，A 型流感病毒是分节段的单股负链 RNA 病毒，共由 8 个节段组成，根据片段长度依次为 PB2、PB1、PA、HA、NP、NA、M 和 NS 基因[36,37]。编码至少 17 种有功能的病毒蛋白，PB2、PB1、PA、HA、NP、NA、M1、M2、NS1 和 NS2 蛋白发现较早[38]，对其研究比较清楚，而 PB1 - F2[39]、PB1 - N40[40]、PA - X[41]、PA - N155[42]、PA - N182[42]、M42[43] 和 NS3 蛋白是近几年新发现的病毒蛋白[44]。根据病毒囊膜表面血凝素（HA）和神经氨酸酶（NA）的不同，可将 A 型流感病毒分为不同的亚型，目前已鉴定的 16 种 HA 亚型和 9 种 NA 亚型均可从野禽中分离到[45]。此外，还从蝙蝠中鉴定到了 H17、H18、N10 和 N11 亚型[46,47]。根据对禽类致病性的不同，将禽流感病毒分为高致病性禽流感病毒和低致病性禽流感病毒两类，部分 H5 和 H7 亚型禽流感病毒属于高致病性禽流感病毒，其余亚型禽流感病毒则属于低致病性禽流感病毒。我国存在多种亚型的流感病毒，不同亚型的流感病毒基因组重组频繁发生，不断产生新的病毒株，部分致病力强的毒株给畜牧业的发展和人类健康带来了巨大危害。

一、HA 蛋白对流感病毒致病力的影响

HA 在流感病毒的宿主特异性和致病性方面发挥重要的作用。有效地结合宿主细胞是病毒传播的关键因素。流感病毒感染宿主的第一步是 HA 蛋白识别和结合宿主细胞表面的唾液酸特异性受体，囊膜与细胞膜融合进入细胞核，最后激活病毒的复制，而完成这些过程的前提是 HA 前体蛋白必须经过宿主细胞的蛋白酶裂解为 HA1 和 HA2 两个亚基[48]。HA 对蛋白酶裂解的敏感性直接影响病毒的毒力，如果 HA 易于被裂解，则该毒株有较高的毒力，反之，则毒力较低。流感病毒 HA 蛋白裂解位点的结构是影响其裂解的主要原因，而且裂解位点的氨基酸序列与病毒的致病性有关。低致病性 H1、H2 和 H3 亚型的流感病毒裂解位点处只含有一个碱性氨基酸（Arg），HA 蛋白只能被胞外的胰蛋白酶样蛋白识别并裂解，这类蛋白酶只能由肠道和呼吸道细胞分泌，因此，这些流感病毒的复制被限制在肠道和上呼吸道。相反，高致病性禽流感病毒 HA 基因裂解位点处则含有多个碱性氨基酸，这种裂解位点可以被宿主细胞内普遍存在的类枯草杆菌蛋白酶识别并裂解，使病毒得以在进入全身多种类型细胞内进行复制，因此高致病性禽流感感染宿主后，常导致全身性感染。在体外细胞培养试验中，高致病性禽流感病毒可在缺乏外源酶的情况下生长繁殖，而低致病性禽流感病毒则不能，这进一步证明了 HA 的裂解位点是禽流感病毒感染的决定因素之一[49]。另外，HA 裂解位点附近有无糖侧链能够影响 HA 蛋白的裂解能力，如果裂解位点附近存在糖侧链，这些糖侧链会干扰宿主蛋白酶靠近识别裂解位点，从而降低宿主蛋白对 HA 蛋白的裂解能力，影响病毒对宿主的致病力[50]。无毒力的流感病毒如果能够获得一个高裂解能力的 HA 蛋白，该病毒则会变为有毒力病毒，因此研究认为 HA 裂解位点是流感病毒宿主特异性和致病性的重要决定因素。目前已经出现的所有能够导致人类发病死亡的禽流感病毒都具有高裂解能力的 HA 蛋白[20-22]，而高致病性 H5N1 流感病毒的 HA 裂解位点的突变会使病毒成为无毒性病毒[51]。

二、NA 蛋白对流感病毒致病力的作用

NA 蛋白是一种唾液酸酶，NA 蛋白是四聚体，它的一级结构包括 4 个区域：氨基端胞质区、非极性跨膜区、茎部序列和头部序列[52]。NA 可以在病毒感染靶细胞时，识

别细胞表面流感病毒受体末端的唾液酸残基，使病毒能够进入细胞。NA 蛋白的另一个功能为出芽的病毒粒子清理通道，有助于病毒粒子的成熟与释放[53,54]。NA 酶活性的催化中心位于头部顶端，呈凹陷状，NA 蛋白的头部与 HA 蛋白结合，当 HA 识别并结合到感染细胞的 RBS 上后，RNP 释放到胞质中，NA 蛋白就裂解 RBS 上的唾液酸残基，使病毒完全进入到细胞中。因此，NA 蛋白头部氨基酸的变异对其酶活性、抗原性以及病毒的感染和复制都有很大的影响。NA 蛋白头部序列在不同亚型的毒株有较高的同源性，这一点与茎部和非极性跨膜区不同。N2 亚型毒株的 NA 头部由 392 个氨基酸残基组成（78～469 位），在 Asn 上连有 4 个寡糖链，位置分别在第 86、146、200 和 234 位上。寡糖链对 NA 的功能有重要作用，如果缺乏糖基化，NA 结构的稳定性和酶活性都会受到影响[55]。NA 蛋白茎部长度对其致病性也很重要，Castrucci 等通过 NA 基因缺失试验表明 NA 茎部长度在 0～52 个氨基酸范围内变化时，病毒在细胞培养时无复制能力，然而在鸡胚上培养时发现 NA 茎部越长的病毒其复制能力越好，病毒的 NA 蛋白如果缺失茎部则只局限在呼吸道内复制[56]。然而，并不是所有具有短 NA 茎部的毒株毒力都很弱，有些存在于自然界中的短 NA 茎部的禽流感病毒的毒力就非常强。例如，1997 年香港禽流感病毒感染人事件中分离出的 H5N1 亚型禽流感病毒，该毒株的 NA 茎部较短，然而毒力却很强。此外，大部分从陆栖家禽中分离出的高致病性 H5N1 亚型禽流感病毒的 NA 茎部都较短[57]。NA 基因上的 4 个氨基酸的突变（N308S、A346V、T442A、P458S）能增强病毒在哺乳动物细胞上的 NA 活性并能增强该病毒适应哺乳动物的能力[58]。1918 年 H1N1 大流行流感病毒 NA 基因上 N146R 或 N146Y 突变使得该毒株能在不加胰酶的条件下很好地复制，因此也被认为是病毒的毒力分子标记之一[59]。

　　研究发现 HA 和 NA 基因之间存在某种平衡对病毒的感染和复制具有至关重要的影响，并非所有的 HA 亚型和 NA 亚型的组合都能够在自然界分离到，实验室条件下，由于 HA 和 NA 不匹配，也很难获得稳定而且滴度较高的重组毒株[60,61]。许多研究发现具有低 NA 酶催化活性的流感病毒粒子不能有效地从感染细胞中释放出来，从而导致细胞表面子代病毒聚合物数量增多[62,63]。因为 HA 对唾液酸受体的识别是细胞表面聚合物形成的直接原因，所以保持 HA 和 NA 活性的平衡对病毒的致病性非常重要。因此，病毒的感染需要足够的 HA 活性确保病毒的吸附，还需要足够的 NA 活性保证子代病毒的释放。

三、聚合酶蛋白的功能

　　流感病毒的 RNA 聚合酶由三个亚单位组成：PB1、PB2 和 PA 蛋白，人们通常将这 3 种蛋白称为 3P 蛋白，在病毒粒子内，三者的比率为 1∶1∶1[64]。聚合酶的 3 个亚单位之间通过非共价键紧密结合在一起。PB1 的 N 端与 PA 的 C 端相连，PB1 的 C 端与 PB2 的 N 端相连，3 个亚单位均参与病毒基因组的复制和转录，都与病毒的致病性相关。

PB1 亚单位是 3P 蛋白的核心，也是 RNA 聚合酶的催化中心。PB1 是催化 RNA 链延伸的聚合酶，N 端 78 位氨基酸残基和 256～659 位之间的氨基酸残基序列与 RNA 聚合酶的功能有关[65]。PB1 可与模板 RNA（cRNA）和病毒 RNA（vRNA）发生特异性结合，与 vRNA 的 5′端和 3′端发夹结构结合有两个区，两个区相距 300 多个氨基酸残基，与 vRNA3′末端启动子的结合区位于 249～256 位氨基酸残基；与病毒启动子 5′末端结合区是以 R571 和 R572 为中心，此序列在所有 A 型流感病毒 PB1 中均高度保守。PB1 对 cRNA 的结合同样也是特异的，对 cRNA 5′端和 3′端的发夹结构有相同的亲和力，结合区分别位于 N 端 1～139 位氨基酸和 267～493 位氨基酸残基区域[66]。PB1 蛋白主要定位于细胞的内质网膜上，而且在不同细胞中的表达量存在很大差异，体外研究证明该蛋白为流感病毒复制所必需的。PB1 还存在帽子结构依赖的核酸内切酶活性位点，该活性位点存在 3 个必需的酸性氨基酸残基，参与帽子结构的剪切。PB1 的 C 端可能由三维螺旋束组成，可与 PB2 结合形成稳定的 α-螺旋，对核苷酸的聚合发挥重要作用[67]。PB1 和新发现的 PB1－F2 也与小鼠肺毒性有关[68]，PB1－F2 蛋白具有调控流感病毒感染早期的病毒毒力和诱导继发性细菌感染的能力，能够与 PB1 亚单位结合，增强聚合酶活性。研究发现，PB1 第 436 位氨基酸由 His 突变为 Tyr 后，病毒毒力降低，自然感染途径下，PB1 蛋白 Y436H 和 PA 蛋白 T515A 氨基酸突变，可减少对鸭的致病力，而静脉注射两者依然可以使鸡致死，说明病毒致病力还与组织嗜性有关。

PB2 蛋白不仅与病毒宿主特异性相关，而且还与病毒的致病性有关，第 627 和 701 位氨基酸起关键作用。如果流感病毒 PB2 蛋白第 627 位为 Lys，则该毒株可以在哺乳动物上呼吸道内有效复制；如果 PB2 蛋白第 627 位为 Glu，则该毒株不能在哺乳动物上呼吸道内有效复制[69]。体外试验证明，PB2 E627K 突变在温度为 33 ℃时可以增强病毒在哺乳动物细胞中的复制能力，但 37 ℃和 41 ℃时则不能[70]。因此，流感病毒可以通过聚合酶蛋白上氨基酸突变来改变毒株的温度敏感性，调控 A 型流感病毒的传播。

研究发现 α-输入蛋白主要与流感病毒的复制有关[71]。α-输入蛋白主要与流感病毒聚合酶蛋白进行结合，介导该类蛋白的入核转运过程。PB2 蛋白 D701N 突变也可以通过促进 PB2 聚合酶蛋白上核定位信号的暴露来增加病毒 PB2 蛋白与 α-输入蛋白之间的结合，从而增强流感病毒的复制能力[72]。研究发现 H7N7 禽流感病毒 PB2 蛋白 D701N、S714R 和 PA 蛋白 K615N 氨基酸改变后，该流感病毒在哺乳动物细胞中的复制效率显著提高，而在禽类细胞中的复制效率则显著下降。另外，对小鼠的致病性也显著得到提高。PB2 蛋白 D701N 突变还会影响病毒的传播性，PB2 蛋白第 701 位氨基酸 Gln 是该病毒能够在豚鼠间进行有效传播的前提条件[73]。病毒基因组转录时，PB2 蛋白具有与帽子结构结合的能力，但目前对 PB2 的帽子结合位点存在争议，Honda 等认为该位点与 242 位和 252 位氨基酸残基有关[74]；Li 等则认为与 533～564 区间内的氨基酸有关[75]；Carr 等认为 363 位和 404 位氨基酸残基是帽子结构的关键位点，而且这两个位点芳香族氨基酸（Phe）在 A 型和 B 型流感病毒中高度保守[76]，这对研究不同亚型的流感病毒 PB2 蛋白的功能具有深远的意义。

PA 是磷酸化蛋白，其 N 端是聚合酶的多功能区，可调控蛋白的稳定性、活化核酸内切酶活性、结合帽子和启动子结构[77]，并且对聚合酶的结构起重要作用，此区的基因突变会导致宿主蛋白降解。PA 蛋白 H510A 突变可破坏聚合酶核酸内切酶活性并选择性抑制转录，但可修复核酸内切酶活性[78,79]。Ser 和 Thr 是磷酸化位点，赋予 PA 蛋白水解酶活性，N 端前 247 位氨基酸构成了该活性的功能区域，该区不仅能诱导病毒蛋白水解，也可诱导宿主细胞蛋白酶水解[80]。聚合酶的复制活性与 PA 的蛋白水解活性相关联。PA 具有聚合酶活性，参与病毒的转录与复制全过程。转录起始阶段，运用其核酸内切酶功能对加帽的 RNA 引物切割，并在 RNA 合成时作为延长因子参与病毒复制过程[79]。PA 能特异性结合 vRNA 和 cRNA 启动子，尤其与 cRNA 启动子的亲和性较好，PA 的 L163－I178 区直接或间接影响其与启动子结合的能力，这意味着 PA 的一个新的调节启动子结合的功能区[64]。PA 的 N 端 1/3 区存在一个核定位信号（NLS），PA－PB1 的穿核运输与其有关，此 NLS 对 PB1 在细胞核内的积聚有着重要的影响[81]。PA 具有加强 PB1 与 5′末端 vRNA 的结合活性和 PB1－RNA 相互间作用的功能，同时可稳定聚合酶和启动子之间的关系。研究发现，当病毒的 PA 第 515 位氨基酸由 Thr 突变为 Ala 时，病毒对鸭的致病力减弱，但仍保持对雪貂和小鼠的高致病力[82]。而且，从野禽中分离到的低致病性 H5N2 亚型禽流感病毒在小鼠体内连续传代后，病毒对小鼠具有了高致病力，通过反向遗传技术发现，PA 在病毒的致病力方面起重要作用，将病毒 PA 蛋白第 97 位氨基酸由 Thr 突变为 Ile 后，病毒对小鼠的致病力增强[83]。

四、NP 蛋白的功能

NP 蛋白即核蛋白，是流感病毒主要的结构蛋白，与 3 种依赖 RNA 的 RNA 聚合酶 PA、PB1、PB2 及 RNA 共同构成核糖核蛋白[84,85]。流感病毒核蛋白非常保守，同型流感病毒核蛋白的氨基酸相似性达 90％以上，具有型和种属特异性。NP 蛋白大约占流感病毒总量的 30%，氨基酸含有一个 RNA 结合区域和 2 个核蛋白-核蛋白相互作用区。核蛋白还决定宿主的特异性，并参与流感病毒复制过程的多个阶段，如通过两个核定位信号促使病毒核糖核蛋白进入细胞核内，作用于 RNA 在细胞核内的合成、与 PB1 和 PB2 相互作用调节多聚酶的活性、与 M1/NS2 相互作用使合成的病毒核糖核蛋白从核内输出到胞质等。另外，核蛋白含有一种能够与丝状肌动蛋白相互作用的胞质聚集信号，导致病毒感染的后期核蛋白停滞在胞质中[86]。

　　NP 蛋白是病毒的主要结构蛋白，抗原结构稳定，很少变异。晶体结构显示，NP 蛋白多以三聚体形式存在，每个核蛋白约与 24 个病毒 RNA 的核糖核苷酸结合[87]，还与病毒编码的 3 种 RNA 多聚酶复合体一起相连形成核糖核蛋白，即为核衣壳。核衣壳两两相互作用形成的多聚体包裹病毒 RNA，使病毒 RNA 壳体化，这在病毒的包装及复制过程中起重要的作用。研究表明，一些高度保守的 Arg 和 Trp 残基促成 NP 蛋白和 RNA 的结合。Ng A. K. 等发现 NP 蛋白头端和尾端之间的凹槽对 NP 蛋白结合 RNA 起重要的作用，尤其是 R74A、R174A、R156A 和 R175A 位点，并阐述了 NP 蛋白结合 RNA 的机制：NP 蛋白的环状结构捕获 RNA，并将其转运到富含 Arg 凹槽上，最后位于凹槽的 RNA 夹住凹槽中富含 Arg 残基的 NP 蛋白的突出部分[88]。此外，还发现在流感病毒的复制过程中 NP 蛋白与细胞内的一些多肽（如肌动蛋白、宿主的 RNA 解旋酶等）相互作用，这对病毒基因组 RNA 在细胞内、外的运输和蛋白的定位有着重要的作用。

五、M1 和 M2 蛋白对病毒致病性的影响

　　A 型流感病毒基质蛋白有两种：M1 和 M2，M1 是病毒的主要结构蛋白，具有型特异性。M1 在病毒复制及感染中起关键作用，而 M2 是一种跨膜蛋白，结构很保守。Sha 等通过观察禽流感病毒 N 端 2～125 氨基酸 X-射线晶体结构，证明 M1 可形成二聚体，同时结合病毒 RNA 和囊膜，在病毒核衣壳形成过程中起重要作用。研究证明了 A 型流感病毒 M1 蛋白在调节核糖核蛋白输出、抑制病毒基因组转录以及病毒出芽过程中起关键作用[89]。Reinhardt 发现 A 型流感病毒 M1 可与宿主细胞膜上的蛋白激酶 C 受体发生相互作用，进而在病毒复制及感染中起关键作用。对于 M1 在病毒复制及感染过程中被磷酸化，该研究进一步证实，正是蛋白激酶 C 催化了 M1 蛋白的磷酸化，而且 M1 与蛋白激酶 C 受体的相互作用本身就是磷酸化过程的一部分[90]。

　　M2 蛋白的质子通道活性对流感病毒的复制有调节作用，而且流感病毒的抗病毒药物金刚烷类药物就是通过抑制离子通道活性而发挥抗病毒作用。研究发现在病毒复制过

程中，病毒粒子通过受体介导的内吞作用进入细胞后，M2 离子通道被外周酸性环境激活发挥作用使质子进入病毒粒子。而低 pH 可以使 M1 蛋白与 vRNA 之间的相互作用减弱，从而有利于 vRNP 释放并进入细胞核[91]。另一方面，M2 蛋白在合成后向细胞质运送过程中使细胞质与高尔基体内的 pH 达到某种平衡，高尔基体的低 pH 易使 HA 蛋白高级结构进一步形成[92]。

六、NS1 和 NS2 蛋白对病毒致病性的影响

　　NS1 蛋白和 NS2 蛋白都是由 NS 基因合成而来，二者均为非结构蛋白，NS2 又称作核输出蛋白。NS1 蛋白与病毒的毒力和宿主特异性有关。NS1 蛋白对干扰素 IFN 具有颉颃作用。研究发现，含有 1997 年高致病性 H5N1 NS 基因的重组病毒比含有非 H5N1 NS 基因的重组病毒致病性要强得多[93,94]。进一步研究发现，高致病性 H5N1 NS1 蛋白能够诱导产生大量的趋化因子来对抗 IFN 抗病毒作用，能够使病毒继续复制，维持细胞因子和趋化因子的上游调节作用。对于不同的病毒株，NS1 含有 202～238 个氨基酸，N 末端具有 RNA 结合区，C 末端具有效应区。RNA 结合区包括 N 末端的 73 个氨基酸。效应区包含裂解位点和 3′ 端加 A 的特异结合位点[95]和多聚腺苷酸结合蛋白 II[96]，二者可以影响 NS1 的功能。为了对抗宿主细胞的防御作用，NS1 通过干扰两条途径起作用：IFN - β 的产生和 IFN 介导的抗病毒基因。NS1 阻断转录因子 NF - κB，IFN 调节因子 III 或者激活蛋白 I，来抑制 IFN - β 的产生[97]。NS1 的 RNA 结合活性对 NS1 颉颃病毒起关键作用。NS1 也干扰 IFN - β 刺激基因，诸如蛋白激酶 R（PKR），PKR 是通过激活 IFN - β 而表达，在感染细胞中，NS1 介导的抑制 IFN - β 也影响 PKR 的表达。另外，NS1 也通过螯合双股 RNA 来影响 PKR 的表达水平，因为双股 RNA 是 PKR 的激活剂，可以直接和 PKR 相互作用[98]。

　　1997 年流感暴发后分离到高致病性 H5N1 流感病毒的 NS1 蛋白不同于其他流感病毒，这个病毒 NS1 的 92 位氨基酸由 Asp 替换为 Glu，这一位点氨基酸的替换大大影响了病毒对猪和小鼠的致病性[99]。Li 等研究发现鹅源 H5N1 禽流感病毒 NS1 基因影响病毒对鸡的致病性，NS1 蛋白第 149 位氨基酸由 Val 突变为 Ala 后，能够在鸡体内复制，而且还发现，该位点氨基酸的突变对 H5N1 禽流感病毒颉颃宿主体内 IFN - α 和 IFN - β 的产生具有重要作用[98]。研究发现位于 NS1 蛋白 RNA 结合域的第 42 位氨基酸对 H5N1 禽流感病毒在哺乳动物体内的毒力有重要作用，他们将一株 H5N1 禽流感病毒 NS1 蛋白第 42 位氨基酸由 Pro 突变为 Ser 后，该病毒对小鼠具有了高致病性，进一步研究发现 NS1 第 42 位氨基酸对病毒抑制双链 RNA 对 NF - κB 和 IRF - 3 途径的激活起

关键作用。该研究还发现将 NS1 蛋白第 38 和 41 位氨基酸单独突变为 Ala 时，不能改变病毒对小鼠的高致病性，而将这两个位点同时突变为 Ala，病毒在小鼠体内则完全致弱[100]。

NS2 蛋白的主要功能是介导组装好的 vRNP 从细胞核中输出到细胞质中，该功能通过 M1 蛋白与 vRNPs 发生联系，NS2 蛋白包含一个核输出信号功能区，在酵母双杂交系统中，NS2 蛋白可与核穿孔复合体（NPC）的某些成分结合[101]，因此认为 NS2 充当一个连接 M1 - RNP 复合体和 NPC 的一个分子接合器来介导 M1 - RNP 穿过核膜。

七、新发现的几种蛋白对病毒致病性的影响

2001 年，Chen 等发现了一种不属于流感病毒任何已知开放阅读框编码的蛋白 PB1 - F2（Chen，2001 ♯216）。目前已经发现了另外 6 种新的病毒蛋白 PB1 - N40、PA - X、PA - N155、PA - N182、M42 和 NS3 蛋白。

PB1 - F2 蛋白是 PB1＋1 开放阅读框编码的 87 个残基的蛋白，该蛋白在感染细胞的线粒体内大量存在。PB1 - F2 能够诱导细胞凋亡，是流感病毒的一个重要的毒力因子[39]。研究发现，H5N1 流感病毒和 1918 H1N1 流感病毒 PB1 - F2 蛋白第 66 位氨基酸发生突变（N66S）能够大大增强病毒的毒力[102]。该位点的突变使病毒炎性细胞因子（如 TNF - α）的分泌增加。PB1 - F2 蛋白能够增强聚合酶活性。研究发现，部分 PB1 - F2 可以与流感病毒 PB1 蛋白结合，但不与其他聚合酶成分结合。试验表明，在敲除 PB1 - F2 蛋白的情况下，流感病毒蛋白 PB1 的定位发生改变，主要定位在细胞质中。由此推测，PB1 - F2 可以通过结合 PB1 的方式将部分 PB1 滞留在细胞核中，其作用可能是通过阻止 PB1 过早由细胞核中转移到细胞质中，以此来延长聚合酶在细胞核中的时间，达到保证聚合酶活性的目的[103]。最近的研究发现 PB1 - F2 蛋白还调节宿主的固有免疫[104]。

PB1 - N40 蛋白是 PB1 蛋白 N 末端截短后的蛋白，许多 A 型流感病毒包括人流感病毒、马流感病毒和禽流感病毒中都有 PB1 - N40 蛋白的表达[40]。PB1 - N40 除了缺失 N 末端的 39 个氨基酸外（主要构成与 PA 蛋白的相互作用位点），其余的序列均与 PB1 一致，因此 PB1 - N40 就不能与 PA 形成复合体，也不能直接介导这两个蛋白进入细胞核。PB1 - N40 对病毒的组织培养和鸡胚增殖是非必需的蛋白。研究发现 PB1 - N40 在 A 型流感病毒生命周期中有重要作用。首先，在未感染病毒的细胞中，PB1 - N40 主要位于细胞质中，而在感染病毒的细胞中，该蛋白主要位于细胞核中。PB1 - N40 虽然不

能与 PA 相互作用，但是它能够结合其他病毒蛋白，如 PB1、PB2、NP 和 PB1 - F2 等。在细胞核中就可以检测到 PB1 - N40 与 PB2 和病毒聚合酶复合体的相互作用。其次，PB1、PB1 - F2 和 PB1 - N40 的表达是相互依赖的，PB1 - N40 的一个重要作用就是维持 PB1 与 PB1 - F2 表达量的平衡。去除 PB1 - F2 的起始密码子会导致感染初期 PB1 - N40 的表达过量，而 PB1 蛋白表达延迟。截短 PB1 - F2 八个密码子后，因为破坏了 PB1 - N40 的 AUG 起始密码子，所以不再表达 PB1 - N40。PB1 - N40 的 AUG 密码子发生突变会导致 PB1 的表达量增加 3 倍[40]。PB1 - N40 还能够影响流感病毒的复制效率。Wise 和 Tauber 等研究发现，病毒缺失 PB1 - N40 蛋白会降低聚合酶活性，从而减慢病毒的复制速率[40,105]。

PA - X、PA - N155 和 PA - N182 都是由 PA 基因编码而来。PA - X 调节宿主对流感病毒感染的应答反应[41]。研究发现，PA - X 的 N 端核酸内切酶区能够调节宿主 mR-NA 的降解，但是其作用底物和特异性还不确定[41]。PA - X 具有阻断宿主细胞的作用，它能够通过抑制宿主细胞内基因的表达来减弱宿主细胞的抗病毒反应，并介导核糖体对病毒 mRNA 的转录[106]。研究发现，流感病毒野毒和 PA - X 缺失毒感染小鼠后，小鼠体内的应答反应截然不同，PA - X 缺失毒感染的小鼠体内许多基因得到上调。分析发现，这些基因主要与免疫应答（IFN - γ、趋化因子受体 CCR5、CD28、IL - 7 和 IL - 15 信号）、细胞凋亡（Fas 通路信号、淋巴毒素）和细胞分化有关。PA - X 缺失毒能够加速宿主细胞的抗病毒反应，从而导致感染的小鼠出现更为严重的临床症状[41]。PA - N155 和 PA - N182 是 PA 蛋白 N 端截短后的蛋白。A 型流感病毒感染不同宿主细胞，均能检测到 PA - N155 和 PA - N182 蛋白的表达。PA - N155 和 PA - N182 与 PB1 和 PB2 结合时，不具有聚合酶活性。PA - N155 和 PA - N182 与病毒的致病性有关，Muramoto 等将表达 PA - N155 和 PA - N182 蛋白的第 155 和 182 位起始密码子 AUG（Met）突变为 CUA（Leu），从而抑制这两种蛋白的表达。研究发现第 155 位突变病毒和第 155 与 182 双位点突变的病毒株，不但能够减慢病毒在细胞中的复制速率，而且还能够减弱病毒对小鼠的致病性[42]。

M42 也是由 M 基因编码而来，是 M2 蛋白的异构体。M42 蛋白不仅能够提高病毒在组织细胞培养中的复制效率，而且还能够增强病毒对宿主的致病性[43]。正常情况下，M42 蛋白的表达仅局限于少数的 A 型流感病毒（0.2%），其中包括部分人流感病毒和高致病性禽流感病毒[107]。

一些 A 型流感病毒的 NS 基因除了编码 NS1 和 NS2 蛋白外，还能编码一种新的蛋白 NS3，它是由于 NS 基因第 374 位碱基发生突变（A374G），导致 mRNA 发生可变剪切而产生的一种新的蛋白[108]。研究发现禽流感病毒 NS 基因 A374G 突变与病毒跨越宿主障碍在人、猪和犬之间传播有很大的关系。该位点的突变与 1997 年 H5N1 禽流感病毒和 1999 年 H9N2 禽流感病毒跨宿主传播至人类有关[108]。因此，Selman 推测 NS3 蛋白可能与病毒的宿主适应性和跨越宿主屏障有关。

综上所述，流感病毒的致病力与多个基因和氨基酸位点有关，对病毒宿主范围和致病性分子基础进行深入的研究，不仅有助于了解病毒的致病机理，还能准确掌握病毒的变异方向，为预测具有严重危害的潜在流行毒株奠定基础。

第二节　传播能力及相关分子机制

A 型流感病毒的宿主范围广泛，包括人，各种动物如猪、马、海豚等哺乳动物，以及各种鸟类[109]。不同亚型的流感病毒基因组重组频繁发生，不断产生新的病毒株，新的毒株有可能获得感染其他宿主的能力，并在新宿主中传播。1997 年我国香港暴发了 H5N1 禽流感病毒感染人并致 6 人死亡[17]，2003 年荷兰暴发了 H7N7 禽流感病毒感染 84 人并致 1 人死亡[22]，2004 年亚洲又暴发了 H5N1 高致病性禽流感，泰国和越南均发生了人感染并致死事件[57]，近几年中国先后暴发了 H5N1、H7N9 高致病性禽流感感染人并致多人死亡事件[27,29,110-116]，2013 年年底至 2014 年年初，中国报道了 3 例 H10N8 禽流感病毒感染人事件，其中 2 人死亡[34]，这些事实表明禽流感病毒正在不断获得感染人的能力，对人类的健康具有潜在的严重危害，流感专家们将 H5、H9 和 N7 亚型的禽流感病毒列为最有可能引发人流感大流行的流感病毒。值得庆幸的是，到目前为止这些亚型病毒尚没有获得人群中高效传播的能力，但是这种潜在威胁却像悬在我们头上的一把利剑，究竟何时会落下，目前谁都无法断定，本节将从不同行角度论述决定流感病毒传播能力的分子机制。

一、流感病毒受体结合特性

流感病毒通过表面的血凝素（hemagglutinin，HA）与宿主细胞表面的唾液酸受体结合，起始病毒感染过程。唾液酸存在于葡糖鞘脂类（glucosphingolipid）的表面，所有的流感病毒都可以识别含有唾液酸末端的寡糖链，但 HA 对这类分子的识别具有特异性，人流感病毒优先识别并结合唾液酸 α2，6-半乳糖苷受体，这种受体大量分布在人类上呼吸道气管上皮细胞上（图3-1），因此将唾液酸 α2，6-半乳糖苷受体称为"人型"受体，禽流感病毒优先识别并结合唾液酸 α2，3-半乳糖苷受体，这种受体大量分布在禽类肠道上皮细胞上，因此将唾液酸 α2，3-半乳糖苷受体称为"禽型"受体[117,118]。此外，研究还发现，猪气管上皮细胞上既包含唾液酸 α2，3-半乳糖苷受体，又包含唾液酸 α2，6-半乳糖苷受体[119]，因此，猪对禽流感病毒和人流感病毒都高度敏感。由于猪既可以感染禽流感病毒，也可以感染人流感病毒[120]，因此有人认为猪可能是流感病毒的"混合器"，使人流感病毒、猪流感病毒和禽流感病毒在猪的体内发生基因重组，从而产生新的流感病毒株[120]。1998 年，从美国猪体内分离到的 H3N2 猪流感病毒的 HA、NA 和 PB1 基因来源于人流感病毒，NP、M 和 NS 基因来源于猪流感病毒，而 PA 和 PB2 基因则来源于禽流感病毒[121-123]。最新研究发现，虽然猪气管上皮细胞分布着两种特异性受体，但是"人型"受体的数量占主导地位[124]，因此，猪气管上皮细胞特异性受体的分布和人的非常相似。

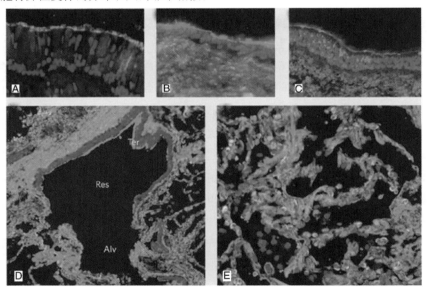

图3-1 人体呼吸道各部位的受体类型

A. 鼻黏膜 B. 鼻窦 C. 气管 D. 细支气管 E. 肺泡

绿色代表唾液酸 α2，6-半乳糖苷受体，红色代表唾液酸 α2，3-半乳糖苷受体

（Shinya K et al，Nature，2006）

尽管禽流感病毒感染人的事件层出不穷，但是人与人之间传播非常有限，这与人类气管上的"人型"受体和"禽型"受体分布差异有关。人类的上呼吸道（鼻黏膜、鼻窦、咽）上皮细胞分布有大量的唾液酸 α2，6-半乳糖苷受体和极少量的唾液酸 α2，3-半乳糖苷受体，而人类的下呼吸道（气管、主支气管和肺内各级支气管）上皮细胞主要分布着唾液酸 α2，3-半乳糖苷受体[125]。尽管 H5N1、H7N9 和 H10N8 等禽流感病毒都能够优先识别人类的唾液酸 α2，3-半乳糖苷受体从而感染人类，但是这些病毒只能在具有大量的"禽"型受体的下呼吸道的上皮细胞中得到有效的复制，因此感染病毒的病人就无法通过喷嚏和咳嗽的方式将病毒传播给他人，这就限制了禽流感病毒在人际间的大范围传播[126,127]。

雪貂对人流感病毒非常易感，而且其呼吸道上皮细胞受体的分布情况与感染后的临床症状都和人类非常相似，因此，雪貂是研究流感病毒传播能力的最佳动物模型之一[128,129]。

二、病毒蛋白对传播能力的影响

（一）HA 对传播能力的影响

HA 与宿主表面受体结合的难易程度是决定流感病毒能否感染该宿主的关键因素之一，而 RBS 是 HA 结合受体的重要区域[130]。深入的研究发现，A 型流感病毒宿主特异性与 HA1 蛋白 RBS 上的氨基酸位点密切相关。HA1 RBS 呈浅口袋状凹陷，组成这一袋状位点的氨基酸相对比较保守，其中位于 RBS 袋状凹陷的底部的第 226 和 228 位氨基酸，在与宿主细胞表面的唾液酸受体结合过程中发挥重要的作用。不同宿主流感病毒该位点氨基酸残基都很保守，不同亚型病毒受体结合特性各不相同，而且相同亚型病毒的宿主特异性也存在明显差别[131,132]。人流感病毒 HA 蛋白第 226 位氨基酸为 Leu，第 228 位为 Ser，而禽流感病毒和马流感病毒的 HA 蛋白第 226 位氨基酸为 Gln，第 228 位为 Gly[133]。Belser 等发现，从感染 H7N2 亚型禽流感病毒的人体内分离到的变异病毒能够同时识别"禽型"和"人型"受体[134]，进一步研究证实这与 RBS 220-loop 环缺失的 8 个氨基酸有关，这几个氨基酸的缺失增强了病毒识别唾液酸 α2，6-半乳糖苷受体的能力[135]。H3 亚型流感病毒血凝素的第 205 位丝氨酸残基虽然与受体结合位点相距较远，但是如果丝氨酸残基突变为酪氨酸残基，就会使病毒识别受体由 α2，6 型转变为 α2，3 型[136]。

流感病毒 HA 的 RBS 区氨基酸的单点突变就可以改变病毒的受体结合特性，由唾

液酸 α2，3-半乳糖苷受体转变为唾液酸 α2，6-半乳糖苷受体[137,138]，从而改变宿主特异性。流感病毒进化过程中 HA 蛋白第 134、136 和 153 位氨基酸很保守，而第 190、225、226 和 228 位氨基酸最容易发生突变引起宿主特异性改变。H1N1 人流感病毒第 190 和 225 位为 Asp，而禽流感病毒第 190 位为 Glu，第 225 位为 Gly。而且禽流感病毒的第 138（Ala）和 194（Leu）位氨基酸很保守，因此这些氨基酸位点的突变很可能会改变禽流感病毒的宿主特异性[139]。研究发现，将 H2 和 H3 亚型禽流感病毒 HA 的第 226 和 228 位氨基酸分别突变为 Leu 和 Ser，病毒则具有了"人型"受体特异性[140]，而将 H1 亚型人流感病毒和猪流感病毒 HA 蛋白第 190 位 Asp 突变为 Gln，病毒则具有了"禽型"受体特异性[5]。近年来，Gao 等首次发现人源 H5N1 流感病毒 HA 蛋白第 160 位氨基酸由 Thr 突变为 Ala 后，会导致 HA 蛋白第 158～160 位氨基酸不能发生糖基化，从而阻碍 HA 蛋白与唾液酸 α2，6-半乳糖苷受体的识别，最终使病毒不能在豚鼠体内复制，因此该位点氨基酸的突变对 H5N1 流感病毒在哺乳动物（豚鼠）体内的传播起到关键作用[73]。

将 2009 年甲型 H1N1 流感病毒的第 200 和 227 位氨基酸用猪流感病毒相应位点的氨基酸进行替换，获得含有 T200A 和 E227A 两个突变的病毒，该病毒在哺乳细胞上增殖能力明显提高，引起小鼠发病更加严重，但是这两点突变后在雪貂中的传播能力明显降低，表明 HA 上的 200T 和 227E 是猪流感病毒适应人体后发生的适应性变化，使得病毒对人的致病力有所降低，但传播能力有所提高[141,142]。同样 2009 年甲型 H1N1 流感病毒的第 226 位由谷氨酸（Q）突变为精氨酸（R）后，病毒的受体结合特性由唾液酸 α2，6-半乳糖苷受体转变为唾液酸 α2，3-半乳糖苷受体，导致该病毒在雪貂体内的复制能力降低，同时失去了通过飞沫在豚鼠间传播的能力[143]。

研究发现，流行性 H2N2 病毒 HA Q226L 突变后的病毒能够通过呼吸道飞沫在雪貂模型中传播[6]，而且 D190E 和 G225D 双突变能够引起 1918 H1N1 流感病毒宿主特异性发生改变，由"人型"转为"禽型"特异性受体，阻止其在雪貂体内复制[144]。研究发现，虽然北美 H7 亚型流感病毒对唾液酸 α2，6-半乳糖苷受体的结合能力增强，而对唾液酸 α2，3-半乳糖苷受体的结合能力减弱，但该病毒仍然无法通过呼吸道飞沫在哺乳动物间传播[134]。而且，一些 H9N2 病毒即使能够优先识别唾液酸 α2，6-半乳糖苷受体，也不能通过呼吸道飞沫在雪貂中有效传播[145]。因此，这些研究说明禽流感病毒具有的"人型"受体特异性可能是病毒通过呼吸道飞沫在雪貂中传播的必需而非充分条件。

研究 H5N1 亚型禽流感病毒 A/Indonesia/5/2005 在哺乳动物中传播能力时，发现病毒 HA 蛋白第 182 位的 N 突变为 K、第 222 位的 Q 突变为 L、第 224 位的 G 突变为 S 后，病毒对雪貂和人的上呼吸道细胞的吸附方式与人流感病毒非常相似[146]，将这些位点与 PB2 蛋白上的 E627K 同时突变后，救获的病毒仍然不能在雪貂间发生空气传播，但是将突变后的病毒与野生病毒同时在雪貂体内连续传 10 代后，突变病毒获得了经过空气在雪貂间传播的能力，进一步进行序列分析发现，HA 上的 H103Y、T156A、Q 222L 和 G224S 点突变与病毒获得空气传播能力关系密切[116]。此外，选择 HA 蛋白的不同位点进行人工突变，当突变为 158D/224K/226L、196R/226L/228S 或 110Y/160A/226L/228S 组合时，H5N1 亚型禽流感病毒获得识别结合唾液酸 α2，6 - 半乳糖苷受体的能力，病毒转而获得在雪貂间传播的能力[116,147-149]。

（二）NA 对传播能力的影响

流感病毒的对不同宿主的感染能力还与神经氨酸酶（NA）蛋白有关。研究表明，NA 在 A 型流感病毒从一种宿主跨越到另一种宿主的适应过程中发挥着重要作用。利用反向遗传学技术，将来源于人流感病毒的 NA 基因与鸭源的其他 7 个基因进行人工重组，救获的病毒不能够在鸭体内复制，究其原因，发现禽流感病毒主要在禽类消化道内复制，而人流感病毒主要在人的呼吸道内复制，二者复制环境的 pH 差别巨大，而 NA 蛋白对 pH 变化非常敏感，不同的 pH 影响了 NA 功能的发挥[150]。进一步研究发现，1957 年的 H2N2 和 1968 年的 H3N2 流感病毒的 NA 基因在低 pH 下均保持稳定，而 1971 年以后分离到的 H3N2 亚型流感病毒，其 NA 基因在低 pH 下不能稳定存在，导致这一差别主要是第 344 位的精氨酸突变为赖氨酸、第 466 位的苯丙氨酸突变为亮氨酸造成的，NA 蛋白第 344 位精氨酸和第 466 位苯丙氨酸可以增强禽流感病毒在小鼠肺内的复制能力和致病能力[151]。

（三）其他蛋白对传播能力的影响

尽管 HA 蛋白在 A 型流感病毒感染宿主和在宿主间传播方面起决定性作用，但是病毒的 PB2、PB1、PA、NP、M1、M2 和 NS1 蛋白等都对流感病毒宿主特异性和传播能力起到重要的作用[152-156]。

研究发现，流感病毒 PB2 蛋白与病毒宿主特异性和传播能力的改变关系密切。禽流感病毒 PB2 蛋白第 627 位点为 Glu，而人流感病毒该位点为 Lys，禽流感病毒的第 627 位由 Glu 突变为 Lys 后，病毒对哺乳动物的致病力大幅度提高[157]。Li 等首次发现 H5N1 亚型禽流感病毒 PB2 蛋白第 701 位氨基酸的改变能够使病毒跨越宿主感染小鼠，将 H5N1 亚型禽流感病毒 PB2 蛋白第 701 位氨基酸由天冬氨酸突变为天冬酰氨酸，发现该位点的突变能够使病毒获得在小鼠体内复制的能力[158]。随后，Gao 等也发现 H5N1 亚型禽流感病毒 PB2 蛋白第 701 位氨基酸由天冬氨酸突变为天冬酰氨酸，使该病毒获得了感染豚鼠的能力[73]。将 2009 年甲型流感大流行毒株 A/New York/1682/2009 的 PB2 蛋白第 701 位氨基酸由天冬氨酸突变为天冬酰氨酸，获得的病毒的复制速率和对小鼠的致病力明显提高，同时突变病毒在雪貂中的传播能力也明显高于亲本病毒。该研究结果表明，一旦甲型流感病毒的第 701 位点由天冬氨酸突变为天冬酰氨酸，可能会在人群中迅速流行并引发严重疾病[159]。相反地，将 2009 年的甲型流感病毒 PB2 蛋白的第 271 位由丙氨酸（A）突变为苏氨酸（T），导致该病毒失去了通过飞沫在豚鼠间的传播能力[143]。

Zhang 等利用反向遗传操作技术，将不能通过飞沫在豚鼠间传播的 H5N1 亚型禽流感病毒与可传播的 H1N1 亚型人流感病毒进行人工重组，发现 H1N1 亚型的 PA 和 NS 基因可使 H5N1 亚型禽流感病毒获得通过飞沫在豚鼠间传播的能力，进一步研究表明来自 H1N1 亚型病毒的 NP、NA 和 M 蛋白对病毒的传播能力有促进作用[143]。Gabriel 等研究发现，禽流感病毒聚合酶基因（PB2、PB1 和 PA）和 NP 基因的突变是流感病毒适应并感染新宿主的关键，H7N7 亚型禽流感病毒 PB2 蛋白 D701N、PB1 蛋白 S678N、PA 蛋白 K615N 和 NP 蛋白 N319K 突变能够使病毒宿主特异性发生改变，突变病毒能够适应并感染小鼠[80]。PB1 蛋白 S678N 突变，PB2 蛋白 S714R 突变，PA 蛋白 K615N 突变，NP 蛋白 N319K 突变均与宿主特异性相关[160]。流感病毒 PB2 蛋白 D701N 和 NP 蛋白 N319K 突变能够促进 PB2 聚合酶蛋白和 NP 蛋白与哺乳动物细胞中 α1-核输入蛋白的结合，从而增强病毒在哺乳动物体内复制的能力，这些发现说明病毒聚合酶蛋白和核输入机制对流感病毒跨宿主传播具有重要的作用[160]。研究 H5N1 亚型禽流感病毒 A/Indonesia/5/2005 在哺乳动物中传播能力时发现，获得在雪貂间空气传播能力的突变病毒除了与 HA 蛋白上的突变有关外，还与 PB2 蛋白上的 E627K、PB1 蛋白上的 H99Y 和 I368V、NP 蛋白上的 R99K 和 S345N 突变有关[116]，但是哪个氨基酸位点的突变起到了关键作用，尚有待利用反向遗传学方法进行验证。

M 基因在流感病毒获得空气传播能力中的作用也非常重要，将 2009 年甲型流感病毒 A/California/04/09（H1N1）与另一株 H1N1 毒株 A/Puerto Rico/8/34 进行单基因或多基因人工重组，获得的病毒在豚鼠中进行空气传播试验，同时用 A/California/04/09 的基因片段替换 A/swine/Texas/1998（H3N2）病毒的相应片段进行验证，结果发现在 A/Puerto Rico/8/34 和 A/swine/Texas/1998 病毒背景下，A/California/04/09 的 M 基替换相应基因后，能够明显提高重组病毒的空气传播能力[161]。

NS1 蛋白 C 末端的 PDZ 结合序列可以影响 2009 年甲型流感病毒的传播能力，将一株甲型流感病毒 A/Korea/01/2009 的 NS 基因用 H5N1 亚型禽流感感病毒人体分离株 A/Vietnam/1203/2004 的相应基因替换后，重组病毒的致病力和传播能力均减弱，但将该重组病毒的 NS1 蛋白 C 末端插入 PDZ 结合序列后，重组病毒致病力恢复为与亲本病毒 A/Korea/01/2009 相似的毒力，该病毒在豚鼠上的传播效率甚至高于其亲本病毒[162]。

三、宿主因素对传播能力的影响

免疫系统是抵抗病原体入侵的一道重要的防线。病毒一旦进入宿主细胞，就利用宿主细胞内的合成机制大量复制自身，产生的子代病毒破坏细胞而逸出，有时会杀死细胞而感染其他相邻细胞。但某些免疫因子的受体（如 α/β 干扰素受体），能与细胞外的病毒结合，从而阻止病毒进入细胞或阻止其进入细胞后的复制增殖[163]。Irene 等对识别不同糖链受体的重组高致病性禽流感研究发现，在人的前期树突状细胞中，识别唾液酸 $\alpha2,3$-半乳糖苷受体的病毒入侵人体后，炎性细胞因子和 α/β 干扰素受体等基因表达水平增高，说明识别唾液酸 $\alpha2,3$-半乳糖苷受体的病毒侵入人体后更容易被免疫系统发现，而识别唾液酸 $\alpha2,6$-半乳糖苷受体的病毒则较容易逃逸免疫系统的监视[164]，这对人类身体健康有重大潜在威胁，由此可见流感病毒的受体特异性也受人体自身免疫系统的影响。

第三节　基因重组对禽流感病毒传播能力的影响

基因重组是促进流感进化的重要因素，重组不仅可以改变流感病毒的基因型和抗原性，更为重要的是可以导致病毒的致病性和传播能力发生巨大改变，前面章节详细介绍了每个基因片段及其编码的蛋白对流感病毒致病性和传播能力的影响，由于流感病毒的生物学特性是由多个基因决定的，本节将重点介绍基因重组对禽流感传播能力的影响。

一、数次人类流感大流行毒株是由基因重组而来

1957 年的亚洲 H2N2 亚型流感，首先起源于我国内地，后经我国香港、新加坡传入亚洲其他地区，仅仅几个月的时间内蔓延至整个亚洲。此次流感病毒的感染率为 30% 左右，感染人群主要为免疫力低下的老人、儿童和孕妇。这次疫情共导致全球约 100 万人死亡。研究发现，H2N2 亚型流感病毒是禽流感病毒与人流感病毒重组产生的新型毒株，其中 PB1 和 NA 基因来自于禽流感病毒，其他 6 个基因来自于人群中流行的 H1N1 亚型流感病毒[165]。

1968 香港流感是首先在我国香港暴发的，随后传入亚洲各国、澳大利亚和美国。此次暴发的流感是由 H3N2 亚型流感病毒引起的，该病毒致病力较弱，致死率甚至比一般的地方性流感还要低。序列分析后发现，该病毒也是人流感病毒和禽流感病毒的重配毒株，其中 PB1 和 HA 基因来源于禽流感病毒，其余 6 个基因自于 H2H2 人流感病毒[165]。

2009 甲型 H1N1 流感在墨西哥首先暴发，短短数天之内就迅速在美国和加拿大蔓延，不到一年的时间迅速传播至世界各地[166]，成为 21 世纪以来预警级别最高的大流感。相对于季节性流感而言，甲型 H1N1 流感、病毒的致死率并没有显著升高，共造成约 15 000 人死亡，但是其高效的传播性却引起了全世界的恐慌。序列分析发现，引起这次流感的 H1N1 亚型流感病毒是由人、禽、猪流感病毒多次重组而来的，早期重组形成的 H1N2 亚型猪流感病毒提供了 6 个基因，其中 HA、NP 和 NS 基因来源于北美的猪流感病毒，PA 和 PB2 基因来自北美的禽流感病毒，PB1 基因则来自季节性 H3N2 人流感；古典的 H1N1 亚型欧亚猪流感病毒提供了 NA 和 M 基因[167]。

二、基因片段之间的相容性决定了流感病毒重组效率

A 型流感病毒含有 8 个基因片段，当两个不同的流感病毒同时感染同一个细胞时，理论上可以产生 256 种重组病毒，但是在自然界发现的基因型却没有如此丰富。Li 等研究发现不同来源的流感病毒基因片段之间是否相容，决定着流感病毒发生基因重组的效率，将马流感病毒 A/equine/Prague/1/56（H7N7）和人流感病毒 A/Yokohama/2017/03（H3N2）反向遗传操作系统的 8 个 vRNA 转录质粒与表达聚合酶和 NP 蛋白的 4 个表达质粒共转染 293T 细胞后，理论上可获得 256 种病毒，但是随机挑取的 120 个病毒蚀斑中，只有 29 种基因型，远远低于预期基因型数量，进一步分析发现可能是基

因表达产物之间的相容性不高，导致病毒的核糖核蛋白体的功能受到限制导致的[168]。早期研究发现，H5 亚型禽流感病毒与 H3N2 亚型人流感病毒人工重组时，有一些组合的病毒不能获得，有的组合的病毒虽然能够获得，但复制能力非常差，如含有 H3N2 人流感病毒 NP 基因和 H5N1 亚型禽流感病毒 M、NS 基因的重组病毒复制效率非常低[169]。而 Zhang 等利用反向遗传操作技术，将 H5N1 亚型禽流感病毒与 H1N1 甲型流感病毒进行人工重组，发现含有 H5 亚型 HA 基因的所有重组病毒都可以通过共转染 293T 细胞拯救获得，而且病毒复制能力没有受到影响，病毒滴度可达 $10^7 EID_{50}$ 以上[147]。这些研究结果表明 H5N1 亚型禽流感病毒基因与 H1N1 甲型流感病毒基因之间的兼容性非常好，鉴于两种病毒均可感染猪等哺乳动物宿主，自然情况下二者发生重组的概率非常高。

三、H5N1 亚型禽流感病毒与 H1N1 甲型流感病毒重组后产生高传播能力的 H5 亚型病毒

自 1997 年我国香港发生 H5 亚型高致病性禽流感（HPAI）感染人事件以来，H5N1 亚型禽流感病毒感染人的事件已屡见不鲜，死亡率高达 60%。目前，人们最为担心的仍然是 H5 亚型禽流感病毒获得人际间传播能力，引发高致病性大流感的暴发。基因重组有可能导致 H5 亚型流感病毒获得空气传播并感染人的能力。虽然有学者报道 H5N1 亚型禽流感病毒与 H3N2 人流感病毒重组后，不能够获得在雪貂之间通过空气传播的重组病毒[170]。但是 Zhang 等发现将 H5N1 亚型禽流感病毒与 H1N1 甲型流感病毒进行人工重组，一些组合的病毒获得通过飞沫在豚鼠间传播的能力[147]。

研究人员选取了一株 H1N1 甲型流感病毒分离株 A/Sichuan/01/2009 和鸭源高致病性的 H5N1 亚型分离株 A/Duck/Guangxi/35/2001 为研究对象。其中 A/Sichuan/01/2009 可以通过飞沫在动物模型豚鼠间传播，而 A/Duck/Guangxi/35/2001 虽然可以通过直接接触在豚鼠间传播，但不能通过飞沫传播。利用反向遗传操作技术系统成功救获了 127 株含有 H5 亚型 HA 基因的重组病毒，127 株重组毒株在鸡胚上能很好地生长且滴度较高。利用 Balb/c 小鼠为模型评价 127 株重组毒株的致病力，结果发现其中 54 株致病力与 A/Duck/Guangxi/35/2001 相似，38 株致病力低于 A/Duck/Guangxi/35/2001，35 株致病力高于 A/Duck/Guangxi/35/2001（表 3 - 1），以每 50 μL $10^3 EID_{50}$ 剂量鼻腔感染 3 只小鼠，在第 5 天剖杀，脑组织中都分离到了较高滴度的病毒[147,171]。

表 3-1　致病性高于 A/Duck/Guangxi/35/2001 的重组病毒

	病毒	病毒基因片段来源								贮存液中病毒滴度($\log_{10}$EID$_{50}$)	体重变化(%)	脑组织中病毒分离率(病毒滴度 $\log_{10}$EID$_{50}$)	平均死亡时间(d)
		PB2	PB1	PA	HA	NP	NA	M	NS				
1	r123	H	H	H	D	D	D	D	D	8.3	−10.4	3/3 (3.3)	7.4
2	r1235	H	H	H	D	H	D	D	D	7.5	−18.4	3/3 (5.4)	6.8
3	r12356	H	H	H	D	H	H	D	D	8.5	−16	3/3 (1.3)	7.4
4	r1235678	H	H	H	D	H	H	H	H	8.7	−30	3/3 (2.4)	10.4
5	r12358	H	H	H	D	H	D	D	H	8.0	−30	3/3 (3.8)	8.2
6	r13	H	D	H	D	H	D	D	D	9.5	−20	3/3 (4.1)	6.2
7	r135	H	D	H	D	H	D	D	D	8.5	−19.9	3/3 (5.1)	5.8
8	r13567	H	D	H	D	H	H	H	D	8.0	−22.7	3/3 (4.1)	7
9	r135678	H	D	H	D	H	H	H	H	8.5	−30	3/3 (3.2)	8.4
10	r13568	H	D	H	D	H	H	D	H	8.2	−25.5	3/3 (5.2)	6.4
11	r1357	H	D	H	D	H	D	D	D	8.5	−5.7	3/3 (4.8)	6.8
12	r1358	H	D	H	D	H	D	D	H	8.8	−27.6	3/3 (4.5)	6.8
13	r136	H	D	H	D	H	D	D	D	8.7	−12.2	3/3 (4.6)	5.6
14	r1367	H	D	H	D	H	H	D	D	8.3	−28.1	3/3 (3.7)	
15	r13678	H	D	H	D	H	H	H	H	9.7	−30	3/3 (3.3)	9.8
16	r1368	H	D	H	D	H	H	D	H	8.5	−28	3/3 (4.1)	7.8
17	r137	H	D	H	D	H	D	D	D	9.2	−15.7	3/3 (2.6)	7
18	r1378	H	D	H	D	H	D	H	H	8.8	−20.4	3/3 (4.5)	7.4
19	r138	H	D	H	D	H	D	D	H	9.2	−23.8	3/3 (4.5)	6.4
20	r235	D	H	H	D	H	D	D	D	9.2	−30.7	3/3 (4.5)	6.8
21	r2356	D	H	H	D	H	H	D	D	8.2	−21	3/3 (4.8)	7.4
22	r235678	D	H	H	D	H	H	H	H	9.3	−25.1	3/3 (1.8)	8.2
23	r23578	D	H	H	D	H	D	H	H	9.5	−30	3/3 (1.9)	9.0
24	r3	D	D	H	D	D	D	D	D	9.3	−15.6	3/3 (4.1)	6.8
25	r35	D	D	H	D	H	D	D	D	9.3	−15.5	3/3 (3.1)	7.2
26	r356	D	D	H	D	H	H	D	D	7.8	−16.5	3/3 (2.8)	6.4
27	r3567	D	D	H	D	H	H	H	D	8.5	−29	3/3 (4.3)	7.4
28	r35678	D	D	H	D	H	H	H	H	9.0	−27.8	3/3 (1.2)	9.4
29	r357	D	D	H	D	H	D	D	D	8.7	−18.5	3/3 (1.4)	7.2
30	r3568	D	D	H	D	H	H	D	H	8.8	−18.7	3/3 (3.9)	8.2
31	r3578	D	D	H	D	H	D	H	H	8.7	−29	3/3 (2.3)	8.8
32	r358	D	D	H	D	H	D	D	H	9.3	−30	3/3 (3.7)	8.8
33	r36	D	D	H	D	H	D	D	D	9.5	−25.7	3/3 (2.7)	70
34	r368	D	D	H	D	H	H	D	H	9.5	−22.6	3/3 (2.3)	7.6
35	r38	D	D	H	D	D	D	D	H	9.5	−9.7	3/3 (2.1)	7.0

　　注：H 表示重组病毒基因来自 A/Sichuan/01/2009 病毒；D 表示重组病毒基因来自 A/Duck/Guangxi/35/2001 病毒。摘自：Zhang Y 等，H5N1：hybrid viruses bearing 2009/H1N1 virus genes transmit in guinea pigs by respiratory droplet，Science，2013。

利用豚鼠模型测试了重组毒株的水平传播能力。结果发现，A/Duck/Guangxi/35/2001 传播组的 3 只豚鼠在 10 d 的试验期内均未从鼻洗液中检测到病毒（图 3-2A）。A/Sichuan/01/2009 传播组的 3 只豚鼠在第 3 天的鼻洗液中就检测出了高滴度的病毒（图3-2B）。重组病毒 r3 传播组有 1 只豚鼠第 3 天的鼻洗液中检测到了病毒（图 3-2C），而重组病毒 r35 传播组全部 3 只豚鼠第 1 天的鼻洗液中就检测到了病毒（图 3-2D），说明 r35 重组病毒呼吸道飞沫传播速度比野生毒 A/Sichuan/01/2009 还要快，实验结果表明，同时含有 A/Sichuan/01/2009 病毒 PA 基因和 NS 基因的 H5N1 重组病毒可经豚鼠呼吸道飞沫传播，而不杀死豚鼠[147,171]。

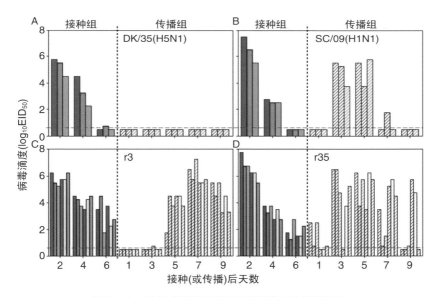

图 3-2   重组病毒豚鼠间经呼吸道飞沫传播结果

（摘自：Zhang Y 等，H5N1 hybrid viruses bearing 2009/H1N1 virus genes transmit in guinea
pigs by respiratory droplet，Science，2013）

实验发现，研究同时含有 A/Sichuan/01/2009 的 NA、M 和 NS 基因的重组 H5 病毒（r678），或同时含有除 HA 基因以外的其他七个基因的重组 H5 病毒（r1235678）对豚鼠水平传播的影响，发现这 2 株重组病毒在豚鼠体内的上呼吸道和下呼吸道都能很好地复制，在 r678 重组病毒飞沫传播组 3 只豚鼠中的 2 只的鼻洗液检测到病毒（图 3-3A），在 r1235678 重组病毒飞沫传播组 3 只豚鼠中的 1 只的鼻洗液中检测到病毒（图 3-3B）。进一步研究分别含有 A/Sichuan/01/2009 的单基因 NA 基因重组病毒（r6）、M 基因重组病毒（r7）和 NS 基因重组毒（r8）在豚鼠水平传播能力，结果发现在含有 NA 或 M

基因的重组病毒飞沫传播组的部分豚鼠体内检到了病毒，而在含有 NS 基因的重组病毒飞沫传播组的全部豚鼠中都检测到了病毒。同时含有 A/Sichuan/01/2009 的 PA 和 NS 基因，或者 NA 和 M 基因的 H5N1 重组病毒能够发生飞沫传播；含有 A/Sichuan/01/2009 的 PA 和 NP 基因的重组病毒也发生了飞沫传播。进一步研究发现同时含有 A/Sichuan/01/2009SC/09PA、NA、M 和 NS 基因的重组毒（r3678）也能够发生豚鼠呼吸道飞沫传播（图 3-3）[147,171]。

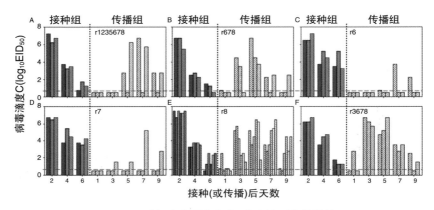

图 3-3　重组病毒豚鼠间经呼吸道飞沫传播结果

（摘自：Zhang Y 等，H5N1 hybrid viruses bearing 2009/H1N1 virus genes transmit in guinea pigs by respiratory droplet，Science，2013）

H5N1 亚型流感病毒与 H1N1 甲型流感病毒分布广泛，加上基因间良好的兼容性，自然界发生重组概率非常高。如果 H5 亚型禽流感病毒的 HA 蛋白上含有 158D、160A、224K、226L 和 228S 后，就具有结合人类 α-2,6-唾液酸受体的能力，在人际间传播能力会大幅提高。目前，自然分离到的病毒中已经发现含有 158D、160A 和 224K 等突变位点，因此 H5N1 病毒本身或与其他亚型流感病毒重组后的新病毒对人类健康的威胁不容忽视[172]。

参考文献

[1] Yang W，Petkova E，Shaman J. The 1918 influenza pandemic in New York City：age-specific timing，mortality，and transmission dynamics [J]. Influenza Other Respir Viruses，2014，8：177-188.

［2］ Rizzo C，Ajelli M，Merler S，et al. Epidemiology and transmission dynamics of the 1918－19 pandemic influenza in Florence，Italy ［J］. Vaccine，2011，29 Suppl 2：B27－32.

［3］ Tumpey T M，Maines T R，Van Hoeven N，et al. A two－amino acid change in the hemagglutinin of the 1918 influenza virus abolishes transmission ［J］. Science，2007，315：655－659.

［4］ Sertsou G，Wilson N，Baker M，et al. Key transmission parameters of an institutional outbreak during the 1918 influenza pandemic estimated by mathematical modelling ［J］. Theor Biol Med Model，2006，3：38.

［5］ Gamblin S，Haire L，Russell R，et al. The structure and receptor binding properties of the 1918 influenza hemagglutinin ［J］. Science，2004，303：1838－1842.

［6］ Pappas C，Viswanathan K，Chandrasekaran A，et al. Receptor specificity and transmission of H2N2 subtype viruses isolated from the pandemic of 1957 ［J］. PLoS One，2010，5：e11158.

［7］ Nishiura H，Chowell G. Household and community transmission of the Asian influenza A （H2N2） and influenza B viruses in 1957 and 1961 ［J］. Southeast Asian J Trop Med Public Health，2007，38：1075－1083.

［8］ Sikora D，Rocheleau L，Brown E G，et al. Deep sequencing reveals the eight facets of the influenza A/HongKong/1/1968 （H3N2） virus cap－snatching process ［J］. Sci Rep，2014，4：6181.

［9］ Influenza 1968—A2－Hong Kong－68 ［J］. Northwest Med，1970，69：25－38.

［10］ Piraino F F，Brown E M，Krumbiegel E R. Outbreak of Hong Kong influenza in Milwaukee，winter of 1968－69 ［J］. Public Health Rep，1970，85：140－150.

［11］ Wang L，Chu C，Yang G，et al. Transmission characteristics of different students during a school outbreak of （H1N1） pdm09 influenza in China，2009 ［J］. Sci Rep，2014，4：5982.

［12］ Gog J R，Ballesteros S，Viboud C，et al. Spatial Transmission of 2009 Pandemic Influenza in the US ［J］. PLoS Comput Biol，2014，10：e1003635.

［13］ Ashshi A，Azhar E，Johargy A，et al. Demographic distribution and transmission potential of influenza A and 2009 pandemic influenza A H1N1 in pilgrims ［J］. J Infect Dev Ctries，2014，8：1169－1175.

［14］ Storms A D，Van Kerkhove M D，Azziz－Baumgartner E，et al. Worldwide transmission and seasonal variation of pandemic influenza A （H1N1） 2009 virus activity during the 2009 – 2010 pandemic [J]. Influenza Other Respir Viruses, 2013, 7: 1328 – 1335.

[15] Souza T M, Resende P C, Fintelman – Rodrigues N, et al. Detection of oseltamivir – resistant pandemic influenza A (H1N1) pdm2009 in Brazil: can community transmission be ruled out? [J]. PLoS One, 2013, 8: e80081.

[16] Fordyce S L, Bragstad K, Pedersen S S, et al. Genetic diversity among pandemic 2009 influenza viruses isolated from a transmission chain [J]. Virol J, 2013, 10: 116.

[17] Chan P K. Outbreak of avian influenza A (H5N1) virus infection in Hong Kong in 1997 [J]. Clin Infect Dis, 2002, 34: S58 – S64.

[18] Shortridge K F, Gao P, Guan Y, et al. Interspecies transmission of influenza viruses: H5N1 virus and a Hong Kong SAR perspective [J]. Vet Microbiol, 2000, 74: 141 – 147.

[19] Lin Y P, Shaw M, Gregory V, et al. Avian – to – human transmission of H9N2 subtype influenza A viruses: relationship between H9N2 and H5N1 human isolates [J]. Proc Natl Acad Sci U S A, 2000, 97: 9654 – 9658.

[20] Subbarao K, Klimov A, Katz J, et al. Characterization of an avian influenza A (H5N1) virus isolated from a child with a fatal respiratory illness [J]. Science, 1998, 279: 393 – 396.

[21] Claas E C, Osterhaus A D, van Beek R, et al. Human influenza A H5N1 virus related to a highly pathogenic avian influenza virus [J]. The Lancet, 1998, 351: 472 – 477.

[22] Fouchier R A, Schneeberger P M, Rozendaal F W, et al. Avian influenza A virus (H7N7) associated with human conjunctivitis and a fatal case of acute respiratory distress syndrome [J]. Proc Natl Acad Sci U S A, 2004, 101: 1356 – 1361.

[23] Koopmans M, Wilbrink B, Conyn M, et al. Transmission of H7N7 avian influenza A virus to human beings during a large outbreak in commercial poultry farms in the Netherlands [J]. Lancet, 2004, 363: 587 – 593.

[24] Du Ry van Beest Holle M, Meijer A, Koopmans M, et al. Human – to – human transmission of avian influenza A/H7N7, The Netherlands, 2003 [J]. Euro Surveill, 2005, 10: 264 – 268.

[25] Belser J A, Gustin K M, Pearce M B, et al. Pathogenesis and transmission of avian influenza A (H7N9) virus in ferrets and mice [J]. Nature, 2013, 501: 556 – 559.

[26] Chowell G, Simonsen L, Towers S, et al. Transmission potential of influenza A/H7N9, February to May 2013, China [J]. BMC Med, 2013, 11: 214.

[27] Gao R, Cao B, Hu Y, et al. Human infection with a novel avian – origin influenza A (H7N9) virus [J]. New Engl J Med, 2013, 368: 1888 – 1897.

［28］ Qi X, Qian Y H, Bao C J, et al. Probable person to person transmission of novel avian influenza A (H7N9) virus in Eastern China, 2013: epidemiological investigation [J]. BMJ, 2013, 347: f4752.

［29］ Richard M, Schrauwen E J, de Graaf M, et al. Limited airborne transmission of H7N9 influenza A virus between ferrets [J]. Nature, 2013, 501: 560 - 563.

［30］ Shaw M, Cooper L, Xu X, et al. Molecular changes associated with the transmission of avian influenza a H5N1 and H9N2 viruses to humans [J]. J Med Virol, 2002, 66: 107 - 114.

［31］ Uyeki T M, Chong Y H, Katz J M, et al. Lack of evidence for human - to - human transmission of avian influenza A (H9N2) viruses in Hong Kong, China 1999 [J]. Emerg Infect Dis, 2002, 8: 154 - 159.

［32］ Wan H, Sorrell E M, Song H, et al. Replication and transmission of H9N2 influenza viruses in ferrets: evaluation of pandemic potential [J]. PLoS One, 2008, 3: e2923.

［33］ Sorrell E M, Wan H, Araya Y, et al. Minimal molecular constraints for respiratory droplet transmission of an avian - human H9N2 influenza A virus [J]. Proc Natl Acad Sci U S A, 2009, 106: 7565 - 7570.

［34］ Chen H, Yuan H, Gao R, et al. Clinical and epidemiological characteristics of a fatal case of avian influenza A H10N8 virus infection: a descriptive study [J]. The Lancet, 2014, 383: 714 - 721.

［35］ Li C, Chen H. Enhancement of Influenza Virus Transmission by Gene Reassortment [J]. Curr Top Microbiol Immunol, 2014.

［36］ Palese P, Schulman J L. Mapping of the influenza virus genome: identification of the hemagglutinin and the neuraminidase genes [J]. Proc Natl Acad Sci U S A, 1976, 73: 2142 - 2146.

［37］ Ritchey M B, Palese P, Schulman J L. Mapping of the influenza virus genome. Iii. Identification of genes coding for nucleoprotein, membrane protein, and nonstructural protein [J]. J Virol, 1976, 20: 307 - 313.

［38］ Kawaoka Y. Influenza virology: current topics: Caister Academic Press; 2006.

［39］ Chen W, Calvo P A, Malide D, et al. A novel influenza A virus mitochondrial protein that induces cell death [J]. Nat Med, 2001, 7: 1306 - 1312.

［40］ Wise H M, Foeglein A, Sun J, et al. A complicated message: Identification of a novel PB1 - related protein translated from influenza A virus segment 2 mRNA [J]. J Virol, 2009, 83: 8021 - 8031.

[41] Jagger B, Wise H, Kash J, et al. An overlapping protein – coding region in influenza A virus segment 3 modulates the host response [J]. Science, 2012, 337: 199 – 204.

[42] Muramoto Y, Noda T, Kawakami E, et al. Identification of novel influenza A virus proteins translated from PA mRNA [J]. J Virol, 2013, 87: 2455 – 2462.

[43] Wise H M, Hutchinson E C, Jagger B W, et al. Identification of a novel splice variant form of the influenza A virus M2 ion channel with an antigenically distinct ectodomain [J]. PLoS Pathog, 2012, 8: e1002998.

[44] Vasin A, Temkina O, Egorov V, et al. Molecular mechanisms enhancing the proteome of influenza A viruses: An overview of recently discovered proteins [J]. Virus Res, 2014, 185: 53 – 63.

[45] Swayne D, Suarez D. Highly pathogenic avian influenza [J]. Revue scientifique et technique (International Office of Epizootics), 2000, 19: 463 – 482.

[46] Wu Y, Wu Y, Tefsen B, et al. Bat – derived influenza – like viruses H17N10 and H18N11 [J]. Trends Microbiol, 2014, 22: 183 – 191.

[47] Tong S, Li Y, Rivailler P, et al. A distinct lineage of influenza A virus from bats [J]. Proc Natl Acad Sci U S A, 2012, 109: 4269 – 4274.

[48] Garten W, Klenk H – D. Understanding influenza virus pathogenicity [J]. Trends Microbiol, 1999, 7: 99 – 100.

[49] Li Y G, Chittaganpitch M, Waicharoen S, et al. Characterization of H5N1 influenza viruses isolated from humans in vitro [J]. Virol J, 2010, 7: 112.

[50] Kawaoka Y, Naeve C W, Webster R G. Is virulence of H5N2 influenza viruses in chickens associated with loss of carbohydrate from the hemagglutinin? [J]. Virology, 1984, 139: 303 – 316.

[51] Hatta M, Gao P, Halfmann P, et al. Molecular basis for high virulence of Hong Kong H5N1 influenza A viruses [J]. Science, 2001, 293: 1840 – 1842.

[52] Air G M, Laver W G. The neuraminidase of influenza virus [J]. Proteins: Structure, Function, and Bioinformatics, 1989, 6: 341 – 356.

[53] Colman P M, Laver W, Varghese J, et al. Three – dimensional structure of a complex of antibody with influenza virus neuraminidase [J]. Nature, 1987, 326: 358 – 363.

[54] Lamb R A, Choppin P W. The gene structure and replication of influenza virus [J]. Annu Rev Biochem, 1983, 52: 467 – 506.

[55] Krug R M, Fodor E. The virus genome and its replication [J]. Textbook of influenza, 2013: 57 – 66.

［56］ Castrucci M R，Kawaoka Y. Biologic importance of neuraminidase stalk length in influenza A virus ［J］. J Virol，1993，67：759－764.

［57］ Li K，Guan Y，Wang J，et al. Genesis of a highly pathogenic and potentially pandemic H5N1 influenza virus in eastern Asia ［J］. Nature，2004，430：209－213.

［58］ Mak G C，Au K W，Tai L S，et al. Association of D222G substitution in haemagglutinin of 2009 pandemic influenza A（H1N1）with severe disease ［J］. Euro Surveill，2010，15.

［59］ Klenk H D，Garten W. Host cell proteases controlling virus pathogenicity ［J］. Trends Microbiol，1994，2：39－43.

［60］ Wagner R，Matrosovich M，Klenk H D. Functional balance between haemagglutinin and neuraminidase in influenza virus infections ［J］. Rev Med Virol，2002，12：159－166.

［61］ Mitnaul L J，Matrosovich M N，Castrucci M R，et al. Balanced hemagglutinin and neuraminidase activities are critical for efficient replication of influenza A virus ［J］. J Virol，2000，74：6015－6020.

［62］ Liu C，Eichelberger M C，Compans R W，et al. Influenza type A virus neuraminidase does not play a role in viral entry，replication，assembly，or budding ［J］. J Virol，1995，69：1099－1106.

［63］ Mitnaul L J，Castrucci M R，Murti K G，et al. The cytoplasmic tail of influenza A virus neuraminidase（NA）affects NA incorporation into virions，virion morphology，and virulence in mice but is not essential for virus replication ［J］. J Virol，1996，70：873－879.

［64］ Maier H J，Kashiwagi T，Hara K，et al. Differential role of the influenza A virus polymerase PA subunit for vRNA and cRNA promoter binding ［J］. Virology，2008，370：194－204.

［65］ Honda A，Okamoto T，Ishihama A. Host factor Ebp1：selective inhibitor of influenza virus transcriptase ［J］. Genes Cells，2007，12：133－142.

［66］ González S，Ortín J. Distinct regions of influenza virus PB1 polymerase subunit recognize vRNA and cRNA templates ［J］. The EMBO journal，1999，18：3767－3775.

［67］ Poole E L，Medcalf L，Elton D，et al. Evidence that the C－terminal PB2－binding region of the influenza A virus PB1 protein is a discrete α－helical domain ［J］. FEBS Lett，2007，581：5300－5306.

［68］ Zamarin D，Ortigoza M B，Palese P. Influenza A virus PB1－F2 protein contributes to viral pathogenesis in mice ［J］. J Virol，2006，80：7976－7983.

［69］ Hatta M, Hatta Y, Kim J H, et al. Growth of H5N1 influenza A viruses in the upper respiratory tracts of mice ［J］. PLoS Path, 2007, 3: e133.

［70］ Massin P, Van der Werf S, Naffakh N. Residue 627 of PB2 is a determinant of cold sensitivity in RNA replication of avian influenza viruses ［J］. J Virol, 2001, 75: 5398 - 5404.

［71］ Brass A L, Huang I - C, Benita Y, et al. The IFITM proteins mediate cellular resistance to influenza A H1N1 virus, West Nile virus, and dengue virus ［J］. Cell, 2009, 139: 1243 - 1254.

［72］ Tarendeau F, Boudet J, Guilligay D, et al. Structure and nuclear import function of the C - terminal domain of influenza virus polymerase PB2 subunit ［J］. Nat Struct Mol Biol, 2007, 14: 229 - 233.

［73］ Gao Y, Zhang Y, Shinya K, et al. Identification of amino acids in HA and PB2 critical for the transmission of H5N1 avian influenza viruses in a mammalian host ［J］. PLoS Pathog, 2009, 5: e1000709.

［74］ Honda A, Mizumoto K, Ishihama A. Two separate sequences of PB2 subunit constitute the RNA cap - binding site of influenza virus RNA polymerase ［J］. Genes Cells, 1999, 4: 475 - 485.

［75］ Li M L, Rao P, Krug R M. The active sites of the influenza cap - dependent endonuclease are on different polymerase subunits ［J］. EMBO J, 2001, 20: 2078 - 2086.

［76］ Carr S M, Carnero E, García - Sastre A, et al. Characterization of a mitochondrial - targeting signal in the PB2 protein of influenza viruses ［J］. Virology, 2006, 344: 492 - 508.

［77］ Hara K, Schmidt F I, Crow M, et al. Amino acid residues in the N - terminal region of the PA subunit of influenza A virus RNA polymerase play a critical role in protein stability, endonuclease activity, cap binding, and virion RNA promoter binding ［J］. J Virol, 2006, 80: 7789 - 7798.

［78］ Fodor E, Crow M, Mingay L J, et al. A single amino acid mutation in the PA subunit of the influenza virus RNA polymerase inhibits endonucleolytic cleavage of capped RNAs ［J］. J Virol, 2002, 76: 8989 - 9001.

［79］ Fodor E, Smith M. The PA subunit is required for efficient nuclear accumulation of the PB1 subunit of the influenza A virus RNA polymerase complex ［J］. J Virol, 2004, 78: 9144 - 9153.

［80］ Gabriel G, Dauber B, Wolff T, et al. The viral polymerase mediates adaptation of an avian influenza virus to a mammalian host [J]. Proc Natl Acad Sci U S A, 2005, 102: 18590 – 18595.

[81] Deng T, Vreede F T, Brownlee G G. Different de novo initiation strategies are used by influenza virus RNA polymerase on its cRNA and viral RNA promoters during viral RNA replication [J]. J Virol, 2006, 80: 2337 – 2348.

[82] Hulse – Post D, Franks J, Boyd K, et al. Molecular changes in the polymerase genes (PA and PB1) associated with high pathogenicity of H5N1 influenza virus in mallard ducks [J]. J Virol, 2007, 81: 8515 – 8524.

[83] Song M – S, Pascua P N Q, Lee J H, et al. The polymerase acidic protein gene of influenza a virus contributes to pathogenicity in a mouse model [J]. J Virol, 2009, 83: 12325 – 12335.

[84] Ng A K – L, Wang J – H, Shaw P – C. Structure and sequence analysis of influenza A virus nucleoprotein [J]. Science in China Series C: Life Sciences, 2009, 52: 439 – 449.

[85] Loucaides E M, von Kirchbach J C, Foeglein á, et al. Nuclear dynamics of influenza A virus ribonucleoproteins revealed by live – cell imaging studies [J]. Virology, 2009, 394: 154 – 163.

[86] Li Z, Watanabe T, Hatta M, et al. Mutational analysis of conserved amino acids in the influenza A virus nucleoprotein [J]. J Virol, 2009, 83: 4153 – 4162.

[87] Ye Q, Krug R M, Tao Y J. The mechanism by which influenza A virus nucleoprotein forms oligomers and binds RNA [J]. Nature, 2006, 444: 1078 – 1082.

[88] Ng A K – L, Zhang H, Tan K, et al. Structure of the influenza virus A H5N1 nucleoprotein: implications for RNA binding, oligomerization, and vaccine design [J]. The FASEB journal, 2008, 22: 3638 – 3647.

[89] Sha B, Luo M. Structure of a bifunctional membrane – RNA binding protein, influenza virus matrix protein M1 [J]. Nat Struct Biol, 1997, 4: 239 – 244.

[90] Reinhardt J, Wolff T. The influenza A virus M1 protein interacts with the cellular receptor of activated C kinase (RACK) 1 and can be phosphorylated by protein kinase C [J]. Vet Microbiol, 2000, 74: 87 – 100.

[91] Bui M, Whittaker G, Helenius A. Effect of M1 protein and low pH on nuclear transport of influenza virus ribonucleoproteins [J]. J Virol, 1996, 70: 8391 – 8401.

[92] Wang C, Takeuchi K, Pinto L, et al. Ion channel activity of influenza A virus M2 protein: characterization of the amantadine block [J]. J Virol, 1993, 67: 5585 – 5594.

[93] Seo S H, Hoffmann E, Webster R G. Lethal H5N1 influenza viruses escape host anti –

viral cytokine responses [J]. Nat Med, 2002, 8: 950 - 954.

[94] Seo S H, Hoffmann E, Webster R G. RETRACTED: The NS1 gene of H5N1 influenza viruses circumvents the host anti - viral cytokine responses [J]. Virus Res, 2004, 103: 107 - 113.

[95] Twu K Y, Noah D L, Rao P, et al. The CPSF30 binding site on the NS1A protein of influenza A virus is a potential antiviral target [J]. J Virol, 2006, 80: 3957 - 3965.

[96] Chen Z, Li Y, Krug R M. Influenza A virus NS1 protein targetspoly (A) - binding protein Ⅱ of the cellular 3' - end processing machinery [J]. The EMBO journal, 1999, 18: 2273 - 2283.

[97] Talon J, Horvath C M, Polley R, et al. Activation of interferon regulatory factor 3 is inhibited by the influenza A virus NS1 protein [J]. J Virol, 2000, 74: 7989 - 7996.

[98] Li Z, Jiang Y, Jiao P, et al. The NS1 gene contributes to the virulence of H5N1 avian influenza viruses [J]. J Virol, 2006, 80: 11115 - 11123.

[99] Lipatov A S, Andreansky S, Webby R J, et al. Pathogenesis of Hong Kong H5N1 influenza virus NS gene reassortants in mice: the role of cytokines and B - and T - cell responses [J]. J Gen Virol, 2005, 86: 1121 - 1130.

[100] Jiao P, Tian G, Li Y, et al. A single - amino - acid substitution in the NS1 protein changes the pathogenicity of H5N1 avian influenza viruses in mice [J]. J Virol, 2008, 82: 1146 - 1154.

[101] O'Neill R E, Talon J, Palese P. The influenza virus NEP (NS2 protein) mediates the nuclear export of viral ribonucleoproteins [J]. The EMBO journal, 1998, 17: 288 - 296.

[102] Conenello G M, Tisoncik J R, Rosenzweig E, et al. A single N66S mutation in the PB1 - F2 protein of influenza A virus increases virulence by inhibiting the early interferon response in vivo [J]. J Virol, 2011, 85: 652 - 662.

[103] Conenello G M, Palese P. Influenza A virus PB1 - F2: a small protein with a big punch [J]. Cell host & microbe, 2007, 2: 207 - 209.

[104] Dudek S E, Wixler L, Nordhoff C, et al. The influenza virus PB1 - F2 protein has interferon antagonistic activity [J]. Biol Chem, 2011, 392: 1135 - 1144.

[105] Tauber S, Ligertwood Y, Quigg - Nicol M, et al. Behaviour of influenza A viruses differentially expressing segment 2 gene products in vitro and in vivo [J]. J Gen Virol, 2012, 93: 840 - 849.

[106] Weber F, Haller O. Viral suppression of the interferon system [J]. Biochimie, 2007, 89: 836 - 842.

[107] Suarez D L, Senne D A. Sequence analysis of related low – pathogenic and highly pathogenic H5N2 avian influenza isolates from United States live bird markets and poultry farms from 1983 to 1989 [J]. Avian Dis, 2000, 44: 356 – 364.

[108] Selman M, Dankar S K, Forbes N E, et al. Adaptive mutation in influenza A virus non – structural gene is linked to host switching and induces a novel protein by alternative splicing [J]. Emerging Microbes & Infections, 2012, 1: e42.

[109] Webster R G, Bean W J, Gorman O T, et al. Evolution and ecology of influenza A viruses [J]. Microbiological reviews, 1992, 56: 152 – 179.

[110] Xiao Y, Sun X, Tang S, et al. Transmission potential of the novel avian influenza A (H7N9) infection in mainland China [J]. J Theor Biol, 2014, 352: 1 – 5.

[111] Hu J, Zhu Y, Zhao B, et al. Limited human – to – human transmission of avian influenza A (H7N9) virus, Shanghai, China, March to April 2013 [J]. Euro Surveill, 2014, 19.

[112] Gabbard J D, Dlugolenski D, Van Riel D, et al. Novel H7N9 influenza virus shows low infectious dose, high growth rate, and efficient contact transmission in the guinea pig model [J]. J Virol, 2014, 88: 1502 – 1512.

[113] Zhu H, Wang D, Kelvin D J, et al. Infectivity, transmission, and pathology of human – isolated H7N9 influenza virus in ferrets and pigs [J]. Science, 2013, 341: 183 – 186.

[114] Wilker P R, Dinis J M, Starrett G, et al. Selection on haemagglutinin imposes a bottleneck during mammalian transmission of reassortant H5N1 influenza viruses [J]. Nat Commun, 2013, 4: 2636.

[115] Imai M, Herfst S, Sorrell E M, et al. Transmission of influenza A/H5N1 viruses in mammals [J]. Virus Res, 2013, 178: 15 – 20.

[116] Herfst S, Schrauwen E J, Linster M, et al. Airborne transmission of influenza A/H5N1 virus between ferrets [J]. Science, 2012, 336: 1534 – 1541.

[117] Rogers G N, Paulson J C. Receptor determinants of human and animal influenza virus isolates: differences in receptor specificity of the H3 hemagglutinin based on species of origin [J]. Virology, 1983, 127: 361 – 373.

[118] Rogers G, Paulson J, Daniels R, et al. Single amino acid substitutions in influenza haemagglutinin change receptor binding specificity [J]. Nature, 1983, 304: 76 – 78.

[119] Ito T, Couceiro J N S, Kelm S, et al. Molecular basis for the generation in pigs of influenza A viruses with pandemic potential [J]. J Virol, 1998, 72: 7367 – 7373.

［120］ Kida H，Ito T，Yasuda J，et al. Potential for transmission of avian influenza viruses to pigs ［J］. J Gen Virol，1994，75：2183－2188.

［121］ Karasin A I，Schutten M M，Cooper L A，et al. Genetic characterization of H3N2 influenza viruses isolated from pigs in North America，1977－1999：evidence for wholly human and reassortant virus genotypes ［J］. Virus Res，2000，68：71－85.

［122］ Zhou N N，Senne D A，Landgraf J S，et al. Genetic reassortment of avian，swine，and human influenza A viruses in American pigs ［J］. J Virol，1999，73：8851－8856.

［123］ Webby R J，Swenson S L，Krauss S L，et al. Evolution of swine H3N2 influenza viruses in the United States ［J］. J Virol，2000，74：8243－8251.

［124］ Bateman A C，Karamanska R，Busch M G，et al. Glycan analysis and influenza A virus infection of primary swine respiratory epithelial cells：the importance of NeuAc ｛alpha｝ 2－6 glycans ［J］. J Biol Chem，2010，285：34016－34026.

［125］ Matrosovich M N，Matrosovich T Y，Gray T，et al. Human and avian influenza viruses target different cell types in cultures of human airway epithelium ［J］. Proc Natl Acad Sci U S A，2004，101：4620－4624.

［126］ Shinya K，Ebina M，Yamada S，et al. Avian flu：influenza virus receptors in the human airway ［J］. Nature，2006，440：435－436.

［127］ Chutinimitkul S，van Riel D，Munster V J，et al. In vitro assessment of attachment pattern and replication efficiency of H5N1 influenza A viruses with altered receptor specificity ［J］. J Virol，2010，84：6825－6833.

［128］ van Riel D，Munster V J，de Wit E，et al. Human and avian influenza viruses target different cells in the lower respiratory tract of humans and other mammals ［J］. The American journal of pathology，2007，171：1215－1223.

［129］ Xu Q，Wang W，Cheng X，et al. Influenza H1N1 A/Solomon Island/3/06 virus receptor binding specificity correlates with virus pathogenicity，antigenicity，and immunogenicity in ferrets ［J］. J Virol，2010，84：4936－4945.

［130］ De Santis R，Faggioni G，Ciammaruconi A，et al. A FRET based melting curve analysis to detect nucleotide variations in HA receptor－binding site of H5N1 virus ［J］. Mol Cell Probes，2010，24：298－302.

［131］ Stevens J，Blixt O，Tumpey T M，et al. Structure and receptor specificity of the hemagglutinin from an H5N1 influenza virus ［J］. science，2006，312：404－410.

［132］ Xu R，Wilson I A. Structural characterization of an early fusion intermediate of influenza virus hemagglutinin ［J］. J Virol，2011，85：5172－5182.

［133］ Connor R J，Kawaoka Y，Webster R G，et al. Receptor specificity in human，avian，and equine H2 and H3 influenza virus isolates ［J］. Virology，1994，205：17 – 23.

［134］ Belser J A，Blixt O，Chen L – M，et al. Contemporary North American influenza H7 viruses possess human receptor specificity：Implications for virus transmissibility ［J］. Proc Natl Acad Sci U S A，2008，105：7558 – 7563.

［135］ Yang H，Chen L – M，Carney P J，et al. Structures of receptor complexes of a North American H7N2 influenza hemagglutinin with a loop deletion in the receptor binding site ［J］. PLoS Path，2010，6：e1001081.

［136］ Suzuki Y，Kato H，Naeve C W，et al. Single – amino – acid substitution in an antigenic site of influenza virus hemagglutinin can alter the specificity of binding to cell membrane – associated gangliosides ［J］. J Virol，1989，63：4298 – 4302.

［137］ Nicholls J M，Chan R W，Russell R J，et al. Evolving complexities of influenza virus and its receptors ［J］. Trends Microbiol，2008，16：149 – 157.

［138］ Chomel B，MacLachlan N J. COMPARATIVE IMMUNOLOGY，MICROBIOLOGY AND INFECTIOUS DISEASES ［J］. 2012.

［139］ Yassine H M，Al – Natour M Q，Lee C – W，et al. Interspecies and intraspecies transmission of triple reassortant H3N2 influenza A viruses ［J］. Virol J，2007，4：422X –424.

［140］ Vines A，Wells K，Matrosovich M，et al. The role of influenza A virus hemagglutinin residues 226 and 228 in receptor specificity and host range restriction ［J］. J Virol，1998，72：7626 – 7631.

［141］ Martinez – Romero C，de Vries E，Belicha – Villanueva A，et al. Substitutions T200A and E227A in the hemagglutinin of pandemic 2009 influenza A virus increase lethality but decrease transmission ［J］. J Virol，2013，87：6507 – 6511.

［142］ van Doremalen N，Shelton H，Roberts K L，et al. A single amino acid in the HA of pH1N1 2009 influenza virus affects cell tropism in human airway epithelium，but not transmission in ferrets ［J］. PLoS One，2011，6：e25755.

［143］ Zhang Y，Zhang Q，Gao Y，et al. Key molecular factors in hemagglutinin and PB2 contribute to efficient transmission of the 2009 H1N1 pandemic influenza virus ［J］. J Virol，2012，86：9666 – 9674.

［144］ Tumpey T M，Maines T R，Van Hoeven N，et al. A two – amino acid change in the hemagglutinin of the 1918 influenza virus abolishes transmission ［J］. Science，2007，315：655 – 659.

[145] Wan H, Sorrell E M, Song H, et al. Replication and transmission of H9N2 influenza viruses in ferrets: evaluation of pandemic potential [J]. PloS one, 2008, 3: e2923.

[146] Chutinimitkul S, van Riel D, Munster V J, et al. In vitro assessment of attachment pattern and replication efficiency of H5N1 influenza A viruses with altered receptor specificity [J]. J Virol, 2010, 84: 6825 – 6833.

[147] Zhang Y, Zhang Q, Kong H, et al. H5N1 hybrid viruses bearing 2009/H1N1 virus genes transmit in guinea pigs by respiratory droplet [J]. Science, 2013, 340: 1459 – 1463.

[148] Imai M, Watanabe T, Hatta M, et al. Experimental adaptation of an influenza H5 HA confers respiratory droplet transmission to a reassortant H5 HA/H1N1 virus in ferrets [J]. Nature, 2012, 486: 420 – 428.

[149] Chen L M, Blixt O, Stevens J, et al. In vitro evolution of H5N1 avian influenza virus toward human – type receptor specificity [J]. Virology, 2012, 422: 105 – 113.

[150] Kobasa D, Wells K, Kawaoka Y. Amino acids responsible for the absolute sialidase activity of the influenza A virus neuraminidase: relationship to growth in the duck intestine [J]. J Virol, 2001, 75: 11773 – 11780.

[151] Takahashi T, Suzuki T, Hidari K I, et al. A molecular mechanism for the low – pH stability of sialidase activity of influenza A virus N2 neuraminidases [J]. FEBS Lett, 2003, 543: 71 – 75.

[152] Hinshaw V, Webster R, Naeve C, et al. Altered tissue tropism of human – avian reassortant influenza viruses [J]. Virology, 1983, 128: 260 – 263.

[153] Snyder M, Buckler – White A, London W, et al. The avian influenza virus nucleoprotein gene and a specific constellation of avian and human virus polymerase genes each specify attenuation of avian – human influenza A/Pintail/79 reassortant viruses for monkeys [J]. J Virol, 1987, 61: 2857 – 2863.

[154] Treanor J J, Snyder M H, London W T, et al. The B allele of the NS gene of avian influenza viruses, but not the A allele, attenuates a human influenza A virus for squirrel monkeys [J]. Virology, 1989, 171: 1 – 9.

[155] Almond J. A single gene determines the host range of influenza virus [J]. Nature, 1977, 270: 617 – 618.

[156] Buckler – White A J, Naeve C, Murphy B. Characterization of a gene coding for M proteins which is involved in host range restriction of an avian influenza A virus in monkeys [J]. J Virol, 1986, 57: 697 – 700.

[157] Subbarao E, London W, Murphy B. A single amino acid in the PB2 gene of influenza

A virus is a determinant of host range [J]. J Virol, 1993, 67: 1761 – 1764.

[158] Li Z, Chen H, Jiao P, et al. Molecular basis of replication of duck H5N1 influenza viruses in a mammalian mouse model [J]. J Virol, 2005, 79: 12058 – 12064.

[159] Zhou B, Pearce M B, Li Y, et al. Asparagine substitution at PB2 residue 701 enhances the replication, pathogenicity, and transmission of the 2009 pandemic H1N1 influenza A virus [J]. PLoS One, 2013, 8: e67616.

[160] Gabriel G, Herwig A, Klenk H D. Interaction of polymerase subunit PB2 and NP with importin alpha1 is a determinant of host range of influenza A virus [J]. PLoS Pathog, 2008, 4: e11.

[161] Chou Y Y, Albrecht R A, Pica N, et al. The M segment of the 2009 new pandemic H1N1 influenza virus is critical for its high transmission efficiency in the guinea pig model [J]. J Virol, 2011, 85: 11235 – 11241.

[162] Kim J I, Hwang M W, Lee I, et al. The PDZ – binding motif of the avian NS1 protein affects transmission of the 2009 influenza A (H1N1) virus [J]. Biochem Biophys Res Commun, 2014, 449: 19 – 25.

[163] Goodman A G, Zeng H, Proll S C, et al. The alpha/beta interferon receptor provides protection against influenza virus replication but is dispensable for inflammatory response signaling [J]. J Virol, 2010, 84: 2027 – 2037.

[164] Ramos I, Bernal – Rubio D, Durham N, et al. Effects of receptor binding specificity of avian influenza virus on the human innate immune response [J]. J Virol, 2011, 85: 4421 – 4431.

[165] Kawaoka Y, Webster RG. Molecular mechanism of acquisition of virulence in influenza virus in nature [J]. Microb Pathog, 1988, 5: 311 – 318.

[166] Khan K, Arino J, Hu W, et al. Spread of a novel influenza A (H1N1) virus via global airline transportation [J]. The New England journal of medicine, 2009, 361: 212 – 214.

[167] Cohen J. Pandemic influenza. Straight from the pig's mouth: swine research with swine influenzas [J]. Science, 2009, 325: 140 – 141.

[168] Li C, Hatta M, Watanabe S, et al. Compatibility among polymerase subunit proteins is a restricting factor in reassortment between equine H7N7 and human H3N2 influenza viruses [J]. Journal of virology, 2008, 82: 11880 – 11888.

[169] Chen LM, Davis CT, Zhou H, et al. Genetic compatibility and virulence of reassortants derived from contemporary avian H5N1 and human H3N2 influenza A viruses [J].

PLoS pathogens，2008，4：e1000072.

[170] Maines TR，Chen LM，Matsuoka Y，et al. Lack of transmission of H5N1 avian-human reassortant influenza viruses in a ferret model ［J］. Proceedings of the National Academy of Sciences of the United States of America，2006，103：12121－12126.

[171] 张乾义. 禽流感病毒在哺乳动物间水平传播及分子机制的研究 ［D］. 兰州：甘肃农业大学，2014.

[172] Russell CA，Fonville JM，Brown AE，et al. The potential for respiratory droplet-transmissible A/H5N1 influenza virus to evolve in a mammalian host ［J］. Science，2012，336：1541－1547.

第四章

病毒-宿主相互作用

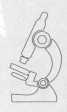

第一节　流感病毒的受体、侵入过程和宿主范围

一、流感病毒的受体与受体结合位点

（一）流感病毒的受体

1. 流感病毒的受体及受体类型　流感病毒侵染宿主的第一步是其表面囊膜糖蛋白 HA 与宿主细胞表面的唾液酸化的糖受体，即唾液酸（sialic acid，SA）受体结合。SA 是指当神经氨酸的氨基被乙醛基或羟乙酰基取代后所产生的衍生物，其基本分子结构中含有 9 个碳原子，是具有吡喃糖结构的酸性氨基糖，SA 广泛存在于脊椎动物、哺乳动物及多种植物组织中，其连接的糖链表现出结构的多样性。哺乳动物细胞表面常见的唾液酸有 N-乙酰神经氨酸（Neu5Ac）和 N-羟乙酰神经氨酸（Neu5Gc）（图 4-1）[1]。Neu5Gc 仅见于猪、猴以及部分鸟类体内，而人和鸡等家禽体内不含或仅有少量的 Neu5Gc[2]。

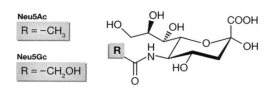

图 4-1　Neu5Ac 和 Neu5Gc 的结构示意图

（de Graaf M et al，EMBO J，2014）

1983 年，Rogers 等将去唾液酸化的红细胞重新进行加唾液酸处理后，获得了含特定唾液酸类型的红细胞，并借此首次发现禽流感病毒和人流感病毒具有各自的受体偏好性。禽流感病毒更倾向于结合与半乳糖以 α2,3 形式连接的唾液酸（α2,3-SA），而人流感病毒（H1、H2 及 H3）倾向于结合与半乳糖以 α2,6 形式连接的唾液酸（α2,6-SA）[3]。越来越多的研究表明，这种受体结合的特异性决定了流感病毒的宿主范围及对

不同组织细胞的嗜性[4]。

2. 流感病毒的受体在人、猪、禽、鼠及雪貂体内的分布 不同的宿主及组织细胞具有不同类型唾液酸的分布。朝鲜槐凝集素（Maackia amurensis agglutinin，MAA）和西洋接骨木凝集素（Sambucus nigra agglutinin，SNA）分别识别 α2，3 – SA 和 α2，6 – SA 受体，被用来研究不同组织和细胞中唾液酸受体的分布和表达。其中 MAA 又分 MAA-Ⅰ（又叫 MAL 或 MAM）和 MAA-Ⅱ（又叫 MAH）两种异构体。

研究表明，人的上呼吸道比下呼吸道分布有更多的 α2，6 – SA（图 4 - 2）。在人鼻咽的纤毛上皮细胞和黏液分泌细胞上，α2，3 – SA 和 α2，6 – SA 均能被检测到。在支气管中，α2，3 – SA 和 α2，6 – SA 呈不均匀地分布，纤毛细胞和非纤毛细胞之间没有明显的区别，但上皮细胞中含有更多的 α2，3 – SA。通过 MAA-Ⅱ染色显示，在Ⅱ型肺泡细胞上有最丰富的 α2，3 – SA 分布[5]。

在猪的呼吸道既有 α2，3 – SA 的表达也有 α2，6 – SA 的表达，因此猪常常被认为是人流感病毒和禽流感病毒的潜在"混合器"[6]。在猪的上呼吸道纤毛上皮细胞上，α2，6 – SA 受体分布占优势，而越往下呼吸道，α2，3 – SA 受体的分布逐渐增多。呼吸道黏膜上主要分布 α2，3 – SA，而 α2，6 – SA 仅局限于黏液/浆液腺[6]。

不同种类的禽类中，α2，3 – SA 和 α2，6 – SA 两种受体分布的丰度不尽一致，但是这两种类型受体在禽的呼吸道及肠道内都有分布，因此部分禽类也可能成为人流感病毒和禽流感病毒重组的场所[7]。野鸭肠道是否存在 α2，6 – SA 受体目前仍然存在争议。

BALB/c 小鼠是目前研究流感病毒最常用的动物模型。研究表明，在小鼠上呼吸道的鼻腔基底部和结缔组织中 α2，3 – SA 和 α2，6 – SA 受体均有分布。在下呼吸道气管支气管，α2，3 – SA 受体呈局灶式分布，而 α2，6 – SA 受体则呈广泛分布，分布于气管的纤毛细胞和支气管的纤毛及非纤毛细胞。另外，在 BALB/c 小鼠的肺、小脑、脾、肝、肾等脏器或组织中两种受体都有分布[8]。

雪貂因其呼吸道的 α2，3 – SA 和 α2，6 – SA 受体的分布与人相似，从而被广泛用作流感病毒感染的动物模型[9]。在雪貂的气管和支气管，纤毛细胞和黏膜下层腺体中分布有大量的 α2，6 – SA 受体（图 4 - 2），而 α2，3 – SA 受体分布在黏膜固有层及黏膜下层。肺泡上两种受体均有表达，但以 α2，6 – SA 受体居多。

（二）HA 蛋白的受体结合位点及其与受体结合特异性的关系

1. HA 蛋白的受体结合位点 与唾液酸受体结合的是病毒表面的 HA 蛋白。1981

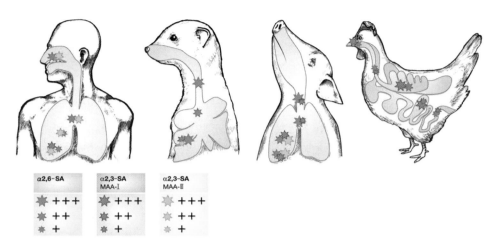

图4-2　α2，3-SA及α2，6-SA在人及其他动物体内的分布

(de Graaf M et al，EMBO J，2014)

年，Wilson等首次对流感病毒HA蛋白的结构进行了描述[10]。后来更多的HA蛋白结构研究表明HA蛋白是一个三聚体，每个单体顶端都有一个唾液酸受体结合位点（receptor binding site，RBS）。RBS主要由190位螺旋（188～194位氨基酸）、130-Loop区（134～138位氨基酸）和220-Loop区（221～228位氨基酸）三个结构域组成（图4-3），呈浅口袋状凹陷，构成这一袋状位点的氨基酸相对比较保守，如第98位的酪氨酸（Tyr）、第153位的色氨酸（Trp）、第183位的组氨酸（His）和第195位的酪氨酸（Tyr）（本文HA编号均参照H3 HA编号）[11]。尽管来自不同宿主不同亚型的流感病毒在这三个结构域的氨基酸序列有所差异，但是它们在空间构象上都保持一致（图4-3）。结构研究表明，与α2，6-SA受体结合的人流感和猪流感病毒的RBS区域要比禽流感病毒的RBS区域更为宽广[12]。

2. 病毒受体结合位点与受体结合特异性的关系　流感病毒糖链受体在流感病毒跨种间传播中起重要作用，不同亚型的流感病毒在受体结合位点处的氨基酸残基与受体结合的特异性有着密切关系（表4-1），如果发生改变，就有可能导致病毒的宿主嗜性及传播能力发生变化。下面将以几个代表性的毒株为例，对两者关系进行阐述。

（1）人的大流行性流感病毒　1918年西班牙流感H1N1病毒在雪貂模型上的空气传播能力受到HA蛋白第190和225位氨基酸的影响。第225位的天冬氨酸（D）突变为甘氨酸（G）后导致病毒与人气管的高脚杯状细胞的吸附能力下降，并且减弱了在雪貂上的传播能力。当D225G和D190E（由天冬氨酸突变为谷氨酸）同时存在时（与禽源

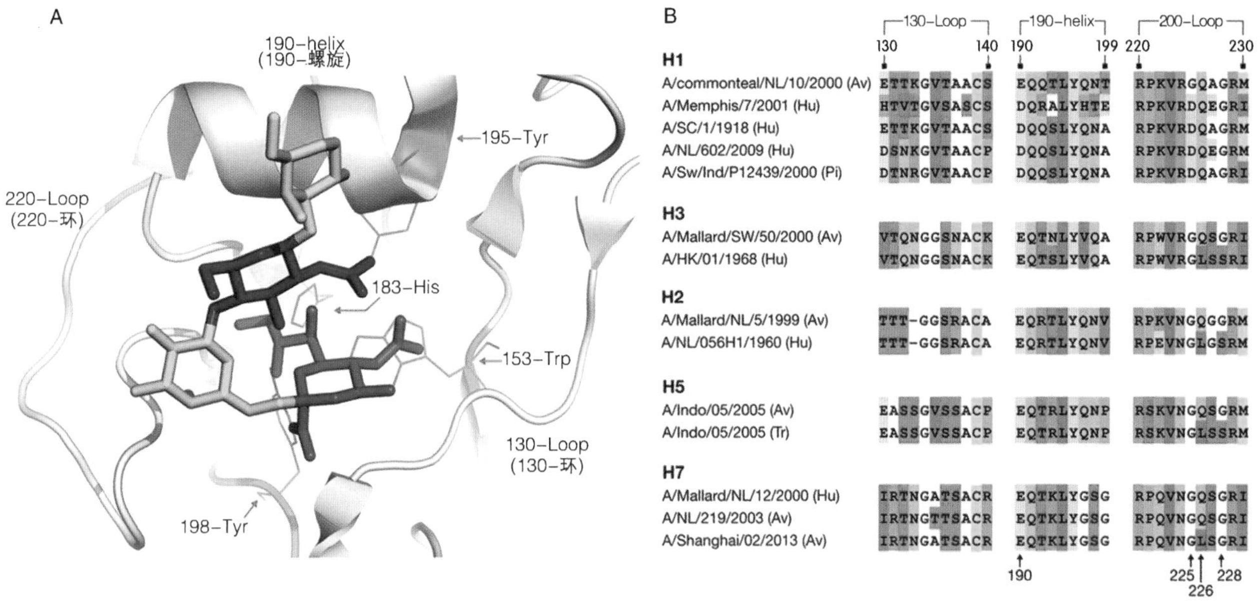

图4-3 HA蛋白受体结合位点(RBS)的结构示意图及不同亚型RBS氨基酸序列的比较

(de Graaf M et al.EMBO J,2014)

表 4 - 1　不同亚型流感病毒的受体结合偏好性及与受体结合特异性相关的氨基酸位点

	人的流行性流感病毒				高致病性禽流感		新型禽流感病毒	
	1918 H1N1	1957 H2N2	1968 H3N2	2009 H1N1	H5N1	H7N7	H7N9	H10N8
唾液酸受体偏好类型	α2，6	α2，6	α2，6	α2，6 及 α2，3	α2，3	α2，3	α2，3	α2，3
RBS 相关位点	D190，D225	Q226，N186 或 L226 及 S228	L226 及 S228	D190 及 D225，K133，K145 及 K222	G143，T160，N186，Q196，Q226，G228	Q226	L226 及 V186	Q226 及 G228

H1N1 病毒株一致），导致病毒受体结合特异性发生改变，更偏向于与 α2，3 - SA 受体结合，尽管突变体病毒仍然能够在雪貂的上呼吸道有效增殖，但其传播能力几乎消失[13]。

　　历史上分别于 1957 年和 1968 年流行的人 H2N2 亚型及 H3N2 亚型流感病毒，它们的 HA 基因片段均为禽源[14]。病毒 RBS 的第 226 和第 228 位氨基酸的突变（Q226L 和 G228S）使得禽源 H2 和 H3 亚型的流感病毒的受体结合特性发生变化，由 α2，3 - SA 受体转变为 α2，6 - SA 受体[15]。研究表明，第 226 位的亮氨酸（L）使得 220 - Loop 区发生移动，导致受体结合位点区域变宽，从而更有利于病毒与人的受体结合，并使得其不能与禽的受体结合，当第 226 位的亮氨酸和第 228 位的色氨酸（S）同时存在时，受体结合位点区域会最大限度的变宽[16]。

　　（2）H5N1 亚型禽流感病毒　　H5N1 亚型禽流感病毒给世界养禽业造成了巨大的经济损失并严重威胁人类健康。1997 年我国香港首次报道了人感染 H5N1 亚型禽流感病毒的事件后引起人们的关注。据世界卫生组织报道，截至 2014 年全球共有 650 个感染 H5N1 禽流感病毒的病例，其中死亡 386 例，死亡率将近 60%。因为该病毒给人类造成的高死亡率，H5N1 亚型禽流感病毒备受关注。2012 年，Imai 等报道在雪貂模型上获得了能水平传播的重组 H5N1 亚型流感病毒。病毒的 HA 片段来自于 H5N1 亚型禽流感病毒（VN1203），其他内部片段来自于 2009 年的甲型 H1N1 流感病毒。HA 蛋白在亲本毒的基础上有 4 个氨基酸序列的突变，分别为去除了一个糖基化位点的 N158D，与稳定 HA 蛋白三聚体结构相关的 T318I，与受体结合特性相关的 N224K 及 Q226L[17]。在随后的研究中，Xiong 等报道了另一株 H5N1 亚型禽流感病毒毒株（VN1194），在 HA 上突变相同的氨基酸位点使得病毒与 α2，6 - SA 受体的结合能力提高，并且与 α2，3 - SA 受体的亲和性下降。结构分析表明，这些突变点使得在 130 - Loop 区和 220 - Loop 区之间的 RBS 在尺寸上增加了 1～1.5Å[18]。

同年，Herfst 等报道，利用定点突变技术，结合雪貂上的连续传代，获得在雪貂上具有空气传播能力的 H5N1 亚型禽流感病毒。HA 上突变的点有 H110Y（意义尚不明确），去除了一个糖基化位点的 T160A（与 N158D 意义相同），与受体结合特异性相关的 Q226L 和 G228S，与亲本毒相比，突变的病毒与 α2,3-SA 受体的亲和力下降为其 1/10，而与 α2,6-SA 受体的亲和力提高了 3 倍以上[19]。

以上针对这些具有水平传播能力的 H5N1 亚型禽流感病毒的研究均表明，HA 蛋白的 Q226L 突变使得 RBS 的空间区域变宽，使得病毒与人的受体的结合能力高于与禽的受体的结合能力。并且研究结果还暗示 HA 蛋白糖基化的差异也有可能对受体结合特性产生影响。

（3）新型的甲型 H7N9 及 H10N8 亚型禽流感病毒　2013 年我国出现了首次感染人的 H7N9 亚型禽流感病毒和 H10N8 亚型禽流感病毒，它们的内部基因全部来自于禽源的 H9N2 亚型禽流感病毒[20,21]。由于两种亚型均为首次报道感染人，它们的 HA 蛋白的特征备受关注。研究表明，目前分离的人的 H7N9 亚型流感病毒的 HA 出现了与受体结合特异性相关的位点突变。A/Shanghai/1/13 毒株的第 138 位的丝氨酸（S），能增强与 α2,6-SA 受体的结合能力。另外，有文献报道 A/Anhui/1/13 和 A/Shanghai/2/13 毒株第 226 位的亮氨酸（L），第 186 位的缬氨酸（V），能影响 H7 亚型流感病毒的受体结合特性[22]。对 H10N8 亚型禽流感病毒的序列分析发现，其 HA 蛋白在目前发现的与受体特性相关的氨基酸位点均保持着禽流感病毒的特征[22]。许多研究小组对两种病毒的受体结合特性进行了研究，结果表明两种病毒均能与人的受体结合，结合能力远高于相同亚型的禽源的流感病毒，但这种结合能力要弱于与禽的受体结合的能力。

（三）流感病毒受体结合特异性与其致病性以及传播能力的关系

1. 受体结合特异性与致病性的关系　不同宿主体内唾液酸受体分布的差异，导致了具有不同受体结合特性的流感病毒对宿主致病性的不同。由于人的 II 型肺泡细胞上主要分布 α2,3-SA 受体，可能导致与 α2,3-SA 受体结合能力比较强的禽源 H5N1 和 H7N9 亚型禽流感病毒等的感染，造成人的严重的肺部感染。有研究报道，2009 年甲型 H1N1 亚型流感病毒的 HA 蛋白的第 225 位氨基酸的突变（D225G）使得病毒与 α2,3-SA 受体的结合能力增强，进而增强了病毒的致病性。新型的 H7N9 亚型禽流感病毒具有双重的受体结合特性，这也可能与其感染引发的严重病症和高死亡率有关。在不同的哺乳动物模型上也证实新型的 H7N9 亚型禽流感病毒的致病性要强于具有代表性的人流感病毒，可能与其在呼吸道高效率的复制能力有关。当然有研究表明并不是所有的禽流感病毒对人都有强致病性，流感病毒其他内部片段也起着比较重要的作用[22]。

2. 受体结合特异性与病毒传播能力的关系　禽流感病毒具有与 α2，3－SA 受体结合的特性，目前感染人的禽流感病毒包括 H5N1、H7N9 及 H10N8 亚型流感病毒都有着共同的特征，与人的受体的亲和力较高，但仍然保持着与禽的受体结合的偏好性，能造成人的严重感染但都不能进行有效的人与人之间的传播。一般认为，禽流感病毒不能在哺乳动物间进行空气传播的主要原因有三个方面：① 病毒不能有效地吸附在上呼吸道；② 在上呼吸道的增殖能力较差；③ 感染者病毒的排毒数量少[23]。前文已经提到，1918 年的 H1N1 亚型流感病毒的 α2，6－SA 受体结合特性更有利于病毒在雪貂间的空气传播。具有空气传播能力的 H5N1 亚型流感病毒和 2013 年新型的 H7N9 亚型禽流感病毒有双重受体结合能力，也能在雪貂间进行空气传播，不过传播能力要弱于人的大流行和季节性流感病毒。研究得出的结论是，病毒完全的 α2，3－SA 受体结合特性将完全限制病毒在哺乳动物之间进行传播，双重的受体结合特性将使得病毒在哺乳动物间进行有限地传播，而要使病毒能够充分地进行传播，则其必须具有很强的与 α2，6－SA 受体结合的能力。当然也有研究表明，病毒的传播能力除了与受体结合特异性有关，还与众多的其他因素相关[24]。

二、流感病毒侵入宿主细胞的过程

流感病毒属于正黏病毒科，为单股负链分节段的 RNA 病毒。与大多数的 RNA 病毒不同，流感病毒的复制需要在细胞核内进行，因此病毒到达病毒基因组复制的位置需要克服一系列的障碍。流感病毒侵入细胞是一个动态的过程，大致分为 5 个步骤：① 病毒吸附在细胞上；② 细胞摄入病毒粒子形成内体；③ 内体运输；④ 病毒与内体膜融合；⑤ 脱壳，病毒基因组入核（图 4－4）。完成这些过程需要宿主许多蛋白的参与（表 4－2），详细过程下面将一一陈述。

（一）病毒吸附

流感病毒的吸附首先需要 HA 蛋白与细胞表面的唾液酸受体结合。但也有研究表明，一些细胞经去唾液酸化处理后，流感病毒仍然能够吸附[26]。这说明除了唾液酸受体外，病毒的吸附还有其他宿主蛋白的参与。后来也证实膜联蛋白 V、6－磺基唾液酸化路易斯寡糖（X）及 C 型凝集素等宿主蛋白参与了流感病毒的吸附过程[25]。

（二）病毒的摄入及细胞内吞作用

完成吸附过程后，流感病毒开始侵入细胞。病毒的摄入主要通过细胞的内吞作用。目

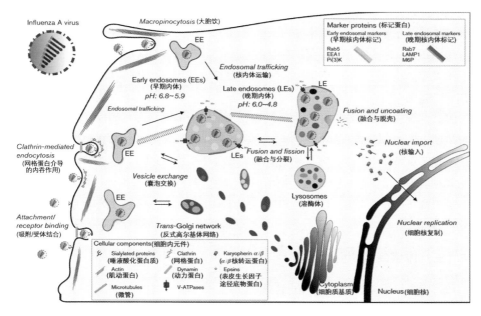

图4-4　流感病毒侵入细胞过程的示意图

(Edinger T O et al，J Gen Virol 2014)

表4-2　参与流感病毒侵入细胞过程的宿主蛋白[25]

侵入阶段	所需宿主蛋白
吸附	唾液酸，C型凝集素，膜联蛋白V，6-磺基唾液酸化路易斯寡糖X
整合	发动蛋白，肌动蛋白，网格蛋白，内吞作用辅助蛋白，表皮生长因子受体，c-Met激酶，磷酸酯酶C-γ1
内体运输	VATP酶，组蛋白去乙酰化酶8，Cullin-3蛋白，蛋白激酶CβⅡ，Rab7，Rab5
融合	白细胞分化抗原81
脱壳	痒蛋白（属于泛素连接酶E3家族）
核输入	转运蛋白（α1，α3，α5），Ras相关核蛋白核输入因子p10，染色体分离1样蛋白（cSE1L）

前的研究数据表明，流感病毒可利用宿主细胞的多种内吞途径进入细胞，细胞类型的不同、病毒粒子形态的不同以及病毒亚型的不同都使得流感病毒利用的细胞内吞途径不同。

最常见的方式是网格蛋白依赖的内吞途径。流感病毒粒子一旦吸附于细胞表面，网格蛋白小窝则开始形成，接着病毒粒子被摄入。一种名为发动蛋白（Dynamin）的 GTP 酶在网格蛋白介导的内吞过程中发挥了重要作用，其更有利于包含有病毒粒子的包被膜泡（coated vesicles）的形成。另一种蛋白 EPsin 1，作为一个接头蛋白，能与网格蛋白、AP-2 及 Eps15 蛋白等相互作用，这些蛋白都在有被小窝的装配过程中发挥重要作用[25]。

另外，流感病毒还能利用宿主的巨胞饮（macropinocytosis）的内吞方式侵入。有研究表明，线性的流感病毒粒子更倾向于利用这种内吞方式[27]。微管和微丝在这个过程中发挥了重要作用。其机制是细胞的酪氨酸激酶受体（RTK）被激活，导致了一系列级联反应的发生，进一步激活了肌动蛋白，促进微丝重建，从而促进细胞褶边和巨胞饮泡的形成。流感病毒感染激活的 PKC、MEK/ERK 及 PI3K/AKT 等信号通路均参与了这一过程[28]。

（三）流感病毒的内体运输

流感病毒粒子被摄入胞吞小泡后开始往细胞核运输的过程。Lakadamyali 等的研究表明流感病毒粒子运输的过程分为 3 个阶段。第一阶段，内吞小泡通过微丝依赖的途径在胞质内运输并形成初级内体（early endosomes，EE）。第二阶段，包含有病毒粒子的初级内体随着动力蛋白（dynein）沿着微管移动到核周区域。在这里第一次酸化开始（pH 约为 6.0），次级内体形成。第三阶段，次级内体再次发生酸化（pH 约为 5.0），接着 HA 蛋白介导的膜融合开始。

（四）病毒与内体膜融合

内体的运输完成后，病毒的 HA 蛋白介导了病毒与内体膜融合过程。次级内体中的酸性环境使得 HA 蛋白的构象发生变化，位于 HA2 肽段 N 端的融合肽暴露，融合肽插入内体膜中，导致了病毒囊膜与内体膜的融合，形成融合小孔，释放病毒的核糖核蛋白复合物 vRNPs。这一过程中，酸性环境也使得流感病毒基质蛋白 M1 的构象发生变化，结构发生变化的基质蛋白也参与了膜融合过程。2010 年，Lee 等利用冷冻电镜捕捉了 HA 蛋白介导的膜融合的画面。影像显示，当 pH 降低后，融合肽首先被释放并插入到内体的脂质体膜上，病毒粒子表面众多拷贝的 HA 糖蛋白融合肽的插入导致了目标膜结构变形，但是病毒粒子的囊膜仍然完整。随着融合肽的插入，目标膜上有小孔形成，并且 HA 蛋白的再折叠使得目标膜与病毒膜表面相互接触。融合进行的过程中，病毒膜表面打开，但基质蛋白 M1 形成的蛋白层仍然存在。这一蛋白层不仅保护了病毒的内容物，还为 HA 蛋白提供了锚定点，并最终参与到膜融合的过程中。接着膜小孔在酸性环境下扩大，病毒内容物释放，结束了整个膜融合的过程[29]。

（五）病毒脱壳，vRNPs 入核

病毒脱壳的过程需要 M2 蛋白形成的离子通道的参与。在酸性环境下，M2 蛋白形成的离子通道的活性提高，内体酸化后，M2 介导质子由内体流入病毒粒子，从而导致病毒粒子内 pH 的进一步下降，这将有利于 M1 和 vRNPs 分离，从而使得 vRNPs 释放到胞质，接着 RNP 上的核定位信号（Nudear localization signal，NLS）暴露，在相关宿主蛋白的帮助下 vRNPs 入核，从而完成了病毒侵入细胞的整个过程[30]。

三、流感病毒的宿主范围

水禽一直被认为是流感病毒的自然贮存宿主，从水禽体内分离到的流感病毒存在 16 个 HA 亚型和 9 个 NA 亚型，从蝙蝠体内分离到 2 个新的 H17N10 和 H18N11 亚型[31,32]。从家禽以及包括人在内的哺乳动物体内分离到的流感病毒均直接或间接来自于水禽。病毒通过突变和重组等多种方式进化，从而可能获得感染更多新的宿主的能力。下面将介绍目前已经发现的流感病毒的宿主范围。

（一）水禽

水禽包括雁形目（鸭、鹅、天鹅等）、鸻形目（鸻鹬类、海鸥）等，一直被认为是流感病毒的自然储存宿主，是家禽以及哺乳动物感染流感的来源[32]。图 4-5 显示了不同宿主中存在的流感病毒的亚型，以及不同宿主间流感病毒传播的关系。尽管已经从 100 多种水禽中分离到流感病毒，最常见的还是来源于鸭类，尤其是野鸭。

一般，在储存宿主体内，所有亚型的流感病毒对宿主均应呈低致病性。但近年来，多次报道对水禽有高致病性的 H5N1 亚型流感病毒，并且从目前的数据来看，这种对水禽具有高致病性的流感病毒在水禽中出现的频率越来越高[33]。

流感病毒主要在水禽的肠道内增殖并通过落入水中的排泄物进行传播。但是 H3、H4 亚型在呼吸道同样能很好地增殖。在家禽传播的过程中，H5、H6、H7 及 H9 亚型的流感病毒获得了偏好在呼吸道增殖的特性，从而更有利于在高密度的养禽舍内传播。

流感病毒的种间传播大多发生在野生水禽和家禽之间。水禽和陆禽（包括鸡、鹌鹑）体内的病毒在养殖场以及活禽市场进行种间传播并进行基因重组。活禽市场也提供了病毒从禽类传播到包括人在内的哺乳动物的条件。2013 年，当活禽市场关闭后，新发的感染 H7N9 亚型流感病毒的病例几乎为 0，但活禽市场开放后又出现新发病例[34]。

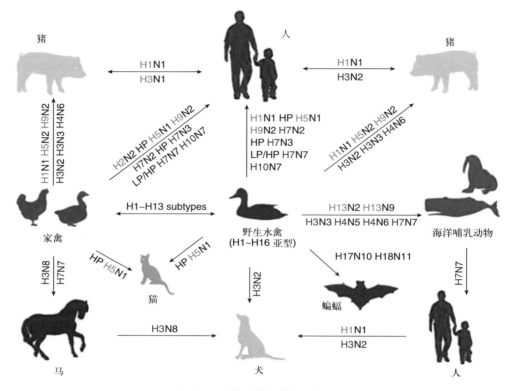

图 4-5　流感病毒的宿主范围

（Yoon S W et al，Curr Top MicrobiolImmunol，2014）

目前的数据提示，流感病毒的种间传播发生相对频繁，但是能进行稳定传播的支系还很少见，尽管在陆禽中许多亚型的流感病毒形成了稳定的谱系，但在哺乳动物中只有 H1、H2 及 H3 亚型形成稳定的谱系[33]。

（二）家禽

野鸭体内已经分离到流感病毒的大多数亚型，绝大部分亚型的流感病毒也能在家鸭体内增殖，不过 H14 和 H15 亚型的流感病毒主要从鸥体内分离到而不倾向于在鸭体内增殖。一般情况下，流感病毒在鸭体内均呈隐形感染而不致其显示任何症状。包括鹌鹑在内的陆禽则很特别，它们体内能支持非常多亚型流感病毒的增殖，并且它们体内分布有 α2，3-SA 和 α2，6-SA 两种受体，因此也被认为是流感病毒的"混合器"[35]。出于这种考虑，加之鹌鹑又是 H9N2 流感病毒 G1 分支的来源，鹌鹑和水禽在香港地区被禁止在活禽市场贩卖[36]。对禽流感病毒敏感的另外一种家禽是火鸡，包括 2009 年甲型 H1N1 流感病毒在内的多种禽源和哺乳动物源的流感病毒都能在其体内增殖。在 16 个亚型中，H5 和 H7 两种亚型能够进化成高致病性的禽流感病毒，可造成鸡的 100％死亡率，并偶尔传播到人，造成 60％的死亡率。

（三）蝙蝠

当人们普遍认为水禽体内的流感病毒的亚型已经达到极限时，2013 年在蝙蝠体内又发现流感病毒新的亚型[31]，并暗示自然界中可能还存在其他流感病毒的储存宿主。截至目前，在健康蝙蝠体内发现的 2 个新的亚型的流感病毒（H17N10 和 H18N11）只能通过 PCR 检测到，还不能被分离培养。它们在流感病毒生态学上的意义还不明了。

（四）猪

猪、人和马是目前被研究得最透彻的流感病毒的哺乳动物宿主。猪体内存在的亚型有限，包括 H1N1、H3N2 及 H1N2 亚型。流感病毒感染猪后症状的轻重取决于猪体内是否有其他的病原同时存在。据报道，美国的猪流感给养猪业带来的损失为每头3.23～10.31 美元，被列为给美国养猪业带来挑战的三大呼吸道疾病之一[33]。

由于猪的呼吸道内分布有 $\alpha2，3-SA$ 和 $\alpha2，6-SA$ 两种受体，因此，其被认为是流感病毒的"混合器"。也有研究数据表明，有些猪流感病毒可能是由人传到猪[37]，2009 年甲型 H1N1 流感暴发后，在猪体内分离到了同样的病毒[38]。

许多猪流感病毒的谱系都是人流感病毒的后裔，相同的病毒在人和猪之间进行长期的循环导致抗原出现差异，使得人群缺少对猪流感的免疫力，从而可能导致新的如 2009 年大流行流感的出现[39,40]。自 2005 年，美国报道有超过 350 例人感染猪流感病毒的病例出现。在火鸡种群中也反复有猪流感病毒被分离到，在野生鸟类中偶然能分离到。

（五）人

3 个亚型的甲型流感病毒（H1N1、H2N2 及 H3N2）在人群中形成了长期稳定存在的支系。过去的 100 年间，这些亚型的病毒在人群中反复出现。H1N1 亚型流感病毒在 1918 年引入人群，但在 1957 年 H2N2 的大流行病毒出现后几乎消失，而在 1977 年重新出现，直到 2009 年广泛流行的与之不同的 H1N1 亚型流感病毒出现。同样的，1957 年大流行的 H2N2 毒株一直存在，直到 1968 年 H3N2 毒株出现后消失。促进人流感病毒进化变异的动力是抗原漂移。当人感染病毒产生免疫力后将会对不同抗原性的突变体病毒进行快速的筛选。

人对其他宿主的流感病毒的敏感性比较复杂并且不为人知。人流感病毒和禽流感病毒的受体偏好性似乎是一个限制因素。有流行病学数据显示人的遗传因素的不同是对流感病毒是否敏感的一个比较关键的因素[41]。

（六）马

H7N7 亚型及 H3N8 亚型马流感病毒是造成马的呼吸道疾病的常见病原。H7N7 亚型流感病毒于 1956 年在捷克首次被分离到[42]，这些病毒在欧洲的马群中持续存在了将近 20 年。H3N8 亚型的马流感病毒在 1963 年被首次分离到，在美国佛罗里达造成了马的呼吸道疾病的大暴发，并引起了世界范围的流行[43]。自 20 世纪 70 年代开始，H3N8 亚型流感病毒成为引起马呼吸道疾病的主要病原，而 H7N7 亚型病毒在近 30 年很少出现。

20 世纪 80 年代，H3N8 亚型流感病毒被分为两个分支，美洲分支和类欧洲分支。目前，H3N8 亚型流感病毒在世界范围内流行。20 世纪 90 年代，中国的东北暴发了两场比较严重的马群感染 H3N8 亚型流感病毒的事件。作为病原的 H3N8 亚型流感病毒的基因片段全部来自经典的马流感病毒，表明马群的严重感染取决于马群对病毒的敏感性而不是新型病毒的出现[44]。有趣的是，目前暴发的马流感经常出现在引入新的马匹后。比如 2007 年在澳大利亚暴发的马流感，起因是从日本引入一匹临床发病症状不明显的马[45]。2007—2011 年间，中国、法国、德国、蒙古、瑞典、英国及美国等多个国家报道了马流感的疫情。

（七）猫和犬

2004 年，马源的 H3N8 亚型流感病毒首次在犬体内分离到，随后由其引起的呼吸道疾病在犬之间迅速传播[33]。另外，韩国和中国先后报道了禽源 H3N2 亚型犬流感病毒能够感染犬[46]。2004 年，血清学和病原学的数据表明，泰国存在感染高致病性 H5N1 禽流感病毒的犬，试验研究表明犬对高致病性 H5N1 亚型禽流感病毒比较敏感[47]。2009 年流感病毒大流行期间，对犬进行的血清学调查显示犬能感染甲型 H1N1 流感病毒，并且能够出现犬之间的传播[48]。2013 年，也有数据显示，犬能感染 H9N2 以及新型 H10N8 亚型的禽流感病毒[49,50]。犬在流感病毒的适应和间传播中起的作用应该引起人们的重视。

20 世纪 70 年代，血清学调查研究表明临床上健康的猫能够感染 H3N2 亚型流感病毒。随后猫感染哺乳动物源（H2N2 亚型、H3N2 亚型人流感及海豹 H7N7 亚型流感）

及禽源（H7N3）等亚型流感病毒被报道。2004 年及 2006 年东亚地区报道了猫感染高致病性 H5N1 禽流感病毒死亡的案例。2009—2010 年期间，美国报道了家猫能感染 2009 年甲型 H1N1 流感病毒以及人的季节性 H3N2 和 H1N1 亚型流感病毒[33]。以上数据表明，家猫和犬可能在禽流感病毒和人流感病毒种间传播中扮演着重要的角色。

（八）海生哺乳动物

从海生哺乳动物分离到流感病毒的事件时有报道。1979—1980 年，在新英格兰地区首次发现海豹感染流感并出现严重肺炎的事件[51]。事件中，海豹感染后出现严重的死亡情况（死亡将近 600 头），从死亡海豹的肺和脑组织中分离到 H7N7 亚型流感病毒[51]。1981—1982 年期间又暴发了海豹流感事件，从死亡海豹的肺组织分离到 H4N5 亚型流感病毒[52]。同样的，在海豹的组织中分离到 H4N6 亚型及 H3N3 亚型的甲型流感病毒[53]。1984 年，沿着新英格兰海岸，从一头领头鲸体内分离到了 H13N2 及 H13N9 亚型的流感病毒[52]。2010 年，在美国加利福尼亚海岸的象形海豹体内分离到 2009 年大流行性 H1N1 亚型流感病毒[54]。不过目前还没有证据表明流感病毒能在人与海生哺乳动物间传播。2011 年在美国一头海豹体内分离到禽源的 H3N8 亚型流感病毒[55]。以上散发的海生哺乳动物感染流感病毒的事件表明，海生哺乳动物能够暂时感染人源和禽源的流感病毒，但是没有证据表明在其种群中形成了稳定的流感谱系。

第二节 禽流感病毒致病机理

禽流感病毒 HA 蛋白与宿主细胞受体特异性结合后，在受体介导下，病毒进入细胞内部开始其生命周期，随着子代病毒粒子从感染的宿主细胞中释放，一方面继续感染周围的其他细胞，一方面引起一系列生化和病理反应，最终导致宿主出现炎症反应、神经症状、出血、器官损伤等局部或全身性临床表现。相关致病机理，可以从两个方面分析。

一、禽流感病毒对鸡形目禽类的致病机理

家禽吸入或摄入具有感染性的禽流感病毒粒子后感染随即开始。由于呼吸道和肠道

内皮细胞中含有类似胰酶的蛋白酶，可以裂解病毒表面的血凝素蛋白，因而病毒能够在呼吸道和/或肠道中复制并释放出具有感染性的病毒粒子。鼻腔是禽流感病毒在鸡形目禽体内复制的最主要的起始位点。

高致病性禽流感病毒在呼吸道上皮启动复制之后，病毒粒子将侵入黏膜下层进入毛细血管并在内皮细胞中复制，同时通过血管或淋巴系统扩散到内脏器官、脑和皮肤，感染各种细胞并在其中复制，甚至巨噬细胞在病毒全身性扩散中也发挥着重要作用。换句话说，病毒有可能在血管内皮细胞中充分复制之前已经造成全身感染，并导致病毒出现在血浆、红细胞和白细胞碎片中。病毒的血凝素分子上存在能被类似胰酶的蛋白酶裂解的位点，这种蛋白酶在各种细胞内普遍存在，从而有助于病毒在各种细胞内复制。临床症状的出现和死亡的发生是多器官衰竭的结果。高致病性禽流感病毒通常以下述方式导致病变的发生：①病毒直接在细胞、组织和气管中复制；②细胞因子等细胞介质介导的间接效应；③脉管栓塞导致的缺血；④凝血或弥散性血管内凝血导致心血管功能衰退。

低致病性禽流感病毒通常局限在呼吸道和肠道中复制。部分毒株导致家禽发病和死亡的主要原因是呼吸道损伤后并发细菌感染。在一些品种中，低致病性禽流感病毒偶尔也可以扩散到全身，复制并导致肾小管、胰腺腺泡上皮和其他具有上皮细胞（这些细胞中含有类似胰酶的蛋白酶）的器官受损。

关于禽流感病毒对非鸡形目的其他禽类的感染过程中的致病机理，目前知之甚少。

二、禽流感病毒的分子致病机理

（一）以禽流感病毒与唾液酸受体特异性结合为基础的禽流感病毒入侵、复制以及致病机理

1. **流感病毒的吸附和进入**　流感病毒感染宿主的第一步，是先通过其 HA 与细胞膜上的特异性受体结合，吸附于细胞表面。虽然病毒的 NA 也参与反应，但因其与 HA 相比，数量上只占极少数（10∶1），故在病毒与细胞的最初吸附中作用较小。宿主细胞上常见的流感病毒受体有两种，一种为末端含有唾液酸 α2，3-半乳糖苷（SAα2，3Gal）的受体，另一种为末端含有唾液酸 α2，6-半乳糖苷（SAα2，6Gal）的受体。不同流感病毒 HA 结合受体的特性不同，大多数禽和马流感病毒优先结合于 SAα2，3Gal 受体，人流感病毒则优先结合于 SAα2，6Gal 受体；发现在海豹、鲸肺组织上皮细胞表面存在 SA α2，3Gal，没有发现 SAα2，6Gal，相应的，海豹、鲸流感病毒优先识别 SAα2，3Gal 受体；猪呼吸道上皮细胞表面兼有 SAα2，3Gal 和 SAα2，6Gal，禽流感病

毒和人流感病毒均可在其体内繁殖[11]。吸附后病毒粒子经吞饮作用进入细胞质，与酸性溶酶体发生融合，这样可使流感病毒周围的 pH 下降到 5.0。在这种酸性环境中，HA 的构型发生很大变化，使位于轻链 HA2 的氨基端游离出来并插入吞噬泡膜的脂质双层，促使病毒囊膜与吞噬泡膜融合并破裂。内体中的酸性环境不仅对于诱导 HA0 发生构象改变，进而使得病毒囊膜与内体膜发生融合至关重要，而且也打开了 M2 离子通道。M2 是一种Ⅲ型跨膜蛋白，以四聚体的形式存在于病毒囊膜表面，跨膜区形成一个质子选择性离子通道。打开的 M2 离子通道将内体中的大量质子输送到病毒颗粒内部，使得病毒核心酸化，这种酸性环境使得病毒聚合酶复合体（vRNP）从 M1 蛋白形成的基质层内释放出来，进而能够自由地进入宿主细胞胞质，最后将病毒核衣壳释放到胞质内[56,57]。

2. 流感病毒 RNA 的转录和复制　流感病毒基因组为负链 RNA，就是说病毒基因组 RNA 不能作为模板翻译蛋白质，必须首先合成 mRNA 才能进行蛋白质的合成。

当病毒聚合酶复合体通过核定位信号从细胞质进入细胞核后，输入的负链病毒 RNA（vRNA）基因组可产生两种基因转录产物：一种是 A（＋）cRNA，其功能相当于 mRNA；另一种是 A（－）cRNA，是病毒复制时产生病毒 RNA（vRNA）的模板。

流感病毒的初始转录（mRNA 的合成）包括 RNA 的切割、合成起始、链的延长和终止等过程，由病毒聚合酶复合体（包括 PB1、PB2、PA 和 NP）来完成。首先，病毒核酸酶 PB2 结合到宿主 mRNA 的 5′端并切下 10～13 个核苷酸，这一序列带有帽子结构，可直接作为引物，一般的核酸酶切割后产生的 3′端带有磷酸，而流感病毒的核酸内切酶切割后可产生 3′端 OH 基，因此切下的寡核苷酸不需要去磷酸化即可直接作为引物。流感病毒核酸内切酶的作用发挥要求帽子上游 m7G，其合适的切割位点在嘌呤的 3′端，并且距离是 10～13 个核苷酸，最适切割位点是腺嘌呤核苷的 3′端。在引物加上后，PB1 以病毒 RNA 为模板催化合成起始和链的延长。加上去的第一个核苷酸是 G，它与病毒 RNA3′端的第二个核苷酸互补[58]。由此可见，病毒转录酶不转录 3′端第一个核苷酸（C），当链延伸到 11～15 个核苷酸长度时，引物从 PB2 上释放下来，但其 3′端的 A 仍保留在 mRNA 上，因此病毒 mRNA 的 5′端仍为 AGC。在链的延长过程中，PB1、PB2 和 PA 一起移动，但 PA 的作用还不清楚。当链延长到距模板 5′端 15～22 个核苷酸时遇到寡聚 U 序列，以此为模板合成 Poly（A）尾后使链的延长终止[59-61]。由此可见，病毒 mRNA 是病毒 RNA 的不完全转录物。流感病毒的 mRNA 合成后，流感病毒会采用一种非常独特的机制对 mRNA 进行多腺苷酸化。细胞 mRNA 在转录末期，裂解与多聚腺苷酸化特异性因子（cleavage and polyadenylation specificity factor, CPSF）会识别 mRNA 上的多聚腺苷酸化信号（AAUAAA）并对其进行切割，然后由多聚腺苷酸聚合酶（poly A polymerase, PAP）在切割位点的 3′端加上 Poly（A）尾。

病毒 mRNA 不含有如上所述特异性序列，然而，在距离病毒各基因组片段 5′端 17 个核苷酸的位置有 5～7 个核苷酸残基，这一结构形成了病毒多腺苷酸化信号的基础[61]。

A（－）cRNA 是合成子代病毒基因组的模板，可在感染的宿主细胞内发现。它是病毒 RNA 的完全转录物，5′末端是 pppA，3′端没有 Poly（A）尾。病毒粒子的起始转录，在感染后 1 h 就可发现，它不需要病毒特异蛋白的合成便可产生 mRNA。而 A（－）cRNA 不同，必须在有功能性病毒蛋白（一般认为是 NP）合成后才能进行。因此，其合成出现的时间比 mRNA 晚。一般认为，合成 A（－）cRNA 所需要的酶也是病毒聚合酶复合体，但病毒的某些蛋白质（如 NS1、NS2 和 M2）也参与这一转录过程。其转录特点是不需要引物即可起始；转录时由于病毒蛋白质的参与，能通过模板上的 Poly（U）区到达 5′末端。病毒聚合酶复合体中每种成分在转录过程中的作用还不十分清楚。三种类型 RNAs（mRNA、cRNA、vRNA）均在细胞核合成，在感染早期合成的主要为 mRNA 和 cRNA，而后期基本上仅有 vRNA 合成。mRNA 在核内合成，很快转移到胞质转译蛋白质，而 vRNA 是在核内形成 RNPs 后，才转移到胞质。

3. **流感病毒蛋白的合成**　病毒脱去囊膜后，核酸片段进入宿主细胞核，在病毒本身携带的聚合酶复合体催化下，以宿主细胞 mRNA 5′端序列作为引物开始初级转录，即产生 mRNA，产生的病毒 mRNA 进入细胞质用于翻译病毒蛋白质。在感染的初期，产生的蛋白质主要是 NP 和 NS1，而后 NS1 蛋白合成下降，M1、HA 和 NA 蛋白合成上升。PB1、PB2 和 PA 蛋白在整个感染过程中一直不断地合成，但是速度低，它们与核紧密相连[62]。

4. **流感病毒其他成分的合成**　流感病毒的糖成分主要存在于囊膜上，是糖脂和糖蛋白的组分，糖脂成分来源于宿主细胞，糖蛋白中的寡糖侧链是宿主细胞的转移酶合成病毒囊膜的类脂成分，也是来源于宿主细胞膜。

5. **病毒粒子的装配与成熟**　在 vRNP 离开细胞核以后，病毒生命周期中剩余的部分形成病毒粒子并离开细胞。流感病毒装配首先是 HA 和 NA 膜糖蛋白插入到细胞质膜，这必须发生在宿主细胞蛋白被取代之前或同时，基质蛋白（M1）合成后到达细胞膜，紧贴在细胞膜内侧面，非连续地贴补，使之增厚（这个在甲型流感病毒感染后 4 h 可见到）。在此处的胞膜上有 HA 和 NA 形成的纤突。核衣壳形成后移向这一区域准备出芽。病毒装配是一个不完美的过程，所产生的病毒颗粒形态不均一，而且常有无感染性的病毒颗粒。装配是随机的，但是被调控的。同样含 M 蛋白，不同囊膜病毒间能形成假型的病毒颗粒，但它却有效地控制包装一定的核壳体节段。含不同 RNA 节段的两个亚型毒株重配，不会装配有来自不同亲本的两个同样基因，即一个病毒粒子绝不会含有来自两个亲本的 HA 基因或其他同一基因。

6. 病毒的出芽和释放　病毒一般从极化细胞的顶侧出芽（如流感病毒感染的宿主肺上皮细胞）[63]。因此，M1 合成后会到达细胞膜，与 HA、NA 或 M2 的胞质之间相互作用形成可能的病毒出芽信号。病毒释放过程中 NA 起很重要的作用，NA 可去掉病毒囊膜上的神经氨酸，避免子代病毒在细胞膜上聚集，病毒成熟的最后一步是靠宿主的蛋白酶将 HA 裂解为 HA1 和 HA2，使病毒粒子具有感染性[64]。

7. 调控流感病毒转录和复制的重要病毒蛋白　聚合酶复合体：在病毒粒子感染的细胞核内，聚合酶蛋白主要以异源三聚复合体的形式存在。PB1 蛋白是催化 RNA 链延长的聚合酶，在胞质内合成后，定位于感染细胞的核内。它含有依赖于 RNA 的 RNA 聚合酶保守位点，位于 444～446 位的氨基酸序列 S－D－D 很可能就是 RNA 聚合酶的候选活性位点。PB1 和 PA 在 NP 蛋白存在的情况下（不需要 PB2）就可复制 vRNA[65,66]，并且可合成无帽子结构但具有多聚腺苷酸尾巴的转录产物。PB1 蛋白上有结合 vRNA 末端序列的位点[67]。PB2 蛋白是提供依赖于病毒 RNA 的 RNA 多聚酶活性的蛋白复合物成员之一，在宿主细胞质内合成后转移到细胞核。它的功能是识别和结合由宿主细胞多聚酶Ⅱ转录的帽子结构（7 mGpppGPNm）。PB2 蛋白还决定禽流感病毒复制中的冷敏感性。Pascale M 等构建了功能性核糖核蛋白在细胞内进行重组的遗传操作系统，发现禽源的聚合酶复合体在哺乳动物细胞上具有冷敏感性[68]，而人源流感病毒的聚合酶复合体没有这一特性。进一步进行质粒替换重组，证明该作用是 PB2 的功能之一，并且证明 PB2 的第 627 位是流感病毒在哺乳动物细胞上复制时的冷敏感决定性因素。

PA 多聚酶：在宿主胞质内合成后转移到细胞核。它在病毒 RNA 合成中的作用尚未完全清楚，近几年的研究已经明确提出，PA 参与了帽子结构的获取过程，它主要是对已被 PB2 结合的宿主细胞前体 mRNA 的帽子结构下游进行酶切。有研究证明，PA 也与病毒的转录有关系。Ervin Fodor（2002）等发现将野生型病毒 PA 的第 510 位的组氨酸突变为丙氨酸时，聚合酶具有与野生型相似的催化复制作用，但其转录活性却大大降低，当在体外转录体系中加入具有 5′帽子的 11 个核苷酸的 RNA 引物时转录活性又大大提高并接近野生型。因此认为 PA 与切割宿主 mRNA 5′末端帽子结构有关，并依此来影响病毒聚合酶的转录活性[69]。

神经氨酸酶（Neuraminidase，NA）：神经氨酸酶是流感病毒重要的一种表面糖蛋白，其数量没有 HA 多，并且呈簇存在，一般以四聚体的形式存在于病毒囊膜表面。它包括一个盒子状的头部和一个细茎。神经氨酸酶是一种受体破坏酶，可催化除去连接病毒和细胞之间的唾液酸，因此神经氨酸酶的作用被认为主要是促进子代病毒离开宿主细胞，并阻止病毒粒子的聚集。通过对温度敏感（ts）突变株 NA 的研究发现，NA 不直接参与病毒的装配和出芽[70,71]。Varghese 等用 X-射线衍射所获得的 NA 的三维结构，证明神经氨酸酶的活性区域位于 NA 基因的头部。以后的诸多研究也证明链霉蛋白酶消化的结晶产物，NA 头部起始于 74～77 位氨基酸残基，这些头部具有 NA 全部的抗原性和酶活性[72]。Hay（1998）发现 NA 通过头部的 HB 与 HA 结合，当 HA 结合到感染细胞的受体结合位点（RBS）上后，RNP 释放到胞质中，NA 蛋白就裂解 RBS 上的唾液酸残基，使病毒完全进入到细胞中。因此，NA 的头部氨基酸的变异对其酶活性、抗原性乃至病毒的感染复制具有很大的影响[73]。例如，N1 亚型禽流感病毒常可通过 NA 蛋白颈部氨基酸的缺失来调节 NA 的活性，NA 颈部氨基酸缺失后其酶活性也相应降低[74]。

NP 蛋白：NP 蛋白是流感病毒粒子中主要的结构蛋白，NP 蛋白是一种多功能的蛋白质，除了形成病毒的核衣壳外。在体外，NP 可与 RNA 进行非特异结合；在病毒粒子中，NP 只和 cRNA 及 vRNA 结合形成 cRNP 和 vRNP，使其免受 RNase 作用，但其不与 mRNA 结合[75]。NP 蛋白上有核定位信号（nuclear localization singnals，NLSs），使得它能向细胞核定向移动[76,77]，并与聚合酶蛋白共同作用将脱衣壳后的 vRNA 转移到细胞核中。Avalos 等还发现 NP 与 M1 蛋白相互作用可能在病毒粒子出芽过程中发挥着重要作用[78]。此外，NP 是磷酸化蛋白，在体外仍具有磷酸化活性，不仅可催化其他底物而且能够催化自身磷酸化[79]。NP 的磷酸化取决于宿主，与流感病毒的宿主谱有关。

NP 在病毒从转录过程向合成 vRNA 的复制过程转换时起关键的作用，这一转换机制目前有三种假说：①NP 蛋白是一种抗终止因子，它可解开 vRNA 模板上的茎环结构，从而使聚合酶跨过多聚 U 结构，合成 cRNA[80]。②NP 蛋白与新合成 cRNA 和 vRNA 结合，这种结合在某种程度上起到抗终止作用，使聚合酶跨过多聚 U 结构产生 cRNA。③游离的 NP 蛋白与聚合酶复合体直接相互作用来调节聚合酶从转录模式向复制模式转变[81]。究竟上述哪种假说更加合理，还有待进一步研究。此外，NP 蛋白还可能与 vRNP 向核外转移有关[82]。

M1 和 M2 蛋白：M1 和 M2 是由 M 基因编码的，M1 蛋白是病毒粒子中最丰富的蛋白，在病毒粒子出芽和装配过程中起着关键性的作用。尽管 HA 和 NA 蛋白可能在病毒粒子选择在感染细胞中的装配位置时起一定作用，但当 HA 和 NA 不存在的情况下，病毒在感染细胞中依旧可形成成熟的病毒粒子。因此，在病毒粒子装配、出芽和释放过程中二者不是绝对不能缺少的。但在 M1 合成减少或 M2 发生突变的情况下，感染细胞中病毒粒子的合成量会大大减少[83-86]，因此，M1 蛋白在病毒粒子形成和出芽过程中起着最关键的作用。M1 蛋白位于病毒囊膜和 vRNP 平行的位置，向外与跨膜蛋白的尾部相互作用，而向内与 vRNP 作用，这些相互作用激发了出芽过程，从而形成并释放病毒粒子[87]。

M2 蛋白是一种完整的膜蛋白，是一个四聚体，大量存在于感染细胞表面，而在病毒颗粒中含量很少。它的跨膜区序列起到转运到细胞表面的信号作用。它的功能是质子通道作用。在病毒复制过程中，病毒粒子通过受体介导的内吞作用进入细胞后，M2 离子通道被外周酸性环境激活发挥作用使质子进入病毒粒子。而低 pH 可以使 M1 蛋白与 vRNA 之间的相互作用减弱[88-91]，从而有利于 vRNP 释放并进入细胞核。另外，M2 蛋白在合成后向细胞质运送过程中致使细胞质与高尔基体内的 pH 达到某种平衡（高尔基体内的低 pH 易使 HA 蛋白高级结构进一步形成）[92]。虽然 Watanabe 等报道在失去 M2 离子通道的情况下，流感病毒仍可进行多次复制[93]，但没有 M2 跨膜离子通道，流感病毒的复制效率可能会大幅下降。

NS1 蛋白和 NS2 蛋白：NS 基因合成 NS1 和 NS2 两种非结构蛋白质。这两种蛋白仅在被流感病毒感染的细胞中发现。NS1 蛋白有多种功能，可干扰 mRNA 前体的剪切[94-97]，干扰 mRNA Poly（A）的形成[98-101]，干扰细胞 mRNA 从细胞核进入细胞质[102-104]，还可以使依赖 RNA 的蛋白激酶失去活性。在感染的晚期，NS1 在核仁聚积，参与关闭宿主细胞蛋白合成或参与 vRNA 的合成。NS1 蛋白也能够通过阻止细胞 mRNA 在多聚腺苷酸化位点被裂解而抑制细胞 mRNA 从核输出，这一作用主要是 NS1 结合 CPSF 和 Poly（A）结合蛋白Ⅱ（PABPⅡ）来实现的，PABPⅡ主要参与刺激 Poly（A）聚合向新裂解的 mRNA 添加尾[98,105,106]。此外，NS1 蛋白具有阻止干扰素介导的宿主细胞抗病毒反应的作用。Talon 等进一步研究发现，NS1 是通过抑制干扰素调节因子的活性来对抗宿主的抗病毒系统的，而该因子可调节 α-干扰素和 β-干扰素基因表达。

NS2 蛋白的主要功能是介导组装好的 vRNP 从细胞核中输出到细胞质中，该功能通过 M1 蛋白与 vRNPs 发生联系[107]，NS2 蛋白包含一个核输出信号（NES）功能区，在酵母双杂交系统中，NS2 蛋白可与核穿孔复合体（NPC）的某些成分结合[108]，因此认为 NS2 充当一个连接 M1-RNP 复合体和 NPC 的分子接合器来介导 M1-RNP 穿过核膜[109]。此外，在研究病毒 Wa-182（该病毒 NS2 基因有突变）时，发现在 cRNA 复制过程中 NS2 蛋白具有一种错误调节功能[110]。Wa-182 病毒感染后 PA 基因复制和表达发生错误，从而多次传代后产生缺损颗粒，而且这种作用不仅限于 PA 基因，在多次传代后 PB2 和 PB1 也出现不正常的复制，这说明 NS2 在病毒 RNA 合成过程中具有调节作用[111]。

综上所述，禽流感病毒通过其 HA 与宿主细胞膜上的特异性受体结合，病毒吸附并入侵宿主细胞，病毒核衣壳释放到胞质内，开始病毒基因组的转录和复制，相关蛋白的表达，以及子代病毒粒子的装配和成熟，进一步通过出芽的方式释放具有感染性的病毒粒子而完成其整个生命周期，最终致使机体产生一系列病理反应。

（二）禽流感病毒与宿主细胞模式识别受体和蛋白的互作机理

模式识别受体（Pattern recognition receptors，PRRs）是机体抵御病原微生物感染，启动机体先天性免疫的重要组成部分。无论是家禽还是哺乳动物，在抵抗禽流感病毒感染的过程中，PRRs 都发挥着重要作用。目前发现的模式识别受体共有 4 类：Toll 样受体（Toll‐like receptors，TLRs）、RIG‐Ⅰ样受体（RIG‐Ⅰ like receptors，RLRs）、NOD 样受体（NOD‐like receptors，NLRs）和 C 型外源凝集素受体（CLR）。这些受体分子分工明确，相互协作，调节机体的免疫反应，发挥抗感染作用。与流感病毒感染关系密切的 TLRs 受体和 RLRs 受体同时也是研究最多的两个受体家族。TLR3 主要存在于细胞内体中，识别双链 RNA 核酸链[112]后招募 TRFI 分子，进一步激活 IRF‐3，促进Ⅰ型干扰素产生，干扰素产生后激活 JAK‐STAT 途径，产生 PKR、OAS1 和 MX1 等抗病毒蛋白，发挥抗病毒效应[113]。TLR4 识别流感病毒感染细胞后产生的 DAMPs，激活 MAPK 通路引起下游炎症因子的表达，发挥抗流感病毒效应[114]。TLR7 和 TLR8 主要识别单链 RNA[115,116]，随后招募 MyD88 分子，从而促使 IRF‐7 和 IRF‐3 磷酸化，最终引起Ⅰ型干扰素的产生，干扰素产生后激活 JAK‐STAT 途径，启动下游抗病毒蛋白表达。RLRs 受体家族中的 RIG‐Ⅰ和 MDA5 都能识别细胞质内的流感病毒 RNA，活化线粒体上的 IPS‐1（IFN‐b‐promoter stimulator 1）分子，进一步活化 TRAF3 分子，启动 IRF‐3、IRF‐7 和 NF‐κB 通路，促进Ⅰ型干扰素和炎症细胞因子分泌。综上所述，无论流感病毒激活 TLRs 还是 RLRs 或是其他的受体通路，各种受体蛋白都会通过其接头蛋白如 MyD88、TRIF 等将信号向下传递，通过一系列的信号通路，最终刺激干扰素、白介素等一系列炎症因子的产生，而各种炎症因子在机体中发挥不同的作用，也最终引起机体的炎症反应。

流感病毒感染引起的宿主信号传导是一个非常复杂的网络，除了 TLRs 和 RLRs 受体通路外，甲型流感病毒的 NS1 蛋白可以激活 PI3K/Akt 信号通路，有报道称 PI3K 可以被病毒的双链 RNA 激活并导致转录因子 IFR‐3 的激活[117]。更有最新的研究采用抑制剂或 RNA 干扰等方法表明 TrkA 受体在抑制流感病毒的复制过程中发挥作用[118]。此外，有研究表明 PLC‐γ1 通路在流感病毒进入细胞的过程中具有亚型特异性[119]。其实在宿主信号传导的复杂网络中一个信号分子在应对流感病毒感染时可能发挥多重作用，单纯确定一个信号分子是促进还是抑制流感病毒的增殖是十分困难的，仍需要更多的研究。

　　禽流感病毒内部成分（核酸或蛋白等）被模式识别受体等识别或与宿主蛋白作用后，各种炎症小体被激活，炎症小体进一步活化多种炎症因子，最终诱发了机体的一系列炎症反应。在炎症反应中，不同的炎症因子也发挥着不同的作用。炎性小体（In-flammasome）是一类细胞内参与先天性免疫防御功能的，由胞质模式识别受体参与组装的多蛋白复合体。2002 年，由 Tschopp 等[120]首次提出炎性小体的概念，在细胞受到外界信号刺激或感染时，特定的炎性小体招募并激活半胱天冬酶-1（caspase-1），加工并使之成熟和分泌细胞因子白介素-1β（interleukin-1β，IL-1β）和白介素-18（in-terleukin-I8，IL-18），提高机体抵御内源和外源刺激的能力，达到保护宿主的目的。炎性小体激活下游的 caspase-1 后可在细胞膜形成小孔，继而炎性因子大量释放，引起DNA 损伤，最终使细胞发生渗透性崩解，诱发程序性细胞死亡，即依赖 caspase-1 的细胞凋亡[121]。虽然各种炎性小体的结构都有所差异，但一般均含有 caspase-1 和一种NOD 样受体家族蛋白或 HIN200（hematopoietic IFN-inducible nuclear protein contai-ning a200-amino-acid repeat）家族蛋白。此外，某些炎性小体还含有凋亡相关斑点样蛋白（apoptosis-associated speck-like protein containing CARD，ASC）。NOD 样受体（NOD-like receptor，NLR）是在天然免疫中识别细胞内细菌、病毒等病原体感染的一类模式识别受体（pattern recognition receptor，PRR）。不同的 NLR 能够识别胞质中不同病原相关的分子模式（pathogen-associated molecular pattern，PAMP）或识别内源性分子进而激活下游的 caspase-1，caspase-1 可以通过剪切的方式活化白细胞介素-1β 前体（pro-IL-1β）和白细胞介素-18 前体（pro-IL-18），从而使大量成熟的 IL-1β 和 IL-18 得以释放[122]。IL-1β 由单核巨噬细胞、粒细胞和肝细胞等多种细胞释放，是介导炎性感染的重要细胞因子之一。NLR 由 3 部分结构组成，即 C-末端的亮氨酸重复序列（LRR）、中心区的 NACHT 结构域和 N-末端的 caspase 募集结构域（CARD）或 pyrin 结构域（PYD）[123]。NACHT 结构域位于 NLR 的中心位置，其结构近似于凋亡介导蛋白 APAF1 的 NB-ARC 结构域 ［APAF1 通过激活半胱天冬酶-9（caspase-9）来诱发凋亡小体组装活化，NB-ARC 结构域在结合细胞色素 C 之后诱导 ATP 依赖的 APAF1 聚合作用，从而诱导细胞凋亡］[124]；NLR 激活的重要步骤也依赖于 NACHT 结构域的多聚体化，进而形成有功能的高分子量复合体，即炎性小体。LRR（leucine-rich repeats）结构域与 Toll 样受体（Toll-like receptors，TLR）中 LRR 结构域一样，可识别并结合相应配体，包括 LPS、脂蛋白、鞭毛和病毒 RNA 等病原相关的分子模式；虽然 NOD 样受体（NLR）的 LRR 结构域也能感知多种类型的激活物，但这些激活物是否可与其直接结合至今未明确，提示 NLR 对病原体或其他信号的感知可能是间接的[124]。ASC 是一类含半胱氨酸的天冬氨酸蛋白酶募集域和热蛋白样结构域的蛋白质。1999 年，由日本的 Masumoto 等[125] 在白血病细胞中发现，相对分子质量为 2.2×10^4。在细胞凋亡时，ASC 在胞质中聚集成中空的斑点状，故称为凋亡相关斑点样蛋白。ASC 通过其同源蛋白相互作用结构域 PYD 和 CARD 的寡聚化来招募 NLR 和 caspase* 蛋白酶，从而参与多条信号传导途径。

目前研究比较清楚的炎性小体主要有 4 种：NLRP1、NLRP3、IPAF 和 AIM2 炎性小体。其他的炎性小体的生物学作用尚不明确。

NLRP1 炎性小体：最初对炎性小体的描述是基于 NLRP1 炎性小体的装配。NLRP1 炎性小体的结构包括 N 端的 PYD 结构域（位于中心的 NOD 和 LRR）、C 端 FIIND（domain with function to find）和 CARD 结构域。因此，NLRP1 与其他 NLR 蛋白不同，它有两个信号传导区域，即 PYD 和 CARD。淋巴瘤细胞粗提物试验表明，NLRP1 能形成一种显示 IL-1β 加工活性的多蛋白复合物，包括 ASC、CARD8、半胱天冬酶-5（caspase-5）和 caspase-1。

NLRP3 炎性小体：在目前发现的各种炎性小体中，NLRP3 炎性小体是研究的最多且最清楚的，也是迄今为止发现配体数最多、最复杂的炎性小体，主要由 NLRP3、ASC 和 caspase-1 组成。NLRP3 炎性小体的配体包括各种微生物及其毒素和细胞内危险信号，配体的不同决定了激活机制的不同。目前发现所有的 NLRP3 的配体都能诱导产生活性氧（reactive oxygen species，ROS）来激活 NLRP3 炎性小体，并且 ROS 的抑制剂或清除剂都能抑制 NLRP3 炎性小体的激活[126]。

IPAF 炎性小体：IPAF（也称 NLRC4 或 CARD12）炎性小体由 IPAF、ASC、caspase-1 和 NAIP5 组成。IPAF 能够识别沙门菌的鞭毛进而活化 caspase-1[127]。IPAF 炎性小体是所有已发现炎性小体中组成最简单的一种，由于 IPAF 含有一个 CARD 结构域，能够直接招募半胱天冬酶-1 前体（pro-caspase-1）。NAIP5 能够识别军团菌鞭毛，其与 IPAF 能够识别结构相似的鞭毛。NAIP5 需要 IPAF 存在才能激活 caspase-1，但 IPAF 则可单独激活 caspase-1。IPAF 炎性小体的组装是否需要 ASC 衔接蛋白至今仍有争议，其原因是 IPAF 自身包含能够直接募集 caspase-1 的结构域 CARD，同时，IPAF 炎性小体能够被无鞭毛的细菌激活[128]，提示 IPAF 炎性小体还存在其他的活化配体，但具体机理仍尚未明确。

AIM2 炎性小体：它与含有 NLR 家族成员的其他 3 种炎性小体不同，还含有 HIN 200 家族的 AIM2 蛋白。AIM2 蛋白的 N 端 PYD 区域能够招募 ASC 蛋白，进而 ASC 再通过 CARD 结构域招募 caspase-1。AIM2 炎性小体可识别胞质中的双链 DNA，无论

---

  * caspase：含半胱氨酸的天冬氨酸蛋白水解酶或半胱天冬酶。

是病毒、细菌和宿主的双链 DNA 均可以和 AIM2 的 C 端 HIN200 区域相互作用，使 AIM2 发生寡聚化，从而促进炎性小体的形成[129]。AIM2 炎性小体在抗细菌和病毒免疫中均发挥重要作用，但其识别不同来源双链 DNA 并产生炎性小体的具体机制还有待进一步研究。

其他炎性小体：NLRP6 炎性小体与 NLRP3 炎性小体的结构相似。早期研究发现 NLRP6 与 ASC 在粒细胞和 T 细胞中均表达，可激活 NF-κB，诱导依赖 caspase-1 的细胞因子成熟，因此认为其具有炎性小体的活性。最初发现 NLRP12 对超敏反应起一定的作用，近年发现和 NLRP3 类似，NLRP12 也和遗传性炎性疾病有关联[130]，NLRP12 的成熟可以导致 ASC 斑点的形成和 caspase-1 的活化。NLRP12 可以通过对非经典 NF-κB 信号进行负性调节来抑制结肠炎症和肿瘤的形成[131]。NLRP12 缺陷的小鼠对结肠炎症和肿瘤的形成具有高易感性，这和炎性因子、趋化因子和致瘤因子的产生增多有关[132]。NLRP2 广泛表达于组织和肿瘤细胞系中，NLRP2 转染进入巨噬细胞后能与 ASC 协同促进 caspase-1 活化及 IL-1β 的分泌释放。作为炎症反应的中心环节，炎性小体与很多疾病密切相关。其中，NLRP3 炎性小体相关疾病较多与流感病毒有关。作为 NLR（NOD-like receptor）家族成员 NLRP3 炎症小体在 caspase-1 的活化和 IL-1β 的成熟分泌过程中起重要的作用。TLRs 和 NLRs 是两种最重要的模式识别受体，最近的研究表明，TLRs 和 NLRs 两条信号通路之间的交互作用对固有免疫调节起到至关重要的作用。在禽流感病毒感染宿主的过程中一系列广泛的宿主细胞信号传导通路被激活，TLRs 受体作为模式识别受体家族中研究最为透彻和深入的一员在此过程中发挥着重要的作用。目前的研究显示，哺乳动物的 TLR 家族包含 11 个成员。在 TLR 家族中，TLR3/7/8 参与病毒性病原的识别并介导 I 型干扰素的产生[133]，其中 TLR3 负责双链 RNA 的识别，而 TLR7/8 负责单链 RNA 的识别。TLR 家族信号级联有数量众多的下游信号分子，其中包括 MyD88 和 TRIF 等。通过这些下游信号分子，TLR 信号可以激活 NF-κB 并调节 β 干扰素等基因的表达。激活的 TLR3 通过 TRIF 激活 β 干扰素信号通路使 IκB 激酶 TBK-1 和 IKKε 的表达量增加，进而使 IRF-3 磷酸化并同时激活 IKK2 和 NF-κB。而激活的 TLR7 则通过 MyD88 使 IRF-7 磷酸化[115,116]。有证据表明，在肺上皮细胞中，流感病毒感染使 TLR3 表达上调，并且 TLR/TRIF 信号通路对于由双链 RNA 和流感病毒感染引起的 NF-κB 和 IRF/ISRE 的激活是必需的[134]。研究证实，TLR 配体又可以上调 NLRP3 的表达，并且这一上调作用依赖于 NF-κB 的活化。禽流感病毒感染宿主并引起宿主炎症反应的过程中，首先 TLRs 识别 PAMP 之后，激活一系列复杂的信号通路，活化多种转录因子（如 NF-κB、AP-1），进而激活促炎因子、趋化因子及多种调控因子的转录表达[135]。TLR 受体信号通路激活后又刺激 NL-

RP3 的上调，随后 NLRP3 又介导 caspase 1 活化，活化的 caspase 1 促进炎症因子 IL－1β 和 IL－18 的分泌。当检测到细胞内活化信号后，NLRP3 发生寡聚化，并且暴露出其效应结构域与接头分子 ASC 相结合，ASC 进而招募 pro－caspase 1，组成 NLRP3 炎症复合体，炎症复合体活化剪切 pro－caspase1，使其成为活化形式的 caspase 1，活化的 caspase－1 剪切前体形式的 IL－1β 和 IL－18，使其成为活化形式分泌到胞外[136]。此外，Schroder 和 Tschopp[123]，以及 Lu 等[137]证实，蛋白激酶 R（PKR）参与炎性小体的活化。他们发现在双链 DNA 或 RNA、炭疽毒素、细菌刺激时，与野生型小鼠相比，缺乏 PKR 酶结构域的小鼠腹膜巨噬细胞释放炎症因子高迁移率族蛋白 1（high mobility group box－1 protein，HMGB1）和 IL－1β 较少，而且细胞缺乏 PKR 会保护其免受凋亡。PKR 缺陷小鼠还会减少中性粒细胞渗入到腹腔，提示炎性小体激活受到抑制。与此同时，PKR 是一个应对类似病毒双链 RNA 等细胞压力的前哨激酶[138]。在病毒感染时，激活的 PKR 磷酸化 eIF2，并使细胞和病毒蛋白合成受到抑制[139,140]。利用 PKR 功能缺失小鼠，Balachandran 等人[141]证实 PKR 可通过辅助干扰素的产生而抑制流感病毒复制，说明 PKR 是流感病毒引起炎症反应的重要组成部分。

综上所述，随着流感病毒的入侵、细胞受体的识别以及各类模式识别受体通路的激活，各种炎症小体在机体内产生，活化大量的炎症因子，致使一系列的生化和病理反应，最终导致宿主出现炎症反应、神经症状、出血、器官损伤等局部或全身性症状。

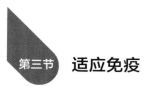

第三节　适应免疫

一、家禽免疫系统构成

（一）中枢免疫系统

禽类中枢免疫器官根据形态学及其免疫功能的不同，主要包括骨髓、胸腺和法氏囊等，它们形成于胚胎早期，是淋巴细胞发育、分化和成熟的场所，并向外周免疫器官输送 T 细胞或 B 细胞，进而决定外周淋巴器官的发育。

1. **骨髓** 禽类的骨髓是血细胞生成的主要场所和重要的造血组织，24 h 孵化后的胚胎即开始发育分化形成多能干细胞。骨髓提供的造血干细胞分别输送到胸腺和法氏囊内被诱导生成淋巴细胞，称为 T 细胞和 B 细胞，进而分别参与禽体内细胞和体液免疫反应。禽类骨髓是法氏囊和胸腺退化后，淋巴细胞自我更新的成年型干细胞的主要来源。

2. **胸腺** 胸腺是禽类胚胎最早出现的淋巴器官，在发育成熟后分别沿食管和气管两侧延伸，呈多叶排列，形成一长链。每个腺叶又分为若干独立的小叶，小叶内有界限不清的髓质和皮质。骨髓源淋巴干细胞进入胸腺内增殖分化为 T 淋巴细胞，其在胸腺上皮细胞免疫相关抗原选择性诱导下成为成熟 T 细胞，具备识别自身抗原和非自身抗原的能力。

3. **法氏囊** 法氏囊是禽类特有的免疫器官，一般在胚胎孵育 4 d 左右即可见，位于泄殖腔背侧，与管道相连，性成熟后逐渐萎缩退化。法氏囊是 B 细胞发育、分化和成熟的主要场所。由于疾病或其他人为因素而破坏了法氏囊组织，就会引起 B 细胞缺陷，以及抗体水平的显著下降和体液免疫的严重抑制，但细胞免疫功能不会因此受很大影响。法氏囊除负责产生 B 淋巴细胞外，还负责输送 B 淋巴细胞至脾脏等外周免疫器官，一旦外周免疫器官受到抗原物质刺激，B 淋巴细胞可迅速增殖，转变为浆细胞并产生抗体。

（二）外周免疫系统

外周免疫器官主要由脾脏和淋巴组织组成，发育成熟较晚，主要由中枢免疫器官产生的淋巴细胞迁移定居至外周免疫器官，受到抗原物质刺激后发挥重要免疫学反应。外周免疫器官是免疫细胞定居和进行免疫应答的场所。

1. **脾脏** 禽类的脾较小，分为红髓和白髓两部分。红髓是生成和贮存红细胞的场所。白髓则由致密的淋巴组织构成，包括环血管淋巴组织（主要含 T 细胞）和环椭圆体淋巴组织（为法氏囊依赖性，主要含小淋巴细胞、浆细胞、巨噬细胞及受抗原刺激后形成的生发中心等）。

2. **肠道淋巴组织** 禽类的肠道淋巴组织包括法氏囊（中枢免疫器官）、黏膜的弥散性淋巴浸润、盲肠扁桃腺、Meckel 氏憩室和 Peyer 氏淋巴集结。盲肠扁桃腺是雏禽出壳后，经肠道抗原刺激而产生的，它构成肠道大部分集群式淋巴组织，被认为是法氏囊退化后接替其外周免疫功能的淋巴器官。雏鸡的 Meckel 氏憩室和 Peyer 氏淋巴集结分别位于回、盲肠交界处，以及回肠远侧，主要对肠道抗原进行吸收处理，并产生大量浆细胞。

3. **淋巴结** 除水禽在颈胸和腰有 2 对淋巴结外，大多数禽类无此结构，其功能由体内广泛分布的环绕在器官周围的无被膜淋巴组织集结代替。集结内含小淋巴细胞，以及受抗原刺激后形成的生发中心。它负责过滤处理来自淋巴液的抗原。

4. 旁淋巴集结　鸡的眼旁和鼻旁区有几处淋巴组织集结，其中以间质内浸润了大量浆细胞的外分泌性哈德氏腺（即副泪腺）最为重要，它负责眼眶、鼻和上呼吸道的局部免疫。

二、禽流感病毒介导的体液免疫反应

（一）禽类 B 细胞的发育与成熟

B 细胞起源于骨髓造血干细胞，在法氏囊中诱导分化为前 B 淋巴细胞，然后分裂增殖为 B 淋巴细胞，参与体液免疫。一般认为，B 细胞是体内唯一能产生抗体（免疫球蛋白）的细胞。B 细胞特征性表面标志是膜表面免疫球蛋白，其作为特异性抗原受体（BCR），通过识别不同抗原表位而使 B 细胞激活，分化为浆细胞，进而产生特异性抗体，发挥体液免疫功能[142]。

1. B 细胞的分化　B 细胞是机体体液免疫的主导细胞。B 细胞分化成熟过程可分为两个主要阶段：非依赖抗原物质刺激的分化阶段和依赖抗原物质刺激的分化阶段。前者是指造血干细胞迁移至 B 细胞分化中枢器官后，通过与组织微环境中基质细胞相互作用，以及接受微环境中多种阶段 B 细胞分化调节因子的调节后，逐步分化为成熟 B 细胞的过程。此阶段，B 淋巴细胞分化与抗原刺激无关，主要在中枢免疫器官内进行。后者是指在抗原的刺激下，成熟 B 细胞进一步分化为特异性抗体生成细胞和记忆 B 细胞的阶段，即成熟 B 淋巴细胞受抗原刺激后，可继续分化为合成和分泌抗体的浆细胞阶段，主要在周围免疫器官内进行。B 细胞分化是伴随着细胞增殖而出现表型及应答特征改变的一系列过程，因此，每一分化过程中阶段性 B 细胞都具有典型且可识别的特征。依照 CD5 的表达与否，可把 B 细胞分成 B1 细胞和 B2 细胞。也有人根据 B 细胞产生抗体时是否需要 T 细胞的辅助，而将其分为非 T 细胞依赖细胞 T 细胞依赖细胞两个亚群[143]。

2. B 淋巴细胞的表面标志　B 细胞是唯一能产生抗体的细胞，每一个 B 细胞克隆的特性是由其遗传性决定的，它可产生一种能与相应抗原特异结合的免疫球蛋白分子。B 细胞的表面标志有很多种，主要有白细胞分化抗原、MHC 及多种膜表面受体等多种膜表面分子，以识别抗原，与免疫细胞和免疫分子相互作用。禽类 B 细胞免疫球蛋白主要包括 IgM、IgG（IgY）和 IgA，免疫球蛋白既是抗原的受体，能与相应的抗原特异性结合，又是表面抗原，能与抗抗体特异性结合[144]。

3. B 细胞的个体发育　禽类 B 淋巴细胞受到抗原刺激主要产生 3 类抗体：IgM、IgG（IgY）和 IgA，通过基因转换获得抗体多样性。禽类受抗原刺激后首先产生特异性的 IgM，然后在辅助性 T 细胞和细胞因子介导下，通过类转换产生 IgG（IgY）和 IgA。鸡胚孵化至 7～14 d 时，B 细胞前体细胞在法氏囊定居，发生免疫球蛋白基因重排的前体细胞在法氏囊迅速增殖并形成滤泡，基底膜把滤泡中的细胞组织分为皮质和髓质。法氏囊中分化的 B 细胞经过基因转换并开始离开法氏囊，迁移并定植至外周淋巴部位。

4. B 细胞的功能　成熟 B 淋巴细胞可在周围淋巴器官接受抗原刺激，在辅助性 T 细胞及其产生的细胞因子作用下，活化、增殖并分化为合成和分泌抗体的浆细胞。在此阶段 B 细胞发生免疫球蛋白的类别转换，可从产生 IgM 转换为产生 IgG（IgY）或 IgA 的 B 细胞。

B 细胞有 3 个主要功能：产生抗体、提呈抗原及参与免疫调节。抗体以 3 种主要方式参与免疫反应。第一种方式：针对病毒和胞内菌的感染。抗体与病原体的结合可阻断病原体与靶细胞的结合，此过程称为中和作用。抗体参与免疫反应的另外两种方式是针对胞外病原微生物的。一种是抗体与病原体结合，而抗体的 Fc 段又与吞噬细胞表面 Fc 受体结合，使病原体易被吞噬。此过程称为调理作用。另一种是抗体与病原体结合后激活补体系统，并形成抗原-抗体-补体复合物。补体成分与吞噬细胞相应补体受体结合，使病原体易被吞噬。

在抗原提呈过程中，B 细胞表面的 BCR 可以结合可溶性抗原，通过内化和加工后，以抗原肽- MHC 分子复合物形式提呈给 T 细胞。另外，吞噬细胞摄取颗粒性抗原后，一部分经加工处理成小肽，与 MHC 分子结合，提呈给 T 细胞，一部分则分泌至胞外，以可溶性形式存在，可被 B 细胞识别。

B 细胞通过与其他细胞的接触及产生细胞因子参与免疫调节和炎症反应等过程。细胞因子作用于自身 B 细胞或其他 B 细胞，可刺激或抑制早期 B 细胞增殖，刺激或抑制成熟 B 细胞增殖和分化，也可促进或抑制 B 细胞的趋化运动。B 细胞产生的细胞因子作用于其他种类的细胞，可激活或抑制巨噬细胞和树突状细胞，激活自然杀伤细胞，协同刺激 T 细胞增殖。

（二）禽类免疫球蛋白的基本特征

禽类 B 淋巴细胞是机体内唯一能产生免疫球蛋白（Ig）分子的细胞。禽类体内含有多种多样特异性识别相应识别抗原的抗体分子，其多样性是来自千百种不同的 B 淋巴细胞克隆，每种 B 淋巴细胞克隆的特性是由其遗传特性决定的，可产生一种能与相应抗原特异性结合的免疫球蛋白分子。家禽 Ig 基因数量有限，却发生广泛的抗体反应，产生不同的抗体分子。家禽的 Ig 含有重链（H）和轻链（L），在发育的 B 细胞中像哺乳动物一样发生重排，从而出现最低程度的重组变异。已确证的禽类免疫球蛋白有 3 种，即 IgM、IgG（IgY）和 IgA。禽类 IgM 是最先分泌的，其分子量在各类免疫球蛋白中最大，达到 880～990KD，以五聚体形式存在，主要分布于血管中，在血清中的含量仅次于 IgG，主要在感染早期起先锋免疫作用。禽类 IgG 分子量为 165～180KD，广泛分布于血清、组织液和淋巴液中。因为鸡 IgG 分子链比哺乳动物的要长，也把 IgG 称为 IgY，与哺乳动物 IgG 同源。家禽的 IgY 不具有铰链区。IgG 在体内含量大、分布广、维持时间长，是机体抗感染免疫的主要力量，能通过卵泡膜进入卵黄，为雏禽提供母源抗体保护。禽类 IgA 分子量为 350～900KD，是最初产生于大量黏膜表面的一类免疫球蛋白，为对抵抗呼吸道、消化道感染起重要作用。禽类 IgA 主要是分泌型的 sIgA，在黏膜分泌中，IgA 以多聚体形式存在，在血清中呈现单链形式，在胆汁中 IgA 浓度很高。

（三）禽类感染流感病毒的抗体反应

家禽应对自然感染产生体液免疫反应时，在感染后第 5 天可检测到 IgM，随后可测到 IgY。流感病毒的各种蛋白均可引起抗体的产生，这在疫病防控和诊断中有重要作用。用不同抗原刺激宿主免疫反应，差异很明显，抗体产生能力从大到小依次为：鸡＞雄鸡＞火鸡＞鸭[145]。鸭很难产生抗体反应以及缺乏对感染禽流感病毒的血凝抑制（HI）抗体反应[146]，似乎与鸭血清抗体中的 5.7S IgY 缺陷有关[147]。鸭血清抗体 IgY 有 5.7S 和 7.8S 两种形式，其中 5.7S 只有两个可变区，相当于正常的 F（ab′）片段。抗体缺乏 Fc 部分，也就缺乏相应的效应功能，如血凝抑制性。鸭是流感病毒的重要宿主，抗体反应弱的特性不利于对疫苗保护效果和自然感染的监测。流感病毒蛋白中只有表面糖蛋白 HA 和 NA 可以诱导保护性中和抗体，不同亚型禽流感病毒的 HA 和 NA 抗原性不同，因而诱导的中和抗体对其他亚型没有交叉保护性。人流感病毒的 HA 至少有 5 个抗原位点，并且均能诱导中和抗体的产生。H5 亚型禽流感病毒也有类似的抗原位点[148]。HA 抗体是宿主抵御疾病、自我保护过程中的主要决定因素[149]，家禽的疫苗免疫主要是针对 HA 亚型，只针对 HA 的亚单位疫苗研究也进一步证实 HA 抗体对家禽的保护作用。NA 也能诱导中和抗体，NA 特异疫苗能保护 HPAIV 攻毒，但一般认为 NA 抗体不如 HA 抗体重要。然而，对小鼠的试验表明，含有 HA 和 NA 基因的 DNA 疫苗比只含有 HA 基因的具有更好的保护效果[150]。流感病毒常发生抗原漂移，主要是 HA 和 NA（尤其是 HA）的点突变。流感病毒的抗原变异（包括抗原漂移和抗原转变）是为了逃避宿主的保护性免疫，而宿主的体液免疫压力又可促使抗原变异。由于抗原漂移，每年需要对人用疫苗进行再评价，但鸡似乎能耐受较大的抗原漂移，在对 HPAIV 的试验中，90％核苷酸同源性的 HA 基因即可产生很好的保护效果。也有研究表明，同源性高时可减少呼吸道排毒[151]。人工接种流感病毒的小鼠产生的 M2 抗体可减少排毒，提供一定的攻毒保护。由于 M2 蛋白保守，具有型特异性，它的保护可针对所有 HA 和 NA 亚型流感病毒[152]。但 M2 抗体对家禽的保护性不清楚。

宿主也可产生针对 NP 和 M1 蛋白的抗体。由于 NP 和 M1 也是序列保守、具有型特异性的，因此在血清学监测中广泛应用于琼脂凝胶免疫扩散试验检测 A 型流感病毒特异的抗体。正是由于具有型特异性，NP 和 M 蛋白在新型的重组疫苗和 DNA 疫苗研究中受到重视。黏膜免疫中的分泌型抗体可能在疾病恢复、保护动物不受进一步的感染中起重要作用，因为中等毒力禽流感病毒主要是通过黏膜感染，高致病性禽流感病毒感染早期也必须先黏附黏膜表面，但研究鸡和火鸡对禽流感病毒黏膜免疫应答的报道很少。鸡对其他呼吸道病毒（如鸡新城疫病毒）是可以产生黏膜免疫应答并提供一定保护的[153]。将不同毒株的禽流感病毒人工接种鸭，均可在其胆汁中检测到 IgA，根据 IgA 基因的表达与 IgA 的分布规律，推测鸭的黏膜表面也会存在 IgA[154]。Guo 等[155]研究表明，用流感病毒 HA 与猿或人免疫缺陷病毒产生的嵌合病毒样粒子（HA/SHIV）感染的小鼠，具有比非嵌合的 SHIV 明显增强的 IgA 反应，同时血清 IgG 和细胞因子反应也明显增强，可见，HA 在一定条件下可诱导黏膜免疫。

三、禽流感病毒介导的细胞免疫反应

（一）禽类主要组织相容性复合系统

能引起机体快而强的排斥应答的抗原系统称为主要组织相容性系统（MHS）。它实际上是细胞表面一些代表着个体特异性的组织抗原。在染色体上，负责编码 MHS 的一群紧密连锁的基因叫做主要组织相容性复合体（MHC）。禽类的 MHC 又叫 B 复合物，在细胞免疫和体液免疫中均有重要的作用，其位于第 16 号微小的染色体上，包括 B-F、B-L 和 B-G 基因，三个位点间重组频率很低，有很强的连锁不平衡性，其基因分别编码 I、II 和 IV 类抗原。B-F（I 类）抗原是一种膜结合糖蛋白，和哺乳动物的 MHC I 分子相似，分布于几乎所有有核细胞的细胞膜上，主要参与免疫排斥反应，也是杀伤 T 细胞识别靶细胞的限制成分。B-L（II 类）抗原是细胞膜表面糖蛋白，和哺乳动物 MHC II 分子相似，仅表达在一些免疫细胞（B 细胞、活化的 T 细胞、单核吞噬细胞等）表面，为免疫相关抗原，调控体液免疫过程中 T 细胞、B 细胞和巨噬细胞之间的相互反应，也参与细胞免疫的某些方面。B－G（Ⅳ类）抗原具有高度多态性，单体蛋白分子量为 40～48KD，存在于红细胞或成红细胞表面，为禽类特有。B－G 基因有多个基因位点组成，其编码抗原可能参与体液免疫反应。对家禽 MHC 的研究不但有利于建立免疫调控及组织器官移植的动物模型，而且对培育抗病家禽品系非常有利，更主要的是有助于我们理解免疫功能的本质（即自我和非自我的识别）。

（二）禽类 T 细胞表面分化抗原与 T 细胞发育

　　禽类 T 淋巴细胞表面分化抗原的研究进展较快，尤其以 CD3、CD4 和 CD8 更为突出。骨髓干细胞衍生的祖先 T 细胞进入胸腺后，经前体 T 细胞发育为双阴性细胞，这一过程可视为早期 T 细胞发育阶段。成熟的有功能的 T 细胞必须经过胸腺中的阳性选择和阴性选择。阳性选择使成熟 $CD8^+CD4^-$ T 细胞具有识别外来抗原与自身 MHC Ⅰ 复合物的能力，$CD4^+CD8^-$ T 细胞具有识别外来抗原与自身 MHC Ⅱ 复合物的能力，成为 T 细胞 MHC 限制现象的基础。阳性选择过程可使对自己 MHC 分子限制性的 T 细胞克隆增殖，产生功能性 T 细胞。经过阳性选择后的 T 细胞还必须经过一个阴性选择，才能成为成熟的、具有识别外来抗原的 T 细胞。经过阳性选择后的胸腺细胞如能识别树突状细胞或巨噬细胞表面自身抗原与 MHC 抗原复合物，即发生自身耐受而停止发育，而不发生结合的胸腺细胞才能继续发育为 $CD4^+CD8^-$ 或 $CD4^-CD8^+$ 单阳性细胞，离开胸腺迁移到外周血液中去。

　　1. 禽类 CD3 分子　T 细胞系主要以 CD3 复合体的形式存在。CD3 分子与 T 细胞表面受体（TCR）形成一个紧密的、非共价结合的复合体。禽类 CD3 复合体具有与哺乳动物 CD3 类似的 γ、δ、ε 和 ζ 链[156]，分子量分别为 20、19、17 和 2x16KD（二聚体）。禽类 CD3 分子主要分布在胸腺细胞、外周血单核细胞和脾细胞上，其蛋白本身无序列变化，但以二硫键结合 TCR 二聚体，其序列变化决定着细胞抗原的特异性，在抗原识别过程中，CD3 起着信号传导作用。TCR/CD3 复合物与抗原-MHC 复合物结合后，产生胞内信号，可瞬时提高受刺激 T 细胞中多个基因的转录水平，导致 T 细胞分裂和发挥效应功能所必需的蛋白质暂时性的表达[157]。

　　2. 禽类 CD4 分子　禽类 CD4 分子和哺乳动物 CD4 分子结构相似，是一个单肽，分子量约 65KD。鸡的 CD4 分子由于存在较多的糖基化位点而导致更显著的糖基化，针对鸡的 CD4 cDNA 克隆和测序后分析证实了鸡 CD4 分子含有 4 个胞外 Ig 区，依次为 V、C2、V 和 C2。鸡 CD4 ORF 长 1 461bp，编码的蛋白质有 402 个氨基酸的胞外区（含 4 个 Ig 样区）、24 个氨基酸的亲水性跨膜区和 33 个氨基酸的胞质区，其胞外区存在 7 个潜在的糖基化位点[158]，表明其与哺乳动物 CD4 是对应分子。鸡 CD4 分子在胞质中与其他分子相互作用的位点在进化上高度保守。在免疫应答中，CD4 的功能主要表现在两个方面：一方面，CD4 分子对 MHCⅡ类分子有特异的亲和力，所以它可作为细胞黏附分子发挥作用；另一方面，它是一个传递信号的分子，促使 T 细胞的激活。

3. 禽类 CD8 分子 CD8 分子是一分子质量为 2×34 ku，通过二硫键联结 α 和 β 两条链形成的二聚体。鸡 CD8 分子多以 CD8$\alpha\alpha$ 同源二聚体或 CD8$\alpha\beta$ 异源二聚体的形式存在。N-糖基化位点只存在于鸡 CD8β 链上，CD8α 链上没有糖基化位点。鸡 CD8$\alpha\alpha$ 同型二聚体在外周血 NK 细胞、肠道和胚胎中脾的 $\gamma\delta$T 细胞，以及一些鸡的 Cu T 细胞系上表达。鸡 CD8 分子氨基酸序列和哺乳动物 CD8 分子仅有 30％的同源性，但其许多结构和功能上具有重要作用的氨基酸残基是高度保守的。另外，鸡 CD8 分子表达的 CD8$\alpha\alpha$ 同源二聚体和 CD8$\alpha\beta$ 异源二聚体组织分布不同。前者仅较多地表达于鸡胚和雏鸡脾脏 CD8$^+$ TCR$\gamma\delta$T 细胞上，而后者广泛表达于成年鸡胸腺、脾脏和外周血液的 T 细胞上，但有关其功能及细胞发育中的特点仍待进一步研究。此外，CD8 分子的黏附功能是与 MHCⅠ分子上的 α3 结构域部位结合，这种结合稳定了 CTL 与递呈抗原-MHCⅠ类分子的靶细胞的黏附作用，从而发挥对靶细胞的杀伤作用。

4. T 淋巴细胞及其亚群的作用 T 细胞是一类重要的免疫活性细胞，除直接介导细胞免疫功能外，对机体免疫应答的调节起关键作用。T 淋巴细胞本身的识别活化及效应功能的发挥，不仅与外来抗原、丝裂原和多种细胞因子密切相关，而且有赖于 T 细胞之间、T 细胞与抗原提呈细胞（APC）之间以及 T 细胞与靶细胞之间的直接接触。根据不同的分类方法，可将 T 细胞分为很多亚群。根据功能不同，可分为抑制性 T 细胞（Ts）、辅助性 T 细胞（Th）和杀伤性 T 细胞（Tc）。CD4 主要表达于 Th，同时也表达于胸腺细胞和单核细胞上；CD8 则主要表达于 CTL 细胞上；应用 CD4 和 CD8 单克隆抗体可将外周淋巴器官或外周血中的 T 细胞分为 CD4$^+$CD8$^-$ 和 CD4$^-$CD8$^+$ 两个主要的亚群。在成熟的 T 细胞上 CD4 或 CD8 只能表达一种分子。根据 CD 抗原及其在免疫应答中功能的不同，可分为 CD4$^+$ 细胞群和 CD8$^+$ 细胞群。CD4$^+$T 细胞包括 Th0、Th1 和 Th2，CD8$^+$T 细胞包括 Ts 和 Tc。而禽的 T 细胞根据抗原受体种类又可分为 TCR1、TCR2 和 TCR3 三个亚群。TCR1 的抗原受体由 γ 和 δ 两条肽链组成。在识别过程中还有赖于抗原非特异性的其他细胞表面分子的辅助，这些辅助分子（accessary molecules）主要包括 CD4、CD8、MHCⅠ类和Ⅱ类分子等。

（三）禽类感染禽流感病毒的细胞免疫反应

以小鼠为动物模型研究 A 型流感病毒感染致病过程中的辅助性（CD4$^+$）和细胞毒性（CD8$^+$）T 淋巴细胞较多，以禽为模型的研究则较少。Campen 等的研究表明，高致病性毒株 A/Turkey/Ontario/7732/66（Ty/Ont，H5N9）在体内和体外均能直接破坏淋巴细胞[159]，而且这种特性在体内不依赖于病毒的复制，可能因为 Ty/Ont 在禽巨噬细胞中复制并释放可诱导细胞凋亡的可溶性因子（如细胞因子）。Laudert 的结果则显示，3 周龄的鸭感染 H5N1 病毒，其 T 细胞应答很弱[160]。流感病毒的 8 个基因片段编码的蛋白都有被细胞毒性 T 淋巴细胞（CTL）识别的表位，不同动物对不同毒株的 CTL 表位识别有差异，CTL 表位也可以发生变异以逃避被识别。小鼠感染后 6～8 d 肺部病毒基本被清除，这时肺脏中 70％的淋巴细胞为 CD8$^+$。CTL 缺陷的转基因小鼠明显恢复慢、攻毒死亡率高[161]。可见，CD8$^+$ T 细胞对呼吸道病毒的清除有重要作用，CD4$^+$T 细胞对病毒的清除则影响很小。Reeth 等[162]研究报道，H1N1 和 H3N2 亚型流感病毒感染猪可抵抗 H1N2 亚型病毒的攻击，而 H1N1 或 H3N2 单一亚型病毒感染猪则对 H1N2 攻毒没有保护。H1 抗体检测和病毒中和试验表明，这种亚型间的交叉保护即所谓异亚型免疫（heterosubtypic immunity，HSI）不是表面蛋白抗体介导，推测主要是针对保守的内部蛋白的作用。在小鼠模型的流感病毒研究结果中，针对 NP 和 M 蛋白的 CTL 反应被认为在 HSI 引起的交叉保护中起关键作用[163]。在 HSI 中的体液免疫作用则不清楚，HSI 在人和禽流感病毒感染中的情况也不清楚。B 淋巴细胞缺陷小鼠对致死量的 A 型流感病毒感染高度敏感，但对低剂量攻毒有抵抗，可见体液免疫对攻毒保护很重要，但是 CD4$^+$ 和 CD8$^+$ 反应也可以独立地产生一定的作用[164]。NP 具有型特异性，使研究者对它诱导的体液免疫和 CTL 反应都产生了特别的兴趣。Vignuzzi 等[165]把 NP 与 Semliki 森林病毒重组，用裸露 RNA 免疫小鼠，产生了体液免疫和保护性 CTL 反应。用 NP 和 HA 的 DNA 疫苗免疫小鼠，母源抗体不干扰 NP 抗体的产生而干扰 HA 抗体的反应，但不影响 CD8$^+$T 细胞对两者的反应[166]。母源抗体对 HA 中和抗体产生的影响一直是制订免疫程序时需要考虑的一个主要因素，而具有型特异性的 NP 抗体的产生以及细胞免疫不受母源抗体的影响，这也可能成为疫苗研究的一个努力方向。

第四节　天然免疫

　　天然免疫又称固有免疫，是宿主抵抗病毒感染的第一道防线，也是激活适应性免疫的基础，在宿主免疫系统清除病毒的反应中具有关键作用。病毒入侵宿主后，在其感染复制的过程中会产生一些保守组分，可被宿主细胞的模式识别受体（pathogen-recognition receptors，PRRs）识别，诱发一系列信号级联反应，这些成分称为病原相关分子模式（pathogen associated molecular patterns，PAMPs）。双链 RNA（dsRNA）、5′三磷酸单链 RNA（5′ pppssRNA）、非甲基化的 2′-脱氧胞嘧啶-磷酸-鸟嘌呤核苷 DNA（CpG DNA）及包膜糖蛋白（envelope glycoproteins）[142]是 4 种主要的 PAMPs。宿主细胞的模式识别受体概念是 Charles Janeway 于 1989 年首先提出的，主要包括 4 类：Toll 样受体（Toll - like receptors，TLRs）、RIG - Ⅰ 样受体（RIG - Ⅰ like receptors，RLRs）、NOD 样受体（NOD - like receptors，NLRs）和 C 型外源凝集素受体（CLR）。其中 TLRs 和 RLRs 是两个研究得最多的模式识别受体家族，也是识别病毒 PAMPs 的主要受体，2011 年诺贝尔生理学或医学奖的两位获得者 Hoffmann 和 Beutler 因发现了果蝇中的 Toll 基因在抗真菌天然免疫中的关键作用和小鼠中的 TLR4 是细菌脂多糖（LPS）的受体并在宿主抗细菌感染中发挥关键作用而闻名。TLRs 和 RLRs 与其配体结合之后，构象发生改变，从而招募特异的位于细胞质的接头蛋白，激活信号级联反应，引起Ⅰ型干扰素（type Ⅰ IFNs）、促炎症细胞因子（proinflammatory cytokines）、趋化因子（chemokines）等一系列抗病毒因子的产生。其中，Ⅰ型干扰素与细胞膜表面的受体（IFN receptor，IFNR）结合，激活一系列基因的表达，包括 Mx、ISGs、PKR 等。这些表达产物共同作用，抑制病毒的复制，引起被感染细胞的凋亡，并促进机体的适应性免疫，最终清除感染的病毒。相应地，宿主细胞为了防止过度的免疫反应，采取了一系列的策略来调节 TLRs 和 RLRs 介导的信号传导。病毒也进化出了各种机制来抑制 TLRs 和 RLRs 信号通路，从而逃逸宿主对其的免疫杀伤。禽类天然免疫和哺乳动物天然免疫相比，研究步伐滞后，很多抗病毒机制问题没有得到深入阐释。本节主要对近年来禽类的模式识别受体研究进展做简单综述。

一、禽类 Toll 样受体（TLR）

　　Toll 蛋白最初发现于果蝇胚胎背腹轴上，当时将其定义为一种调节蛋白[167]，但是随后被确定为受体[168]。在 13 种哺乳动物的 TLR 被鉴定后，人类、鱼类、两栖类、爬行类及鸟类 TLR 相继被发现。TLR 属于Ⅰ型跨膜蛋白，包括富集亮氨酸的 N 端胞外域、跨膜域和 Toll-白介素 1 受体（TIR）的胞内域。TLR 通过识别 PAMP 而激活转录因子及天然抗病毒基因的表达[135]。目前已有 10 种鸡的 TLR（chTLR）（chTLR1La 和 chTLR1Lb[169]、chTLR2a 和 chTLR2[170]、chTLR3[171]、chTLR4[172]、chTLR5[173]、 chTLR7[174]、chTLR15[175]、chTLR21)[176]，4 种鸭的 TLR（duTLR）（duTLR2[177]、duTLR3[178]、duTLR4[179]、duTLR7[180]）；4 种鹅的 TLR（goTLR）（goTLR4[181]、goTLR5[182]、goTLR7[183]、goTLR15）得以鉴定。

1. TLR1、TLR2、TLR4 和 TLR5　第一个鉴定的 chTLR，其特征是有两个与哺乳动物 TLR2 高度同源的基因[170,184]。随后 chTLR4[172]、chTLR5[173]、chTLR7[174]被鉴定。其序列靶点与人类 TLR1，TLR6 或 TLR10，TLR2，TLR3，TLR4，TLR5 和 TLR7 有同源性[185]。chTLR1La 和 chTLR1Lb 是禽类特有的。chTLR2 为双重基因，分别编码 chTLR2a 和 chTLR2b，而禽类 TLR5 具有多形态性，这可能与禽类对传染病的耐受及敏感性相关[186]。禽类 TLR2 或 TLR4 识别病毒病原的机制目前还有待阐明。

2. TLR15　TLR15 也是禽类特有的一种受体[169,187]。目前已确定存在于鸡[175]、火鸡[188]、鹌鹑和鹅等的基因组中。鸡 chTLR15 表达于脾脏、法氏囊及骨髓中[175]。火鸡 TLR15 组成性地表达于心脏、肝脏、肠、法氏囊、骨髓、肌肉和脾脏等多种组织中。

3. TLR3　鸡 TLR3（chTLR3）和人类 TLR3（huTLR3）约有 48% 的氨基酸相似性[189]，具有很好的组织嗜性，与哺乳动物的 TLR3 表达特性相似，仅适度表达于骨髓、皮肤和肌肉[190]。与哺乳动物 TLR3 相同，chTLR3 识别 dsRNA 和 poly（I：C），并能迅速诱导 I 型干扰素的表达[191,192]。此外，使用 siRNA 基因沉默 chTLR3，发现由 poly（I：C）诱导的 IFN-β 表达在某种程度上不依赖于 chTLR3 的表达。这表明存在产生 IFN-β 的第二路径，该现象在哺乳动物中亦有报道[193,194]。这些研究表明，chTLR3 组成性地表达于所有鸡的组织和一些鸡的细胞系中，这可能对体内和体外的抗病毒天然免疫均有贡献。

与 chTLR3 相似，在 HPAIV H5N1 感染 48 h 后，宿主脑部 MdTLR3（香鸭 TLR3）的表达显著提高并达到最高值。相反，HPAIV H5N1 感染后，MdTLR3 在脾脏和肺脏中的表达下调，而 chTLR3 在这两个组织中的表达是显著提高的[178]。另一研究表明，HPAIV H5N1 感染家鸽后其脑部 TLR3 的表达上调，而肺部 TLR3 的表达量与病毒的复制呈负相关。在哺乳动物体内，低表达的 TLR3 可引起意外的存活优势、高效的病毒复制以及降低肺脏损伤，该研究在流感病毒感染 TLR3 缺陷性小鼠的试验中得到确认[195]。有趣的是，家鸽比鸡对 HPAIV H5N1 有更好的抵抗力[196]。综上所述，在流感感染过程中，TLR3 在一些禽类（如美洲家鸭和家鸽）肺脏中的表达降低是宿主抵抗流感延长存活期的一种非常重要的保护机制，而这或许可解释鸡和水禽对 HPAIV 具有不同的敏感性。然而，关于禽类 TLR3 具体的分子作用机制还有待进一步探究。

4. **TLR7** TLR7、TLR8 和 TLR9 形成一个进化支，存在于哺乳动物和硬骨鱼体内，并且均专一性分布于胞内囊膜结构上，如内涵体和内质网[135]。目前从禽体内仅鉴定出了 TLR7[174]。在鸡体内，TLR8 属于假基因，被一些内含子打断[174]；而 TLR9被认为在进化过程中已从禽类基因组中删除[197]。TLR7 的直系同源物被发现存在于鸡和斑胸草雀基因组中，不过斑胸草雀基因组含有双重 TLR7 基因[197]。鸡 TLR7（chTLR7）与小鼠和人类 TLR7 一样，chTLR7 在转录翻译时进行选择性剪接并表达出 2 种蛋白形式[174]，与人类 TLR7（huTLR7）约有 63% 的氨基酸相似性。在人体内，huTLR7 属于 pDC 的特异性表达产物。而 chTLR7 呈现一种限制性表达模式，即大部分由免疫相关组织表达产生，如其在 HD11 和 DT40 细胞系中高效表达，而在鸡胚成纤维细胞（CEF）中的表达量很低[189]。鸭 TLR7（duTLR7）与 chTLR7 的氨基酸相似度接近 85%，区别主要集中在配体结合的 LRR 区[180]。duTLR7 的转录主要发生于诸如脾脏和法氏囊等淋巴组织，同样也发生在肺脏[180]。值得注意的是，duTLR7在呼吸和淋巴组织中的高表达有别于 chTLR7，而类似的表达模式同样见于 huT-LR7[180]。此外，使用 TLR7 激动剂刺激鸭脾脏细胞后，促炎因子（IL-1β 和 IL-6）和 IFN-α 的表达上调，这说明 duTLR7 是鸭体抵抗病毒入侵的重要调节因子[180]。duTLR7 的组织嗜性与免疫功能有别于 chTLR7，这可以部分地解释鸡和鸭对同一病原的不同敏感性。鹅 TLR7（GoTLR7）与 chTLR7 及 huTLR7 的序列相似度分别为89% 和 68%[183]。有学者发现 goTLR7 与 duTLR7 和 chTLR7 的序列相似度分别是93% 和 83%。与鸭相似，鹅的 TLR7 也主要表达于淋巴组织（如法氏囊），但在肠道和肺脏也有表达。

在 HPAIV H5N1 感染过程中，干扰素（Ⅰ和Ⅱ型）和 chTLR7 在 CEF 中的表达略微上调[198]。另一研究发现，duTLR7 和 chTLR7 仅在 LPAIV H11N9 感染早期于外周血淋巴细胞中瞬时表达，而随着感染进程表达下降[199]，这表明 HPAIV 和 LPAIV 对chTLR7 的表达调节亦不同。综上所述，chTLR7 是禽类抵抗流感病毒入侵的重要免疫元件，而 chTLR7 配体具有作为鸡抗病毒物质的潜能。

HPAIV H5N1 感染早期，goTLR7、MyD88 及其他抗病毒分子在肺脏中的表达显著上调[173]。HPAIV H5N1 以一种 MyD88 依赖途径激活 goTLR7，而 goTLR7 在抗病毒天然免疫反应中发挥作用。然而，HPAIV 和 goTLR7 的互作还有待进一步研究。goTLR7 的免疫特性同样有待挖掘。

5. **TLR21** 鸡 TLR21（chTLR21）与哺乳动物 TLR21 的免疫功能相似，是一种可以识别细菌基因组 DNA 的天然免疫 CpG DNA 受体[176,200]。人类基因组中不存在

TLR21，但已经鉴定存在于鸡、火鸡的基因组中，并在两栖动物（非洲爪蟾，61%相似度）和鱼类（东方鲀，57%相似度）中发现了其同系物，并与鼠的 TLR13 相似（47%）[201]。经激光共聚焦确认，chTLR21 与 huTLR9 相似，同样定位在转染细胞的胞内囊泡结构上[160,202]。经证实，鸡肠道 T 细胞亚群（CD4＋和 CD8＋T 细胞）可表达chTLR21[203]。在成年鸡体内，chTLR21 在法氏囊及脾脏中的表达量最高，在一些非淋巴组织（皮肤、小肠、肺脏、肾脏、脑及肝脏）中亦有表达[176]，但在火鸡体内，TLR21 在肝脏中的表达水平显著高于肌肉、肠、法氏囊和脾脏等组织器官[188]。由于选择压力的存在，脊椎动物在进化过程中形成了不同类型的 TLR，它们识别相应的配体并具有相似的定位（如鸡的 TLR21 和哺乳动物的 TLR9）。在功能上，禽类 TLR21 和哺乳动物 TLR9 均涉及 CpG 基序的寡脱氧核苷酸（CpG‐ODN）的感知和对病毒感染的免疫反应。

二、禽类 RIG‐Ⅰ样受体（RLR）

RLR 家族由 3 个成员组成：RIG‐Ⅰ、MDA5 和 LGP2[64]。RIG‐Ⅰ和 MDA5 包含2 个 N 端 CARD 区（caspase activation and recruitment domains），1 个 DEX（D/H）盒RNA 解旋酶区，1 个 C 端 RNA 结合域，1 个调控抑制区，而 LGP2 则缺少 1 个 CARD区[204]。MDA5 和 LGP2 在脊椎动物中相当保守，但 RIG‐Ⅰ的出现早于 MDA5和 LGP2[205]。

1. RIG‐Ⅰ　RIG‐Ⅰ属于干扰素刺激基因（ISG）家族并弥散表达分布于细胞质中[206]。RIG‐Ⅰ识别胞内病毒核酸并激活下游信号通路，通过生成Ⅰ型 IFN 激活抗病毒反应[203]。鸭和鹅 RIG‐Ⅰ基因已得到鉴定[206,207]。禽类 RIG‐Ⅰ的结构与哺乳动物RIG‐Ⅰ一致[205]。

鸭（阿拉斯种）、斑胸草雀和鹅的 RIG‐Ⅰ分别为 933[206]、927 和 934 个氨基酸[207]。鸭 RIG‐Ⅰ与斑胸草雀 RIG‐Ⅰ和人类 RIG‐Ⅰ的基因相似度分别为 78%和 53%[206]。鹅的 RIG‐Ⅰ与鸭、斑胸草雀和人的 RIG‐Ⅰ的氨基酸相似度分别为 93.8%、78.1%和50.8%[207,208]。鹅 RIG‐Ⅰ在肺脏、肝脏、脑部和法氏囊中高量表达，但在 1 周龄小鹅胸腺和肠道内低量表达[208]。

研究表明，HPAIV H5N1 感染鸭后，其肺部 RIG‐Ⅰ的表达量显著上调，而LPAIV H5N2 感染的鸭无此现象[206]。转染鸭 RIG‐Ⅰ的 DF‐1 细胞可以识别 RIG‐Ⅰ的配体并诱导抗病毒基因的表达，包括鸡 IFN‐β、Mx1、PKR、IFIT5 和 OASL，并且HPAIV 的病毒滴度会显著减弱[206,209,210]。鸭和野生水禽是流感病毒的天然贮藏库，一些引起鸭无症状感染的流感病毒可引起鸡的致死性感染。尽管缺乏 RIG-Ⅰ[209]，但鸡细胞可以通过另一途径产生 IFN-α。然而，由流感病毒感染引起的 IFN-β 的表达主要依赖于 RIG-Ⅰ，并且 IFN-β 对流感病毒感染的保护作用不能由 IFN-α 来替代[211]。而这可能使得鸭比鸡对 HPAIV 感染有更好的抵抗力。

2. MDA5 不同于鸭，鸡缺乏 RIG-Ⅰ，而 MDA5 的转录在功能上弥补了 RIG-Ⅰ 的缺失[205,210]。人和鸡的 MDA5 具有 60% 的氨基酸相似度，并且 MDA5 C 端具有相对较高的保守性（约 70%）[212]。鸡 MDA5（chMDA5）专一性地表达于一些组织，并在肠中有最高水平的表达[213]。

对哺乳动物而言，RIG-Ⅰ 是监测 A 型流感病毒的主要胞内 PRR。HPAIV H5N1 通过抑制 IFN-β 的产生而下调内源性 RIG-Ⅰ 的表达，起到缓和人体天然免疫反应的效果[214]。对于鸡，包括 DF-1 和 HD11 等鸡细胞 MDA5 是感知流感病毒的主要胞内 PRR[215]。A 型流感病毒的 dsRNA 由 chMDA5 识别并诱导Ⅰ型干扰素的产生，该过程还涉及 LGP2、VISA 和 IRF-3 等因子[215]。在缺乏 dsRNA 刺激的情况下，chMDA5 在 DF-1 细胞中的过表达可以特异性地激活鸡的 IFN-β 启动子，而副流感病毒 5 型（para-influenza virus 5，PIV5）和新城疫病毒（NDV）的 V 蛋白可以抑制该反应[216]。RNAi 介导的基因敲除试验进一步表明，chMDA5 在鸡细胞识别 dsRNA 而活化 IFN 反应中发挥重要作用，但是 A 型流感病毒的增殖不受影响[215]。此外，其他研究还发现，chMDA5 N 端 483 个氨基酸能激活鸡细胞的 IFN-β 反应，因此可作为 H5N1 DNA 疫苗的免疫佐剂增强疫苗的效力[217]。再者，在 LPAIV 感染压力下，鸡和鸭 MDA5 的表达具有差异。有意思的是，哺乳动物的 MDA5 和 RIG-Ⅰ 可以区分不同的 RNA 病毒[218]，而鸭的 MDA5 的免疫特性还未知。

3. LGP2 LGP2 属于 RLR 家族的第三个成员，缺少 CARD 区，不过较 RIG-Ⅰ 对 dsRNA 有更强的亲和力，但保留 RNA 结合域，因此它是 RLR 调节信号的一个负向调节因子[219]。鸡 LGP2（chLGP2）与人和小鼠的 LGP2 的氨基酸相似度分别为 53% 和 52%[216]。通过 siRNA 敲除鸡细胞 chLGP2 可减少 HPAIV H5N1 感染诱导的Ⅰ型干扰素的分泌，而过表达 chLGP2 会降低鸡 IFN-β 启动子的激活[216]。这表明，chLGP2 与哺乳动物 LGP2 类似，其功能的发挥对鸡 RLR 信号传导不可或缺[219]。值得注意的是，chLGP2 的诸多免疫学特性依旧未知，而 MDA5 和 LGP2 是否还存在于其他禽类物种基因组中同样有待发掘。

我们对流感病毒及其他 RNA 病毒与 RIG-Ⅰ、MDA5 及 LGP2 的关系还知之甚少。病毒识别后下游的细胞信号传导及效应分子的释放等也还需要深入研究。

三、禽类 NOD 样受体（NLR）

禽类 NLR 主要识别细菌源的微生物分子，以抵抗细菌的入侵[220]。然而，在哺乳动物体内，NLR 能够感知一些 RNA 及 DNA 病毒，对抗病毒反应起着正向或负向调节作用[221]。人类 NLR 家族有 23 个成员，而小鼠 NLR 家族至少有 34 个成员[222]，其中的一些对不同的 PAMP、非 PAMP 颗粒剂及细胞压力起反应，并激发促炎反应，包括 IL－1β 和 IL－18 的分泌[221,222]。NLR 由 3 个主要区域构成：C 端亮氨酸富集区（LRR），识别 PAMP 配体；1 个核心核苷酸结合寡聚区（NOD），调节活化过程中自身的低聚化；1 个高变的 N 端蛋白-蛋白互作区，与信号传导相关[220]。基于 N 端效应物区，包括半胱天冬氨酸募集区（CARD）、pyrin 区（PYD）、酸性反式激活区或杆状病毒抑制重复区（BIR），NLR 可被分为 3 个亚家族[223]。NLRC5 属于 NLR 家族成员，其作为一种胞内受体表达于许多细胞类型，但其在人类炎性免疫反应中的作用具有争议[224]。NLRC5 是病毒感染反应的一种正向 IFN 调节因子[225]。NLRC5（NLR 家族含 CARD 结构域 5）在鸡体内对炎症通路的抑制效应已为人熟知[226,227]。利用脂多糖（LPS）处理 HD11 细胞，其 NLRC5 的表达量会显著升高，但 poly（I：C）无此效应。敲除 NLRC5 后使得 HD11 细胞Ⅰ型干扰素的表达下调，而 IL－6 和 MHCⅠ类分子的表达不受影响。许多禽类 NLR 家族成员还未被鉴定，且其在病毒免疫中的作用还了解不多。

过去十几年中，哺乳动物宿主的模式识别受体受到广泛关注，并且出现过爆发式研究热潮，极大地推动了天然免疫研究工作。同样，在与家禽研究相关的领域，TLR、RLR 和 NLR 三类受体也相继被发现并取得了一定的研究成果，但是与哺乳动物三类受体相比，结构和功能上还存在一些不同之处，这也是在今后的研究工作中值得关注和深入研究的内容。

参考文献

[1] Varki N M，Varki A. Diversity in cell surface sialic acid presentations：implications for biology and disease [J]. Lab Invest，2007，87：851－857.

[2] Walther T，Karamanska R，Chan R W，et al. Glycomic analysis of human respiratory tract tissues and correlation with influenza virus infection [J]. PLoS Pathog，2013，

9: e1003223.

[3] Rogers G N, Paulson J C. Receptor determinants of human and animal influenza virus isolates: differences in receptor specificity of the H3 hemagglutinin based on species of origin [J]. Virology, 1983, 127: 361 - 373.

[4] Xiong X, McCauley J W, Steinhauer D A. Receptor binding properties of the influenza virus hemagglutinin as a determinant of host range [J]. Curr Top Microbiol Immunol, 2014, 385: 63 - 91.

[5] Nicholls J M, Bourne A J, Chen H, et al. Sialic acid receptor detection in the human respiratory tract: evidence for widespread distribution of potential binding sites for human and avian influenza viruses [J]. Respir Res, 2007, 8: 73.

[6] Nelli R K, Kuchipudi S V, White G A, et al. Comparative distribution of human and avian type sialic acid influenza receptors in the pig [J]. BMC Vet Res, 2010, 6: 4.

[7] Franca M, Stallknecht D E, Howerth E W. Expression and distribution of sialic acid influenza virus receptors in wild birds [J]. Avian Pathol, 2013, 42: 60 - 71.

[8] Ning Z Y, Luo M Y, Qi W B, et al. Detection of expression of influenza virus receptors in tissues of BALB/c mice by histochemistry [J]. Vet Res Commun, 2009, 33: 895 -903.

[9] Kirkeby S, Martel C J, Aasted B. Infection with human H1N1 influenza virus affects the expression of sialic acids of metaplastic mucous cells in the ferret airways [J]. Virus Res, 2009, 144: 225 - 232.

[10] Wilson I A, Skehel J J, Wiley D C. Structure of the haemagglutinin membrane glycoprotein of influenza virus at 3 A resolution [J]. Nature, 1981, 289: 366 - 373.

[11] Skehel J J, Wiley D C. Receptor binding and membrane fusion in virus entry: the influenza hemagglutinin [J]. Annu Rev Biochem, 2000, 69: 531 - 569.

[12] Ha Y, Stevens D J, Skehel J J, et al. X - ray structures of H5 avian and H9 swine influenza virus hemagglutinins bound to avian and human receptor analogs [J]. Proc Natl Acad Sci U S A, 2001, 98: 11181 - 11186.

[13] Tumpey T M, Maines T R, Van Hoeven N, et al. A two - amino acid change in the hemagglutinin of the 1918 influenza virus abolishes transmission [J]. Science, 2007, 315: 655 - 659.

[14] Scholtissek C, Rohde W, Von Hoyningen V, et al. On the origin of the human influenza virus subtypes H2N2 and H3N2 [J]. Virology, 1978, 87: 13 - 20.

[15] Matrosovich M, Tuzikov A, Bovin N, et al. Early alterations of the receptor - binding

properties of H1，H2，and H3 avian influenza virus hemagglutinins after their introduction into mammals [J]. J Virol，2000，74：8502 – 8512.

[16] Liu J，Stevens D J，Haire L F，et al. Structures of receptor complexes formed by hemagglutinins from the Asian Influenza pandemic of 1957 [J]. Proc Natl Acad Sci U S A，2009，106：17175 – 17180.

[17] Imai M，Watanabe T，Hatta M，et al. Experimental adaptation of an influenza H5 HA confers respiratory droplet transmission to a reassortant H5 HA/H1N1 virus in ferrets [J]. Nature，2012，486：420 – 428.

[18] Xiong X，Coombs P J，Martin S R，et al. Receptor binding by a ferret – transmissible H5 avian influenza virus [J]. Nature，2013，497：392 – 396.

[19] Herfst S，Schrauwen E J，Linster M，et al. Airborne transmission of influenza A/H5N1 virus between ferrets [J]. Science，2012，336：1534 – 1541.

[20] Koopmans M，de Jong M D. Avian influenza A H7N9 in Zhejiang，China [J]. Lancet，2013，381：1882 – 1883.

[21] Qi W，Zhou X，Shi W，et al. Genesis of the novel human – infecting influenza A (H10N8) virus and potential genetic diversity of the virus in poultry，China [J]. Euro Surveill，2014，19.

[22] de Graaf M，Fouchier R A. Role of receptor binding specificity in influenza A virus transmission and pathogenesis [J]. EMBO J，2014，33：823 – 841.

[23] Vachieri S G，Xiong X，Collins P J，et al. Receptor binding by H10 influenza viruses [J]. Nature，2014，511：475 – 477.

[24] Sorrell E M，Schrauwen E J，Linster M，et al. Predicting 'airborne' influenza viruses: (trans –) mission impossible? [J]. Curr Opin Virol，2011，1：635 – 642.

[25] Edinger T O，Pohl M O，Stertz S. Entry of influenza A virus：host factors and antiviral targets [J]. J Gen Virol，2014，95：263 – 277.

[26] Thompson C I，Barclay W S，Zambon M C，et al. Infection of human airway epithelium by human and avian strains of influenza a virus [J]. J Virol，2006，80：8060 – 8068.

[27] Rossman J S，Leser G P，Lamb R A. Filamentous influenza virus enters cells via macropinocytosis [J]. J Virol，2012，86：10950 – 10960.

[28] de Vries E，Tscherne D M，Wienholts M J，et al. Dissection of the influenza A virus endocytic routes reveals macropinocytosis as an alternative entry pathway [J]. PLoS Pathog，2011，7：e1001329.

[29] Lee K K. Architecture of a nascent viral fusion pore [J]. EMBO J，2010，29：

1299 –1311.

［30］ Hutchinson E C, Fodor E. Nuclear import of the influenza A virus transcriptional machinery ［J］. Vaccine, 2012, 30: 7353 – 7358.

［31］ Tong S, Zhu X, Li Y, et al. New world bats harbor diverse influenza A viruses ［J］. PLoS Pathog, 2013, 9: e1003657.

［32］ Fouchier R A, Munster V, Wallensten A, et al. Characterization of a novel influenza A virus hemagglutinin subtype (H16) obtained from black – headed gulls ［J］. J Virol, 2005, 79: 2814 – 2822.

［33］ Yoon S W, Webby R J, Webster R G. Evolution and ecology of influenza A viruses ［J］. Curr Top Microbiol Immunol, 2014, 385: 359 – 375.

［34］ Yu H, Wu J T, Cowling B J, et al. Effect of closure of live poultry markets on poultry – to – person transmission of avian influenza A H7N9 virus: an ecological study ［J］. Lancet, 2014, 383: 541 – 548.

［35］ Perez D R, Lim W, Seiler J P, et al. Role of quail in the interspecies transmission of H9 influenza A viruses: molecular changes on HA that correspond to adaptation from ducks to chickens ［J］. J Virol, 2003, 77: 3148 – 3156.

［36］ Guan Y, Shortridge K F, Krauss S, et al. Molecular characterization of H9N2 influenza viruses: were they the donors of the "internal" genes of H5N1 viruses in Hong Kong? ［J］. Proc Natl Acad Sci U S A, 1999, 96: 9363 – 9367.

［37］ Nelson M I, Gramer M R, Vincent A L, et al. Global transmission of influenza viruses from humans to swine ［J］. J Gen Virol, 2012, 93: 2195 – 2203.

［38］ Vijaykrishna D, Smith G J, Pybus O G, et al. Long – term evolution and transmission dynamics of swine influenza A virus ［J］. Nature, 2011, 473: 519 – 522.

［39］ Garten R J, Davis C T, Russell C A, et al. Antigenic and genetic characteristics of swine – origin 2009 A (H1N1) influenza viruses circulating in humans ［J］. Science, 2009, 325: 197 – 201.

［40］ Olsen C W, Karasin A, Erickson G. Characterization of a swine – like reassortant H1N2 influenza virus isolated from a wild duck in the United States ［J］. Virus Res, 2003, 93: 115 – 121.

［41］ Horby P, Nguyen N Y, Dunstan S J, et al. An updated systematic review of the role of host genetics in susceptibility to influenza ［J］. Influenza Other Respir Viruses, 2013, 7 Suppl 2: 37 – 41.

［42］ Sovinova O, Tumova B, Pouska F, et al. Isolation of a virus causing respiratory disease in horses [J]. Acta Virol, 1958, 2: 52 – 61.

[43] Waddell G H, Teigland M B, Sigel M M. A New Influenza Virus Associated with Equine Respiratory Disease [J]. J Am Vet Med Assoc, 1963, 143: 587 – 590.

[44] Guo Y, Wang M, Kawaoka Y, et al. Characterization of a new avian – like influenza A virus from horses in China [J]. Virology, 1992, 188: 245 – 255.

[45] Bryant N A, Paillot R, Rash A S, et al. Comparison of two modern vaccines and previous influenza infection against challenge with an equine influenza virus from the Australian 2007 outbreak [J]. Vet Res, 2010, 41: 19.

[46] Song D, Lee C, Kang B, et al. Experimental infection of dogs with avian – origin canine influenza A virus (H3N2) [J]. Emerg Infect Dis, 2009, 15: 56 – 58.

[47] Giese M, Harder T C, Teifke J P, et al. Experimental infection and natural contact exposure of dogs with avian influenza virus (H5N1) [J]. Emerg Infect Dis, 2008, 14: 308 – 310.

[48] Dundon W G, De Benedictis P, Viale E, et al. Serologic evidence of pandemic (H1N1) 2009 infection in dogs, Italy [J]. Emerg Infect Dis, 2010, 16: 2019 – 2021.

[49] Su S, Qi W, Zhou P, et al. First evidence of H10N8 Avian influenza virus infections among feral dogs in live poultry markets in Guangdong province, China [J]. Clin Infect Dis, 2014, 59: 748 – 750.

[50] Su S, Zhou P, Fu X, et al. Virological and epidemiological evidence of avian influenza virus infections among feral dogs in live poultry markets, china: a threat to human health? [J]. Clin Infect Dis, 2014, 58: 1644 – 1646.

[51] Webster R G, Hinshaw V S, Bean W J, et al. Characterization of an influenza A virus from seals [J]. Virology, 1981, 113: 712 – 724.

[52] Hinshaw V S, Bean W J, Geraci J, et al. Characterization of two influenza A viruses from a pilot whale [J]. J Virol, 1986, 58: 655 – 656.

[53] Callan R J, Early G, Kida H, et al. The appearance of H3 influenza viruses in seals [J]. J Gen Virol, 1995, 76 (Pt 1): 199 – 203.

[54] Goldstein T, Mena I, Anthony S J, et al. Pandemic H1N1 influenza isolated from free –ranging Northern Elephant Seals in 2010 off the central California coast [J]. PLoS One, 2013, 8: e62259.

[55] Anthony S J, St Leger J A, Pugliares K, et al. Emergence of fatal avian influenza in New England harbor seals [J]. MBio, 2012, 3: e00166 – 00112.

[56] Huang Q, Sivaramakrishna R P, Ludwig K, et al. Early steps of the conformational

change of influenza virus hemagglutinin to a fusion active state: stability and energetics of the hemagglutinin [J]. Biochim Biophys Acta, 2003, 1614: 3 – 13.

[57] Matlin K S, Reggio H, Helenius A, et al. Infectious entry pathway of influenza virus in a canine kidney cell line [J]. J Cell Biol, 1981, 91: 601 – 613.

[58] Beaton A R, Krug R M. Selected host cell capped RNA fragments prime influenza viral RNA transcription in vivo [J]. Nucleic Acids Res, 1981, 9: 4423 – 4436.

[59] Li X, Palese P. Characterization of the polyadenylation signal of influenza virus RNA [J]. J Virol, 1994, 68: 1245 – 1249.

[60] Luo G X, Luytjes W, Enami M, et al. The polyadenylation signal of influenza virus RNA involves a stretch of uridines followed by the RNA duplex of the panhandle structure [J]. J Virol, 1991, 65: 2861 – 2867.

[61] Robertson J S, Schubert M, Lazzarini R A. Polyadenylation sites for influenza virus mRNA [J]. J Virol, 1981, 38: 157 – 163.

[62] Krug R M, Soeiro R. Studies on the intranuclear localization of influenza virus – specific proteins [J]. Virology, 1975, 64: 378 – 387.

[63] Rodriguez Boulan E, Sabatini D D. Asymmetric budding of viruses in epithelial monlayers: a model system for study of epithelial polarity [J]. Proc Natl Acad Sci U S A, 1978, 75: 5071 – 5075.

[64] Palese P, Tobita K, Ueda M, et al. Characterization of temperature sensitive influenza virus mutants defective in neuraminidase [J]. Virology, 1974, 61: 397 – 410.

[65] Kobayashi M, Toyoda T, Ishihama A. Influenza virus PB1 protein is the minimal and essential subunit of RNA polymerase [J]. Arch Virol, 1996, 141: 525 – 539.

[66] Nakagawa Y, Oda K, Nakada S. The PB1 subunit alone can catalyze cRNA synthesis, and the PA subunit in addition to the PB1 subunit is required for viral RNA synthesis in replication of the influenza virus genome [J]. J Virol, 1996, 70: 6390 – 6394.

[67] Gonzalez S, Ortin J. Characterization of influenza virus PB1 protein binding to viral RNA: two separate regions of the protein contribute to the interaction domain [J]. J Virol, 1999, 73: 631 – 637.

[68] Massin P, van der Werf S, Naffakh N. Residue 627 of PB2 is a determinant of cold sensitivity in RNA replication of avian influenza viruses [J]. J Virol, 2001, 75: 5398 –5404.

[69] Fodor E, Crow M, Mingay L J, et al. A single amino acid mutation in the PA subunit of the influenza virus RNA polymerase inhibits endonucleolytic cleavage of capped RNAs

［J］. J Virol, 2002, 76: 8989 - 9001.

［70］ Colman P M, Laver W G, Varghese J N, et al. Three - dimensional structure of a complex of antibody with influenza virus neuraminidase［J］. Nature, 1987, 326: 358 - 363.

［71］ Colman P M. Structure and function of the neuraminidase［J］. Textbook of Influenza Oxford: Blackwell Science p, 1998: 65 - 73.

［72］ Varghese J, Laver W, Colman P M. Structure of the influenza virus glycoprotein antigen neuraminidase at 2. 9Å resolution［J］. 1983.

［73］ Hay A. The virus genome and its replication［J］. Textbook of Influenza, 1998: 43 - 53.

［74］ Castrucci M R, Kawaoka Y. Biologic importance of neuraminidase stalk length in influenza A virus［J］. J Virol, 1993, 67: 759 - 764.

［75］ Krug R M, Alonso - Caplen F V, Julkunen I, et al. Expression and replication of the influenza virus genome. The influenza viruses: Springer; 1989. p. 89 - 152.

［76］ Neumann G, Castrucci M R, Kawaoka Y. Nuclear import and export of influenza virus nucleoprotein［J］. J Virol, 1997, 71: 9690 - 9700.

［77］ Wang P, Palese P, O'Neill R E. The NPI - 1/NPI - 3 (karyopherin alpha) binding site on the influenza a virus nucleoprotein NP is a nonconventional nuclear localization signal ［J］. J Virol, 1997, 71: 1850 - 1856.

［78］ Avalos R T, Yu Z, Nayak D P. Association of influenza virus NP and M1 proteins with cellular cytoskeletal elements in influenza virus - infected cells［J］. J Virol, 1997, 71: 2947 - 2958.

［79］ Galarza J M, Sowa A, Hill V M, et al. Influenza A virus NP protein expressed in insect cells by a recombinant baculovirus is associated with a protein kinase activity and possesses single - stranded RNA binding activity［J］. Virus Res, 1992, 24: 91 - 106.

［80］ Beaton A R, Krug R M. Transcription antitermination during influenza viral template RNA synthesis requires the nucleocapsid protein and the absence of a 5′ capped end［J］. Proc Natl Acad Sci U S A, 1986, 83: 6282 - 6286.

［81］ Biswas S K, Boutz P L, Nayak D P. Influenza virus nucleoprotein interacts with influenza virus polymerase proteins［J］. J Virol, 1998, 72: 5493 - 5501.

［82］ Elton D, Simpson - Holley M, Archer K, et al. Interaction of the influenza virus nucleoprotein with the cellular CRM1 - mediated nuclear export pathway［J］. J Virol, 2001, 75: 408 - 419.

［83］ Li S, Xu M, Coelingh K. Electroporation of influenza virus ribonucleoprotein complexes for rescue of the nucleoprotein and matrix genes［J］. Virus Res, 1995, 37: 153 - 161.

［84］ Rey O, Nayak D P. Nuclear retention of M1 protein in a temperature‐sensitive mutant of influenza (A/WSN/33) virus does not affect nuclear export of viral ribonucleoproteins [J]. J Virol, 1992, 66: 5815‐5824.

［85］ Whittaker G, Kemler I, Helenius A. Hyperphosphorylation of mutant influenza virus matrix protein, M1, causes its retention in the nucleus [J]. J Virol, 1995, 69: 439‐445.

［86］ Yasuda J, Bucher D J, Ishihama A. Growth control of influenza A virus by M1 protein: analysis of transfectant viruses carrying the chimeric M gene [J]. J Virol, 1994, 68: 8141‐8146.

［87］ Ali A, Avalos R T, Ponimaskin E, et al. Influenza virus assembly: effect of influenza virus glycoproteins on the membrane association of M1 protein [J]. J Virol, 2000, 74: 8709‐8719.

［88］ Bui M, Whittaker G, Helenius A. Effect of M1 protein and low pH on nuclear transport of influenza virus ribonucleoproteins [J]. J Virol, 1996, 70: 8391‐8401.

［89］ Govorkova E A, Fang H B, Tan M, et al. Neuraminidase inhibitor‐rimantadine combinations exert additive and synergistic anti‐influenza virus effects in MDCK cells [J]. Antimicrob Agents Chemother, 2004, 48: 4855‐4863.

［90］ Martin K, Helenius A. Nuclear transport of influenza virus ribonucleoproteins: the viral matrix protein (M1) promotes export and inhibits import [J]. Cell, 1991, 67: 117‐130.

［91］ Zhang J, Lamb R A. Characterization of the membrane association of the influenza virus matrix protein in living cells [J]. Virology, 1996, 225: 255‐266.

［92］ Takeda M, Pekosz A, Shuck K, et al. Influenza a virus M2 ion channel activity is essential for efficient replication in tissue culture [J]. J Virol, 2002, 76: 1391‐1399.

［93］ Watanabe T, Watanabe S, Ito H, et al. Influenza A virus can undergo multiple cycles of replication without M2 ion channel activity [J]. J Virol, 2001, 75: 5656‐5662.

［94］ Yuan W, Krug R M. Influenza B virus NS1 protein inhibits conjugation of the interferon (IFN)‐induced ubiquitin‐like ISG15 protein [J]. EMBO J, 2001, 20: 362‐371.

［95］ Lu Y, Qian X Y, Krug R M. The influenza virus NS1 protein: a novel inhibitor of pre‐mRNA splicing [J]. Genes Dev, 1994, 8: 1817‐1828.

［96］ Qiu Y, Nemeroff M, Krug R M. The influenza virus NS1 protein binds to a specific region in human U6 snRNA and inhibits U6‐U2 and U6‐U4 snRNA interactions during splicing [J]. RNA, 1995, 1: 304‐316.

[97] WANG W, KRUG R M. U6atac snRNA, the highly divergent counterpart of U6 snR-NA, is the specific target that mediates inhibition of AT - AC splicing by the influenza virus NS1 protein [J]. RNA, 1998, 4: 55 - 64.

[98] Chen Z, Li Y, Krug R M. Influenza A virus NS1 protein targets poly (A) - binding protein Ⅱ of the cellular 3'- end processing machinery [J]. EMBO J, 1999, 18: 2273 - 2283.

[99] Neumann G, Watanabe T, Ito H, et al. Generation of influenza A viruses entirely from cloned cDNAs [J]. Proc Natl Acad Sci U S A, 1999, 96: 9345 - 9350.

[100] Qian X Y, Alonso - Caplen F, Krug R M. Two functional domains of the influenza virus NS1 protein are required for regulation of nuclear export of mRNA [J]. J Virol, 1994, 68: 2433 - 2441.

[101] Qiu Y, Krug R M. The influenza virus NS1 protein is a poly (A) - binding protein that inhibits nuclear export of mRNAs containing poly (A) [J]. J Virol, 1994, 68: 2425 -2432.

[102] de la Luna S, Fortes P, Beloso A, et al. Influenza virus NS1 protein enhances the rate of translation initiation of viral mRNAs [J]. J Virol, 1995, 69: 2427 - 2433.

[103] Enami K, Sato T A, Nakada S, et al. Influenza virus NS1 protein stimulates transla-tion of the M1 protein [J]. J Virol, 1994, 68: 1432 - 1437.

[104] Park Y W, Katze M G. Translational control by influenza virus. Identification of cis - acting sequences and trans - acting factors which may regulate selective viral mRNA translation [J]. J Biol Chem, 1995, 270: 28433 - 28439.

[105] Shimizu K, Iguchi A, Gomyou R, et al. Influenza virus inhibits cleavage of the HSP70 pre - mRNAs at the polyadenylation site [J]. Virology, 1999, 254: 213 - 219.

[106] Nemeroff M E, Barabino S M, Li Y, et al. Influenza virus NS1 protein interacts with the cellular 30 kDa subunit of CPSF and inhibits 3'end formation of cellular pre - mR-NAs [J]. Mol Cell, 1998, 1: 991 - 1000.

[107] Yasuda J, Nakada S, Kato A, et al. Molecular assembly of influenza virus: associa-tion of the NS2 protein with virion matrix [J]. Virology, 1993, 196: 249 - 255.

[108] O'Neill R E, Talon J, Palese P. The influenza virus NEP (NS2 protein) mediates the nuclear export of viral ribonucleoproteins [J]. EMBO J, 1998, 17: 288 - 296.

[109] Neumann G, Hughes M T, Kawaoka Y. Influenza A virus NS2 protein mediates vRNP nuclear export through NES - independent interaction with hCRM1 [J]. EMBO J, 2000, 19: 6751 - 6758.

［110］ Odagiri T，Tobita K. Mutation in NS2，a nonstructural protein of influenza A virus，extragenically causes aberrant replication and expression of the PA gene and leads to generation of defective interfering particles［J］. Proc Natl Acad Sci U S A，1990，87：5988－5992.

［111］ Bullido R，Gomez－Puertas P，Saiz M J，et al. Influenza A virus NEP（NS2 protein）downregulates RNA synthesis of model template RNAs［J］. J Virol，2001，75：4912－4917.

［112］ Liu L，Botos I，Wang Y，et al. Structural basis of toll－like receptor 3 signaling with double－stranded RNA［J］. Science，2008，320：379－381.

［113］ Takeuchi O，Akira S. Pattern recognition receptors and inflammation［J］. Cell，2010，140：805－820.

［114］ Imai Y，Kuba K，Neely G G，et al. Identification of oxidative stress and Toll－like receptor 4 signaling as a key pathway of acute lung injury［J］. Cell，2008，133：235－249.

［115］ Diebold S S，Kaisho T，Hemmi H，et al. Innate antiviral responses by means of TLR7－mediated recognition of single－stranded RNA［J］. Science，2004，303：1529－1531.

［116］ Lund J M，Alexopoulou L，Sato A，et al. Recognition of single－stranded RNA viruses by Toll－like receptor 7［J］. Proc Natl Acad Sci U S A，2004，101：5598－5603.

［117］ Ehrhardt C，Marjuki H，Wolff T，et al. Bivalent role of the phosphatidylinositol－3－kinase（PI3K）during influenza virus infection and host cell defence［J］. Cell Microbiol，2006，8：1336－1348.

［118］ Kumar N，Liang Y，Parslow T G. Receptor tyrosine kinase inhibitors block multiple steps of influenza a virus replication［J］. J Virol，2011，85：2818－2827.

［119］ Zhu L，Ly H，Liang Y. PLC－gamma1 signaling plays a subtype－specific role in postbinding cell entry of influenza A virus［J］. J Virol，2014，88：417－424.

［120］ Martinon F，Burns K，Tschopp J. The inflammasome：a molecular platform triggering activation of inflammatory caspases and processing of proIL－beta［J］. Mol Cell，2002，10：417－426.

［121］ Bergsbaken T，Fink S L，Cookson B T. Pyroptosis：host cell death and inflammation［J］. Nat Rev Microbiol，2009，7：99－109.

［122］ Franchi L，Wamer N，Viani K，et al. Function of Nod－like receptors in microbial recognition and host defense［J］. Immunol Rev，2009，227：106－128.

[123] Schroder K, Tschopp J. The inflammasomes [J]. Cell, 2010, 140: 821–832.

[124] Martinon F, Mayor A, Tschopp J. The inflammasomes: guardians of the body [J]. Annu Rev Immunol, 2009, 27: 229–265.

[125] Masumoto J, Taniguchi S, Ayukawa K, et al. ASC, a novel 22 – kDa protein, aggregates during apoptosis of human promyelocytic leukemia HL – 60 cells [J]. J Biol Chem, 1999, 274: 33835–33838.

[126] Dostert C, Petrilli V, Van Bruggen R, et al. Innate immune activation through Nalp3 inflammasome sensing of asbestos and silica [J]. Science, 2008, 320: 674–677.

[127] Miao E A, Andersen – Nissen E, Warren S E, et al. TLR5 and Ipaf: dual sensors of bacterial flagellin in the innate immune system [J]. Semin Immunopathol, 2007, 29: 275–288.

[128] Suzuki T, Franchi L, Toma C, et al. Differential regulation of caspase – 1 activation, pyroptosis, and autophagy via Ipaf and ASC in Shigella – infected macrophages [J]. PLoS Pathog, 2007, 3: e111.

[129] Hornung V, Ablasser A, Charrel – Dennis M, et al. AIM2 recognizes cytosolic dsDNA and forms a caspase – 1 – activating inflammasome with ASC [J]. Nature, 2009, 458: 514–518.

[130] Jeru I, Duquesnoy P, Fernandes – Alnemri T, et al. Mutations in NALP12 cause hereditary periodic fever syndromes [J]. Proc Natl Acad Sci U S A, 2008, 105: 1614–1619.

[131] Allen I C, Wilson J E, Schneider M, et al. NLRP12 suppresses colon inflammation and tumorigenesis through the negative regulation of noncanonical NF – kappaB signaling [J]. Immunity, 2012, 36: 742–754.

[132] Zaki M H, Vogel P, Malireddi R K, et al. The NOD – like receptor NLRP12 attenuates colon inflammation and tumorigenesis [J]. Cancer Cell, 2011, 20: 649–660.

[133] Akira S, Takeda K. Toll – like receptor signalling [J]. Nat Rev Immunol, 2004, 4: 499–511.

[134] Guillot L, Le Goffic R, Bloch S, et al. Involvement of toll – like receptor 3 in the immune response of lung epithelial cells to double – stranded RNA and influenza A virus [J]. J Biol Chem, 2005, 280: 5571–5580.

[135] Kawai T, Akira S. The role of pattern – recognition receptors in innate immunity: update on Toll – like receptors [J]. Nat Immunol, 2010, 11: 373–384.

[136] Jin C, Flavell R A. Molecular mechanism of NLRP3 inflammasome activation [J]. J

Clin Immunol，2010，30：628 - 631.

[137] Lu X，Kakkar V. Inflammasome and atherogenesis [J]. Curr Pharm Des，2014，20：108 - 124.

[138] Williams B R. PKR：a sentinel kinase for cellular stress [J]. Oncogene，1999，18：6112 - 6120.

[139] Balachandran S，Barber G N. PKR in innate immunity，cancer，and viral oncolysis [J]. Methods Mol Biol，2007，383：277 - 301.

[140] Garcia M A，Meurs E F，Esteban M. The dsRNA protein kinase PKR：virus and cell control [J]. Biochimie，2007，89：799 - 811.

[141] Balachandran S，Roberts P C，Brown L E，et al. Essential role for the dsRNA - dependent protein kinase PKR in innate immunity to viral infection [J]. Immunity，2000，13：129 - 141.

[142] Le Douarin N M，Michel G，Baulieu E E. Studies of testosterone - induced involution of the bursa of Fabricius [J]. Dev Biol，1980，75：288 - 302.

[143] Masteller E L，Pharr G T，Funk P E，et al. Avian B cell development [J]. Int Rev Immunol，1997，15：185 - 206.

[144] 阴天榜，刘兴友. 家禽免疫学 [M]. 北京：中国农业科技出版社，1999.

[145] Homme P J，Easterday B C. Avian influenza virus infections. IV. Response of pheasants，ducks，and geese to influenza A - turkey - Wisconsin - 1966 virus [J]. Avian Dis，1970，14：285 - 290.

[146] Toth T E，Norcross N L. Precipitating and agglutinating activity in duck anti - soluble protein immune sera [J]. Avian Dis，1981，25：338 - 352.

[147] Grey H M. Duck immunoglobulins. I. Structural studies on a 5. 7S and 7. 8S gamma - globulin [J]. J Immunol，1967，98：811 - 819.

[148] Philpott M，Easterday B C，Hinshaw V S. Neutralizing epitopes of the H5 hemagglutinin from a virulent avian influenza virus and their relationship to pathogenicity [J]. J Virol，1989，63：3453 - 3458.

[149] Johansson B E，Bucher D J，Kilbourne E D. Purified influenza virus hemagglutinin and neuraminidase are equivalent in stimulation of antibody response but induce contrasting types of immunity to infection [J]. J Virol，1989，63：1239 - 1246.

[150] Chen Z，Matsuo K，Asanuma H，et al. Enhanced protection against a lethal influenza virus challenge by immunization with both hemagglutinin - and neuraminidase - expressing DNAs [J]. Vaccine，1999，17：653 - 659.

[151] Swayne D E, Garcia M, Beck J R, et al. Protection against diverse highly pathogenic H5 avian influenza viruses in chickens immunized with a recombinant fowlpox vaccine containing an H5 avian influenza hemagglutinin gene insert [J]. Vaccine, 2000, 18: 1088 -1095.

[152] Slepushkin V A, Katz J M, Black R A, et al. Protection of mice against influenza A virus challenge by vaccination with baculovirus - expressed M2 protein [J]. Vaccine, 1995, 13: 1399 - 1402.

[153] Takada A, Kida H. Protective immune response of chickens against Newcastle disease, induced by the intranasal vaccination with inactivated virus [J]. Vet Microbiol, 1996, 50: 17 - 25.

[154] Higgins D A, Shortridge K F, Ng P L. Bile immunoglobulin of the duck (Anas platy-rhynchos) . II . Antibody response in influenza A virus infections [J]. Immunology, 1987, 62: 499 - 504.

[155] Guo L, Lu X, Kang S M, et al. Enhancement of mucosal immune responses by chimeric influenza HA/SHIV virus - like particles [J]. Virology, 2003, 313: 502 - 513.

[156] Bernot A, Auffray C. Primary structure and ontogeny of an avian CD3 transcript [J]. Proc Natl Acad Sci U S A, 1991, 88: 2550 - 2554.

[157] Klipper E, Sklan D, Friedman A. Immune responses of chickens to dietary protein antigens. I . Induction of systemic and intestinal immune responses following oral administration of soluble proteins in the absence of adjuvant [J]. Vet Immunol Immunopathol, 2000, 74: 209 - 223.

[158] Koskinen R, Lamminmaki U, Tregaskes C A, et al. Cloning and modeling of the first nonmammalian CD4 [J]. J Immunol, 1999, 162: 4115 - 4121.

[159] Van Campen H, Easterday B C, Hinshaw V S. Virulent avian influenza A viruses: their effect on avian lymphocytes and macrophages in vivo and in vitro [J]. J Gen Virol, 1989, 70 (Pt 11): 2887 - 2895.

[160] Laudert E, Sivanandan V, Halvorson D. Effect of an H5N1 avian influenza virus infection on the immune system of mallard ducks [J]. Avian Dis, 1993, 37: 845 - 853.

[161] Bender B S, Croghan T, Zhang L, et al. Transgenic mice lacking class I major histocompatibility complex - restricted T cells have delayed viral clearance and increased mortality after influenza virus challenge [J]. J Exp Med, 1992, 175: 1143 - 1145.

[162] Van Reeth K, Gregory V, Hay A, et al. Protection against a European H1N2 swine influenza virus in pigs previously infected with H1N1 and/or H3N2 subtypes [J]. Vac-

cine, 2003, 21: 1375 - 1381.

[163] Doherty P C, Christensen J P. Accessing complexity: the dynamics of virus - specific T cell responses [J]. Annu Rev Immunol, 2000, 18: 561 - 592.

[164] Graham M B, Braciale T J. Resistance to and recovery from lethal influenza virus infection in B lymphocyte - deficient mice [J]. J Exp Med, 1997, 186: 2063 - 2068.

[165] Vignuzzi M, Gerbaud S, van der Werf S, et al. Naked RNA immunization with replicons derived from poliovirus and Semliki Forest virus genomes for the generation of a cytotoxic T cell response against the influenza A virus nucleoprotein [J]. J Gen Virol, 2001, 82: 1737 - 1747.

[166] Pertmer T M, Oran A E, Moser J M, et al. DNA vaccines for influenza virus: differential effects of maternal antibody on immune responses to hemagglutinin and nucleoprotein [J]. J Virol, 2000, 74: 7787 - 7793.

[167] Hashimoto C, Hudson K L, Anderson K V. The Toll gene of Drosophila, required for dorsal - ventral embryonic polarity, appears to encode a transmembrane protein [J]. Cell, 1988, 52: 269 - 279.

[168] Lemaitre B, Nicolas E, Michaut L, et al. The dorsoventral regulatory gene cassette spatzle/Toll/cactus controls the potent antifungal response in Drosophila adults [J]. Cell, 1996, 86: 973 - 983.

[169] Brownlie R, Allan B. Avian toll - like receptors [J]. Cell Tissue Res, 2011, 343: 121 - 130.

[170] Fukui A, Inoue N, Matsumoto M, et al. Molecular cloning and functional characterization of chicken toll - like receptors. A single chicken toll covers multiple molecular patterns [J]. J Biol Chem, 2001, 276: 47143 - 47149.

[171] Downing T, Lloyd A T, O'Farrelly C, et al. The differential evolutionary dynamics of avian cytokine and TLR gene classes [J]. J Immunol, 2010, 184: 6993 - 7000.

[172] Leveque G, Forgetta V, Morroll S, et al. Allelic variation in TLR4 is linked to susceptibility to Salmonella enterica serovar Typhimurium infection in chickens [J]. Infect Immun, 2003, 71: 1116 - 1124.

[173] Iqbal M, Philbin V J, Withanage G S, et al. Identification and functional characterization of chicken toll - like receptor 5 reveals a fundamental role in the biology of infection with Salmonella enterica serovar typhimurium [J]. Infect Immun, 2005, 73: 2344 - 2350.

[174] Philbin V J, Iqbal M, Boyd Y, et al. Identification and characterization of a functional, alternatively spliced Toll - like receptor 7 (TLR7) and genomic disruption of

TLR8 in chickens [J]. Immunology, 2005, 114: 507 - 521.

[175] Higgs R, Cormican P, Cahalane S, et al. Induction of a novel chicken Toll - like receptor following Salmonella enterica serovar Typhimurium infection [J]. Infect Immun, 2006, 74: 1692 - 1698.

[176] Brownlie R, Zhu J, Allan B, et al. Chicken TLR21 acts as a functional homologue to mammalian TLR9 in the recognition of CpG oligodeoxynucleotides [J]. Mol Immunol, 2009, 46: 3163 - 3170.

[177] Huang Y, Temperley N D, Ren L, et al. Molecular evolution of the vertebrate TLR1 gene family—a complex history of gene duplication, gene conversion, positive selection and co - evolution [J]. BMC Evol Biol, 2011, 11: 149.

[178] Jiao P R, Wei L M, Cheng Y Q, et al. Molecular cloning, characterization, and expression analysis of the Muscovy duck Toll - like receptor 3 (MdTLR3) gene [J]. Poult Sci, 2012, 91: 2475 - 2481.

[179] Jia H, Li G, Li J, et al. Cloning, expression and bioinformatics analysis of the duck TLR 4 gene [J]. Br Poult Sci, 2012, 53: 190 - 197.

[180] MacDonald M R, Xia J, Smith A L, et al. The duck toll like receptor 7: genomic organization, expression and function [J]. Mol Immunol, 2008, 45: 2055 - 2061.

[181] Wang F, Lu L, Yuan H, et al. cDNA cloning, characterization and expression analysis of toll - like receptor 4 gene in goose [J]. Canadian Journal of Animal Science, 2011, 91: 371 - 377.

[182] Fang Q, Pan Z, Geng S, et al. Molecular cloning, characterization and expression of goose Toll - like receptor 5 [J]. Mol Immunol, 2012, 52: 117 - 124.

[183] Wei L, Jiao P, Yuan R, et al. Goose Toll - like receptor 7 (TLR7), myeloid differentiation factor 88 (MyD88) and antiviral molecules involved in anti - H5N1 highly pathogenic avian influenza virus response [J]. Vet Immunol Immunopathol, 2013, 153: 99 -106.

[184] Boyd Y, Goodchild M, Morroll S, et al. Mapping of the chicken and mouse genes for toll - like receptor 2 (TLR2) to an evolutionarily conserved chromosomal segment [J]. Immunogenetics, 2001, 52: 294 - 298.

[185] Lynn D J, Lloyd A T, O'Farrelly C. In silico identification of components of the Toll - like receptor (TLR) signaling pathway in clustered chicken expressed sequence tags (ESTs) [J]. Vet Immunol Immunopathol, 2003, 93: 177 - 184.

[186] Ruan W, Wu Y, Zheng S J. Different genetic patterns in avian Toll - like receptor

(TLR) 5 genes [J]. Mol Biol Rep，2012，39：3419 - 3426.

[187] Alcaide M，Edwards S V. Molecular evolution of the toll - like receptor multigene family in birds [J]. Mol Biol Evol，2011，28：1703 - 1715.

[188] Ramasamy K T，Reddy M R，Verma P C，et al. Expression analysis of turkey（Meleagris gallopavo）toll - like receptors and molecular characterization of avian specific TLR15 [J]. Mol Biol Rep，2012，39：8539 - 8549.

[189] Iqbal M，Philbin V J，Smith A L. Expression patterns of chicken Toll - like receptor mRNA in tissues，immune cell subsets and cell lines [J]. Vet Immunol Immunopathol，2005，104：117 - 127.

[190] St Paul M，Barjesteh N，Paolucci S，et al. Toll - like receptor ligands induce the expression of interferon - gamma and interleukin - 17 in chicken CD4＋ T cells [J]. BMC Res Notes，2012，5：616.

[191] Karpala A J，Lowenthal J W，Bean A G. Activation of the TLR3 pathway regulates IFNbeta production in chickens [J]. Dev Comp Immunol，2008，32：435 - 444.

[192] Schwarz H，Schneider K，Ohnemus A，et al. Chicken toll - like receptor 3 recognizes its cognate ligand when ectopically expressed in human cells [J]. J Interferon Cytokine Res，2007，27：97 - 101.

[193] Kawai T，Akira S. Innate immune recognition of viral infection [J]. Nat Immunol，2006，7：131 - 137.

[194] Alexopoulou L，Holt A C，Medzhitov R，et al. Recognition of double - stranded RNA and activation of NF - kappaB by Toll - like receptor 3 [J]. Nature，2001，413：732 - 738.

[195] Le Goffic R，Balloy V，Lagranderie M，et al. Detrimental contribution of the Toll - like receptor（TLR）3 to influenza A virus - induced acute pneumonia [J]. PLoS Pathog，2006，2：e53.

[196] Werner O，Starick E，Teifke J，et al. Minute excretion of highly pathogenic avian influenza virus A/chicken/Indonesia/2003（H5N1）from experimentally infected domestic pigeons（Columbia livia）and lack of transmission to sentinel chickens [J]. J Gen Virol，2007，88：3089 - 3093.

[197] Temperley N D，Berlin S，Paton I R，et al. Evolution of the chicken Toll - like receptor gene family：a story of gene gain and gene loss [J]. BMC Genomics，2008，9：62.

[198] Liang Q L，Luo J，Zhou K，et al. Immune - related gene expression in response to H5N1 avian influenza virus infection in chicken and duck embryonic fibroblasts [J]. Mol Immunol，2011，48：924 - 930.

［199］Adams S C, Xing Z, Li J, et al. Immune - related gene expression in response to H11N9 low pathogenic avian influenza virus infection in chicken and Pekin duck peripheral blood mononuclear cells [J]. Mol Immunol, 2009, 46: 1744 - 1749.

［200］Keestra A M, de Zoete M R, Bouwman L I, et al. Chicken TLR21 is an innate CpG DNA receptor distinct from mammalian TLR9 [J]. J Immunol, 2010, 185: 460 - 467.

［201］Roach J C, Glusman G, Rowen L, et al. The evolution of vertebrate Toll - like receptors [J]. Proc Natl Acad Sci U S A, 2005, 102: 9577 - 9582.

［202］Matsumiya T, Stafforini D M. Function and regulation of retinoic acid - inducible gene - I [J]. Crit Rev Immunol, 2010, 30: 489 - 513.

［203］Brisbin J T, Parvizi P, Sharif S. Differential cytokine expression in T - cell subsets of chicken caecal tonsils co - cultured with three species of Lactobacillus [J]. Benef Microbes, 2012, 3: 205 - 210.

［204］Pichlmair A, Schulz O, Tan C P, et al. RIG - I - mediated antiviral responses to single - stranded RNA bearing 5'- phosphates [J]. Science, 2006, 314: 997 - 1001.

［205］Zou J, Chang M, Nie P, et al. Origin and evolution of the RIG - I like RNA helicase gene family [J]. BMC Evol Biol, 2009, 9: 85.

［206］Barber M R, Aldridge J R, Jr., Fleming - Canepa X, et al. Identification of avian RIG -I responsive genes during influenza infection [J]. Mol Immunol, 2013, 54: 89 - 97.

［207］Sun Y, Ding N, Ding S S, et al. Goose RIG - I functions in innate immunity against Newcastle disease virus infections [J]. Mol Immunol, 2013, 53: 321 - 327.

［208］Li G, Li J, Tian Y, et al. Sequence analysis of a putative goose RIG - I gene [J]. Canadian Journal of Animal Science, 2012, 92: 143 - 151.

［209］Loo Y M, Fornek J, Crochet N, et al. Distinct RIG - I and MDA5 signaling by RNA viruses in innate immunity [J]. J Virol, 2008, 82: 335 - 345.

［210］Barber M R, Aldridge J R, Jr., Webster R G, et al. Association of RIG - I with innate immunity of ducks to influenza [J]. Proc Natl Acad Sci U S A, 2010, 107: 5913 -5918.

［211］Koerner I, Kochs G, Kalinke U, et al. Protective role of beta interferon in host defense against influenza A virus [J]. J Virol, 2007, 81: 2025 - 2030.

［212］Karpala A J, Stewart C, McKay J, et al. Characterization of chicken Mda5 activity: regulation of IFN - beta in the absence of RIG - I functionality [J]. J Immunol, 2011, 186: 5397 - 5405.

［213］Lee C C, Wu C C, Lin T L. Characterization of chicken melanoma differentiation - associated gene 5 （MDA5） from alternative translation initiation ［J］. Comp Immunol Microbiol Infect Dis，2012，35：335 – 343.

［214］ Mi Z，Ma Y，Tong Y. Avian influenza virus H5N1 induces rapid interferon – beta production but shows more potent inhibition to retinoic acid – inducible gene Ⅰ expression than H1N1 in vitro ［J］. Virol J，2012，9：145.

［215］ Liniger M，Summerfield A，Ruggli N. MDA5 can be exploited as efficacious genetic adjuvant for DNA vaccination against lethal H5N1 influenza virus infection in chickens ［J］. PLoS One，2012，7：e49952.

［216］ Childs K，Stock N，Ross C，et al. mda – 5，but not RIG – Ⅰ，is a common target for paramyxovirus V proteins ［J］. Virology，2007，359：190 – 200.

［217］ Liniger M，Summerfield A，Zimmer G，et al. Chicken cells sense influenza A virus infection through MDA5 and CARDIF signaling involving LGP2 ［J］. J Virol，2012，86：705 –717.

［218］ Kato H，Takeuchi O，Sato S，et al. Differential roles of MDA5 and RIG – Ⅰ helicases in the recognition of RNA viruses ［J］. Nature，2006，441：101 – 105.

［219］ Satoh T，Kato H，Kumagai Y，et al. LGP2 is a positive regulator of RIG – Ⅰ – and MDA5 – mediated antiviral responses ［J］. Proc Natl Acad Sci U S A，2010，107：1512 –1517.

［220］ Inohara，Chamaillard，McDonald C，et al. NOD – LRR proteins：role in host – microbial interactions and inflammatory disease ［J］. Annu Rev Biochem，2005，74：355 – 383.

［221］ Muruve D A，Petrilli V，Zaiss A K，et al. The inflammasome recognizes cytosolic microbial and host DNA and triggers an innate immune response ［J］. Nature，2008，452：103 – 107.

［222］ Tschopp J，Martinon F，Burns K. NALPs：a novel protein family involved in inflammation ［J］. Nat Rev Mol Cell Biol，2003，4：95 – 104.

［223］ Chen G，Shaw M H，Kim Y G，et al. NOD – like receptors：role in innate immunity and inflammatory disease ［J］. Annu Rev Pathol，2009，4：365 – 398.

［224］ Benko S，Magalhaes J G，Philpott D J，et al. NLRC5 limits the activation of inflammatory pathways ［J］. J Immunol，2010，185：1681 – 1691.

［225］ Kuenzel S，Till A，Winkler M，et al. The nucleotide – binding oligomerization domain – like receptor NLRC5 is involved in IFN – dependent antiviral immune responses ［J］. J Immunol，2010，184：1990 – 2000.

［226］ Cui J，Zhu L，Xia X，et al. NLRC5 negatively regulates the NF – kappaB and type Ⅰ interferon signaling pathways [J]. Cell，2010，141：483 - 496.

[227] Lian L，Ciraci C，Chang G，et al. NLRC5 knockdown in chicken macrophages alters response to LPS and poly（I：C）stimulation [J]. BMC Vet Res，2012，8：23.

第五章

禽流感病毒生态学和流行病学

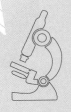

与其他病原微生物一样，禽流感病毒的生态学和流行病学有很多交集，所以本书将这两个部分合并为一章。本章第一节讲述禽流感病毒在时间上、地理上和宿主中的生态分布情况（简称"三间分布"），以及禽流感防控的生态学策略；第二节讲述禽流感病毒的传染源、传播途径、易感宿主，以及影响病毒传播的自然因素和社会因素（简称"三环节两因素"）；第三节讲述各亚型禽流感病毒流行情况。

禽流感疫情的发生、蔓延、控制、清除和消灭，从本质上说，受到禽流感病毒生态学和流行病学规律的制约。因此，了解禽流感病毒生态学和流行病学规律，按照规律开展禽流感防控，有助于制定科学的防控策略，提高禽流感防控工作效能。

在本章编写过程中，尽可能纳入最新研究成果，也尽可能既描述现象，又说清楚规律、原理和实际应用价值。

偶尔，人流感病毒和猪流感病毒也会感染禽鸟[1]，但未见它们在禽鸟中持久存在或传播，也未见它们对禽鸟有何致病意义，因此本章不讨论这一现象。

第一节　禽流感病毒三间分布情况

一、时间分布情况

（一）禽流感病毒感染率的时间变化

禽流感病毒感染率随时间变化而发生显著波动。2013 年至 2014 年上半年中国内地确诊 400 多个 H7N9 亚型禽流感人间病例[2]，他们在时间分布上出现了两个明显的高峰（图 5-1），典型地反映了禽流感病毒的时间分布特征。

禽流感病毒感染率的时间分布特征至少源于以下几个方面：

第一，病毒体外存活能力随时间变化而变化。与绝大多数有囊膜的病毒一样，禽流感病毒在环境中的存活力较差。通常，在炎热干燥季节，禽流感病毒体外存活时间较短，而在寒凉潮湿季节，禽流感病毒体外存活时间较长。这是该类病毒感染在寒凉潮湿季节较多，而在炎热干燥季节较少的重要原因之一。

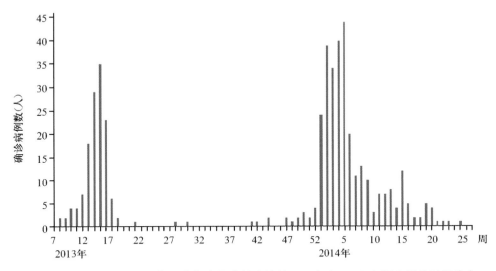

图 5-1　2013 年至 2014 年上半年中国内地确诊的 400 多个 H7N9 人间病例的时间分布
（原始数据源于中华人民共和国国家卫生和计划生育委员会网站）

第二，传播机会随时间变化而变化。每年候鸟迁徙季节，一些候鸟迁徙路线中的起始点、停歇点和终止点，发生多种候鸟大规模聚集现象，一些当地的留鸟和家禽与这些候鸟直接或间接接触，使其携带的禽流感病毒在候鸟种群之间发生种内和种间传播的机会显著增多，也使禽流感病毒在候鸟和留鸟之间，以及在候鸟和家禽之间相互传播的机会显著增多，导致在候鸟迁徙季节禽流感病毒感染率显著上升。这一点是 21 世纪初韩国、日本等地高致病性禽流感疫情大多发生于候鸟从东北亚（主要是西伯利亚）南迁季节的重要原因[3,4]。

第三，易感宿主数量随时间变化而变化。例如，我国在每年 4～5 月，虽然气温已经变暖，但此时易感的幼龄家禽数量显著增多，候鸟也开始迁徙和大量繁殖。这是我国每年 4～5 月禽流感风险较高的重要原因之一。此外，我国在每年对散养家禽进行 H5 亚型高致病性禽流感集中免疫之前，易感家禽较多，H5 亚型高致病性禽流感发生风险较高。

（二）禽流感病毒遗传多样性的时间变化

家禽和野鸟群体中禽流感病毒的遗传多样性，可以随着时间变化而发生显著变化。例如，我国 H5 亚型高致病性禽流感，在 2005 年至 2008 年上半年，一直以第 2.3.4 分支（对应 Re-5 疫苗）为主，但是在 2008 年至 2013 年上半年，第 2.3.2.1 分支（对应 Re-6 疫苗）成为最主要流行分支；2014 年，第 2.3.4 分支的一些突变株又替代了第 2.3.2.1 分支，成为最主要流行分支。

禽流感病毒谱系的更替原因较为复杂，有随机的因素，也有自然选择的因素[5]。墨西哥禽流感大规模免疫历史经验表明，抗原性与疫苗毒株不匹配的流行毒株可以取代与疫苗毒株匹配的流行毒株，演变为主要流行毒株[6]。这可以通过自然选择进行解释。我国 2005—2014 年间 H5 亚型高致病性禽流感病毒主要谱系的更替也再次验证了这种自然选择的作用，同时这也要求我们必须及时更新疫苗毒株才能发挥良好的疫苗防控效果。

二、地理分布情况

（一）禽流感病毒感染率的地理变化

禽流感病毒感染率随地点变化而发生显著波动。这种地点分布特征源于以下几个方面：

第一，环境中病毒含量随地点变化而变化。在防疫条件较差的养禽场附近、在活禽市场附近、在候鸟栖息地附近、在鸭鹅等水禽饲养或污染的水体流动区域、在运输活禽较为频繁的公路附近，环境中含有禽鸟排泄的禽流感病毒的概率较大。相对而言，在禽鸟数量较少的沙漠、戈壁、高山等地点，环境中含有禽鸟排泄的禽流感病毒的概率较小。因此，养禽场在选址时，要避开上述高风险的地点。

第二，环境中病毒体外存活力随地点变化而变化。在水体中，尤其是较冷的水体中，以及在潮湿的富含有机物的环境中，禽流感病毒体外存活力较强，而在干燥的灰尘中或地面上，禽流感病毒体外存活力较弱。这使野鸭、天鹅、家鸭等水禽生活的水体中，以及潮湿的活禽市场中，存活的禽流感病毒较多，而在干燥的地区禽流感疫情发生风险较小。

第三，病毒传播机会随地点变化而变化。在生物安全防护水平较高的地区，由于采取了强有力的隔离、消毒措施，执行了严格的管理制度，禽流感病毒传入的机会较小；相反，在生物安全防护水平较低的地区，尤其是 21 世纪初宁夏中卫、江苏海安等地小规模蛋鸡饲养密集的地区，由于没有相应的隔离和消毒设施，也没有严格的管理制度，禽流感病毒传入的风险很大，传入后又很难清除。在泰国、越南和中国一些水稻种植地区，在水稻收割之后，大量的家鸭赶往水稻田中进行饲养（不仅节约饲料，而且提高鸭肉和鸭蛋品质），这种行为导致家鸭与野鸟粪便接触机会增多，导致家鸭和野鸟之间相互传播禽流感病毒的概率增大。

第四，易感宿主数量随地点变化而变化。家禽养殖数量较多的地区，以及野禽数量较多的地区，发生禽流感风险较大。

监测表明，活禽市场的禽鸟禽流感病毒感染率很高，并且携带的禽流感病毒多样性也很大。这是上述四个原因共同作用的结果，即：活禽市场禽鸟排出的禽流感病毒多；这些病毒在活禽市场（多数很潮湿）易于存活；这些病毒传播给其他禽鸟的机会很多；活禽市场禽鸟很多处于应激和免疫后期，对禽流感病毒易感性增大。

基于上述原理，通过统计和地理信息分析，人们绘制了中国 H5 亚型高致病性禽流感风险地图（图 5-2）[7]。由于这些风险地图制作所依赖的数据质量和数学模型的合适性存在差异，因此风险地图可信度也存在差异[8]。

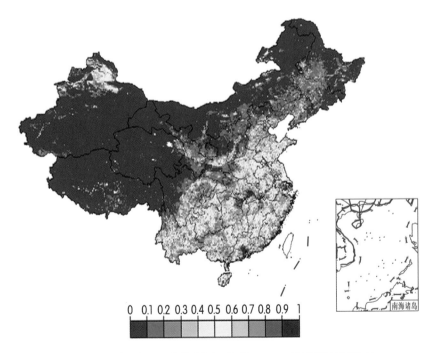

0 0.1 0.2 0.3 0.4 0.5 0.6 0.7 0.8 0.9 1

图 5-2　依据基于风险的监测，按照 logistic 回归模型制作的

中国 H5 亚型高致病性禽流感风险地图

红色表示高风险，蓝色表示低风险

（Martin V et al，PLoS Pathog，2011）

（二）禽流感病毒遗传多样性的地理变化

在禽流感病毒生态学上，常将地球分为东半球（包括大洋洲、亚洲、欧洲和非洲）和西半球（包括南北美洲）。东半球和西半球的家禽和野鸟相互直接接触的机会较少，这导致了东半球和西半球禽流感病毒的遗传谱系和多样性存在巨大差异。通常，各 HA 亚型和各 NA 亚型的禽流感病毒都可以分为两大谱系，分别对应着东半球（以前常称为欧亚谱系）和西半球（以前常称为北美谱系）。但是，H6、H9、H13 等亚型属于例外。这些例外可能源于东半球和西半球的家禽和野鸟仍有少许相互接触的机会[1]。其中，家禽可能因为国际贸易而发生接触，而少数野禽能够横跨大西洋或太平洋，在东西半球之间穿梭或迁徙。另外，在美国的阿拉斯加以及加拿大的东北部等地，东半球和西半球候鸟中极少一部分发生相互交汇（图 5‒3）。

东半球各地的禽流感病毒的遗传多样性也不完全一样。以 2010 年至 2013 年在东半球流行的 H5 亚型高致病性禽流感病毒为例，印度尼西亚流行的是第 2.1 分支，东南亚流行的是第 1 分支和第 2.3.2 分支，东亚流行的是第 2.3.4 分支、第 7 分支和第 2.3.2 分支，西亚流行的是第 2.2 分支和第 2.3.2 分支，埃及流行的是第 2.2 分支。东半球各地的禽流感病毒的谱系差异反映了东半球各地的家禽和野鸟存在某种程度的地理隔离。

我国和周边国家禽流感病毒的遗传多样性有相同部分，也有不同部分。以 2010 年至 2013 年在东亚流行的 H5 亚型高致病性禽流感为例，我国家禽中存在第 2.3.4 分支、第 7 分支和第 2.3.2 分支的 H5 亚型高致病性禽流感病毒，而越南主要流行的是第 2.3.2 分支和第 1 分支的 H5 亚型高致病性禽流感病毒。我国和周边国家 H5 亚型禽流感病毒的谱系差异一方面反映了我国和周边国家的家禽和野鸟存在某种程度的地理隔离，同时也反映了不同谱系的传播能力是不一样的（如第 2.3.2 分支跨境传播能力较强）。

我国各地禽流感病毒的遗传多样性很多是相同的，但也有一些差异。以 2010 年至 2013 年在我国流行的 H5 亚型高致病性禽流感为例，我国长江以北的一些省份家禽中存在第 2.3.4 分支、第 7 分支和第 2.3.2 分支的 H5 亚型高致病性禽流感病毒，而南方长江以南的一些省份家禽中存在第 2.3.2 分支和第 2.3.4 分支的 H5 亚型高致病性禽流感病毒，很少检测到第 7 分支的病毒。我国各地禽流感病毒的谱系相似性较大反映了我国各地家禽或野鸟及其产品相互交流的机会较多，导致禽流感病毒容易在国内扩散。

通常，在水禽（如鸭、鹅）中禽流感病毒的携带率较高，如第 2.3.2 分支和第 2.3.4 分支的 H5 亚型高致病性禽流感病毒，地理分布范围较广；而在鸡等旱禽中携带率较高的禽流感病毒，如第 7 分支的 H5 亚型高致病性禽流感病毒，地理分布范围较小。

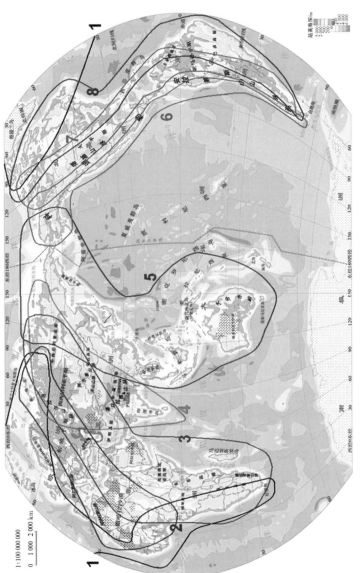

图5-3　全球候鸟迁徙八大区域(陈继明编绘)

①大西洋东岸至加拿大东北部(大西洋迁徙区)；②非洲北部-欧洲北部(地中海黑海迁徙区)；③非洲南部和东部至亚洲西部，中部和北部(东非西亚迁徙区)；④南亚至中亚和北亚(中亚迁徙区)；⑤大洋洲至亚洲东部和北部；⑥南北美洲的太平洋东海岸(太平洋东岸迁徙区)；⑦南北美洲的中部(美洲密西西比迁徙区)；⑧南北美洲的中部和东部以及大西洋西岸(大西洋西岸迁徙区)

三、宿主分布情况

（一）总体情况

禽流感病毒主要感染野鸟（如野鸭、天鹅、麻雀）和家禽（如家鸭、鸡、火鸡）。总体上，这两大类别的禽鸟在禽流感病毒的传播上呈现互相交流、相互支持的关系。有些谱系的禽流感病毒，如H9.3.3分支的H9N2亚型禽流感病毒很可能仅在野鸟中形成储存库，偶尔侵袭家禽[9]。有些谱系的禽流感病毒，如我国Re-5疫苗和Re-6疫苗分别对应的H5亚型高致病性禽流感病毒（第2.3.4分支和第2.3.2.1分支）很可能在家禽和野鸟中都形成了储存库，它们在家禽和野鸟中既可以独立进行传播，又可以相互传播[10]。还有一些谱系的禽流感病毒，如我国Re-4疫苗对应的H5亚型高致病性禽流感病毒（第7.2分支）很可能仅在家禽形成了储存库。

禽流感病毒偶尔也会感染其他种类的动物。禽流感病毒有些毒株，尤其是近年来在东半球广泛流行的H5亚型高致病性禽流感病毒，偶尔也会感染猪、人、猫、犬等哺乳动物[11]。近年来，埃及流行的H5N1亚型高致病性禽流感病毒对人的侵袭力有所增强，引起人们警觉[12]。2013年中国出现的H7N9亚型低致病性禽流感病毒对人的侵袭力超过了既往所有已知的禽流感病毒，对公众健康构成了严重的威胁[2]。

不同种类的禽鸟对禽流感病毒的易感性有所差异。鸡、鸭、鹅、鹌鹑、天鹅、白鹭等众多禽鸟能够支持许多谱系禽流感病毒的增殖；少数种类的禽鸟，如鹌鹑，不仅能够支持许多谱系的禽流感病毒增殖，还能支持猪流感病毒和人流感病毒的增殖。有个别种类的禽鸟，如鸽，对绝大多数禽流感病毒，有天然的耐受性[13]。

在禽流感病毒生态学中，各种禽鸟还可以分为水禽（如家鸭和野鸭）和旱禽（如鸡、鹌鹑、麻雀）。水禽是禽流感病毒许多谱系的主要宿主，在这些谱系的禽流感病毒保存和传播中发挥极为重要的作用。我国存在第2.3.4分支和第2.3.2.1分支的H5亚型高致病性禽流感病毒，以及H1、H3、H4、H6等许多亚型的禽流感病毒，在鸭鹅等水禽中的感染率显著高于鸡等旱禽中的感染率。这是因为水禽可以通过粪便向池塘、河流、沼泽、湖泊等水体中排泄大量的禽流感病毒，禽流感病毒在这些水体中能够存活一段时间，在寒冷地区（如阿拉斯加、西伯利亚）的水体中能够存活很长时间（22 ℃湖水中可存活4 d，0 ℃湖水中可存活30 d）[14,15]。不仅如此，禽流感病毒还可以随着水体的流动而扩散到其他地区。其他家禽和野鸟（主要是水禽）接触到这些水体中的水后，即可发生禽流感病毒感染。因此，家鸭、滨鸟等水禽通过水体而传播禽流感病毒的能力远远超过鸡、麻雀等旱禽传播禽流感病毒的能力。

低致病性禽流感病毒许多毒株和高致病性禽流感病毒某些毒株感染多种水禽后，常常仅在水禽肠道上皮细胞中增殖，从而对水禽没有造成显著损伤，水禽因此也并不出现明显的临床症状。禽流感病毒与水禽之间这种生态学上的"默契"关系是水禽成为多个亚型的禽流感病毒储存宿主的原因之一。

有些水禽中的禽流感病毒长期适应旱禽后，反而损失了在水禽中的增殖优势，从而这些禽流感病毒，如我国21世纪初家禽中广泛流行的h9.4.2分支的H9亚型禽流感病毒、在北方省份存在的第7.2分支的H5亚型禽流感病毒，以及2013年新出现的H7N9亚型禽流感病毒，在鸡等旱禽中的感染率显著高于在鸭鹅等水禽中的感染率。这些禽流感病毒某些基因，甚至所有的基因，都可以追溯到水禽中一些禽流感病毒。

（二）野鸟中的禽流感病毒

1. 野鸟在禽流感病毒生态学中的作用 由于野鸟种类多，数量大，自由活动范围广，对禽流感病毒普遍易感，因此野鸟是禽流感病毒许多亚型的自然储存宿主，在禽流感病毒许多亚型的保存、传播和变异中发挥极为重要的作用。

已从25个科100多种野鸟中分离到禽流感病毒。全球各地广为分布的雁形目（Anseriformes）的野鸟（包括野鸭、大雁、天鹅），以及鸻形目（Charadriiformes）的野鸟（包括海鸥、鹬），被认为是禽流感病毒许多亚型的主要储存宿主。

野鸟大致可以分为两类，一类是留鸟，包括麻雀、喜鹊、鸽；另一类是迁徙的候鸟，如野鸭、天鹅、白鹭、丹顶鹤。通常，留鸟（多数为旱禽）在禽流感病毒传播中主要发挥被动感染的角色。在高致病性禽流感疫区，麻雀、喜鹊等留鸟可能会感染高致病性禽流感病毒而死亡。感染高致病性禽流感病毒的留鸟在死亡之前，也可能以较小的概率短距离传播禽流感病毒[16]。这种情况常发生在小规模养禽场较为密集的地区。这些地区麻雀和喜鹊等留鸟经常可以自由出入一些养禽场，它们可以扮演禽流感病毒受害者和传播者双重角色[17]。相对留鸟而言，迁徙的候鸟（很多为水禽）在禽流感病毒生态学中发挥更为重要的角色，是禽流感病毒的增殖者，也是这类病毒强有力的长距离传播者。

2. 候鸟的迁徙 候鸟每年随着季节变化，沿着相对稳定的路线，定期在繁殖地和越冬地之间迁徙。候鸟的迁徙伴随着它们携带的禽流感病毒的增殖、扩散、基因组重配和基因变异，因此在禽流感病毒生态学中发挥重要作用。

21世纪初监测发现，候鸟的迁徙与H5亚型高致病性禽流感病毒的长距离传播密切相关。2005年和2006年，候鸟的迁徙将第2.2分支H5亚型高致病性禽流感病毒从南亚、西亚、中亚远距离传播到欧洲和非洲。2009 年和 2010 年，候鸟的迁徙将第 2.3.2.1 分支 H5 亚型高致病性禽流感病毒从东亚传播到南亚。此外，候鸟的迁徙与 21 世纪初日本、韩国的 H5 亚型高致病性禽流感反复暴发有密切关系。

　　全球候鸟迁徙的时间、方向、路线和地域虽然不尽相同，但表现出一定的规律性。通常，春季由越冬地飞向繁殖地，秋季则由繁殖地飞回越冬地，年复一年，周而复始。有些地区可能是某些候鸟的繁殖地，同时又是另外一些候鸟的越冬地。各种候鸟分为多个居群；每种候鸟各个居群的迁徙路线和停歇地点通常相对固定。这些迁徙路线彼此独立或者相互交织。一些大的停歇地，如我国的洞庭湖、青海湖、鄱阳湖、洪泽湖、长江三角洲、黄河三角洲、珠江三角洲，是各类候鸟大规模汇集的地方。在这些地方，各种候鸟在聚集时同享一片天地，并与当地的留鸟和家禽，尤其是鸭鹅等家养的水禽，发生某些直接或间接的接触，从而为禽流感病毒在候鸟与候鸟之间，在候鸟与留鸟之间，在候鸟与家禽之间的相互传播和基因交流，提供了许多机会。

　　读者常见到"全球候鸟迁徙路线主要有八条"之说（图 5-3）。但这八条路线实际上是非常开放的八大区域。总体上看，全球候鸟迁徙路线有无数条，它们之间相互交织成密集的网状。这一点我们可以从北美地区部分候鸟迁徙路线可以看出（图 5-4）。

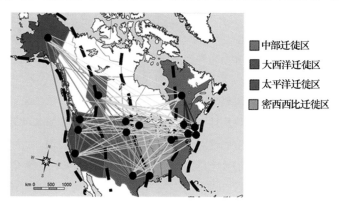

图 5-4　北美地区部分候鸟迁徙路线

(Kilany W H et al, Avian Dis，1985)

　　生活在不同地区甚至同一地区的同一种候鸟迁徙路线可以相同，也可以不同。不过，同一个居群的候鸟通常有相对固定的迁徙路线。它们的迁徙路线有些很长，有些很短。图 5-5 是某些长距离迁徙的候鸟的迁徙路线。

　　北极燕鸥（*Sterna paradisaea*）每年从北极的繁殖区南迁至南极洲附近的海洋，之后再飞回北极繁殖区，全部行程达 4 万多千米。该鸟是已知的迁徙路线最长的动物（图 5-5）。东北亚斑尾塍鹬（*Limosa lapponica baueri*）吃饱喝足后，一次性飞翔 1 万多千米（从新西兰到中国东北和俄罗斯的东部）。它们是已知的不停歇地飞行迁徙路线最长的候鸟（图 5－6）。

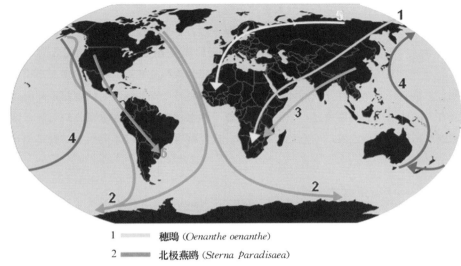

1 ▨▨▨ 穗䳭（*Oenanthe oenanthe*）

2 ▨▨▨ 北极燕鸥（*Sterna paradisaea*）

3 ▨▨▨ 红脚隼（*Falco amurensis*）

4 ▨▨▨ 短尾鹱（*Puffinus tenuirostris*）

5 ▨▨▨ 流苏鹬（*Philomachus pugnax*）

6 ▨▨▨ 斯温鵟（*Buteo swainsoni*）

图 5－5　六种远距离迁徙的候鸟的迁徙路线（陈继明编绘）

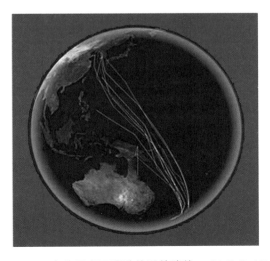

图 5－6　东北亚斑尾塍鹬的迁徙路线（引自维基百科）

（三）鸭中的禽流感病毒

鸭在禽流感病毒生态学中扮演着重要角色，这有多种原因。第一，鸭支持绝大多数禽流感病毒的增殖。第二，鸭分为家鸭和野鸭，两者数量都极为庞大。第三，鸭感染禽流感病毒后，常表现为隐性感染，这可能与先天性免疫有关[18]；与以前的观察有所不同，21 世纪初在东半球广泛流行的 H5 亚型禽流感病毒感染鸭后，鸭可出现大规模发病和死亡。第四，家鸭多在开放的环境中饲养，而野鸭是迁徙的候鸟，两者都是禽流感病毒强有力的传播者。如前所述，中国和东南亚一些水稻种植区，在水稻收割之后，将家鸭赶到水稻田中进行放养，以节约饲料成本。这种行为使鸭有较多的机会与野鸟相互传播禽流感病毒。

（四）鸡中的禽流感病毒

鸡在禽流感病毒生态学中扮演着重要角色。第一，鸡支持绝大多数禽流感病毒的增殖，并且感染高致病性禽流感病毒后常表现为大规模发病和死亡。第二，鸡是世界上饲养数量最多的家禽，因此是多种禽流感病毒的增殖者。有些禽流感病毒（如中国 2013 年出现的 H7N9 亚型禽流感病毒）适应鸡后，在鸡体内的增殖效率显著高于在水禽中的增殖效率。第三，鸡与人近距离接触机会较多，因此鸡是人感染 H5 和 H7 亚型禽流感病毒的重要源头。

（五）鹅中的禽流感病毒

鹅分为中国鹅和欧洲鹅。中国鹅起源于鸿雁，欧洲鹅起源于灰雁。鹅在禽流感病毒生态学中也扮演着重要角色。第一，鹅既支持适应水禽的禽流感病毒的增殖，也支持适应旱禽的禽流感病毒的增殖，并且感染高致病性禽流感病毒后常表现为大规模发病和死亡。第二，鹅是世界上饲养数量较多的家禽。第三，鹅在农村散养环境中，陆上活动和水中活动时间都比较多，因而与鸭和鸡的接触机会都比较多。

（六）鹌鹑中的禽流感病毒

鹌鹑是由野生鹌鹑驯化而来的家禽，是鸡形目稚科鹌鹑属的一个种，主要有肉用和蛋用两类。鹌鹑具有个体小、生长快、成熟早等特点。目前，全世界每年鹌鹑饲养量达 10 亿只以上。日本、朝鲜、法国等国鹌鹑总数在家禽中占第二位。我国每年鹌鹑饲养量已达 2 亿只。

鹌鹑是陆禽之一，与其他禽鸟不一样，鹌鹑不仅对 H5N1、H9N2 等多个亚型禽流感病毒易感，而且能够感染 H1N1、H3N2 和 H1N2 亚型猪流感病毒和 H1N1 等亚型人流感病毒。这可能是因为鹌鹑的呼吸道既有禽型受体（Neu5ACα2，3Gal），也有大量的人型受体（Neu5ACα2，6Gal）[19]。这使鹌鹑在禽流感病毒跨宿主传播中有可能发挥某种中间宿主的作用，虽然这个方面还未发现确切的证据。相对于鸡而言，鹌鹑对某些毒株可能更易感或较不易感（因毒株不同而异）[20]。有报道发现，人工给鹌鹑接种某株 H5N1 亚型高致病性禽流感病毒后，鹌鹑没有发病，但是能将病毒传给鸡，引起鸡发病死亡。人工给鹌鹑接种 21 世纪初在东亚和东南亚流行的 H5N1 亚型高致病性禽流感病毒，发现鹌鹑的存活时间长于鸡，提示鹌鹑虽然能够支持多个类型的禽流感病毒的增殖，但是鹌鹑对这些病毒在体内增殖引起的致病作用有一定的耐受性。

（七）火鸡中的禽流感病毒

火鸡起源于野火鸡，原产于墨西哥北部，为墨西哥印第安人驯养，曾经是印第安人的主要食物之一。在 15 世纪末，火鸡由墨西哥的印第安人驯养成家火鸡后，逐渐普及美洲，再传入欧洲，现已遍及全世界。火鸡生长迅速，饲料转化率高，一直被誉为"造肉机器"，是畜禽中生产动物蛋白质的佼佼者。火鸡可大量采食青绿饲料，属节粮型食草禽类。目前，全世界每年火鸡饲养已达到 3 亿只以上，其中北美的火鸡肉产量占世界总产量 60％以上，而美国、法国、英国、加拿大和意大利 5 个国家火鸡肉产量约占世界生产量的 87％，在这些国家，火鸡肉是仅次于牛肉的肉食。目前，我国每年火鸡饲养总量相对很小，约为 100 万只。

火鸡也是陆禽之一，对 H5N1、H9N2 等多个亚型禽流感病毒易感，有时也能够感染 H1N1、H3N2 和 H1N2 亚型猪流感病毒和 H1N1 等亚型人流感病毒。火鸡呼吸道既有较多的禽型受体（Neu5ACα2，3Gal），也有较多的人型受体（Neu5ACα2，6Gal）[19]。

（八）鸽中的禽流感病毒

近百年来，许多观察和研究都提示鸽对禽流感病毒的感染有天然的耐受性，表现为病毒不能在鸽体内增殖，或仅能在鸽体内短暂低水平增殖，而不能引起鸽发生病变，也不引起特异性抗体产生。这可能是因为鸽呼吸道和消化道携带的禽型受体（Neu5ACα2，3Gal）很少，而人型受体（Neu5ACα2，6Gal）较多[13]。近年来，从活禽市场的鸽检出不少禽流感病毒。这可能是因为活禽市场的鸽处于应激状态，因而对禽流感病毒增殖的抵抗力下降，也可能是因为近年来流行的 H9N2 亚型禽流感病毒和 H7N9 亚型禽流感病毒，能够结合鸽所携带的人型受体，因而可以在鸽中发生增殖。最近，埃及发现 H5 亚型高致病性禽流感病毒在鸽体内有效增殖，甚至引起鸽群大量发病死亡[26]。这也可能是因为埃及的 H5 亚型高致病性禽流感病毒通过变异，也能结合鸽所携带的人型受体[12]。

（九）鸵鸟中的禽流感病毒

鸵鸟可以分为非洲鸵鸟、澳洲鸵鸟（鸸鹋）和美洲鸵鸟（雷鸟），这三类鸵鸟属于不同的种。由于鸵鸟的皮、肉、蛋、羽毛等产品具有特殊的使用价值，在世界范围内，鸵鸟饲养总量越来越大。近年来，我国的鸵鸟饲养业发展也很快，各地分别从非洲、北美或欧洲国家引进了多批和多种鸵鸟。

鸵鸟呼吸系统主要携带禽型受体[19]，对禽流感病毒高度易感。历史上，南非、沙特、加拿大、美国等地发生过多起鸵鸟 H5N2、H7N1、H7N7 等亚型高致病性禽流感疫情，对鸵鸟养殖业造成严重危害和冲击。从美国 NCBI 流感病毒数据库看，人们在鸵鸟中还监测到 H1N2、H5N2、H6N8、H9N2、H10N1 等亚型禽流感病毒。

（十）番鸭中的禽流感病毒

番鸭又称为美洲雁，是鸭科的一种禽鸟，但与鸭不属于同一个种。番鸭既支持适应水禽的禽流感病毒的增殖，也支持适应旱禽的禽流感病毒的增殖，并且感染高致病性禽流感病毒后常表现为大规模发病和死亡。番鸭在农村散养环境中，陆上活动和水中活动时间都比较多，因而与鸭和鸡的接触机会都比较多。

四、禽流感防控的生态学

上述禽流感病毒的生态学分析可以应用到禽流感的防控工作中，体现在以下几个方面：

第一，因为各类禽鸟对禽流感病毒或某些类群的禽流感病毒的耐受性有所不同，所以对各类禽鸟可以采取有差别的疫苗免疫防控措施。例如，鸭对我国存在的第 7 分支的禽流感病毒具有天然的耐受性，所以我国的鸭可以不进行这个分支的 H5 亚型高致病性禽流感免疫；再如，因为鸽对绝大多数禽流感病毒（包括 H5 亚型高致病性禽流感病毒）具有天然的耐受性，所以鸽可以不进行 H5 亚型高致病性禽流感免疫。

第二，因为北美和南美流行的禽流感病毒和我国流行的禽流感病毒在遗传谱系上存在显著不同，所以我国从美国和巴西等美洲国家进口活禽和禽产品时，要采取非常严格的措施，防止北美和南美流行的禽流感病毒传入我国。

第三，从禽流感病毒生态学可以分析如何优化我国禽流感疫苗防控策略，详细见本节最后一部分。

五、我国禽流感防控生态学策略分析

（一）我国家禽生态学基本现状和发展趋势

第一，我国家禽饲养总量大。改革开放 30 多年来，我国禽产品的消费需求和家禽饲养总量显著增加。2011 年，我国家禽饲养总量约是 1980 年的 4.5 倍；近 10 年，平均每年家禽饲养总量递增 4％。

第二，我国家禽饲养密度高，约是全球的 3 倍，且 90％以上家禽集中在黑河-腾冲线以东，在山东潍坊、江苏海安、宁夏中卫等许多地区，家禽饲养密度特别高。

第三，我国家禽饲养规模化和规范化趋势明显。自 2008 年以来，我国防疫条件好的大型养禽场每年大约增加 10％，而防疫条件差的小型养禽场每年大约减少 8％。

第四，我国小型养禽场众多。目前我国 90％以上的养禽场仍然属于防疫条件较差的小型养禽场，且小规模养禽场在我国许多地区分布特别密集。

第五，我国家禽放养普遍。我国在开放的水体养鸭、在开阔的林地养鸡等现象普遍，而这些放养的家禽，尤其是在开放的水体养的鸭，容易感染和传播禽流感病毒。

第六，近年来，我国冷冻和冰鲜禽肉销售比重在不断上升，但卫生条件差、易于传播疾病的活禽市场在我国大部分地区，尤其是南方地区，仍广泛存在。

第七，我国禽产品进出口逆差显著扩大。我国自 2004 年以来，鸡肉等禽产品，与猪肉、羊肉、牛肉、大豆等一些农产品一样，进出口逆差显著扩大。

（二）我国禽流感防控艰巨之生态学分析

近年来，我国禽流感防控任务之所以十分艰巨，与上述我国家禽生态特征密切有关，也有其他一些原因。

第一，我国养禽总量持续增长，家禽饲养密度高，存在许多防疫条件差的小规模养禽场、家禽放养的养殖场和活禽市场。这些生态学特征都有利于禽流感的传播，对禽流感的防控极为不利，是我国禽流感防控极为困难最根本、最重要、最突出的原因。

第二，近年来我国生态环境显著改善和野生动物保护力度加大，野鸟数量和采食栖息地不断扩大，而野鸟携带禽流感病毒对家禽，尤其是放养的家禽和防疫条件较差的小型养禽场，构成严重威胁。

第三，禽流感病毒谱系多，变异快，使疫苗免疫难以彻底或有效控制禽流感。

（三）我国禽流感防控生态学策略分析

从财政资金和人力两方面的投入总量看，我国现有的禽流感防控策略是采取国内外经典的动物疫病防控三大措施：疫苗免疫、疫情监测和染疫动物扑杀。这三大措施对养禽密度较小，或者养禽场防疫条件较好的地区的禽流感防控，可能是充足的；但它们对于我国这样一个诸多地区养禽密度很高、诸多养禽场防疫条件很差的国家，严重不足，同时还有成本高、效果差、治标不治本等一系列缺点。

生态学上，我国现有的禽流感等禽病防控策略，犹如在人车较多的大城市，单纯依靠戴好头盔（类似于疫苗免疫）、加强事故监测（类似于疫情监测）、加大事故处理（类似于疫情应急处置）力度这三项基本措施，难以有效降低大城市交通事故危害性，同时也存在成本高、效果差、治标不治本等一系列缺点。对于人车很多的大城市，必须依靠一些生态学策略，如加强车辆安全检测、拓宽道路、设置立交桥、隔离栏、行车线、红绿灯以及一些交通规则，减少人与车、车与车之间碰撞接触的机会，才能有效降低交通事故的危害性。因此，我们可以考虑实施以下数种生态学防控策略，提升我国禽流感防控的成效。

1. **设置家禽防疫隔离带** 设置一些防疫隔离带，能够从地理上减少禽流感病毒的传播；禽流感病毒通过气溶胶、灰尘、水流、人车流动等途径进行传播的风险，都随着隔离带的设置，而迅速降低。

在全国层面上，我们可以考虑在某些"咽喉"地区，设定国家级禽类限制养殖和加强检疫区，目的是从地理上减少禽流感等禽病跨省传播。例如，在连接华北平原与东北三省的秦皇岛至锦州的狭长地带，设置禽类限制养殖和加强检疫区，理论上能够有效阻断禽类疫情在华北平原与东北三省之间的传播。同样，在甘肃省张掖市至新疆吐鲁番一带设立家禽限制养殖和加强检疫区，理论上能够有效阻断家禽疫情在新疆地区与西北地区东部省份之间的传播。

类似的，在省级层面上，依据所在辖区内自然与人文环境特点，设定省级家禽限制养殖和加强检疫区，目的是从地理上减小家禽疫情跨县的风险；对于一些养禽大县，也应考虑设定家禽限制养殖区，尤其是在大型养禽场周围，需要设定家禽限制养殖区，减小家禽疫情在当地传播的风险。

在家禽限制养殖区内，不是完全禁止群众饲养自己消费的少数家禽，而是禁止开办家禽养殖场，尤其是防疫条件不合格的家禽养殖场。

在养殖密度较大的地区，设置家禽限制养殖区，必须要与下面所述的加快小型养禽场退出、鼓励大型养禽场发展的措施联合使用，才能发挥疫病预防作用。如果单纯地设置一些隔离带，不显著提高养殖场的规模和防疫条件，那么这些小型养禽场将更进一步地集中某些区域，是不能降低疫病传播风险的。

2. 加快防疫条件差的小型养禽场的退出速度　目前，我国 90% 以上的养禽场仍是小型养禽场。对这些小型养禽场的存在价值，一些人认为这些小型养禽场是很多农民维持生计的必要方式，具有重要的社会意义。但是这些小型养禽场大多防疫条件普遍较差，每年都承受禽病暴发和行情下跌双重风险，因此每年许多小型养禽户不仅不能盈利，而且严重亏损。这导致 2008 年以来，我国大型养殖场不断增多，而小型养禽场却不断减少。各发达国家曾经也是如此。所以，小型养殖场越来越失去其存在的社会价值，是历史发展的淘汰对象。

不仅如此，由于这些小型养禽场防疫条件普遍较差，家禽染疫后，除了导致自家场遭受损失，还对外传播疫病，导致其他养禽场遭受损失。因此，它们的大量存在，犹如公路上存在大量的醉酒驾车，不仅容易给自己酿成灾祸，也容易伤害他人。所以，加快这些小型养禽场自然退出速度，具有减轻养禽者自身经济风险、保护其他养禽场的安全、促进养禽业升级等重要的社会意义。

如何加快小型养殖场退出速度？一个有效的途径就是发挥财政补贴在产业转型升级上的调控作用，即显著加大中央财政近年来实施的标准化规模养禽场的补贴力度。建议每年此项中央财政补贴力度，提高到农业补贴总额（已超过 2 000 亿元）的 5% 左右（100 亿元），与养禽业占农业总比重相称。这种财政补贴能够使防疫条件差的小型养禽场在市场竞争中，更加处于劣势，从而加快它们退出历史的步伐。

3. 禁止在开放的水体饲养家禽　开放的水体是指流动的河流湖泊，以及有出水口的池塘等。在开放的水体饲养家禽，具有三个显著的缺点：①随着水的流动，在水体中饲养的家禽的粪便能够大面积污染环境；②禽鸟粪便中含有多种病原，如禽流感病毒、新城疫病毒、沙门菌等，因此在水体中饲养的家禽容易感染由其他家禽或野鸟向开放的水体中排泄的多种病原；③在开放的水体中饲养的家禽染疫后，再向水体排泄病原，容易借助水的流动，变为禽病"超级传播者"。因此，我国有必要考虑全面禁止在开放的水体饲养家禽。

4. 推广电子活禽市场　和其他商品一样，通过互联网或微信等电子视频方式，向顾客销售活禽的电子活禽市场，是未来活禽销售的必然趋势。电子活禽市场具有可视频交流、视频监控、可远离居民区、可统一屠宰、可统一配送等特点，因此可以降低活禽销售屠宰成本，提高卫生防疫水平，减少人禽接触机会，降低行政管理难度。推广电子活禽市场，既可以满足群众对鲜活禽肉的需求，又可以满足群众对市容和自身健康的要求，是卫生防疫条件普遍较差的传统活禽市场的理想替代方式。

5. 对无防疫合格证的养禽场和活禽市场进行适当的行政处罚　按照我国《动物防疫法》第七十七条规定，养禽场和活禽市场（家禽屠宰加工场所），未取得动物防疫条件合格证的，由动物卫生监督机构责令改正，处一千元以上一万元以下罚款；情节严重的，处一万元以上十万元以下罚款。在实际工作，我国各地基本上没有落实这项法律规定。对无防疫合格证的养禽场和活禽市场，进行适当的行政处罚，正是落实上述四项新策略的合法途径。例如，把养禽场是否位于家禽限制养殖区、是否具备必要的防疫设施和措施、是否在开放的水体养殖，都纳入养禽场防疫条件审查标准，再对没有防疫合格证的养禽场进行适当行政处罚，就可以建立家禽防疫隔离带、加快防疫条件差的小型养禽场退出步伐、禁止在开放的水体上养禽。同样，对没有防疫合格证的传统活禽市场进行适当行政处罚，能够为电子活禽市场提供更好的发展空间，促进传统活禽市场向电子活禽市场的转变。

6. 在境外为中国养禽　在境外为中国养禽，似乎与我国确保粮食安全的政策相反。其实不然，确保粮食安全是指确保大米和小麦等主粮安全，而不是所有的农产品都依靠境内生产。我国在符合环保、质量安全和可持续发展要求的前提下，在境内用全球 7% 的淡水、8% 的耕地和 12% 的草原，只能生产全球 20% 的人所吃食物的一部分。2011年，我国大豆进出口逆差达到 5 245 万 t，我国禽肉和猪肉进出口逆差达到 58 万 t（联合国粮农组织统计数据）。另外，我国已经累积巨额外资储备，有能力鼓励国内企业，通过合法途径，在一些禽病风险较低、土地和饲料等成本较小的国家，如澳大利亚、加拿大，开办一些大型养禽场，在境外为中国饲养大量家禽，从而降低中国家禽饲养密度，降低境内家禽疫情发生和传播风险。这也是一种保证我国粮食安全、合理利用国外农业资源和发挥我国外汇储备作用的新策略。实际上，2011 年我国农业对外直接投资接近 8 亿美元，约为 2003 年的 10 倍。

（四）禽流感生态学防控策略的可行性分析

与疫苗免疫和监测不一样，上述生态学防控策略，除财政扶持标准化规模养禽场外，其他措施都不需要很多财政资金，从而有利于落实这些新的防控策略。同时，这些生态学策略不仅有利于动物防疫，也有利于居民健康、环境保护、食品安全、城市规划和新农村建设，因此与政府多方面工作是协调一致的，也符合自然规律和历史规律的必然要求。

除了有利于禽流感防控和促进养禽业发展，政府还有诸如动物防疫、居民健康、环境保护、食品安全、城市规划、新农村建设、生态文明建设等多项职责。因此，需要把上述禽流感防控生态学策略，融入到政府畜牧兽医整体工作之中，融入到政府农业农村总体工作之中，统筹兼顾。同时，也需要政府综合运用宣传教育、财政补贴调控、行政处罚等途径，落实这些生态学防控策略。例如，可以加强宣传教育，使大量的小型养禽者认识到养禽风险，自动退出这个行业，或将其小型养禽场升级改造为大型标准化养禽场；可以通过上述行政处罚和财政补贴调控方式，加快防疫条件差的小型养禽场退出步伐。

与许多策略一样，上述生态学策略都难以100％落实到位，并且各地在落实这些新策略上必然有快有慢；另一方面，上述生态学策略如果部分落实到位，也能产生显著的防疫效果、经济效益和社会效益。

第二节　禽流感病毒的传播

一、易感宿主

在本章第一节中，已经阐述了除了鸽，各种禽鸟容易感染禽流感病毒。但是，同一亚型的禽流感病毒在不同种类的禽鸟中的感染率是不一样的。例如，我国第2.3.4分支的H5亚型高致病性禽流感病毒在鸭中的感染率是鸡中感染率的数倍至数十倍，而近十年来我国H9N2亚型禽流感病毒和近两年我国新出现的H7N9亚型禽流感病毒在鸡中的感染率是鸭中的感染率的4倍以上。此外，同一亚型的禽流感病毒对不同种类的禽鸟的致病性也有所不同。鸡、火鸡、鹌鹑等旱禽感染高致病性禽流感病毒后，常常大量发病死亡，但家养和野生水禽感染高致病性禽流感病毒，往往并不表现严重症状。不过，近些年在亚欧非三大洲流行的H5亚型高致病性禽流感病毒对水禽往往有较强的致病性。

禽流感病毒主要在禽鸟中传播，偶然也会传播给其他动物。这种"偶尔发生"的事件有时具有重要意义。例如，H5亚型和H7亚型禽流感病毒偶尔传给人，可引起人发病死亡。禽流感病毒偶尔传播给猪，可在猪体内和其经常感染的猪流感病毒，或偶尔感染的人流感病毒，发生基因重组，从而容易形成对人构成威胁的一些杂合的流感病毒。

近十年在亚欧非三大洲广泛流行的H5亚型高致病性禽流感病毒偶尔引起人、犬、猫、虎等哺乳动物的感染和发病。其中，饲喂活禽可能是引起虎、豹等食肉动物感染的主要途径。2013 年新出现的 H7N9 亚型禽流感病毒以更高的概率，引起人感染和发病。2005—2013 年间，中国内地只检出 44 例 H5 亚型高致病性禽流感人间病例，而 2013 年 2 月至 2014 年 6 月期间，中国内地就检出了 433 例 H7N9 人间病例，但目前 H7N9 亚型禽流感病毒仍以禽↔禽传播为主，禽→人传播偶发，而人↔人传播更是少见，且无第三代病例。

二、传染源

禽流感病毒的传染源可以分为两大类：一是活体传染源，主要是禽流感病毒感染的禽鸟；二是非活体传染源，包括禽流感病毒感染的禽鸟的排泄物（主要是粪便）和相关的禽产品，以及这些物品污染的物体。

（一）活体传染源

不同种类的禽鸟在禽流感病毒的传播中发挥的作用是不同的。如家鸭和候鸟在许多类型的禽流感病毒的传播中发挥非常重要的作用，而鸽在许多类型的禽流感病毒的传播中非常有限。广泛分布的、在小规模家禽养殖场和野鸟栖息地经常穿梭的麻雀常常在高致病性禽流感的疫情中，扮演着受害者和短距离传播者的双重角色。

同一种类的禽鸟在不同亚型的禽流感病毒的传播中发挥的作用是不同的。例如，家鸭虽然对 H5 亚型的禽流感病毒的传播发挥非常重要的作用，但在新出现的 H7N9 亚型禽流感病毒的传播上，发挥的作用非常有限。

鹅和番鸭的生活习性介于旱禽和水禽之间，对旱禽和水禽中流行的各个类型的禽流感病毒似乎都比较敏感，再考虑到它们饲养数量较多、在中国的分布范围在不断扩大，因此它们在各个类型的禽流感病毒的传播中，可能发挥重要的角色。

禽鸟以外的其他一些动物虽然偶尔也会感染禽流感病毒，但是通常在禽流感病毒的传播上发挥极为有限的作用。不过，少数禽流感病毒如果通过基因突变和/或重组后，突破宿主屏障，也会在猪、人、马等新的宿主中迅速传播，而那时这些禽流感病毒已经不再是禽流感病毒，而变成了猪流感病毒、人流感病毒或马流感病毒。通常，每百年中这类事件仅发生少数几次。

（二）非活体传染源

禽流感病毒非活体传染源，包括禽流感病毒感染的禽鸟排泄物（主要是粪便）和相关的禽产品，以及这些物品污染的物体。

禽流感病毒感染的禽鸟的呼出物虽然能够近距离传播禽流感病毒，但是这种传播通常是近距离的和即时的，所以其源头应是禽流感病毒感染的禽鸟，而非其呼出物。

禽流感病毒感染的禽鸟的粪便中携带的禽流感病毒可存活数日，甚至数十日（低温潮湿时）。这些粪便污染流动的水体，可大范围传播禽流感病毒；这些粪便长途运输，如我国辽宁的鸡粪运到海南作肥料，可长距离传播禽流感病毒；这些粪便污染参与禽流感疫情扑杀人员的衣服，可将禽流感病毒传播给这些人员自家所饲养的家禽；这些粪便污染运输活禽、禽蛋的车辆，随着这些车辆出入一些养禽场，可将禽流感病毒传播给一些养禽场。

Ito 和 Stallknecht 等人从美国阿拉斯加和路易斯安那州等野禽栖息地区的水体中分离到了禽流感病毒，而且野禽飞走后的一段时间仍能检测到禽流感病毒[14,15]。这些发现提示地球北部冰冷的水体可能作为禽流感病毒的储存库，导致禽流感病毒在北美野禽中常年周期性流行。在野禽迁徙途中停留的一些河流、湖泊等停歇点，来自不同地区和不同物种的野禽可能会将携带的禽流感病毒传播给其他野禽，为禽流感病毒的保存、播散和基因重组的发生提供了有利条件。

在活禽市场和屠宰厂，储存和宰杀家禽时所产生的粪便，以及家禽的肠道、肺脏、血液等废弃物，能够污染所在环境和周围的环境。这些环境中的空气可能也含有禽流感病毒。研究发现，进入有活禽销售的农贸市场的人们，无论是否与家禽发生直接接触，其感染 H7N9 亚型禽流感病毒的概率要显著高于其他人群，估计就是因为这些环境的空气中携带有禽流感病毒。

三、传播途径

目前，已经多次发现禽流感病毒感染的母鸡产下的鸡蛋，鸡蛋表面、蛋清和蛋黄中都有可能含有禽流感病毒，但未曾发现禽流感病毒通过鸡胚而垂直传播的实际证据。禽流感病毒主要是经水平传播。

（一）垂直传播的可能性

早在 1985 年，就有鸡蛋表面、内部蛋清和蛋黄携带禽流感病毒的报道，因此不能排除禽流感病毒经鸡蛋垂直传播的可能，但未见鸡蛋引起禽流感病毒垂直传播的报道，初步估计这种可能性比较小[21-24]。由于鸡蛋可以携带禽流感病毒，因此，对鸡蛋的运输、储存和孵化，需要采取相应的防疫措施：来自疫点的鸡蛋需要销毁；来自疫区的鸡蛋需要禁止外运一段时间；来自感染禽群的鸡蛋不能用于小鸡的孵化；对进入孵化场的所有鸡蛋需要进行表面消毒；未经煮熟的鸡蛋不能食用。火鸡和鹌鹑感染禽流感病毒后，所产的蛋中也可能含有禽流感病毒[25]。

有试验研究表明，蛋鸡感染高致病性禽流感病毒后，在死亡之前，其产蛋量迅速下降，出现较多的软壳蛋和薄壳蛋，并且约有 53％的鸡蛋表面和内部的蛋清和蛋黄都含有高致病性禽流感病毒，而经过高致病性禽流感灭活疫苗免疫后的蛋鸡在人为攻毒后数日内，仅有 28％的鸡蛋携带高致病性禽流感病毒[26]。

研究表明，随着鸡蛋存储时间的延长，鸡蛋表面和内部携带的禽流感病毒在数量上迅速下降[27]。美国农业部据此制定法律，指出疫区的鸡蛋存储一段时间之后，结合有效的监测，可以解除疫区鸡蛋外运的禁令。

（二）禽流感病毒的水平传播

禽鸟从空气中吸入禽流感病毒，或者从饲料或饮用水中摄入禽流感病毒，都可以引起感染。这种水平传播模式常见的有两种：一种以气溶胶为媒介的空气传播，一种以摄入为主的粪-口传播。据推测，我国 H9 亚型低致病性禽流感病毒以气溶胶为媒介的空气传播为主，从而在生物安全水平很高的养禽场也容易发生 H9 亚型低致病性禽流感病毒的感染。活禽市场中有来自多地的、处于应激状态的、密集放置的、种类多样的活禽，因而容易发生禽流感病毒在禽禽之间和禽人之间的空气传播。我国 H5 亚型高致病性禽流感疫情以粪-口传播为主，因此，在生物安全水平很高的养禽场不容易发生 H5亚型高致病性禽流感疫情。

禽流感的空气传播和粪-口传播的具体形式有很多种。麻雀、喜鹊飞入养禽场，可将携带的禽流感病毒通过这两种方式传给养禽场，或从养禽场的禽中感染禽流感病毒。野鸟从树林飞过时，其排泄的粪便可使树林中养殖的三黄鸡等感染禽流感病毒。家鸭与候鸟分享湖面或收割后的稻田时，可以通过粪-口途径，相互传播禽流感病毒。运送禽粪或者活禽的车辆在行驶中产生的气溶胶，可以使公路附近的养禽场发生感染。

四、潜伏期

禽感染禽流感病毒的潜伏期为数小时到数天，最长时间可达 21 d。潜伏期的长短受多种因素的影响，如病毒的毒力、感染的数量，禽体的抵抗力、日龄大小和品种，饲养管理情况、营养状况、环境卫生及有否应激条件的影响。通常，鸡、火鸡等禽鸟的高致病性禽流感疫情的潜伏期短。这些敏感禽鸟接种疫苗后，潜伏期延长，甚至不出现临床症状。感染禽在潜伏期内有传播病毒的可能。

五、影响病毒传播的自然因素

依据上述禽流感病毒的生态学和流行病学特征，我们不难看出禽流感病毒的传播受到很多自然因素的影响。例如，在寒冷潮湿的季节，容易发生禽流感疫情；在水禽饲养密度较高的地区饲养蛋鸡，容易发生禽流感疫情；在公路两旁开办的养禽场，也容易发生禽流感疫情。掌握这些禽流感病毒的生态学和流行病学特征，了解影响禽流感病毒的自然因素，从选址、饲养管理方面，采取相应的措施，可以减少禽流感疫情发生的概率。有些肉鸡养殖场禽流感高发季节提前出栏，延缓补栏，以降低禽流感疫情发生风险。

六、影响病毒传播的社会因素

禽流感疫情的发生和蔓延，不仅与许多自然因素有关，也与一些社会因素息息相关。近年来，我国南方地区禽流感病毒污染尤为严重。这与该地区的居民偏爱购买活禽的消费习惯有一定的关系。因为该地区的居民偏爱购买活禽，所以活禽市场难以取缔，而活禽市场的存在又是各类禽流感病毒汇总、增殖和扩散的一个重要原因。

禽流感疫情的控制和消灭，与一些社会因素也息息相关。在诸多发展中国家，泰国率先用较小的成本，较为彻底地清除了 H5 亚型高致病性禽流感疫情。这与泰国政府和企业采取了一系列科学有效的措施有重要关系。泰国采取的 H5 亚型高致病性禽流感防控措施聚焦于养禽场生物安全水平的提高，而不是疫苗免疫、监测和扑杀，目的是从源头上和传播途径上降低禽流感疫情发生的风险，因而获得成本小而效益大的成效。

近年来，东半球许多国家存在 H5 亚型高致病性禽流感病毒的家禽或野鸟感染。其中，各个发达国家都很好地控制了疫情的蔓延，但许多发展中国家未能有效控制疫情的蔓延。这与发达国家养禽业处于很高的生物安全水平有密切关系。

随着我国生产力的快速发展，我国生物安全水平较低的小规模养禽场在逐渐减少，而生物安全水平较高的大规模养禽场在逐渐增多，从而可以预计在不久的将来，如2020 年，生物安全水平较高的大规模养禽场将饲养全国 80％以上的家禽，届时我国禽流感防控的难度将大为降低。

第三节　禽流感病毒的多样性和流行情况

　　禽流感病毒自发现以来，就对家禽及野禽的生产和健康产生巨大的影响。尽管禽流感病毒的确定直到 1955 年得到证实，但是禽流感的历史可以一直追溯到 1878 年，Perroncito 在 1878 年首次报道了意大利鸡群暴发的一种严重的疾病，当时称为鸡瘟，后确定是高致病性禽流感病毒引起。禽流感病毒对家养的火鸡和鸡引起的危害最为严重，可导致家禽大面积死亡或生产性能下降，造成巨大经济损失。水禽可以感染多种亚型禽流感病毒，幼年水禽表现出禽流感临床症状，甚至出现大面积死亡，成年水禽一般呈现隐性感染而不表现临床症状。到目前为止，从禽类体内已监测到的禽流感病毒有 16 种 HA 亚型和 9 种 NA 亚型，在家禽中，以 H5、H7、H9、H3、H4 和 H6 等亚型多见。其中又以 H5、H7 和 H9 对家禽生产影响最甚。近些年来由于 H5、H7 等亚型禽流感病毒感染人并致人死亡的事件不断发生，严重破坏社会生活秩序，成为各国动物疫病防控的重中之重。

　　不同亚型禽流感病毒在不同年代、不同地区流行强度不同，对家禽造成的危害各不相同。本章参考世界各地禽流感暴发报道和相关研究报告和数据，对家禽生产影响较为重要的几个禽流感病毒亚型流行概况进行概述，并结合我国近年来的监测数据加以补充。按照病毒亚型对家禽业和公众健康危害程度大小进行先后叙述，首先介绍 H5、H7、H9 三个亚型的多样性和流行情况，然后再讲述其他亚型禽流感病毒的多样性和流行分布情况。

一、H5 亚型的多样性和流行情况

　　禽流感病毒按照其历史和地理位置的分布以及病毒基因进化关系，可以分为欧亚谱系和北美谱系。流感病毒任何一个基因片段都可以分为这两大谱系。欧亚谱系的病毒一般对应着亚洲、欧洲、非洲和大洋洲等区域，北美谱系主要指南美和北美大陆，由于历史的地理位置分隔，病毒进化的独立性而形成，但是随着科学技术的不断进步，东、西半球之间物品交换和人员交流日益频繁，物品流通速度加快，导致禽流感病毒的分布也逐渐打破地域的界限，加上流感病毒不同节段之间的易重组性，使得流感病毒变得更加

复杂。2003 年年底，欧亚谱系 2.3 分支 H5 病毒引起禽类禽流感大流行，疫情传播到亚、欧、非数十个国家，至今仍在中国、越南、印度尼西亚、印度、埃及等国流行，严重危害多国养禽业，并引起数百人发病死亡，对公共卫生构成严重威胁。

到目前为止，禽类所有的 16 种 HA 亚型和 9 种 NA 亚型在野生水鸟中已经分离到，野生水鸟被认为是禽流感病毒的天然储存宿主[28]。其中高致病性的 H5 亚型禽流感病毒在野鸟体内不仅可以长期存在，也可以导致野鸟发病死亡。H5 亚型禽流感病毒，尤其是高致病性 H5 亚型禽流感病毒，对家禽生产的影响是所有禽流感病毒亚型中最为严重的，其不仅仅导致家禽严重发病，而且部分病毒还可以感染人并引发严重临床症状和死亡，使得全球都对 H5 亚型禽流感病毒保持高度戒备，并在国际贸易等诸多方面有着严格的法律约束。随着 H5 亚型禽流感的蔓延，H5 亚型禽流感正演变为一个重要的政治、经济、社会性疾病。

早在 20 世纪 90 年代以前就有多起有关 H5 亚型禽流感病毒引发家禽高致病禽流感的报道，导致家禽生产经济损失巨大。Pereira 等最早报道在苏格兰的一个养鸡暴发第一起 H5N1 亚型高致病性禽流感疫情[29]，这是全球首例确定的 H5 亚型禽流感疫情。Becker 等报道 1961 年在南非开普敦的沿海地区有 1 300 多只燕鸥死于 H5N3 感染[30]。1966 年，加拿大安大略的 8 100 只火鸡感染 H5N9 亚型禽流感病毒[31]。DavidSwayne 等报道美国宾夕法尼亚州 1983 年暴发 H5N2 亚型禽流感的事件，本次禽流感共扑杀了 1 700 万只鸡，导致损失 6 000 多万美元。同时另有报道 1983 年爱尔兰的一个养殖场感染 H5N8 亚型禽流感病毒，引起家禽的死亡率高达 30%[33]。1991 年英格兰诺福克地区的一个养殖场的 8 000 多只火鸡感染 H5N1 亚型高致病性禽流感病毒而损失惨重[34]。1994 年，在墨西哥鸡群中开始发现 H5N2 亚型低致病性禽流感病毒出现，鸡群并不表现任何临床症状，随着病毒的不断传播，在 1995 年 1 月，该 H5N2 亚型禽流感病毒突然变成高致病性毒株，引起大面积的鸡群禽流感疫情，本次疫情最终波及 12 个州，墨西哥政府为了扑灭和净化 H5N2 亚型高致病性禽流感，淘汰了 1 800 万只鸡，紧急疫苗接种 1.3 亿只鸡，直接经济损失达 10 亿美元[35]。

1996 年，我国报道在广东省某地鹅场首次暴发 H5N1 高致病性禽流感，此次疫情引起鹅近 40% 的死亡率，随后 H5 亚型禽流感逐渐在全国各地蔓延开来，Gs/Gd/1/96 类型的病毒被认为是当前亚洲流行的 H5N1 亚型高致病性禽流感病毒的祖先[36]。1997 年 3 月底至 5 月初，中国香港新界地区的 3 个养鸡场暴发了 H5N1 亚型流感疫情，死亡率大约为 75%，3 个鸡场共损失 6 500 多只鸡[37]。1997 年 5 月初，我国香港一名儿童死于 H5N1 亚型禽流感病毒感染，这是全球第一例人感染 H5N1 病例，大约 6 个月后，香港又有 17 人感染 H5N1，共造成 6 人死亡[38]。引起这次流行的病毒是由 Gs/Gd/1/96 类型的 H5N1 病毒与低致病性的 H9N2（A/quail/HK/G1/97 - like）和 H6N1（A/teal/HK/W312/97 - like）病毒重组而成[39]。流行病学调查显示，这种病毒在香港地区的活禽市场广泛存在。为了预防 H5N1

病毒在人群中的传播，香港特区政府销毁了130万只鸡，并停止输入内地畜禽。

在中国内地，1999—2002年期间，陈化兰等在华南地区健康鸭群中先后分离到了多株Gs/Gd/1/96类型的H5N1亚型病毒及其变异株，不同时间和地域分离的病毒HA基因进化关系出现细微差别，病毒抗原性未发生变化，但是其内部基因与其他病毒发生了广泛的基因重组而丰富了其遗传多样性。这些病毒可以在鸭体内复制、排出，但是对鸭不致病。分离的H5亚型禽流感病毒绝大部分对鸡呈高致病性，但病毒对鸭的致病性不强，仅少部分毒株表现出高致病力；小鼠动物模型的感染致病性结果显示H5亚型禽流感病毒对于哺乳动物的致病性有增强的趋势[39,40]，表明病毒在传播过程中，其生物学特性正逐步发生变化。1997年12月至2001年2月期间，学者们对我国香港以及内地鸡群的禽流感监测没有分离到H5N1亚型禽流感病毒；但在2001年2月至2001年5月期间，Gs/Gd/1/96类型的H5N1病毒又一次侵袭了香港活禽市场的鸡群，160多万只鸡被扑杀。到2002年年底，香港沙田彭福公园和九龙公园内发生了水禽和野鸟感染H5N1死亡事件，病毒分离株为新型的Gs/Gd/1/96变异株，这些变异株可以致死野鸟，它们在麻鸭中的复制能力要比1997—2001年期间分离病毒的复制能力高，病毒的致病力进一步增强。2003年年初，香港地区又发生了2例人感染高致病性H5N1亚型禽流感病例，病毒分离株A/HongKong/213/03-like与香港野鸟分离株A/egret/HongKong/757.3/02-like非常相似。在国内，2002年以后，南方地区H5亚型禽流感病毒流行面继续扩大，流行状态是以一种病毒基因型为主导（管轶等称之为Z基因型），多种病毒基因型并存。2003年年底至2004年年初，H5亚型禽流感在东南亚多个国家和地区暴发，在印度尼西亚、越南、柬埔寨、老挝、马来西亚以及中国台湾地区出现多起疫情[41,42]。不同地区流行病毒的进化关系有一定差异，在越南、马来西亚、老挝、柬埔寨以及中国台湾地区当时分离的毒株属于clade1；而当时印度尼西亚流行的毒株属于clade2.1。2003年12月至2004年3月期间，在朝鲜的19个商业养禽场和日本的3个养鸡场也暴发了H5N1疫情[43,44]。2004年1月27日，我国广西省的一个养鸭场暴发了H5N1亚型高致病性禽流感，紧接着国内16个省份相继暴发了49起H5N1禽流感疫情，暴发疫情的省份包括云南、广西、广东、湖北、湖南、江西、浙江、安徽、河南、陕西、天津、上海、新疆、西藏、甘肃、吉林，经过近5个月的奋战，这16个省份的疫情得到了有效控制，2004年这次国内疫情大约有14.3万只家禽感染发病，在受威胁区扑杀了超过900万只家禽，才得以控制H5N1的流行。2005年6月，在新疆的一个养鹅场暴发H5N1疫情，此次疫情导致受威胁区的79000只家禽被扑杀；2周后在新疆的另外一个养殖场又暴发了H5N1疫情，又导致14.9万只家禽被扑杀。值得关注的是这两个养殖场相距大约500km，但分离的病毒十分相似，表明禽流感病毒的传播速度非常之快。2005年8月

10 日，在西藏的一个养殖场也检测到了 H5N1 亚型禽流感病毒。随后，10 个省份又暴发了 28 起家禽感染 H5N1 疫情，这些省份包括新疆、内蒙古、辽宁、陕西、宁夏、湖南、湖北、云南、江西和四川，为了控制疫情蔓延，共扑杀了 19 958 500 只鸡。

H5N1 亚型禽流感病毒不仅对家禽造成极大死亡，也逐渐获得对其自然宿主的致病力，而杀死野鸟。2005 年 4 月，在我国的青海湖地区大约有 6 000 只迁徙鸟类死于 H5N1 感染，这些死亡的鸟类主要是斑头雁、棕头鸥、麻鸭和鸬鹚，这是世界上首次报道野鸟感染 H5 亚型禽流感病毒而死亡。陈化兰等人对从青海湖地区 6 个不同物种中分离到的 15 株病毒进行了全基因组测序，结果这 15 株病毒都属于 clade2.2 分支的变异株，根据进化关系可以分为 4 个不同的基因型，动物试验结果表明，这些病毒对鸡为高致病性，大部分病毒可以在小鼠体内全身复制并引起小鼠死亡。此外，疫情前期分离到的毒株 PB2 蛋白第 627 位氨基酸为谷氨酸（E），而疫情后期分离到的部分毒株的 PB2 蛋白第 627 位氨基酸为赖氨酸（K），有研究表明 E627K 突变可以增强禽流感病毒对哺乳动物的致病性。在短短的 7 个月时间里，这种类型的病毒就迅速蔓延至蒙古、西伯利亚、中亚、中东、西欧、东欧以及非洲地区[46]。从 2006 年 2 月起，许多国家纷纷发生了野鸟（主要是白天鹅）感染 H5N1 死亡事件，这些国家主要有澳大利亚、克罗地亚、丹麦、法国、德国、希腊、苏格兰、瑞典和瑞士，同时在这些国家的也有家禽感染 H5N1 疫情的报道[47]。2006 年 2 月至 2006 年 12 月期间，埃及暴发了 1 024 起 H5N1 疫情[48]。H5N1 亚型禽流感病毒给世界家禽养殖带来了严重的经济损失和巨大的社会影响

2004 年 1 月至 2006 年 5 月期间，对我国华南地区活禽市场流行病学调查结果显示，H5N1 亚型禽流感病毒在我国不同种属的家禽中仍在流行，并且在不断进化。2005 年 3 月，在我国福建地区发现了一种新型的 H5N1 病毒变异株，属于 clade2.3.4 分支。2005 年年底，这种新型的变异株迅速在我国华南地区传播。之后，该类型病毒在我国香港、台湾地区，以及老挝、马来西亚和越南等东南亚国家相继发现并流行[49]。2006 年我国有 7 个省份共报道了 10 起疫情。第一起疫情发生在云南省，导致 16 000 只鹌鹑死亡，为防止疫情蔓延扑杀了 42 000 只家禽；在湖南、安徽、新疆和内蒙古的小规模养鸡场和养鸭场共发生了 5 起疫情。在山西和宁夏的鸡群中暴发了 4 起 H5N1 亚型禽流感病毒变异株疫情，患病鸡群伴有呼吸道症状及产蛋量下降，同时导致鸡群 10%～20% 的死亡率。该病毒与 GS/GD/1/96 毒株有较大的抗原性差异，序列分析发现在我国北方地区出现了新基因型的 H5N1 亚型禽流感病毒（clade7 分支的病毒），该类型病毒逐渐成为我国北方地区鸡群中流行的主要流行株。

陈化兰等人从 2004 年至 2009 年期间我国家禽、野鸟和人体内分离到的 H5N1 亚型流感病毒中挑选 51 株病毒进行全基因组测序，结果可以将这些病毒分为 21 个不同的基

因型，其中在我国南方地区家禽的 12 个基因型的病毒的 HA 基因都非常相似，都属于 clade2.3 分支，这些毒株抗原性差异不大，都能够被当时使用的疫苗株（GS/GD/1/96）保护，同时我国南方地区分离到的大部分毒株对小鼠和鸭都是致死性的。此外，自 2006 年以来，在我国北方地区的鸡群中出现了 H5N1 亚型禽流感病毒的变异株（CK/SX/2/06－like 毒株，属于 clade7 分支），该类型的毒株与 GS/GD/1/96 疫苗株和当前国内流行的 clade2.2 和 clade2.3 分支的病毒存在较大的抗原性差异，这些毒株对鸡是高致病性的，但是却不能在鸭体内复制，对小鼠也只有轻微的致病性[50]。

野鸟作为禽流感病毒的天然宿主，携带的病毒种类繁多，同一亚型内病毒之间抗原性和进化关系也不尽相同。2004 年 4 月至 2007 年 8 月期间，我国 14 个省份的野鸟禽流感监测数据显示，不同种属的野鸟分离率存在很大差异，其中雁形目（尤其是麻鸭）的分离率比较高，同时分离的病毒也属于多个分支，主要包括 clade2.3.1、clade2.2、clade2.5、clade6 以及 clade7[51]。

2007—2009 年期间的流行病学调查结果显示，我国家禽中除了原来 2.3.4 分支 H5 亚型禽流感病毒以外，还分离到 2.3.2 分支的病毒，该类型病毒最先于 2007 年在香港的野鸟体内监测到，2008 年年底至 2009 年年初在广东、福建等南方地区开始监测到该类型的 H5 亚型禽流感病毒，随后 2010 年在南方多个省份的水禽体内监测到 2.3.2 分支病毒的存在，该类型病毒随后逐渐向其他地方蔓延；7 分支 H5 亚型禽流感病毒在华北、东北等地区逐渐蔓延开来，并成为当地主要 H5 亚型禽流感病毒流行毒株；2010 年在我国呈现 clade2.3.2、clade2.3.4 和 clade7 分支的病毒同时流行的状况，但是 2.3.4 分支病毒流行强度逐渐减弱，逐渐从优势流行地位淡出，clade2.3.2 分支病毒在南方地区，clade7 分支病毒在北方地区正逐渐成为优势流行株；这些病毒的抗原性与之前分离到的病毒的抗原性和基因序列同源性方面与当时 Re1 疫苗均存在明显差别。Clade2.3.2 分支病毒除了在国内逐渐流行开来外，也在亚洲和欧洲的多个国家和地区广泛监测到，并引起一系列疫情[52]。2008 年 4 月，clade2.3.2.1 分支病毒首先在韩国的养鸡场和养鸭场引起多起疫情，流行毒株与同期日本死亡天鹅体内分离到的病毒和俄国暴发疫情的养鸡场分离的病毒非常相似，可能与迁徙鸟类迁徙有关[53,54]。2009 年 6 月，在蒙古死亡迁徙水禽体内分离到 clade2.3.2.1 分支的 H5N1 亚型禽流感病毒[55]。2005 年至 2010 年期间，蒙古从春季向北方迁徙的野鸟中分离到了 clade2.2 和 clade2.3.2 分支的 H5N1 亚型病毒[56]。2010 年 4 月，日本北海道地区在健康迁徙鸟类中分离到 clade2.3.2.1 分支病毒[57]。2010 年至 2013 年期间，在尼泊尔、罗马尼亚、日本、越南、孟加拉国、印度尼西亚、印度等地的家禽中暴发多起 clade2.3.2.1 分支 H5N1 病毒引起的疫情，病毒分离株与在蒙古和日本野鸟中分离的病毒十分相似[58-60]。2011 年至 2013 年上半年持续的检测表明 2.3.2 分支病毒在我国家禽中为优势流行毒株，南方家禽及水禽中以 2.3.2 分支为主，北方鸡群中依然以 7 分支病毒为主，但病毒逐渐发生抗原性漂变。

2012 年以来，长期的禽流感监测和流行病学调查结果显示，2012 年年底我国在洪泽湖区水禽中监测到新型的 2.3.4 分支病毒[61]。2013 年年底在南方多个省份水禽中监测到该类型病毒，但是病毒的 HA 和 NA 亚型组合表现出多样性，出现的亚型组合有 H5N1、H5N2、H5N6 和 H5N8 等，同时，部分地区仍然可以监测到 2.3.2 分支的病毒存在；2012 年 4 月在宁夏固原地区发生 7 分支 H5N1 亚型禽流感疫情，导致 500 万只鸡被销毁；2013 年 12 月底，在河北保定一个蛋鸡场发生 7 分支 H5N2 亚型高致病性禽流感疫情；2014 年年初，在湖北、贵州、云南等省家禽发生 2.3.4.4 分支 H5N1 亚型高致病性禽流感疫情，给家禽养殖业带来巨大危害。2014 年 4 月 20 日，四川南部县东坝镇一人感染 H5N6 亚型高致病性流感病毒，经治疗无效死亡，在病人家饲养家禽中也分离到该 2.3.4 分支 H5N6 亚型禽流感病毒，经静脉致病指数测定，该病毒对家禽呈现典型高致病性（IVPI＝3.0）。2014 年国内禽流感监测数据表明我国多个省份出现该 2.3.4.4 分支的禽流感病毒，在部分省份该病毒已经侵入鸡群发生感染，2.3.4 新分支 H5 亚型禽流感病毒呈全国性蔓延态势。

参照 WHO 最新的分类标准，选择近年来国家参考实验室监测分离到的 H5 亚型禽流感病毒代表性毒株和各进化分支病毒进行多序列比较构建多基因进化树，如图 5-7，从进化树中可以看出：7 分支病毒在我国北方地区持续变异，逐渐演化变异；水禽和南方鸡群中不同时间进入家禽的 H5 亚型禽流感病毒有一定差异，有着明显的时间递进性；2003 年以后，2.3 分支病毒为主要的流行类型，2.3 分支病毒在不同时间段内在家禽中流行的分支不一样，2010 年以前主要是 2.3.4.1 分支病毒；2010—2013 年在南方大部分地区主要流行时 2.3.2 分支病毒；2013 年下半年开始在南方多个地区开始出现 2.3.4.4 分支病毒，并逐渐演变为覆盖全国的优势流行株。

据 FAO 网站的统计，2000—2009 年全球报告 H5 亚型禽流感疫情 12 220 起，其中野鸟疫情 48 起，涉及全世界 20 多个国家；2010 年报告 H5 亚型禽流感疫情 1 792 起，涉及国家 18 个，主要分布在东南亚国家，其中野鸟疫情 16 起，涉及国家有印度、保加利亚、中国、印度尼西亚、乌克兰、日本、韩国、泰国、蒙古、俄罗斯；2011 年发生家禽和野禽 HPAI 报告疫情 1 989 起，其中野鸟疫情 62 起，主要分布在亚洲和非洲 15 个国家和地区；2012 年发生家禽和野禽 HPAI 报告疫情 575 起，其中野鸟疫情 25 起，在 15 个国家和地区发生。2013 年报告家禽和野禽 H5 亚型禽流感疫情 514 起，其中野鸟疫情 5 起，分布于尼泊尔、印度、日本、越南和中国香港；其中，截至 2014 年 10 月 3 日，报告高致病性禽流感 492 起，其中野鸟疫情 2 起，分别发生在韩

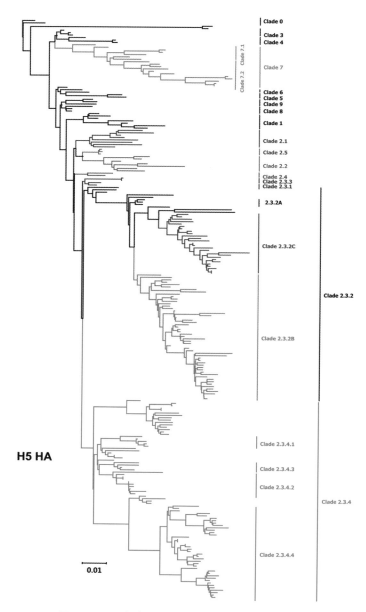

图 5-7 近年来我国 H5 亚型禽流感病毒进化树

进化树中上面红色部分代表我国近年来 2.3.4 分支病毒进化情况；紫色和蓝色部分代表我国
2.3.2 分支病毒进化情况，绿色部分代表我国 7 分支病毒进化情况国和冰岛。此外，2014 年，韩国的家禽暴发 H5N8 感染疫情，病毒分离株与同期在韩国野鸟中分离到的病毒十分相似[3,62]。这些证据进一步说明了野鸟在禽流感病毒的传播过程中发挥着十分重要的作用，野鸟中新发现的这些类型病毒将进一步扩散蔓延。

二、H7 亚型的多样性和流行情况

H7 亚型禽流感病毒和其他禽流感病毒一样也可以分为欧亚谱系和北美谱系两大基因谱系。病毒在禽类中分布相较于 H5 亚型来说，报道更早，分布范围相对较窄，引起家禽的高致病性疫情明显少些，但是其对人类的危害一样引起全球的高度关注，2013 年年初开始在中国出现的 H7N9 亚型组合禽流感病毒，跨越种间障碍，在一年多的时间内导致人感染病例 400 多例，近 30％的病死率，严重危害人类生命健康。该病毒和 H5N1 流感病毒比较，尽管其病死率比 H5N1 明显要低，但是其跨种间感染能力明显更强，感染人的概率相对更高，也使得该病毒的传播和危害性更强，如果病毒进一步发生突变，进一步获得人间传播的能力，则很有可能引起人流感大流行，从而对人类社会构成严重威胁，应该对这一类禽流感病毒进行高度关注，密切关注病毒的流行和变异。

H7 亚型禽流感病毒也不是到最近几年才出现的。1902 年意大利最先报道发现的鸡瘟，后来证实其病原就是 H7N7 亚型禽流感病毒［于 1955 年确定并更名为高致病性 H7N7 亚型禽流感病毒 A/Chicken/Brescia/1902（H7N7）］[63]。1927 年先后在荷兰和德国发生 H7N7 和 H7N1 亚型禽流感疫情[64]。H7 禽流感病毒和 H5 一样，不仅对家禽有着极强的破坏力，对人类健康的影响也很大，很多次家禽 H7 亚型禽流感疫情都有伴随着人或哺乳动物感染的报道。到目前为止，H7 亚型禽流感病毒遍布全球。早在 1959 年，Campbell 等从乙肝患者体内就分离到了 H7N7 亚型禽流感病毒。1977 年，一位实验室工作人员的眼睛意外接触到了 H7N7 禽流感病毒，引发了结膜炎，并从其体内分离到了 H7N7 亚型禽流感病毒。1979 年，美国波士顿的一家水族馆内大批海豹（约 500 只）感染 H7N7 流感病毒而死亡，一名驯兽师通过接触发病的海豹而感染了 H7N7 病毒。同年，德国莱比锡暴发高致病性禽流感 H7N7 疫情，鸡发病特征和鸡瘟相似，包括头部水肿和发绀，组织坏死斑和高致死率，尽管没有在附近其他的鸡场分离到该高致病性禽流感病毒，但在附近间隔 20 32 000 多米的鹅中分离到 3 株 H7N7 病毒[65]。1985 和 1992 年在澳大利亚先后暴发 H7N7 和 H7N3 亚型禽流感疫情。1994 年巴基斯坦发生高致病性 H7N3 亚型禽流感疫情，导致 220 万只鸡发病，病死率高达 100％。1995 年，在美国犹他州暴发 H7N3 LPAI，引起幼龄火鸡鸡群发病，本次疫情造成很大的损失，0～4 周龄火鸡的致死率为 40％。同年在澳大利亚发生 H7N4 亚型禽流感病毒引起的禽流感疫情。1996年，从英格兰患眼结膜炎的养鸭农妇的眼中再次分离到了H7N7病毒，病毒引发的症状轻微，主要表现为结膜炎。1997年，在意大利H7N1禽流感病毒引起火鸡的LPAI流行，大量火鸡被感染，肉用火鸡的临床症状以呼吸困难为主，根据感染火鸡日龄的不同，死亡率从5％到97％，病鸡的临床和死后症状的严重程度有显著的变化，在幼龄肉鸡，临床症状通常都很严重，致死率为40％～90％。1999—2000年再次在意大利暴发H7N1鸡禽流感疫情，导致1 300多万只鸡死亡，造成重大经济损失。2003年，我国学者在临床正常的鸡体内首次分离到H7N2亚型低致病性禽流感病毒。2003年，荷兰暴发大规模的H7N7亚型禽流感疫情，并波及比利时和德国。此次疫情在荷兰首先发生，导致300万家禽被扑杀，同时也发生大量的人感染H7N7病毒病例，其中89人确诊感染H7N7亚型病毒。感染者中有78例结膜炎患者，5例结膜炎伴随温和的流感样症状，一名兽医死于急性呼吸窘迫综合征，这也是首次出现的H7N7禽流感病毒致人死亡事件[66]。此次疫情是世界上禽流感感染人范围较广的一次，有1 000余人体内H7抗体呈阳性。在多数病例体内分离出的流感病毒未发生突变，但在死亡病例中分离的流感病毒有14个氨基酸的突变，可能加强了病毒毒力。患者中的绝大多数都有与禽类的直接接触史，但是，3例患者的家属患有H7N7引起的结膜炎，其本人并没有与禽类的直接接触史，这似乎显示了H7N7病毒存在人际传播的可能。H7N7亚型流感病毒还可以感染马、海豹以及人等哺乳动物，具有引发大流感的潜在可能。

2004年春，在加拿大不列颠哥伦比亚Fraser Valley暴发H7N3亚型禽流感疫情。本次疫情导致190万只鸡被扑杀，57位家禽场的工人出现结膜炎和类禽流感症状，从两人体内分离到H7N3亚型禽流感病毒。2005年3月，朝鲜Hadang养鸡场确诊暴发H7N7亚型禽流感疫情。为了控制疫情，朝鲜当局扑杀了Hadang养鸡场及周边鸡场的21.9万只鸡。幸运的是朝鲜尚无人类感染禽流感的报道。2007年10月，高致病性的H7N3亚型禽流感在加拿大暴发，不同日龄肉种鸡都发生感染、死亡，本地区所有感染的鸡都被扑杀处理，直至在附近的农场不再发现H7N3病毒为止[68]。2012年6—12月，在墨西哥哈利斯科（Jalisco）州的商品蛋鸡群中发生H7N3亚型高致病性禽流感，导致2 240万只鸡被扑杀和销毁，直接经济损失达7.2亿美金，引起本次家禽疫情的H7N3亚型禽流感病毒与野鸟高度同源[69]。2013年在意大利奥斯泰拉托（Ostellato）、莫尔达诺（Mordano）和马焦雷港（Portomaggiore）等地发生高致病性H7N7亚型禽流感，共导致商品蛋鸡和火鸡发病、死亡、扑杀和销毁190余万只，损失惨重。在墨西哥2013年1月开始在阿瓜斯卡连特斯州（San Francisco de los Romo）等多个地区肉种鸡和商品蛋鸡群发生H7N3亚型禽流感疫情，波及范围广，疫情延续时间长，共导致约1 500万只家禽被扑杀、销毁和屠宰。

2013 年 2 月 19 日，我国上海市出现了全球首例人感染 H7N9 亚型流感病毒病例，患者为 87 岁男性，3 月 4 日抢救无效而死亡。随后在安徽、浙江、江苏、湖南、广东、山东、江西、河南、吉林、福建、台湾等地也出现了 H7N9 确诊病例。截至 2014 年 12 月 2 日，我国大陆共有 453 人感染，香港地区有 6 人感染，台湾地区有 2 人感染，马来西亚有 1 人感染，共造成 175 人死亡。确诊病例大多有禽类接触史，但确诊病例间没有明显的流行病学联系，目前该病仍处于散发状态，没有确凿的人传人证据。病毒的基因溯源结果显示，此次 H7N9 亚型流感病毒为三源重组病毒，其 HA 基因来源于水禽中分离的 H7N3 亚型禽流感病毒，NA 基因与韩国野鸟中分离的 H7N9 亚型禽流感病毒非常相似，而其余的 6 个内部基因来源于目前在上海、浙江和江苏等地鸡群中流行的 H9N2 亚型禽流感病毒[70]。陈化兰等人对从家禽和人体内分离到的 H7N9 亚型流感病毒进行了系统的研究，结果表明从家禽体内分离到的 H7N9 亚型禽流感病毒与人体内分离到的 H7N9 亚型禽流感病毒基因序列高度同源，并且从家禽体内分离到的 H7N9 亚型禽流感病毒对于鸡、鸭和小鼠都不具有致病性，然而从人体内分离到的病毒可以引起小鼠体重下降 30%，此外，从人体内分离的 1 株病毒 A/Anhui/1/2013（H7N9）可以通过空气飞沫在雪貂之间高效传播[71]。2014 年 2 月，在对吉林省人感染 H7N9 病例进行溯源调查时，国家禽流感参考实验室在患者家的鸡群中分离到 H7N2 和 H9N2 亚型的禽流感病毒，进化分析表明该 H7N2 亚型病毒为 H7N9 和 H9N2 亚型流感病毒重组而来[72]。

不仅有监测家禽体内 H7 亚型禽流感病毒感染的报道，也有从野鸟体内分离病毒的报道，如 Lewis NS 等在格鲁吉亚对当地野鸭、鸥类和野生鹌鹑等鸟类进行样品采集，病毒分离鉴定，结果在野鸟泄殖腔拭子和野鸟粪便中分离到多种亚型禽流感病毒，包括 H7N3 和 H7N7 等亚型（低致病性），此外，还分离到 H1N1、H2N3、H3N8、H4N2 和 H10N4 等亚型。整体上禽流感病毒分离率为 1%～2%[73]。Baumer A 于 2006—2008 年在瑞士对波登湖地区栖息的野鸟进行持续监测，在 40 多种野鸟中采集的 2 000 多份样品中共分离到 13 种亚型的禽流感病毒，其中 H5N2 和 H9N2 是最主要的组合，禽流感病毒分离率接近 4%，分离到的 H5 和 H7 亚型禽流感病毒均为低致病性禽流感病毒[74]。Pasick 等于 2005—2007 年对加拿大国内多个地区进行监测采样，采用荧光定量 PCR 进行检测发现在野鸟体内检测到 13 种 HA 亚型和所有 NA 亚型，其中 H3、H4、H5，N2、N6 和 N8 亚型最为普遍，H3N2、H4N6 和 H3N8 为常见组合，H5 和 H7 亚型禽流感病毒可以周期性分离到[75]。近年来，有研究表明高致病性 H5 和 H7 亚型禽流感病毒可以通过绿翅鸭、麻鸭和潜鸭等野鸟长距离携带扩散[76]。Hyun-Mi Kang 等于 2006—2011 年期间在韩国不同区域内采集的 22 277 份野鸟拭子或粪便样品中共分离到 216 株病毒，分离的病毒亚型包括 H1～H13 和所有 NA 亚型，在野鸟中分离到 29 株 H7 亚型野鸟禽流感病毒与同期在鸭群体内分离到的 H7 亚型禽流感病毒进行比较分析发现，野鸟的病毒基因和同一时期内鸭群病毒高度相似。不同时间内分离的 H7 亚型病毒组合不尽相同，病毒亚型组合有 H7N2、H7N3、H7N6、H7N7、H7N8 和 H7N9 等，病毒 HA 基因不完全来自欧亚谱系，也有北美谱系，病毒侵入[77]。Slavec 等于 2006—2010 年在斯洛文尼亚对不同野鸟共采集 2 547 份样品进行检测，发现禽流感病毒的携带率高达 4.4%，HPAI H5 仅在 2006 年检测到，其 HA 进化分支为 clade 1，而低致病性禽流感病毒则有 H1、H2、H3、H4、H5、H7N7、H8、H10、H11 和 H13N6 等亚型，表明野鸟是流感病毒的一个储存库[78]。2006 年 10 月 Dugan VG 等从野鸟等哨兵动物体内分离到一系列的北美谱系的 H5N1、H7N3 和其他低致病性禽流感病毒，发现病毒基因组呈现明显重排现象，进一步的数据表明野鸟是禽流感病毒的宿主库。2007—2009 年间，Cumming GS 在南非 5 个不同区域定期捕捉野鸟进行样品采集，共采集 165 种鸟类 4 977 份野鸟样品，检测发现有 125 份禽流感病毒阳性，没有发现任何高致病性 H5 和 H7 亚型，病毒阳性率大约 2.51%，鉴定的病毒亚型有 H1、H3、H5、H6 和低致病性 H7 亚型[80]。2005 年 Aly MM 在埃及西奈半岛南部的迁徙鸟黑鸢体内分离到一株低致病性的 H7N7 亚型禽流感病毒，病毒基因组序列分析发现与欧洲报道的 H7 亚型禽流感病毒相似[81]。

　　根据 FAO 数据统计：2000—2009 年全球报告家禽 H7 禽流感疫情 32 起，病毒亚型组合涉及 H7N1、H7N2、H7N3、H7N7、H7N8 和 H7N9（美国明尼苏达州和内布拉斯加州的火鸡，低致病性）；2010 年全球报告 H7 禽流感疫情 11 起，分布于韩国、丹麦和荷兰；2011 年全球报告 H7 亚型禽流感疫情 26 起，分布于德国、荷兰、美国、南非和中国台湾；2012 年全球报告 H7 亚型禽流感疫情 58 起，分布于南非、墨西哥、澳大利亚、丹麦和荷兰，其中野鸟疫情 3 起，分布于丹麦和墨西哥；2013 年全球报告 H7 禽流感疫情 123 起，分布于葡萄牙、越南、荷兰、丹麦、西班牙、南非、澳大利亚、墨西哥、意大利、德国、美国和中国；2014 年 1 月至 10 月初止，全球报告 H7 禽流感疫情 32 起，分布于意大利、墨西哥、中国、美国、南非等国家。参考流感数据库里 H7 亚型禽流感病毒相关 HA 序列，结合我国近年来分离的 H7N9 亚型禽流感病毒 HA 序列和其他低致病性 H7 亚型禽流感病毒 HA 序列进行多序列比较发现，我国在水禽中出现的 H7 亚型禽流感病毒的来源多样，2013 年大面积出现并引起人发病死亡的 H7N9 亚型禽流感病毒与其他 H7 亚型病毒的相似性较低，表现出明显的异源性，国内监测到的 H7 亚型绝大部分为欧亚谱系毒株，但也有个别毒株来源北美谱系，分离的病毒亚型组合多种多样，有 H7N1、H7N2、H7N3、H7N7、H7N8 和 H7N9 等亚型，不同时间不同地域分离的 H7 亚型禽流感病毒基因来源差异明显，Genebank 序列搜索呈现明显的野鸟源性。H7 亚型禽流感的病毒进化关系参见图 5-8，进化树中红色部分为我国分离株，

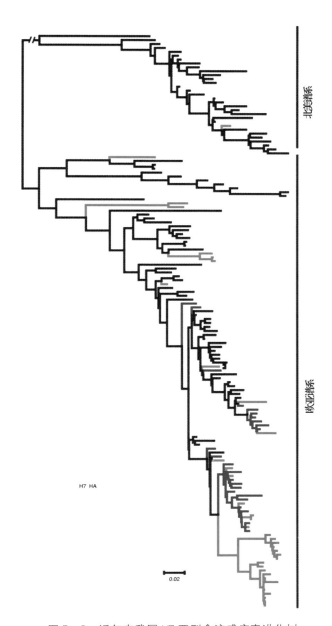

图 5-8　近年来我国 H7 亚型禽流感病毒进化树

进化树中红色部分区域代表我国 H7 亚型病毒进化情况，蓝色代表亚洲其他国家毒株进化关系蓝色部分为亚洲其他地区分离的病毒株。

尽管 H5 和 H7 亚型禽流感病毒都有高低致病性之分，高致病性的 H7 亚型禽流感病毒对家禽的危害不言而喻，同样低致病性禽流感病毒对家禽造成的危害和影响也非常重要，如 2013 年的低致病性 H7N9 亚型禽流感病毒，虽然对家禽目前来说还是低致病性的，不引起家禽任何临床症状，但是该亚型病毒跨越种间障碍的能力较强，几百例感染人的证据表明该病毒对人生命健康的危害和破坏程度，极大提高该类型病毒的防控的重要性。

三、H9 亚型的多样性和流行情况

除了 H5 和 H7 亚型禽流感病毒会对家禽生产和人的生命健康带来巨大经济损失和影响外，低致病性的禽流感病毒流行蔓延也会严重降低家禽生产效率，并有可能给人类生活带来一定影响。H9 亚型禽流感病毒作为全球流行最为广泛的低致病性禽流感病毒之一，其对家禽生产的影响日益严重，逐渐成为关注的焦点之一。

自 1966 年，Homme 等从美国威斯康星北部患温和呼吸道病的火鸡中首次分离 H9N2 亚型禽流感病毒以来，该亚型禽流感病毒逐渐在世界范围内流行开来，随后美国、英国和法国等多个国家分别报道从鸡、火鸡和鸭体内分离到 H9 亚型禽流感病毒，并对家禽造成一定的影响[82]。1975—1985 年，Shortridge 对我国香港活禽市场的禽类进行了长达 10 年的流感监测，从无临床症状的鸭体内分离到了若干株 H9N2 亚型禽流感病毒，但是并没有从健康鸡体内分离到该亚型的禽流感病毒，因此，他认为 1985 年以前我国香港活禽市场的鸡体内不存在 H9N2 亚型禽流感病毒[83]。1988 年，Perez 等首次在亚洲从鹌鹑中分离到 H9N2 亚型禽流感病毒[84]。随着各地分离到 H9N2 亚型禽流感病毒的报道增多，H9 亚型禽流感病毒对家禽生产的危害性逐渐突出，并引起重大经济损失。1994—1996 年期间，意大利发生鸡感染 H9N2 亚型禽流感病毒。1995 年，南非在鸵鸟中分离出了 H9N2 亚型禽流感病毒。1995 和 1996 年美国从火鸡中分离出了 H9N2 亚型禽流感病毒。1995 年法国在笼养鸟中分离到了 H9N8 亚型禽流感病毒。1995—1998 年，德国从鸡、鸭和火鸡中分离出 H9N2 亚型禽流感病毒。1996 年，韩国发生的由 H9N2 亚型禽流感病毒所引发的肉鸡禽流感，造成发病区域 5 个农场鸡产蛋量下降，并呈现 10%～30% 的死亡率[85]。1998 年，伊朗暴发了鸡 H9N2 亚型禽流感，种鸡和蛋鸡病程为 8～15 d，死亡率为 5%～35%；肉鸡死亡率达 10%～80%。据官方统计，这次 H9 亚型禽流感疫情造成损失约 2 000 万美元。2001 年，日本在进口观赏鸟的检疫中发现了 H9N2 亚型禽流感病毒[86]。2002—2003 年，伊朗、沙特阿拉伯及巴基斯坦报道 H9N2 亚型禽流感在禽群中呈大规模流行[87-89]。2004 年 4 月，韩国京畿道本地鸡场诊断出 H9N8 亚型低致病性禽流感。临床症状包括中度呼吸窘迫、精神沉郁、轻度腹泻、食欲不振，第 5 天死亡率为 1.4%[90]。2013 年，波兰的 4 个育肥火鸡饲养场检测到 H9N2 亚型禽流感病毒，该病毒与欧亚分支中野鸟源性的 AIV 关系密切[91]。

1994 年在我国广东鸡群体内首次分离到 H9N2 亚型禽流感病毒，鸡群临床表现为产蛋下降，并有一定的死亡率，实验室感染可表现典型的临床症状但不引起鸡死亡。随后，H9N2 病毒在我国多地出现，呈现蔓延趋势，导致家禽生产效率降低，严重影响了养禽业的健康发展。国内多个科研机构在鸡场和水禽群体中分离到 H9N2 禽流感病毒[93]。付朝阳等对我国部分地区的商品蛋鸡场及养鸡密集区的某些养鸡场调查发现，H9 亚型禽流感病毒阳性鸡占鸡场抗体阳性鸡群的 93.67%，说明 H9 亚型禽流感病毒在我国广泛存在，是我国流行的主要禽流感病毒亚型。刘红旗等研究发现 H9N2 亚型在中国内地形成了一个稳定的亚系，这不仅对养禽业有巨大危害，而且严重威胁人类健康[94]。在我国香港的家禽禽流感监测过程中学者们分离到大量的 H9N2 亚型禽流感病毒，活禽市场中家禽 H9N2 病毒感染的比例仅次于 1997 年 H5N1 亚型禽流感病毒，并且通过基因序列分析发现，H9N2 病毒给 1997 年感染人的 H5N1 亚型禽流感病毒提供了内部基因供体[95,96]。同时管轶等对香港地区分离的 H9N2 亚型禽流感病毒进行了深入的分析，按照 HA 基因的进化关系将香港地区分离的 H9N2 亚型禽流感病毒分为 3 个群系，其代表毒株分别为 A/Quail/HongKong/G1/97（G1）、A/Duck/HongKong/Y280/97（Y280）和 A/Duck/HongKong/Y439/97（Y439）。Choi Y K 等通过对我国香港活禽市场中禽群进行抽样检测，也证实 H9N2 亚型病毒是 2001—2003 年香港家禽中流行的优势禽流感病毒亚型。分离到的 19 株亚型 AIV 至少可分为 6 个不同的基因型，且均无需预适应就能在鸡和小鼠中增殖复制，表明在该地区 H9N2 亚型禽流感病毒也在不断的进化和重组[97]。李呈军等人对 1996—2002 年期间从家禽体内分离的 27 株 H9N2 亚型禽流感病毒进行了系统的研究，进化分析结果表明，这些病毒都是起源于 CK/BJ/1/94 - like 分支，同时通过与 QA/HK/G1/97 - like、CK/HK/G9/97 - like、CK/SH/F/98 - like 和 TY/WI/66 - like 分支的病毒发生复杂的基因重组而产生多种基因型。动物试验结果表明，这些病毒可以在鸡体内有效复制，但是却不致死鸡，同时这些病毒对小鼠的致病性呈现多种表型，有些病毒可以引起小鼠体重下降 10%～20%[98]。李建伟、钟功勋、万晓鹏等先后对国内 2002—2009 年分离 H9N2 禽流感病毒进行系统的进化分析发现，我国流行的 H9N2 毒株大部分为 CK/BJ/1/94 亚群（Y280Like），还有部分毒株为 G1like 和 Y439like 亚群，仅有极个别毒株为北美谱系[98]。另外，尚飞雪等报道近年来中国流行的 H9 亚型禽流感病毒类型发生了一定的变化，出现了一个新的病毒分支（代表株为 A/chicken/Guangxi/55/2005），而不是 WHO 新近报告所列出的 4 株病毒（A/Quail/Hong Kong/G1/97、A/chicken/Hong Kong/G9/97、A/duck/HongKong/Y280/97、A/Hong Kong/33982/2009）所代表的分支，表明 H9N2 亚型禽流感病毒也逐渐地发生变异，出现新的流行类群[99]。陈化兰等人从 2009 年至 2013 年期间分离的 H9N2 亚型禽流感病毒中挑选出 35 株病毒进行了系统的研究，进化分析表明这 35 株病毒可以分为 17 个不同的基因型，并且大部分毒株的内部基因都与近年来感染人的 H7N9 和 H10N8 亚型流感病毒的内部基因高度同源，有可能是这些病毒内部基因的供体。受体特异性检测结果表明，这 35 株病毒都倾向于结合唾液酸 $\alpha2$，6－半乳糖苷受体。动物试验结果表明，有 6 株病毒可以通过空气飞沫在雪貂之间传播，同时在传播过程中有些病毒获得了 E627K、D701N 突变，这些突变都有助于增强禽流感病毒在哺乳动物间的传播能力和致病性，对人类健康构成了潜在的重大威胁[100]。

在野鸟禽流感病毒监测过程中也有不少分离出 H9N2 病毒的报道。Kawaoka 等对美国的海鸟进行研究发现，1985—1988 年，从外表健康的海鸟中分离到大量的 H9 亚型禽流感病毒，占到总分离株的 8.3％[101]。Sharp 等于 1976—1990 年对加拿大阿尔伯塔的野鸭进行监测发现，从外表健康的野鸭中分离到 H9N2 病毒，但病毒分离率相比其他亚型病毒要低许多，也比其他野鸟的分离率要低[102,103]。1977—1989 年，欧洲从外表健康的水禽中分离到 H9N2 病毒，但分离率较低，不足 1％[104]。1997 年，在爱尔兰在雉鸡中分离到 H9N2 亚型禽流感病毒。Jackwood MW 等对 1998—2003 年采集的绿头鸭和红翻石鹬样品进行 H9N2 亚型 AIV 病原学检测，结果检出阳性率为 12％，其中 4％分离自绿头鸭，8％分离自红翻石鹬[105]。Khawaja JZ 等于 2003—2004 年在距离巴基斯坦 2003 年禽流感暴发疫区 100 km 外的部分地区采集了 7 种野鸟（包括鹰、鸽、八哥、乌鸦等）的 84 份血样、肛拭子和组织样品进行 H9N2 亚型 AIV 抗体检测和病毒分离，结果抗体阳性率为 10％，而病毒分离阳性率为 6.72％，表明野鸟可作为 H9N2 亚型 AIV 的主要带毒者。李曦等在 2004 年年初 H5 亚型禽流感疫情在中国内地暴发前后，于湖北、广西两疫区市县的生态系统中，自健康的鹰、鸽、野鸭和鹌鹑中采集了 54 份血清，应用血凝抑制试验对其进行了 H9 亚型禽流感抗体血清学检测，结果检出总阳性率为 75.9％，表明 H9 亚型 AIV 长期稳定循环于该生态系中[106]。孙泉云等为了评估野鸟在禽流感流行病学中的作用，于 2004 年 4 月至 2005 年 6 月间对上海地区捕捉到的 63 个品种的 1 010 只野鸟进行了咽喉拭子、泄殖腔拭子和血样的采集，采用病毒分离试验和荧光 RT－PCR 对拭子样品进行病原学检测，结果均为阴性，采用 HA 和 HI 试验进行了血清抗体的检测，结果在 15 种野鸟的 587 份血样中检出了 44 份 AIV 抗体阳性，其中 H9 抗体阳性数 26 份，阳性率为 4.43%[106,107]。Baumer A 等于 2006—2009 年对瑞典野鸟的禽流感进行了流行病学调查，共采集了 34 个品种的 2 000 多份野鸟样品，经 RT - PCR 检测，AIV 阳性检出率为 4%，经基因定型可分为 13 个不同的 AIV 亚型，其中 H5N2 和 H9N2 为主要流行的优势亚型。Daniel 等利用反向遗传技术把早期从野鸭中分离的 H9 亚型病毒在鸡和鹌鹑中进行了病毒复制和传播的测试，结果发现鹌鹑在 H9 亚型病毒从野鸭到鸡的传播过程中提供了中间环境，从而使得 H9N2 亚型病毒能够成功地突破物种屏障，从野生自然宿主经鹌鹑传播到家养的禽类，造成在家禽中的传播和暴发[109]。

　　H9N2 亚型禽流感病毒不仅仅感染家禽和野禽，在禽类中广泛流行，也有研究证据表明 H9N2 亚型禽流感病毒可以感染哺乳动物和人。1998 年，郭元吉等从广东省韶关和汕头 5 名流感样患者的咽喉部黏液标本中分离出 H9N2 亚型禽流感病毒，为人感染该亚型病毒的首次报道[110]。1999 年，在广东省广州市发现 1 名儿童感染 H9N2。同年 Peris 等报道 2 名患流感样疾病的香港女童被证实感染了 H9N2 亚型 AIV，2 例患儿均康复[111]。由此也可以证明，H9N2 亚型禽流感病毒有可能突破种间障碍，无需经过中间宿主的传递即可直接感染人。2003 年 1 名 5 岁儿童再次证实感染 H9N2 亚型 AIV 分离株，与香港活禽市场禽群中分离到的 H9N2 亚型 AIV 基因同源性很高，表明病毒在活禽市场的循环增加了禽-人种间传播的可能性[112]。2008—2010 年，Wang Q 等在上海对人和家禽进行血清学和病毒学监测时，发现专业从事禽交易活动的人比一般人具有更高的抗 H9 抗体水平，而从定点医院表现流感症状病人的鼻和喉拭子中只分离出 H3N2、H1N1、流行性 H1N1 和 B 型流感，没有 H9 亚型流感。这些发现表明长期对从事活禽交易的人接触感染 H9N2 亚型禽流感病毒的机会更大[113]。

　　结合国内众多机构的监测结果来看，H9 亚型禽流感病毒是在我国监测到的病毒中数量最多的，选择部分我国 H9 亚型病毒代表性毒株 HA 基因以及国外 H9HA 基因进行基因进化比较发现，在我国内地家禽中早期存在多种进化分支的病毒，香港的家禽、珍禽和野鸟中多种进化分支病毒存在，但是随着时间的延续，目前内地家禽体内主要以 BJ1/94 分支病毒类型为主，在该分支内病毒逐渐变异，不断形成新的分支，野鸟体内也可以分离到该类型病毒；同时野鸟中还可以分离到其他分支病毒，甚至是北美谱系的 H9N2 亚型禽流感病毒。进化示意图可以参见图 5 - 9，图中红色部分代表中国国内分离株，蓝色代表亚洲其他地区分离株。

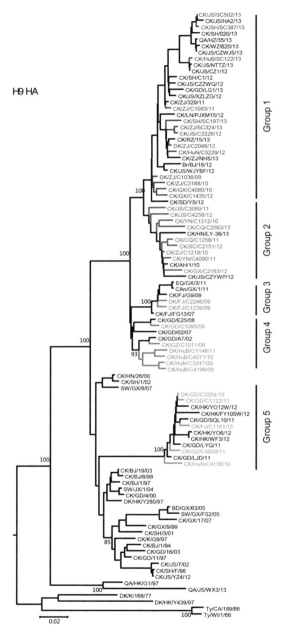

图5-9 近年来我国H9亚型禽流感病毒进化树

（Li x et al，PLoS Pathog，2014）

四、其他亚型的多样性和流行概况

在所有禽类发现的 16 个 HA 亚型和 9 个 NA 亚型中，H5 和 H7 对家禽的危害性最为严重，其次是 H9 亚型禽流感病毒，因为这些亚型病毒对家禽生产的巨大威胁，而引起全球高度关注，其他亚型禽流感病毒由于对家禽的低致病性（感染禽不表现任何临床症状，呈隐性感染状态），对家禽的生产影响明显不如 H5、H7 和 H9 亚型，因此对这些亚型禽流感病毒的关注度相对弱一些，但是，2013 年年底在江西南昌市发生 H10N8 亚型禽流感病毒感染人的事件，病毒基因分析表明该病毒是一个典型的重组病毒，其内部基因来自于 H9N2 亚型禽流感病毒，同时也表明能够感染人的流感病毒亚型在不断增加，应该引起高度重视。

到目前为止，所有的禽流感病毒亚型均可在野鸟和水鸟中分离到，在家禽中分离到的禽流感病毒亚型较少，野鸟是公认的流感病毒天然宿主库。近年来随着家禽规模的壮大及禽流感监测工作的系统性开展，在家禽中监测到的禽流感病毒亚型也日渐增加，在我国家禽体内就已经监测到了 H1、H2、H3、H4、H5、H6、H7、H8、H9、H10、H11、H12 和 H14 亚型，NA 亚型包括所有的 9 个 NA 亚型。除 H5、H9 和 H7 亚型之外，近年来家禽中监测阳性频率较高的有 H6、H10、H11、H1、H3 和 H4 等亚型，而其他 HA 亚型较为稀少，并且这些亚型病毒主要在水禽（鸭和鹅）中监测到。下面仅对这些分离频率相对较高的病毒亚型的监测、流行情况进行叙述。

（一）H1 亚型禽流感病毒流行概况

H1 亚型禽流感病毒不仅只存在于野鸟体内，如前 H7 和 H9 亚型野鸟部分所述，世界各地于不同时间在野鸟体内监测到 H1 亚型禽流感病毒的存在，如 2007 年秋季，在黑龙江省三江国家级自然保护区采集的绿头鸭（Anas platyrhynchos）泄殖腔样品中分离到一株 H1N1 亚型禽流感病毒。2010 年秋季，在吉林向海地区野生迁徙水禽翘鼻麻鸭体内分离到一株 H1N1 禽流感病毒[115]。在家禽中也不时可以监测到 H1 亚型禽流感病毒的存在，扬州大学在 2008—2010 年，每月定期在扬州活禽市场采集健康家鸭泄殖腔拭子，并从中分离鉴定了 14 株 H1 亚型禽流感病毒。其中 2 株病毒为 H1N3，1 株为 H1N1 亚型低致病性禽流感病毒[116,117]。2011—2012 年，在广西地区活禽采集的棉拭子样品中共分离纯化到了 6 株 H1 亚型 AIV（包括 4 株鸭源、1 株鸡源、1 株鸟源），均属于低致病性 AIV，通过序列测定，6 株分离株均为 H1N2 亚型[118]。2011—2012 年，学者们在广西活禽市场进行流行病学监测时从麻雀体内分离鉴定出 1 株 H1 亚型禽流感病毒（AIV）[119]。国家禽流感参考实验室在长期的监测过程中，在南方地区的水禽体内监测到 H1 亚型的禽流感病毒存在，在养殖环节鸡体内没有监测到该亚型禽流感病毒，但这也不排除，随着病毒的进化，H1 亚型禽流感病毒侵入鸡群，形成持续性感染并造成一定危害。

（二）H3 亚型禽流感病毒流行概况

H3 亚型流感病毒的宿主非常广泛，可以感染禽类、马和人。H3 亚型流感病毒是人常见的感染病毒亚型之一，感染马可以引起明显的临床症状和发病，但是 H3 亚型禽流感病毒感染家禽或者野禽极少引发临床症状或临床表现不明显（经常呈现隐性感染状态）。在多篇关于野鸟禽流感的监测报告中均有分离到 H3 亚型禽流感病毒的报道，但是在家禽中监测到的 H3 亚型禽流感病毒多来自水禽，鸡群少见。20 世纪 80 年代，苏联经常发生鸡的流感，已经确定的有 H3、H4、H6 和 H7 亚型，1971 年曾从堪察加的病鸡中分离到 H3N2 的流感病毒株，1973—1975 年又在鸡分离到引起呼吸道症状的 H3N2 亚型流感病毒。有学者于 1973 年对鸡群开展血清学调查发现，鸡群 H3 亚型的抗体阳性率高达 61%，他们认为，如此高的阳性率可能是鸡群通过人的传播而感染的，因为 1976—1977 年当鸡暴发急性呼吸道疾病时，与病鸡接触的人也发生了流感。有一些学者于 1977 年进行鸡病调查时，还分离到 H3N1 亚型禽流感病毒，该病毒能引起鸡群的死亡率达 10%～12%。与此同时，1976—1977 年，剑桥大学的朱晓屏博士对运经伦敦某机场时死亡的观赏鸟进行了病毒分离检查，在 188 例死鸟中，有 28% 为阳性，且血清型均为 H3N8 亚型。1975 年 11 月至 1978 年 10 月香港大学微生物系 Shortridge 等对我国香港地区饲养的或从华南地区输入的家禽进行了禽流感监测，结果从家禽中分离到大量的流感病毒。其中，大多数病毒来自鸭和鹅，另有 7 株来自于鸡，其中 3 株属于 H3N2 亚型 AIV，1 株属于 H3N6 亚型 AIV，1 株属于 H3N9 亚型 AIV。除此之外，自 1979 年 8 月起，英国诺福克一个农场在新引进的鸭中连续发生禽流感，病鸭表现出呼吸道疾病，持续 6 个月以上，从中分离到 H3N8 亚型的 AIV。1979—1983 年，新英格兰首次从海豹中分离到 H3 亚型的流感病毒，研究显示，禽源 H3 亚型流感病毒已突破种间屏障，具有感染海豹的能力。

另有研究表明，英国在 1975—1998 年，共从各种笼养鸟中先后分离到 H4N6、H3N8、H3N6 亚型 AIV；美国在 1992—1996 年，先后从鹅鹊和美洲鸵鸟中分离到了 H3N2、H4N2 等亚型 AIV。不仅如此，1997—1998 年，日本也分离到了 H3N8 亚型的禽流感病毒。除此之外，1989—1990 年我国北方连续两次暴发的马流感也与禽流感有着密切的关系，遗传进化分析表明，分离株的 6 个基因（HA、NA、PA、NP、M、

NS）均来源于禽类。2004 年，巴西在北部玛瑙斯市燕子和东北部北里奥格兰德州的水鸟体内发现了 H3 亚型 AIV，随后在加拿大的火鸡体内发现 H3 亚型的禽流感病毒。不仅如此，有些韩国学者对存在于韩国鸡群和鸭群中的 H3 亚型禽流感病毒的基因来源做了调查研究，研究包括 2004—2006 年存在于活禽市场和野鸟中的 H3 亚型 AIV。研究表明，在家禽中循环存在的 H3N2 和 H3N6 亚型 AIV 属于重组病毒，由韩国鸡群中的 H9N2 亚型禽流感病毒与野鸟中存在的未知亚型流感病毒重组形成。除此以外，2005—2007 年孟加拉国对野鸟中的禽流感病毒进行了监测，发现野鸟中有 H3N6 亚型禽流感病毒的存在。而在我国，仇保丰等曾对 2002—2006 年自华东地区家鸭中分离的 180 株鸭源禽流感病毒的 HA 基因进行亚型测定，证实华东地区家鸭中至少存在 H1、H3、H4、H5 等 9 种 HA 亚型，其中 H3 亚型禽流感病毒的检出比例最高，达 51.7%[120]。蒲娟等也在随后的两年里，对我国 18 个省（直辖市、自治区）的 173 个规模化养殖鸡群进行了 H3 亚型流感病毒的血清学调查，结果表明，H3 亚型流感病毒在中国部分地区的鸡群中流行。国内禽流感监测过程中也发现了大量的 H3 亚型禽流感病毒，病毒亚型组合和基因来源复杂多样，近年来家禽感染的频率逐渐升高，该亚型禽流感病毒对家禽的潜在危害性逐渐增加。

（三）H4 亚型禽流感病毒流行概况

H4 亚型禽流感病毒可以感染的宿主除了禽类外，还有低等哺乳动物，近些年来还有病毒感染人的血清学证据。在监测过程中，野鸟 H4 亚型禽流感病毒的分离率相对较高。H4 亚型 AIV 能感染各种家禽，如鸡、火鸡、家鸭、鹅。而且能引起各种症状，甚至死亡。早在 1956 年，捷克斯洛伐克就在家鸭中分离到 H4N6。1962 年，英国从有慢性呼吸道疾病的鸭中分离到 H4N6。1979—1980 年，Alexander 等在诺福克一个牧场从发病鸭中分离到 H4N6、H4N1，在诺福克的几个屠宰厂分离到 H4N2、H4N8。1977 年日本在北海道病鸭中分离到 H4N6。1966—1984 年，从美国明尼苏达州暴发 AIV 的火鸡中分离到 H4N9。

日本在 1997—1998 年分离到 H4N6[121]。杨思远等在我国黑龙江扎龙自然保护区健康野鸭咽喉和泄殖腔样品中分离到 H4N6[122]。薛峰等报道，从 2005 年 10 月至 2006 年 1 月在我国江苏盐城国家级自然保护区对野鸭、丹顶鹤等野禽流感的检测中，H4 亚型的分离率最高（38.5%）[123]。在我国香港，早在 20 世纪 60～70 年代，就从本地的家禽中分离 21 株 AIV，其中最常见的为 H4N6。1975—1978 年，在我国香港，Shortridge 等人从鹅中分离到 H4N2、H4N6。1997 年年底，我国香港对活禽市场中活禽进行抽检，发现鸭 AIV 中包括 H4 亚型[124]。此外，在国内，2006 年杨德全等从上海某鸭场采集的临床健康鸭泄殖腔拭子中分离到 1 株 H4N6 亚型禽流感病毒[125]。扬州大学在华东地区家养水禽中进行 4 年多的监测，分离鉴定出多株 H4 亚型禽流感病毒[126]。2010年从安徽某鸡场采集的鸡口腔和泄殖腔拭子中，分离到 3 株鸡源禽流感病毒[127]。尤其是近些年来随着我国禽流感监测力度的增加，国家禽流感参考实验室在家禽体内尤其是水禽体内监测到较多的 H4 亚型禽流感病毒，秋冬季多见，多存在于南方鸭和鹅群体内，其病毒亚型组合涉及 H4N2、H4N3、H4N6 和 H4N8 等亚型，不相同 HANA 组合的病毒 HA 基因进化关系不同，表现出明显的病毒来源的异源性。不同病毒毒株基因片段来源各不相同，提示病毒在进入水禽前已发生复杂的重组和基因重排现象。

（四）H6 亚型禽流感病毒流行概况

H6 亚型禽流感病毒也可以分为北美谱系和欧亚谱系两个谱系，但欧亚谱系的病毒在美洲也有持久和广泛的流行。近年来，H6 亚型禽流感病毒在我国一些省份检出率很高，值得关注。早在 1965 年 Shortridge K F. 首次报道从火鸡上分离到 H6，随后在野鸭和其他水鸟中陆续分离到各种亚型 H6 病毒[128]。1997 年我国香港暴发 H5N1 期间，从不同鸟类分离到 H6 亚型禽流感病毒，其中一株 H6N1（A/teal/Hongkong/W312/97）六条内部基因和感染人的 H5N1（A/Hong Kong/156/97）同源性大于 98%，N1基因与人 H5N1 同源性为 97%，提示该 H6N1 可能是 H5N1 的 NA 和六条内部基因的提供者[129]。2000—2001 年 Webby R J 报道从美国加利福尼亚鸡场分离到 6 株 H6N2AIV，不同于我国香港的禽源 H6N1 和 H6N2 病毒，对鸡无致病性[130]。2002 年Abolnik C 首次报道南非出现 H6N2 亚型禽流感疫情暴发，在坎珀当地区（Camperdown）夸祖卢/纳塔尔省（KwaZulu/NatalProvince）（KZN）分离到 H6N2 病毒，这株H6N2 病毒是由鸵鸟源 H9N2 和鸵鸟源 H6N8 重组而来，由此推断出，鸵鸟可以作为禽流感的混合器[131]。1972—2005 年，在我国台湾共分离到 34 株 H6N1，1 株 H6N2 和 1株 H6N5 病毒，其中 H6N1 病毒自 1997 年来就一直在鸡群中流行。流行的 H6 亚型禽流感病毒不同于我国香港和内地东南地区的病毒，这些病毒可分为三大分支：第一分支为现有台湾鸡源 H6N1，该分支病毒为 1997—2005 年分离于台湾地区，而且几乎全部分离于鸡；第二分支为现有东亚水鸟分支，该分支除了 1 株 H6N5 外，其余均为 H6N1亚型；第三分支为 20 世纪 70~80 年代分离的病毒，该分支病毒主要分离于 1972—1987年[132]。2008—2009 年间，韩国从家鸭和野鸟中共分离到 42 株 H6 亚型禽流感，有 3 个NA 亚型，N1 占 28.6%，N2 占 69%，N8 占 2.4%。从家鸭和野鸟分离到的 H6N1 具有相同的基因型，而家禽中分离到的 H6N2 分为 4 个基因型，由至少三元病毒重组而来[133]。

自 2000 年以来，在我国小家禽（珍禽）中分离的病毒有 26 株 H6N2，其余均为 H6N1，所有小型陆生家禽 H6N1 有类 W312/H6N1 的 HA 和 NA 基因，这类基因型病毒在南方小型陆禽中广泛存在。然而其内部基因由多种亚型重组而来，如 H5N1、H9N2 和其他亚型病毒，因此产生了许多基因型的 H6N1。类 W312 的 H6N1 和类 HK97 的 H9N2 重组产生新型 H6N2，并在禽中持续存在[135]。2000—2005 年在华南地区的禽流感监测中，不同宿主来源的 H6 亚型禽流感病毒显示出极大的差异[136]。在鹌鹑和鹧鸪等小型珍禽中分离的 H6 亚型禽流感病毒主要为 H6N1 和 H6N2 亚型，主要为 W312－like 分支的 H6 亚型病毒。

香港学者对香港和南方地区的检测发现：鸭源的 H6 亚型病毒主要为 H6N2 亚型，其基因来源多为 H6 亚型，并形成 3 个独特的 HA 分支，分别为 ST339－like、ST2853－like 和 HuN573－like[137]。随着时间的推移，3 个 HA 亚型分支之间的病毒分离数量也出现明显变化，2006—2007 年开始 ST2853－like 分支逐渐取代 ST339－like 分支成为数量最大的 H6 亚型 AIV 家系，其抗原性也与另外两个分支产生较大差异[138]。ST2853－like 分支的病毒不仅在家禽中传播，而且出现的 H6N6 亚型的禽流感病毒还能感染猪，在演化过程中发现了 NA 基因的缺失的现象。这些都表明 H6 亚型禽流感病毒的进化并没有停滞，而是随着传播一直在进行明显的基因型和抗原性变化。

H6N2 亚型禽流感病毒在我国家鸭群中的存在和流行在 2000—2008 年都得到证实，而 2009 年开始 H6N6 亚型病毒也逐渐在我国家鸭和鸡群中传播，监测到的病毒数量也逐渐增加。2002—2010 年扬州大学在中国东部主要从鸭体内分离到 H6 亚型 AIV，HA 主要分为两大组。第一组占 67%，包含 H6N2、H6N5 和 H6N6，于 2007—2010 年间在家鸭中流行；同期分离到鹅源和鸡源病毒与该群病毒同源性最高，提示该群病毒传入了鸡和鹅。第二组病毒，包含禽源和野鸟源病毒，该组属于欧亚谱系。内部基因进化结果表明，迁徙水鸟和家禽间禽流感病毒发生了多元重组。2002—2008 年间主要是 H6N2 亚型，但 2009 年后逐渐被新型的 H6N6 亚型代替[140]。我国禽流感参考实验室对 2008 年以来监测到的 H6 亚型禽流感病毒进行系统分析发现，我国南方地区监测到的 H6 亚型禽流感病毒包括 H6N1、H6N2、H6N6 和 H6N8 等亚型，不同时间不同地区分离的 H6 亚型病毒的基因型差异较大，水禽的病毒分离率显著高于旱禽，显示病毒来源的多样性和复杂性[141]。H6 亚型禽流感病毒也有引发家禽发病的报道，2010 年 Corrand L 报道法国火鸡场暴发 H6N1 禽流感，有 20% 火鸡表现出明显的呼吸道症状（咳嗽、极度的呼吸困难），有 5% 的火鸡窒息而死，表明 H6 亚型禽流感病毒对家禽的致病性有增强的趋势[142]。王国俊等人对 2008—2011 年期间分离到的 H6 亚型禽流感病毒进行了系统研究，受体结合特异性检测结果表明，挑选的 257 株 H6 亚型禽流感病毒中已经有 87

株病毒获得了结合人源受体的能力；进化分析结果表明，挑选的 38 株病毒可以分为 30 个不同的基因型，具有十分丰富的遗传多样性；动物试验结果表明，大部分 H6 亚型禽流感病毒无需提前适应就可以在小鼠的肺脏内有效复制，同时部分毒株能够在豚鼠间发生高效的接触传播，对人类健康构成了潜在的威胁[143]。

大量的监测数据发现，H6 亚型禽流感病毒的宿主范围从水禽逐渐过渡到陆生家禽，同时还有文献发现其还能够感染猪，甚至还有感染人的证据。2013 年 5 月 20 日，我国台湾报道了全球首例人感染禽源 H6N1 病例[144,145]，表明 H6 亚型禽流感病毒在进化过程中不仅在鸡群中逐渐适应，也表明其具有感染哺乳动物的能力。

（五）H10 亚型禽流感病毒流行概况

H10 亚型禽流感病毒一直以来作为稀有亚型的禽流感病毒，其关注度并不高，但在多地不同野鸟体内监测到 H10 亚型禽流感病毒的存在[146,147]。关于在家禽体内分离出本亚型病毒的报道较少，历史上有美国的火鸡和鸸鹋、南非的北京鸭、加拿大的鸡群感染的报道。有报道发现 H10 亚型禽流感病毒可引起火鸡群发病，死亡率达 30％ 以上[148]，发病禽表现出眼角分泌物堆积，呼吸困难，温和的呼吸道症状，结膜炎、气管和支气管肺炎、气囊炎等临床症状，病毒分离 H10 阳性，伴随大肠杆菌感染[149]。南非 2004—2006 年间低致病性 H5N2 流行之后，在对当地鸵鸟、鸭和野鸟的持续监测过程中，在饲养的北京鸭体内分离到 H10N7 亚型禽流感病毒[150]。G. W. Wood 等于 1996 年报道从新加坡分离到的 H10 亚型禽流感病毒 A/mandarin duck/Singapore/805/F-72/7/93 和 A/turkey/England/384/79 对鸡呈现高致病性，但序列分析发现，该病毒 HA 蛋白的裂解位点不存在多个连续碱性氨基酸插入[151]。2008—2011 年，在韩国南部地区的野鸟体内分离到 13 株 H10 亚型禽流感病毒，病毒亚型组合涉及 H10N1、H10N4、H10N6 和 H10N8，在不考虑 NA 亚型变化的条件下，13 株病毒基因组可以明显分为 4 个基因型，不同基因型之间内部基因片段存在重组和替换。在我国，国家禽流感参考实验室自 2008 年以来的监测数据表明，在我国南方多个省份的水禽尤其是鸭群中，可以监测到 H10 亚型禽流感病毒的存在，病毒的亚型组合涉及 H10N1、H10N2、H10N3、H10N4、H10N6、H10N7 和 H10N8 等，在洞庭湖地区的鸭群中 2014 年局部监测到病毒的出现频率明显增高。通过比较这些病毒基因组序列发现，不同病毒的基因来源表现出较大的差异性，病毒呈现明显的异源性，病毒各个基因片段与从家禽分离的其他病毒亲缘关系相对较远，具有明显的野鸟源性。但是，2013 年在江西南昌地区发生一起人感染 H10N8 亚型禽流感病毒并致人死亡的报道[152]。通过对病毒基因组分析发现，该病毒的内部基因各个片段均与当地流行的 H9N2 亚型禽流感病毒高度同源，病毒的重组模式和 2013 年年初的 H7N9 相似。同期国家禽流感参考实验室在南昌活禽市场的家禽中也分离到类似的病毒存在，其病毒基因组与感染人 H10N8 亚型禽流感病毒高度同源，在此之前与感染人 H10N8 亚型高度同源的 H10N8 禽流感病毒在其他地区没有分离到。在此之前，我国在洞庭湖湿地的野鸟、华东地区水禽和广东的活禽市场中也分离到 H10N8 亚型禽流感病毒[153-155]。另外，2014 年有报道一株嗜肾脏型 H10N1 亚型禽流感病毒对鸡呈高致病力，其 IVPI 达 1.9，$10^6 EID_{50}$ 病毒剂量经口鼻途径感染鸡，可以导致鸡 47% 的死亡率[156]。由上面文献报道可以说明 H10 亚型禽流感病毒对家禽存在较大致病的可能，在一定程度上可以影响家禽生产和危害人类生命健康，应该引起高度注意，严密监测，防止这类病毒的扩散和蔓延，进而引起较大经济损失。

（六）H11 亚型禽流感病毒流行概况

自 1956 年首先在英国鸭群分离到 H11 亚型禽流感病毒以来，根据 Genbank 数据库已有的序列可以看出，已在美国、加拿大、澳大利亚、日本、巴西、葡萄牙、西班牙、德国、荷兰、挪威、瑞典、俄罗斯、哈萨克斯坦、赞比亚、埃及、印度、韩国、越南、泰国、芬兰、格鲁吉亚、危地马拉、冰岛、捷克和中国等多个国家的野鸟和鸭群中分离到该亚型病毒，包括所有 9 个 NA 亚型，但其中 N1 和 N9 亚型居多。

Panigrahy B 于 1993—2000 年间对美国东北部的活禽市场中水禽、鹌鹑、环境样品以及没有进入活禽市场的家禽进行监测，发现在活禽市场可以检测到多种亚型禽流感病毒的存在，如 H1、H2、H3、H4、H5、H6、H7、H9、H10 和 H11 亚型，同期，在没有进入活禽市场的家禽中也检测到这些亚型病毒的存在[157]。Karamendin K 等对 2004 年和 2007 年在火鸡和银鸥分离的 H1N9 和 H11N2 病毒进行了系统鉴定，发现这两株病毒来源明显不同，并且和此前 NCBI 共享的序列差异较大[158]。Pamela J. Ferro 于 2006—2008 年间在候鸟迁徙季节的得克萨斯湾沿岸，对当地捕获的候鸟和留鸟进行样品采集，共采集 5 363 份拭子，进行荧光定量 PCR 检测，并分离病毒，共分离到 134 株禽流感病毒，HA 亚型有 H1～H7，H10 和 H11 亚型，NA 包括所有的 9 个亚型；在本次监测中，野鸟中禽流感病毒的亚型分布有明显的季节性差异[158,159]。Henriques AM 等于 2005—2009 年对葡萄牙 13 个目的野鸟采集 5 691 份拭子样品，并进行 RT－PCR 检测，有 93 份样品阳性，阳性率达 1.63%；用鸡胚进行病毒分离鉴定，共分离到 21 株病毒，分离的病毒亚型有 H1、H3、H4、H5、H6、H7、H9、H10 和 H11，9 个 NA 亚型中仅有 N5 亚型没有分离到，HA、NA 组合达 20 种[160]。Matthew Scotch 等于 2007—2009 年对美国西南部包括亚利桑那州和新墨西哥州的不同鸟类粪便样本进行病毒分离鉴定，确定分离到 H3、H4、H6、H8 和 H11 几种亚型病毒[161]。Okamatsu M

等于 2010—2012 年间对越南北部和南部地区的家禽、活禽市场、屠宰厂的鸡鸭以及鸟类保护区野鸟采集的 4450 份样品中进行禽流感病毒分离鉴定，共分离到 226 株病毒，包括 47 个高致病性 H5N1，39 个 H3，12 个 H4，1 个 H5，93 个 H6，2 个 H7，18 个 H9，3 个 H10，11 个 H11[162]。Alexander Nagy 等于 2009—2011 年对捷克波西米亚的一个池塘里的野鸭进行持续监测，发现野鸭携带的病毒多种多样，分离到的病毒有 H6N2、H6N9、H11N2 和 H11N9 等亚型，通过对病毒基因序列发现，H6 病毒基因组在野鸭群体内变异频率极低，几乎没有变化[163]。

曾祥伟等在 2005—2006 年的候鸟迁徙季节对黑龙江三江保护区的野鸟采集了 158 份拭子样品，经鸡胚尿囊腔接种进行病毒分离，获得 20 株禽流感病毒，分离的病毒亚型有 H2N2、H2N6、H3N4、H3N6、H3N7、H3N8、H5N2、H6N2、H11N2、H11N3、H11N5 和 H11N6 亚型[164]。仇保丰等于 2002—2006 年对我国华东地区饲养鸭群分离的 180 株禽流感病毒进行亚型鉴定，确定华东地区家鸭中至少存在 9 种 HA 亚型和 6 种 NA 亚型组成的 H1N1、H3N1、H3N2、H3N8、H4N6、H5N1、H5N2、H6N2、H6N8、H8N4、H9N2、H10N3、H11N2 等组合的禽流感病毒[120]。此外，赵国等于 2002—2009 年对活禽市场家禽进行样品采集，经病毒分离鉴定，发现低致病性禽流感病毒在活禽市场中的分离率达 9.94%，分离的病毒亚型有 H1、H3、H4、H6、H8、H9、H10 和 H11 等亚型，NA 有 7 种 NA 亚型，包括 N1、N2、N3、N4、N5、N6、N8，两者之间有 17 种组合，与野鸭的带毒情况十分相似[165]。同时国家禽流感参考实验室对全国活禽农贸市场、养殖场和候鸟重要栖息地的监测数据也表明，在我国，目前 H11 亚型禽流感病毒主要在水禽中分布，主要集中分布在鸭体内，活禽市场中偶尔在鸡群中分离到，有可能为市场内污染所致[166]。

（七）其他亚型禽流感病毒流行概况

H8 和 H12 亚型禽流感病毒在家禽中监测到的数量很少，主要在水禽中可以监测到，H13、H14、H15 和 H16 等亚型在我国近几年基本没有监测到，但是这些病毒在野鸟的监测中偶尔可以发现，主要存在在野鸟体内，在本章就不做介绍。

五、小结

从世界的野鸟监测结果来看，候鸟及留鸟携带的病毒种类较多，大多为低致病性禽流感病毒，病毒的亚型组合复杂，不同时间监测到的病毒变化多样，呈现明显的多样性。并且随着鸟类的迁徙，禽流感病毒随着候鸟的移动而传播，并且在传播过程中，不同亚型禽流感病毒不断重组和变异，发生基因片段重排，出现更多新的病毒组合和类群。如果家禽饲养条件不佳，候鸟与家禽的接触机会增多，则有可能使候鸟携带的病毒传播给家禽，尤其是水禽。因此，家禽的禽流感病毒感染日益复杂，表现出禽流感病毒的多样性和多源性，为禽流感的防控提供了现实的难度。

　　总之，在家禽中出现的禽流感病毒亚型种类是日渐增多，尤其是 H5、H7 和 H9 等亚型，对家禽生产的影响巨大。自然界中每一个亚型禽流感病毒种类繁多，不同毒株之间抗原性差异和病毒进化关系千差万别，每一种病毒的生物学特性存在差异，病毒对家禽的感染能力、致病能力也千差万别，病毒进入家禽的地域、时间也不一定相同，这也表现出全球不同地区家禽流行的禽流感病毒毒株类型上的差异，如埃及流行的是 2.2 分支、印度尼西亚流行的是 2.1 分支，我国流行的是 2.3 分支和 7 分支 H5 亚型禽流感病毒。由于不同分支的 H5 亚型禽流感病毒抗原性差异显著，对于抗原性差异较大的毒株而言，一种疫苗起到的交叉保护效果不佳，因此，使用特定的禽流感疫苗仅能针对抗原性相似或者差别不大的病毒类群产生有效的保护作用，这也是当前我国疫苗毒株种类多，在不同时间有针对性使用不同疫苗株的根本原因。在当前我国现有养殖水平阶段，尤其是水禽、旱禽的混养区域，在禽流感疫苗的选择压力下，自然界中与疫苗毒株抗原性有着较大差异的毒株类群有可能突破免疫屏障而实现在家禽中的感染，甚至引发新的疫情，这也使得在未来一段时间内，我国家禽中出现的高致病性禽流感病毒株的种类有可能更加多样化。这种禽流感病毒复杂流行局势给我国禽流感的监测提出了更高的要求。此外，低致病性禽流感病毒在家禽中的流行也会降低家禽的生产效率，加之近年来 H7N9 和 H10N8 等病毒感染人并致人死亡的事件发生，还有 H4N6、H9N2 等亚型禽流感病毒感染人的血清学证据和病原学证据日益增多，这也对如何有效保障家禽的健康生产提出了更高要求。在不断提高家禽养殖水平的基础上，如何了解各种亚型禽流感病毒的流行状态已成为我国禽流感防控的一项重要基础工作，对于保障我国家禽健康生产、食品安全和人类健康有着重要的意义。

参考文献

[1] Chen J M，Sun Y X，Chen J W，et al. Panorama phylogenetic diversity and distribution of type A influenza viruses based on their six internal gene sequences [J]. Virol J，2009，6：137.

[2] Li Q，Zhou L，Zhou M，et al. Epidemiology of human infections with avian influenza

A (H7N9)virus in China [J]. N Engl J Med, 2014, 370 (6): 520 - 532.

［3］ Ku K B, Park E H, Yum J, et al. Highly Pathogenic Avian Influenza A (H5N8) Virus from Waterfowl, South Korea, 2014 [J]. Emerg Infect Dis, 2014, 20 (9): 1587 -1588.

［4］ Sugiura K, Yamamoto M, Nishida T, et al. Recent outbreaks of avian influenza in Japan [J]. Rev Sci Tech, 2009, 28 (3): 1005 - 1013.

［5］ Brown V L, Drake J M, Barton H D, et al. Neutrality, cross - immunity and subtype dominance in avian influenza viruses [J]. PLoS One, 2014, 9 (2): e88817.

［6］ Escorcia M, Vazquez L, Mendez S T, et al. Avian influenza: genetic evolution under vaccination pressure [J]. Virol J, 2008, 5: 15.

［7］ Martin V, Pfeiffer D U, Zhou X, et al. Spatial distribution and risk factors of highly pathogenic avian influenza (HPAI) H5N1 in China [J]. PLoS Pathog, 2011, 7 (3): e1001308.

［8］ Gilbert M, Pfeiffer D U. Risk factor modelling of the spatio - temporal patterns of highly pathogenic avian influenza (HPAIV) H5N1: a review [J]. Spat Spatiotemporal Epidemiol, 2012, 3 (3): 173 - 183.

［9］ Jiang W, Liu S, Hou G, et al. Chinese and global distribution of H9 subtype avian influenza viruses [J]. PLoS One, 2012, 7 (12): e52671.

［10］ Jiang W M, Liu S, Chen J, et al. Molecular epidemiological surveys of H5 subtype highly pathogenic avian influenza viruses in poultry in China during 2007 - 2009 [J]. J Gen Virol, 2010, 91 (Pt 10): 2491 - 2496.

［11］ Chen J M, Chen J W, Dai J J, et al. A survey of human cases of H5N1 avian influenza reported by the WHO before June 2006 for infection control [J]. Am J Infect Control, 2007, 35 (5): 351 - 353.

［12］ Watanabe Y, Ibrahim M S, Ellakany H F, et al. Acquisition of human - type receptor binding specificity by new H5N1 influenza virus sublineages during their emergence in birds in Egypt [J]. PLoS Pathog, 2011, 7 (5): e1002068.

［13］ Liu Y, Han C, Wang X, et al. Influenza A virus receptors in the respiratory and intestinal tracts of pigeons [J]. Avian Pathol, 2009, 38 (4): 263 - 266.

［14］ Ito T, Okazaki K, Kawaoka Y, et al. Perpetuation of influenza A viruses in Alaskan waterfowl reservoirs [J]. Arch Virol, 1995, 140 (7): 1163 - 1172.

［15］ Stallknecht D E, Kearney M T, Shane S M, et al. Effects of pH, temperature, and salinity on persistence of avian influenza viruses in water [J]. Avian Dis, 1990, 34 (2):

412 - 418.

[16] Han Y, Hou G, Jiang W, et al. A survey of avian influenza in tree sparrows in China in 2011 [J]. PLoS One, 2012, 7 (4): e33092.

[17] Henaux V, Samuel M D, Dusek R J, et al. Presence of avian influenza viruses in waterfowl and wetlands during summer 2010 in California: are resident birds a potential reservoir? [J]. PLoS One, 2012, 7 (2): e31471.

[18] Huang Y, Li Y, Burt D W, et al. The duck genome and transcriptome provide insight into an avian influenza virus reservoir species [J]. Nat Genet, 2013, 45 (7): 776 -783.

[19] Costa T, Chaves A J, Valle R, et al. Distribution patterns of influenza virus receptors and viral attachment patterns in the respiratory and intestinal tracts of seven avian species [J]. Vet Res, 2012, 43: 28.

[20] Thontiravong A, Wannaratana S, Tantilertcharoen R, et al. Comparative study of pandemic (H1N1) 2009, swine H1N1, and avian H3N2 influenza viral infections in quails [J]. J Vet Sci, 2012, 13 (4): 395 - 403.

[21] Cappucci D J, Johnson D C, Brugh M, et al. Isolation of avian influenza virus (subtype H5N2) from chicken eggs during a natural outbreak [J]. Avian Dis, 1985, 29 (4): 1195 - 1200.

[22] Kilany W H, Arafa A, Erfan A M, et al. Isolation of highly pathogenic avian influenza H5N1 from table eggs after vaccinal break in commercial layer flock [J]. Avian Dis, 2010, 54 (3): 1115 - 1119.

[23] Promkuntod N, Antarasena C, Prommuang P, et al. Isolation of avian influenza virus A subtype H5N1 from internal contents (albumen and allantoic fluid) of Japanese quail (Coturnix coturnix japonica) eggs and oviduct during a natural outbreak [J]. Ann N Y Acad Sci, 2006, 1081: 171 - 173.

[24] Woolcock P R. Avian influenza virus isolation and propagation in chicken eggs [J]. Methods Mol Biol, 2008, 436: 35 - 46.

[25] Pillai S P, Saif Y M, Lee C W. Detection of influenza A viruses in eggs laid by infected turkeys [J]. Avian Dis, 2010, 54 (2): 830 - 833.

[26] Swayne D E, Eggert D, Beck J R. Reduction of high pathogenicity avian influenza virus in eggs from chickens once or twice vaccinated with an oil - emulsified inactivated H5 avian influenza vaccine [J]. Vaccine, 2012, 30 (33): 4964 - 4970.

[27] Malladi S, Weaver J T, Goldsmith T, et al. The impact of holding time on the likeli-

hood of moving internally contaminated eggs from a highly pathogenic avian influenza in-
fected but undetected commercial   table – egg layer flock [J]. Avian Dis, 2012, 56 (4
Suppl): 897 – 904.

[28] Webster R G, Bean W J, Gorman O T, et al. Evolution and ecology of influenza A vi-
ruses [J]. Microbiol Rev, 1992, 56 (1): 152 – 179.

[29] Pereira H G, Tumova B, Law V G. Avian influenza A viruses [J]. Bull World Health
Organ, 1965, 32 (6): 855 – 860.

[30] Becker W B. The isolation and classification of Tern virus: influenza A – Tern South Af-
rica — 1961 [J]. J Hyg (Lond), 1966, 64 (3): 309 – 320.

[31] Lang G, Narayan O, Rouse B T, et al. A new influenza A virus infection in turkeys
Ⅱ. A highly pathogenic variant, a/turkey/ontario 772/66 [J]. Can Vet J, 1968, 9
(7): 151 – 160.

[32] Swayne D E, Suarez D L. Highly pathogenic avian influenza [J]. Rev Sci Tech, 2000,
19 (2): 463 – 482.

[33] Mcnulty M S, Allan G M, Mccracken R M, et al. Isolation of a highly pathogenic in-
fluenza virus from turkeys [J]. Avian Pathol, 1985, 14 (1): 173 – 176.

[34] Alexander D J, Lister S A, Johnson M J, et al. An outbreak of highly pathogenic avian
influenza in turkeys in Great Britain in 1991 [J]. Vet Rec, 1993, 132 (21): 535 – 536.

[35] Garcia M, Crawford J M, Latimer J W, et al. Heterogeneity in the haemagglutinin
gene and emergence of the highly pathogenic phenotype among recent H5N2 avian influ-
enza viruses from Mexico [J]. J Gen Virol, 1996, 77 (Pt 7): 1493 – 1504.

[36] Vijaykrishna D, Bahl J, Riley S, et al. Evolutionary dynamics and emergence of pan-
zootic H5N1 influenza viruses [J]. PLoS Pathog, 2008, 4 (9): e1000161.

[37] Shortridge K F, Zhou N N, Guan Y, et al. Characterization of avian H5N1 influenza
viruses from poultry in Hong Kong [J]. Virology, 1998, 252 (2): 331 – 342.

[38] Claas E C, Osterhaus A D, van Beek R, et al. Human influenza A H5N1 virus related
to a highly pathogenic avian influenza virus [J]. Lancet, 1998, 351 (9101): 472 – 477.

[39] Duan L, Campitelli L, Fan X H, et al. Characterization of low – pathogenic H5 subtype
influenza viruses from Eurasia: implications for the origin of highly pathogenic H5N1
viruses [J]. J Virol, 2007, 81 (14): 7529 – 7539.

[40] Chen H, Deng G, Li Z, et al. The evolution of H5N1 influenza viruses in ducks in
southern China [J]. Proc Natl Acad Sci U S A, 2004, 101 (28): 10452 – 10457.

[41] Li K S, Guan Y, Wang J, et al. Genesis of a highly pathogenic and potentially pandem-

ic H5N1 influenza virus in eastern Asia [J]. Nature, 2004, 430 (6996): 209 - 213.

[42] Tiensin T, Chaitaweesub P, Songserm T, et al. Highly pathogenic avian influenza H5N1, Thailand, 2004 [J]. Emerg Infect Dis, 2005, 11 (11): 1664 - 1672.

[43] Wee S H, Park C K, Nam H M, et al. Outbreaks of highly pathogenic avian influenza (H5N1) in the Republic of Korea in 2003/04 [J]. Vet Rec, 2006, 158 (10): 341 -344.

[44] Mase M, Tsukamoto K, Imada T, et al. Characterization of H5N1 influenza A viruses isolated during the 2003 - 2004 influenza outbreaks in Japan [J]. Virology, 2005, 332 (1): 167 - 176.

[45] Chen H, Li Y, Li Z, et al. Properties and dissemination of H5N1 viruses isolated during an influenza outbreak in migratory waterfowl in western China [J]. J Virol, 2006, 80 (12): 5976 - 5983.

[46] Guan Y, Smith G J, Webby R, et al. Molecular epidemiology of H5N1 avian influenza [J]. Rev Sci Tech, 2009, 28 (1): 39 - 47.

[47] Brown I H. Summary of avian influenza activity in Europe, Asia, and Africa, 2006 - 2009 [J]. Avian Dis, 2010, 54 (1 Suppl): 187 - 193.

[48] Aly M M, Arafa A, Hassan M K. Epidemiological findings of outbreaks of disease caused by highly pathogenic H5N1 avian influenza virus in poultry in Egypt during 2006 [J]. Avian Dis, 2008, 52 (2): 269 - 277.

[49] Smith G J, Fan X H, Wang J, et al. Emergence and predominance of an H5N1 influenza variant in China [J]. Proc Natl Acad Sci U S A, 2006, 103 (45): 16936 - 16941.

[50] Li Y, Shi J, Zhong G, et al. Continued evolution of H5N1 influenza viruses in wild birds, domestic poultry, and humans in China from 2004 to 2009 [J]. J Virol, 2010, 84 (17): 8389 - 8397.

[51] Kou Z, Li Y, Yin Z, et al. The survey of H5N1 flu virus in wild birds in 14 Provinces of China from 2004 to 2007 [J]. PLoS One, 2009, 4 (9): e6926.

[52] Jiang W M, Liu S, Chen J, et al. Molecular epidemiological surveys of H5 subtype highly pathogenic avian influenza viruses in poultry in China during 2007 - 2009 [J]. J Gen Virol, 2010, 91 (Pt 10): 2491 - 2496.

[53] Kim H R, Park C K, Lee Y J, et al. An outbreak of highly pathogenic H5N1 avian influenza in Korea, 2008 [J]. Vet Microbiol, 2010, 141 (3 - 4): 362 - 366.

[54] Uchida Y, Mase M, Yoneda K, et al. Highly pathogenic avian influenza virus (H5N1) isolated from whooper swans, Japan [J]. Emerg Infect Dis, 2008, 14 (9):

禽流感

312

AVIAN INFLUENZA

1427-1429.

[55] Kang H M, Batchuluun D, Kim M C, et al. Genetic analyses of H5N1 avian influenza virus in Mongolia, 2009 and its relationship with those of eastern Asia [J]. Vet Microbiol, 2011, 147 (1-2): 170-175.

[56] Sakoda Y, Sugar S, Batchluun D, et al. Characterization of H5N1 highly pathogenic avian influenza virus strains isolated from migratory waterfowl in Mongolia on the way back from the southern Asia to their northern territory [J]. Virology, 2010, 406 (1): 88-94.

[57] Kajihara M, Matsuno K, Simulundu E, et al. An H5N1 highly pathogenic avian influenza virus that invaded Japan through waterfowl migration [J]. Jpn J Vet Res, 2011, 59 (2-3): 89-100.

[58] Reid S M, Shell W M, Barboi G, et al. First reported incursion of highly pathogenic notifiable avian influenza A H5N1 viruses from clade 2.3.2 into European poultry [J]. Transbound Emerg Dis, 2011, 58 (1): 76-78.

[59] Islam M R, Haque M E, Giasuddin M, et al. New introduction of clade 2.3.2.1 avian influenza virus (H5N1) into Bangladesh [J]. Transbound Emerg Dis, 2012, 59 (5): 460-463.

[60] Sonnberg S, Webby R J, Webster R G. Natural history of highly pathogenic avian influenza H5N1 [J]. Virus Res, 2013, 178 (1): 63-77.

[61] Gu M, Zhao G, Zhao K, et al. Novel variants of clade 2.3.4 highly pathogenic avian influenza A (H5N1) viruses, China [J]. Emerg Infect Dis, 2013, 19 (12): 2021-2024.

[62] Jeong J, Kang H M, Lee E K, et al. Highly pathogenic avian influenza virus (H5N8) in domestic poultry and its relationship with migratory birds in South Korea during 2014 [J]. Vet Microbiol, 2014, 173 (3-4): 249-257.

[63] Capua I, Alexander D J. Avian influenza: recent developments [J]. Avian Pathol, 2004, 33 (4): 393-404.

[64] Munk K, Pritzer E, Kretzschmar E, et al. Carbohydrate masking of an antigenic epitope of influenza virus haemagglutinin independent of oligosaccharide size [J]. Glycobiology, 1992, 2 (3): 233-240.

[65] Rohm C, Suss J, Pohle V, et al. Different hemagglutinin cleavage site variants of H7N7 in an influenza outbreak in chickens in Leipzig, Germany [J]. Virology, 1996, 218 (1): 253-257.

［66］ Fouchier R A, Schneeberger P M, Rozendaal F W, et al. Avian influenza A virus (H7N7) associated with human conjunctivitis and a fatal case of acute respiratory distress syndrome［J］. Proc Natl Acad Sci U S A, 2004, 101 (5): 1356 – 1361.

［67］ Tweed S A, Skowronski D M, David S T, et al. Human illness from avian influenza H7N3, British Columbia［J］. Emerg Infect Dis, 2004, 10 (12): 2196 – 2199.

［68］ Pasick J, Berhane Y, Hisanaga T, et al. Diagnostic test results and pathology associated with the 2007 Canadian H7N3 highly pathogenic avian influenza outbreak［J］. Avian Dis, 2010, 54 (1 Suppl): 213 – 219.

［69］ Kapczynski D R, Pantin – Jackwood M, Guzman S G, et al. Characterization of the 2012 highly pathogenic avian influenza H7N3 virus isolated from poultry in an outbreak in Mexico: pathobiology and vaccine protection［J］. J Virol, 2013, 87 (16): 9086 – 9096.

［70］ Liu D, Shi W F, Shi Y, et al. Origin and diversity of novel avian influenza A H7N9 viruses causing human infection: phylogenetic, structural, and coalescent analyses［J］. LANCET, 2013, 381 (9881): 1926 – 1932.

［71］ Zhang Q, Shi J, Deng G, et al. H7N9 influenza viruses are transmissible in ferrets by respiratory droplet［J］. Science, 2013, 341 (6144): 410 – 414.

［72］ Shi J, Deng G, Zeng X, et al. Novel influenza A (H7N2) virus in chickens, Jilin province, China, 2014［J］. Emerg Infect Dis, 2014, 20 (10): 1719 – 1722.

［73］ Lewis N S, Javakhishvili Z, Russell C A, et al. Avian influenza virus surveillance in wild birds in Georgia: 2009 – 2011［J］. PLoS One, 2013, 8 (3): e58534.

［74］ Baumer A, Feldmann J, Renzullo S, et al. Epidemiology of avian influenza virus in wild birds in Switzerland between 2006 and 2009［J］. Avian Dis, 2010, 54 (2): 875 – 884.

［75］ Pasick J, Berhane Y, Kehler H, et al. Survey of influenza A viruses circulating in wild birds in Canada 2005 to 2007［J］. Avian Dis, 2010, 54 (1 Suppl): 440 – 445.

［76］ Brochet A L, Guillemain M, Lebarbenchon C, et al. The potential distance of highly pathogenic avian influenza virus dispersal by mallard, common teal and Eurasian pochard［J］. Ecohealth, 2009, 6 (3): 449 – 457.

［77］ Kang H M, Park H Y, Lee K J, et al. Characterization of H7 influenza A virus in wild and domestic birds in Korea［J］. PLoS One, 2014, 9 (4): e91887.

［78］ Slavec B, Krapez U, Racnik A J, et al. Surveillance of influenza A viruses in wild birds in Slovenia from 2006 to 2010［J］. Avian Dis, 2012, 56 (4 Suppl): 999 – 1005.

［79］ Dugan V G, Dunham E J, Jin G, et al. Phylogenetic analysis of low pathogenicity

H5N1 and H7N3 influenza A virus isolates recovered from sentinel, free flying, wild mallards at one study site during 2006 [J]. Virology, 2011, 417 (1): 98 – 105.

[80] Cumming G S, Caron A, Abolnik C, et al. The ecology of influenza A viruses in wild birds in southern Africa [J]. Ecohealth, 2011, 8 (1): 4 – 13.

[81] Aly M M, Arafa A, Kilany W H, et al. Isolation of a low pathogenic avian influenza virus (H7N7) from a black kite (Milvus migrans) in Egypt in 2005 [J]. Avian Dis, 2010, 54 (1 Suppl): 457 – 460.

[82] Homme P J, Easterday B C. Avian influenza virus infections. I. Characteristics of influenza A – turkey – Wisconsin – 1966 virus [J]. Avian Dis, 1970, 14 (1): 66 – 74.

[83] Shortridge K F. Pandemic influenza: a zoonosis? [J]. Semin Respir Infect, 1992, 7 (1): 11 – 25.

[84] Perez D R, Lim W, Seiler J P, et al. Role of quail in the interspecies transmission of H9 influenza A viruses: molecular changes on HA that correspond to adaptation from ducks to chickens [J]. J Virol, 2003, 77 (5): 3148 – 3156.

[85] Lee C W, Song C S, Lee Y J, et al. Sequence analysis of the hemagglutinin gene of H9N2 Korean avian influenza viruses and assessment of the pathogenic potential of isolate MS96 [J]. Avian Dis, 2000, 44 (3): 527 – 535.

[86] Mase M, Imada T, Sanada Y, et al. Imported parakeets harbor H9N2 influenza A viruses that are genetically closely related to those transmitted to humans in Hong Kong [J]. J Virol, 2001, 75 (7): 3490 – 3494.

[87] Nili H, Asasi K. Natural cases and an experimental study of H9N2 avian influenza in commercial broiler chickens of Iran [J]. Avian Pathol, 2002, 31 (3): 247 – 252.

[88] Nili H, Asasi K. Avian influenza (H9N2) outbreak in Iran [J]. Avian Dis, 2003, 47 (3 Suppl): 828 – 831.

[89] Naeem K, Ullah A, Manvell R J, et al. Avian influenza A subtype H9N2 in poultry in Pakistan [J]. Vet Rec, 1999, 145 (19): 560.

[90] Kwon Y K, Lee Y J, Choi J G, et al. An outbreak of avian influenza subtype H9N8 among chickens in South Korea [J]. Avian Pathol, 2006, 35 (6): 443 – 447.

[91] Smietanka K, Minta Z. Avian influenza in Poland [J]. Acta Biochim Pol, 2014, 61 (3): 453 – 457.

[92] 陈伯伦，张泽纪，陈伟斌. 禽流感研究Ⅰ. 鸡A型禽流感病毒的分离与血清学初步鉴定[J]. 中国兽医杂志，1994 (10): 3 – 5.

[93] 陈福勇，夏春. 禽流感 A/鸡/北京/1/96（H9N2）株核蛋白基因克隆和序列分析[J].

中国预防兽医学报，1999（2）：51－53.

[94] 刘红旗，程坚，彭大新，等．我国部分地区 H9 亚型禽流感病毒血凝素基因序列比较与遗传发生关系分析[J].微生物学报，2002（03）：288－297.

[95] Guan Y，Shortridge K F，Krauss S，et al. H9N2 influenza viruses possessing H5N1-like internal genomes continue to circulate in poultry in southeastern China [J]. J Virol，2000，74（20）：9372-9380.

[96] Guan Y，Shortridge K F，Krauss S，et al. Molecular characterization of H9N2 influenza viruses：were they the donors of the "internal" genes of H5N1 viruses in Hong Kong？[J]. Proc Natl Acad Sci U S A，1999，96（16）：9363-9367.

[97] Choi Y K，Ozaki H，Webby R J，et al. Continuing evolution of H9N2 influenza viruses in Southeastern China [J]. J Virol，2004，78（16）：8609-8614.

[98] Li C，Yu K，Tian G，et al. Evolution of H9N2 influenza viruses from domestic poultry in Mainland China [J]. Virology，2005，340（1）：70-83.

[99] 尚飞雪，刘朔，蒋文明，等．近年来中国 H9 亚型禽流感分离株谱系分析[J].中国动物检疫，2012（4）：51－53.

[100] Li X，Shi J，Guo J，et al. Genetics，receptor binding property，and transmissibility in mammals of naturally isolated H9N2 Avian Influenza viruses [J]. PLoS Pathog，2014，10（11）：e1004508.

[101] Kawaoka Y，Chambers T M，Sladen W L，et al. Is the gene pool of influenza viruses in shorebirds and gulls different from that in wild ducks？[J]. Virology，1988，163（1）：247-250.

[102] Sharp G B，Kawaoka Y，Jones D J，et al. Coinfection of wild ducks by influenza A viruses：distribution patterns and biological significance [J]. J Virol，1997，71（8）：6128-6135.

[103] Sharp G B，Kawaoka Y，Wright S M，et al. Wild ducks are the reservoir for only a limited number of influenza A subtypes [J]. Epidemiol Infect，1993，110（1）：161-176.

[104] Suss J，Schafer J，Sinnecker H，et al. Influenza virus subtypes in aquatic birds of eastern Germany [J]. Arch Virol，1994，135（1-2）：101-114.

[105] Jackwood M W，Stallknecht D E. Molecular epidemiologic studies on North American H9 avian influenza virus isolates from waterfowl and shorebirds [J]. Avian Dis，2007，51（1 Suppl）：448-450.

[106] 李曦，符芳，崔尚金，等．自主活动鸟类禽流感及新城疫的生态学与流行病学调查

分析[J].中国预防兽医学报，2006（3）：327-331.

[107] 孙泉云，王天厚，刘佩红，等.上海地区野鸟中禽流感的流行病学监测[J].动物医学进展，2007（6）：19-23.

[108] Baumer A，Feldmann J，Renzullo S，et al. Epidemiology of avian influenza virus in wild birds in Switzerland between 2006 and 2009 [J]. Avian Dis，2010，54（2）：875-884.

[109] Perez D R，Lim W，Seiler J P，et al. Role of quail in the interspecies transmission of H9 influenza A viruses：molecular changes on HA that correspond to adaptation from ducks to chickens [J]. J Virol，2003，77（5）：3148-3156.

[110] 郭元吉，李建国，程小雯，等. 禽 H9N2 亚型流感病毒能感染人的发现[J]. 中华实验和临床病毒学杂志，1999（2）：5-8.

[111] Peiris M，Yuen K Y，Leung C W，et al. Human infection with influenza H9N2 [J]. Lancet，1999，354（9182）：916-917.

[112] Butt K M，Smith G J，Chen H，et al. Human infection with an avian H9N2 influenza A virus in Hong Kong in 2003 [J]. J Clin Microbiol，2005，43（11）：5760-5767.

[113] Wang Q，Ju L，Liu P，et al. Serological and Virological Surveillance of Avian Influenza A Virus H9N2 Subtype in Humans and Poultry in Shanghai，China，Between 2008 and 2010 [J]. Zoonoses Public Health，2014.

[114] 程成，张玉稳，柴洪亮，等. 一株野鸟源 H1N1 亚型禽流感病毒的遗传进化特征及其系统学分析[J]. 东北林业大学学报，2011（1）：102-107.

[115] 陈光，柴洪亮，孙静，等. H1N1 亚型禽流感毒株基质蛋白基因全序列扩增及遗传进化分析[J]. 野生动物，2013（3）：141-143.

[116] 赵国，赵坤坤，鹿欣伦，等. 两株鸭源 H1N3 亚型流感病毒的分离鉴定和遗传进化分析[J]. 中国动物传染病学报，2010（5）：1-6.

[117] 薛峰，刘慧谋，彭宜，等.1 株 H1 亚型水禽流感病毒分离株的致病特性和表面膜蛋白基因的序列分析[J]. 中国兽医学报，2007（6）：785-789.

[118] 郭捷. H1 亚型禽流感病毒分离鉴定、遗传进化分析及快速检测方法的研究 [D]. 广西大学，2013.

[119] 郭捷，谢芝勋，彭宜，等. 一株鸟源 H1N2 型禽流感病毒全基因序列分析[J]. 中国兽医学报，2014（6）：874-882.

[120] 仇保丰，刘武杰，彭大新，等. 近年来华东地区家鸭中禽流感病毒的亚型分布[J]. 微生物学报，2008（10）：1290-1294.

[121] Alexander D J. Report on avian influenza in the Eastern Hemisphere during 1997-2002

[J]. Avian Dis, 2003, 47 (3 Suppl)：792 - 797.

[122] 杨思远，柴洪亮，曾祥伟，等. 1 株野鸭源禽流感病毒全基因的分子克隆和测序[J]. 中国兽医学报，2006 (1)：103.

[123] 薛峰，陈浩，彭宜，等. 盐城国家级珍禽自然保护区野鸭、天鹅、丹顶鹤禽流感监测分析[J]. 中国人兽共患病学报，2006 (6)：565 - 567.

[124] Zhou N N, Shortridge K F, Claas E C, et al. Rapid evolution of H5N1 influenza viruses in chickens in Hong Kong [J]. J Virol, 1999, 73 (4)：3366 - 3374.

[125] 杨德全，葛菲菲，刘健，等. 一株鸭源 H4N6 亚型禽流感病毒 A/duck/Shanghai/Y20/2006 的全基因组序列测定及遗传演化分析[J]. 江苏农业学报，2012 (4)：815 - 822.

[126] 薛峰，顾敏，彭宜，等. H4 亚型家养水禽流感病毒分离株的表面膜蛋白基因的序列测定和遗传进化分析[J]. 畜牧兽医学报，2006 (12)：1334 - 1339.

[127] 张鹏，黄娟，陈杰，等. 三株鸡源 H4 亚型禽流感病毒分离株 HA 基因的序列分析[J]. 动物医学进展，2011 (12)：15 - 19.

[128] Shortridge K F. Avian influenza A viruses of southern China and Hong Kong：ecological aspects and implications for man [J]. Bull World Health Organ, 1982, 60 (1)：129 - 135.

[129] Hoffmann E, Stech J, Leneva I, et al. Characterization of the influenza A virus gene pool in avian species in southern China：was H6N1 a derivative or a precursor of H5N1? [J]. J Virol, 2000, 74 (14)：6309 - 6315.

[130] Webby R J, Woolcock P R, Krauss S L, et al. Reassortment and interspecies transmission of North American H6N2 influenza viruses [J]. Virology, 2002, 295 (1)：44 -53.

[131] Abolnik C, Bisschop S, Gerdes T, et al. Outbreaks of avian influenza H6N2 viruses in chickens arose by a reassortment of H6N8 and H9N2 ostrich viruses [J]. Virus Genes, 2007, 34 (1)：37 - 45.

[132] Lee M S, Chang P C, Shien J H, et al. Genetic and pathogenic characterization of H6N1 avian influenza viruses isolated in Taiwan between 1972 and 2005 [J]. Avian Dis, 2006, 50 (4)：561 - 571.

[133] Kim H R, Lee Y J, Lee K K, et al. Genetic relatedness of H6 subtype avian influenza viruses isolated from wild birds and domestic ducks in Korea and their pathogenicity in animals [J]. J Gen Virol, 2010, 91 (Pt 1)：208 - 219.

[134] Cheung C L, Vijaykrishna D, Smith G J, et al. Establishment of influenza A virus

(H6N1) in minor poultry species in southern China [J]. J Virol, 2007, 81 (19):
10402 -10412.

[135] Jiao P, Yuan R, Wei L, et al. Complete genomic sequence of a novel natural recombinant H6N2 influenza virus from chickens in Guangdong, Southern China [J]. J Virol, 2012, 86 (14): 7717 - 7718.

[136] Huang K, Bahl J, Fan X H, et al. Establishment of an H6N2 influenza virus lineage in domestic ducks in southern China [J]. J Virol, 2010, 84 (14): 6978 - 6986.

[137] Huang K, Zhu H, Fan X, et al. Establishment and lineage replacement of H6 influenza viruses in domestic ducks in southern China [J]. J Virol, 2012, 86 (11): 6075 -6083.

[138] Yao Y, Wang H, Chen Q, et al. Characterization of low - pathogenic H6N6 avian influenza viruses in central China [J]. Arch Virol, 2013, 158 (2): 367 - 377.

[139] Zhao G, Lu X, Gu X, et al. Molecular evolution of the H6 subtype influenza A viruses from poultry in eastern China from 2002 to 2010 [J]. Virol J, 2011, 8: 470.

[140] Wang G, Deng G, Shi J, et al. H6 influenza viruses pose a potential threat to human health [J]. J Virol, 2014, 88 (8): 3953 - 3964.

[141] Corrand L, Delverdier M, Lucas M N, et al. A low - pathogenic avian influenza H6N1 outbreak in a turkey flock in France: a comprehensive case report [J]. Avian Pathol, 2012, 41 (6): 569 - 577.

[142] Wang G, Deng G, Shi J, et al. H6 influenza viruses pose a potential threat to human health [J]. J Virol, 2014, 88 (8): 3953 - 3964.

[143] Zhang G, Kong W, Qi W, et al. Identification of an H6N6 swine influenza virus in southern China [J]. Infect Genet Evol, 2011, 11 (5): 1174 - 1177.

[144] Yuan J, Zhang L, Kan X, et al. Origin and molecular characteristics of a novel 2013 avian influenza A (H6N1) virus causing human infection in Taiwan [J]. Clin Infect Dis, 2013, 57 (9): 1367 - 1368.

[145] Kim H R, Lee Y J, Oem J K, et al. Characterization of H10 subtype avian influenza viruses isolated from wild birds in South Korea [J]. Vet Microbiol, 2012, 161 (1 - 2): 222 - 228.

[146] Vijaykrishna D, Deng Y M, Su Y C, et al. The recent establishment of North American H10 lineage influenza viruses in Australian wild waterfowl and the evolution of Australian avian influenza viruses [J]. J Virol, 2013, 87 (18): 10182 - 10189.

[147] Karunakaran D, Hinshaw V, Poss P, et al. Influenza A outbreaks in Minnesota tur-

keys due to subtype H10N7 and possible transmission by waterfowl [J]. Avian Dis, 1983, 27 (2): 357 - 366.

[148] Woolcock P R, Shivaprasad H L, De Rosa M. Isolation of avian influenza virus (H10N7) from an emu (Dromaius novaehollandiae) with conjunctivitis and respiratory disease [J]. Avian Dis, 2000, 44 (3): 737 - 744.

[149] Abolnik C, Gerdes G H, Sinclair M, et al. Phylogenetic analysis of influenza A viruses (H6N8, H1N8, H4N2, H9N2, H10N7) isolated from wild birds, ducks, and ostriches in South Africa from 2007 to 2009 [J]. Avian Dis, 2010, 54 (1 Suppl): 313 - 322.

[150] Wood G W, Banks J, Strong I, et al. An avian influenza virus of H10 subtype that is highly pathogenic for chickens, but lacks multiple basic amino acids at the haemagglutinin cleavage site [J]. Avian Pathol, 1996, 25 (4): 799 - 806.

[151] Chen H, Yuan H, Gao R, et al. Clinical and epidemiological characteristics of a fatal case of avian influenza A H10N8 virus infection: a descriptive study [J]. Lancet, 2014, 383 (9918): 714 - 721.

[152] 张评浒, 唐应华, 薛峰, 等. 鸭源 H10 亚型禽流感病毒血凝素基因的序列分析及其致病特性[J]. 中国畜牧兽医文摘, 2006 (3): 35.

[153] Zhang H, Xu B, Chen Q, et al. Characterization of an H10N8 influenza virus isolated from Dongting lake wetland [J]. Virol J, 2011, 8: 42.

[154] Jiao P, Cao L, Yuan R, et al. Complete genome sequence of an H10N8 avian influenza virus isolated from a live bird market in Southern China [J]. J Virol, 2012, 86 (14): 7716.

[155] Bonfante F, Fusaro A, Zanardello C, et al. Lethal nephrotropism of an H10N1 avian influenza virus stands out as an atypical pathotype [J]. Vet Microbiol, 2014, 173 (3 - 4): 189 - 200.

[156] Panigrahy B, Senne D A, Pedersen J C. Avian influenza virus subtypes inside and outside the live bird markets, 1993 - 2000: a spatial and temporal relationship [J]. Avian Dis, 2002, 46 (2): 298 - 307.

[157] Karamendin K, Kydyrmanov A, Zhumatov K, et al. Phylogenetic analysis of avian influenza viruses of H11 subtype isolated in Kazakhstan [J]. Virus Genes, 2011, 43 (1): 46 - 54.

[158] Ferro P J, Budke C M, Peterson M J, et al. Multiyear surveillance for avian influenza virus in waterfowl from wintering grounds, Texas coast, USA [J]. Emerg Infect Dis, 2010, 16 (8): 1224 - 1230.

[159] Henriques A M, Fagulha T, Barros S C, et al. Multiyear surveillance of influenza A virus in wild birds in Portugal [J]. Avian Pathol, 2011, 40 (6): 597 - 602.

[160] Scotch M, Lam T T, Pabilonia K L, et al. Diffusion of influenza viruses among migratory birds with a focus on the Southwest United States [J]. Infect Genet Evol, 2014, 26: 185 - 193.

[161] Okamatsu M, Nishi T, Nomura N, et al. The genetic and antigenic diversity of avian influenza viruses isolated from domestic ducks, muscovy ducks, and chickens in northern and southern Vietnam, 2010 - 2012 [J]. Virus Genes, 2013, 47 (2): 317 - 329.

[162] Nagy A, Cernikova L, Jirincova H, et al. Local - scale diversity and between - year "frozen evolution" of avian influenza A viruses in nature [J]. PLoS One, 2014, 9 (7): e103053.

[163] 曾祥伟, 华育平, 李晓冰, 等. 三江自然保护区野生迁徙水禽携带禽流感病毒和新城疫病毒状况的监测[J]. 微生物学报, 2008 (10): 1403 - 1407.

[164] 赵国, 刘晓文, 钱忠明, 等. 2002—2009 年中国华东地区家禽低致病性禽流感的病原学检测与分析[J]. 中国农业科学, 2011 (1): 153 - 159.

[165] Deng G, Tan D, Shi J, et al. Complex reassortment of multiple subtypes of avian influenza viruses in domestic ducks at the Dongting Lake Region of China [J]. J Virol, 2013, 87 (17): 9452 - 9462.

第六章

诊断与监测

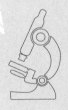

第一节　临床症状

禽流感的潜伏期从几小时到几天不等，潜伏期长短、发病率和死亡率受多种因素影响，如与病毒致病性的高低、感染强度、传播途径，禽品种、日龄大小、禽体的抵抗力，以及饲养管理情况、营养状况、环境卫生及是否有应激等有关。高致病性禽流感的潜伏期短，发病急、发病率和死亡率高。

发病初期，感染禽突然死亡，病禽表现高热、萎靡，采食、产蛋明显减少，流泪、咳嗽、眼皮与面部肿胀，眼内有豆渣样分泌物，呼吸困难，冠髯和皮肤青紫色（图6-1A，B），有的腹泻，粪便灰绿色或伴有血液，有的出现头颈和腿部麻痹、抽搐等神经症状。高致病力毒株感染时，发病率和死亡率可达100%。当出现暴发感染时，没有明显症状即可见到鸡只死亡。

因毒株的致病力不同，死亡率为0～100%不等。同时，不同种类的禽种易感性也不同。不同毒株对不同种类或日龄的禽类所引起的症状不尽相同，可涉及呼吸道、消化道、生殖道及神经系统，如H5N1亚型高致病性禽流感病毒多引起鸡、鹌鹑、火鸡等呼吸道及消化道症状，感染蛋鸡表现生殖道损伤，而对水禽如鸭、鹅等引起神经症状更为显著，感染禽角弓反张、转圈等。

本病患禽特征性症状，如鸡，冠髯发绀（图6-1C）、出血，肿头流泪，呼吸困难，衰竭死亡，部分病例可能表现明显的共济失调等神经症状；病理变化特点是脚胫鳞片及多处皮肤出血（图6-2），皮下水肿，眼结膜出血，整个消化道（从口腔至泄殖腔）黏膜出血、坏死、溃疡，腺胃乳头出血（图6-3）。

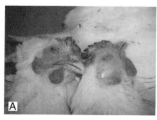
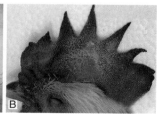
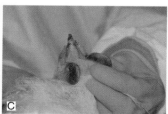

图6-1　发病鸡面部肿胀、冠及肉髯青紫色

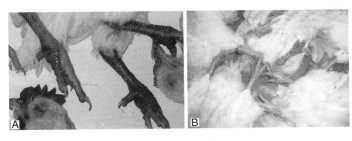

图6-2 发病鸡脚胫鳞片出血

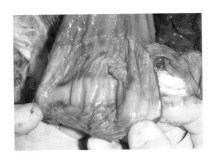

图6-3 发病鸡腺胃乳头出血

禽流感病型根据临床症状及病理变化不同可分为急性败血型、急性呼吸道型和非典型三类。

一、急性败血型禽流感

高致病性禽流感，如 H5N1 亚型高致病性禽流感病毒所引起的高致病性禽流感，多为急性败血型[1]。病禽主要的症状为高度沉郁、昏睡，张口喘气，流泪流涕（在水禽有时可见眼鼻流出脓样液体），冠髯发绀、出血，头颈部肿大，急性死亡。部分病例出现共济失调、震颤、偏头、扭颈等神经症状。病理变化特征是眼角膜混浊，眼结膜出血、溃疡；翅膀、嗉囊部皮肤表面有红黑色斑块状出血等；还常见脚胫出血（脚胫鳞片出现红褐色出血斑块）、水肿；皮下水肿（尤其是头颈、胸部皮下）或呈胶冻样浸润，胸腺出血（图6-4）；肺脏出血、水肿，脾脏肿大（图6-5），有灰白色斑点样坏死，胰脏有褐色斑点样出血、变性、坏死；法氏囊出血；从口腔至泄殖腔整个消化道黏膜出血、溃疡或有灰白色斑点、条纹样膜状物（坏死性伪膜），其他组织器官亦可能有出血，并常可见明显的纤维素性腹膜炎、气囊炎等。有的病鸡心肌有灰白色坏死性条纹。

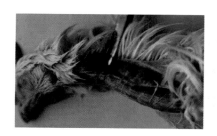
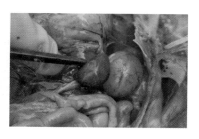

图6-4　发病鸡胸腺出血　　　　　图6-5　发病鸡脾脏肿大

　　值得注意的是，十几年前，如2004年我国H5N1亚型高致病性禽流感暴发时，家禽症状典型，发病急，死亡率高，病程较短，从临床症状上可以进行基本判断。但疫病发展到目前，由于家禽普遍执行疫苗免疫的防治措施，家禽抗体水平较高，基本能够保护同源病毒的侵犯，加之禽流感病毒不断变异，导致近年来发生的H5亚型高致病性禽流感临床症状有所变化，如死亡率不高，病程较长，因此，在诊断方面容易误诊。

二、急性呼吸道型禽流感

　　病禽主要表现为流泪流涕，呼吸急促，咳嗽，打喷嚏，鼻窦肿胀，下痢，部分发生死亡（在与新城疫病毒或其他Ⅰ型副黏病毒毒株合并感染时，死亡率较高）。主要病理变化为喉头、气管出血（图6-6），鼻窦积聚分泌物，眼结膜水肿、出血，有时亦见类似急性败血型禽流感的病理变化。

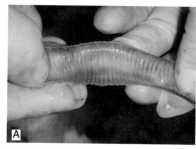
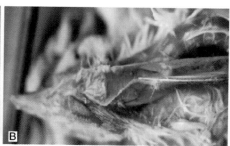

图6-6　发病鸡喉头及气管环出血

　　野鸟发生高致病性禽流感时，如2005年我国青海湖野鸟暴发H5N1亚型高致病性禽流感，野鸟相对家禽的死亡率低，临床症状没有家禽的表现典型，但是病禽不再飞翔，而是停留在地面，有的表现神经症状，如转圈、共济失调及角弓反张等。

三、非典型禽流感

病禽一般表现为流泪、咳嗽、喘气、下痢，产蛋率大幅度下降（下降幅度为50％～80％），并发生零星死亡。大体病理变化为鼻窦、气管、气囊、肠道渗出性炎症，有时见气囊有纤维素性渗出，囊壁增厚，母禽发生卵黄性腹膜炎（图6-7），输卵管时有炎症渗出物。

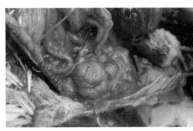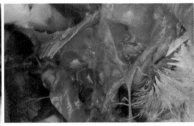

图6-7　蛋鸡卵黄性腹膜炎

H9N2亚型禽流感病毒引起的低致病性禽流感一般呈现非典型症状，而且多为蛋鸡发病，严重影响产蛋率，但发病鸡死亡率不高，容易与其他传染病混淆，需鉴别诊断。

四、不同禽鸟的禽流感

（一）鸡禽流感

1. **最急性型**　系由高致病性毒株所引起，常无明显症状，突然死亡，1～2 d内死亡率高达100％。鸡群多为未免疫过禽流感疫苗，无禽流感抗体。如21世纪初期，疫苗免疫政策未全面开展时，鸡群感染H5N1亚型高致病性禽流感病毒，一夜之间所剩无几。

2. **急性型**　是以呼吸系统症状为主症的类型，此型病鸡潜伏期较短，一般为4～5 d。常由中等致病力毒株所致，或者发生于变异株病毒出现时。鸡群禽流感抗体水平水平较高，但流行株与疫苗株抗原性差异明显，疫苗所诱导的抗体不足以完全保护病毒的攻击。该型禽流感是目前常见的一种病型。以呼吸道、肠道、生殖或神经系统的异常为主。发病率高，但不完全致死。此型病鸡常见的症状为精神沉郁，体温急剧上升（43～44 ℃），食欲减退或消失，消瘦。病禽呈现轻度至重度的呼吸道症状，咳嗽、喷嚏，气管有啰音，大量流泪。由于副鼻窦腔肿大而使头、脸部水肿，流黏液性鼻液，严重时可引起呼吸困难。鸡冠、肉髯发紫或苍白，无毛部皮肤发紫，羽毛松乱。有的病禽可出现神经症状或下痢。产蛋高峰期的鸡群，产蛋下降是该病的一个主要临床症状之一，发病严重，母鸡就巢性增强，产蛋急剧下降，一般可下降20%～50%，甚至停产；畸形蛋、白壳蛋、软壳蛋增多，蛋壳颜色变淡，粗糙易碎。种鸡的受精率和孵化率均明显下降。

3. 慢性型　当鸡场的饲养及免疫状况较好，而感染的禽流感病毒较弱时，有可能表现慢性型，临床症状不明显，蛋鸡有轻微的产蛋下降，蛋的质量降低，软壳蛋或沙壳蛋增多，个别鸡零星死亡。

（二）鸭禽流感

鸭等水禽被认为是禽流感病毒的天然宿主，其携带病毒而不表现临床症状，是流感病毒的巨大储存库。但是，随着禽流感病毒在自然界的不断进化及变异，感染并致死鸭的流感病毒逐渐增多，鸭也时刻面临着禽流感病毒的威胁。

鸭感染禽流感病毒后的临床症状较为复杂，与鸭的品种、日龄、是否免疫、有无并发病、病毒毒力以及外界条件等密切相关。同一亚型或者同一分离株对不同品种的鸭的致病性表现不同，即使对鸡呈高致病性的禽流感病毒对鸭的致病性力不一定表现为高致病性，其致病性的分子机制正在研究之中。

各种日龄鸭均可感染高致病性禽流感病毒，但一般10～70日龄的番鸭、蛋鸭和肉鸭有较高的发病率，雏鸭的发病率可达100%，死亡率达到90%以上，继发细菌感染后，死亡率可达100%。随着日龄的增加，死亡率会有所下降。麻鸭、樱桃谷等成年鸭主要表现为产蛋率下降，死亡率不高。

鸭感染高致病性禽流感病毒后主要表现各种神经症状，角弓反张，间歇性转圈，应激时转圈频率和幅度增大，转圈后倒地不断滚动，腹部朝天，两腿划动；有的尾部上翘、左右摇摆，嘴不停抖动或点头，有的出现歪头或勾头现象。同时也会表现呼吸道症状，咳嗽，食欲减少，精神沉郁，拉白色或黄绿色稀便等。种鸭和蛋鸭主要表现产蛋率迅速下降。病鸭与带毒鸭是主要传染源。病毒可在带毒鸭的肠道和泄殖腔黏膜上皮细胞内大量增殖，随粪便排出。

（三）鹅禽流感

各种日龄和品种的鹅均可发生禽流感，临床症状与病毒的强弱以及鹅的品种和日龄有关。病鹅多表现神经症状，类似鸭的临床表现。雏鹅死亡率高达100%，成年鹅死亡率会有所降低，种鹅及蛋鹅的产蛋率下降明显，蛋的品种明显下降。1996年，我国广东省鹅感染 H5N1 亚型禽流感病毒而发病[2]，这是东南亚地区记录最早的鹅禽流感。

（四）野鸟禽流感

一直以来，野鸟被认为是禽流感病毒的自然宿主，各种亚型的禽流感病毒均可在野鸟体内分离到。野鸟长期带毒，但不表现临床症状，通过迁徙将病毒扩散到世界各地，导致其他易感禽鸟感染发病。但是禽流感病毒在与宿主不断斗争的过程中获得了致死宿主的能力，如 2002 年年底，我国香港地区两家公园几十只水禽及野鸟死亡，实验室检测结果是 H5N1 亚型 AIV 感染，这些病毒在实验室条件能够引起鸭的死亡，是对鸭高致病性毒株。2005 年 5 月 4 日，我国青海省刚察县泉吉乡年乃索麻村发现部分野生候鸟死亡，截至 8 日，青海湖鸟岛及周边仅青海湖斑头雁异常死亡数量达到 178 只，从最初的 2 只斑头雁，发展到棕头鸥、鸬鹚、赤麻鸭等多种鸟类品种，野鸟的死亡持续至 6 月，共有 6 000 多只野鸟死亡。2006 年，发生了禽流感史上最著名的 H5N1 亚型禽流感病毒致死候鸟的事件[3]，病毒随着野鸟的迁徙从亚洲到欧洲及非洲，沿途引起家禽甚至人的感染发病。

野鸟感染高致病性禽流感病毒后，临床表现症状与鸭、鹅相似，最初表现转圈、共济失调、歪头等神经症状，拉黄绿色粪便，偶见呼吸道症状，发病率高，但死亡率不高。

第二节　病理变化

高致病性禽流感的典型病理变化主要是腺胃黏膜、肌胃角质膜下及十二指肠出血（图 6-8），盲肠扁桃体出血（图 6-9），肝、脾、肾、肺灰黄色坏死小灶，胸腿肌肉、胸骨内侧及心冠脂肪有散在出血点（图 6-10），脑组织出血（图 6-11），胸腺出血。病理变化因感染毒株毒力强弱、病程长短和禽种的不同而异。

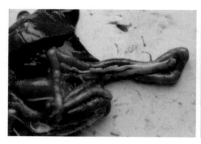
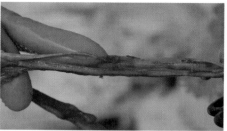

图 6-8　发病鸡肠道出血（十二指肠出血）

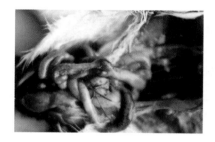
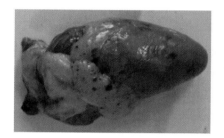

图 6-9　盲肠扁桃体出血　　　　　　图 6-10　心冠脂肪出血

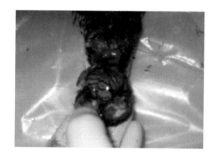

图 6-11　脑组织出血

一、临床病理学

　　在多数病情较轻的病例中，大体病变常常不很明显，表现为轻微的窦炎，其特点是卡他性、纤维素性、浆液纤维素性黏液脓性或干酪性炎症。气管黏膜轻度水肿，并常伴有浆液性或干酪样渗出物，气囊增厚并有纤维素或干酪样渗出物附着。少数病例还可见到纤维素性腹膜炎或卵黄性腹膜炎。产蛋鸡常见卵巢退化、出血，卵子畸形、萎缩和破裂。在自然病例和人工静脉感染弱致病性毒株时，常见内脏痛风，肾高度肿大、苍白并有尿酸盐结晶。在高致病力毒株感染时，因禽死亡太快，可能见不到明显的大体病变，但某些毒株却可引起禽流感的一些特征性变化，如头部肿胀、眼眶周围水肿，鸡冠和肉垂发绀、变硬，脚跖部鳞片下出血。内脏病变以消化道出血为特点。有的腹部脂肪和心冠脂肪有点状出血。人工感染时，常见肝、脾、肾和肺部有坏死灶。我国发现的一些病例，鸡的皮下有胶冻样浸润，尤以头颈部皮下为甚。

二、组织病理学

禽流感的组织病理学变化特点是水肿、充血、出血和形成血管周围淋巴细胞性管套，主要表现在心肌、肺、肾、脾、脑、胰和胸腺等。

心脏：血管内皮细胞肿大，部分心肌纤维肿胀，核淡染，心肌纤维间红细胞、淋巴细胞和巨噬细胞增多。心肌纤维断裂、溶解，心外膜下可见大量淋巴细胞、巨噬细胞及浆液-纤维素性渗出物。

肺脏：肺脏血管扩张，含有多量红细胞；血管内皮细胞肿胀；血管外可见淋巴细胞、巨噬细胞及嗜酸性粒细胞浸润；支气管上皮紊乱，中性粒细胞浸润；副支气管、肺房壁、呼吸性毛细血管上皮细胞稍肿胀，淋巴细胞浸润，巨噬细胞以及浆液-纤维素性渗出，嗜酸性颗粒浸润（图 6-12，图 6-13）。

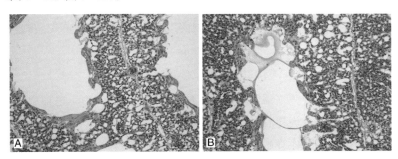

图 6-12　肺　脏

A. 正常肺组织；B. 肺脏瘀血，三级支气管内浆液渗出

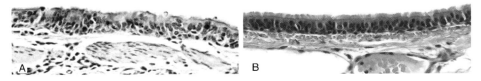

图 6-13　支气管

A. 正常支气管；B. 支气管上皮紊乱，中性粒细胞浸润

　　大脑：血管外周细胞数量增多。血管外周可见少量胶质细胞，胶质细胞数量稍增加；神经元体积肿胀，核浓缩、深染；发生病变的神经元周围有数量不等的胶质细胞包绕，部分神经元结构模糊或溶解。

　　肾脏：肾小球肿大，细胞数量增多，部分肾小管上皮细胞肿胀，胞质内有红色深染成分（以核周明显）；肾组织血管不同程度扩张，管腔内充满红细胞，以被膜下最为明显；间质有少量淋巴细胞浸润。感染后第3天，血管仍不同程度扩张，管腔内充满红细胞；肾小球明显肿大，细胞数量增多，肾小囊囊腔内可见淡粉色着染的浆液渗出物；近端肾小管上皮细胞胞质染色变深，大部分与小管沟基底膜脱离，进入管腔；肾间质内淋巴细胞数量增多；在间质及肾小管（主要是近端肾小管）上皮细胞胞质内可见圆形嗜酸性颗粒（图6-14）感染后5~7 d，上述病变最明显。感染后7 d，间质内淋巴细胞和巨噬细胞数量增多，于局部呈结节状。

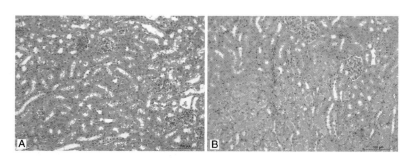

图6-14　肾　脏

A. 正常肾组织；B. 肾小管上皮细胞颗粒变性

　　脾脏：红髓、白髓界限不清，红髓含血量明显增多；白髓内淋巴细胞数量显著减少，细胞核浓缩、深染或崩解消失、嗜酸性颗粒状物。

　　胸腺：小叶皮质毛细血管显著扩张，充满红细胞（图6-15），组织间隙内可见弥散红细胞，髓质血管也表现为显著扩张，充满红细胞，浆液-纤维素性渗出物，嗜酸性粒细胞浸润。

　　法氏囊：淋巴滤泡皮质、髓质分界不清，在皮质、髓质内可见少量淋巴细胞核浓缩、深染或崩解消失，间质及淋巴滤泡的皮质边缘可见嗜酸性粒细胞浸润。

　　盲肠扁桃体：血管显著扩张，充满红细胞，组织细胞之间红细胞数量增多并可见有浆液渗出，弥散区及淋巴小结内淋巴细胞核浓缩、深染或崩解消失，数量显著减少。

　　肝脏：肝细胞肿胀，胞质内可见大小不等、数量不一的空泡；部分肝细胞表现为细胞肿大，核浓缩、碎裂或溶解消失；部分肝细胞表现为细胞体积缩小，胞核浓缩、深染，呈月牙

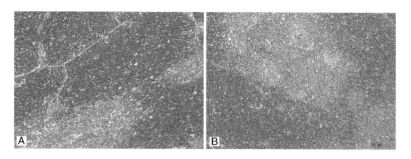

图 6-15　胸　腺

A. 正常胸腺组织；B. 小叶皮质出血

形或大小不等的圆形；肝细胞及吞噬细胞内可见圆形嗜酸性颗粒。多数肝血窦扩张，红细胞
数量增多，血管内皮细胞及窦壁细胞肿胀，部分血管周围及窦状隙内可见淋巴细胞浸润。

　　胰腺：血管扩张明显，充满红细胞，间质内有少量红细胞及淋巴细胞、巨噬细胞和
嗜酸性粒细胞浸润（图 6-16）。外分泌部分腺泡细胞肿胀，细胞内有大小不一的空
泡；部分腺泡细胞核浓缩、破裂、溶解、消失；胰岛内部分细胞核浓缩、破裂、溶解、
消失，细胞数量减少。

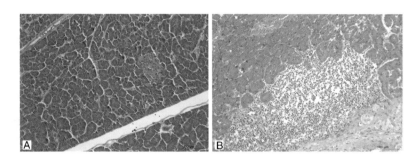

图 6-16　胰　腺

A. 正常胰腺组织；B. 被膜下淋巴细胞灶状浸润

　　腺胃：血管扩张，充满红细胞。黏膜固有层可见一定量淋巴细胞、嗜酸性粒细胞及
巨噬细胞浸润；部分深层复管腺上皮细胞表现为细胞肿大，胞质内可见大小不一、数量
不等的空泡或整个细胞模糊、溶解、消失，或表现为细胞体积缩小，核浓缩、深染。

　　十二指肠：大部分黏膜上皮细胞数量增多，杯状细胞数量亦增多，细胞内黏液量增
多，局部绒毛表面可见淡粉色着染的絮状物。固有层中血管扩张，充满红细胞，组织间
散在多寡不一的红细胞；淋巴细胞、巨噬细胞数量增加，并见有一定数量的嗜酸性粒细
胞浸润，肠腺上皮细胞数量增多。绒毛中的组织细胞可见核浓缩、深染或结构模糊、溶

解消失；部分绒毛脱落。黏膜下层中淋巴细胞、巨噬细胞增多；浆膜层内血管扩张，充满红细胞，亦有少量淋巴细胞和巨噬细胞浸润。

第三节　血清学诊断

　　禽流感病毒亚型众多加上基因突变、重组和重排，使其变异极快，导致毒株的致病性也千差万别，早期快速诊断和血清学监测无疑是预防、控制禽流感的前提条件[4]。早在十几年前，我国禽流感研究的早期阶段，国家禽流感参考实验室（NAIRL）相继建立了禽流感琼脂凝胶免疫扩散试验（AGID）、血凝抑制试验（HI）、神经氨酸酶抑制试验（NI）、间接酶联免疫吸附试验（ELISA）等血清学诊断技术以及分子诊断技术（RT-PCR），满足了我国禽流感流行病学监测及现地诊断与防治的迫切需要。

　　NAIRL 分别制备了覆盖我国毒株特征的 H1～H16 和 N1～N9 的标准诊断及分型抗原和血清，并以此为基础，建立了禽流感血凝抑制（HI）及神经氨酸酶抑制试验（NI）方法，其高度的特异性和准确性，有力地保障了我国禽流感毒株的分离与鉴定。此外，在建立禽流感 AGID 诊断技术及其诊断试剂盒，在全国范围推广应用取得良好效果的同时，还以重组杆状病毒在昆虫细胞中表达的禽流感病毒核蛋白（NP 蛋白）取代了原有的全病毒抗原，提高了诊断的敏感性及抗原的生物安全性，降低了试剂盒成本，简化了工艺；建立的禽流感间接酶联免疫吸附试验（AIV-ELISA）诊断技术及禽流感抗体斑点-ELISA 诊断技术，既可用于禽流感的早期诊断，又可用于抗体的监测，可有效地检测到感染后 3～4 d 的抗体反应，阳性全检期至少 114 d，其中禽流感抗体斑点-ELISA 诊断技术，结果易于判定，增加了 ELISA 方法在现在禽流感抗体监测及流行病学调查中的适用性，利用该两项技术研制的试剂盒，具有敏感性高、特异性强、检出时间早、检出持续期长、速度快等特点，便于大批量检测；鉴于对禽流感的生物安全性要求，国家禽流感参考实验室（NAIRL）还建立了以重组杆状病毒在昆虫细胞中表达的禽流感病毒保守结构蛋白 NP 取代 ELISA 试剂盒中原来的全病毒抗原的 ELISA 诊断技术（RNP-ELISA），试验表明，除具有与全病毒间接 ELISA（AIV-ELISA）同样的特异性和敏感性外，还具备了抗原制备工艺简单、生物安全性高、成本低廉、易于大批量生产等优点，应用此项技术研制的诊断试剂盒，经田间试验也取得了很好的效果。

一、血凝试验（HA）和血凝抑制试验（HI）

目前，应用最为广泛的血清学检测方法仍然是血凝-血凝抑制试验（HA - HI）。血凝抑制试验作为血清禽流感抗体检测方法，急性期和恢复期血清标本平行检测是非常重要的。

未使用疫苗免疫的禽群血清可以作为诊断依据，如果禽群使用禽流感疫苗进行免疫，则应选取病原检测方法进行诊断，血清学抗体检测则不适合作为早期诊断依据。

未使用疫苗免疫的禽群血清标本应包括急性期和恢复期双份血清。急性期血样应尽早采集，一般不晚于发病后 7 d。恢复期血样则在发病后 2～4 周采集。单份血清一般不能用作诊断。血液标本 2 000～2 500 r/min 离心 15 min。收集血清，弃去血凝块。血清标本在 4 ℃下运送，置≤−20 ℃下长期保存。

抗原：测定用抗原为国家禽流感参考实验室研制的标准化抗原，测定方法为 HI[5]。

结果判断：凡恢复期血清抗体滴度比急性期增高≥4 倍为阳性结果，其余的均为阴性结果。

禽流感病毒（AIV）囊膜表面的血凝素能凝集多种动物的红细胞，这种凝集特性能被特异的血清抑制。血凝（HA）试验主要用于 AIV 的常规检测，血凝抑制（HI）试验可用于 AIV 的鉴定和血清中 AIV 抗体浓度的测定。HI 试验具有较高的特异性和敏感性，但在进行（HI）试验时，需要先去除血清中非特异性的凝集因素，同时需要对抗原进行标准化，目前 WHO 一般采用此方法进行全球流感病毒的监测。

二、琼脂凝胶免疫扩散试验（AGID）

AGID 一般用来检测 AIV 的共同抗原核蛋白或基质蛋白。因为所有 A 型流感病毒的核蛋白及基质蛋白都具有相似的抗原性，所以针对 AIV 的 AGID 都是检测这两类抗原的抗体。1970 年，Beard 首次建立了用于禽流感抗原检测的 AGID。AGID 最常用的方法是免疫双扩散（IDD）。AGID 检测抗核蛋白的抗体，既可以定量又可以定性，该方法操作简单、重复性好、敏感性强。

三、酶联免疫吸附试验（ELISA）

ELISA 具有较高的敏感性，既可以检测抗体，又可以检测抗原。尤其适合于大批样品的血清学调查，可以标准化而且结果易于分析，在 H9 禽流感的控制扑灭、检疫中广泛使用。1974 年，Jennings 等首先用 ELISA 方法对流感病毒免疫后抗体产生规律进行监测。之后，有关 ELISA 诊断方法的研究在国外发展很快。国内外大多采用间接 ELISA 和竞争 ELISA 检测鸡群抗体水平。李海燕等利用混合纤维素酯微孔滤膜建立了斑点 ELISA，该方法不仅敏感性和特异性好，而且结果易于判定，非常适合现场 H9N2 亚型 AIV 抗体的检测及流行病学调查。此后又利用重组 NP 蛋白建立了间接 ELISA 和免疫金标快速检测试纸条等。其他还有补体结合试验、神经氨酸酶活性抑制试验和单辐射溶血试验等。

第四节　病原学诊断

一、样品及准备

（一）样品质量

病毒诊断很大程度上依赖于样品的质量、样品在进行实验室处理前的储存和运输情况。用于细胞培养、鸡胚接种、直接检测病毒抗原或核酸的呼吸道病毒的样品，应在流感症状出现的前 3 d 进行采集。哺乳类动物包括人、猪、马的流感基本上是呼吸道感染，而禽流感可能是呼吸道和大部分消化道感染。因此，哺乳动物及禽类上呼吸道采集的样品适合用于流感病毒的鉴定和诊断。上呼吸道拭子分为 3 种：鼻棉拭子、喉棉拭子和气管棉拭子。已屠宰或已死亡的哺乳动物应在下呼吸道采集样品，样品分为气管棉拭子、支气管棉拭子、肺组织三种。禽类样品采集的部位应集中在呼吸道和大部分的消化道，采集的病毒样品种类包括泄殖腔棉拭子和粪便，其中泄殖腔棉拭子可从活体鸡或剖杀的鸡群中采集，从鸡舍或环境中采集粪便样品也是常用的采样方法，但其具有不能确定样品的准确来源的缺点，如果怀疑死亡禽体内含有高致病力的禽流感病毒，还应采集有代表性的内脏器官如脑、脾、心、肺、胰腺、肝和肾以及呼吸道、消化道等部位的标本[6]。

如果通过对感染细胞进行免疫荧光染色的方法直接检测病毒，那么采集的病料应放在冰浴中，在1～2 h内进行样品处理。用于分离病毒的样品，采完样后应立即将病料放在冰箱中冰冻，并尽可能早地接种于敏感细胞或鸡胚。如果样品不能在48～72 h内处理，应冷冻在－70 ℃或以下。如果装样品的试管没有被密封，或者装样品的塑料袋封闭不严，则样品不能放在干冰中运输或储存。因为如果一旦干冰接触到病料样品，就能很快地灭活其中可能存在的流感病毒。

采集的样品应放在适宜的运输缓冲液中才能确保病毒的分离。目前已有一些适用于不同病毒样品的运输缓冲液，如 Hank's 平衡盐溶液、细胞培养液、磷酸盐缓冲液、胰蛋白胨-磷酸肉汤、犊牛肉汤和蔗糖磷酸缓冲液等，在这些运输缓冲液中应添加0.5％～1％蛋白质，如牛血清白蛋白、明胶，还应添加抗生素以防止细菌的生长。

（二）所需试验材料

试验材料包括1.0～3.0 mL 带帽塑料试管、聚酯拭子或棉拭子、病毒运输液、尸体剖检的器材和临床样品运输缓冲液等，其中可供选择的缓冲液有几种，可参照下述方法进行配制，需要注意的是必要时可根据实际情况提高抗生素的浓度。

1. **样品缓冲液**

（1）含 0.5％BSA（牛血清白蛋白）199 培养基。

（2）青霉素 G（2×10^6 U/L）、多黏菌素 B（2×10^6 U/L）、庆大霉素（250 mg/L）、制霉菌素（0.5×10^6 U/L）、盐酸氧氟沙星（60 mg/L）、磺胺甲噁唑（0.2 g/L）。

（3）以上成分过滤灭菌并分装在带盖的 1.0～2.0 mL 试管中。

2. **甘油缓冲液**

（1）PBS

NaCl	8 g
KCl	0.2 g
Na_2HPO_4	1.15 g
KH_2PO_4	0.2 g
加蒸馏水	至 1 L

（2）将 PBS 高压灭菌，与灭菌的甘油按 1∶1 混合至 1 L。

1L 的 PBS/甘油中加：青霉素 G（2×10^6 U/L）、多黏菌素 B（2×10^6 U/L）、庆大霉素（250 mg/L）、制霉菌素（0.5×10^6 U/L）、盐酸氧氟沙星（60 mg/L）、磺胺甲噁唑（0.2 g/L）。

3. **样品小瓶的准备** 将装样品的小瓶灭菌，并加入 1.0～2.0 mL 的运输缓冲液。

装样品的小瓶贮存在－20 ℃，直至样品被处理。在室温或 4 ℃条件下样品只能保存 1～2 d。

4. 样品的准备　样品数量应同现地样品采集登记表所记载的数量一致。同时，应及时记录动物种类、样品的类型（如粪便）、采集时间及采样的部位。缓冲液可广泛应用于各种样品的采集和运输。

甘油缓冲液可适用于以下两种情况：①样品不能立即冷冻；②用于接种鸡胚的样品采集。

（三）样品采集方法

应按照下面要求采集，并在样品中加运输缓冲液。

1. 气管棉拭子　活鸡采样时，将棉拭子或者聚酯棉拭子插入活鸡的气管内，轻轻擦拭气管壁之后按上述方法将棉拭子放在运输缓冲液中。采集死亡动物（包括猪和马）气管样品时，可在肺和气管离体情况下进行病料采集，应将棉拭子插入较深部位用力擦拭，之后将棉拭子放在运输缓冲液中。

2. 泄殖腔棉拭子　将棉拭子插入肛门并旋转，使粪便沾在棉拭子上，将其放在运输缓冲液中。

3. 鼻棉拭子　干棉拭子或者聚酯拭子插入鼻孔至上腭并停留片刻，在鼻孔内慢慢旋转并将拭子拔出。用同一根棉拭子采两侧鼻孔的样品，将棉拭子的样品端放在含有 2～3 mL 的运输缓冲液中。

4. 马鼻咽棉拭子　可在 60 cm 长的软不锈钢末端缠上棉纱布作为棉拭子，并将其放在塑料管里，经高压灭菌后，可反复使用。采样时，棉纱布尽可能插入马的鼻咽部，成年马大约 30 cm，小马约 25cm，马驹约 20 cm。保证马的安静是采样成功的关键。注意棉拭子的松紧，防止其脱落在鼻咽部。对于小马和马驹，鼻咽棉拭子纱布可根据鼻孔的大小适当调整。采样完毕，将棉拭子浸在 5 mL 运输缓冲液中，诊断实验室通过振荡、挤压棉拭子，使黏附于棉拭子上的病毒释放到缓冲液中，以便用于直接检测、过滤或其他处理。

5. 喉棉拭子　在咽后部采样，将棉拭子放在运输缓冲液中。

6. 粪便棉拭子　可从活禽市场的鸡笼或野生禽类生活的环境中采取新鲜粪便样品，用棉拭子蘸取粪便，并将采好的样品放在运输缓冲液中。

7. 环境或水样　应选择家禽、水禽或野鸟经常接触的环境或水源，用棉拭子蘸取，之后放在运输缓冲液中。

8. 组织样品　若没有运输缓冲液，组织样品应立即冷冻。在运输缓冲液中研磨后，接种鸡胚或者组织培养物。

9. 血清样品　在急性发病初期，禽类出现临床症状后不少于 7 d 采集血清样品（3～5 mL全血）。恢复期的血清样品则在 2～4 周后采集。凝血后，在 2 500 r/min 离心 15 min，分离血清，血清样品应放在－20 ℃保存。仅靠单个血清样品不能作为最后的诊断依据。

（四）样品运输

用于病毒分离的样品应放在冰块中立即送到实验室。如果在 2 d 内能将样品送到实验室，则样品可以放在 0～4 ℃保存，否则应放在－70 ℃下保存，直至送到实验室。在样品保存过程中，应避免反复冷冻和融化。尽量避免在－20 ℃的条件下保存[7]。

如果血清样品在 1 周内能检测，则保存在 4 ℃环境中，否则保存在－20 ℃冰箱中。

（五）样品接种前处理

1. 拭子样品

（1）解冻冰冻的棉拭子。

（2）将棉拭子在样品管中振荡，并加入适宜浓度的抗生素。

（3）室温静置作用 30 min。

（4）对于泄殖腔棉拭子和粪便棉拭子，用过滤器滤过除菌。

取上清液作为接种样品，剩余样品则保存在－70 ℃。

2. 组织样品

（1）用灭菌的玻璃研磨器研磨病料或者用灭菌的研钵和研棒研磨病料，用运输缓冲液配成 10%悬液。

（2）加 1/10 体积的抗生素混合液，将处理过的样品移至离心管内，400 g 离心 10 min。

（3）吸取上清液、接种，并将其等分保存在－70 ℃。

二、流感病毒的分离

如果采集的样品处理得当，分离病毒是诊断病毒感染的一种高敏感性和实用的方法。事实上，对于鸡胚培养或细胞培养的病毒来讲，免疫学方法、基因工程技术或电子显微技术都是很好的诊断方法。而病毒分离的一个最主要的优点就是可以对病毒做进一步抗原特性分析和基因特性的研究，同时可用于疫苗制备及药物敏感性试验。

病毒分离作为一种诊断方法，其应用也有一定的限制因素，因为当前可以得到的哺乳动物的细胞系只适用于培养有限的几种病毒。因此，实验室一定要保存几种细胞系，同时根据临床情况和疫病流行信息，适当选择合适的细胞系用于病毒的分离，其中MDCK细胞最适合流感病毒的生长，流感病毒也可以在其他细胞系上生长。

大多数禽类病毒可以在鸡胚上生长，这是研究禽源宿主病毒的一种优选方法。然而，一些人和猪的病毒在鸡胚上生长较慢，特别是如果仅靠尿囊腔接种的情况下，更为明显，在这种情况下，MDCK细胞则是分离流感病毒的另一种有效途径。一般说来，鸡胚接种方法只适用于禽源宿主，对于其他动物应当将鸡胚接种和细胞培养这两种方法结合起来。

病死禽主要送检部位是脑、肺、气管、胰腺和肾脏等组织器官；活禽主要是气管或泄殖腔棉拭子。棉拭子应放入加抗生素的无菌培养液中。所有采集的病料均需低温保存，及时送检。最好可先行处理，制成10%的悬液，并进行低速离心澄清。

通常用于病毒分离的材料是鸡胚。将处理好的病料，以尿囊腔途径接种 9～11 日龄的鸡胚。一般来说，如果样品中有病毒存在，初次传代后就足以产生红细胞凝集作用。如果未检测到血凝活性，需将收获的鸡胚尿囊液再传 2 代，若仍然无血凝性，则认为该病料病毒分离为阴性。要注意的是高致病性毒株常在接种后 24 h 内致死鸡胚，不要误认为是细菌污染所致。

分离到有血凝性的病毒后，应立即进行 HA－HI 及 RT－PCR，确定亚型，并进行序列测定，根据序列分析及鸡胚死亡时间初步判定是否为高致病性毒株。

（一）鸡胚接种

所有操作过程一定要在 2 级超净台下完成。如果怀疑是高致病性禽流感病毒或对人有潜在威胁的流感病毒，样品接种应在生物安全三级实验室内进行[8-11]。

1. 实验材料　10 日龄鸡胚，照蛋器，70%酒精，打孔器，1 mL 注射器，针头，蜡烛，15 mL 试管和支架，10 mL 试管，灭菌镊子，钳子，装在 2 mL 小瓶内的 3 个临床样品。

2. 实验步骤

（1）蛋的处理

1）用照蛋器照蛋，将气室端朝上放在蛋盘里。

2）除掉无精蛋、碎蛋和终止蛋。

（2）接种

1）按照每个样品 3 枚鸡胚分组并标号，用 70%酒精消毒鸡胚，在气室上方打孔。

用 1 mL 注射器吸取处理过的样品。

2）首先将针头沿小孔避开鸡胚刺入羊膜腔，接种 0.1 mL，然后将注射器拔出，在尿囊腔内注射 0.1 mL。用同一个注射器和针头用同一种方法接种其余 2 枚鸡胚。

3）将注射器放入锐器收集盒。将鸡胚用乳胶封孔，在孵化箱中孵化 2～3 d。禽流感病毒孵化温度为 37 ℃，哺乳动物流感病毒孵化温度为 35 ℃。

鸡胚应每 24 h 照蛋一次，如怀疑是高致病性禽流感病毒，最好每 12 h 检测一次鸡胚是否死亡，24 h 内死亡的病毒不废弃，同样进行 HA 检查。

（3）收获鸡胚尿囊液

1）收获前，鸡胚放在 4 ℃条件下冷却 4 h 或过夜。

2）按照样品的标号标记塑料管。用 70％酒精将每一个胚消毒。

3）用灭菌镊子击碎气室上方的蛋壳，另外用一把灭菌镊子压住尿囊膜。用 10 mL 吸管，吸取尿囊液并放在标记好的塑料管内。挑破尿囊膜，尽可能地吸取更多的尿囊液。可以将同组样品的尿囊液放在一个试管内。

4）3 000 r/min 离心 5 min，收获液体，以除去血和细胞，并进行血凝试验。如果收取的尿囊液没有血凝价，再继续传 2 代，如还没有血凝价则认为样品中不含病毒。

5）如收取的尿囊液有血凝性，则通过血凝抑制试验确定分离的病毒亚型，并将尿囊液储存在－70 ℃条件下备用。

（二）细胞培养接种

1. 细胞培养物的准备

（1）试验材料　犬肾细胞（MDCK）、T－75 细胞培养瓶、T－25 细胞培养瓶 D－MEM 培养基（粉剂）、RPMI 1640 培养基、双抗储存液（含青霉素 10 000 U/mL，链霉素 10 000 U/mL），－20 ℃分装冻存。HEPES 缓冲液，1 mol/L 储存液。7.5％牛血清白蛋白。胎牛血清，40 nm 滤过除菌。TPCK －胰蛋白酶（胰蛋白酶经 TPCK 处理）。庆大霉素溶液（硫酸庆大霉素 50 mg/mL），4 ℃保存。

（2）培养基和试剂的配制

1）加谷氨酰胺制备的 D－MEM（MDCK 细胞）　每 500 mL D－MEM 中加：青/链霉素混合液 5 mL（至终浓度为青霉素 100 U/mL，链霉素 100 ug/mL），牛血清白蛋白加 12.5 mL 至终浓度为 0.2％，HEPES 缓冲剂加 12.5 mL 至终浓度为 25 mmol/L。

试剂（仅作为生长培养液）：胎牛血清，10 mL 胎牛血清加在 90 mL 完全 D－MEM 中制成 10％FBS；病毒生长液，加 0.5 mL TPCK －胰蛋白酶保存液（含 2 mg/mL 的完全 DMEM）。

2）TPCK -胰蛋白酶储存液的制备

取 TPCK -胰蛋白酶 20 mg 溶解，0.2 μm 滤膜滤过，保存在－20 ℃。

建议：注意产品的有效期。

（3）组织培养瓶的准备　一般在 T－75 细胞培养瓶中准备 MDCK 细胞悬浮液。如果用其他型号的细胞培养瓶，则细胞悬浮液的量根据培养瓶大小而定。在 T－75 瓶中，融合的单层 MDCK 细胞大约含 10^7 个细胞。

（4）细胞传代

1）倒掉培养液，加 5 mL 预热至 37 ℃的胰蛋白酶- EDTA。

2）轻轻摇培养瓶 1 min，将胰蛋白酶- EDTA 分布整个细胞层，用移液器移走胰蛋白酶- EDTA。

3）加 5 mL 胰蛋白酶- EDTA 溶液并如上所述轻轻摇瓶 1 min。用移液器移走胰蛋白酶- EDTA。

4）加 1 mL 胰蛋白酶- EDTA 溶液，将胰蛋白酶- EDTA 分布于整个细胞层，在 37 ℃下作用，直至细胞脱落（5～10 min）；需要振动或轻拍细胞瓶以帮助细胞脱落。

5）加 1 mL 胎牛血清（FBS）灭活剩余的胰蛋白酶。

6）加 8 mL 完全 D- MEM，用吸管上下吹打细胞。

7）取 10 mL 混合液加到含 10％FBS 的 90 mL 全 D- MEM 中，使其最终浓度中含 10％FBS。该细胞悬液大约含细胞 10^5/mL。

8）将 6 mL（6×10^5 细胞）的细胞悬液加到 T－25 细胞培养瓶中，剩余的细胞悬液可储存在 T－75 细胞培养瓶中，用于细胞传代。通常 5 mL 细胞悬液加 20 mL 的培养液，即可保证在几天的时间内获得足够的融合单层状态细胞。

9）37 ℃培养。

（5）质量标准　MDCK 细胞在传过几代后对呼吸道病毒失去敏感性，因此，应当将低代次的细胞置于 7.5％DMSO（二甲基亚砜）和 15％犊牛血清中，液氮保存。在 MDCK 细胞传过 15～20 代后，若冻存的细胞仍对病毒分离敏感，则应重新解冻一小管细胞，用于病毒分离。此外，应在一定时间内，用已知滴度的阳性对照病毒评估 MDCK 细胞的敏感性，并尽量避免细胞系被细菌污染。

2. 样品接种细胞　所有操作过程一定要在 2 级超净台下完成。如果怀疑是高致病性禽流感病毒或对人有潜在威胁的流感病毒，样品接种应在生物安全三级实验室内进行。

（1）试验材料　TPCK 处理的胰蛋白酶，D- MEM 培养基，双抗储存液（含青霉素 10 000 U/mL，链霉素 10 000 U/mL），7.5％牛血清白蛋白，分别装在 2 mL 瓶中的 3

个临床样品。

4 个含有 MDCK 细胞的 T‐25 细胞培养瓶（注意，可根据处理样品的数量多少，相应地调整细胞数量），1 mL、10 mL 吸管。

（2）步骤

1）培养瓶的准备

①用 40× 显微镜检查细胞。

②重新更换培养液。

③将培养液倾倒在灭菌的烧杯中，用含 2 ug/mL TPCK‐胰蛋白酶的 D‐MEM 溶液重复洗 3 次。

2）接种

①用灭菌吸管将 D‐MEM 从培养瓶中移走。

②用灭菌吸管将 200 μL 样品接种在 T‐25 细胞培养瓶中。

③37 ℃ 作用 30 min。

④将 6 mL 含 2 μg/mL TPCK‐胰蛋白酶（不含牛血清）的 D‐MEM 液加到 T‐25 细胞培养瓶中。

⑤每天观察细胞病变。

（3）收获

1）如果收集的上清液的细胞病变为 3＋或 4＋CPE，则收获细胞，同时加入稳定剂，如甘油明胶或牛血清白蛋白（BSA），至终浓度为 0.5%。培养 6～7 d。如没有观察到细胞病变，则应该进行收毒。

2）4 ℃ 储存并做血凝试验，如果没有血凝价，再继续传 2 代。

3）如果需要保存病毒，将收获的混悬物在 3 000 r/min 下离心 5 min，以除去多余的细胞。接种细胞培养 1 d，通过血凝抑制试验鉴定，将有 3～4CPE 的培养物保存于 −70 ℃。

（4）注意事项

1）不要在 −20 ℃ 保存病毒，在这种温度下流感病毒极不稳定。

2）不要同时处理临床分离株和实验室常用株，避免实验室常用株对临床分离株的污染。处理流感病毒时，除了实验室工作人员应采用正确、安全的方法之外，应时刻注意避免在同一工作区临床分离株和实验室常用株的污染[12,13]。

一些实验室具有自己的实验室流感病毒标准株，作为阳性对照。此外，实验室经常使用一些商品化的流感病毒株以保证实验室保留毒株的质量，实验室常用病毒株常常有优良的生长特性，因此，实验室内的标准病毒株与病毒样品非常容易发生交叉感染，在流感易发期，应事先对所有实验室毒株进行妥善保存，如果在流感流行季节必须使用实验室保存的流感毒株，则应在临床采集的病料未接种时使用。同样，商品化的流感参考病毒应在非流感流行期间应用，或者在采集的病料未接种时使用。有条件的实验室必须在不同时间、不同的超净台下对已知病毒和未知病料进行操作。同样，在猪或禽体内分离的病毒也应在不同的实验室、不同的实验组进行。

3）污染的确定，因为实验室常用病毒株和流感标准病毒通常可达极高的滴度。如果怀疑被污染，可使用标准阳性血清，通过血凝抑制试验分析全抗原或进行序列分析来确定。

4）不要在同一实验室处理人、猪和禽的病毒样品。

三、流感病毒亚型鉴定

（一）HA 亚型鉴定

流感病毒颗粒表面的血凝素（HA）蛋白，具有识别并吸附于红细胞表面受体的结构，本试验的名称即由此而来。这一传统的方法可用来鉴定所有的流感病毒分离株，同时 HA 蛋白的抗体与受体的特异性结合能够干扰 HA 蛋白与红细胞受体的结合，基于这一原理，Hirst（1942）建立了血凝抑制（HI）试验，并由 Salk（1944）进行了修改。HI 试验通常在微量板上进行操作，一般采用连续稀释的抗血清与标准剂量的 HA 抗原混合，然后加入红细胞来检测抗体与 HA 蛋白的特异性结合。

HI 试验结果是非常可靠的，并且市场上具有所有亚型的标准抗血清，HI 试验的缺点是需要除去普遍存在于血清中的非特异凝集素，同时需要在每次试验时进行抗原标准化，另外需要正确判读的技能。尽管如此，目前 HI 试验仍是 WHO 进行全球流感监测所普遍采用的试验方法。

1. 试验材料

（1）HA 亚型的抗血清　可使用山羊或绵羊等动物来制备针对于多种而非全部 15 个 HA 亚型流感病毒的抗血清，用分离纯化的 HA 蛋白免疫动物制备的抗血清是特异的。对于没有单特异抗血清的流感病毒亚型，也可使用由全病毒免疫制备的多克隆血清。对于包括人、猪及马流感病毒在内的某些亚型病毒，多克隆血清的应用，更能准确地反应在这一亚型禽流感病毒的抗原多样性。

这些标准血清应具有区别不同亚型病毒的特性，但对同一亚型病毒应具有广泛的交叉反应性，只有这样才能尽可能多地检出同一亚型病毒的不同变异株，可通过提纯 HA

蛋白在绵羊多点肌内注射免疫或使用鸡胚繁殖的病毒静脉接种鸡的方法制备用于野毒分离所需的标准血清。对照抗原应使用 β - 丙烯内酯灭活的尿囊液，其来源可为较强的疫苗株或用野毒株制备的重组病毒或其他同等抗原性的病毒株。

（2）鉴定所有亚型禽流感病毒的毒株和试剂　新分离流感病毒的亚型鉴定是所有后续工作的基础。HA 亚型鉴定可通过 HA 和 HI 试验来实现。HA 和 HI 是最常用的禽流感病毒 HA 亚型鉴定技术，试验条件要求低，适合临床推广。HA - HI 试验中诊断血清的品质至关重要。常用的诊断血清是由灭活全病毒或活毒接种鸡制备的。这涉及安全和空间位阻两方面因素。全病毒的灭活要求实验室具备足够的生物安全设备，在处理有可能导致人类疾病的 AIV 病毒时，生物安全尤其重要。全病毒制备的血清，包括 HA 蛋白的抗体，还有病毒其他蛋白的抗体，尤其是 NA 蛋白的抗体，会产生空间位阻效应，造成非特异的血凝抑制作用，造成亚型判定错误。不同 HA 亚型但具有相同 NA 亚型的病毒间位阻效应尤其明显。使用重组真核表达质粒制备单因子血清可解决这两个问题。构建质粒 DNA 不需要接触活病毒，构建的质粒 DNA 只含有 HA 基因不包括 NA 基因。重组真核表达质粒制备的血清与全病毒制备的血清相比特异性更好。HI 试验同时也是病毒抗原性分析的常用方法，常用来分析疫苗株与流行毒株间的抗原差异，可用来筛选候选疫苗株。抗原性分析主要是分析 HA 基因的抗原差异，而质粒 DNA 只含有 HA 的基因，制备的血清特异性更强，抗原分析结果更准确。

质粒 DNA 免疫制备的单因子血清对同源抗原的抑制效价往往不如灭活的全病毒产生的抑制效价高，可能原因是重组质粒在体内表达未能达到理想状态。为提高蛋白的表达量和免疫原性，对目的基因片度进行最优化，通过对密码子进行修饰提高蛋白在宿主细胞内的表达量。由于流感病毒及鸡体对于密码子的偏嗜性不同，为了目的基因更好的表达，将目的基因原有的密码子替换为鸡体偏嗜的密码子。

系统发生学研究表明，16 个 HA 亚型形成两个组群，5 个进化分支，其中一个组群包含 3 个进化分支：H1、H2、H5、H6 属于一个分支，H8、H9、H12 属于一个分支，H11、H13、H16 属于另一个分支；另一组群含有两个进化分支：H3、H4、H14 属于一个分支，H7、H10、H15 属于一个分支。血凝抑制试验时大的分支内的各亚型病毒会有交互，如 H5 亚型与 H2、H13 亚型处于一个大的分支内，可能会有交互现象的产生，但单因子血清的交互作用要弱于全病毒血清，特异性更强。

近年来，国家禽流感参考实验室根据我国家禽或野鸟携带的各亚型禽流感病毒 HA 基因遗传进化特点，详细划分进化分支，每个分支选取代表毒株，RT - PCR 特异性扩增或人工合成代表毒株的 HA 基因，构建真核表达重组质粒，注射实验鸡，使其在鸡体内表达目的蛋白，诱导鸡体产生只针对 HA 基因的单因子血清（表

6－1）。

表6－1　A 型流感 HA 亚型标准阳性单因子血清及对应原病毒

HA 亚型单因子血清	病毒名称	HA 亚型单因子血清	病毒名称
H1	MD/HLJ/390/07（H1N1）	H6	DK/JX/S684/08（H6N2）
H2	MD/HLJ/137/06（H2N2）		GS/GD/S160/08（H6N2）
H3	DK/FJ/4/02（H3N1）	H7	CK/HeB/2/02（H7N2）
	MD/Denmark/77－G4/05（H3N8）		LWFG/HuN/3Y/2010（H7N7）
H4	CK/SC/1/95（H4N6）		CK/SH/2013（H7N9）
	MD/Denmark/77－G41/05（H4N6）	H8	WGN/Denmark/77－66157－G8/04（H8N4）
	MD/HLJ/49/06（H4N6）	H9	CK/SD/6/96（H9N2）
H5	GS/GD/1/96（H5N1）		CK/HLJ/35/00（H9N2）
	CK/SXYQ/2/06（H5N1）		CK/SH/10/01（H9N2）
	DK/AH/1/06（H5N1）		CK/HuN/33/08（H9N2）
	BHG/QH/3/05（H5N1）	H10	GW/XKL/443－K2/2013（H10N6）
	DK/GD/1322/10（H5N1）	H11	DK/England/56（H11N6）
	CK/NX/2/12（H5N1）	H12	DKAlberta/60/76（H12N5）
	CK/GZ/4/13（H5N1）	H13	Gull/MD/707/77（H13N6）
	SW/HeN/1/2015（H5N1）	H14	MD/Ast./263/82（H14N5）
	TG/GX/1/2015（H5N1）	H15	A/sheatwater/W. Aus./79（H15N9）
		H16	CRM/Denmark/74－G2/02（H16N3）

（3）缓冲液和试剂　用阿氏液悬浮的红细胞（可用鸡、火鸡、O 型血人或豚鼠的红细胞），无菌水或去离子水，0.01 mol/L pH7.2 的 PBS，0.85％的生理盐水。

（4）试剂和液体的准备

1）0.01 mol/L，pH7.2 的 PBS。配制 25×PBS 100 mL（2.74 g 的 Na_2HPO_4 和 0.79 g $NaH_2PO_4 - H_2O$），用灭菌水配制 1×PBS　1 L（40 mL 25×PBS 加入 8.5 g NaCl），调 pH 至 7.2，灭菌或过滤。PBS 一经使用，于 4 ℃贮存不超过 3 周。

2）用阿氏液悬浮红细胞。

用去离子水配 1 L 阿氏液：

葡萄糖	20.5 g
柠檬酸钠	8 g
柠檬酸	0.55 g

NaCl　　　　　　　　　　　　　　　　　4.2 g

然后混匀，散热溶解后，调 pH 至 6.1，除菌过滤，高压灭菌，4 ℃备用。

3）0.85％的生理盐水。

4）标准化的红细胞。

2. HI 鉴定野毒株程序

（1）对照抗原和野毒分离株的血凝滴度

1）如果用鸡或火鸡红细胞，则用 V 型 96 孔板；如果用豚鼠或人 O 型血红细胞，则用 U 型板。

2）在每一排的 2～12 孔（A2～H12）加 50 μL　PBS（pH7.2）。

3）加 100 μL 对照抗原或野毒分离株至第一孔（A1～F1），G、H 除外。

4）加 100 μL　PBS 在 H 排（H1），作为红细胞对照孔。

5）做倍比稀释：从第 1 孔转移 50 μL 至下一孔，最后的 50 μL 弃去。

6）加 50 μL 红细胞液至每一孔内。

7）振荡器混匀或手工振荡。

8）在 22～25 ℃孵育，确定对照成立后，判读结果。

9）结果记录。

在对照红细胞完全沉淀后，悬液中的红细胞将发生血凝，用（＋）号标记，当红细胞部分凝集或部分沉淀时，记作"＋/－"。无血凝时记作"－"。如鸡或火鸡的红细胞在孔底形成紧密的纽扣状斑点，即无血凝。是否发生血凝，可通过倾斜平板，比较是否与对照红细胞同样流动加以确定。豚鼠或人的 O 型血红细胞呈现出"晕环"状或在孔底形成沉积细胞环时即表示红细胞完全沉淀。

可引起完全血凝的最高病毒稀释度被认为是 HA 滴定法的终点。这种 HA 滴度为引起完全血凝的最后一孔病毒的稀释度。

（2）HI 试验及预备滴定试验的标准抗原的制备　1 个血凝单位并不表示病毒的绝对数量，只是在 HA 滴定法所采用的一种单位。一个血凝单位被定义为凝集相同体积标准红细胞悬液所需的病毒量。

1）确定 HI 试验所需的标准抗原体积。1 mL 抗原可检测 5 份血清，每份稀释 8 个孔，每孔加 25 μL 抗原。需要准备额外的 1.0 mL 用于试验的消耗。

2）HI 试验的标准是 4 个 HA 单位的病毒或抗原加倍比稀释的血清。因为试验中要加 25 μL 抗原，所以需要有 4 个 HA 单位/25 μL 或 8 个 HA 单位/50 μL 的病毒稀释液，用 HA 滴度除以 8，即可算出抗原稀释度（需要用 8HA 单位/50 μL）。例如：某病毒的 HA 滴度为 160，用其滴度除以 8 为 20，即将 1 份病毒加 19 份 PBS 可得 8 单位标准抗原，通过计算，配制溶液并记录。

3）可用标准抗原稀释液进行 HA 试验，以确定其血凝单位，4 ℃保存，当天使用有效。

4）记录结果。

标准抗原必须具备 4 个 HA 单位/25 μL，这种滴度将使反滴定平板的前 4 个孔发生血凝。如果一份抗原不是 8 个 HA 滴度，就得加量或稀释。如若完全血凝在第 5 孔中出现，则病毒有 16 个滴度，测试抗原应稀释 2 倍。相反血凝出现在第 3 稀释孔中，则应调整抗原至标准程度。

（3）HA～HAI 试验：野毒株鉴定

1）标记适当的微量板：试验中所提供的抗血清能够区分不同分支的 HA 亚型流感病毒。

2）分别加 25 μL PBS 到 B1～H12 孔中。

3）加 1∶10 稀释的血清 50 μL 到相应标记的第一孔中，如 1 号血清加到 A1 和 A8 孔中，2 号血清加到 A2 和 A9 孔中，等等。

4）在 A6～A7 中加 50 μL PBS，作为细胞对照。

5）加 25 μL 血清，连续倍比稀释，最后在 H 排后弃去最后的 25 μL。

6）加 25 μL 1 号标准对照抗原到所有稀释的血清孔中（A1～H5）。

7）用 25 μL PBS 代替抗原加入血清对照孔。

8）将平板置于振荡器上振荡 10 s。

9）将板盖上，定温孵育 15 min。加 50 μL PBS 到全部孔中，使用上述方法进行混合。加盖室温作用，至适宜时间。记录结果。记录 HI 滴度。

若抗原抗体反应发生，红细胞血凝会被抑制。"＋"为凝集，"＋/－"为部分反应，"－"为凝集抑制。HI 滴度是完全抑制血凝的抗血清的最大稀释度。

为鉴定野毒分离株，应比较抗原对照和未知野毒株的结果。如果野毒株与一个标准的 4 倍或更高 HI 滴度的抗血清反应，可鉴定出其特定型或亚型，更高的滴度可认定其与抗血清的亚型一致。

3. 质量控制/质量保证限制

（1）为了准确地进行现地分离株的鉴定和血清学诊断，应严格遵循以下原则。

1）标准抗原稀释液浓度必须为 4 个 HA 单位/25 μL，必须每天制备并滴定。

2）孵育时间要严格控制。红细胞对照完全沉淀时要迅速判读。在一些病毒株，可见红细胞从病毒中解脱，如果有这种情况发生，要提前判定或 4 ℃下孵育。

3）红细胞悬液要始终符合标准。

4）反应试剂要按规定保存和使用。为避免反复冻融和细菌污染，应以无菌操作将试剂分装成小包装。

5）冻干的试剂应按照说明中规定的体积重新溶解并保存。

6）根据选择的红细胞，采用适当的微量滴度板（U 或 V 型）。

7）要避免杂菌污染，因为污染所造成的非流感起源的凝集素也可与所有抗原血清发生非特异反应。

（2）在采用 HI 试验鉴定野毒株或进行血清学感染诊断时，必须有相应的对照组。

1）红细胞对照可用于调整孵育时间，每块板都应有对照。

2）每份野毒抗原和对照抗原都要用阴性对照血清做检测。这样可检出抗宿主成分的抗体。当有抗宿主成分的抗体存在时，血清可被未感染的宿主细胞吸收。

3）所有血清要做对照，这可检出血清非特异性凝集。

4）在每次诊断血清试验中，必须设定标准抗血清为阳性对照。

5）每次检测均应详细记录并予以妥善保存。

4. 限制性

（1）病毒的生长特性　流感病毒的演化可能改变宿主的易感性。来源于禽源的流感病毒通常在鸡胚上生长良好，从哺乳动物特别是猪体内分离到的流感病毒在鸡胚上生长不良，应在 MDCK 细胞系中进行培养和增殖。

（2）病毒的不同凝集红细胞的能力　流感病毒可凝集禽类和哺乳动物红细胞。位于 HA 分子受体结合位点内或周围的氨基酸变化可导致对一定红细胞敏感性的丧失。红细胞常用于 HI 试验，因为其沉淀时间短，抑制特征明显，而且红细胞易于得到。有一些流感病毒株在初期和早期传代时不会凝集鸡红细胞。豚鼠红细胞始终对人流感病毒敏感，多用于检出新分离的病毒。人流感病毒还可与火鸡或鸡红细胞反应。要根据病毒宿主分离株或标准株的起源来决定所用的红细胞种类[14]。

（3）血清中的非特异性抑制物　血清中非抗体物质可能会结合到血凝素上导致非特异性抑制发生和错误结果出现，血清中的唾液酸残基会模拟红细胞受体，同红细胞受体竞争与流感病毒血凝素结合，为确保 HI 试验的有效性，血清中一定不能含有和病毒抗原竞争的非特异性抑制物。人、畜血清中的抑制物有 3 种分子型（α、β、γ），它们对不同病毒株的血凝素显示出不同水平的活性。现已有一些消除不同品种血清中非特异性抑制因子的方法，当非特异性抑制因子在 HA 试验中引起一定问题时，就需要采取不同的措施来消除其影响[13]。

（二）NA 亚型鉴定

NA 作用于胎球蛋白使其释放出 N-乙酰神经氨酸，N-乙酰神经氨酸与高碘酸盐作

用转化为 β-甲醛内酮酸，β-甲醛内酮酸与硫代巴比妥酸反应生成粉红色生色团。当 NA 的催化活性被抑制时，如与中和抗体结合，就不会出现深粉色，只能观察到淡粉色。这就是神经氨酸酶抑制试验（neuramidinase inhibition，NI）。NI 试验主要用于 AIV 的表面抗原神经氨酸酶的亚型鉴定（表6－2）。NI 试验分为常量法和微量法，常量法可定性、定量地检测血清中 NA 抗体，而微量法只能定性检测。常量法用有机溶剂提取生色团，并在分光光度计上比色，可测知 NA 活性，并可确定用于 NI 试验的标准剂量。NI 试验中将标定好剂量的 NA（即一定稀释度的尿囊液）和系列稀释的待检血清和阴性血清一起孵育，测知血清中作用于 NA 活性的抑制效价，并计算出血清的 NA 抑制滴度。微量法 NI 试验，可对多种分离物同时进行抗原分类，极大地减少了试剂的用量和试验时间。此法一直被 WHO 推荐用于 NA 亚型的分类[8]。

表6－2　A 型流感 NA 亚型标准阳性单因子血清及对应病毒

NA 亚型	病　毒	亚型
N1	CK/SX/2/06	H5N1
	DK/AH/1/06	H5N1
N2	GX/S－4096/08	H9N2
	CK/HeB/3/2013	H5N2
N3	Mallard/Denmark/77－G2/05	H1N3
N4	Turkey/Ontario/6118/68	H8N4
N5	Duck/Alberta/60/1976	H12N5
N6	Mallard/Denmark/77－G41/05	H4N6
	CK/NX/6/14	H5N6
N7	LWFG/HuN/3Y/2010	H7N7
N8	Mallard/Denmark/77－G4/05	H3N8
N9	Mallard/Denmark/77－G20/05	H11N9
	CK/SH/S1053/13	H7N9

1. 溶液配制

（1）PBS（pH5.9）制备　称 27.6 g NaH_2PO_4 溶于 500 mL 去离子水中，制成溶液 A ［0.4 mol/L 磷酸二氢钠（NaH_2PO_4）］；称 28.4 g Na_2HPO_4 溶于 500 mL 去离子水中，制成溶液 B ［0.4 mol/L 磷酸氢二钠（Na_2HPO_4）］；取 81 mL 溶液 A，19 mL 溶液 B 混匀配成 pH 5.9 0.4 mol/L PBS。如果需要，用适当的溶液 A 或 B 调 pH。室温保存。

（2）胎球蛋白制备　用蒸馏水将冰冻干燥的胎球蛋白溶解配成 48～50 mg/mL 的溶液；250 mg 胎球蛋白溶于 10 mL 无菌蒸馏水中，加入 10 mL 灭菌的 pH5.9 0.4 mol/L 磷酸盐缓冲液（0.4 mol/L PBS），配成 12.5 mg/mL 的溶液。－20 ℃保存。

（3）过碘酸盐溶液配制　称 4.28 g 过碘酸钠溶于 38 mL 去离子水中，溶解后加入 62 mL 浓磷酸（85％），充分混合，棕色瓶或锡箔覆盖的瓶中保存，阴凉避光室温保存。

（4）砷试剂配制　称取 10 g 亚砷酸钠、7.1 g 无水硫酸钠溶于 100 mL 无离子水中，加热溶解，室温冷却后加入 0.3 mL 浓硫酸；50 g 亚砷酸钠溶于 100 mL 蒸馏水中。缓慢加入 1.5 mL 浓硫酸混匀。室温保存。

（5）硫代巴比妥酸　称取 1.2 g 硫代巴比妥酸、14.2 g 无水硫酸钠溶于 200 mL 无离子水，水浴加热溶解，室温保存。使用前配制，保存期 1 周。

2. 试验方法

（1）全量法 NI 试验步骤

1）将参照抗原血凝（HA）滴度调节至 $5\log_2$。

2）参照抗原 0.05 mL 加待检血清 0.05 mL；阳性对照每管分别加入 1×、10×、100×、1 000×稀释的全病毒分型血清（N1～N9）0.05 mL 后，加入标定好的参照抗原 0.05 mL；设参照抗原加阴性血清的对照；混匀，37 ℃水浴 1 h。

3）加入胎球蛋白溶液 0.1 mL（48～50 mg/mL），混匀 37 ℃水浴 16～18 h；

4）室温冷却后，加入过碘酸盐溶液 0.1 mL 混匀，室温静置 20 min；

5）加入砷试剂 1 mL，振荡至棕色消失，乳白色出现；

6）加入硫代巴比妥酸试剂 2.5 mL，将试管置煮沸的水浴中 15 min，不出现粉红色的为神经氨酸酶抑制阳性，即参照抗原的神经氨酸酶亚型与加入管中的待检神经氨酸酶血清亚型一致。

（2）微量法 NI 试验

1）样品制备：血清、血浆及处理的蛋黄样品均可用于试验。56 ℃加热 30 min 灭活。

2）以 N1～N9 标记列，设置阳性对照行和阴性对照行。将 25 μL 事先标准化的神经氨酸酶抗原加到相应的列中，以及阳性对照行和阴性对照行的相应孔中。

3）在阴性对照行中加入 25 μL 参照抗原。

4）在相应行的前 10 孔中加入 25 μL 热灭活的待检血清。

5）将 25 μL 各种阳性对照抗血清加入到相应的阳性对照孔中。

6）在阴性对照孔中加入 25 μL 阴性对照血清。

7）振荡混匀 10～15 s，室温孵育 1 h（±15 min）。孵育时加盖，防蒸发。

8）在每孔中加入 25 μL 胎球蛋白（12.5 mg/mL）。

9）振荡混匀 10～15 s。盖盖，37 ℃孵育 3 h。孵育时间可根据神经氨酸酶酶活性的差异进行调整。对于某些分离株孵育时间需增加 1～2 h。

10）在每孔中加入 25 μL 高碘酸钠试剂。

11）振荡混匀 10～15 s。盖盖，室温孵育 20 min（±2 min）。

12）在每孔中加入 50％的亚砷酸钠试剂 25 μL。亚砷酸钠试剂的加入会形成深棕色的沉淀物。

13）振荡混匀直至深棕色褪去（这需要几分钟）。

14）在每孔中加入 0.6％的硫代巴比妥酸试剂 100 μL。用胶带覆盖反应板。在每孔上方穿刺（针孔大小）。

15）56 ℃水浴 30 min。

16）倾斜反应板观察结果。

神经氨酸酶（NA）是流感病毒的两种表面糖蛋白之一，有重要的生物活性，能从糖蛋白糖链上移除 N-乙酰神经氨酸（NANA）或唾液酸，也是主要的抗原决定簇。病毒复制后，NA 催化裂解相邻 D-半乳糖或 D-半乳糖胺糖链上的 NANA，移除病毒与细胞糖蛋白间的唾液酸残基，促进病毒的释放和传播，感染新的细胞。迄今已鉴定出 9 种不同的神经氨酸酶亚型（N1～N9）。尽管神经氨酸酶呈现抗原多样性，但所有流感的神经氨酸酶都与 NANA 的羧基结合。

病毒的酶活性被特异的抗体所抑制是神经氨酸酶抑制（NI）试验的基础。微量法 NI 试验在微孔板上操作，根据 NA 活性使底物产生的粉红色变化来判断结果。具体来说，NA 作用于胎球蛋白释放出 NANA，NANA 与高碘酸盐作用产生醛基，醛基与硫代巴比妥酸反应生成粉红色生色团。当 NA 的催化活性被抑制时，如与中和抗体结合，就不会出现深粉色，只能观察到淡粉色。该试验可用于分离株 NA 亚型的鉴定，也可用于血清中 NI 抗体的测定。

常量法 NI 试验：用有机溶剂提取生色团后，用分光光度计测定 NA 抑制活性，通过绘制半对数坐标及相关公式计算，可测知血清抗体抑制效价，可定性定量地测定抗体。微量法 NI 试验是在不透明的白色 96 孔微量板上进行，颜色变化更易观察，消除了结果对分光谱测量解释的需求。常量法试验和微量法 NI 试验相比，微量法 NI 试验更加实用，因为它允许几种病毒或血清同时测试，极大地减少了试剂的用量和试验时间。

因实际工作需要，国家禽流感参考实验室研制了 N1～N9 特异的单因子血清，根据本实验室及 GenBank 中流感病毒 NA 基因的遗传进化，每个 NA 亚型选取代表毒株的 NA 基因，RT-PCR 或人工合成。

微量法 NI 试验结果显示，单因子血清能良好抑制同型抗原，特异性优于全病毒血清，如 H3N8 亚型全病毒血清对 H3N2 抗原有抑制作用，因为它们具有相同 HA 亚型，HA 蛋白的存在会产生空间位阻干扰 NA 蛋白作用于底物，减少了 NANA 的释放致使生色团变少，最终颜色变浅呈现抑制效果。应用微量法 NI 试验测定 NI 抗体前，需对参照抗原和参照血清进行标定，确定最佳稀释度，稀释度确定不好，影响后续试验结果判定。如果抗原稀释度过高，没有足够的 NA 活性，产生的生色团少，颜色浅，造成抑制假象。如果阳性对照血清稀释度过高，没有足够的抗体抑制 NA 活性，或者是阳性血清含有非特异的酶活性物质，导致颜色较深，造成假阴性结果。

根据测试抗原的性质，不同的神经氨酸酶亚型间交叉中和反应是可能的。已知的有交叉反应的 NA 亚型是 N1 和 N4，NA4 会与 NA1 发生交叉反应。系统发生学研究表明，9 个 NA 亚型分为两个组群，N1、N4、N5、N8 属于组群 1，N2、N3、N6、N7、N9 属于组群 2。组群内的亚型间可能产生交叉反应。

NI 试验通过使用亚型特异的参照抗血清可以直接用于（尿囊液或细胞培养液）分离的流感病毒的 NA 亚型鉴定，NI 试验也可以用来鉴定血清或血浆中特异的 NA 抗体。由于 NI 试验是直接针对抗原变异表位的，因此，选择参照抗原和抗血清时必须考虑抗原多样性和关联性。使用具有相同 HA 亚型的病毒的参照血清或抗原作为测试原料，使得 NA 亚型为试验中唯一的变异原可以提高试验特异性。单因子血清只含有 NA 抗原蛋白的抗体，排除了 HA 抗原蛋白抗体的干扰作用，NI 试验效果更准确。但试验制备的单因子血清的 NI 抗体抑制效价及特异性还需要进一步试验分析。

四、诊断血清

有多种方法制备诊断血清。最常用的方法是用各亚型的病毒或灭活疫苗免疫动物制备分型血清。这种方法制备的血清是多蛋白抗体的多克隆血清，不同亚型间可能存在交互作用，产生假阳性结果，同一亚型病毒间具有广泛的交叉反应性。

可使用山羊或绵羊等动物来制备针对于多种而非全部 15 个 HA 亚型流感病毒的抗血清，用分离纯化的 HA 蛋白免疫动物制备的抗血清是特异的，对于没有单特异抗血清的流感病毒亚型，也可使用由全病毒免疫制备的多克隆血清，对于包括人、猪及马流感病毒在内的某些亚型病毒，多克隆血清的应用，更能准确地反应这一亚型禽流感病毒的抗原多样性。

这些标准血清应具有区别不同亚型病毒的特性，但对同一亚型病毒应具有广泛的交叉反应性，只有这样才能尽可能多地检出同一亚型病毒的不同变异株，可通过提纯 HA

蛋白在绵羊多点肌内注射免疫或使用鸡胚繁殖的病毒静脉接种鸡的方法制备用于野毒分离所需的标准血清，对照抗原应使用 β-丙烯内酯灭活的尿囊液，其来源可为较强的疫苗株或用野毒株制备的重组病毒或其他同等抗原性的病毒株。

　　还可通过提纯 HA 或 NA 蛋白多点肌内注射免疫绵羊或使用鸡胚繁殖的病毒静脉接种鸡的方法制备诊断用分型血清，参照抗原应使用 β-丙内酯灭活的尿囊液，其来源为疫苗株或野毒株制备的重组病毒或其他同等抗原性的病毒株。这种方法制备的血清能区别不同亚型的病毒，特异性强，但是提纯蛋白的方法复杂，有些亚型病毒无法获得提纯的 HA 或 NA 蛋白。这两种方法均需对活病毒进行处理，对实验室的安全条件有一定要求，存在病毒扩散和威胁操作人员健康的可能。

　　将 HA 或 NA 基因克隆到真核表达载体中，制备 16 种 HA 亚型及 9 种 NA 亚型 DNA 疫苗，肌内注射免疫 SPF 鸡制备特异性抗血清，可排除病毒其他蛋白抗体的干扰。制备的抗血清特异性强，且不用对活病毒进行操作，更安全，构建重组质粒的技术简单、操作方便，制备的 DNA 疫苗及抗血清可用于其他试验研究。

　　禽血清中，尤其是鸡、鹌鹑血清都有低的或无法检测到的非特异血凝抑制物，因此，进行血清学试验时可以不用受体破坏酶（RDE）处理血清，然而，我们不知道禽血清中的非特异抑制物是否一直很低，故在试验初期，我们需要明确所用血清对任何亚型的流感病毒都没有非特异抑制物[15]。原则上讲，应该一直有 RDE 处理的血清对照组。

　　1. 血清中非特异抑制物的去除　在大多数动物体内制备的抗流感标准血清应使用受体破坏酶处理以去除非特异性抑制物，禽类抗血清可不经处理，但经处理后效果更为理想。

　　（1）按说明用灭菌去离子水重溶冻干的抗血清，贮存于 -70~-20 ℃。

　　（2）受体破坏酶（RDE）的重溶和保存　用 25 μL 0.85% NaCl 重溶 RDE，分装并贮存于 -70~-20 ℃。

　　（3）加 3 体积 RDE 至 1 体积血清中（0.9 mL RDE+0.3 mL 血清）。

　　（4）在 37 ℃培养箱中孵育过夜。

　　（5）50 ℃ 30 min 灭活。

　　（6）降至室温后加 6 体积（1~8 mL）0.85% NaCl，使血清的最终稀释度为1：10。这一产品已专门组装于 1998—1999 WHO 流感试剂盒中。

　　2. RDE 处理血清中的非特异性凝集素的鉴定

　　（1）选择 96 孔板（8 行，A~H；12 列，1~12 列），在 A2~H12 的所有孔中加入 25 μL PBS（pH7.2）。

　　（2）A1~G1 中加入 RDE 处理过的血清。

（3）H1 中加入 50 μL PBS 用于红细胞对照。

（4）从第一列（A1～H1）的每孔中取 25 μL 液体加入第二列，逐列进行倍比稀释，将第十二列的 25 μL 液体弃去。

（5）在所有 12 列的每一孔内加入 25 μL PBS。

（6）所有孔加入 50 μL 标准红细胞悬液。

（7）振荡器振荡或手工振荡。

（8）在室温（22～25 ℃）下孵育适当时间。火鸡、鸡红细胞大约孵育 30 min，豚鼠红细胞或人 O 型血红细胞需孵育 60 min（表 6 - 3）。

表 6 - 3 流感病毒与不同红细胞的血凝性

	鸡	火鸡	豚鼠	人 O 型血
浓度	0.5％	0.5％	0.75％	0.15％
微孔板	V 型	V 型	U 型	U 型
孵育时间，25 ℃	30 min	30 min	1 h	1 h
对照孔细胞外观	纽扣状*	纽扣状	中空	中空

注：* 倾斜时血细胞流动的形状。

说明：如果红细胞完全沉淀，抗血清可用于 HI 试验。非特异性凝集素的存在，可通过稀释的抗血清与红细胞凝集而体现出来。在这种情况下，通过以下的方法将抗血清中的非特异性凝集素排除。

3. 采用抗血清吸附排除非特异性抑制素

（1）1 体积红细胞加 20 体积 RDE 处理的血清。

（2）彻底混匀悬浮细胞并在 4 ℃孵育 1 h。

（3）1 200 r/min，离心 10 min。

（4）小心移去吸附的血清。

（5）重复上述的对照试验。

（6）重新吸附红细胞直至血清对照试验呈阴性。

五、高致病性禽流感诊断标准

（一）诊断指标

1. 临床诊断指标

（1）急性发病死亡。

（2）脚胫出血。

（3）鸡冠出血或发绀、头部水肿。

（4）肌肉和其他组织器官广泛性严重出血。

2. 血清学诊断指标

（1）H5 或 H7 的血抑制（HI）效价达到 2^4 及以上。

（2）禽流感琼脂凝胶免疫扩散试验（AGID）阳性（水禽除外）。

3. 病原学诊断指标

（1）H5 或 H7 亚型病毒分离阳性。

（2）H5 或 H7 特异性分子生物学诊断阳性。

（3）任何亚型病毒静脉接种致病指数（IVPI）大于 1.2。

（二）禽流感病毒致病性

测定应在具有高度生物安全性的实验室中进行，有以下 3 种方法，任选其一[10,11]。

1. 静脉接种致病指数（IVPI）测定法

（1）试验鸡　6 周龄 SPF 鸡，10 只。

（2）接种材料　感染鸡胚的尿囊液，血凝价在 $4\log_2$ 以上，未混有任何细菌和其他病毒。

（3）接种方法　将感染鸡胚尿囊液用生理盐水 1∶10 稀释，以 0.1 mL/羽的剂量翅静脉接种。

（4）观察　每日观察每只鸡的发病及死亡情况，连续观察 10 d，计算 IVPI 值。

（5）判定标准　当 IVPI 值大于 1.2 时，判定此分离株为高致病性禽流感（HPAI）病毒株。

2. 致死比例测定法

（1）试验鸡　4～8 周龄 SPF 鸡，8 只。

（2）接种材料　感染鸡胚的尿囊液，血凝价在 $4\log_2$ 以上，未混有任何细菌和其他病毒。

（3）接种方法　将感染鸡胚尿囊液用生理盐水 1∶10 稀释，以 0.2 mL/羽的剂量翅静脉接种。每日观察鸡的死亡情况，连续观察 10 d。

（4）判定方法

① 接种 10 d 内，能导致 6～7 只或 8 只鸡死亡，判定该毒株为高致病性禽流感病毒株。

②分离物能使 1～5 只鸡致死，但病毒不是 H5 或 H7 亚型，则应进行下列试验：将病毒接种于细胞培养物上，观察其在胰蛋白酶缺乏时是否引起细胞病变或形成蚀斑。如

果病毒不能在细胞上生长，则分离物应被考虑为非高致病性禽流感病毒。

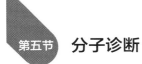

第五节 分子诊断

禽流感（Avian influenza，AI）是由正黏病毒科 A 型流感病毒属中的禽流感病毒引起的发生于各种家禽和野禽的病毒性传染病。该病于 1878 年在意大利鸡群中首次暴发，现已遍布世界许多国家。根据致病性不同，禽流感病毒被分为高致病性和低致病性，高致病性禽流感病毒的特征是对 6 周龄易感鸡的静脉接种致病指数（IVPI）大于 1.2，或 4～8 周龄易感鸡静脉接种感染死亡率不低于 75%，不具备这两个特征的 H5 和 H7 亚型流感病毒，如果裂解位点存在多个碱性氨基酸，也认为是高致病性禽流感。世界各地的高致病性禽流感主要由 H5 和 H7 亚型禽流感病毒引起，该病传播快、危害大，不仅给养禽业带来毁灭性打击，还严重影响人类健康，被世界动物卫生组织（OIE）列为 A 类动物疾病，我国将其列为一类动物疫病。

禽流感的诊断包括临床诊断和实验室诊断[16]。因为流感病毒的亚型众多，毒力差别很大，所以引起的临床症状也千差万别，难以与其他有类似症状的传染病区分。而且流感的临床症状和病理变化因感染动物的种类、年龄、病程长短、并发感染情况及感染毒株毒力等不同而有所不同，可能缺乏特征性症状和剖检变化，这给流感的诊断和防控带来极大的困难。因此，单靠临床诊断常常难以确诊。实验室诊断是确诊流感的唯一有效途径，除常规的临床诊断、病毒分离鉴定、血清学检测外，分子生物学检测技术由于较常规检测方法具有更加快速、准确、灵敏的特点越来越受到重视。随着分子生物学技术的飞速发展，分子诊断技术由于具有敏感度高，特异性强，以核酸为检测对象，可以避免培养分离鉴定出现的病毒扩散等特点，逐渐成为病毒诊断的常规方法，已被大量应用于 AIV 诊断中[17]。AIV 的分子诊断方法主要有反转录-聚合酶链式反应（reverse transcription－polymerase chain raction，RT－PCR）、实时荧光定量 RT－PCR（Real time fluorescent quantitative RT－PCR，rRT－PCR），这两种技术目前发展比较成熟，应用范围较为广阔。

一、反转录-聚合酶链式反应（RT - PCR）

（一）聚合酶链式反应（PCR）

PCR 是模拟体内 DNA 的复制过程。双链 DNA 在体内进行半保留复制时，解旋酶将其分开成两个单链，DNA 聚合酶便结合在两个 DNA 单链上，根据碱基互补配对原则生成互补链，复制成同样的两分子 DNA。根据这一原理，Khorana 等在 1971 年提出核酸体外扩增的设想，认为 DNA 经变性，与合适的引物杂交，用 DNA 聚合酶延伸引物，并不断重复该过程便可以在体外合成基因。但由于当时基因序列分析方法尚未成熟，热稳定 DNA 聚合酶尚未报道以及引物合成的困难，这种想法在一段时间内没有取得实际进展。

直到 1985 年，Kary Mullis 在美国 PE Cetus 公司工作期间发明了 PCR 技术，使 Khorana 的设想得到实现。双链 DNA 分子在接近沸点的温度下解链，形成两条单链 DNA 分子（变性），与待扩增片段两端互补的寡核苷酸（引物）分别与两条单链 DNA 分子两侧的序列特异性结合（退火、复性），在适宜的条件下，DNA 聚合酶利用反应混合物中的 4 种脱氧核苷酸（dNTP），在引物的引导下，按 $5'-3'$ 的方向合成互补链，即引物的延伸。这种热变性、复性、延伸的过程就是一个 PCR 循环。随着循环的进行，前一个循环的产物又可以作为下一个循环的模板，使产物的数量按 2^n 方式增长。从理论上讲，经过 25～30 个循环后，DNA 可扩增 10^6～10^9 倍。重复进行加热变性、退火和扩增，在短时间内得到大量的 DNA 扩增片段（图 6 - 17）。

Mullis 因发明了"聚合酶链式反

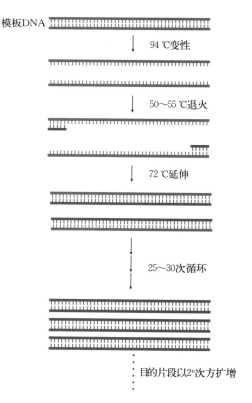

图 6 - 17 PCR 原理示意图

应"而获得 1993 年度诺贝尔化学。Mullis 最初使用的 DNA 聚合酶是大肠杆菌 DNA 聚合酶 I 的 Klenow 片段，其缺点是：①Klenow 酶不耐高温，90 ℃会变性失活，每次循环都要重新加。②引物链延伸反应在 37 ℃下进行，容易发生模板和引物之间的碱基错配，其 PCR 产物特异性较差，合成的 DNA 片段不均一。

Klenow 酶的这些缺点给 PCR 技术操作程序带来了不少困难。这使得 PCR 技术在一段时间内没能引起生物医学界的足够重视。1988 年 Saiki 等从水生嗜热杆菌（thermus aquaticus）中提取到耐高温的 Taq DNA 多聚酶（Taq DNA Polymerase）[18]，此酶在 93 ℃下反应 2 h 后其残留活性是原来的 60％。但 Taq DNA 多聚酶只有 5′→3′聚合酶活性，没有 3′→5′外切活性，无法消除突变和错配，碱基错误掺入率可达 10^{-4}/碱基/循环。

（二）RT‐PCR

禽流感病毒的基因组是由单股负链 RNA 组成。DNA 聚合酶具有扩增 DNA 的功能，但是不能直接扩增 RNA，需要通过反转录酶合成 cDNA 后，才可以通过 PCR 进行目的片段的扩增。

A 型流感病毒基因组共有 8 个独立片段，分别以片段 1、片段 2…片段 8 命名，片段 1～3，分别编码病毒多聚酶 PB1、PB2 和 PA。片段 4 和片段 6 分别编码血凝素（HA）和神经氨酸酶（NA），这两个片段的变异率都比较高，不同的血清亚型的序列差异也比较大，甚至同一亚型的序列仍有差异。片段 5 编码核蛋白（NP），为病毒的核衣壳蛋白；片段 7 编码基质蛋白 M1 和 M2；片段 8 也编码两个蛋白，分别称为非结构蛋白 NS1 和 NS2。8 个基因片段的 3′末端和 5′末端都有高度保守的相同核苷酸序列，5′末端 13 个核苷酸序列是 3′-GGAACAAAGAUGAPPP‐5′，3′末端的 12 个核苷酸序列是 3′OH‐UCGU/CUUUCGUCC‐5′。以流感病毒基因组 3′端翻译为 DNA 的 12 个核苷酸保守序列 AGCGAAAGCAGG 为引物，在反转录酶

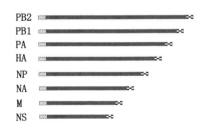

　　　　⬚⬚⬚　5′末端序列 3′-GGAACAAAGAUGAPPP-5′
　　　　⤬⤬　3′末端序列 3′ OH-UCGU/CUUUCGUCC-5′

图 6‐18　禽流感病毒的基因组结果示意图

作用下可以将病毒 8 个 RNA 片段都合成为 cDNA。以 DNA 为模板，在引物、DNA 聚合酶和 dNTP 等作用下，实现目的基因的 PCR 扩增（图 6‐18）。

应用 RT‐PCR 方法对流感病毒进行诊断的报道很多，此方法较常规的病毒分离法

速度快、特异性高。2014 年谭丹等建立了 H6 亚型禽流感病毒一步法 RT－PCR 检测方法[19]，扩增片段为 327 bp。采用该方法对 H6 亚型 AIV 的尿囊液 10 倍倍比稀释样品进行检测，结果显示最低检出量为 $10^{2.5}EID_{50}/mL$。用该方法检测其他亚型 AIV 和鸡新城疫病毒等病原均为阴性，具有良好的特异性。对 H6 亚型 AIV 人工感染鸡的咽喉、泄殖腔棉拭子样品进行一步法 RT－PCR 检测，并与病毒分离法进行比较，显示该方法对棉拭子样品的检测极限可达 $10^{2.5}EID_{50}/mL$，同时利用该方法及病毒分离法对临床样品进行检测，两者检测结果一致，结果表明该 RT－PCR 方法具有较好的特异性、敏感性，可以应用于临床样品的实验室检测。Lee MS 等根据 NP 基因设计鉴定 A 型流感的引物，同时设计 15 个鉴定 HA 亚型的引物，在亚型鉴定时只有 15 个反应中的一个出现预期大小阳性片段，这种方法与普通的血清学方法符合率为 100%；华中农业大学王贵华等选择 A 型流感病毒核蛋白（NP）基因序列保守区，设计了一对特异性引物，从临床病料中提取 RNA，建立了一步法单管反转录-聚合酶链式反应（RT－PCR）快速诊断方法，研究认为该方法快速、灵敏，适合于禽流感的临床早期确诊和分子流行病学调查。2004 年我国形成一项"禽流感病毒 RT－PCR 试验方法"农业行业标准，在全国范围内推广禽流感的 RT－PCR 诊断技术。

　　RT－PCR 技术从基因水平检测禽流感，具备高度敏感性和特异性。目前应用 RT－PCR 方法对流感病毒进行诊断的报道很多，根据细节不同分出多种 RT－PCR 技术，常见的有常规 RT－PCR、巢式 RT－PCR（nested RT－PCR）、多元 PCR（multiplex PCR）等。

（三）禽流感病毒常规 RT－PCR 检测技术操作程序

　　1. 样品的采集和处理　病死畜禽采集气管、脾、肺、肝、肾和脑等组织样品，进行分别处理或者同时处理。活动物病料应包括咽喉或泄殖腔拭子，取咽喉拭子时将拭子深入喉头及上腭裂来回刮 2～3 次并旋转，取分泌液；取泄殖腔拭子时将拭子深入泄殖腔旋转一圈并蘸取少量白色粪便；取鼻拭子时将拭子深入鼻腔来回刮 2～3 次并旋转，取分泌物。小珍禽用拭子取样易造成损伤，可采集新鲜粪便。

　　病料应放在含有抗生素的 pH 7.0～7.4 的等渗磷酸盐缓冲液（PBS）内。抗生素的选择视当地情况而定，组织和气管拭子悬液中应含有青霉素（2 000 IU/mL），链霉素（2 mg/mL）、庆大霉素（50 pg/mL）和制霉菌素（1 000 U/mL），但粪便和泄殖腔拭子样品中含有的抗生素浓度应提高 5 倍，加入抗生素后 pH 应调至 7.0～7.4。样品应尽快处理，棉拭子样品应充分捻动、拧干后弃去拭子，粪便、研碎的组织用含抗生素的 pH 7.0～7.4 的等渗 PBS 溶液配成 10%（g/mL）的悬液。样品液经 1 000 r/min 离心

10 min，取上清液进行检测。

2. RNA 的提取 可采用商品化试剂盒进行。目前常见的有柱式和 Trizol reagent 提取方法，需注意裂解液的裂解范围，当蛋白含量过高，超过裂解液最高能裂解的蛋白量时，会影响病毒 RNA 分离。需设立阳性、阴性样品对照。

下面为 Trizol reagent 试剂提取 RNA 的操作步骤：

（1）称取组织样品 50～100 mg 加入 1 mL TRIzol reagent 中匀浆打碎，液体样品按 TRIzol reagent 试剂要求比例加入并混匀。

（2）匀浆液室温裂解 5 min，将 RNA 和核蛋白解离，加入 200 μL 氯仿，摇晃 15s 混匀，使蛋白变性，室温静置 2～3 min，4 ℃ 12 000×g，4 ℃离心 15 min。

（3）吸取上层至一个新的 EP 管，尽量避免吸入蛋白层，加入等体积的异丙醇，混匀后 12 000×g，4 ℃离心 15 min，倒掉上清。

（4）加入 75%酒精，12 000×g，4 ℃离心 10 min，弃上清。

（5）干燥后加入 20～50 μL 的灭菌 DEPC 水溶解 RNA。

（6）取少量 RNA 溶液稀释后，读取其在分光光度计 260 nm 和 280 nm 处的吸收值，测定 RNA 溶液浓度和纯度。制备好的 RNA 应该尽快使用，若需要保存一段时间，可选择 4 ℃保存 1 周，长时间 −20 ℃保存，更长时间可在 75%乙醇溶液中 −80 ℃冰箱保存备用，尽量避免反复冻融。

3. 经常用到的引物序列 很多实验室根据自己的经验都有经常使用的引物，这里仅列出了部分可能经常用到的引物序列。

（1）反转录引物 Uni 12：5′- AGCAAAAGCAGG - 3′，引物使用浓度为 20pmol。

（2）PCR 引物 见表 6 - 4。

表 6 - 4 PCR 过程中选择的引物[20]

引物名称	引物序列	长度（bp）	扩增目的
M - 229U	5′- TTCTAACCGAGGTCGAAAC - 3′	229	M
M - 229L	5′- AAGCGTCTACGCTGCAGTCC - 3′		
H5 - 372U	5′- GGA ATA TGG TAA CTG CAA CAC CA - 3′	372	H5
H5 - 372L	5′- AAC TGA GTG TTC ATT TTG TCA ATG - 3′		
H7 - 501U	5′- AATGCACARGGAGGAGGAACT - 3′	501	H7
H7 - 501L	5′- TGAYGCCCCGAAGCTAAACCA - 3′		
H9 - 732U	5′- TCAACAAACTCCACCGAAACTGT - 3′	732	H9
H9 - 732L	5′- TCCCGTAAGAACATGTCCATACCA - 3′		

（续）

引物名称	引物序列	长度（bp）	扩增目的
N1－358U	5′－ATTRAAATACAAYGGYATAATAAC－3′	358	N1
N1－358L	5′－GTCWCCGAAAACYCCACTGCA－3′		
N2－377U	5′－GTGTGYATAGCATGGTCCAGCTCAAG－3′	377	N2
N2－377L	5′－GAGCCYTTCCARTTGTCTCTGCA－3′		

W＝（AT）；Y＝（CT）；R＝（AG）。

4. 反转录和 PCR　目前 RT－PCR 试剂有一步法和两步法可选择。一步法试剂包括反转录酶和 DNA 聚合酶两种酶，优点是可以在一个反应管中完成反转录和 PCR 过程，缺点是与两步法比较对 RNA 的使用量较多。

反应总体积为 25 μL 的一步法 Access RT－PCR 试剂组成成分如下：

灭菌 DEPC 水	14.0 μL
5×反应缓冲液	5.0 μL
10 mmol/L dNTP	0.5 μL
15 mmol/L 硫酸镁	1.0 μL
20 pmol 上游引物	0.5 μL
20 pmol 下游引物	0.5 μL
AMV 反转录酶	0.5 μL
Taq DNA 聚合酶	0.5 μL

取 2.5 μL 制备好的 RNA 加入到体系中，置于 PCR 仪中，循环参数为：45 ℃ 逆转录 45 min，94 ℃预变性 2 min，94 ℃ 30 s、52 ℃ 45 s、68 ℃ 45 s，35 个循环，最后 68 ℃延伸 8 min。

一些时候为了获得序列信息，采用两步法进行 RT－PCR。操作过程如下：

取 5 μL RNA，加 1 μL 反转录引物，70 ℃ 5 min。冰浴 2 min。继续加入：

5×反转录反应缓冲液	4.0 μL
0.1mol/L DTT	2.0 μL
2.5 mmol dNTPs	2.0 μL
M－MLV 反转录酶	0.5 μL
RNA 酶抑制剂	0.5 μL
灭菌 DEPC 水	11.0 μL

37 ℃水浴 1 h，合成 cDNA 链。取出后可以继续进行 PCR，或者放于－20 ℃保存备

用。50 μL PCR 体系包括：

灭菌 DEPC 水	37.5 μL
反转录产物	4.0 μL
上游引物	0.5 μL
下游引物	0.5 μL
10×PCR Buffer	5.0 μL
2.5 mmol dNTPs	2.0 μL
Taq 酶	0.5 μL

首先加入双蒸灭菌水，然后再按照顺序逐一加入上述成分，每一次要加入到液面下。全部加完后，混悬，瞬时离心，使液体都沉降到 PCR 管底。循环参数为 95 ℃ 5 min，94 ℃ 45 s，52 ℃ 45 s，72 ℃ 45 s，循环 30 次，72 ℃延伸 6 min 结束。设立阳性对照和阴性对照。

5. 电泳 琼脂糖是一种天然聚合长链状分子，可以形成具有刚性的滤孔，凝胶孔径的大小决定于琼脂糖的浓度。DNA 分子在碱性缓冲液中带负电荷，在外加电场作用下向正极泳动。DNA 分子在琼脂糖凝胶中泳动时，有电荷效应与分子筛效应。DNA 的分子量大小及构型不同，电泳时的泳动率就不同，从而分出不同的区带。

不同琼脂糖凝胶的浓度适用 DNA 分离范围不同，0.5～7 kb 大小的 DNA 片段多采用 1.0%琼脂糖凝胶板。制备好琼脂糖凝胶板后，取 5～10 μL PCR 产物与加样缓冲液混合，加入加样孔中。加入分子量标准。盖好电泳仪，插好电极，5V/cm 电压电泳 30～40 min。在手提紫外线灯下观察，或者用紫外凝胶成像仪扫描图片存档。用分子量标准比较判断 PCR 片段大小。

6. 结果判定 在阳性对照出现相应扩增带、阴性对照无此扩增带时判定结果。出现预期大小目的条带判定为阳性，否则判定为阴性。

（四）影响 PCR 反应的因素

影响 PCR 反应结果的因素较多，主要包括模板的质量、Mg^{2+}浓度、引物、dNTP浓度、反应条件等。

1. 模板的质量 模板质量主要包括三方面因素，一是纯度，含有过多的杂蛋白、多糖、酚类等杂质，会抑制 DNA 聚合酶的活力，抑制 PCR 反应；二是完整性，模板降解会导致 PCR 扩增无产物；三是浓度，加量过多导致非特异性扩增增加。

2. Mg^{2+}浓度 Mg^{2+}浓度对 DNA 聚合酶影响很大，它可影响酶的活性，影响引物退火和解链温度，影响产物的特异性以及引物二聚体的形成等。因此，PCR 反应对

Mg^{2+} 有较高的要求。Mg^{2+} 浓度低时，Taq 酶活性较低，反应产率降低，浓度过高对 Taq 酶有抑制作用，并且会导致反应的特异性降低，通常 Mg^{2+} 浓度范围为 $0.5\sim 3\ mmol/L$。

3. 寡核苷酸引物的浓度　引物浓度过高容易产生非特异性的扩增，而引物不足将降低效率。引物浓度应为 $0.1\sim1\ pmol/L$，这一浓度足以完成 35 个循环的扩增反应，浓度过高可能形成引物二聚体，如出现在早期的循环中，则容易控制 PCR 反应而成为其主要产物。一般在 25 μL 反应体系中，加入浓度为 20 pmol/L 的引物 0.5 μL。

4. DNA 聚合酶的量　在 100 μL 反应体系中，通常所需 DNA 聚合酶的量为 $0.5\sim 5U$，这主要根据片段的长度和复杂度［（G＋C）含量］而定，浓度过高将导致非特异性地扩增，浓度过低将降低产物的合成量。

5. dNTP 的浓度　在反应体系中，每种 dNTP 的浓度通常是 $50\sim200\ \mu mol/L$，过高的浓度将导致 DNA 在复制过程中掺杂错误的核苷酸，浓度过低则会降低反应产率。

6. 退火温度　退火温度根据引物长度和其（G＋C）含量确定，选择较高的退火温度，可大大减少引物与模板的非特异性结合，提高反应的特异性，降低退火温度可以提高扩增效率。

7. 延伸温度及时间　延伸温度与 Taq DNA 聚合酶有关，常用的 Taq DNA 聚合酶在 72 ℃时活性最高。延伸反应的时间，根据待扩增片段的长度确定。理论上讲，1kb 以内的片段，延伸 1 min 足够了。

总之，影响 PCR 扩增的因素很多，对于一个反应，要反复摸索，使各种因素达到最佳状态才能得到满意的 PCR 结果。还需要注意控制污染问题，核酸的提取和凝胶电泳要在不同的环境中操作，及时清理 PCR 产物和电泳后的废胶，以避免其污染试验环境，造成假阳性结果。另外，所有用于诊断的试剂（RNA 提取试剂盒、Taq 酶、Buffer、dNTP、灭菌水等）都需要专用。

（五）其他 RT－PCR

1. 巢式 RT－PCR（Nested RT－PCR）　这种诊断技术在许多病毒的诊断中都有应用。这种方法的特点是需要设计两对引物，一对引物扩增稍长片段，在这一扩增范围内再设计一对引物，扩增的产物是以第一对引物的产物为模版，又称做套式 RT－PCR。湖北省农业科学院畜牧兽医研究所刘泽文（2003）等选择禽流感病毒 NP 基因，设计并合成一对外引物和一对内引物，建立并优化了检测禽流感病毒核酸的逆转录套式 PCR 法，通过实验室检测，结果证明，该方法具有高度的特异性和敏感性，能够用于检测所有的禽流感病毒核酸，最低能检测出 0.2pg 的 AIV RNA；临床应用结果表明，该方能够应用于规模化鸡场进行禽流感病毒检测，淘汰带毒或隐性感染鸡群。Starick E（2003）年报道，设计了一个 H7 亚型特异性的巢式 RT－PCR，扩增片段包括了血凝素裂解位点，可以依据裂解位点变化确定强弱毒株，Starick E 认为该方法与病毒的分离鉴定具有同样的灵敏性。但是也有许多研究人员认为，这种方法过于灵敏，在环境控制不好的情况下，容易造成高的假阳性率。

2. **多重 PCR**（multiplex PCR） 多重 PCR 是指在一个 PCR 反应体系中同时设立 2 对或 2 对以上引物，用于扩增不同的目的片段。目前这种方法可以同时检测流感病毒的型和亚型。扬州大学耿士忠等（2006）根据禽流感病毒（AIV）核蛋白（NP）和血凝素（HA）基因序列，设计 1 对用来鉴定 A 型 AIV 的特异性引物（NP－F，NP－R）和 2 对用来鉴定 AIV H5 和 H9 不同亚型的特异性引物（H5－F，H5－R；H9－F，H9－R），建立了多重 RT－PCR 快速检测方法。该方法能同时从一种病毒扩增出 2 条核酸带，分别为型（NP：330 bp）和亚型条带（H5A：550 bp，或 H9A：490 bp）。通过对 105 份样品进行检测，并与病毒分离及琼脂凝胶免疫扩散试验（AGID）做平行对比，两者之间符合率达 100%；试验灵敏度为 $10^2 ELD_{50}$。结果表明，建立的多重 RT－PCR 为检测 H5、H9 亚型 AIV 提供了一种快速、经济、易行的技术。2002 年，Poddar SK 将 67 份样品每份均分成两部分，一部分用一步法多重 PCR 检测，另一部分用已经建立好的单抗－ELISA 方法检测，结果两种方法之间有很好的吻合率。Choi YK（2002）设计两个多重 PCR，一个用来鉴别 H1 和 H3，另一个鉴别 N1 和 N2，用 HI 试验阳性样品作为对照，对 $10^5 TCID_{50}/mL$ 的病毒液进行 10^{-5} 倍稀释，仍然可以得到阳性结果。从 360 份检测样品中检出 H1N1、H1N2、H3N2 分别为 200、13 和 139 份，结果表明多重 PCR 方法可以鉴别流感病毒的亚型，是一个很好的禽流感病毒亚型鉴别检测方法。

二、实时荧光定量 RT－PCR（rRT－PCR）

实时荧光定量 PCR 技术是指在 PCR 反应体系中加入荧光基团，利用荧光信号累积实时监测整个 PCR 进程，最后通过标准曲线对未知模板进行定量分析的方法。根据所使用的技术不同，PCR 过程的监测有多种检测模式，最常用的有两种检测模式：SYBR Green 荧光染料法和 TaqMan 探针法。在选择试验方案时要根据试验目的和对数据精度的要求来决定，比较而言，荧光染料法成本低廉，试验设计简便；TaqMan 探针法在原理上更为严格，特异性强，所得数据更为精确。下面将这两种方法的技术原理做简单介绍。

（一）SYBR Green 荧光染料法

SYBR Green 荧光染料能结合到双链 DNA 的小沟部位，对 DNA 模板没有选择性，适用于任何 DNA，所以特异性不如 TaqMan 探针。要想用荧光染料法得到比较好的定量结果，对 PCR 引物设计的特异性和 PCR 反应的质量要求就比较高。与 TaqMan 探针法比较，SYBR-Green 荧光染料法的优势在于能监测任何双链 DNA 的序列扩增，不需要设计序列特异性探针和新的引物对，试验设计更为简便，同时也降低了检测的成本而得到较为广泛的应用。刘丽玲等建立的 SYBR-Green 荧光 RT-PCR 检测禽流感的方法操作简便快速，PCR 过程只需要 1.5 h，连同 RNA 的提取 4 h 左右就可以做出诊断，具有广泛的应用前景。

（二）TaqMan 探针法

TaqMan 探针法是一种特异性更好的实时荧光 PCR 检测方法。它的体系中除了一般 PCR 的内容外，还有与扩增片段内部某一段序列相同或互补的探针。探针两端分别标记荧光物质和荧光淬灭物质。当探针完好时，荧光物质发出的荧光正好被荧光淬灭物质吸收；当探针被水解后，荧光物质发出的荧光就不会被荧光淬灭物质吸收。PCR 过程中，当 Taq 酶在 60 ℃延伸扩增链时，遇到探针，利用 Taq 酶 $5' \rightarrow 3'$ 外切酶活性将探针水解成单个碱基，单个碱基之间距离较远，第一个染料的能量无法传给第二个染料，只好通过发射特征光子回到稳定态，通过对溶液中第一个染料的荧光检测而获得信号。因为模板 DNA 的扩增和探针的水解相偶联，所以模板 DNA 扩增越多，被水解的探针就越多，荧光信号也就越强（图 6-19）。

朱文斯等（2003）报道根据禽流感病毒 H5 亚型的 RNA4 节段，设计、合成多对引物、探针，并通过筛选获得灵敏度、特异性好的组合，在此基础上对荧光 RT-PCR 反应体系中的各组分进行优化，并建立对各种禽类样品中病毒核酸的提取方法。通过对阳性鸡胚尿囊液及人工攻毒的 SPF 鸡、肉鸡、肉鸭的各脏器进行检测，并与传统鸡胚病毒分离进行对比，显示该方法与传统鸡胚病毒分离灵敏度接近，但检测时间由原来的 21 d 缩短为 4 h。张然

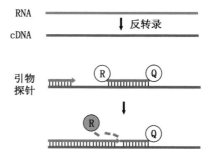

图 6-19　禽流感病毒 TaqMan 探针法原理示意图

（2006）等根据 A 型流感病毒 M 基因的相对保守序列分别设计一对引物及其相应的

TaqMan探针，建立、优化实时荧光定量RT - PCR反应体系后，利用10倍稀释法检验方法的灵敏度并建立相对定量标准曲线；特异性检验后利用临床标本与传统的血凝抑制法进行比较。研究发现，实时荧光定量RT - PCR，A型流感病毒检测反应的灵敏度为2.56×10^{-6} $TCID_{50}$，对5种非A型流感病毒病原体检测均为阴性，说明此方法具有很好的稳定性、重现性和特异性；另外，该方法不仅可以准确检测A型流感病毒，灵敏度高、稳定性好，而且可以对病毒滴度进行定量检测。目前，我国已形成关于禽流感病毒荧光RT - PCR方法的国家标准。

TaqMan探针法操作程序：

样品的采集和处理、RNA的提取，前文已经叙述。

TaqMan荧光定量RT - PCR一般过程包括目的基因查找比对，利用软件设计引物和探针，合成引物和探针，配置反应体系，优化反应参数和条件，获得并分析数据。不同的生物技术公司探针标记效率和纯度有很大的区别。

目的基因查找比对过程中可以利用NCBI genbank序列及DNAstar等软件完成。由于流感病毒变异较大，在HA或者NA基因上很难找到足够长度的保守区域设计出理想的引物和探针，往往需要设计多套引物和探针，通过试验筛选出工作效率高、特异性好的引物和探针。已有的引物和探针也需要经常与现地分离毒株的基因序列做比较分析，根据流行毒株的变异情况不断更新。

引物和探针的设计是定量PCR成败的关键，常用的设计软件有加拿大Premier公司开发的Primer premier 5.0和美国ABI公司开发的Primer express 3.0软件。基本设计原则如下：

1. 引物设计基本原则

（1）序列选取应在基因的保守区段。引物长度一般为18～25 bp，长度大于24 bp的引物并不意味着更高的特异性，过长会导致其延伸温度大于74 ℃，而且较长的引物序列可能会与错误配对序列杂交，降低了特异性。两条引物长度差不超过4 bp。

（2）产物长度一般为50～150 bp，扩增片段越短，有效扩增反应越容易实现，且较短的扩增片段也可保证分析的一致性。

（3）Tm值为58～60 ℃，两条引物的Tm值尽量接近，相差最好不超过2 ℃。

（4）碱基分布具有均衡性，GC含量一般40%～60%，最好在45%～55%之间，GC含量太低导致引物Tm值较低，使用较低的退火温度会影响PCR的特异性，GC含量太高也易于引发非特异扩增。要避免多个重复碱基，尤其是4或超过4个的G碱基。上下游GC含量需相接近。

（5）避免引物自身或与引物之间形成4个或4个以上连续配对，避免引物自身形成环状发卡结构。

（6）引物 3′端不可修饰，最好为 C、G，一般不能为 T；引物 5′端可修饰。

（7）引物要具有保守性，可检测同一类病原微生物尽可能多的型别；还需要有特异性，避免非特异性扩增。

2. TaqMan 探针的设计原则　探针与引物的距离越近越好，探针位置尽可能靠近扩增引物，但不能与引物重叠。长度一般为 18～30 bp，不能超出 40 bp，MGB 探针一般为 13～25 bp。GC 含量控制在 30%～80% 之间。避免出现连续 6 个 A，避免 GGGG 或更多 G 出现。在引物的 5′端避免使用 G，如果用 FAM 染料标记，5′端第二个碱基也最好不为 G。选用比较多的碱基 C，退火温度 Tm 控制在 68～70 ℃。

3. 常用的荧光定量 RT - PCR 引物探针　实验室经常需要判断一个样品是否含有流感病毒基因，WHO 推荐的以 m 基因为靶标的荧光定量探针是经常需要用到。另外，如果发现样品为流感病毒核酸阳性，多数需进一步判定是否为 H5 或 H7 亚型，表 6 - 5 列出了经常用到的 3 套引物和探针序列。需要注意的是，流感病毒变异频繁，如果变异发生在引物或探针序列区域内，会影响其 Tm 值，导致扩增失败。

表 6 - 5　实验室经常用到的引物和探针

名　称	序列（5′- 3′）
AIV - M - F	GACCRATCCTGTCACCTCTGA C
AIV - M - R	AGGGCATTYTGGACAAAKCGTCTA
AIV - M - P	FAM - TGCAGTCCTCGCTCACTGGGCACG - BHQ1
AIV - H5 - F	AGGGAGGATGGCAGGGAATG
AIV - H5 - R	TCTTTGTCTGCAGCGTACCCACT
AIV - H5 - P	FAM - ATGGTTGGTATGGGTACCACCATAGCA ATG - BHQ1
AIV - H7 - F	CTAATTGATGGTTGGTATGGTTTC
AIV - H7 - R	AATTGCCGATTGAGTGCTTTT
AIV - H7 - P	FAM - CAGAATGCACAGGGAGAGGGAACTGCT - BHQ1

4. 反应体系的配置　商品化的荧光定量试剂有很多，可根据经验进行选择，这里介绍 AgPath - IDTM One - step RT - PCR Kit 试剂盒的配置。引物和探针的工作浓度需要进行优化，不同的引物和探针，使用浓度也不同。

20 μL 反应体系中包括：

2×RT - PCR 缓冲液　　　　　　 10.0 μL

25×RT - PCR 酶混合物　　　　　 0.8 μL

RNA　　　　　　　　　　　　 4.0 μL

10 pmol/L 上游引物　　　　　 0.4～1.0 μL

10 pmol/L 下游引物	0.4～1.0 μL
10 pmol/L 探针	0.2～0.8 μL
DEPC 水	补至 20.0 μL

反应的条件为 45 ℃ 30 min，95 ℃ 10 min；95 ℃ 15 s；60 ℃ 45 s，40 次循环，最后于 40 ℃ 结束反应。在每一退火步骤结束时分别收集荧光信号。

5. 结果判定　多数情况下需要根据仪器噪声情况调整阈值，阈值设定原则以阈值线刚好超过阴性对照品扩增曲线的最高点为准。一般规定阴性质控对照检测通道读取数据均无 Ct/Cp 值并且无扩增曲线，阳性质控对照检测通道读取数据出现特征性扩增曲线，且 Ct/Cp 值在某范围内，试验成立，否则视为试验无效。

根据不同引物、探针和试剂的工作效率设定的结果判定标准不同，多数认为出现特征性扩增曲线，且 Ct/Cp 值≤30.0，表明样本中目的核酸阳性。无 Ct/Cp 值或者 Ct/Cp 值在某一范围且无特征性扩增曲线，判为阴性。

6. 荧光定量易出现的问题　用实时荧光定量 RT-PCR 进行检验，最容易出现的问题就是污染。主要的污染源是质粒标准品或者 PCR 反应产物。为了防止污染发生，需要注意的细节有：试剂尽量分装，不要在原瓶多次取用；引物和探针要有备份；试验用水需要用质量好的，可以从试剂公司购买专用水；加样尽可能在生物安全柜中操作；扩增后的产物需安全处理。一旦发生污染，需要从移液器、试剂、引物和探针、环境几个方面考虑，特别是长期做荧光定量检测，空气中会有 PCR 产物形成的气溶胶，是重要的环境污染源。

三、正在发展中的禽流感病毒分子检测方法

除了 RT-PCR 和 rRT-PCR 外，还有一些正在发展完善中的禽流感病毒分子检测新方法，如环介导等温核酸扩增技术、依赖核酸序列的扩增技术、基因芯片技术等。

(一) 环介导等温核酸扩增技术 (loop-mediated isothermal amplification, LAMP)

1. LAMP 简介　LAMP 法是由日本的 Notomi 等于 2000 年开发出来的一种连续、恒温、基于酶反应的新型核酸扩增方法，操作简便，敏感性比常规 RT-PCR 高 100 倍。其原理是针对靶基因的 6 个区域设计两对特殊的内、外引物，利用一种链置换 DNA 聚合酶（Bst 酶）在恒温条件（60～65 ℃）下启动循环链置换反应，高效、快速、高特异地扩增靶序列。在靶标 DNA 区启动互补链合成，结果在同一链上互补序列周而复始形成有很多环的花椰菜结构的茎-环 DNA 混合物。LAMP 反应过程中，从 dNTP

析出的焦磷酸根离子与反应溶液中的 Mg^{2+} 结合,产生副产物(焦磷酸镁)形成乳白色沉淀,加入显色液,即可通过肉眼观察判定扩增与否。

　　LAMP 法不仅能扩增 DNA,也能扩增 RNA,只需在反应体系中加入一定量的反转录酶就能实现扩增;整个反应时间非常短,30~45 min;设备要求低,一个恒温箱或水浴锅就能完成反应;结果判定也相当简单,凝胶电泳呈现梯度条带,也可以通过肉眼观察白色沉淀的生成或者加入染料后颜色的改变来判定是否发生反应。另外,日本荣研化学株式会社推出了 LAMP 实时浑浊仪,使用该仪器可更加直观快速地(15~35 min)观察结果。LAMP 以其无法比拟的高效率、高灵敏度、高特异性等优点,赢得了世界各国专家学者的关注,在短短的几年里,该技术已成功地应用于多种疾病的诊断中。虽然 LAMP 法的原理较复杂,但实际操作简单,因此,建立 LAMP 快速诊断方法有利于疫病的监测和控制,同时特别适合基层、养殖户及出入境检疫的病原快速诊断。

　　2. LAMP 的优缺点

　　(1) LAMP 的优点　①特异性强,灵敏度高。4 条引物可以严格识别靶核酸序列上的 6 个独立区域,反应过程不会受到反应混合物中非靶序列 DNA 的影响,保证了 LAMP 扩增的高度特异性。在检测过程中,根据是否扩增就能判断目标基因是否存在,可用于目的基因的定性检测。② 等温高效。LAMP 在等温条件下扩增,模板也不需要热变性,受非靶序列的影响小,而且不会因温度改变而造成试剂的损失,在 1 h 内可将靶序列扩增至 10^9~10^{10} 倍。③操作简便、快捷。LAMP 反应过程中会产生白色的焦磷酸镁沉淀,肉眼即可直接观察,是鉴定反应是否进行的最直接方法。另外,LAMP 扩增产物可以像 PCR 反应一样利用凝胶电泳结合成像系统进行鉴定,通过产生的不同梯型来区分特异性扩增和非特异性扩增。④试验装置简单,在操作过程中,仅需要普通的水浴锅或其他可以得到稳定热源的设备即可,不需要进行模板的热变性、长时间的温度循环、繁琐的电泳和紫外观察等。

　　(2) LAMP 技术缺点　对试验设计的要求较高,需要设计的引物数目相对较多、结构复杂,需要考虑到靶序列的片段及茎环结构等因素。LAMP 在一次反应中只能检测一个病原体,在检测高度变异的病原体时,试验设计相对比较困难。LAMP 的阳性反应并不呈现单条带,而是出现拖尾和一些低分子质量的带,一旦出现非特异性扩增,则不易鉴别。

　　3. LAMP 在流感病毒检测中的研究进展　2005 年,Poon LL 描述的 LAMP 方法检测 H1~H3 亚型人流感病毒,检测结果与常规的临床诊断 100% 符合。2008 年侯佳蕾等报道[21],根据 GenBank 中登录的 H5 亚型禽流感病毒(H5 - AIV)血凝素基因序列,设计了 1 套特异识别 HA 基因序列中 6 个不同区段的环介导等温核酸扩增技术

（LAMP）引物，并以此套引物建立了一种基于 LAMP 的 H5 亚型禽流感病毒诊断方法。结果表明，该方法对 H5 - AIV RNA 的最小检测限为 10^{-6}，灵敏性高于一步法 RT - PCR；全部反应可在 1.5 h 内完成；在反应体系中添加 SYBR Green Ⅰ 染料后，可通过肉眼观察有无荧光直接判定结果。灵敏性及特异性试验证明，该方法灵敏度高、特异性好，能够作为 H5 亚型禽流感病毒的快速诊断方法。此外，还有 Imai 等人针对 H5N1 亚型禽流感病毒建立了 LAMP 检测方法，Bao 等人建立了针对 H7 亚型禽流感病毒快速有效的 LAMP 检测方法[22]。

（二）依赖核酸序列的扩增技术（nucleic acid sequence - based amplification, NASBA）

NASBA 是一项以 RNA 为模板的快速等温核酸扩增技术，主要用于 RNA 的扩增、检测及测序。该技术使用 3 种酶（反转录酶、核糖核酸酶 H 和噬菌体 T7 核糖核酸聚合酶）和两条特别设计的寡核苷酸引物，上游引物 5′末端含有噬菌体 T7 RNA 聚合酶的启动子序列，下游引物 5′端含有钌标记的电化学检测探针（ECL Probe）。在扩增步骤中，两个 5′端都整合进扩增序列中，这样既成为产生互补 RNA 序列的模板，又能特异性地结合检测步骤中的 ECL 探针。扩增底物与 ECL 探针形成复合物，携带该复合物的磁珠被电极的表面磁性捕获，电极上的电压引起电化学发光（ECL）反应，已杂交上的钌标记的磁珠发出的光与扩增反应产生的 RNA 扩增产物总量成比例对应[23]。

NASBA 是一种连续扩增技术，并不像 PCR 需要实时退火，所以在同一时间内，NASBA 拥有比 PCR 更高的扩增效率。此外，有很多因素会影响 PCR 反应，如一些 PCR 抑制物质（尤其在取样过程中带进的物质），NASBA 技术却不会受这些因素的影响，而且即使在有 DNA 污染或存在的情况下，同样具有较高的特异性和灵敏度。已成功开发出可检测禽流感群特异性（H1～H15）、（NASBA～AIV）、H5 亚型（NASBA - H5）、H7 亚型（NASBA - H7）的 NASBA/ECL 检测试剂盒。试验结果显示，NASBA 比目前商品化的免疫检测试剂盒至少敏感 1 000 倍，比常规 PCR 方法也敏感许多，与现行的病毒培养检测方法的灵敏度相当，并具有检测速度快、特异性强、易于操作的特点，为确定疫情和采取防范措施争取了宝贵时间。

（三）RT - PCR -酶联免疫吸附

RT - PCR -酶联免疫吸附（RT - PCR - enzyme linked immunosorbent assay, RT - PCR - ELISA）是 RT - PCR 技术与酶联免疫吸附试验相结合，检测病毒的一项诊断技术。目前有两种方法，即链霉亲和素结合法和共价结合法。在链霉亲和素结合法中，

PCR 反应体系中一个引物标记上生物素，经过 RT－PCR 后产生带有生物素的 PCR 产物，扩增产物加到链霉亲和素包被的 ELISA 板上，再与酶标的核酸探针杂交或加入酶标的抗生物素抗体，然后再加入酶底物，通过测光密度值和肉眼观察颜色，即可判定样品中是否含有病毒。在共价结合法中，利用共价结合在 PCR 管上的核酸探针，诱捕待检样品中的模板分子，去除非目的核酸、蛋白质以及其他杂质后进行 PCR。PCR 扩增的产物，一部分自发结合到管壁上；一部分留在溶液中。对结合到管壁的扩增物则用生物素或地高辛标记的探针与其杂交，再用碱性磷酸酶进行 ELISA 检测；对于液相中的扩增物则用凝胶电泳检测。

RT－PCR－ELISA 具有 PCR 的灵敏性、核酸杂交的特异性以及 ELISA 的酶联放大作用，因而检测结果更灵敏、更准确。Munchm 等比较 RT－PCR 和 RT－PCR－ELISA 对 AIV 的检测灵敏度，发现后者比前者灵敏 10～100 倍，对尿囊液中 AIV（$10^{8.4}$ EID_{50}/mL）经 10^7 倍稀释也能检测出。2014 年，杨少华等针对 A 型禽流感保守的 m 基因设计引物，并分别用地高辛和生物素标记，建立检测 A 型 AIV 的 RT－PCR－ELISA[24]。该方法的敏感性比常规琼脂糖凝胶电泳检测方法高 100 倍以上，而且特异性强，克服了组织样品中 AIV 含量少而难以检测的困难，为禽流感的早期诊断和分子流行病学调查提供了一条新途径。

（四）核酸探针技术

核酸探针技术是目前生物化学和分子生物学研究应用最广泛的技术之一，是定性和定量检测特异性 DNA 或 RNA 的有力工具。Wood G W 等报道了通过扩增 HA 基因来分析致病毒株与非致病毒株的差异，证实了致病毒株与非致病毒株氨基酸的差异。用 PCR 技术制备了核蛋白基因片段（NPC）的地高辛标记 cDNA 探针，建立并优化了检测 AIV 的探针杂交法，该探针具有较好的特异性和敏感性，为从分子水平探讨禽流感的发病机理和临床早期快速诊断提供了新的研究手段。

（五）基因芯片技术

1. 基因芯片技术概述　基因芯片（gene chips），又称 DNA 芯片（DNA chipsmicroarrays），是综合微电子学、物理学、化学及生物学等高新技术，把大量基因探针或基因片段按特定的排列方式固定在硅片、玻璃、塑料或尼龙膜等载体上，形成致密、有序的 DNA 分子点阵，从而实现对基因、配体、细胞、蛋白质、抗原以及其他生物组分准确、快速地分析和检测。基因芯片技术是顺应人类基因组（测序）计划（Human Genome Project）的逐步实施以及分子生物学相关学科的迅猛发展要求的产物。基因芯片属于生物芯片的范畴，常用的生物芯片主要有：基因芯片、组织芯片、细胞芯片、蛋白芯片、芯片实验室等。

　　20 世纪 90 年代初，美国 Affymetrix 公司就率先开展了生物芯片技术的研究。1991年，Fodor SP 等人首次采用光导原位合成技术，合成了 1 024 多肽的阵列，通过荧光显微镜观察多肽与荧光素标记的单克隆抗体之间的亲和反应。1995 年美国斯坦福大学Schena M 等人成功研制了第一块以玻璃为载体的基因芯片。他们用高精度机械手将拟南芥的 45 个基因点样到预处理的玻璃上，应用双色荧光标记技术和双通道荧光扫描技术，检测到了拟南芥植株不同组织和不同处理后 45 个基因的表达差异，仅用 2 μL 的杂交体积即可检测来源于细胞的 2 μg 总 mRNA。基因芯片技术经过短短十几年的发展，现已有多种产品上市，如 Affymetrix 公司的大鼠和小鼠的基因组系列芯片以及人类全基因组芯片、P53 基因芯片和人类 SNP 图谱分析芯片等。该技术的迅猛发展为生命科学领域的研究提供了一个技术平台，已广泛应用于基因表达谱分析、基因突变检测、功能基因组学研究、疾病诊断、药物筛选、环境监测等多个领域。

　　2. 基因芯片技术的基本原理　　基因芯片技术系指将大量（通常每平方厘米点阵密度高达 400）探针分子固定于支持物上后与标记的样品分子进行杂交，通过检测每个探针分子的杂交信号强度进而获取样品分子的数量和序列信息。该技术可以一次性对样品大量序列进行检测和分析，从而解决了传统核酸印迹杂交（Southern Blotting 和 Northern Blotting 等）技术操作繁杂、自动化程度低、操作序列数量少、检测效率低等不足。

　　基因芯片技术最本质的改变在于该技术是将大量按靶基因的特征及检测要求预先设计的探针固化在支持物表面，一次杂交可检测样品中多种靶基因的相关信息，由此也使该技术具有了高通量、多参数同步分析、快速全自动分析、高精确度分析、高精密度分析和高精密度分析的特点。

　　3. 基因芯片的制备技术　　基因芯片的制造就是将大量已知的探针，固定在选定的片基上，从而获得一个高密度、可寻址的探针阵列。制作基因芯片前，首先要根据所要测定的基因片段，确定可以与之杂交的探针阵列，以便进行下一步的合成。依据是否需要事先合成寡核苷酸，从制作技术上基本可以分为两大类方法：一类是原位合成；一类是合成后交联。

　　（1）原位合成法（in situ synthesis）　　原位合成主要是 Affymetrix 公司开发了一种被称为光控化学合成（light‑directed chemicalsynthesis）的技术，它将固相 DNA 合成（solid‑phase DNA synthesis）和光刻技术（photolithography）有机地结合在一起，并利用光敏保护基得到位置确定、高度多样性的化合物集合。这种方法可以在芯片上用最少的化学步骤，在特定位点，任意合成所需要的寡核苷酸。提供所需要的序列就能够用互补序列制作高密度的 DNA 芯片，矩阵上可以根据核苷酸信息制作不同的探针，但受到载体的物理大小的限制。该方法的缺点在于只能合成 20～25 bp 的寡核苷酸，而且每个芯片要用大量的掩蔽物，杂交及检测条件要求亦高。

（2）合成后交联（post‑synthetic attachmant）　合成后交联，也称点样法，是与微阵列的表面直接接触，利用由微点样针、毛细管或镊子组成的打印头将准备好的样品从样品槽中转移到固相的表面，主要用于诊断、检测病原体以及其他特殊要求的中、低密度芯片制备。

4. 基因芯片样品的使用

（1）样品的获得与标记　待分析基因在与芯片结合探针杂交之前必须进行分离、扩增及标记。根据样品来源、基因含量及检测方法和分析目的的不同，采用的基因分离、扩增及标记方法各异。当然，常规的基因分离、扩增及标记技术完全可以采用，但操作繁琐且费时。高度集成的微型样品处理系统，如细胞分离芯片及基因扩增芯片等，是实现上述目的的有效手段和发展方向。为了获得基因的杂交信号，必须对目的基因进行标记，目前采用的最普遍的荧光标记方法与传统方法（如体外转录、PCR、逆转录等）原理上并无多大差异，只是采用的荧光素种类更多，这可以满足不同来源样品的平行分析。目前常使用的荧光物质有罗丹明、HEX、TMR、FAM、Cy3、Cy5 等。根据扩增产物分离的方法小不同，标记的方法也不同，进行单引物标记的，其扩增产物通常由聚丙烯酰胺凝胶电泳分离。对一个引物用生物素标记，另一个引物用荧光素标记的，一般用亲和素偶联磁珠捕捉扩增产物，通过变性处理使荧光标记的产物解链。此外，也有用生物素残基标记引物，将生物素标记的扩增产物与芯片杂交，洗涤后加入亲和素连接的荧光物，通过生物素与亲和素的结合及靶序列与探针的结合产生荧光信号，然后利用荧光监测系统对荧光信号进行检测。

（2）杂交反应　杂交反应是一个复杂的过程，受很多因素的影响，而杂交反应的质量和效率直接关系到检测结果的准确性，这些影响因素包括：

① 寡核苷酸探针密度的影响：低覆盖率使杂交信号减弱，而过高的覆盖率会造成相邻探针之间的杂交干扰。

② 支持介质与杂交序列间的间隔序列长度的影响：研究表明，当间隔序列长度提高到 15 个寡核苷酸时，杂交信号显著增强。

③ 杂交序列长度的影响：一般来说，短的杂交序列更容易区分碱基的错配，但复合物的稳定性要差一些；长杂交序列形成的复合物稳定，但区分碱基错配能力要差一些。

④ GC 含量的影响：GC 含量不同的序列其复合物的稳定性也不同。

⑤ 探针浓度的影响：以凝胶为支持介质的芯片，提高寡核苷酸的浓度，在凝胶内进行的杂交更像在液相中进行的杂交反应，这些因素提高了对错配碱基的分辨率，同时也提高了芯片检测的灵敏度。

⑥ 核酸二级结构的影响：在以凝胶作为支持介质时，单链核酸越长，则样品进入凝胶单元的时间越长，也就越容易形成链内二级结构，从而影响其与芯片上探针的杂交，因而样品制备过程中，对核酸的片段化处理，不仅可提高杂交信号的强度，还可提高杂交速度。

（3）信号检测　除了芯片制备，生物芯片的另一个关键技术是结果检测。目前荧光检测主要有两种：激光共聚焦荧光显微扫描和 CCD 荧光显微照相检测。前者检测灵敏度、分辨率均较高，但扫描时间长；后者扫描时间短，但灵敏度和分辨率不如前者。虽然荧光检测在芯片技术中得到了广泛的应用，但是荧光标记的靶 DNA 只要结合到芯片上就会产生荧光信号，而目前的检测系统还不能区分来自某一位点的荧光信号是否是由正常配对产生的，因而目前的荧光监测系统还有待于进一步完善与发展。有研究者正试图绕过荧光标记，建立新的检测系统，以提高杂交信号检测的灵敏度。

5. 应用基因芯片检测流感病毒的研究进展　由于流感病毒有众多的型和亚型，无论是现存的哪一种诊断方法都无法同时对所有的流感病毒进行精确的分型。基因芯片技术可以对成千上万个基因进行检测，它的出现为同时对流感病毒进行检测和分型提供了可能的途径。禽流感病毒基因芯片技术是一种比较系统、完善的检测技术，该方法的建立不仅有助于禽流感疫情各种亚型的有效监控，而且可以在第一时间内准确发现新变异或基因重排的新亚型病毒，为应对新疫情暴发提供可靠的技术储备。

基因芯片技术根据探针类型分为 cDNA 芯片、DNA 芯片和寡核苷酸芯片。

Li J 等建立了用于鉴别流感病毒型和亚型的基因芯片检测方法[25]，设计的 26 个引物对可与 A 型流感病毒 HA（H1、H2、H3）、NA（N1、N2）和 NP 基因，以及 B 型流感病毒的 HA（H1、H2、H3）、NA（N1、N2）和 NP 基因上的目的基因杂交，从而达到鉴别型和亚型的目的。王秀荣等通过 RT－PCR 获得 500 bp 的 AIV 的基因的 cD-NA 片段，经克隆，获得重组质粒，并以其为模板扩增的 DNA 片段作为探针，点到玻璃载体上制成芯片，在病毒 RNA 反转录过程中，用 cy5 荧光标记靶 cDNA，杂交之后扫描芯片上探针结合位点获得杂交信号，从而在基因芯片平台上，建立了一种可靠的检测 H5、H7、H9 亚型的 AIV 快速检测技术[26]。徐秋林等在利用寡核苷酸芯片检测流感病毒时发现寡核苷酸芯片比 cDNA 芯片和 DNA 芯片有着更高的特异性，同时其灵敏度也能满足目前病原体检测的要求。

总之，禽流感严重影响养禽业的可持续发展，对人类社会和自然资源的安全构成潜在的威胁。禽流感的预防和控制是一项长期而艰巨的综合工程，任重而道远。通过不断地加强对禽流感病毒分子生物学的研究，不断地加快建立更加快速、敏感、准确的分子生物学诊断方法并应用于长期不懈的流行病学监测中，对于有效地控制禽流感，尤其是控制高致病性禽流感对我国养禽业和我国人民身体健康构成的巨大威胁提供科学手段。

第六节　鉴别诊断

一、高致病性禽流感与温和型禽流感

（一）高致病性禽流感

1. **流行情况**　前几年在我国广西、辽宁黑山等地暴发的高致病性禽流感是由流感强毒株 H5 亚型引起，该毒株具有怕热不怕冷的特性，所以高致病性的禽流感一般在冬春寒冷的季节流行，且成年鸡发病率大大高于雏鸡。死亡率高，可达 100％。

2. **临床症状**　高致病性毒株引起的病禽临床症状严重，该型的特点是潜伏期短，发病急，发病率和死亡率均高，禽群常突然暴发，常无明显症状而突然死亡。病程稍长时，病禽体温升高达 43 ℃ 以上，精神高度沉郁，站立不稳，食欲废绝，羽毛松乱；咳嗽、打呼噜、呼吸困难，有时还可发出类似传染性喉气管炎的怪叫音；鸡冠、肉髯、眼睑水肿，鸡冠、肉髯呈紫黑色或见有坏死；眼结膜发炎，眼、鼻腔有多量浆液性或黏液性或脓性分泌物；腹部皮肤呈紫红色，病鸡脚部鳞片呈紫红色；有时跗关节肿胀呈紫红色，病禽下痢，排出黄绿色稀便；产蛋量明显下降，产蛋率可由 80％ 或 90％ 下降到 50％ 以下，甚至停产，产蛋下降的同时，可见软皮蛋、薄壳蛋、畸形蛋增多。有的病鸡还有类似新城疫的扭颈转圈的神经症状，共济失调，不能走动和站立。

3. **病理变化**

（1）**外观及皮下**　高致病性毒株感染后急性死亡的产蛋鸡，营养状况良好，鸡冠及肉髯发绀或见水肿，有的可见颜面、头部肿大，皮下有黄绿色胶冻样的渗出物。

（2）**呼吸系统**　可见鼻窦内充满黏液，或见眶下窦内积有黏液或干酪样物，喉头、

气管黏膜充血、出血，有时会有针尖样的出血点，在黏膜表面有多量带血的黏性分泌物；肺出血、瘀血；气囊增厚，内有纤维素性或干酪样物。

（3）**消化系统**　可见口腔内有黏液，嗉囊内积有酸臭的液体；腺胃乳头出血，有脓性分泌物，鸡内金易剥离，肌胃出血，腺胃与食道、腺胃与肌胃交界处有带状出血或弥漫性出血；十二指肠及小肠黏膜红肿，有程度不等的出血点或出血斑；盲肠扁桃体肿大、出血；直肠黏膜及泄殖腔出血。

（4）**生殖系统**　可见卵泡充血、出血，呈紫红色，严重者卵泡呈紫黑色，有的卵泡变形、破裂，卵黄流入腹腔，形成卵黄性腹膜炎，腹腔内有多量的灰白色或灰黄色的稀汤；卵巢出血，输卵管、储卵部水肿、充血、出血，输卵管内有乳白色黏性或脓性似糨糊状的分泌物。公鸡睾丸肿大、出血。

（5）**泌尿器官**　可见肾脏肿大，肾小管含有尿酸盐沉积，肾呈花斑状。

（6）**免疫系统**　可见胸腺肿胀出血，雏鸡法氏囊肿大出血。

（7）**胰脏**　出血，呈紫红色，有时有透明的或淡黄色坏死灶。

（8）**肝脏**　肿大易碎，似豆腐渣样。

（9）**心包**　膜增厚，心冠脂肪有出血点，心外膜有点状、片状或条状出血。

（二）温和型禽流感

1. **流行情况**　温和型的禽流感多由低致病力的毒株 H9 亚型引起发病，一年四季均可流行，死亡率很低，一般为零星死亡，但是可造成产蛋鸡的产蛋率大幅度下降，往往给养殖户造成很大的经济损失。

2. **临床症状**　病鸡采食量明显减少，饮水量增加；病鸡精神不振、沉郁，羽毛蓬松、散乱，缩颈，呆立，鼻窦肿胀，头部肿胀。病鸡冠边缘呈现紫黑色，腿部无毛处偶见鳞片出血。一般患病鸡呼吸道症状较轻，严重程度不一。有的病鸡表现为咳嗽，打呼噜，有的病鸡腹泻，排出水样稀粪，带有未消化的饲料，有的排出黄色、绿色或浅绿色的稀粪。患病蛋鸡产蛋量下降。

二、禽流感与鸡新城疫

（一）相同处

有传染性，羽毛松乱，翅下垂，嗜睡，鼻腔内分泌物增多，常甩头，呼吸困难。

（二）不同处

鸡新城疫病原为鸡新城疫病毒。症状为排黄绿色或黄白色稀粪，嗉囊充满液体，倒提即从口中流出酸臭液。亚急性、慢性型常出现翅肢麻痹和运动失调、头颈弯曲、啄食不准等神经症状。剖检可见，腺胃水肿，腺胃乳头和乳头间有出血点或溃疡和坏死；肌胃角质层下有出血点；小肠、盲肠、直肠有出血点或纤维素性坏死点。血清中和试验可测知血清中含有特异性抗体。酶联免疫吸附试验（ELISA）可在细胞边缘检测到明显的棕褐色酶检斑点。

三、禽流感与鸡传染性喉气管炎

（一）相同处

有传染性，呼吸困难、气喘、咳嗽，咳出带血分泌物；喉头和气管黏膜肿胀、出血、糜烂和坏死。

（二）不同处

鸡传染性喉气管炎病原为鸡传染性喉气管炎病毒。有特征性的呼吸症状，即呼吸时发出湿啰音，有喘鸣声，每次吸气时头颈向上、向后张口尽力吸气，重时痉挛咳嗽，咳出带血黏液或血块，并溅于鸡身、墙壁、垫草上。剖检可见气管有含血黏液和血块。用气管分泌物接种易感鸡 2～5 d 即出现典型症状。

四、禽流感与鸡传染性支气管炎

（一）相同处

有传染性，以咳嗽、流鼻液等呼吸道症状为主。

（二）不同处

鸡传染性支气管炎病原为鸡传染性支气管炎病毒。主要发生于 20～30 日龄，鼻窦肿胀，咳嗽。剖检可见，支气管、肺有炎性水肿，鼻腔、鼻窦、喉、气管内黏液增多，病程稍长时呈干酪样，气囊混浊，附有干酪样物（不是结节），肝呈土黄色，肾苍白，用间接血凝试验即可判定。

五、禽流感与鸭瘟

（一）相同处

有传染性，体温升高，呼吸困难，流泪，软脚，下痢。主要病理变化是消化道出血、坏死，肝脏出血、坏死。

（二）不同处

鸭瘟病原为鸭瘟病毒，仅鸭、鹅感染，鸡及哺乳动物不被感染。眼睑、下颌均肿胀（俗称大头瘟），眼内有浆性或脓性分泌物，严重时，上下眼睑粘连，倒提时口流污臭褐色液体，两脚麻痹，排稀粪，初期呈灰白色，后变灰绿色或绿色，有的呈褐色，有特异臭味，叫声嘶哑。慢性角膜混浊。剖检可见全身皮肤均有出血斑，皮下组织胶样浸润，除肠道有充血、出血外，小肠还有 4 个深红色定位环带，泄殖腔充血、出血，胸腺有大量出血点。用反向间接血凝试验（RPHA）检验濒死鸭、鹅肝脏，检出率可达 80%～100%。

六、禽流感与传染性鼻炎

（一）相同处

明显的急性呼吸道症状，流鼻涕，气管啰音，面部发炎，眼肿胀流泪，头部肿大，失明，张口呼吸。蛋鸡产蛋量下降。

（二）不同处

禽流感为病毒性传染病，而传染性鼻炎为副嗜血杆菌引起。传染性鼻炎引起的症状以鼻窦干酪样渗出更为显著，抗生素治疗传染性鼻炎效果明显。

七、禽流感与禽霍乱

（一）相同处

有传染性，各种年龄的家禽均可感染。发病急、死亡快（最急性型）。减食或不食，下痢。呼吸困难，鼻孔分泌物增多，有的冠髯肿胀发绀。皮下组织、黏膜、腺胃有大小不等的出血点。肠黏膜充血、出血。心冠脂肪、心外膜上有出血点。胸腹腔有纤维素性渗出物。产蛋量下降，产蛋鸡卵泡充血、出血。

（二）不同处

禽霍乱病原为细菌，抗生素治疗有效。饮水量增加，肝脏表面有数个针尖大小的灰黄色或灰白色坏死灶，关节多肿大、发炎。神经症状不明显或无神经症状，无脚鳞出血症状。脾脏一般无明显变化。病料染色镜检可发现大量两极浓染的革兰氏阴性杆菌。

八、禽流感与产蛋下降综合征

（一）相同处

有传染性，可感染鸡、鸭、鹅，引起产蛋禽产蛋量下降，子宫和输卵管黏膜出血和卡他性炎症。

（二）不同处

鸡的品种不同，对产蛋下降综合征易感性有差异，产褐壳蛋鸡最易感。发病有明显的时间性，通常在性成熟后，特别是 26～35 周龄产蛋高峰期间，35 周龄以上较少发病。病死率很低，主要经胚垂直传播。禽群主要表现为突然性群体产蛋量减少，产蛋质量下降。

第七节　监测技术

流感监测在低尺度和中尺度上是以实地进行的生物学技术为主的监测。随着技术的进步，地理信息系统（geographic information systems，GIS）等技术已在流感的监测中发挥着重要的作用。

一、生物学技术

1. **病毒**　病毒分离鉴定方法是从感染的组织细胞中分离病毒直接进行鉴定。作为一种经典方法，其结果可靠，但需要的时间较长，一般细胞培养需 3 ~ 4 d，不适合病毒的快速检测。

2. **血清学诊断技术**

（1）血凝试验（HA）和血凝抑制试验（HI）　HA 主要用于检测分离病毒的血凝性，HI 主要用于鉴定血凝素亚型。禽类血清中非特异性抑制因子，需要用受体破坏酶（RED）或高碘酸钠法去除。HA 和 HI 特异性好，常用于亚型鉴定。

（2）神经氨酸酶试验（NA）和神经氨酸酶抑制试验（NI）　利用 NA 可测知流感病毒的神经氨酸酶活性。1983 年 Van 等建立了平板微量 NI 方法，可对多种分离物同时进行抗原分类，成为世界卫生组织推荐用于 NA 亚型分类的经典技术。

（3）琼脂凝胶免疫扩散试验（AGID）　应用 AGID 可以检测所有 A 型禽流感病毒产生的抗体，其优点是简便快捷，特异性强，不受病毒亚型的限制，缺点是灵敏性较低。中国已建立了 AGID 诊断试剂盒以及聚丙烯酰胺凝胶电泳技术。

（4）ELISA　已成为禽流感流行病学普查及早期快速诊断的最有效和最实用的方法之一。学者们在建立禽流感间接 ELISA 和禽流感抗体 Dot - ELISA 诊断技术之后，又利用重组核蛋白建立了流感间接 ELISA 诊断技术（rRNP - ELISA），可以 100％检出 AGID 阳性以及 HI 疑似阳性的血清样品，是检测 A 型禽流感病毒特异性抗体的一种特异、敏感、快速的血清学诊断技术。

（5）中和试验（NT）　NT 是一种经典方法，如结合运用 HS 型特异的 Western - blot 试验，其敏感性可达 80％，特异性达 95％。

（6）免疫荧光技术（IFA）　IFA 的敏感性比 HI 高 40～50 倍。建立在单克隆抗体基础上的免疫荧光技术具有试验条件要求低、操作简便等优点。

二、分子生物学技术

1. **聚合酶链式反应（PCR）**　反转录-聚合酶链式反应（RT - PCR）技术具有高度的敏感性和特异性，并可大大缩短病毒的检出时间。实时荧光定量 PCR 是在 PCR 反应体系中加入荧光基团，利用荧光信号积累实时监测整个 PCR 进程，最后通过标准曲线对未知模板进行定量分析的方法。其敏感性比病毒分离培养法的敏感性要高

$12\%\sim26\%^{[20,27]}$。

2. NASBA 法 依赖核酸序列的扩增技术（nucleic and sequencing based amplification NASBA）与经典的病原分离培养法相比，NASBA 更快、更容易操作，可适用于禽流感快速诊断、生产企业和活禽市场的禽流感的监测、进出境口岸的检验检疫。

3. 核酸探针技术 cDNA 探针杂交法因其较好的特异性和敏感性，已成为从分子水平探讨 AI 的发病机制和早期快速诊断的新手段。

4. M 检测法 M 检测法为近期美国食品药物管理局认证的内源性病毒编码酶检测法。将新合成的 A-酮糖 N-乙酰神经氨酸标记上色素原，形成 M 底物，当存在 A 型和 B 型流感病毒时，含有色素原的底物被病毒的 M 分解，释放出色素原，可通过光测定装置进行检测。M 检测不能用于 C 型流感病毒的检测。

5. 基因芯片技术 以核酸杂交为原理的鉴别流感病毒型和亚型的 DNA 芯片检测方法，通过分析待检测物与已知特征性序列结合的能力达到鉴别型和亚型的目的。

三、GIS 监测技术

地理信息系统（Geographic Information System 或 Geo-Information system，GIS）又称为"地学信息系统"或"资源与环境信息系统"，是一种特定的十分重要的空间信息系统。它是在计算机硬解、软件系统支持下，对整个或部分地球表层（包括大气层）空间中的有关地理分布数据进行采集、储存、管理、运算、分析、显示和描述的技术系统。

用 GIS 技术分析流感流行与地理环境、气候及宿主动物分布的关系，在传染病预防和控制方面发挥重要的作用。德国 Vechat 大学开发的 Vet GIS 软件，用于畜牧业流行性疾病数据的收集、分析和管理，并在 1999—2005 年意大利禽流感疫情监测中发挥了重要作用。在中国，2005 年方立群、曹春香应用 GIS 分析了中国内地高致病性禽流感的空间分布特征，以及高发病区域及其疫情分布相关的环境因素。分析显示中国内地高致病性禽流感的空间分布为随机分布，且具有明显的地域聚集性，并探讨了疫情发生的相关环境因素，显示禽流感疫情多发生在冬季气温较低，相对湿度和平均气压较高的环境条件下。2007 年，王建华等和王靖飞等利用 AcrGIS 9.0 软件建立了禽流感疫情监测 GIS，并借助该系统直接和清晰地揭示了禽流感疫情现状和趋势。孙根年、杨欢欢于 2006 年通过 nIet met 搜集各国禽流感信息，以及与禽流感发生地相关的环境信息，利用 GIS 分析了全球禽流感的时空动态及其与候鸟迁徙的关系。认为近百年来全球禽流感的暴发具有年际尺度的周期性，从 40 年周期缩短为 10 年周期，发生频率加快、危险性增大，禽流感的暴发与生态环境恶化的趋势一致；近 3 年全球禽流感的年内分布具有明显的季节性，主要集中在秋末冬初和冬末春初，该时段季节交替、气温变化剧烈，是禽流感暴发的诱因；通过对 2008 年前和近 3 年禽流感发生地的地理制图研究，发现全球禽流感疫源地分布在从西欧经地中海至西亚，从中南半岛、东南亚穿越太平洋至拉丁美洲的弧形地带上，这里是全球海陆交互作用最为强烈的复杂地带，气候潮湿、凉爽，水禽、飞禽活动集中，水域污染是流感病毒变异的诱因；将近 3 年全球禽流感的时空分布与候鸟迁徙路线相比较，在亚、欧非"世界岛"内春、秋季 8 条路线上，禽流感的时空分布与候鸟迁徙呈现对应关系，因此，候鸟迁徙应是全球禽流感传播的一个重要途径。

第八节 诊断与监测技术新进展

一、诊断技术进展

目前，我国 AI 诊断技术日趋成熟，水平不断提高，已基本建立和形成了从病毒分离到血清学诊断和分子生物学诊断的诊断体系。

AI 的临床症状和病理变化常因感染毒株毒力强弱、病程长短、感染禽的种类以及免疫状态等因素的影响而呈现多样性，临床上难以做出正确的判断。高致病性禽流感（HPAI）的主要特征是突然死亡和高死亡率，如果禽群发生急性死亡，同时伴随脚胫鳞片出血、鸡冠出血或发绀、头部水肿、肌肉或其他组织器官广泛性严重出血中一种以上的情况，则可临床怀疑为高致病性禽流感。

长期以来，我国普遍采用病毒分离鉴定、血凝（HA）和血凝抑制（HI）试验、神经氨酸酶抑制试验（NIT）等常规方法检测 AIV 及其抗体。随着现代生物学技术的发展，我国 AI 诊断技术取得了新的突破性进展，核酸序列分析、核酸探针、聚合酶链反应，反转录-聚合酶链式反应、荧光 RT - PCR、病毒基因组限制性内切酶图谱分析、病毒寡核苷酸指纹图谱分析等分子生物学诊断方法被用于 AI 诊断中。这些方法不需要进行鸡胚病毒分离和动物试验，可通过基因序列和结构分析从分子和基因水平直接对临床病料或鸡胚培养物进行 AIV 型、亚型及毒力强弱的检测，实现了由只能对一定时期内发生的特定亚型 AIV 的诊断向能对所有 AIV 进行诊断的转变。同时，分子生物学技术的应用，也使一些传统的血清学检测技术得以改良和完善。荧光 RT‐PCR、多重 RT‐PCR 具有快速、特异、敏感、一步多效等特点，近年的研究比较深入，技术比较成熟。

现将近年来新出现的分子生物学诊断方法、特点及应用进行综合描述。

1. 依赖核酸序列的扩增技术（NASBA）

（1）原理　NASBA 又称自主序列复制系统，是在 PCR 基础上发展起来的一种新的扩增技术，主要进行 RNA 的扩增、检测及测序。

（2）特点　该方法操作简便，同 PCR 相比，不受背景中 DNA 的干扰，不易发生交叉污染，扩增效率高于 PCR，特异性好，直接从组织样品中检测 H5 亚型病毒核酸，与病毒分离鉴定方法所得结果相符。目前已标准化的有《H5 亚型禽流感病毒 NASBA 检测方法》和《禽流感病毒 NASBA 检测方法》。

（3）应用　可用于实验室和临床直接检测 AIV 组织样品或棉拭子样品。适用于 AIV 的快速诊断。但由于其试剂盒价格昂贵，使适用范围受到局限。

2. 荧光 RT‐PCR

（1）原理　该方法是将 RT‐PCR 技术和荧光标记方法有机结合而建立的 AIV 检测方法。

（2）特点　灵敏度、敏感性要优于 RT‐PCR 检测技术，对感染组织脏器的检测灵敏度与鸡胚分离法基本一致，是目前最具应用和研究潜力的诊断方法。目前已标准化的有 H5 亚型 AIV 荧光 RT‐PCR 检测方法、H7 亚型 AIV 荧光 RT‐PCR 检测方法、H9 亚型 AIV 荧光 RT‐PCR 检测方法和 AIV 通用荧光 RT‐PCR 检测方法，以及可以同时检出 AIV H5、H7、H9 三种亚型的 AIV H5、H7、H9 亚型多重实时荧光 RT‐PCR 检测试剂盒。

（3）应用　荧光 RT‐PCR 适用于 AI 的快速诊断和 AI 的进出口检疫、卫生防疫和流行病学调查。对活禽尤其适用。

3. 单抗介导的斑点免疫金渗滤法（DIGFA）

（1）原理　本法是利用 A 型禽流感单克隆抗体和胶体金标记技术建立的快速检测 AIV 的方法。

（2）特点　敏感性高于血凝试验（HA）诊断方法，20～30 min 即可出结果。与荧光抗体技术、酶标技术、RT‐PCR 技术相比，DIGFA 是一种基于不需要特殊设备，操作简单和可视化有机结合而建立的 AIV 检测方法。

（3）应用　DIGFA 可用于所有 A 型 AIV 的检测及与新城疫、传染性支气管炎等呼吸道疾病的鉴别诊断。适合在一般实验室或生产现场对 AIV 进行快速诊断或鉴别诊断。

4. 快速乳胶凝集试验（LAT）

（1）原理　LAT 是凝集试验的一种，主要检测 IgM 抗体。IgM 抗体是机体接受免疫刺激后最先产生的抗体，比 IgG 抗体所引起的凝集要强几百倍。

（2）特点　LAT 的检测对象是待检血清中的 HI 抗体，其敏感性不如经典的 HI 试验，但不需要较高的试验技术和特定的仪器设备，简单、快速，可方便地用于临床诊断和生产实践。

（3）应用　适合于动物防疫检疫监督机构进行 AIV 诊断、抗体监测和流行病学调查。

5. H5 亚型 AIV 胶体金诊断试剂盒（GICA）

（1）原理　免疫胶体金的层析原理。

（2）特点　GICA 检测接种培养的鸡胚尿囊液。它集中了免疫与层析色谱的优点，具有敏感性高、特异性强、稳定性及重复性好等特点。与琼脂凝胶免疫扩散试验、RT‐PCR 及病毒分离进行比较，检测结果相符。

（3）应用　GICA 可用于 AIV 的早期快速诊断，也可对 AI 进行有效监控。

这几种 AI 检测技术是目前比较新兴的方法，其中 DIGFA、LAT 和 GICA 尚处于研究阶段，暂无标准操作规程。

二、监测技术进展

现有的流感监测主要基于世界卫生组织在 1952 年建立的全球流感监测网络。最近数十年，威胁全球的大流感出现的概率越来越高。这对流感监测提出了更高的要求：如何更早更准确地发现流感的苗头？世界众多的流感研究工作者在流感的监测方面取得了显著进展。

1. 信息化管理在禽流感主动监测中的应用　信息化技术在公共卫生领域的应用越来越广泛，在动物重大疫情监测工作中也发挥了重要的作用。动物流感监测是国家的一项重要的监测工作，疫情测报站是流感监测工作的第一线。农业部于 2000 年在全国范围内建立了国家动物疫情测报体系，该体系由中央、省、县三级及技术支撑单位组成。即国家动物疫情测报中心（中国动物疫病预防控制中心）、省级动物疫情测报中心、县级动物疫情测报站和边境动物疫情监测站；技术支撑单位包括中国动物卫生与流行病学中心、农业部兽医诊断中心及相关国家动物疫病诊断实验室。

中国动物疫病预防控制中心信息处建立了"动物防疫网络化管理系统"。通过应用信息化的管理模式，优化监测工作流程，减少上报时间，提高了监测数据的准确性，同时专职人员可对其实时监控，保证了监测工作质量。流感监测信息化模块建设投入资金少，技术实施简单，这种管理模式在基层机构极易推广，为国家动物流感监测网络的进一步扩大提供有利的条件。

2. **基于 WebGIS 的流感传播模拟与预警系统的建立**　WebGIS 是基于 Internet 平台，客户端采用 WWW 协议的地理信息系统，是地理信息系统（GIS）与 Internet 技术相结合的产物。基本思想就是在万维网上提供空间信息，让用户通过浏览器获得和浏览信息系统中的数据。WebGIS 技术的发展使得通过浏览器显示地图并进行数据分析成为了可能，其优势在于 GIS 服务器在客户端请求的时候才进行地图的渲染并存入服务器缓存，客户端看到的数据都是普通的图形文件，这样做能够减轻客户端的压力，只要有标准的浏览器即可访问。另外，随着 Web 平台的逐渐成熟，在互联网上服务的新技术陆续出现，促使 GIS 的功能更强大，应用更广泛。本系统通过在研究流感病毒的传播、进化模式与时空路径，发展网络群体流感时空传播模型的基础之上，利用 WebGIS 和互联网技术建立全球变化影响流感的模拟预警示范应用系统，以此服务于科研人员、政府部门和公众，为全球流感传播和病毒进化变异监控、流感暴发预警、易感群体评价、防控和易感群体免疫策略制订、社会经济损失评估等提供支持。

基于 WebGIS 的流感传播模拟与预警系统的基础是实现数据管理功能，开发基于多源数据库的数据管理平台，实现不同来源、相同内容数据集能在同一数据库中存储、管理和应用。

基于 WebGIS 的流感传播模拟与预警系统实现了对空间数据和非空间数据的管理、展示、查询，方便科研人员对数据进行管理和使用，同时，系统对流感传播算法模型进行整合，通过系统存储的基础数据支撑算法的计算，以此来实现流感的传播模拟和预警，系统在预测准确性上依赖于基础数据和算法参数的设置，因此，还有进一步提高的空间。

3. **大数据＋监控网**　大数据（big data）指规模巨大且复杂，用现有的数据处理工具（on-hand database management tools）难以获取（capture）、整理（curate）、管理（manage）以及处理（process）的数据信息统称。大数据的特点可以总结为 4V：volume（大量）、velocity（高速）、variety（多变）、veracity（准确）。

《科学报告》上的一项研究显示，通过整合谷歌流感趋势的大数据和传统监测方法，可以改善对流感传播的预测。研究显示，整合传统监测方法和大数据，可以预测美国未来 1 周的流感感染情况。这一发现可能影响国家层面和地方层面预防和控制流感暴发。

季节性流感每年影响美国 5%～20% 的人口，造成超过 20 万人住院。对于感染程度的准确评估和预测出高感染风险区，有助于采取更加有针对性的预防和治疗措施。谷歌流感趋势使用搜索的数据来预测实时流感动态，可比传统监测方法提前 2 周，传统的监测方法是收集关于流感的潜在和确认病例的数据，对从患者处收集的流感病毒进行分类。

美国加州大学圣迭戈分校的 michaeldavidson 与研究团队表示，虽然谷歌流感趋势有一定局限性，但把它和现有的监测系统结合在一起可以更好地预测实际的流感病例。

研究人员认为这些改善是来自从社交网络分析学到的方法，研究者建立起受到流感影响的相关联的地理区域的网络，从而更好地预测未来的疾病传播趋势。新的系统同时受益于传统数据收集的准确性和谷歌流感趋势产生预测的实时性。

中国疾病预防控制中心、中心正与搜索巨头百度合作，将利用其巨大的用户数据库为预测流感暴发提供帮助。大数据将在维护和提升公共卫生方面发挥主要作用。

大数据发展的两个瓶颈：一个是技术，大数据处理要更便捷、更快速、更贴近用户、更容易去实现或者去操作；另个是业务层面科学规划的缺失，并不是所有信息都是有用的，需要明确业务使用方向。

利用搜索引擎的检索词以及推特的文本挖掘来提前感知流感的脉搏，的确是一种有效的手段，虽然目前仍处于"进化"阶段，但至少可以作为现有监测网络的补充。

参考文献

[1] ISBN of volume I：978 - 92 - 9044 - 934 - 8；ISBN of volume Ⅱ：978 - 92 - 9044 - 935 - 5 [S]. Terrestrial Animal Health Code，23rd Edition，OIE，2014.

[2] 唐秀英，田国彬，赵传删 等 . 中国禽流感流行株鉴定 [J]. 畜禽传染病，1998，20 (1)：1 - 5.

[3] Chen H，Li Y，Li Z，et al. ，Properties and dissemination of H5N1 viruses isolated during an influenza outbreak in migratory waterfowl in western China [J]. J Virol，80 (12)：5976 - 83.

[4] Hirst G K. The quantitative determination of influenza virus and antibodies by means of red cell agglutination [J]. J. Exp. Med. ，1942，75：47 - 64.

[5] NY/T 770 - 2004 高致病性禽流感监测技术规范 [S]. 中华人民共和国农业部行业标准 .

[6] Lennette，DE. Collection and preparation of specimens for virological examination. 1995，p. 868 - 875. In Murray.

［7］ Johnson，F. B. Transport of viral specimens［J］. Clin. Microbiol，Rev. 3：120－31.

［8］ ISBN 978 92 4 154809 0，Manual for laboratory dignosis and virus surveillance of influenza［S］. WHO，2011.

［9］ ISBN 92－5－105548－3，Preparing for highly pathogenic avian influenza［S］. OIE－FAO，2006.

［10］ GB/T18936－2004　高致病性禽流感诊断技术［S］. 中华人民共和国国家标准.

［11］ NY/T 771－2004　高致病性禽流感流行病学调查技术规范［S］. 中华人民共和国农业部行业标准.

［12］ Ziegler T，Hall H，Sanchez－Fauquier A，et al. Type－and subtype－specific detection of influenza viruses in clinical specimens by rapid culture assay［J］. J. Clin. Microb.，1995，33：318－21.

［13］ Fresney R I. Culture of Animal Cells：A manual of basic technique［M］. 3rd edition，268－270.

［14］ Salk J E. Simplified procedure for titrating hemagglutinating capacity of influenza virus and the corresponding antibody［J］. J. Immunol.，1944，49：87－98.

［15］ Burnett F M，Stone J D. The receptor destroying enzyme of Vibrio Cholerae［J］. Aust. J. Exp. Biol. Med. Sci.，1947，25：227－33.

［16］ Kawaoka Y，Neumann G，ISBN：1617796204，Influenza virus methods and protocols［S］. 2012.

［17］ Lennette，D E. Collection and preparation of specimens for virological examination［M］//Murray，P R，Baron E J，Pfaller M A，et al. Manual of clinical microbiology，6th edition. Washington，DC：ASM Press，1995：868－875.

［18］ Saiki RK，Gelfand DH，Stoffel S，et al. Primer－directed enzymatic amplification of DNA with a thermostable DNA polymerase［J］. Science，1988，239（4839）：487－491.

［19］ 谭丹，邓国华，施建忠，等. H6 亚型禽流感病毒一步法 RT－PCR 检测方法的建立［J］. 中国预防兽医学报，2014.

［20］ NY/T 772－2004　禽流感病毒 RT－PCR 试验方法［S］. 中华人民共和国农业部行业标准.

［21］ 侯佳蕾，罗开健，樊惠英，等. H5 亚型禽流感病毒 RT－LAMP 快速检测方法的建立［J］. 中国兽医科学，2008.

［22］ Bao H，Zhao Y，Wang Y，et al. Development of a reverse transcription loop－mediated isothermal amplification method for the rapid detection of subtype H7N9 avian influenza virus [J]. Biomed Res Int，2014，2014：525064.

[23] 黄京燕，周红霞，邱富娜，等．禽流感病毒分子生物学检测方法[J].动物医学进展，2006.

[24] 杨少华，胡北侠，许传田，等．禽流感病毒 RT‐PCR ELISA 诊断方法的建立[J].中国农学通报，2012.

[25] Li J，Chen S，Evans D H. Typing and subtyping Influenza virususing DNA microarrays and multiple exreverse transcriptase PCR [J]. J Clin Microbiol，2001，39（2）：696‐704.

[26] 王秀荣，邓国华，于康震，等．在 DNA 芯片平台上探测 AIV 不同亚型 cDNA[J].中国农业科学，2005，38（2）：394‐398.

[27] GB/T19438—2004　禽流感病毒荧光 RT‐PC R 检测方法 [S].中华人民共和国国家标准．

第七章

疫苗与免疫

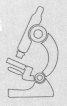

禽流感病毒（Avian influenza virus，AIV）能感染包括家禽在内的多种鸟类，对鸡和火鸡来说，AIV 可导致中度呼吸道疾病、产蛋下降或严重的致死性疾病，后一种情况是由多数 H5 或一些 H7 亚型 AIV 所引起，而前两种情况可以由 H1～H4、H6、H8～H15以及一些 H5 或多数 H7 亚型之中的任何一种病毒的感染所致。一些低致病性禽流感病毒（Low pathogenic avian influenza virus，LPAIV）引起的禽流感（Avian influenza，AI）暴发死亡率一般不高，但如果继发了其他病原，特别是细菌的感染往往会大大提高死亡率。在美国和其他一些发达国家，对高致病性禽流感（Highly pathogenic avian influenza，HPAI）的控制与消灭主要是采取检疫、扑杀和隔离措施；而对于 LPAIV 引起的 AI 所采取的措施则是较轻的，主要将接种疫苗进行免疫作为一种防控手段，同时采取动物检疫、疫病监测、合理控制市场家禽买卖和严格的消毒等防范措施[1,2]。

近年来，H5 AI 给一些国家的家禽养殖业，甚至是整个国民经济都造成了巨大的损失。H5 AI 的暴发同样对公共卫生安全构成了严重的威胁。随着病毒的广泛传播，截至 2015 年 3 月已经确诊了 719 例人感染 H5N1 亚型流感病毒的病例，其中 413 例死亡病例[3]。多个研究均显示，若 H5N1 亚型流感病毒获得唾液酸 α2，6-半乳糖苷受体结合能力，或者同 2009 年的 H1N1 大流行流感病毒重组，便可以获得在哺乳动物间进行空气传播的能力[4,5]。因此，控制和预防 H5 亚型流感病毒的感染和传播对动物和人类健康都具有重要意义。为了应对全球性 H5 亚型流感病毒的威胁，国际组织和受病毒感染国家的政府已经为有效控制和预防家禽 H5 HPAI 建立起了生物安全、感染家禽的扑杀、诊断与检测、疫情报告与教育培训以及用疫苗进行免疫接种等全面的防控策略。

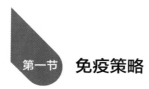

第一节　免疫策略

鉴于 AI 对养禽业的危害及其重要的公共卫生意义，近年来，国际社会高度关注 AI 的防控，不同国家根据本国实际国情制定了相应的防控策略，包括中国在内的一些国家采取疫苗免疫接种和扑杀相结合的策略来达到预防 AI 发生和控制疫情的目的。疫苗免疫是预防 AI 的主动措施、关键环节和最后防线。

一、中国 HPAI 防控策略的选择

对传染病的预防，可通过消灭传染源、切断传播途径和保护易感动物这三个基本环节中的任意一个环节来实现。

一个国家采取任何策略来防控 HPAI，与这个国家的家禽饲养方式和养殖条件、疾病的流行状况、政府的财力、有关政策能否贯彻落实、对疾病的诊断监测能力及疫苗研发水平等密切相关。免疫和扑杀相结合的策略是适合我国国情的防控 HPAI 的最佳选择。

1. **切断传播途径存在一定困难** 我国地域广阔，家禽种类繁多，家禽养殖模式极为复杂，从集约化的大型养殖集团、一般家庭养殖场（户）到房前屋后的散养户都大量存在。其中散养户和一般家庭养殖场（户）基本没有有效的生物安全设施；部分大型养殖企业，在养殖规模扩增的同时，生物安全防范措施并未加强，这也就难以通过切断传播途径来预防 HPAI。按照联合国粮食及农业组织（Food and Agriculture Organization，FAO）对养殖企业生物安全等级分类，我国 80%～90% 的蛋鸡群和肉鸡群仍处于低到最低生物安全等级的 3 类和 4 类；仅 10%～20% 的鸡是饲养在中等生物安全等级的 2 类集约化系统，极少的能达到 1 类高生物安全等级标准。而大部分发达国家的养禽业主要使用高生物安全等级（1 类和 2 类）的大型集约化饲养系统，巴西和泰国等部分发展中国家的养禽业，也大多使用高生物安全等级的大型集约化饲养系统。在发达国家，两个大型集约化鸡场的距离一般都在 15 km 以上；在我国，一个养殖场周边可能有数个养殖场或养殖户，更有几十户聚集在一起而又无统一管理和防疫等措施的养殖模式。这就为 AI 等易于传染的疫病提供了快速传播、大面积暴发的可能。AI 疫情一旦暴发，扑杀的家禽数量和造成的经济损失通常是巨大的。2005 年，辽宁省黑山县发生的 H5N1 HPAI 疫情，扑杀家禽 1 500 万只，波及 5 万个养殖户，直接经济损失达 3 亿元人民币[6]。

中国人的饮食习惯使得活禽交易市场大范围存在，活禽长途移动频繁。活禽交易市场的家禽来自多地的多种禽类，从监测数据看，每年均有多种亚型且数量众多的 AIV 从活禽交易市场分离到。市场家禽体内 AIV 的接力循环、环境的污染、运输车辆和笼具的污染对 AIV 在我国的传播和流行起到了助长的作用，也为 AIV 的重组和变异等提供了机会。

2. **消灭传染源难以完全实现** 及时发现疫情，对疫点和疫区内的禽类进行扑杀并将可疑污染物等一起进行无害化处理是消灭传染源的重要举措。我国《动物防疫法》规定任何单位和个人发现动物染疫或者疑似染疫的，应当立即向当地兽医主管部门、动物卫生监督机构或者动物疫病预防控制机构报告，然而，有时仍会出现个别疫情不能及时上报而使传染源不能被及时消灭的问题。少数养殖者不愿意上报疫情，甚至个别人发现家禽发病后出售未死禽，除与自身素质有关外，还受处理疫情时的扑杀补助金额等多种因素影响。在一些发达国家，养殖企业销售产品后向养殖协会交纳一定比例的钱作为公用基金，一旦发生疫情，养殖者能得到比较满意的补助，所以愿意上报疫情。而在我国，补助经费完全由政府承担，目前，补助金额与养殖者的期望值存在一定差距，从而影响了上报疫情的积极性和主动性。

水禽和候鸟在 AI 传播过程中占据关键生态学地位。我国处于 3 条重要的候鸟迁徙线上，水禽养殖量占全世界养殖总量的 75％ 以上[7]，已有的研究表明，多个血凝素（Hemagglutinin，HA）亚型或基因进化分支的 AIV 均是从野鸟到水禽，再传到鸡。黑山等地的多起疫情中分离的 HPAIV 则直接来源于野鸟。当前，包括中国在内的多个国家和地区均已经发生野鸟感染 HPAIV 甚至发病、死亡案例。人们无法知道哪些野鸟感染了 HPAIV，更无法消灭这些传染源。

3. 保护易感家禽切实可行　当前，既然无法完全消灭传染源，也不能彻底把病毒挡在养禽场之外而切断传播途径，那么，对家禽进行疫苗免疫，给予家禽有针对性地抵抗 AIV 的能力，保护易感家禽，则成为防控 HPAI 切实可行的重要措施。中国的 AI 疫苗和诊断试剂研发达到世界先进水平，能够为实施免疫策略提供强有力的技术支撑。国家 AI 参考实验室建立了反向遗传操作技术构建疫苗种毒的平台，可以随时根据需要更新或研制新的疫苗，确保疫苗的有效性；每年进行大量的流行病学调查和监测，掌握了 AI 的流行规律、AIV 的遗传和变异情况，能够随时评估疫苗对流行株的攻毒保护效果；诊断试剂的研发及广泛应用，保障了即便是基层人员也能比较准确地检测免疫抗体，以评价免疫效果或根据检测结果决定是否实施免疫。

防控 AI 的目的是保障养禽业持续、稳定、健康的发展，保障人们生活所需的禽蛋和禽肉的稳定供应。假如我们不保护易感家禽，只要发病，一律扑杀，那么以我国现在的家禽饲养方式和养殖条件以及 HPAIV 的特性及传播特点，我国每年要扑杀的家禽可能会很多，不仅养禽业将遭受重创，国家将支付巨额的扑杀及补助费用，而且相关产业的发展及人民的生活也将受到严重影响。

我国 AI 防控的复杂性远高于发达国家，当前只有采取免疫和扑杀相结合的综合防控策略才能有效且经济地防控 AI，保障养禽业健康发展。

二、免疫的有效性

疫苗免疫是预防 AI 的重要措施之一，也是最经济且有效的措施之一。疫苗免疫能给禽群提供对相同 HA 亚型 AIV 感染的抵抗力，避免或减轻临床症状，不死亡或降低死亡率；疫情发生时，能有效避免或降低排毒，降低环境中病毒载量，从而降低家禽及人感染与传播病毒的风险[8-10]。

目前，全球范围内多个国家和地区采用疫苗免疫策略预防 AI，均取得了良好的效果。20 世纪 70 年代以来，商业标准许可下生产的 AI 疫苗在美国得到了广泛应用[11]。1994 年 12 月，墨西哥暴发 H5 AI[12]，为了控制疫情，对 1.3 亿只鸡紧急接种 H5N2 AI 灭活疫苗[13]，至 1997 年 5 月，共计应用 AI 疫苗约 84.7 亿羽份[14]。1995 年，巴基斯坦暴发 H7N3 AI 疫情，同样采用了疫苗免疫措施[15,16]。2004 年，H5N1 AI 在中东、亚洲和非洲许多国家发生，中国、印度尼西亚、越南和埃及开始使用疫苗进行预防接种并取得了良好效果。为控制 2005 年 H7N7 HPAI 的暴发，朝鲜使用了 H7N7 灭活疫苗。2007 年 3 月，在意大利维罗纳召开的会议上，FAO、世界动物卫生组织（World Organization for Animal Health，OIE）和世界卫生组织（World Health Organization，WHO）等国际组织一致认为进行疫苗免疫是控制 AI 疫情的有效手段，AI 疫苗的免疫为更多人所理解和接受。欧盟多国开始允许对散养家禽和动物园鸟类采取类似的抗H5N1 亚型 HPAIV 预防性免疫。意大利广泛使用血清学手段区分感染和免疫动物（DIVA），结合疫苗接种以控制 H7 低致病性禽流感（Low pathogenic avian influenza，LPAI）的再次流行。针对意大利流感流行病学的变化，开发出 H5/H7 二价疫苗进行预防接种[17]。2012 年，Swayne 等报道，在 63 个受 H5 AI 影响的国家和地区中，多数国家采取扑杀政策以清除 AIV，其中有 15 个国家和地区同时还将疫苗免疫作为其防控策略的一部分，2002—2010 年，全球 AI 疫苗用量超过 1 130 亿羽份[2]。中国、埃及、印度尼西亚、越南采取全面免疫策略，疫苗用量占全球的 99%；蒙古、哈萨克斯坦、法国、荷兰、科特迪瓦、苏丹、朝鲜、以色列、俄罗斯和巴基斯坦等国用 H5 AI 疫苗进行局部预防性免疫或紧急免疫[2]。表达 H5 亚型 AIV HA 基因的重组禽痘病毒疫苗已经在墨西哥、危地马拉、萨尔瓦多和中国应用[18]。

2004 年，H5 HPAI 在我国 16 个省份暴发，我国确定了强制免疫与扑杀相结合的综合防控措施来防控 HPAI，这是基于我国国情而制定的 HPAI 防控策略，实践证明，该策略对我国防控 HPAI 起到了十分重要的作用。研究和应用结果均表明了 AI 疫苗免疫的有效性[19]。中国农业科学院哈尔滨兽医研究所经过十多年 H5 AI 疫苗的研究工作，陆续研制出 H5N2 AI 灭活疫苗、H5N1 AI 系列灭活疫苗[20,21]、重组禽痘病毒活载体疫苗[22-24]、重组新城疫病毒活载体疫苗[25]，并均在我国广泛应用。禽流感灭活疫苗（H5N2 亚型，N28 株）是用英国引进的自然分离的 LPAIV 作为疫苗种毒研制的，是我国最早研制、获得新兽药证书并获得生产文号的 H5 AI 疫苗；2004 年，农业部授权 9家兽药生产质量管理规范（GMP）认证企业生产该疫苗并在全国大规模应用，有效地控制了 AI 的进一步暴发和病毒的蔓延，至 2006 年停止使用该疫苗时，累计应用 100 亿羽份[19]。重组禽流感病毒灭活疫苗（H5N1 亚型，Re-1 株）（简称 Re-1 株灭活疫苗）是利用反向遗传操作技术构建种毒的基因工程疫苗，对鸡、鸭和鹅等家禽均具有良好的免疫保护效果。将 Re-1 株灭活疫苗按 0.3 mL/只的剂量免疫 SPF 鸡，免疫后 1 周可检测到血凝抑制（Hemagglutinin inhibition，HI）抗体，免疫后 6 周平均 HI 抗体达到峰值 $10\log_2$，至免疫后 43 周，平均 HI 抗体仍在 $4\log_2$ 以上；免疫后第 2、3 和 43 周，用 H5 亚型 HPAIV 攻击，所有免疫鸡均不出现临床症状且不死亡[20]。Re-1 株灭活疫苗免疫鸭、鹅后 3 周，用 HPAIV 攻击，免疫鸭、鹅均获得完全保护；鹅进行 3 次免疫，鸭进行 2 次免疫，保护抗体可分别持续 35 周和 52 周[20]。Re-1 株灭活疫苗于 2005 年获得国家一类新兽药证书，是世界上第一个大规模应用的基因工程 AI 灭活疫苗，至 2008 年停止使用时，共应用 226 亿羽份[19]。利用反向遗传操作技术研制 AI 疫苗的技术路线，为 AI 疫苗的研制提供了创新思路，利用该技术，我国分别于 2006、2008、2012 和 2014 年增加或更新疫苗种毒，研制出 H5 亚型 Re-4 株、Re-5 株、Re-6 株、Re-7 株和 R-8 株系列灭活疫苗，用于我国 H5 AI 免疫预防[26-29]。禽流感-新城疫重组二联活疫苗是国际上第一个产业化应用的重组 RNA 病毒活载体疫苗，获得了国家一类新兽药证书，2006 年获得批准使用，至 2012 年共应用 117.7 亿羽份[26]。禽流感-新城疫重组二联活疫苗可同时预防 AI 和新城疫（Newcastle disease，ND），相对于灭活疫苗能诱导更好的细胞免疫和黏膜免疫，作为当前我国使用的唯一 AI 活疫苗在 AI 防控中发挥着十分重要的作用[26]。

三、免疫的阶段性

免疫是有效控制疫病发生、减少经济损失的重要措施。在疾病发生和控制的不同阶段，免疫的目的和范围不同，免疫措施可分为疫情发生后在受威胁区进行的环带免疫、全面免疫和针对性的局部免疫等。

在疫病暴发的初期阶段，一般采用的是扑杀加上环带免疫的策略。在发现疫情、及时而准确地诊断疫情后，在疫点和疫区内采取严格的扑杀、无害化处理、封锁等一系列措施，以便彻底消灭病原；在受威胁区进行紧急预防免疫，构筑免疫隔离带，形成保护屏障，避免病毒蔓延和扩散。

在疫病的稳定控制阶段，一般采用的是全面免疫措施，主要目的是降低发病风险，减少暴发数量，尽量降低经济损失。这一阶段要做好全面免疫工作，做到应免尽免，且需结合抗体监测等方法进行免疫效果的评估，以确保免疫取得实效；发生疫情后，需及时果断地采取扑杀和无害化处理措施；应有针对性地做好病原学监测工作，以掌握疫病的流行和发生规律以及 AIV 的遗传变异情况等。

在免疫无疫阶段，仍需做好免疫工作，采用免疫＋监测的策略，通过抗体监测评估免疫效果，通过病原监测及时发现病原并处理。此阶段的免疫，既可以是全国性的全面免疫，也可以是有针对性的局部免疫。

环带免疫、全面免疫和针对性的局部免疫并不是完全分开的免疫措施。比如，当前我国预防 H5 HPAI 采取的是全面强制免疫，但当疫情发生时也可能对受威胁区内免疫时间较长的家禽进行一次环带免疫。又比如，当发生可给养禽业造成重大经济损失的 HPAI 新疫情时，首先需要进行的是环带免疫，但也不排除对受威胁区外的重点禽类或地区进行针对性的局部免疫。

我国 H5 HPAI 预防的免疫历程经历了区域试验、紧急免疫、重点免疫与全面免疫 4 个阶段。2012 年，国务院印发《国家中长期动物疫病防治规划（2012—2020 年）》，明确提出了至 2020 年 HPAI 防治的考核标准，即生物安全隔离区和海南岛、辽东半岛、胶东半岛达到非免疫无疫标准；北京、天津、辽宁（不含辽东半岛）、吉林、黑龙江、上海、山东（不含胶东半岛）、河南达到免疫无疫标准；其他区域维持控制标准[30]。届时，我国的免疫策略将由现在的全面强制免疫达到一个全新的阶段。

四、免疫的局限性

免疫是防控 AI 的重要措施之一，但免疫不是万能的，仅仅依靠免疫不可能完全阻止 AI 的发生。完整的防控措施除用疫苗免疫外，还应包括养殖场的生物安全措施，如发生疫情时动物及其产品流通的限制，感染动物及动物产品的扑杀、销毁，以及疫点的隔离、封锁和消毒等。预防 AI，应逐步从以免疫为主向以生物安全为主的综合防控措施转变。

疫苗的免疫效果受多种因素的干扰，因此有时疫苗免疫后达不到应有的免疫效果。这些干扰免疫效果的因素主要有：疫苗质量因素；动物的品种、个体差异、健康状况；操作因素，比如免疫率、程序、途径、剂量、器械等因素；管理因素，如设施条件、管理水平、饲养状况等。

疫苗免疫对 AI 的血清学监测产生一定的影响，通过传统的 HI 试验等血清学方法检测抗体来判断禽群是否正在感染或曾经感染 AIV 已经不再适用，一般需要进行病原学检测才能了解 AIV 的感染情况。当前，一些学者进行了 DIVA 疫苗研究[31-34]，但有的疫苗还没有在田间应用；Capua 等研究的疫苗虽然已经在田间应用，但新出现的野毒与已经存在的野毒的神经氨酸酶（Neuramidinase，NA）亚型不同或者不同 NA 亚型的野毒已经在田间存在，这个策略就不再适用。

五、免疫的复杂性

AIV 的亚型较多，要考虑根据不同亚型 AIV（如 H5、H7 和 H9）对家禽的致病性不同以及我国 AI 流行情况分别制定免疫政策。针对某一亚型 AIV 引起的疫病，首先要考虑是禁止免疫、自主选择免疫还是国家强制免疫。对于强制免疫，要考虑是进行应急的环带免疫、大规模或全面的预防性免疫还是进行有针对性的预防性免疫等。强制免疫政策能持续多久以及能否取得实效与一个国家的财力和技术实力密切相关。免疫能否取得实效，涉及政府对疫苗生产的监管、质量监督以及对非法疫苗的打击力度；涉及各级动物疫病防控部门对免疫政策的执行力度，对疫苗合理有效使用及评价的保障能力；涉及养殖者对疫苗免疫的重视程度及防疫者的技术水平；还涉及国家层面的科技实力及各级相关单位的监测能力，对于 AI 的流行情况能否有一个准确、全面的把握，能否及时评估疫苗对流行株的保护效果并及时更新疫苗的种毒等。

随着 AIV 在进化过程中 HA 基因抗原性的变化，AI 疫苗对流行株的免疫保护效果逐渐下降，需要根据 AI 流行病学调查结果、AIV 遗传和变异分析以及疫苗免疫保护效果评估等及时更新疫苗种毒或者增加新种毒制备的疫苗。1995 年，墨西哥暴发 H5N2 LPAI，疫苗作为 AI 控制措施中的一部分得以应用[13]，HPAIV 在 1995 年 6 月根除，但 H5N2 LPAI 还在流行，疫苗仍是控制 H5N2 LPAI 措施的一部分。之后几年内，墨西哥出现多个 H5N2 亚型 LPAIV 抗原变异株，1994 年原始株制备的灭活疫苗诱导产生的免疫已无法使免疫鸡获得有效保护[35]。类似地，从 2005 年起，中国、印度尼西亚和埃及暴发 H5N1 HPAI，已经商品化的 H5 灭活苗逐渐不能提供完全保护[18,19,36,37]。

关于 AIV 在免疫鸡群是否更易于传播的问题。Goot 等在研究疫苗免疫对控制 H7N7 亚型 HPAIV 传播能力时发现，H7N7 亚型 AIV 在未接种疫苗的鸡中传播指数为 33，而在接种 H7N3 和 H7N1 疫苗的鸡群中传播指数降为 0；这说明通过免疫接种，显著减少了病毒排出量，即降低了疫病向邻近禽群传播的风险[38]。Ellis 等报道，在面临一场 HPAI 流行时，采用选择性扑杀和免疫接种相结合的方法，在鸡场中成功消灭了 HPAI；一次接种 H5N2 AI 灭活疫苗后 13～18 d 可终止病毒的排出，阻断病毒的传播[39]。

六、中国香港地区免疫防控 HPAI 的成功实践

中国香港成功地采用疫苗免疫和扑杀相结合的策略有效地控制了香港地区的

HPAI。香港地区的 HPAI 防控策略是在防控实践中逐渐形成的。1997 年发生 H5N1 HPAI 疫情时采取了紧急的扑杀措施；2001 年发生 H5N1 HPAI 时，采取了扑杀发病场家禽、免疫受威胁家禽及对市场定期消毒的措施；2002 年，再度暴发 H5N1 HPAI[40]，当时还没有全面推行 AI 防疫注射计划，但情况表明，注射 H5N2 灭活疫苗的鸡群可有效免受 H5N1 病毒感染，因此，当地主管部门调整了 AI 防控政策，除仍对疫区家禽扑杀外，其余家禽实施全面强制免疫措施，同时加强了生物安全措施。2004 年，东南亚多国暴发 H5 HPAI 时，香港地区却能独善其身，《国际先驱导报》驻香港记者夏文辉报道，这是由于 1997 年香港人感染 H5N1 流感病毒事件后，港人痛定思痛，为防范疫病重临，采取了全面而深入的预防措施；几年下来，在同 AI 反复较量的过程中，不仅防疫敏感性极强，而且积累了预防 AI 的"诀窍"。夏文辉指出：这个"诀窍"首先就是疫苗注射，香港地区分阶段在所有养鸡场实施了活鸡疫苗接种，至报道时，所有香港农场的禽类都注射了 H5N2 疫苗；专家普遍认为，香港地区得以抵御 AI，全面注射疫苗是关键一环。2008 年 12 月，香港地区在一个商业养鸡场中暴发 H5 HPAI，这是自 2002 年实行全面免疫政策以来在香港农场的第一次暴发，而这期间每年均有野鸟 H5 HPAIV 检测阳性。对于 2008 年这次家禽暴发 H5 HPAI 疫情，专家认为这与香港多年来一直在使用未更新的 H5 疫苗有关，而当时内地已经随着病毒的变化而将 AI 疫苗更新为针对 2.3.4 分支的 H5N1 亚型 Re-5 株疫苗。随后的 2009 年初，在野生迁徙和当地鸟类以及家禽中均检测到 H5N1 AIV。Connie Leung 等将 3 个国家生产的商品疫苗分别免疫鸡，用 2 株香港分离株攻毒，结果表明，内地所用的 Re-5 株灭活疫苗免疫效果最好，而香港当时所用疫苗已经不能对流行病毒提供良好的免疫保护。为此，香港地区于 2010—2011 年使用 Re-5 株疫苗，2012 年开始使用 Re-6 株疫苗对家禽免疫，但当时的使用量不大。2010—2012 年，香港地区多次在野鸟和家禽尸体中检测到 H5N1 AIV，其中，2010 年 1 月、4 月和 12 月分别检测于鹊鸲、家燕和大屿山沙螺湾严重腐烂的鸡尸，2011 年 1~3 月及 12 月分别检测于野鸟（4 次）、批发市场和海滩等地的家禽尸体（5 次），2012 年 1~7 月检测于野鸟（13 次）及深井中的鹅尸。2013—2015 年，香港地区开始用 Re-6 株疫苗对家禽进行全面免疫，每年用量 690 万羽份左右；而这 3 年中，除 2015 年在 2 例野鸟检测出 H5 AIV 外，在家禽中均未检测到 H5 AIV。纵观香港地区的 HPAI 防控，家禽是否发生疫情与是否使用有效疫苗进行免疫密切相关。香港地区的强制免疫政策得以认真地贯彻执行，免疫和扑杀相结合的综合防控策略在香港地区取得了显著成效。据了解，香港地区将在一定时间内继续采取免疫和扑杀相结合的策略防控 H5 HPAI；而且，针对 H7N9 流感疫情，香港可能成为中国率先使用 H7 AI 疫苗的地区。

第二节　疫苗技术

　　疫苗是将病原微生物（如细菌、立克次氏体、病毒等）及其代谢产物，经过人工减毒、灭活或利用基因工程等方法制成的用于预防传染病的主动免疫制剂。目前世界上开发研制的 AI 疫苗主要有全病毒灭活疫苗、重组病毒活载体疫苗、DNA 疫苗和亚单位疫苗，几种 AI 疫苗各具有不同的优点和缺点。

一、全病毒灭活疫苗

　　全病毒灭活疫苗一般是用甲醛或其他灭活剂灭活 AIV 经鸡胚或细胞增殖的培养液，辅以佐剂制成的油乳剂疫苗。全病毒灭活疫苗安全性好，抗原组分齐全，免疫原性强，不会出现毒力返强和变异危险，能够经受同亚型 AIV 的攻击，给免疫鸡群提供良好的免疫保护。AI 灭活疫苗还便于储备，一旦确定 AI 暴发的病毒亚型，便可立即用于紧急免疫接种；还可很方便地制备针对几种不同亚型病毒的多价疫苗，而且亚型抗原之间不产生免疫干扰。灭活疫苗的使用曾有效地控制了 1995 年墨西哥 HPAI 疫情的扩散和进一步蔓延。在我国，中国农业科学院哈尔滨兽医研究所针对已分离鉴定的多株 AIV 研制出了不同亚型、免疫效果良好的 AI 油乳剂灭活疫苗，其中 H5 亚型系列灭活疫苗，自 2003 年以来应用于我国 HPAI 的防控，对我国 HPAI 的控制发挥了重要作用。同时部分系列疫苗也出口至越南、印度尼西亚、埃及、蒙古、孟加拉国等国家，为该区域 HPAI 的防控发挥了重要作用。

　　全病毒灭活疫苗能够诱导机体产生有效的免疫应答反应，并在以往发生 AI 的过程中，成了一种控制疫情进一步蔓延与扩散、减少经济损失的有力武器。但其免疫效果是由注射剂量和疫苗中的抗原含量共同决定的，在进行免疫接种时往往需要比活疫苗高出许多倍的剂量。此外，还必须添加佐剂，这就大大增加了灭活疫苗的成本。同时接种灭活疫苗的机体产生针对病毒内部结构蛋白（如 NP）的特异性抗体，而这类抗体是在进行疾病流行病学调查时的主要判定指标，所以油苗的应用将导致无法区分自然感染和疫苗接种鸡，从而干扰 AI 疫情的监测和流行病学调查。

（一）传统灭活疫苗

灭活的全病毒疫苗是在 20 世纪 40 年代首次研制成功，用以控制和预防人的流感[41]。在过去的 30 年中，灭活疫苗是控制 AI 的最主要的疫苗类型。

自 20 世纪 70 年代，在商业标准许可下生产的灭活疫苗在美国得到了广泛应用[11]。这些疫苗最初用于控制能够在火鸡养殖场（特别是严重污染的环境中）引起严重发病的 LPAIV。1995 年，美国明尼苏达州火鸡中暴发的由 H9N2 亚型 AIV 引起的 178 次 LPAI 造成的经济损失超过 600 万美元，因而，大量的疫苗被用来预防该州的 LPAI。1995 年 7 月，美国禁止私自使用 H5 或 H7 AI 疫苗。对这两类疫苗的使用必须在联邦、州和禽业生产控制计划的指导下进行。1995 年在美国犹他州，使用灭活疫苗和其他措施，有效地控制了 H7N3 引起的火鸡 LPAI。除美国之外，其他国家并没有广泛和持久地应用疫苗控制 AI。在墨西哥应用 H5N2 灭活疫苗控制自 1994 年 12 月暴发的由 H5N2 引起的 HPAI，从 1995 年年初到 1997 年 5 月共计投入约 84.7 亿羽份疫苗[14]。2003 年至 2004 年年初，亚洲部分国家（柬埔寨、中国、印度尼西亚、日本、老挝、韩国、泰国和越南）暴发 HPAI 以后，除采取 OIE 标准扑杀政策之外，中国和印度尼西亚还将对易感的健康鸡群进行紧急疫苗接种作为整个控制计划的一部分，取得显著效果[19]。

2003 年，中国农业科学院哈尔滨兽医研究所研制的 H5N2 亚型 AI 灭活疫苗（N28 株）和 H9 亚型 AI 灭活疫苗（SD696 株）获得批准文号，是我国最早研制并获得批准文号的 AI 灭活疫苗。其中 H5N2 灭活疫苗是由 LPAIV A/Turkey/England/N‑28/73（H5N2）株研制的油乳剂灭活疫苗，于 2003 年 8 月开始应用。

（二）新型重组病毒灭活疫苗及其构建

为了抵御印度尼西亚的 H5N1 AI 疫情，Swayne 等曾使用 A/chicken/Indonesia（Legok）/03（H5N1）HPAIV 作为种毒研制成功了灭活疫苗[42]，并对鸡群进行了免疫。然而，选择高致病性病毒作为疫苗株会带来一些问题。比如，从生物安全的角度讲，这种病毒可能会对疫苗的生产者构成潜在的威胁。除此之外，HPAIV 通常在 48 h 之内杀死鸡胚，从而降低尿囊液中的病毒滴度。

使用传统手段无法获得低致病性疫苗种子株。流感病毒反向遗传技术的发明为流感病毒疫苗的研制带来了革命[43]。在这一技术中，表达 H5N1 病毒 HA 和 NA 基因病毒 RNA 质粒与 6 个来自高产病毒 A/Puerto Rico/8/1934（H1N1）（简称 PR8）株的内部基因质粒，以及 4 个编码聚合酶和核蛋白 PR8 的蛋白表达质粒共同转染 Vero 细胞，病毒

RNA 和蛋白质在 Vero 细胞中表达，从而组装成 H5N1/PR8 疫苗种子株。在构建病毒和 HA 表达质粒的过程中，对 HA 基因片段进行突变处理以删除 HA 裂解位点的多个碱性氨基酸，从而组装成 LPAIV。通过反向遗传操作技术，中国农业科学院哈尔滨兽医研究所成功构建了基于我国第一株 HPAIV A/goose/Guangdong/1/96（H5N1）的灭活 H5N1 AI 疫苗种毒——H5N1/PR8（2+6）[20]，并被命名为 Re-1 株。Re-1 株种毒呈现出非常出色的生物安全特性，它对鸡和鸡胚都不具致病性。Re-1 株能在鸡胚中有效复制，并且其尿囊液中的病毒滴度较母本病毒相比能够提高 4～6 倍。将此疫苗免疫鸡、鸭和鹅，结果表明，这一新型重组 AIV 疫苗能够对同源 H5N1 病毒以及早期分离的异源 H5N1 病毒均提供完全保护[20]。之后，中国农业科学院哈尔滨兽医研究所利用反向遗传操作技术相继研制出 H5 亚型重组 AIV Re-4 株（CK/SX/2/2006 为 HA 和 NA 基因供体）（2006 年）、Re-5 株（DK/AH/1/06 为 HA 和 NA 基因供体）（2008 年）、Re-6 株（DK/GD/s1322/2010 为 HA 和 NA 基因供体）（2012 年）、Re-7 株（CK/LN/s4092/2011 为 HA 和 NA 基因供体）（2014 年）以及 Re-8 株（DK/GZ/4/2013 为 HA 和 NA 基因供体）（2014 年）全病毒灭活疫苗，以满足我国对新出现的 HA 基因进化分支 AI 防控或同一分支由于病毒出现变异而进行疫苗种毒更新的需要，这些疫苗的应用对我国防控 H5 AI 发挥了巨大的作用。

下面以最新研制的重组禽流感病毒灭活疫苗（H5N1 亚型，Re-8 株）种毒株的构建来说明利用反向遗传操作技术构建全病毒灭活疫苗种毒株的过程（图 7-1）。

1. pBD 双向转录表达载体构建 将单向表达质粒 pPolⅡSapRib（包含聚合酶Ⅱ启动子-SapⅠ插入位点-鼠源核酶序列 XbaⅠ片段），反向插入 pCⅠ（Promega）XbaⅠ位点，形成 RNA 聚合酶Ⅱ启动子→病毒 RNA 转录终止信号序列→Rib→Ⅳ基因组片段 cDNA（$5'→3'$）→聚合酶Ⅰ启动子→mRNA 转录 PolyA 信号序列构成的双向转录表达单元，即为 pBD 双向转录表达质粒。

2. 病毒基因组 pBD 双向转录表达质粒的构建 通过反转录-聚合酶链式反应（RT-PCR）分别获取流行毒 A/Chicken/Guizhou/4/2013（H5N1）(简称 CK/GZ/4/13)株基因组表面基因 HA 和 NA 完整 cDNA，以及高度适应鸡胚毒 PR8 株的 6 个内部基因 PB1、PB2、PA、NP、M 和 NS 的完整 cDNA，包括所有 $5'$ 端和 $3'$ 端保守序列，将 pBD 载体在 330 mmol/L dATP 和 dGTP 存在条件下分别用限制性内切酶和 Klenow 大片段进行处理并用纯化试剂盒纯化。同时对所得的 PCR 扩增产物在 1 mmol/L dCTP 和 dTTP 存在条件下用 T4 DNA 聚合酶处理并纯化，将其克隆于 pBD 载体，提取重组质粒，进行测序鉴定，并用 DNA star 软件分析。

3. CK/GZ/4/13 病毒 HA 基因裂解位点突变修饰 以 CK/GZ/4/13 病毒的 cDNA 为

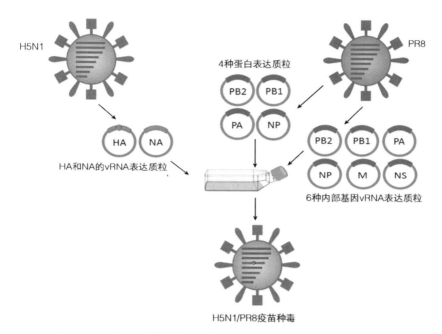

图 7-1 反向遗传操作技术重组禽流感病毒模式图（李呈军提供）

模板，以两对引物 HA-U/HA-MUT-R 和 HA-MUT-F/HA-LOW 分别扩增出 HA1 和 HA2 片段，然后以 HA1、HA2 为模板，HA-U/HA-LOW 为引物，用高保真聚合酶进行重叠延伸反应（SOE-PCR），扩增出裂解位点不含多个碱性氨基酸的 HA 片段。并将其克隆于 pBD 载体中，构建成 pBD-mutHA 重组质粒。HA 基因的突变引物根据多个连续碱性氨基酸位点的特异性序列设计，从而使高致病性流感病毒 HA 裂解位点的分子特征由-PLRERRRKR-突变为-PLRETR-。而且，为避免由于聚合酶蛋白复制作用而重新在 HA 裂解位点插入新的碱性氨基酸使毒力返强，将靠近裂解位点的精氨酸密码子由 AGA 同义突变为 CGA。

4. 转染与救获病毒 将上述病毒的 8 种质粒分别以 0.5 μg 混合后，通过脂质体共同转染培养过夜的 80% 单层 Vero 细胞，72 h 后收获细胞和上清液并接种 10 日龄 SPF 鸡胚尿囊腔，72 h 后收获尿囊液，检测 HA 活性。HA 阳性的尿囊液即为救获的低致病性高滴度鸡胚适应重组病毒，命名为 Re-8 株。SPF 鸡胚尿囊腔接种重组病毒，连续 3 次有限稀释纯化后，作为 Re-8 毒种第 1 代，RNA 提取试剂盒提取其基因组 RNA，用自动测序仪测序确证其基因来源的正确性。

（三）灭活疫苗的应用

1. H5N2 亚型灭活疫苗　H5N2 亚型灭活疫苗是我国最早研制并获得批准文号的 AI 灭活疫苗。该疫苗是由 LPAIV A/Turkey/England/N－28/73（H5N2）株制备的油乳剂灭活疫苗，2003 年 8 月开始应用。2004 年 H5N1 AI 暴发后，该疫苗被大量生产，共有 25 亿羽份的 H5N2 灭活疫苗在疫情发生区域应用[19]。

2. H5N1 亚型灭活疫苗

（1）H5N1 亚型重组禽流感病毒灭活疫苗研制　我国使用 H5N2 亚型灭活疫苗有效控制了 2004 年 H5N1 亚型 HPAI。但是，H5N2 亚型灭活疫苗与当时国内流行的 H5N1 亚型 AIV 的抗原性存在差异；而且疫苗种毒滴度较低。为解决这一难题，中国农业科学院哈尔滨兽医研究所利用反向遗传操作技术构建出内部基因来源于鸡胚高度适应性病毒 PR8 株，HA、NA 基因来源于 HPAIV A/Goose/Guang dong/1/96（GS/GD/1/96）（H5N1）株的 8＋2 模式的重组病毒；HA 基因裂解位点连续碱性氨基酸－RRRKKR－被突变为 LPAIV 的－RETR－，命名为 Re－1 株，该重组病毒对鸡呈低致病力，不致死鸡胚，与我国流行的 H5N1 亚型 AIV 抗原性匹配，该疫苗对水禽具有良好免疫效果[21,44]。现地应用结果显示，该疫苗对鸽、鹌鹑等禽类也具有良好的免疫效果。2004 年年底，Re－1 疫苗开始在田间使用，并出口至东南亚和非洲等国家。根据我国 H5 亚型 AIV 的进化情况，中国农业科学院哈尔滨兽医研究所利用反向遗传操作技术，陆续构建出重组 Re－4 株、Re－5 株 Re－6 株、Re－7 株以及 Re－8 株的全病毒灭活疫苗种毒株，目前，正在或即将大规模生产和应用的为 Re－6 株、Re－7 株和 Re－8 灭活疫苗[26]（表 7－1）。

（2）埃及 H5N1 亚型重组禽流感病毒灭活疫苗（Egy/PR8－1 株）的研制　2009 年以来，埃及流行的 H5N1 亚型 HPAIV 在进化过程中逐渐出现较大的抗原变异，我国生产的 H5N1 Re－1 株灭活疫苗对埃及流行的部分毒株无法提供完全免疫保护，由于没有抗原针对性的疫苗，不仅造成重大经济损失，而且不断有人感染发病，造成严重的公共卫生危机。在此背景下，中国农业科学院哈尔滨兽医研究所与埃及开罗大学兽医学院开展了埃及 H5N1 亚型 AIV 分子流行病学、抗原变异及新型疫苗的合作研究，对埃及 H5N1 亚型 AIV 流行株进行了较为系统的分子流行病学、抗原变异分析，证实 2009 年以来埃及流行病毒已发生较大的抗原性变异，现有疫苗已不能提供完全免疫保护[45]。我国利用先进的 AI 灭活疫苗研发技术平台，研制了抗原性针对埃及 H5 HPAIV 流行株的灭活疫苗（Egy/PR8－1 株）。试验结果表明，新疫苗安全有效，对埃及具有代表性

表 7-1　中国研发和应用的 H5 禽流感疫苗

疫苗	种子株名称	HA 和 NA 基因供体毒株（HA 分支）	2004	2005	2006	2007	2008	2009	2010	2011	2012	2013	2014	2015*	总量	使用国家
灭活疫苗 H5N2 亚型	A/Turkey/England/N-28/73(H5N2)(N28)	—	/	25	40.8	36	/	/	/	/	/	/	/	/	101.8	中国
灭活疫苗 H5N1 亚型	H5N1/PR8(Re-1)	A/Goose/Guangdong/1/1996(0)	5.7	33	45.7	96	46	/	/	/	/	/	/	/	226.4	中国、越南、蒙古、印度尼西亚、埃及
	H5N1/PR8(Re-4)	A/Chicken/Shanxi/2/2006(7.2)	/	/	8.4	4.2	5.9	5.4	9.5	2.4	0.25	/	/	/	36.05	中国
	H5N1/PR8(Re-5)	A/Duck/Anhui/1/2006(2.3.4)	/	/	/	/	44	72	68	67.7	37.1	/	/	/	288.8	中国、越南、印度尼西亚、缅甸、埃及
	Re-1/Re-4	—	/	/	/	22	15	/	/	/	/	/	/	/	37	中国
	Re-4/Re-5	—	/	/	/	/	15	90.8	75.1	76.7	40.3	/	/	/	297.9	中国
	H5N1/PR8(Re-6)	A/Duck/Guangdong/S1322/2010(2.3.2)	/	/	/	/	/	/	/	/	36.6	57.7	46.5	34.4	175.2	中国、印度尼西亚、越南、埃及
	Re-4/Re-6	—	/	/	/	/	/	/	/	/	/	42.3	75.5	32.8	150.6	中国
	Re-6/Re-7	—	/	/	/	/	/	/	/	/	/	/	38.0	61.9	99.9	中国
	H5N1/PR8(Egypt-1)	A/Chicken/Egypt/18-H/09(2.2.1.1)	/	/	/	/	/	/	/	2.5	2	/	/	/	4.5	埃及
重组 FPV 活疫苗	rFPV-HA-NA	A/Goose/Guangdong/1/1996(0)	6.15	/	/	/	/	/	/	/	/	/	/	/	6.15	中国
重组 NDV 活载体疫苗	rL-H5	A/Goose/Guangdong/1/1996(0)	/	/	26	13	5	/	/	/	/	/	/	/	44	中国
	rLH5-5	A/Duck/Anhui/1/2006(2.3.4)	/	/	/	/	7	14.7	17.5	17.1	10.3	/	/	/	66.5	中国
	rLH5-6	A/Duck/Guangdong/S1322/2010(2.3.2)	/	/	/	/	/	/	/	/	7.2	26.6	29.5	28.7	84.8	中国

注：* 截至 2015 年 9 月。

的不同流行株均可提供完全的免疫保护。埃及国家研究中心及其美国的合作实验室对 6 种注册疫苗的攻毒保护效力评估结果显示，Egy/PR8 - 1 株 H5N1 AI 灭活疫苗是唯一能够真正提供理想保护效果的疫苗[46]。因此，Egy/PR8 - 1 株 H5N1 AI 灭活疫苗的成功研制和在埃及的大规模应用对埃及的 HPAI 防控具有至关重要的作用。

二、重组病毒活载体疫苗

重组病毒活载体疫苗是将具有免疫保护性的抗原基因重组到载体病毒中，进而随其在体内的增殖而不断表达外源基因，可以有效诱导机体特异性免疫反应的产生。目前常用的病毒载体有：禽痘病毒（Fowlpox virus，FPV）、新城疫病毒（Newcastle disease virus，NDV）、鸭肠炎病毒（Duck enteritis virus，DEV）、火鸡疱疹病毒（Turkey herpes virus，HVT）、传染性喉气管炎病毒（Infectious laryngotracheitis virus，ILTV）和逆转录病毒（Retrovirus）等。

（一）重组禽痘病毒活载体疫苗

重组禽痘病毒是最早使用基因工程技术研制成功的活病毒载体之一。禽痘病毒具有容易进行遗传操作和高效表达外源基因的特点，成为开发新型疫苗的理想载体之一。同时由于重组禽痘病毒活载体疫苗具有较强的增殖能力，适合大规模生产，成本低廉，其皮肤刺种有利于产生细胞免疫反应，产生免疫抗体早于灭活疫苗，可以区分免疫鸡群和野毒感染鸡群，因此备受疫苗研究者青睐。

重组禽痘病毒 AI 疫苗最早于 1988 年研制成功，在墨西哥进行了注册并应用于 H5N2 AI 的控制[47,48]。这一疫苗可在 HI 抗体很低或者无法检测的时候对鸡群提供保护，这表明疫苗所诱导的细胞免疫反应在提供免疫保护的过程中起到了重要的作用。中国农业科学院哈尔滨兽医研究所 1996 年分离到 H5N1 亚型 HPAIV 后，即开始重组禽痘病毒活载体疫苗的研制工作，成功开发出以禽痘病毒为载体，表达 AI GS/GD/1/96（H5N1）病毒 HA 和 NA 蛋白的活疫苗，该活载体疫苗的免疫效果通过实验室和田间得到证实[22,24]，并于 2005 年获得农业部批准生产文号，先后生产并在全国应用超过 6 亿羽份。这一疫苗能够对 H5N1 和 H7N1 HPAIV 的攻击提供保护，能产生针对同源 H5N1 病毒的保护性抗体并持续至第 40 周。重组禽痘病毒活载体疫苗可以最早在免疫后第 1 周便能对同源 AIV 的致死性攻击提供保护。

重组禽痘病毒疫苗也有一些不足。第一，疫苗通常不能诱导产生完全免疫，免疫后喉头和泄殖腔拭子仍能检测到病毒。第二，疫苗免疫效果会因母体中 FPV 抗体的干扰而减弱。在使用重组禽痘病毒疫苗之前使用常规的禽痘病毒疫苗同样会干扰免疫保护效果[49]。第三，重组禽痘病毒疫苗免疫接种不方便，要对每只鸡都采用皮肤刺种或者皮下感染的方式进行，因此需要耗费大量的人力。第四，疫苗在肉鸡免疫中毫无优势，由于肉鸡不需要对禽痘病毒进行免疫，因此，一种疫苗预防两种传染病的目标就无从实现。

（二）重组新城疫病毒活载体疫苗及其构建

新城疫（ND）是由 NDV 引起的高度接触性传染病。在很多国家，给蛋鸡和肉鸡接种 ND 疫苗是十分必要的。仅在中国，每年都需要供给大约 300 亿羽份的 ND 减毒活疫苗[19]。因此，使用减毒活新城疫病毒（NDV）研发重组新城疫病毒载体 H5 亚型 AIV 疫苗，能够实现仅使用一种活病毒疫苗来同时预防两种致死性传染性疾病——AI 和 ND 的目的。

Swayne 等人利用高度减毒的 B1 ND 毒株构建了表达 H7 亚型 AIV 的 HA 基因的重组新城疫病毒，结果表明这种疫苗仅能够对高致病性 H7 亚型 AIV 和 NDV 的攻击产生部分免疫保护[50]。与此相反，使用减毒的 La Sota 株及其同类毒株 Clone30 构建的重组新城疫病毒疫苗，能对 NDV 和 H5 亚型 AIV 诱导显著的抗体反应，同时能对 NDV 病毒、同源及异源的 H5N1 亚型 AIV 的攻击产生完全的免疫保护[25,51]。

中国农业科学院哈尔滨兽医研究所采用国内外广泛应用的新城疫 La Sota 弱毒疫苗株为载体，通过反向遗传操作技术，构建了一系列表达 H5N1 亚型 HPAIV 分离株保护性抗原 HA 基因的重组 La Sota 疫苗衍生株，通过系统的评估分析，成功研制出禽流感-新城疫重组二联活疫苗[25]。该疫苗在实验室条件下，一次免疫即可对免疫鸡提供对 H5 亚型 HPAIV 和 ND 强毒攻击的完全免疫保护；现地按照适当免疫程序使用，可以形成同时对 ND、HPAI 的有效免疫保护，而且保护效果分别与 ND 弱毒活疫苗和 H5 亚型 AI 灭活疫苗相当，可有效降低疫苗免疫次数；同时该疫苗也具有 La Sota 弱毒疫苗安全有效、使用方便和成本低廉的优点，可降低疫苗制造和使用成本。由于该疫苗具有独特的优势和作用，应国家 HPAI 防控急需，于 2007 年通过了国家新兽药证书（一类）并获得农业部批准生产文号。该疫苗是全球第一个实现产业化的重组 RNA 病毒活载体疫苗，同时首次实现了一种弱毒疫苗有效预防 ND、AI 两种家禽重大烈性传染病，是我国 AI 疫苗研究的一项重大研究成果。

根据我国 H5 亚型 HPAIV 进化和监测情况，禽流感-新城疫二联活疫苗得到了不断更新。中国农业科学院哈尔滨兽医研究所先后研制了针对不同毒株的重组二联活疫苗毒株：rL-H5（重组 GS/GD/1/96 病毒 HA 基因）、rLH5-3（重组 BHG/QH/3/05 病毒 HA 基因）、rLH5-4（重组 CK/SX/2/06 病毒 HA 基因）、rLH5-5（重组 DK/AH/1/06 病毒 HA 基因）和 rLH5-6（重组 DK/GD/S13221/10 病毒 HA 基因）。rL-H5 株重组疫苗于 2006 年开始在我国大规模生产和大范围使用，并于 2008 年更新为针对 2.3.4 分支病毒的重组疫苗（rLH5‑5），于 2012 年更新为针对 2.3.2 分支病毒的重组疫苗（rLH5‑6）。

同灭活苗一样，禽流感‑新城疫二联活疫苗的免疫保护效率同样会因鸡群受到抗原性差异较大的 H5 亚型 AIV 攻击而减弱，因此，在 H5 流行毒株发生显著抗原变异时，必须更新重组新城疫病毒所表达的 HA 基因。除此之外，母源的 ND 抗体同样会对重组新城疫病毒活疫苗的免疫效率产生干扰[52]，因此，根据母源抗体水平来优化免疫程序就变得十分重要。另外，有研究表明，重组新城疫病毒活载体疫苗和重组 FPV 疫苗在同时使用时，能够对 H5N1 亚型 AIV 的攻击提供持续性的保护[53]。总之，禽流感‑新城疫二联活疫苗具有生产简单、适合大规模生产、田间接种方便、能够诱导黏膜免疫、能够应用 DIVA 策略等很多优势。

下面以禽流感‑新城疫重组二联活疫苗（rLH5‑8 株）为例介绍该载体疫苗种毒株的构建方法（图 7‑2）。

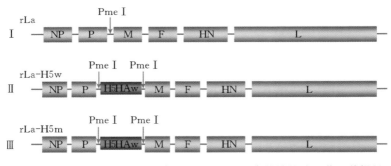

图 7‑2   表达 H5 亚型禽流感病毒重组 La Sota 疫苗株构建（葛金英提供）

Ⅰ：在 P 和 M 基因之间带有 Pme Ⅰ 酶切位点的新城疫 La Sota 基因组克隆构建示意图；

Ⅱ：表达野生型 H5 亚型禽流感病毒 HA 基因的重组新城疫全基因组克隆构建示意图；

Ⅲ：表达突变型 H5 亚型禽流感病毒 HA 基因的重组新城疫全基因组克隆构建示意图

1. 重组病毒基因组 cDNA 质粒构建   先用 RNA 提取试剂盒提取 CK/GZ/4/13 的基因组 RNA，再采用 CK/GZ/4/13 的 HA 基因完整表达开放阅读框架（ORF）的特异引物，以鼠源反转录酶和 Pfu 高保真 DNA 聚合酶进行 RT‑PCR，对获得的 HA 基因 cDNA 按 Ge 等报道的方法进行操作[25]。先对 HA 基因进行人工突变，删除 HA 裂解位点的 4 个连续碱性氨基酸，并通过 PCR 在 HA 基因 ORF 的上游引入 Pme Ⅰ‑GE‑GS‑Kozak 序列，在 ORF 下游引入 Pme Ⅰ 序列；再经 Pme Ⅰ 酶处理，将获得的 DNA 片段插入经 Pme Ⅰ 酶处理后 pBRN‑FL‑Hamut 中形成的 Pme Ⅰ 位点。经限制酶分析及序列测定证明，插入方向及基因组序列无误，最后形成表达 H5N1 亚型 AIV CK/GZ/4/13 HA

基因的重组新城疫病毒 La Sota 疫苗株基因组全长 cDNA 克隆 pLH5-8，用于下一步的重组病毒拯救。

2. 重组病毒的拯救 BHK-21 细胞接种于 35 mm 六孔板内生长达 50%～80% 单层时，于转染前 1 h 预感染 rFPV-T7（M.O.I 为 1）。将表达 HA 的重组基因组全长 cDNA 克隆转录质粒 pLH5-8，以及辅助质粒 pBSNP、pBSP 和 pBSL 分别以 5 μg、2.5 μg、1.25 μg、1.25 μg 的比例，共转染 BHK 细胞系。采用磷酸钙转染试剂盒（Calcium Phosphate Transfection System），按试剂盒说明书进行操作。转染后 8～12 h，弃去转染混合物，用含 10%DMSO 的 PBS 液休克细胞 2.5 min，加入完全 DMEM 过夜孵育；第 2 天换成无血清培养基，并加入 TPCK 处理胰酶（Sigma，1 μg/mL）继续孵育 2～3 d 后，收获培养物上清。将培养物上清用 0.22 μm 孔径滤器过滤后以尿囊腔途径接种 9～11 日龄的 SPF 鸡胚；接种后的 SPF 鸡胚继续培养 3～5 d，取鸡胚尿囊液按常规进行 NDV 的 HA 和 HI 试验。收获 HA 及 NDV 抗血清 HI 试验结果阳性鸡胚尿囊液，分装后-70 ℃ 冻存。

3. HA 基因 RT-PCR 鉴定及序列测定 取收获的阳性鸡胚尿囊液 250 μL，用试剂盒提取病毒 RNA，上游引物 5′-ACTCGACAGAGCAGGTTGAC-3′ 和下游引物 5′-TCTTGTCAATGATCGAGTTG-3′，RT-PCR 方法扩增含裂解位点的 HA 基因部分片段，对扩增的 PCR 产物进行序列分析。进一步确定是否获得了含 CK/GZ/4/13 病毒 HA 基因的重组新城疫病毒。

4. 间接免疫荧光检测（IFA） 鸡胚尿囊腔接种扩增重组病毒，收获尿囊液以 DMEM 适当倍数稀释，以 100 μL 的病毒量感染 70%～80% 的单层 BHK 细胞，感染后 24 h 固定细胞，分别以 ND 高免 SPF 鸡血清和 H5N1 亚型 AI 高免血清为检测抗体进行间接免疫荧光染色，同时设 NDV La Sota 疫苗株感染 BHK-21 细胞作为对照。若 rLH5-8 病毒感染细胞 NDV 抗原及 H5 亚型 AIV 抗原免疫荧光均阳性，而 La Sota 病毒感染细胞仅 NDV 抗原免疫荧光阳性，表明 H5 亚型 AIV HA 抗原在重组病毒 rLH5-8 获得表达。

（三）重组鸭肠炎病毒活载体疫苗及其构建

鸭是多种 AIV 的储存宿主，在 AIV 的传播过程中发挥着重要作用。因此，鸭 AI 的成功防控对消除 AIV，有效阻止 AIV 向人类的传播具有重要的意义。鸭在感染大部分 H5 亚型 AIV 时都不会发病或者死亡，但是却可以向环境中大量排毒。因此，鸭能够将 H5 亚型 AIV 传播给易感的动物和人[54]。亚洲很多国家都饲养着大量的鸭群，仅在中国，每年鸭的饲养量都将近 40 亿只，占到世界饲养总量的 75% 左右[7]。目前，鸭的免疫覆盖率非常低，这主要是由于养殖户们不愿意使用灭活的 H5 疫苗，因为鸭感染 H5 亚型 AIV 后经常不会引起可见的疾病。

鸭瘟（Duck plague）又名鸭病毒性肠炎（Duck viral enteritis，DVE），是由鸭肠炎病毒（Duck Enteritis Virus，DEV）引起的，是鸭、鹅及多种雁形目禽类的一种急性、热性、败血性传染病。自 20 世纪 60 年代以来，一种减毒活 DEV 疫苗在中国被研制成功，并作为常规免疫来控制鸭瘟，年使用量近几十亿羽份。之后，科学家们又研制了一种以 DEV 为载体的重组 H5 AI 疫苗，因为这种疫苗可以同时预防鸭瘟和 H5 AI。为此，中国农业科学院哈尔滨兽医研究所在世界上首次使用重叠 DNA 黏粒转移载体途径建立了鸭瘟疫苗毒株的反向遗传操作系统，并应用该系统成功构建了表达 H5N1 亚型 AIV（DK/AH/1/06）HA 基因的重组鸭瘟禽流感活载体疫苗[55]。对鸭的动物试验表明，这些 DEV 活载体疫苗具有免疫原性，并且能够对 H5 亚型 AIV 和 DEV 的攻击提供坚实的免疫保护。而重组 DEV 最有价值的特性是其诱导免疫反应的速度：它能够在免疫的当天就能够对 DEV 的攻击提供完全的免疫保护，并且最早在免疫后第 1 周就能够对致死剂量的 H5 亚型 AIV 的攻击提供完全的免疫保护。这一新型疫苗的应用能够成功地降低鸭对 H5 亚型 AIV 的易感性，减弱甚至消除感染源，同时仍能够有效预防 DVE。

肉鸡在我国养禽业中占据重要比重，对肉鸡 H5 AI 的防控具有重要意义。灭活疫苗免疫肉鸡后通常需要 2～3 周才能提供坚强保护，重组禽痘疫苗和禽流感-新城疫重组二联活疫苗容易受到母源抗体的干扰。这些缺点大大削弱了这些疫苗对肉鸡的免疫效果。重组鸭瘟禽流感活载体疫苗能够对鸭提供快速免疫保护，为评估该疫苗是否对肉鸡具有同样的免疫效果，科学家们尝试将该疫苗免疫 SPF 鸡和肉鸡，检测其免疫保护效果。SPF 鸡试验结果表明，免疫后也可以诱导出良好的 HI 抗体，重组鸭瘟禽流感活载体疫苗在 SPF 鸡中无任何传播能力，而且未见致病性，免疫 6 周后攻毒提供完全保护。肉鸡试验结果表明，肉鸡一次肌内注射该疫苗（$10^6 TCID_{50}$）后，3 d 即有 5/12 的免疫保护率，7 d 有 10/12 的保护率，14 d 即可获得完全保护，免疫后 3～5 周均能够提供完全保护；而同期对照的常规油乳剂灭活疫苗免疫组肉鸡，在免疫 3 d 和 7 d 后不能提供任何免疫保护，免疫 14 d 提供 11/12 的免疫保护，免疫后 3 周才能提供完全的免疫保护；同时肉鸡不感染鸭肠炎病毒，也不存在母源抗体干扰情况。因此，重组鸭瘟禽流感活载体疫苗（rDEV－re6）一次免疫商品肉鸡后，能够提供比油乳剂灭活疫苗更早的免疫保护效果，免疫后 2 周至出栏，均能够提供 100％的免疫保护[56]，有望为饲养周期短的肉鸡的 HPAI 防控提供快速产生免疫保护的有效疫苗。目前该疫苗已完成了实验室的评估，获得安全证书。由于重组鸭瘟禽流感活载体疫苗不感染鸡，因此该载体疫苗对鸡产生免疫保护的机理有待于进一步研究。

　　同使用其他病毒载体疫苗不同的是，H5 亚型重组鸭瘟禽流感活载体疫苗可以完全避免母源抗体对病毒载体在免疫鸡体内复制的干扰。H5 亚型重组鸭瘟禽流感活载体疫苗能够在鸡胚成纤维细胞中生长至很高的滴度，从而降低了生产成本。除此之外，在 2～3 周之内便可以获得 H5 亚型重组鸭瘟禽流感活载体疫苗种子株，这就保证了新疫苗种子株能够根据 H5 亚型 AIV 田间流行株进行迅速更新。

　　重组重组鸭瘟禽流感活载体疫苗构建方法（图 7-3）介绍如下：

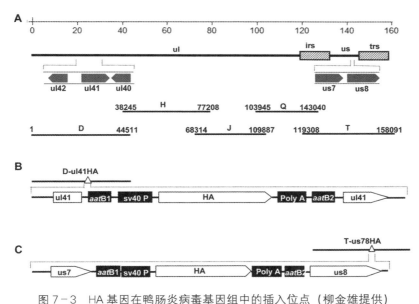

图 7-3　HA 基因在鸭肠炎病毒基因组中的插入位点（柳金雄提供）

A. 鸭肠炎病毒的基因组以及用于构建鸭肠炎病毒的 5 个黏粒片段；B. HA 基因插入 ul41 位点的黏粒构建；C. HA 基因插入 us7 和 us8 位点之间的黏粒构建

　　1. 鸭瘟疫苗株基因组黏粒文库的构建　纯化鸭肠炎病毒疫苗株基因组 DNA，用物理方法打断，回收 30～45kb 的片段，在回收片段的两侧加上 Fse Ⅰ-Sbf Ⅰ-Pme Ⅰ 接头，并克隆入黏粒 Pcc1FOS 中，构建鸭瘟的黏粒文库。

　　2. 鸭肠炎病毒的拯救　从鸭瘟黏粒文库中随机挑取 288 个重组克隆，并对其进行末端测序鉴定，其中有 250 个重组克隆中鸭肠炎病毒基因片段的两侧有完整 Fse Ⅰ-Sbf Ⅰ-Pme Ⅰ 接头。根据所测末端序列，从中挑选出多组 5 个克隆有鸭瘟疫苗株基因片段，且相互含有重叠区域，并覆盖鸭瘟疫苗株全基因组的黏粒。用这 5 个片段共转染次代鸡胚成纤维细胞（CEF），可拯救出完整的鸭肠炎病毒。

3. 重组鸭肠炎病毒拯救　在上述基础上，利用 E/T 克隆等方法，将 H5 亚型 AIV 保护性抗原 HA 基因表达框架插入含有复制非必需区（US7 和 US8 基因之间）的黏粒中，并用此突变黏粒与其他黏粒共同转染 CEF，拯救出能有效表达 HA 蛋白的重组鸭肠炎病毒（rDEVus78Ha）。

（四）重组火鸡疱疹病毒活载体疫苗

火鸡疱疹病毒（Turkey Herpes Virus，HVT）广泛用于马立克氏病的预防，也被用于研制传染性法氏囊和新城疫的双价疫苗。HVT 载体疫苗使用非常方便，因为它可以对 18 日龄的鸡胚进行体外免疫，或者对 1 日龄的雏鸡进行规模免疫。

使用传染性细菌人工染色体技术，将 H7 亚型 AIV HA 基因插入到 HVT 基因组的长特异性片段 45（UL45）- UL46 区域，从而构建成重组 HVT 载体的 H7 AI 疫苗，将疫苗免疫 1 日龄雏鸡，可以对同源 H7N1 亚型 AIV 的攻击产生完全的免疫保护；并且无排毒，无发病，无死亡。多个研究都对以 HVT 为载体的 H5 AI 疫苗的免疫保护效率进行了评价。将 H5 亚型 AIV HA 基因插入到 US2 位点所构建的重组 HVT - HA 疫苗能够提供的保护力要比插入到 US10 位点的重组病毒更好。这种疫苗能够对抗原性相近的 H5N1 病毒的攻击提供临床保护，但是对于抗原性出现变异的 H5N1 病毒攻击所提供的保护力有所减弱。值得注意的是，用重组 HVT - H5 疫苗免疫体内含有 HVT 和 H5N1 病毒母源抗体的肉鸡时，仍能够提供 70%～90% 的临床免疫保护[57,58]。为了能够让 HVT 载体疫苗发挥最大的免疫保护力，未来的研究应该测试不同的免疫程序，比如免疫剂量以及加强免疫。

（五）重组传染性喉气管炎病毒活载体疫苗

应用同源重组的方法，将 H7 亚型 AIV HA 基因插入到传染性喉气管炎病毒（Infectious laryngotracheitis virus，ILTV）的 UL0 区，从而构建成了重组 ILTV 载体 H7 AI 疫苗株，这一疫苗能够对致病性 ILTV 和致死剂量的 H7 亚型 AIV 的攻击均提供免疫保护。除此之外，将 H5 亚型 AIV 的 HA 基因插入到 UL50 基因座所构建成的重组 ILTV 病毒免疫鸡群，对同源和异源的 H5 亚型 HPAIV 的攻击均能提供保护。如果同时免疫表达 N1 亚型的 NA 基因，那么疫苗的免疫效果就会加强。重组 ILTV 疫苗可以通过鸡胚或者鸡细胞培养物进行大量生产，通过饮水或者喷雾进行免疫时还能诱导黏膜免疫[59,60]。然而，重组 ILTV 疫苗的应用非常有限，因为只有在病毒流行区域的大龄蛋鸡才需要免疫。因此同其他几种活病毒载体疫苗相比，ILTV 载体 H5 AI 双价疫苗在控制 H5 AI 方便价值不大。

（六）重组逆转录病毒活载体疫苗

Brown 等利用 A/Chicken/Pennsylvania/1/83（H5N2）株 AIV NP 基因构建重组逆转录病毒转移载体（pmRCAS/NP），在火鸡鸡胚成纤维细胞上与鲁斯氏肉瘤病毒（Rous sarcoma virus，RSV）共转染获得重组病毒 mRCAS/NP，并用同样方法构建了 H7 亚型 AIV HA 基因的重组逆转录病毒 RCAS/H7，体外试验证明，此重组病毒能有效表达 NP 和 HA 糖蛋白。在对 24 日龄的 SPF 鸡用两种重组病毒免疫 2 周后再用 H7N7 亚型 HPAIV 攻击，结果证实，虽然 mRCAS/NP 免疫组可检测到高效价的 NP 特异性抗体，但还是不能给免疫鸡提供有效保护（5/6 死亡，病毒分离结果阳性），而 RCAS/H7 免疫组可获得完全保护。逆转录病毒的 HA 重组疫苗一次免疫可以诱导的免疫期为 9 个月，可抵抗与免疫用病毒血清型相同的流感病毒的攻击[61]。

三、DNA 疫苗

DNA 疫苗（DNA vaccine）又称基因疫苗（Genetic vaccine）、核酸疫苗（Nucleic acid vaccine），它是将编码目的抗原蛋白基因序列的真核质粒经各种基因转移途径导入机体细胞，通过宿主细胞的转录系统合成抗原蛋白，诱导宿主产生针对该抗原蛋白的免疫应答，从而达到免疫目的的新型基因工程疫苗[62]。DNA 疫苗作为一种新型的基因工程疫苗，有着传统疫苗无法替代的优势，已经在预防传染病、治疗肿瘤和免疫抑制病，甚至变态反应中得到了广泛的应用性研究，显示出良好的效果，从而被称为"第三代疫苗"。

同传统的疫苗相比，DNA 疫苗具有诸多优势[63]。DNA 疫苗能真实地再现外源基因编码蛋白的抗原性，并能全方位地激发免疫应答反应，可以同时诱导细胞免疫和体液免疫；DNA 疫苗的构建简单，生产成本低，运输储存方便；递呈的免疫原单一，不需要佐剂，便于接种；免疫接种与自然感染动物可以应用特异性诊断试剂进行鉴别，可以应用 DIVA 策略；最为重要的一点是其免疫持续期长，可以反复加强免疫。

尽管在 DNA 疫苗的研究中，流感病毒的不同基因都被用于测试，但是结果显示 HA 基因能提供最佳的免疫保护效果。早期大量的研究证明，表达 H5 或 H7 亚型 AIV HA 基因的 DNA 疫苗可以有效保护同一 HA 亚型 AIV 的攻击。中国农业科学院哈尔滨兽医研究所构建了包含鸡偏嗜性密码子的 H5 亚型 AIV HA 基因 optiHA[64]，将 optiHA 基因插入到 pCAGGS 质粒中，置于鸡 β-肌动蛋白（β-actin）启动子之后，对鸡进行肌内注射，结果显示，这一 DNA 疫苗（pCAGGoptiHA 疫苗）能够诱导产生高水平的

HI 抗体和中和抗体。用 100 μg 或者 10 μg 的 pCAGGoptiHA 疫苗免疫鸡群，结果显示，疫苗可以对致死剂量的 H5N1 亚型 AIV 的攻击提供完全的保护，即无发病、无死亡。进一步的研究结果表明，当以 10 μg 的 pCAGGoptiHA 免疫鸡群 2 次时，疫苗产生的免疫保护可以持续 1 年。该疫苗已经完成了田间临床试验，目前正在进行新兽药注册。

多项研究对 HA - DNA 疫苗所产生的广谱免疫反应进行了探索。构建的联合表达 H5 亚型不同分支病毒 HA 基因的 DNA 疫苗能够对小鼠和鸡提供针对异源 H5N1 病毒攻击的保护[65]。并且当加入诸如 MDA5、CD145 等佐剂时，基于 HA 基因的 DNA 疫苗呈现出更强的免疫保护。DNA 疫苗也能够为鹌鹑提供足以抵御致死剂量 H5N1 亚型 AIV 攻击的保护[66]。而 DNA 疫苗对于其他家禽如鸭和鹅的免疫保护效果，仍然需要进一步的评估。

DNA 疫苗的构建简单易行，将编码抗原蛋白的基因通过基因克隆方法插入到真核表达载体中即可，对于 AIV 来说，一般选择免疫原性较强的 HA 基因作为免疫原基因。

1. **目的基因的 PCR 扩增**　将选择为供体基因的毒株在鸡胚中繁殖后，用 RNA 提取试剂盒提取其基因组 RNA，按常规方法进行反转录，然后通过 PCR 扩增得到仅包含 HA 基因 ORF 的片段，并通过测序验证其序列的正确性。

2. **目的基因的密码子优化和合成**　将获得的目的 HA 基因核苷酸序列用 DNASTAR 软件进行分析，并在其 EDITSEQ 功能状态下将所有 HA 基因的密码子转换为鸡体所偏嗜的密码子，获得一条优化的目的基因 optiHA，同时截取优化的目的基因 optiHA 的 ORF 片段，在起始密码子前面加上冈崎序列以及用于后续定向克隆的限制性酶（如 EcoR I）序列，在终止密码子后面也需加上限制性酶（如 Xho I 或 Sma I）序列，编辑获得最终的优化序列 optiHAE。将优化好的序列送至专门的基因合成公司合成。一般的基因合成都采用分段重叠延伸 PCR 的方法进行，一个长约 1 700bp 的 HA 基因可以分成约 10 个片段先进行 PCR，之后将 10 个片段连接即可合成全长的基因。

3. **质粒载体的克隆构建和鉴定**　一般 DNA 疫苗大多选用含有强启动子（如 CMV）的真核表达载体，如 pCDNA3.1、pCAGGS 及 pVAX1。将合成的基因及真核表达载体利用选定的限制性酶消化处理，回收特定的目的片段和载体片段，进行连接反应，按常规方法转化连接产物，挑取阳性菌落进行培养并提取质粒，利用 PCR 扩增、限制性酶切和测序方法进行阳性质粒的初步鉴定，再用间接免疫荧光法（IFA）验证目的 HA 基因的正确表达。

四、亚单位疫苗

亚单位疫苗是提取 AIV 具有免疫原性的蛋白，辅以佐剂制备而成。研究结果表明，这种疫苗具有很好的安全性，并能够刺激机体产生足够的免疫力。随着 DNA 重组等分子生物学技术的发展，可以将免疫原基因连接到载体质粒上，然后利用原核或真核表达系统表达，将可以获得大量的蛋白产物，并且用这种方式生产的蛋白产量高、易于纯化，因而具有很好的开发和应用前景。

将分离纯化的 HA 和 NP 蛋白与免疫刺激复合物 ISCOM 结合后免疫火鸡，可以对同源和异源病毒的攻击提供保护，使免疫火鸡肺脏和气管的病毒滴度降低。在感染后期病毒被清除，通过 T 细胞介导的迟发性超敏反应检测表明该疫苗可诱导细胞免疫反应，所以它有望成为火鸡疫苗使用。Liu 等构建了高效表达 AIV A/Goose/Guangdong/1/96（H5N1）株 HA 的重组杆状病毒 rH5HA，用此表达产物免疫小鼠、SPF 鸡和商品鸡，试验结果表明可提供良好的免疫保护，且在鸡中诱导的免疫力能够持续 6 个月左右[67]。Crawford 等利用重组杆状病毒表达系统生产 H5、H7 的含佐剂 HA 亚单位疫苗，免疫 1 日龄雏鸡，对重组佐剂疫苗接种组用致死性 AIV 攻击，结果所有的鸡都不发病；而未免疫组攻毒后全部死亡。不加佐剂疫苗或低剂量重组 HA 佐剂疫苗起部分保护作用[68]。试验还证明，H5 的重组 HA 佐剂疫苗免疫的禽攻毒后泄殖腔不排毒。由于该种疫苗易于规模化生产，而且经济方便，因此，用杆状病毒生产重组 HA 佐剂疫苗来防控 AI，前景乐观。

五、mRNA 疫苗

德国 Friedrich - Loeffler（弗里德里希·勒夫勒）研究所的 Lothar Stitz 等[69]研发了一种由信使 RNA（mRNA）制成的突破性的疫苗。将新型的 mRNA 疫苗接种小鼠后发现，mRNA 疫苗对年幼和老年小鼠均有效，能诱导全面的 B 细胞和 T 细胞免疫应答，也能靶向产生针对多种蛋白甚至是保守的核蛋白的免疫应答，是一种很好的交叉保护反应性疫苗。试验证明，mRNA 疫苗免疫雪貂和猪也能产生良好的免疫反应，其免疫应答相似甚至优于市售的猪用疫苗。mRNA 疫苗的优势：与现有疫苗相比，能同时诱导细胞和体液免疫反应，很容易进行大批量制造，生产周期只需 6 周，在高温下稳定，可以制成冷冻干粉，不需要冷冻储存。

六、广谱流感疫苗

流感病毒的多宿主和高度变异性，使得现有流感疫苗的有效性受到限制。目前使用的疫苗只对特定的流感毒株具有保护效力，一旦出现流感病毒新亚型或新毒株，现有疫苗就会失去其保护效力。当疫苗毒株与流行毒株不匹配时，会导致流感的发病率和死亡率升高，严重时甚至发生流感大流行。因此，有人提出了广谱流感疫苗的概念，并很快成为近年流感疫苗研究的热点，人们纷纷采用不同的方法研制具有交叉保护作用的广谱流感疫苗，获得了一定程度的成功。

（一）多价流感疫苗

在一个时期内有可能存在几种流感病毒的流行。为了同时针对可能的病毒，一般的做法是把几种流行毒株同时加到疫苗中。比如人类临床上使用的流感疫苗主要是三价/四价疫苗。三价疫苗由 1 个 H1N1 毒株、1 个 H3N2 毒株和 1 个 B 型流感病毒株组成；四价疫苗由 1 个 H1N1 毒株、1 个 H3N2 毒株和 2 个 B 型流感病毒株组成。禽流感疫苗也有类似的做法，比如 H9 亚型毒株与 H5 亚型毒株制成的二价灭活疫苗，也有的将某一亚型的 2~3 种流行毒株加在一起制成多价疫苗。这种策略有两个缺陷。第一，这种疫苗只对有限的毒株提供免疫保护，如果疫苗株和流行毒株不匹配，就达不到预防效果。第二，几个不同的毒株混在一起，存在抗原竞争效应，其针对某些特定毒株的免疫效果可能低于单价疫苗。

随着体外表达的病毒亚单位疫苗的广泛应用，多价的嵌合 HA 蛋白亚单位疫苗开始进入研究者们的视线。这种亚单位疫苗蛋白一般由 H1（Ⅰ类亚型）、H3（Ⅱ类亚型）或 B 型的 HA 蛋白的茎部结构域，与一种外源（通常是禽类）流感病毒的 HA 头部结构域嵌合而成。按免疫程序接种相同茎部但不同头部的 HA 蛋白，从而诱导目标中和抗体的产生水平向 HA 的茎部保守区域倾斜，目前在小鼠和雪貂的实验中已得到证实[70]。这种嵌合多价亚单位疫苗能够对 H5N1、H6N1、H7N9 等不同亚型毒株产生完全的攻毒保护效果[71,72]，能降低 H3N8、H10N7 和非致死 H3N2 毒株在小鼠肺中的感染滴度[73]，并能在雪貂模型中抑制 H1N1 大流感流行毒株的传播[74]。但由于这类实验基于无特定抗原感染的实验动物，而在临床上人群自然的流感病毒感染本身就会产生一定水平针对 HA 茎部保守区域的 B 细胞以及中和抗体[75]，并且实验证实 H5 亚型和 H7 亚型的疫苗本身就能诱导较高水平的针对茎部保守区的中和抗体滴度[76-78]，因此该疫苗在临床上是否能诱导更高滴度的广谱中和抗体并产生免疫保护效力还有待进一步的研究。

（二）基于保守蛋白的广谱流感疫苗

尽管流感病毒容易变异，但主要都是通过 HA 和 NA 蛋白来实现，其他的蛋白相对保守，因此，流感病毒的保守蛋白则成为了制备广谱疫苗的一个可能的途径，比如有人采用血凝素蛋白的茎部 HA2、离子通道蛋白的胞外部分 M2e、核蛋白 NP 等研制广谱疫苗，在实验动物上获得了一定程度的成功。

1. **基质蛋白 M2e**　基质蛋白（Matrix protein，M）基因有两个开放阅读框，分别翻译 M1 蛋白和 M2 蛋白，二者都是非糖基化结构蛋白，在病毒进化过程中非常稳定。M1 是流感病毒的主要结构蛋白，位于脂质胞膜内。M2 是一个跨膜蛋白，在病毒侵染的时候，M2 充当离子通道的作用，维持病毒内部的酸性环境。M2 又分为胞内区、跨膜区及胞外区（M2 ectodomain，M2e）[79]。

1990 年，有研究用 M2e 的单克隆抗体 14C2 被动免疫小鼠，尽管 14C2 对病毒没有中和活性[80]，但攻毒后小鼠肺部的病毒滴度降为对照组的 1/100，此项研究证实基于流感病毒 M2e 蛋白可以产生一定的免疫保护作用[81]。后续研究进一步发现，M2e 抗体主要是通过抗体依赖细胞介导的细胞杀伤（Antibody dependent cell‐mediated‐cytotoxicity，ADCC）发挥作用[82]。因此，M2e 作为广谱疫苗的潜力巨大。

由于 M2e 很小（只有 23 个氨基酸），导致了它的免疫原性很差，作为疫苗，它的能力受到限制。目前广泛使用的解决方案是把 M2e 连接到合适的载体（Carrier）上面，以能稳定其结构和空间构象，提升免疫原性。例如把 M2e 融合表达在真核转录激活蛋白 GCN4（General control nondepressible 4）的四级结构域上[83]，或把 M2e 插在乙肝病毒核心蛋白（HBc）上构造出 M2e‐HBc 融合颗粒[84]。用 M2e‐HBc 融合颗粒与佐剂混合后，通过皮下注射途径免疫接种小鼠 3 次，能持续诱导产生高滴度的 M2e 抗体，用致死量流感病毒攻毒后，小鼠的存活率高达 90%～100%。还有研究把 M2e 与切除了 N 端的分支杆菌 HSP70 蛋白融合在一起[85,86]，HSP70 能够提高疫苗的免疫效果，用 4 段 M2e 与 HSP70 的 C 端相连，融合表达出 4xM2e. HSP70c 融合蛋白，免疫后的小鼠能抵抗致死量 H1N1、H3N2 及 H9N2 的攻击[87]。M2e 的广谱交叉保护作用非常显著，对其作为通用疫苗的研究也越来越深入。

英国剑桥大学的 Acambis 公司，开发了一个用乙肝病毒核心蛋白传递 M2e 的重组疫苗 ACAM‐FLU‐ATM，这也是全球第一支通用疫苗。该产品已进入Ⅰ期临床研究阶段。美国的 VaxInnate 公司也在开发一种候选的 M2e 疫苗 VAX102，以鞭毛素为佐剂，已于 2011 年 8 月完成了Ⅱ期临床研究。

2. **核蛋白 NP**　核蛋白（Nucleoprotein，NP）与流感病毒的外部抗原不同。存在于流感病毒内部的 NP 蛋白在所有 A 型流感病毒株中具有 90％的保守性[88]。有研究发现核蛋白不仅能诱导产生非中和抗体同时还能诱导机体产生杀伤性 T 淋巴细胞（Cytotoxic T lympho－cytes，CTL）反应[89]。早在 20 世纪 80 年代，研究者发现 NP 蛋白是 CTL 反应的主要抗原，在甲型流感病毒的不同亚型间具有交叉反应活性[90]。NP 蛋白诱导产生的特异性 IgG 抗体在降低病毒载量、加快病毒的清除以及交叉免疫保护中发挥重要作用[91,92]。

Alstein 等[93]用表达 NP 蛋白（H1N1）的痘病毒免疫小鼠，不仅能够抵御人流感病毒 H3N2 的攻击，还能有效抵御禽流感病毒 H5N2 的攻击。最近研究表明，用 E.coli 表达的 H3N2 的 NP 蛋白免疫也可以达到交叉保护的效果，用 H1N1 攻毒后有 78％的存活率[94]。

基于 NP 蛋白以及 M2e 的高度保守与广谱的交叉保护作用，美国 Dynavax 公司开发了一种通用疫苗 N8295，由甲型流感病毒中高度保守的 NP 和 M2e 蛋白组成，该产品目前已进入临床试验阶段。

3. HA 蛋白保守的茎部区域　HA 是流感病毒的主要抗原蛋白，能被宿主蛋白酶水解成 HA1 和 HA2，HA 的球状头部主要由 HA1 组成，是高变区，HA 的茎部区域由 HA2 及部分 HA1 组成，是相对保守的区域[95]。

对 HA 的保守区域及交叉保护作用的研究，是从对具有交叉反应的 HA 单克隆抗体的研究开始的，目前，许多 HA 的保守抗原位点都是通过这种方法被识别。例如，在对流感病毒 HA 的单克隆抗体 12D1 的研究中，发现 12D1 可以特异性地结合属于 group 2 的流感病毒 HA，识别位点是 HA 茎部的长 α 螺旋（Long alpha helix，LAH）结构的一部分[96]，Wang 等[97]将 H3N2 的 LAH 与匙孔血蓝素（Keyhole limpet hemocyanin，KLH）偶联，偶联复合物加佐剂免疫小鼠后，对 H5 亚型流感病毒产生了部分保护作用，对 H1 亚型流感病毒却没有保护作用，但可以延迟小鼠的死亡时间。

有假说认为，HA 的头部的免疫显性会限制 HA 茎部的免疫反应。为了加强疫苗的交叉免疫效果，Sagawa 等[98]设计出一种无头部（Headless）的 HA 蛋白（H2N2），小鼠经 2 次免疫后，用致死量的 H1N1 攻毒，有高达 70％的存活率，而用完整的 HA 免疫后的小鼠只有 1 只存活。目前尚不清楚具体的保护机制，但研究显示，用热处理过的无头部 HA 进行同样的实验，小鼠存活率降低了 30％，猜测其保护机制应该与抗原表位的构象有关。

目前，以流感病毒保守蛋白为基础研制的广谱疫苗，通常会加入流感病毒的多个保守蛋白共同作用来达到更好的交叉保护效果。例如，基于腺病毒表达载体的 NP－M2e

DNA 疫苗，可以保护免疫小鼠避免 A/PR/8/34（H1N1）流感病毒的攻击[99]。用重组牛痘病毒或者腺病毒共表达的 NP－M1 蛋白（H3N2），分别用于小鼠的初次免疫和再次免疫，结果显示能抵抗低致病性的 H7N7 流感病毒的攻击[100]。

以色列 BiondVax 公司开发的 Multimeric－001 通用型流感疫苗，其成分包括 A 型流感病毒（H1N1）的 HA、NP 及 M1 蛋白中保守的线性表位，以及一个 B 型流感毒株，目前已经进入了 Ⅱ 期临床研究阶段。

4. 其他保守蛋白 除以上 3 种保守蛋白外，流感病毒还有其他保守蛋白，如 M1、PB1、PB2、PA、NS1 和 NS2。其中一些抗原蛋白也可以诱发一定程度的不同亚型间的交叉保护效果，但都不甚明显。

（三）基于抗原稳定性的广谱流感疫苗

HA 蛋白是流感病毒的主要免疫原，HA 蛋白的稳定性与免疫力之间存在相关性。将 HA 蛋白与 T7 噬菌体丝状蛋白折叠区、GCN4p11 三聚体重复序列或者铁蛋白融合，可以提高 HA 蛋白的稳定性，进而使其交叉免疫反应性拓宽。

中山大学曹永长实验室研究了不同毒株的稳定性与交叉保护力之间的关系，发现 H3 亚型流感病毒 HA 蛋白具有独特的结构，其 HA 跨膜区 540/544 位氨基酸同时为半胱氨酸，而其余 17 种 HA 蛋白跨膜区没有这一特性。将 H3HA 跨膜区（TM）540Cyc/544Cyc 突变成 540Ser/544Leu，突变体的热稳定性下降，融合能力提高[101]。进一步的分析发现，这一对特异性的半胱氨酸的存在，有助于 HA 分子之间形成二硫键，野生型 H3－HA 蛋白比突变型 H3－SL－HA 蛋白的三聚体和二聚体比例高[102]。证明这一对特异性的半胱氨酸对 H3－HA 蛋白的稳定性至关重要。将 H3N2 病毒 HA 蛋白跨膜区 540Cyc/544Cyc 突变成 540Ser/544Leu，突变病毒的热稳定性下降，融合能力提高，繁殖能力提高[103]。说明这一对特异性的半胱氨酸对 H3N2 病毒的稳定性和繁殖能力也是至关重要的。

H1、H5、H7、H9 亚型流感病毒 HA 蛋白都没有这一对特异性的半胱氨酸。为了进一步证明 540Cyc/544Cyc 的作用，曹永长实验室采用两种方式将半胱氨酸引入这四种亚型 HA 蛋白：①将相应的氨基酸 540Ser/544Leu 突变成 540Cyc/544Cyc；②用 H3 亚型 HA 蛋白的跨膜区（H3－TM）替换这几种亚型 HA 蛋白跨膜区。无论是哪种突变方式，获得了 540Cyc/544Cyc 的突变型 HA 蛋白的热稳定性增强，融合能力下降。进一步说明了 HA 蛋白的热稳定性和融合能力与其跨膜区结构相关[104]。

为了解 HA 蛋白跨膜区结构是否影响 HA 蛋白的交叉免疫力，曹永长实验室以小鼠作为模型进行免疫攻毒保护实验，分别用野生型的各亚型 HA 蛋白（Hx－WT）和替换了跨膜区的突变型 HA 蛋白（Hx-TM）免疫小鼠，然后分别用 H1N1 和 H9N2 两种流感病毒攻毒，用攻毒保护率评价亚型间的交叉免疫力，同时测定交叉抗体水平。①用野生型 H3 亚型 HA 蛋白（H3-WT）和突变型 HA 蛋白（H3-SL）免疫小鼠，攻毒结果表明，野生型 H3 亚型 HA 蛋白具有交叉免疫力，而突变型没有交叉免疫力。②用野生型 H1、H3、H5、H9 亚型 HA 蛋白（H1-WT、H3-WT、H5-WT、H9-WT）免疫小鼠，攻毒结果表明，H3 亚型 HA 蛋白（H3-WT）的交叉免疫力最强，其余 3 种亚型 HA 蛋白除 H5-WT 对 H1N1 攻毒具有 17% 的保护率以外，都未表现出交叉免疫力。③用 H3 亚型 HA 蛋白跨膜区替换 H1、H5、H9 亚型 HA 跨膜区，获得突变型的 HA 蛋白 H1-TM、H5-TM 和 H9-TM，然后免疫小鼠，攻毒保护试验表明，突变型 HA 蛋白的交叉免疫力提高了。④提高免疫剂量，可以提高 Hx-TM 的交叉免疫力，用 30 μg 的 H5-TM 免疫小鼠，可以 100% 抵抗致死剂量 H1N1 病毒的攻击。⑤Hx-TM 免疫后产生的交叉免疫抗体显著高于 Hx-WT 免疫组，攻毒保护率与交叉抗体水平成正相关[104]。

有趣的是，H3-WT 免疫小鼠时具有交叉免疫力，而将 H3-WT 与 H1-WT 或者 H5-WT、H9-WT 混合后免疫小鼠，则交叉免疫力下降甚至消失；而用 Hx-TM 与 H3-WT 混合后免疫小鼠，则表现出交叉免疫力[105]。这一实验结果解释了一个重要的科学现象：由于存在抗原抑制效应，多种流感疫苗毒株的混合降低了 H3N2 毒株的交叉免疫力，是现有多价流感疫苗没有交叉免疫力的重要原因。用 H3 亚型 HA 蛋白跨膜区替换其他亚型流感病毒 HA 跨膜区，则可以突破流感病毒毒株间的抗原抑制效应，使现有的多价流感疫苗获得广谱免疫力。

用 H3-HA 跨膜区替换 H9N2 毒株 HA 跨膜区，采用反向遗传技术获得重组 H9N2 突变病毒（H9N2-TM）。结果表明，突变型 H9N2 病毒（TM）比野生型病毒（WT）形成 HA 同源三聚体的能力更强，在极端温度和 pH 条件下的功能稳定性也更好，但突变型病毒在 MDCK 细胞上的增殖能力和鸡胚感染力要比野生型病毒弱，其介导膜融合的能力也弱于野生型病毒。动物免疫实验结果表明，H9N2 突变株（TM）疫苗能较早产生抗体，攻毒保护效力比其野生型毒株和现有疫苗毒株更广谱。

同样地，用 H3-HA 跨膜区替换 H7N2 毒株 HA 跨膜区，采用反向遗传技术获得重组 H7N2 突变病毒（H7N2-TM）。用 H7-TM 免疫小鼠后，检测发现其血清对 H7 亚型的多个不同毒株具备交叉中和抗性，显著高于野生型 H7N2（H7-WT）免疫组。攻毒实验表明跨膜区置换的 H7-HA 亚单位疫苗对亚型内不同毒株具备交叉保护能力。

第三节 免疫程序与方案

免疫程序是指根据当地动物疫病的流行情况、动物种类及机体状况（主要是指母源及后天获得的抗体消长情况）以及现有疫（菌）苗的性能，为使动物机体获得稳定的免疫力，选用适当的疫苗，安排在适当的时间给动物进行免疫接种。

一、制订免疫程序需考虑的主要因素

制订家禽免疫程序需考虑的因素较多，包括当地禽病的流行情况及严重程度，家禽母源抗体水平、上次接种后存余抗体水平、免疫应答能力，疫苗的种类、特性、免疫期、免疫接种方法及各种疫苗接种的配合，免疫对家禽健康及生产性能的影响等。制订AI 免疫程序，应着重考虑以下几个方面。

（一）当地疫病流行情况

对于某一疾病，是否进行免疫或什么时候免疫等与该病在当地流行情况密切相关。当前，对我国养禽业造成直接危害的主要是 H5 和 H9 亚型 AIV，因此，一般需要进行 H5 和 H9 AI 疫苗免疫。

1. H5 禽流感主要流行情况　H5 AI 是危害养禽业的一类烈性传染病，当前在我国属于强制免疫病种，国家要求必须进行 H5 AI 疫苗的免疫。

我国从广东分离到第一株 H5N1 亚型 HPAIV 后，如今每年均可分离到一定数量的 H5 亚型 AIV。通过对病毒 HA 基因进化分析发现，至今已经分离到 0 分支、2.2 分支、2.3.1 分支、2.3.2 分支、2.3.3 分支、2.3.4 分支、2.4 分支、2.5 分支、3 分支、4 分支、5 分支、6 分支、7.1 分支、7.2 分支、8 分支、9 分支和 2.3.4.4 分支等多个分支的 H5 亚型 AIV[7,106-108]。当前我国流行的 H5 亚型 AIV HA 基因主要为 2.3.2 分支、7.2 分支和 2.3.4.4 分支，不同分支病毒的 HA 基因核苷酸同源性和抗原性存在较大的差别，交叉免疫保护试验结果表明，用其中一个分支疫苗株制备的疫苗均不能对其他分支病毒提供完全保护，需按基因进化分支和抗原性分析结果选择相应的疫苗株制成疫苗，分别进行预防，必要时需要根据病毒的流行及 HA 基因抗原性变化情况适时更新或调整疫苗种毒株。

当前 H5 亚型 3 个分支病毒的分布区域不同，其中 7.2 分支病毒仅分布在北方的 12 个省份，2.3.4.4 分支和 2.3.2 分支病毒均呈全国性分布，但 2.3.4.4 分支病毒正逐渐增多，而 2.3.2 分支病毒正逐渐减少。因此，制订 H5 AI 疫苗免疫程序时，应充分考虑本地区流行的 AIV HA 基因进化分支，选择相应疫苗进行免疫。

2. H9 禽流感主要流行情况　H9 亚型 AIV 感染家禽出现产蛋下降、生长迟缓等临床症状，与其他疾病混合感染时常出现死亡，从而给养禽业造成比较严重的经济损失，是危害我国养禽业的重要疫病之一。H9 亚型 AIV 是我国分离数量最多、分布范围最广的一类 AIV。与 H5 亚型 AIV 相比，H9 亚型 AIV HA 基因进化分支并不复杂，目前仍主要属于欧亚谱系的 CK/BJ/1/94 - like 分支，虽然有不同的小分支，但同一时期分离的大部分毒株的抗原性相差不大[7,109-111]，因此，不需要按区域区分使用疫苗。鉴于 H9 AI 的流行和危害，养禽业者自主选择 H9 AI 疫苗进行免疫，H9 AI 疫苗已经是全国范围内鸡病防控的必用疫苗之一。

需要指出的是，疫病的流行是一个动态的过程，需根据流行病学调查、监测以及是否有临床病例或者疫情等情况来判断本地区的流行情况，及时调整预防的疫病种类或病毒的分支类型。

（二）疫苗的选择和免疫途径

1. H5 禽流感疫苗

（1）疫苗选择　对于某一区域或某一禽场，确定了需要使用的 HA 基因进化分支疫苗后，接下来要考虑用哪个毒株的疫苗，因为有时会存在不同毒株的疫苗用于预防同一分支的 H5 亚型 AIV 引起的 AI 的问题。当前，用于预防 2.3.2 分支、7.2 分支和 2.3.4.4 分支 H5 亚型 AIV 引起的 AI 对应的疫苗分别为 Re - 6 株、Re - 7 株和 Re - 8 株系列疫苗。

选择哪个毒株的疫苗进行免疫，首先要考虑疫苗种毒是否具有代表性，普遍认为疫苗株与流行株在生物学特性上，尤其是 HA 基因抗原性上越接近，疫苗的免疫保护效果越好。OIE 和中国农业部均规定，AI 灭活疫苗的种毒必须是低致病性病毒。我国每年都能分离到较多的 H5 亚型 AIV，这些病毒中绝大部分是 HPAIV，LPAIV 则寥寥无几，如果仅限于在自然分离的 LPAIV 中选择疫苗种毒，那么选择余地非常有限，若想选择出 1 株与大部分流行株都非常匹配、具有广泛代表性的疫苗株则相当困难，甚至是可能性极小。OIE《陆生动物诊断试验和疫苗手册》明确指出，对于 HPAIV，根据

HA 基因应用反向遗传操作技术生产疫苗种毒株是最可取的，但这需要将裂解位点突变为 H5 或 H7 亚型 LPAIV 的裂解位点[37]。而利用反向遗传操作技术重组构建疫苗种毒株不受病毒致病性强弱的限制，可以在同一亚型所有 AIV 中选择 HA 抗原性最匹配、最适合作为疫苗种毒株的病毒提供表面基因。重组 AI 疫苗种毒具有对禽和哺乳动物均无致病性、抗原性与流行株相匹配、在鸡胚上生长滴度高的特点，符合作为良好疫苗种毒株的条件，也使免疫效果更有保障。

在确定了疫苗株 HA 基因抗原性与流行毒最匹配的前提下，接下来可以考虑 NA 基因与大多数流行毒株一致的问题，这是由于 NA 基因也具有一定的免疫保护作用[112]。但 NA 基因只起辅助使用，如果疫苗株与流行株 NA 亚型相同但 HA 基因存在较大的抗原性差别，则该疫苗对流行株不能起到完全的保护作用[113]。

最后是疫苗种毒或为重组病毒提供基因的 AIV 的宿主来源问题，从已经应用的 H5 AI 系列灭活疫苗来看，Re-1 株、Re-4 株、Re-5 株、Re-6 株和 Re-7 株疫苗种毒的 HA 基因供体 AIV 分别来源于鹅、鸡、鸭、鸭和鸡，均对各类家禽具有良好的免疫保护作用[20,21,28]，即 AI 疫苗免疫效果与种毒的宿主来源无明显关联。

灭活疫苗主要诱导机体的体液免疫，产生抗体水平高，免疫持续时间较长，但细胞免疫反应很弱；而活疫苗能诱导产生体液免疫、细胞免疫和黏膜免疫，但其产生抗体水平低且持续时间较短。因此，在制定免疫程序时，建议考虑 AI 灭活疫苗和活疫苗配合使用，使免疫禽同时产生较好的体液免疫、细胞免疫和黏膜免疫，从而使免疫效果更好。

（2）免疫途径　当前，H5 AI 疫苗有油乳剂灭活疫苗和活疫苗两种，应注意不同类型疫苗免疫途径的差别。

H5 AI 油乳剂灭活疫苗均需采用注射方式免疫，分为肌内注射和皮下注射。一般雏鸡因肌肉较少而常选择颈部皮下免疫注射；另外，皮下注射对家禽造成的应激稍小，有时也用于注射蛋鸡以减少对生产性能的影响；皮下注射的部位一般选取颈后部下 1/3 处。肌内注射有胸肌、腿肌或翅根肌内注射等，推荐使用胸部肌内注射，且应注意注射时针头大约与胸部成 45 度角左右；腿肌注射有时会引起跛行，导致免疫鸡行动困难。无论是皮下注射还是肌内注射，都不应注射过深，以免刺入颈部肌肉或腹腔，造成异常反应甚至死亡。

当前广泛应用的禽流感-新城疫重组二联活疫苗可采用滴眼、滴鼻、饮水、喷雾和注射等多种免疫途径，其中饮水方式简便易行，但其免疫效果受多种因素的影响，免疫效果不确实；相对而言，用滴眼、滴鼻的方式免疫效果更好。AI 重组鸡痘病毒活载体疫苗以刺种方式免疫，其中翅内侧三角区翼膜垂直刺穿的方法，免疫效果好于采用离翅根最近的关节部位内侧斜刺的方法。DNA 疫苗采用肌内注射的方法进行免疫，用基因枪或电击接种方法进行注射免疫效果更佳。

2. H9 禽流感疫苗

（1）疫苗选择　市场上 H9 AI 灭活疫苗有单苗、二联苗、三联苗和四联苗等 40 多个产品。涉及的毒株有 Re–2 株、SD696 株、Hp 株、WD 株、SS 株、SS/94 株、HL 株、Sy 株、LG1 株、L 株、YBF003 株、F 株、S2 株、NJ02 株、NJ01 株、HZ 株、JY 株、HN106 株等约 20 种。新的毒株和疫苗产品仍在增加之中。同时还存在同一种疫苗多家企业生产和同一企业生产多种疫苗的现象。毒株之间、不同厂家之间的疫苗存在免疫保护率的差异，养禽者制订免疫程序时应注意疫苗的选择。

（2）免疫途径　当前，用于预防 H9 AI 的疫苗均为油乳剂灭活疫苗，只能采用皮下注射或肌内注射途径进行免疫。

（三）首免日龄和免疫间隔时间

母源抗体对疫苗的免疫效果有一定的影响，禽免疫系统发育成熟也需要一定时间，一般疫苗应尽可能地推迟首免日龄，但免疫过晚又会出现母源体的保护已经消失而疫苗免疫抗体没有达到保护水平的情况，从而使禽群出现免疫空白期而遭受疫病的威胁。有条件的可以通过检测母源抗体来确定首免日龄，当 AI 平均 HI 抗体效价低于 $4\log_2$ 时，应考虑进行免疫。若无条件进行母源抗体检测，可根据雏禽供应商推荐的首免日龄或者根据禽的品种确定为 7～21 日龄进行首次免疫。

制订免疫程序时，首免和二免的间隔时间为 3～5 周。一方面是通过加强免疫，弥补由于家禽的个体差异、健康状况不同以及人为操作等因素而造成的免疫抗体不整齐，使整个群体都获得良好的抗体水平；另一方面是由于鸭、鹅等水禽加强免疫效果更理想。一般开产前应考虑进行第 3 次 AI 灭活疫苗免疫，使家禽在开产前达到较高的抗体水平，尽量推迟开产后的免疫时间，从而减少对生产性能的影响。开产后的免疫时间，可根据 HI 抗体检测情况或疫苗的免疫期来制订。

若产品说明书中已经有首免日龄和免疫间隔时间，或者有推荐的免疫程序，则应主要参考说明书来制订免疫程序。

（四）合理安排不同疫苗

制订免疫程序不但要考虑 AI 疫苗、免疫时间和免疫方式的选择等，还需要根据不同禽类品种及其生长期等考虑其他疫苗的选择和使用，合理规划疫苗免疫程序。比如，有的活疫苗毒力较强，能够损伤法氏囊等免疫器官，免疫该疫苗后短时间内免疫 AI 疫苗等可明显降低免疫效果。临床上有的将 2 种灭活疫苗同时注射，虽然疫苗间不一定产生干扰作用，但会使免疫应激或副反应增强。有的将 2 种或多种灭活疫苗混合后注射，不仅存在增加免疫剂量带来的副反应问题，而且一般很难混合均匀，从而影响免疫效果。

二、当前使用的 H5 亚型禽流感系列疫苗

2004 年，我国 H5 HPAI 暴发时，采用自然弱毒株研制的 H5N2 亚型 AI 灭活疫苗进行紧急接种和免疫预防，取得了良好的效果。为使疫苗株与流行株更接近，免疫效果更好，中国农业科学院哈尔滨兽医研究所利用反向遗传操作技术研制了重组禽流感病毒灭活疫苗，从 2004 年末开始应用。2006 年，禽流感-新城疫重组二联活疫苗开始应用。历经 4 次种毒更新或增加新的疫苗种毒株，H5 AI 系列疫苗为我国 AI 防控发挥了巨大的作用。简单了解当前我国 H5 AI 疫苗的一些特点和使用范围，有助于合理选择和使用疫苗。

（一）重组禽流感病毒灭活疫苗（H5N1 亚型，Re－6 株）

该疫苗种毒的 HA 基因和 NA 基因均来自 2010 年从广东鸭分离的 HPAIV A/Duck/Guangdong/S1322/2010（H5N1)株，通过定点突变和缺失删除了 HA 基因裂解位点的 4 个连续碱性氨基酸，使之变成 LPAIV 株。6 个内部基因均来自高度适应鸡胚生长的流感病毒 A/Puerto Rico/8/34（H1N1)（简称 PR8）株。

Re－6 株疫苗于 2012 年替代 Re－5 株疫苗开始应用，主要用于预防我国流行的 H5 亚型 2.3.2 分支 AIV 引起的 AI，对 H5 亚型其他分支的 AIV 引起的 AI 也具有良好的交叉免疫保护作用，对鸡、鸭和鹅等均有良好的免疫保护效果，适于在全国范围内用于各种禽类。

（二）重组禽流感病毒灭活疫苗（H5N1 亚型，Re－7 株）

该疫苗种毒的 HA 基因和 NA 基因均来自 2011 年从辽宁鸡分离的 HPAIV A/Chicken/Liaoning/S4092/2011（H5N1）株，6 个内部基因均来自流感病毒 PR8 株。

Re－7 株疫苗于 2014 年替代 Re－4 株疫苗开始应用，主要用于预防我国北方地区流行的 7.2 分支 H5 亚型 AIV 引起的 AI。由于 7.2 分支病毒截至目前仅在北方部分省份存在，又由于该分支病毒的分离宿主主要为鸡，因此，可依据我国农业部发布的《高致病性禽流感免疫方案》，在规定的应用范围内使用该疫苗对鸡进行免疫预防。

（三）重组禽流感病毒灭活疫苗（H5N1 亚型，Re-8 株）

该疫苗种毒的 HA 基因和 NA 基因均来自 2013 年从贵州鸡分离的 HPAIV A/Chicken/Guizhou/4/2013（H5N1）株，6 个内部基因均来自流感病毒 PR8 株。

该疫苗主要用于预防我国最近两年开始出现的 2.3.4.4 分支 H5 亚型 AIV 引起的 AI。这类病毒已经成为当前危害我国养禽业的主要 AIV。该疫苗于 2014 年 11 月份通过中国农业部新兽药评审，必须在农业部规定的范围内使用，对鸡和水禽等均具有良好的免疫保护效果。

（四）重组禽流感病毒 H5 亚型二价灭活疫苗（Re-6 株＋Re-8 株）

该疫苗以 Re-6 株和 Re-8 株疫苗种毒制备，可同时预防 2.3.2 分支和 2.3.4.4 分支 H5 亚型 AIV 引起的 AI，比分别免疫单苗更经济、方便，而且可减少多次注射引起的应激反应。可依据中国农业部《高致病性禽流感免疫方案》，使用该疫苗对家禽进行免疫预防。

（五）重组禽流感病毒 H5 亚型三价灭活疫苗（Re-6 株＋Re-7 株＋Re-8 株）

该疫苗以 Re-6 株、Re-7 株和 Re-8 株疫苗种毒制备，可同时预防 2.3.2 分支、7.2 分支和 2.3.4.4 分支 H5 亚型 AIV 引起的 AI。当前，7.2 分支病毒仅感染鸡并引起发病和死亡，而且 7.2 分支病毒主要在北方存在，因此，北方鸡群进行 H5 禽流感免疫时，需要考虑使用重组禽流感病毒 H5 亚型三价灭活疫苗，而水禽则应考虑使用重组禽流感病毒 H5 亚型二价灭活疫苗。

（六）禽流感二价灭活疫苗（H5N1 Re-6 株＋H9N2 Re-2 株）

该疫苗以 H5 亚型 AIV Re-6 株和 H9 亚型 AIV Re-2 株疫苗种毒制备，能同时预防 2.3.2 分支 H5 亚型 AIV 和 H9 亚型 AIV 引起的 AI。可用于鸡和水禽的免疫预防。

（七）禽流感-新城疫重组二联活疫苗

该疫苗是以 NDV La Sota 株为载体，在其基因组中插入了 AIV HA 基因研制而成。具有同时预防 AI 和 ND 的作用。

禽流感-新城疫重组二联活疫苗（rLH5-6 株）于 2012 年替代 rLH5-5 株疫苗开始应用，其中 AIV HA 基因来自 A/Duck/Guangdong/S1322/2010（H5N1）株，与 Re-6 株灭活疫苗 HA 基因的亲本株一致，主要用于预防 2.3.2 分支 H5 亚型 AIV 引起的 AI。

禽流感-新城疫重组二联活疫苗（rLH5－8株）于2014年11月通过新兽药评审，主要用于预防2.3.4.4分支H5亚型AIV引起的AI。尽管活疫苗也和灭活疫苗一样存在种毒株的差别，但由于其可产生细胞免疫和黏膜免疫，从而使其比灭活疫苗针对不同分支病毒具有更好的交叉免疫保护作用。

（八）重组禽流感病毒（H5N1亚型）灭活疫苗（细胞源，Re－6株）

该疫苗原始种毒与重组禽流感病毒灭活疫苗（H5N1亚型，Re－6株）种毒株一致，但病毒液是用细胞培养而不是用鸡胚培养的。

该疫苗主要用来预防2.3.2分支H5亚型AIV引起的AI，适用范围也与Re－6株的鸡胚源疫苗一致。

三、禽流感疫苗免疫方案

制订免疫程序和免疫方案需考虑多方面的因素，根据实际情况制订，因此难以制订出全国普遍适用的免疫程序。农业部发布的《高致病性禽流感免疫方案》可作为H5 AI疫苗选择、应用的重要依据。在此，仅给出当前AI H5和H9疫苗的参考免疫方案，各养殖单位可根据实际情况进行适当调整。

（一）种鸡、蛋鸡免疫

雏鸡7～14日龄时，用H5N1 AI灭活疫苗或禽流感-新城疫重组二联活疫苗进行初免；35～42日龄时用H5N1 AI灭活疫苗进行一次加强免疫；开产前120～140日龄时再用H5N1 AI灭活疫苗进行加强免疫；开产后根据免疫抗体监测结果进行免疫，无条件监测抗体时，可每隔4个月左右用H5 AI灭活疫苗免疫一次。在整个生长期，可以用禽流感-新城疫重组二联活疫苗部分代替ND Ⅳ系疫苗，而灭活疫苗可根据当地实际情况选择单苗或多价苗。

H9 AI疫苗可比H5 AI疫苗晚一周左右进行免疫，受威胁较轻地区可以将开产前的免疫次数减少为2次。可结合其他病的预防选择H9 AI单苗、联苗或H9与H5二价疫苗进行免疫。

（二）商品肉鸡免疫

7～10日龄时，用H5N1 AI灭活疫苗免疫一次，若此时同时用禽流感-新城疫重组二联活疫苗滴眼或滴鼻则效果更佳。或者，7～14日龄时，用禽流感-新城疫重组二联活疫苗免疫；2 周后，用禽流感-新城疫重组二联活疫苗加强免疫一次。H9 AI 疫苗可考虑在 10～14 日龄进行免疫，可结合其他病的预防选择单苗或联苗进行免疫。

饲养周期超过 70 日龄的，参照蛋鸡免疫程序免疫。

（三）种鸭、蛋鸭、种鹅、蛋鹅免疫

雏鸭或雏鹅 14～21 日龄时，用 H5 AI 灭活疫苗进行初免；间隔 3～4 周，再用 H5 AI 灭活疫苗进行加强免疫。以后根据免疫抗体检测结果或每隔 3～4 个月用 H5 AI 灭活疫苗免疫一次。

（四）商品肉鸭、肉鹅免疫

肉鸭 7～10 日龄时，用 H5 AI 灭活疫苗进行一次免疫。

肉鹅 7～10 日龄时，用 H5 AI 灭活疫苗进行初免；3～4 周后，再用 H5 AI 灭活疫苗进行一次加强免疫。

第四节　免疫效果评价

有关疫苗免疫的有效性，在第一节中已经有较为详细的描述。另外，疫苗应用后是否能够取得实效，还可以从保证免疫效果的措施、免疫后疫情发生情况以及免疫抗体和病原学监测等方面综合评价。

一、免疫效果评价的方法

（一）临床观察

在生产中，是否存在疫情和临床病例，可以作为 AI 免疫效果的总体评价。

免疫鸡的发病率和死亡率可以作为群体免疫效果的评价指标。发病率是指在免疫效果评价周期内，HPAI 累积发病数量与基点内饲养量比值。发病率是评价 AI 疫苗免疫效果的最直观的一种方式。

　　在实际生产中，大部分禽群一般均接触不到病毒，因此，确切地评价疫苗免疫效果的方法应该在实验室中进行。在实验室中，以与疫苗株相对应的多株同类病毒（比如同一 HA 基因进化分支的 AIV）攻击免疫禽，免疫禽均应观察不到发病和死亡情况，良好的疫苗对异源病毒（比如不同 HA 基因进化分支的 AIV）的攻击也应具有一定的交叉免疫保护。

（二）　血清学检测

　　采用 HI 试验检测免疫抗体是当前应用得最广泛的评价疫苗免疫效果的方法。该方法简单，不需要复杂的设备和较高的技能，因此科研院所、大专院校、各级动物疫病防疫机构以及部分养殖企业都能开展此项工作。灭活疫苗免疫后主要产生体液免疫，HI 抗体能很好地反映出免疫效果。当前，农业部《高致病性禽流感免疫方案》中将灭活疫苗的免疫效果定为：家禽免疫后 21 d 进行免疫效果监测，AI HI 抗体效价 $\geqslant 4\log_2$ 判定为合格；存栏禽群免疫抗体合格率 $\geqslant 70\%$ 判定为合格。这个标准是免疫效果评价的最低标准，是考虑了影响免疫效果的各种因素，尤其是不同禽种免疫抗体存在差别而制定的。一般来讲，理想的蛋鸡和种鸡群的免疫状态应至少保证平均 HI 免疫抗体达 $6\log_2$ 以上，且最好是抗体比较整齐。对于鸭和鹅等水禽，若达到同样的攻毒保护效果，其 HI 抗体的效价要求比鸡的要低。禽流感-新城疫重组二联活疫苗等活疫苗免疫后既能产生体液免疫又能产生细胞免疫，免疫后 HI 抗体效价较低，但免疫鸡仍可获得良好的抗 HPAIV 攻击保护，这是由于 HI 试验检测到的抗体并不是活疫苗免疫后产生的全部免疫反应。当前，临床上无法进行细胞免疫的检测，因此，仍将检测 HI 抗体作为活疫苗免疫效果评价的参考指标。农业部《高致病性禽流感免疫方案》中将活疫苗的免疫效果定为：商品代肉雏鸡第二次免疫 14 d 后，进行免疫效果监测，鸡群免疫抗体转阳率 $\geqslant 50\%$ 判定为合格。这里既考虑到了活疫苗免疫后产生的 HI 抗体效价问题，也兼顾了商品肉鸡免疫 AI 疫苗 HI 抗体水平偏低的问题。

（三）　病原学检测

　　在实验室内，为评价疫苗的免疫效果，免疫鸡在攻击 AIV 后，除观察其是否发病和死亡外，一般还应在一定时间内采集免疫鸡喉头和泄殖腔拭子，检测病毒，从而评价疫苗阻止病毒排泄的能力。对于 H9 亚型等 LPAI，检测病毒排泄是评价疫苗免疫效果的最重要指标。检测病原的方法有病毒的分离和鉴定、RT - PCR 或荧光定量 RT - PCR、胶体金试纸条、抗原捕捉 ELISA 等多种。最确切地病原学检测方法是病毒的分离和鉴定，但 H5 亚型 HPAIV 操作需要在高生物安全条件下进行，且从事高致病性病原微生物需要事先经过审批。临床上，目前我国各地进行的病原学监测主要采用 RT - PCR 或荧光定量 RT - PCR 方法。

病原学检测是评价 H5 AI 疫苗免疫效果的重要指标之一。良好的 H5 AI 疫苗免疫禽后，免疫禽用同源 HPAIV 攻击应不发病、不死亡且不排毒。疫苗应用后，免疫鸡仍可阻止或减少绝大部分同类病毒感染后的排泄。但是，这种免疫疫苗后阻止或减少病毒排泄的作用会随着流行毒株的变异而越来越弱，甚至有的免疫禽会出现发病和死亡等。

二、保证免疫效果的措施

（一）禽流感疫苗质量保障

可靠的疫苗质量是取得良好免疫效果的基础，国家对 AI 疫苗的生产过程和产品质量进行严格监管，以确保产品的安全性和有效性。疫苗的生产需经过严格的审批，在 GMP 条件下生产是当前兽用生物制品生产的基本要求，但我国农业部对 HPAI 等重大动物疫病疫苗的监管更严格，仅有定点生产企业才能生产。农业部实行重大动物疫病防控定点联系工作组制度，其中专门设有疫苗监管组。中国兽医药品监察所采取驻厂监督、飞行检查、专项检查等多项措施，对疫苗定点生产企业进行硬件、管理以及生产全过程等各方面的监管；一经发现问题，立即督促其整改，问题严重的采取撤销生产文号、取消定点生产企业资格等严厉措施。在疫苗产品上实行批签发制度，从源头上把好疫苗质量安全和效力关，每批疫苗在出厂前均由中国兽医药品监察所审查核对，并在必要时进行抽查检验；未经审查核对的或者抽查检验不合格的疫苗均不得销售。当前，中国兽医药品监察所已经批签发的所有 AI 疫苗均为合格产品。坚持实施 AI 等重大动物疫病疫苗监督会检制度，抽查各企业生产的相关疫苗，集中进行检测，并将检测结果在一定范围内公布。国家要求疫苗生产企业必须努力做到保证疫苗质量，确保用于防疫的疫苗符合标准规定，避免因疫苗质量引发免疫失败的问题；保证疫苗产量，确保疫苗足量供应，避免在防疫急需时出现疫苗供应紧张的问题。这些措施，为 AI 的防控及时提供保质保量的疫苗，奠定了 HPAI 疫苗免疫取得实效的基础。

（二）禽流感疫苗应用保障

在 AI 等重大动物疫病免疫策略实施过程中，农业部要求"政府保密度、业务部门保质量"。也就是说，国家明确规定，HPAI 疫苗属于强制免疫，必须是应免尽免；不但要免，而且还要保证免疫的质量，以使免疫达到应有的效果。

在疫苗的采购上，HPAI 疫苗采取政府统一招标采购的方式，主要由各省、自治区、直辖市或计划单列市负责采购本区域内使用的疫苗，对产品的质量和价格等把关。在产品的运输和保存过程中，一般有较为合理的冷链系统，以避免疫苗质量受条件影响。

总体上，采取春秋集中免疫（即春防和秋防），适时补免的方式来实现免疫的全覆盖。我国有各级动物疫病防疫、监督机构，相关技术人员参与指导或直接从事防疫工作；大型养殖企业一般都制订了详细的免疫程序，一般均有兽医等防疫技术人员；有的地方成立了专门的防疫队，这些人员免疫技术比较熟练，给中小养殖户的免疫提供技术支持；还有一些小的养殖户和散养户的防疫，则一般完全由村级防疫员来承担。这些技术人员从应用层面为 AI 疫苗免疫取得实效提供了保障。

每年的春防和秋防后，农业部在各省份抽调专家和技术人员组成专家组，组织进行全国性的重大动物疫病防控工作交叉检查。检查的方式包括听取汇报、审核材料、现场查看以及采集样品等多种形式。通过这样的检查，了解了 AI 疫苗等的免疫状况，对 AI 等防疫工作起到了很好的督促作用。

三、疫苗免疫后我国高致性禽流感疫情明显减少

疫苗免疫是否取得了成效，也可以通过实施 HPAI 免疫和扑杀相结合的综合防控策略后疫情发生的数量来评价。

2004 年 1 月 27 日，我国广西暴发首起 H5N1 HPAI 疫情，在随后的一个多月内，全国 16 个省份陆续暴发 HPAI 疫情。根据我国的国情，农业部及时制定并实施了全面免疫和扑杀相结合的综合防控策略，很快控制了 AI 的传播和蔓延，至 3 月 16 日，我国内地暴发的 49 起 H5 HPAI 疫情全部扑灭，HPAI 阻击战取得了阶段性成果。2004 年下半年，仅 7 月份在安徽巢湖发生了一起 HPAI 疫情。接下来的几年，HPAI 疫情呈下降趋势。2005 年全国共确诊 HPAI 疫情 31 起，2006 年确诊 10 起，2007 年确诊 4 起，2008 年确诊 8 起。2009 年 2 和 4 月，新疆和西藏各确诊 1 起家禽 HPAI 疫情；2009 年 5 月至 2011 年 11 月无家禽 HPAI 疫情，但 2011 年 12 月份，我国西藏和香港各发生 1 起 H5 HPAI 疫情。2012 年，宁夏、甘肃、广东、辽宁、云南、新疆、香港和台湾家禽发生 H5 HPAI 疫情；2013 年河北、西藏的家禽和香港的野鸟发生 H5 HPAI 疫情或分离出 H5 亚型 HPAIV。2014 年，贵州、湖北、云南、黑龙江等地暴发由 2.3.4.4 分支 H5 亚型 HPAIV 引起的疫情，台湾出现 H5N2 AI 疫情。我国的 H5 HPAI 疫情，从 2004 年的 50 起，到最近几年的每年几起，这些数据表明，我国的强制免疫与扑杀相结合的 AI 综合防控策略取得了显著成效。

四、禽流感免疫抗体和病原学监测

血清学和病原学监测结果表明，我国 H5 AI 疫苗免疫效果显著，疫苗免疫后能产生较好的 HI 抗体，禽群总体上处于良好的免疫状态，监测鸡群未发现 H5 亚型 AIV 感染。

（一）全国禽流感免疫抗体和病原学监测

农业部高度重视 AI 免疫效果的评价，每年均制定监测计划在全国范围内进行 AI 血清学和病原学监测，监测地点有养殖场、活禽交易市场和屠宰厂等。通过血清学监测，可了解我国 HPAI 的抗体水平和免疫状态；通过养殖场的病原学监测，可以了解免疫禽群是否存在 AIV 以及病毒的感染率。

通过农业部兽医局网站公布的 H5 亚型 HPAI 监测数据，可以了解当前我国 AI 疫苗免疫抗体合格率及 AIV 存在情况[114]。以下整理了 2014 年 1—11 月份监测数据说明 AI 疫苗的免疫效果。31 个省、自治区、直辖市和新疆生产建设兵团，11 个月共监测免疫鸡群血清样品 2 441 597 份，总合格率为 92.57％，不同月份的合格率介于 90.52％ 和 93.46％ 之间；共监测免疫鸭群血清样品 245 346 份，总合格率为 89.77％，不同月份的合格率介于 85.54％ 和 91.72％ 之间；共监测免疫鹅群血清样品 43 609 份，总合格率为 87.58％，不同月份的合格率介于 75.12％ 和 92.05％ 之间。11 个月共监测鸡病原学样品 314 836 份，H5 亚型 AIV 阳性数为 28 份，阳性率为 0.009％；共监测鸭病原学样品 60 768 份，H5 亚型 AIV 阳性数为 34 份，阳性率为 0.06％；共监测鹅病原学样品 13 540 份，H5 亚型 AIV 阳性数为 6 份，阳性率为 0.04％。中国农业科学院哈尔滨兽医研究所 2014 年的病原学监测数据表明，无论是鸡、鸭还是鹅的阳性样品，均主要来源于市场，养殖场中仅 5 个鸭场分离到 H5 亚型 AIV。

全国 AI 血清学和病原学监测结果表明，我国 AI 疫苗免疫后产生了良好的效果。

（二）各地禽流感免疫抗体检测

除农业部安排的 HPAI 免疫抗体和病原学监测外，一些科研人员和动物疫病防控技术人员等也都在密切关注 AI 疫苗的免疫效果，下面仅列举几个近两年发表的 AI 免疫抗体检测数据来评价 AI 疫苗的免疫效果。

陈红等于 2011—2013 年在贵阳市 10 个区（县、市）采集血样 33 009 份进行 H5 AI 免疫抗体检测。结果显示，贵阳市 2011、2012 和 2013 年群体免疫抗体合格率分别为 84.16％、87.52％、89.47％，呈逐年上升趋势，但不同区（县、市）存在差异；不同来源样品的合格率表现为规模养禽场（90.37％）＞散养户（85.13％）＞农贸市场（52.38％）[115]。徐小燕等对 2008—2012 年浙江上虞市 H5 AI 免疫抗体水平进行了监测，2008、2009、2010、2011 和 2012 年养殖场（户）抗体合格率分别为 94.3％、92.9％、90.9％、90.4％和 90.5％，总合格率为 91.8％；但家禽交易市场的免疫抗体合格率较低，仅为 41.6％[116]。徐小燕等还分别统计了 4 家企业生产的疫苗这 5 年在养殖场（户）应用后的抗体合格率，20 个数据中最低的合格率为 84.9％，最高的为 100％。吴激阳等统计了 2008—2012 年安徽省望江县禽群 H5 AI 免疫水平，近 5 年免疫抗体合格率逐年升高；规模鸡场、规模鸭场、散养家禽和雷池市场禽群总的合格率分别为 80.7％、71.1％、62.5％和 70.2％[117]。郭小玲等于 2011—2012 年在河南省 18 个省辖市、104 个县（市、区）、1 132 个养殖场（户）开展了 H5 AI 疫苗使用效果调查，并在 588 个养殖场（户）采集 8 549 份血清样品进行抗体检测。疫苗免疫抗体合格率平均达 90％以上；2011 年，免疫抗体合格率为 92.53％，其中鸡群合格率为 93.23％，鸭群合格率为 90.32％，鹅群合格率为 86.48％；从样品来源分析，24 个种禽场的免疫抗体合格率为 98.15％，203 个商品代禽场免疫抗体合格率为 94.20％，361 个散养户免疫抗体合格率为 86.51％；在被检测的 588 个养禽场（户）中，免疫合格场（户）占 92.86％[118]。何世成等报道，重组禽流感病毒灭活疫苗（H5N1 亚型 Re－6 株）免疫接种农村散养鸭后产生有效免疫保护（平均抗体效价≥4log₂、群体合格率≥70％）的时间在免疫后 14～22 d，免疫保护持续期长达 151 d 以上[119]。

第五节　影响禽流感疫苗免疫效果的因素

疫苗免疫是预防 AI 的重要措施之一，免疫效果得到了广泛认可，我国免疫和扑杀相结合的综合防控措施对于防控 HPAI 发挥了巨大的作用。然而，多个使用疫苗免疫的国家和地区仍有 HPAI 暴发和流行，我国也偶尔出现 HPAI 疫情，分析原因如下。

一、免疫策略因素

根据免疫的范围和目的，可以把免疫分为发生疫情后对受威胁区进行的环带免疫、全面免疫和针对性免疫等。究竟采取什么样的免疫策略，与一个国家的财力、制度保障和技术措施等密切相关。有的国家在发生 H5N1 HPAI 疫情时，采取扑杀政策，成功控制了疫情；但在疫情扑灭后，又采取了规模化养禽场在补栏、进栏时普遍免疫的政策；而由于疫苗价格、基层兽医人员缺乏等因素，只有部分禽场进行了 AI 疫苗的免疫；加上财力、物力和人力所限，政府既不能提供足够的免费疫苗，又没有进行全面免疫抗体和病原学监测的能力，这样的国家实行全面免疫策略必然无法取得良好的免疫效果，造成免疫失败。

免疫策略中最主要的是疫苗选用的问题。预防 H5 AI 必须使用 H5 亚型 AIV 制备的疫苗已经被公认，但虽然都是 H5 亚型 AIV，各国间、甚至是一个国家不同地区或不同时间的病毒均可能存在较大的差异。预防 AI 最主要的是疫苗种毒和流行株的抗原性应尽可能一致或接近，才能达到理想免疫保护效果。因此，作为一个国家，制定 AI 免疫政策时，疫苗株的选用关系到免疫的成败。有的国家没有自主研发 HPAI 疫苗的能力，需要从别国进口，若选择的疫苗种毒株与本国流行株抗原性差别较大，则很难保证免疫效果。因此，在制定 AI 免疫策略时，不能盲目进口 AI 疫苗，若确需进口则需要进行疫苗对本国流行毒株的有效性评估。埃及是应用 AI 疫苗较多的国家之一。最初，埃及完全使用非本国毒株研制的疫苗，在使用初期，当 AIV 变异还不是很复杂的时候，这些疫苗曾起到了良好的免疫保护作用。但 2009 年开始，埃及 AI 疫情开始逐渐多发，既与 AIV 发生了一定的变异有关，又与引进疫苗的种毒与本国流行的 AIV 株不完全匹配密不可分。2010 年以来，埃及的主要集约化养禽企业采用专门用埃及流行的 AIV 提供表面基因研制的 H5N1 亚型重组禽流感病毒灭活疫苗，疫情得到了很好的控制。Kayali 等报道，埃及国家研究中心（National Research Center，Egypt）及其美国的合作实验室对 6 种注册疫苗进行攻毒保护效力评估，结果显示，用流行病毒研制的 Egy/PR8‐1 株 H5N1 AI 灭活疫苗是唯一能够真正提供理想保护效果的疫苗[46]。Connie Leung 等进行了 3 个国家生产的商品疫苗对 2 株香港地区分离株的免疫效果研究，中国内地的 Re‐5 株重组禽流感病毒灭活疫苗获得了最好的免疫保护效果，主要原因也是由于疫苗种毒与香港地区流行株的同源性更高[120]。因此，建议在进行 AI 疫苗免疫时，应首先选用本国流行株研制的疫苗，或者选用与本国流行株最接近的病毒制备的疫苗，以取得最佳免疫效果，避免免疫失败。

二、禽流感病毒因素

（一）病毒广泛存在

AIV 的广泛存在使家禽随时面临 AI 的威胁，成为各种禽类发生 AI 的重要因素之一。

野鸟可携带 AIV 并使其远距离传播和扩散，引发多起疫情。2005 年月，我国青海湖候鸟开始暴发 H5N1 亚型 HPAI 疫情[121,122]，棕头鸥、斑头雁和渔鸥等 12 种共 6 000 多只候鸟死亡。2005 年 11 月，辽宁黑山暴发的到目前为止我国规模最大的 H5 HPAI 疫情被认为是由候鸟引起。2005 年下半年后，与青海湖同一迁徙路径上的蒙古、俄罗斯、哈萨克斯坦、土耳其、印度等多个国家和地区候鸟发生疫情[123,124]。2006 年在青海、西藏和辽宁发现候鸟和留鸟死亡，并分别在死亡候鸟中分离到 H5N1 亚型 AIV。2006 年和 2008 年，英国均从野天鹅体内检测出 H5N1 亚型 AIV。2009 年，俄罗斯野鸟暴发 H5N1 HPAI。调查和研究表明，候鸟死亡地区主要位于途经中国的三条候鸟迁徙路径上。候鸟携带的病毒能远距离传播和扩散，可以传播给留鸟，可以污染水源，甚至有的可以直接传播给家禽[125]。多种亚型的 AIV 一般都是先感染野鸟，然后到水禽，最后感染鸡等。

中国水禽饲养量占世界水禽饲养量的 3/4，特别是我国南方地区水禽饲养量大，水网密集，相当部分水系已被污染，成为重要的传染源[7]。在我国南方和东南亚一些国家有一种"稻田养鸭"的生产方式，该方式为流感病毒提供了一个永久性、长年不断的禽类基因库[126]。一方面，水禽更容易从污染 H5 亚型 AIV 的水中感染病毒；另一方面，有的水禽感染 AIV 后不发病，而是成为天然的宿主，不断地排毒、散毒，从而污染周围的环境。对加拿大的鸭群进行的研究表明，有 30% 的幼龄鸭可以活动性排泄 AIV[127]。水禽与鸡等混合饲养使鸡有更多的机会感染病毒，已经确定自由放养鸭是导致鸡群 AI 暴发的一个危险因素[128]。

活禽市场存在多种亚型以及多种 HA 基因进化分支的 AIV，已经发现，活禽市场有放大并维持 AIV 的作用。据报道，活禽市场禽类的病毒检出率普遍高于养殖场等地的禽类[129]。来自多地的多个品种的家禽汇集于活禽市场，也带来了多种 AIV，这些病毒在市场循环往复地感染、排泄，又造成了更多的病毒重组的机会。当前，在活禽交易市场，无论是从禽体内还是在环境中都可以分离到 AIV，说明活禽交易市场 AIV 的污染已经相当严重。活禽市场的病毒还可通过活禽的运输，通过车辆、人员及空的鸡笼传播，有的成为家禽饲养场感染的一个来源[130]。在美国，已经证实，多起 AI 疫情都与活禽交易市场有关[131]。

病毒的传播和扩散还与发生疫情后，病毒能否及时地、彻底地被消灭在疫点之内密切相关。

（二）病毒 HA 基因抗原性变异和病毒 HA 基因新分支的出现

AIV HA 基因抗原性变异和病毒 HA 基因新分支的出现是 AI 疫情发生的主要原因

之一，当免疫禽抗体已经达到一定水平，但仍发生 AI 疫情时，应主要考虑流行株与疫苗株 HA 基因存在较大抗原性差异的可能。容易变异是 AIV 的重要特性之一，随着病毒的变异，疫苗的免疫效果会越来越低，甚至免疫鸡出现发病和死亡，这是 AI 疫苗需更新的主要原因。对于人流感而言，WHO 每年都对应用的流感疫苗株提出更新或提出使用原毒株的指导性建议和意见，以确保疫苗的有效性。

2006 年，我国山西阳泉发生 H5N1 HPAI 疫情，从该疫情中分离的 A/Chicken/Shanxi/2006（H5N1）株病毒 HA 基因属于 7 分支，与我国应用的 Re-1 株（0 分支）疫苗的 HA 基因同源性只有 90% 左右，并且在抗原性上存在约 32 倍的差异。用该病毒攻击当时应用的 H5N1（Re-1 株）和 H5N2（N28 株）商品疫苗免疫鸡，疫苗的保护率均只有 83.3%，说明当时的疫苗已经不能对这类流行毒起到良好的免疫保护作用。中国农业科学院哈尔滨兽医研究所针对这类病毒研制出了 Re-4 株重组禽流感病毒灭活疫苗，多年来对于预防 7 分支 H5 亚型 AIV 引起的 AI 发挥了十分重要的作用。但随着时间的推移，该分支的病毒又开始逐渐变异，疫苗的保护效果也逐渐下降，直至 2013 年 12 月，我国河北保定鸡群发生了 H5N2 HPAI 疫情。从病死鸡分离的 A/Chicken/Hebei/3/2013（H5N2）株病毒的 HA 基因属于 7.2 分支，HA 基因与 Re-4 株核苷酸同源性为 93.3%，但其抗原性已经相差达 32 倍。用该分离病毒和另外 2 株与其高度同源的 H5N2 亚型 AIV 分别攻击 Re-4 株疫苗免疫鸡，免疫鸡存活率分别为 5/10、5/10 和 4/10，表明 Re-4 株疫苗对这类病毒已经不能起到良好的免疫保护作用。为此，中国农业科学院哈尔滨兽医研究所又研制出 Re-7 株灭活疫苗，对该疫苗免疫鸡用上述 3 株病毒攻击后存活率均为 10/10，且喉头及泄殖腔拭子样品病毒分离均为阴性。Re-7 株疫苗于 2014 年开始广泛用于 7.2 分支 H5 AI 的预防。与 Re-7 株替代 Re-4 株疫苗以满足防控需要相似，Re-5 株疫苗替代 Re-1 株疫苗是为了防控新出现的 2.3.4 分支 AIV 引起的 AI，Re-6 株疫苗替代 Re-5 株疫苗是为了防控 2.3.2 分支 H5 亚型 AIV 引起的 AI。2014 年，我国湖北、贵州、云南和黑龙江省等地出现了由 2.3.4.4 分支 H5 亚型 AIV 引起的 HPAI 疫情，中国农业科学院哈尔滨兽医研究所又研制出 Re-8 株疫苗，以适应 AI 防控的需要。

对于 AI 来讲，不存在一成不变、永远适用的疫苗。为避免或减少免疫失败，需对我国的 AI 进行严密的监测，随时评估疫苗对流行株的免疫保护效果，及时更新或增加疫苗种毒，以确保免疫策略取得成效。

同时，需要指出的是，尽管病毒变异会导致疫苗的免疫效果下降，但疫苗对同亚型病毒均有一定的交叉免疫保护，无论对于同源病毒还是异源病毒，免疫抗体均与保护率成正相关，因此，结合本地区 AI 流行情况做好现有疫苗的免疫可以最大限度地减少 AI

带来的经济损失。

三、疾病因素

免疫抑制性疾病是影响 AI 免疫效果的重要因素之一，当前免疫抑制病病毒感染家禽普遍存在。禽网状内皮组织增殖症病毒（Reticuloendotheliosis virus，REV）、禽白血病病毒（Avian leukemia virus，ALV）、马立克氏病病毒（Marek's disease virus，MDV）、鸡传染性法氏囊病病毒（Infectious bursal disease virus，IBDV）、鸡传染性贫血病病毒（Chicken infectious anemia virus，CIAV）、鸡球虫等能损害鸡的免疫器官如法氏囊、胸腺、脾脏、哈德氏腺、盲肠扁桃体、肠道淋巴组织等，从而导致免疫抑制。免疫抑制病在我国鸡群普遍存在，高玉龙等报道，某省 25 个父母代鸡场，抗 REV 抗体阳性场占 88%（22/25），阳性场鸡的抗体阳性率介于 1.0%和 97.8%之间；抗 CIAV 抗体阳性率更高，调查禽场中 80%（4/5）祖代鸡场、100%（44/44）父母代鸡场和100%商品代鸡场（95/95）抗体均为阳性；ALV 在有些鸡群的感染率高达 60%，且该病毒与其他免疫抑制病病毒的混合感染率可达 41.9%，与 REV、MDV 和 CIAV 的混合感染率可分别达到 13.6%、24.5%和 22.8%[132]。宇文延青等在进行 IBD 流行病学调查时分离的 20 株 IBDV 中有 19 株具有 IBDV 超强毒株的分子特征，表明我国鸡群受到IBDV 超强毒的威胁[133]。研究表明，REV、CIAV、ALV 以及中等毒力以上的 IBDV感染均能降低 AI 疫苗的免疫抗体以及攻毒保护率。

家禽潜伏感染或早期感染 AIV 会造成免疫失败。若家禽已经感染了 HPAIV，一方面，因感染禽体质较差而影响免疫抗体的产生；另一方面，注射免疫时，如果不经常换针头会造成人为地传播病毒，从而使感染病毒禽的数量增加；同时，抓禽和注射等应激因素可以促进 AI 的发生。家禽接种疫苗后需要一定时间才能产生免疫力，而这段时间恰恰是一个潜在的危险期，一旦感染强毒，就会导致疾病的发生，造成免疫失败。

AI 与其他细菌或病毒混合感染，使禽临床症状更明显，甚至发病、死亡，从而表现为免疫失败。在临床上，有时会有抗 H9 亚型 AIV 抗体水平良好的鸡群出现发病、死亡的现象，病鸡中可以分离到 AIV，而将该病毒纯化后感染 SPF 鸡则不出现临床症状。H9 亚型 AIV 与细菌混合感染时，细菌与病毒存在一定的协同致病作用，细菌的存在可延长病毒在体内的分布和增殖，使感染 H9 亚型 AIV 的家禽表现出更明显的临床症状并加剧组织病理变化的发生。流感病毒 HA 糖蛋白被蛋白酶裂解为两个二硫键连接的 HA1 和 HA2 多肽，是病毒具有感染性、病毒在机体内增殖传播、病毒组织嗜性和病毒致病性的先决条件，而这些混合感染的细菌和病毒恰好可以提供这种酶而使病毒更易于裂解。同样，个别禽群免疫抗体水平良好，当 H5 亚型 AIV 潜伏感染，且有细菌或其他病毒混合感染时，有时也会出现临床症状而表现为免疫失败。

四、生物安全和饲养管理因素

免疫只是防控 AI 的重要措施之一，过分或完全依赖免疫而忽略生物安全措施和饲养管理等必然导致免疫的失败。

当前，我国家禽饲养多数没有一个合理的规划和布局，禽场（群）间距较近，中小型禽场在公路边、村庄边，这样加大了病毒感染的机会，加快了疫病传播的速度。多数养禽场没有良好的生物安全设施，且禽场内舍与舍、人与人不严格隔离，饲养员、技术人员、场长、甚至是外来人员进出随意性大。消毒不严格，不能持续坚持消毒制度，包括空舍时间短、空舍消毒次数少等。一般的鸡舍，很难阻止昆虫和啮齿目动物的活动，而这些都可作为 AIV 侵袭鸡群的传播媒介。在美国宾夕法尼亚州发生 H5N2 AI 期间回收的家蝇[134]以及在日本感染 H5N1 亚型 AIV 的肉鸡饲养场附近捕捉的绿头苍蝇中[135]都发现了携带病毒的证据。在许多大规模的家禽饲养场，生物安全措施并没有得到认真有效的贯彻执行，使 AIV 等病原体的侵入有了可乘之机，这已经被 2003 年在荷兰以及其他发达国家发生的 AI 所证实[136]。

应激因素既可导致免疫抗体水平偏低，又可以直接刺激诱发 AI 的发生。动物机体的免疫功能在一定程度上受到神经、体液和内分泌的调节，在环境过冷过热、湿度过大、通风不良、拥挤、饲料突然改变、运输、转群等应激因素的影响下，机体肾上腺皮质激素分泌增加。肾上腺皮质激素能显著损伤 T 淋巴细胞，对巨噬细胞也有抑制作用，增加 IgG 的分解代谢。因此，当鸡群处于应激反应敏感期时接种疫苗，就会减弱鸡的免疫反应能力，使免疫抗体达不到应有水平。如果鸡舍管理不善，气温骤降、冷风侵袭，而禽群内又有隐性感染的 AIV，则常会出现携带 AIV 的家禽发生 AI，再传染给其他健康禽，呈现出大群禽发生 AI 的现象。

病毒与宿主（鸡）的斗争主要是在鸡舍中进行的。现代养鸡多为高密度饲养，在空间有限的环境中，由于空气质量降低、各种病原体大量蓄积以及缺乏阳光照射等原因，在室内饲养的家禽可能对疾病更容易感染。并且，这种高密度饲养可以直接和间接地促进 HPAIV 的演变进化。同时，过度拥挤会削弱鸡的适应性免疫，降低免疫功能，从而降低了疫苗接种的免疫保护效果[137]。

一些禽舍还存在通风不良、氨味过重的现象。一项对几十个商品家禽饲养场进行的研究发现，高水平的氨会显著提高鸡体内的皮质类固醇水平，这是一种与应激反应有关并且对机体免疫反应具有抑制作用的免疫抑制剂。伴随高密度饲养产生的高水平氨对气道的损伤和引起的免疫抑制，可能促进 AIV 的亲肺性感染[138]。

五、鸡群的免疫状态因素

我国家禽饲养量超过 150 亿羽，很难做到 100％免疫，即使是达到了国家规定的最低免疫标准，也会有少数禽因抗体低下而容易发病；而事实上，有部分禽群还没有达到国家规定的最低免疫标准。肖康等对贵州省 3 个地区的种禽场、8 个地区的规模养殖场、4 个地区的农村散养户和 2 个地区的活禽交易市场送检的 17 616 份血清样本进行 H5 AI HI 抗体水平检测，免疫抗体的平均合格率为 75.7％（13 338/17 616），其中种禽场、规模养殖场、农村散养户和活禽交易市场 AI 免疫抗体的平均合格率分别为 74.2％（1 211/1 632）、83.9％（10 528/12 552）、57.6％（1 434/2 489）和 17.5％（165/943）[139]。王明辉等对合肥地区家禽交易市场进行了 H5 AI 免疫抗体定点监测，蛋鸡、种鸡、肉鸡、鹅和鸭的平均免疫抗体合格率分别为 99.26％、81.48％、55.43％、3.57％和 27.63％；饲养规模为 50 000 羽以上、10 000～49 999 羽、1 000～9 999 羽、1 000 羽以下的养殖场及散养户，其样品免疫抗体合格率分别为 100％、84.38％、74.61％、27.45％和 32.84％[140]。类似的监测数据还有很多。从这些监测结果来看，我国总体 AI 免疫状况良好，但小的养殖场及散养户和市场上的家禽免疫合格率较低；即便是有一定规模的养殖场，也存在平均免疫抗体合格率不高的现象；肉鸡和水禽总体免疫覆盖率有限，免疫抗体偏低。这些抗体低下甚至是没有抗体的家禽，感染 AIV 后发生疫情的概率极大。因此，进一步切实做好免疫工作，提高免疫覆盖率和免疫抗体水平，对于减少免疫失败是非常重要的。

遗传因素对于 AI 疫苗免疫抗体效价有较大的影响。动物机体对接种抗原的免疫应答在一定程度上是受遗传控制的。禽的品种繁多，免疫应答各有差异。一般来讲，疫苗免疫鸡产生的抗体好于鸭、鹅等水禽。但不同鸡种，甚至是同一品种不同个体的鸡，对同一疫苗的免疫反应强弱也不一致。不同的鸡群，受基因型、日龄、性别、疾病状况等因素的影响，对同一种疫苗表现出的免疫效果也不一致。为获得良好的免疫效果，水禽一般需要进行加强免疫，加强免疫后，蛋鸭、种鸭和种鹅等能获得较高水平的抗体。从当前发生的 AI 来看，开产后蛋鸡发病较多。同时还存在 AI 等疫苗免疫肉鸡和肉鸭等生长速度快的家禽免疫后抗体水平较低的现象。研究表明，这种肉禽和蛋禽的高生产能力和高生产效率也给家禽带来了一系列的副作用，严重地影响了鸡的健康状态，特别是对鸡的免疫功能造成了很大的损害。由于大量的蛋白质和能量被禽转移用于进行代谢合成活动，如用于生产禽蛋或生长肌肉等，极大地损害了包括淋巴组织等免疫器官在内的内脏器官的发育。因此，生长速度快、生产能力高的禽会表现出对疾病的抵抗力降低，疫苗免疫后免疫反应较弱，不能产生高水平抗体等。

当前，我国实行全面免疫后，仍有部分 AI 疫情发生，除了与以上诸多因素有关外，还与免疫程序是否合理、个别疫苗产品质量是否可靠及能否正确保存和运输、免疫途径和免疫操作是否恰当等有关；同时家禽营养不良、化学物质污染及滥用药物也会影响其免疫应答反应。

AI 的复杂性表现在病毒的易变性、毒株的多样性、宿主的广泛性、传播的不可控性，人类与 AI 的斗争必定是长期的、复杂的、艰巨的，疫苗免疫与扑杀相结合的综合防控措施将是较长一段时期内我国防控 HPAI 的重要策略。

参考文献

[1] Swayne D E，Pavade G，Hamilton K，et al. Assessment of national strategies for control of high‐pathogenicity avian influenza and low‐pathogenicity notifiable avian influenza in poultry，with emphasis on vaccines and vaccination [J]. Rev Sci Tech，2011，30：839‐870.

[2] Swayne D E. Impact of vaccines and vaccination on global control of avian influenza [J]. Avian Dis，2012，56：818‐828.

[3] http://www. who. int/influenza/human _ animal _ interface/EN _ GIP _ 201503031 cumulative NumberH5N1cases. pdf.

[4] Imai M，Watanabe T，Hatta M，et al. Experimental adaptation of an influenza H5 HA confers respiratory droplet transmission to a reassortant H5 HA/H1N1 virus in ferrets [J]. Nature，2012，486：420‐428.

[5] Zhang Y，Zhang Q，Kong H，et al. H5N1 hybrid viruses bearing 2009/H1N1 virus genes transmit in guinea pigs by respiratory droplet [J]. Science，2013，340：1459‐1463.

[6] http://finance. people. com. cn/nc/GB/61156/61906/4978275. html.

[7] Deng G，Tan D，Shi J，et al. Complex reassortment of multiple subtypes of avian influenza viruses in domestic ducks at the Dongting Lake Region of China [J]. J Virol，2013，87：9452‐9462.

[8] Capua I，Terregino C，Cattoli G，et al. Increased resistance of vaccinated turkeys to ex-

perimental infection with an H7N3 low – pathogenicity avian influenza virus〔J〕. Avian Pathol，2004，33：158 – 163.

〔9〕 Swayne D E. Vaccines for List A poultry diseases：emphasis on avian influenza〔J〕. Dev Biol（Basel），2003，114：201 – 212.

〔10〕 Swayne D E，Suarez D L. Highly pathogenic avian influenza〔J〕. Rev Sci Tech，2000，19：463 – 482.

〔11〕 Imperato P J. A perspective on influenza control〔J〕. Lancet，1986，1：728 – 730.

〔12〕 Horimoto T，Rivera E，Pearson J，et al. Origin and molecular changes associated with emergence of a highly pathogenic H5N2 influenza virus in Mexico〔J〕. Virology，1995，213：223 – 230.

〔13〕 Villarreal C. Experience in control of avian influenza in the Americas〔J〕. Dev Biol（Basel），2007，130：53 – 60.

〔14〕 Villarreal C L. Control and eradication strategies of avian influenza in Mexico〔J〕. Dev Biol（Basel），2006，124：125 – 126.

〔15〕 Naeem K，Siddique N. Use of strategic vaccination for the control of avian influenza in Pakistan〔J〕. Dev Biol（Basel），2006，124：145 – 150.

〔16〕 Naeem K，Siddique N，Ayaz M，et al. Avian influenza in Pakistan：outbreaks of low – and high – pathogenicity avian influenza in Pakistan during 2003 – 2006〔J〕. Avian Dis，2007，51：189 – 193.

〔17〕 Capua I，Alexander D J. Avian influenza vaccines and vaccination in birds〔J〕. Vaccine，2008，26 Suppl 4：D70 – 73.

〔18〕 Swayne D E，Kapczynski D. Strategies and challenges for eliciting immunity against avian influenza virus in birds〔J〕. Immunol Rev，2008，225：314 – 331.

〔19〕 Chen H，Bu Z. Development and application of avian influenza vaccines in China〔J〕. Curr Top Microbiol Immunol，2009，333：153 – 162.

〔20〕 Tian G，Zhang S，Li Y，et al. Protective efficacy in chickens，geese and ducks of an H5N1 – inactivated vaccine developed by reverse genetics〔J〕. Virology，2005，341：153 – 162.

〔21〕 Tian G，Zeng X，Li Y，et al. Protective efficacy of the H5 inactivated vaccine against different highly pathogenic H5N1 avian influenza viruses isolated in China and Vietnam〔J〕. Avian Dis，2010，54：287 – 289.

〔22〕 Qiao C L，Yu K Z，Jiang Y P，et al. Protection of chickens against highly lethal H5N1 and H7N1 avian influenza viruses with a recombinant fowlpox virus co – expressing H5 haemagglutinin and N1 neuraminidase genes [J]. Avian Pathol，2003，32：25－32.

[23] Qiao C，Yu K，Jiang Y，et al. Development of a recombinant fowlpox virus vector－based vaccine of H5N1 subtype avian influenza [J]. Dev Biol（Basel），2006，124：127－132.

[24] Qiao C，Jiang Y，Tian G，et al. Recombinant fowlpox virus vector－based vaccine completely protects chickens from H5N1 avian influenza virus [J]. Antiviral Res，2009，81：234－238.

[25] Ge J，Deng G，Wen Z，et al. Newcastle disease virus－based live attenuated vaccine completely protects chickens and mice from lethal challenge of homologous and heterologous H5N1 avian influenza viruses [J]. J Virol，2007，81：150－158.

[26] Li C，Bu Z，Chen H. Avian influenza vaccines against H5N1 'bird flu' [J]. Trends Biotechnol，2014，32：147－156.

[27] 田国彬，曾显营，钟功勋，等. H5N1 亚型禽流感变异株灭活疫苗种毒 Re－4 株的生物学特性及免疫原性研究 [J]. 中国预防兽医学报，2009：717－720.

[28] 曾显营，钟功勋，李雁冰，等. 禽流感病毒 H5N1 变异株灭活疫苗（Re－4 株）对鸡、鸭和鹅的免疫效果研究 [J]. 中国预防兽医学报，2010：800－803.

[29] 曾显营，刘丽玲，张盼涛，等. 重组禽流感病毒二价灭活疫苗对 H5N1 亚型 7.2 分支病毒的攻毒保护性研究 [J]. 中国预防兽医学报，2012：988－992.

[30] 国务院办公厅关于印发国家中长期动物疫病防治规划（2012—2020 年）的通知 [J]. 中华人民共和国国务院公报，2012：5－13.

[31] Li C，Ping J，Jing B，et al. H5N1 influenza marker vaccine for serological differentiation between vaccinated and infected chickens [J]. Biochem Biophys Res Commun，2008，372：293－297.

[32] Capua I，Terregino C，Cattoli G，et al. Development of a DIVA（Differentiating Infected from Vaccinated Animals）strategy using a vaccine containing a heterologous neuraminidase for the control of avian influenza [J]. Avian Pathol，2003，32：47－55.

[33] Capua I，Alexander D J. Avian influenza：recent developments [J]. Avian Pathol，2004，33：393－404.

[34] Tumpey T M，Alvarez R，Swayne D E，et al. Diagnostic approach for differentiating infected from vaccinated poultry on the basis of antibodies to NS1，the nonstructural protein of influenza A virus [J]. J Clin Microbiol，2005，43：676－683.

[35] Lee C W，Senne D A，Suarez D L. Effect of vaccine use in the evolution of Mexican lineage H5N2 avian influenza virus [J]. J Virol，2004，78：8372－8381.

［36］ Grund C，Abdelwhab el S M，Arafa A S，et al. Highly pathogenic avian influenza virus H5N1 from Egypt escapes vaccine－induced immunity but confers clinical protection against a heterologous clade 2.2.1 Egyptian isolate ［J］. Vaccine，2011，29：5567－5573.

［37］ http://www.oie.int/fileadmin/Home/eng/Health＿standards/tahm/2.03.04＿AI. pdf.

［38］ van der Goot J A，Koch G，de Jong M C，et al. Quantification of the effect of vaccination on transmission of avian influenza（H7N7）in chickens［J］. Proc Natl Acad Sci U S A，2005，102：18141－18146.

［39］ Ellis T M，Leung C Y，Chow M K，et al. Vaccination of chickens against H5N1 avian influenza in the face of an outbreak interrupts virus transmission［J］. Avian Pathol，2004，33：405－412.

［40］ Sims L D，Ellis T M，Liu K K，et al. Avian influenza in Hong Kong 1997－2002［J］. Avian Dis，2003，47：832－838.

［41］ Vajo Z，Kosa L，Visontay I，et al. Inactivated whole virus influenza A（H5N1）vaccine［J］. Emerg Infect Dis，2007，13：807－808.

［42］ Swayne D E. Avian influenza vaccines and therapies for poultry［J］. Comp Immunol Microbiol Infect Dis，2009，32：351－363.

［43］ Luke C J，Subbarao K. Vaccines for pandemic influenza［J］. Emerg Infect Dis，2006，12：66－72.

［44］ Chen H. Avian influenza vaccination：the experience in China［J］. Rev Sci Tech，2009，28：267－274.

［45］ Hafez M H，Arafa A，Abdelwhab E M，et al. Avian influenza H5N1 virus infections in vaccinated commercial and backyard poultry in Egypt［J］. Poult Sci，2010，89：1609－1613.

［46］ Kayali G，Kandeil A，El－Shesheny R，et al. Do commercial avian influenza H5 vaccines induce cross－reactive antibodies against contemporary H5N1 viruses in Egypt? ［J］. Poult Sci，2013，92：114－118.

［47］ Webster R G，Taylor J，Pearson J，et al. Immunity to Mexican H5N2 avian influenza viruses induced by a fowl pox－H5 recombinant［J］. Avian Dis，1996，40：461－465.

［48］ Taylor J，Weinberg R，Kawaoka Y，et al. Protective immunity against avian influenza induced by a fowlpox virus recombinant［J］. Vaccine，1988，6：504－508.

［49］ Swayne D E，Beck J R，Kinney N. Failure of a recombinant fowl poxvirus vaccine containing an avian influenza hemagglutinin gene to provide consistent protection against influenza in chickens preimmunized with a fowl pox vaccine［J］. Avian Dis，2000，44：

132 - 137.

[50] Swayne D E, Suarez D L, Schultz - Cherry S, et al. Recombinant paramyxovirus type 1 - avian influenza - H7 virus as a vaccine for protection of chickens against influenza and Newcastle disease [J]. Avian Dis, 2003, 47: 1047 - 1050.

[51] Nayak B, Rout S N, Kumar S, et al. Immunization of chickens with Newcastle disease virus expressing H5 hemagglutinin protects against highly pathogenic H5N1 avian influenza viruses [J]. PLoS One, 2009, 4: e6509.

[52] Ferreira H L, Pirlot J F, Reynard F, et al. Immune responses and protection against H5N1 highly pathogenic avian influenza virus induced by the Newcastle disease virus H5 vaccine in ducks [J]. Avian Dis, 2012, 56: 940 - 948.

[53] Niqueux E, Guionie O, Amelot M, et al. Prime - boost vaccination with recombinant H5 - fowlpox and Newcastle disease virus vectors affords lasting protection in SPF Muscovy ducks against highly pathogenic H5N1 influenza virus [J]. Vaccine, 2013, 31: 4121 - 4128.

[54] Chen H, Deng G, Li Z, et al. The evolution of H5N1 influenza viruses in ducks in southern China [J]. Proc Natl Acad Sci U S A, 2004, 101: 10452 - 10457.

[55] Liu J, Chen P, Jiang Y, et al. A duck enteritis virus - vectored bivalent live vaccine provides fast and complete protection against H5N1 avian influenza virus infection in ducks [J]. J Virol, 2011, 85: 10989 - 10998.

[56] Liu J, Chen P, Jiang Y, et al. Recombinant duck enteritis virus works as a single - dose vaccine in broilers providing rapid protection against H5N1 influenza infection [J]. Antiviral Res, 2013, 97: 329 - 333.

[57] Sondermeijer P J, Claessens J A, Jenniskens P E, et al. Avian herpesvirus as a live viral vector for the expression of heterologous antigens [J]. Vaccine, 1993, 11: 349 - 358.

[58] Li Y, Reddy K, Reid S M, et al. Recombinant herpesvirus of turkeys as a vector - based vaccine against highly pathogenic H7N1 avian influenza and Marek's disease [J]. Vaccine, 2011, 29: 8257 - 8266.

[59] Pavlova S P, Veits J, Mettenleiter T C, et al. Live vaccination with an H5 - hemagglutinin - expressing infectious laryngotracheitis virus recombinant protects chickens against different highly pathogenic avian influenza viruses of the H5 subtype [J]. Vaccine, 2009, 27: 5085 - 5090.

[60] Fuchs W, Romer - Oberdorfer A, Veits J, et al. Novel avian influenza virus vaccines [J]. Rev Sci Tech, 2009, 28: 319 - 332.

［61］Brown D W，Kawaoka Y，Webster R G，et al. Assessment of retrovirus‐expressed nucleoprotein as a vaccine against lethal influenza virus infections of chickens［J］. Avian Dis，1992，36：515－520.

［62］Fynan E F，Webster R G，Fuller D H，et al. DNA vaccines：protective immunizations by parenteral，mucosal，and gene‐gun inoculations［J］. Proc Natl Acad Sci U S A，1993，90：11478－11482.

［63］Kim J H，Jacob J. DNA vaccines against influenza viruses［J］. Curr Top Microbiol Immunol，2009，333：197－210.

［64］Jiang Y，Yu K，Zhang H，et al. Enhanced protective efficacy of H5 subtype avian influenza DNA vaccine with codon optimized HA gene in a pCAGGS plasmid vector［J］. Antiviral Res，2007，75：234－241.

［65］Zhou F，Wang G，Buchy P，et al. A triclade DNA vaccine designed on the basis of a comprehensive serologic study elicits neutralizing antibody responses against all clades and subclades of highly pathogenic avian influenza H5N1 viruses［J］. J Virol，2012，86：6970－6978.

［66］Li J，Jiang Y，Zhao S，et al. Protective efficacy of an H5N1 DNA vaccine against challenge with a lethal H5N1 virus in quail［J］. Avian Dis，2012，56：937－939.

［67］Liu G，Zhang F，Shi J，et al. A subunit vaccine candidate derived from a classic H5N1 avian influenza virus in China protects fowls and BALB/c mice from lethal challenge［J］. Vaccine，2013，31：5398－5404.

［68］Crawford J，Wilkinson B，Vosnesensky A，et al. Baculovirus‐derived hemagglutinin vaccines protect against lethal influenza infections by avian H5 and H7 subtypes［J］. Vaccine，1999，17：2265－2274.

［69］Petsch B，Schnee M，Vogel A B，et al. Protective efficacy of in vitro synthesized，specific mRNA vaccines against influenza A virus infection［J］. Nat Biotechnol，2012，30：1210－1216.

［70］Krammer，F. Novel universal influenza virus vaccine approaches［J］. Curr Opin Virol，2016，17：95－103.

［71］Krammer，F.，et al. Chimeric hemagglutinin influenza virus vaccine constructs elicit broadly protective stalk‐specific antibodies［J］. Journal of Virology，2013，87（12）：6542－6550.

［72］Krammer，F.，et al. H3 stalk‐based chimeric hemagglutinin influenza virus constructs protect mice from H7N9 challenge［J］. J Virol，2014，88（4）：2340－2343.

[73] Margine, I., et al. Hemagglutinin stalk – based universal vaccine constructs protect against group 2 influenza A viruses [J]. J Virol, 2013, 87 (19): 10435 – 10446.

[74] Nachbagauer, R., et al. Hemagglutinin Stalk Immunity Reduces Influenza Virus Replication and Transmission in Ferrets [J]. J Virol, 2015, 90 (6): 3268 – 3273.

[75] Nachbagauer, R., et al. Induction of broadly reactive anti – hemagglutinin stalk antibodies by an H5N1 vaccine in humans [J]. J Virol, 2014, 88 (22): 13260 – 13268.

[76] Ellebedy, A. H., et al. Induction of broadly cross – reactive antibody responses to the influenza HA stem region following H5N1 vaccination in humans [J]. Proc Natl Acad Sci USA, 2014, 111 (36): 13133 – 13138.

[77] Halliley, J. L., et al. High – Affinity H7 Head and Stalk Domain – Specific Antibody Responses to an Inactivated Influenza H7N7 Vaccine After Priming With Live Attenuated Influenza Vaccine [J]. J Infect Dis, 2015, 212 (8): 1270 – 1278.

[78] Krammer, F., et al. An H7N1 influenza virus vaccine induces broadly reactive antibody responses against H7N9 in humans [J]. Clin Vaccine Immunol, 2014, 21 (8): 1153 – 1163.

[79] Pinto, L. H., L. J. Holsinger, and R. A. Lamb. Influenza virus M2 protein has ion channel activity [J]. Cell, 1992, 69 (3): 517 – 528.

[80] Zebedee, S. L. and R. A. Lamb. Influenza A virus M2 protein: monoclonal antibody restriction of virus growth and detection of M2 in virions [J]. Journal of Virology, 1988, 62 (8): 2762 – 2772.

[81] Treanor, J. J., et al. Passively transferred monoclonal antibody to the M2 protein inhibits influenza A virus replication in mice [J]. Journal of Virology, 1990, 64 (3): 1375 – 1377.

[82] Jegerlehner, A., et al. Influenza a vaccine based on the extracellular domain of M2: Weak protection mediated via antibody – dependent NK cell activity [J]. Journal of Immunology, 2004, 172 (9): 5598 – 5605.

[83] De Filette, M., et al. An influenza A vaccine based on tetrameric ectodomain of matrix protein 2 [J]. Journal of Biological Chemistry, 2008, 283 (17): 11382 – 11387.

[84] Neirynck, S., et al. A universal influenza A vaccine based on the extracellular domain of the M2 protein [J]. Nature Medicine, 1999, 5 (10): 1157 – 1163.

[85] Ebrahimi, S. M., et al. Cloning, expression and purification of the influenza A (H9N2) virus M2e antigen and truncated Mycobacterium tuberculosis HSP70 as a fusion protein in Pichia pastoris [J]. Protein Expression and Purification, 2010, 70 (1): 7 – 12.

［86］ Ebrahimi，S. M. and M. Tebianian. Heterologous expression，purification and character-
ization of the influenza A virus M2e gene fused to Mycobacterium tuberculosis HSP70
(359 - 610) in prokaryotic system as a fusion protein ［J］. Molecular Biology Reports，
2010，37 (6)：2877 - 2883.

［87］ Ebrahimi，S. M. ，et al. In contrast to conventional inactivated influenza vaccines，
4xM2e. HSP70c fusion protein fully protected mice against lethal dose of Hi，H3 and
H9 influenza A isolates circulating in Iran ［J］. Virology，2012，430 (1)：63 - 72.

［88］ Shu，L. L. ，W. J. Bean，and R. G. Webster. Analysis of the evolution and variation of
the human influenza A virus nucleoprotein gene from 1933 to 1990 ［J］. Journal of Virol-
ogy，1993，67 (5)：2723 - 2729.

［89］ Kaiser，J. A one - size - fits - all flu vaccine? ［J］. Science，2006，312 (5772)：
380 - 382.

［90］ Yewdell，J. W. ，et al. Influenza A virus nucleoprotein is a major target antigen for
cross - reactive anti - influenza A virus cytotoxic T lymphocytes ［J］. Proceedings of the Na-
tional Academy of Sciences of the United States of America，1985，82 (6)：1785 - 1789.

［91］ LaMere，M. W. ，et al. Regulation of Antinucleoprotein IgG by Systemic Vaccination and Its
Effect on Influenza Virus Clearance ［J］. Journal of Virology，2011，85 (10)：5027 - 5035.

［92］ LaMere，M. W. ，et al. Contributions of Antinucleoprotein IgG to Heterosubtypic Im-
munity against Influenza Virus ［J］. Journal of Immunology，2011，186 (7)：4331 - 4339.

［93］ Altstein，A. D. ，et al. Immunization with influenza A NP - expressing vaccinia virus re-
combinant protects mice against experimental infection with human and avian influenza
viruses ［J］. Archives of Virology，2006，151 (5)：921 - 931.

［94］ Huang，B. ，et al. Influenza A virus nucleoprotein derived from Escherichia coli or re-
combinant vaccinia (Tiantan) virus elicits robust cross - protection in mice ［J］. Virology
Journal，2012，9.

［95］ Hai，R. ，et al. Influenza Viruses Expressing Chimeric Hemagglutinins：Globular Head
and Stalk Domains Derived from Different Subtypes ［J］. Journal of Virology，2012，86
(10)：5774 - 5781.

［96］ Wang，T. T. ，et al. Broadly Protective Monoclonal Antibodies against H3 Influenza Vi-
ruses following Sequential Immunization with Different Hemagglutinins ［J］. Plos Patho-
gens，2010，6 (2) .

［97］ Wang，T. T. ，et al. Vaccination with a synthetic peptide from the influenza virus he-
magglutinin provides protection against distinct viral subtypes ［J］. Proceedings of the

National Academy of Sciences of the United States of America, 2010, 107 (44): 18979 - 18984.

[98] Sagawa, H., et al. The immunological activity of a deletion mutant of influenza virus haemagglutinin lacking the globular region [J]. Journal of General Virology, 1996, 77 (7): 1483 - 1487.

[99] Zhou, D., et al. A Universal Influenza A Vaccine Based on Adenovirus Expressing Matrix - 2 Ectodomain and Nucleoprotein Protects Mice From Lethal Challenge [J]. Molecular Therapy, 2010, 18 (12): 2182 - 2189.

[100] Boyd, A. C., et al. Towards a universal vaccine for avian influenza: Protective efficacy of modified Vaccinia virus Ankara and Adenovirus vaccines expressing conserved influenza antigens in chickens challenged with low pathogenic avian influenza virus [J]. Vaccine, 2013, 31 (4): 670 - 675.

[101] Xu, S., et al. Mutations of two transmembrane cysteines of hemagglutinin (HA) from influenza A H3N2 virus affect HA thermal stability and fusion activity [J]. Virus Genes, 2013, 47: 20 - 26.

[102] Xu, S., et al. Evidences for the existence of intermolecular disulfide - bonded oligomers in the H3 hemagglutinins expressed in insect cells [J]. Virus Genes, 2014, 48 (2): 304 - 311.

[103] Zhou, J., et al. Recombinant influenza A H3N2 viruses with mutations of HA transmembrane cysteines exhibited altered virological characteristics [J]. Virus Genes, 2014, 48 (2): 273 - 282.

[104] Liu, Q., et al. Recombinant influenza H1, H5 and H9 hemagglutinins containing replaced H3 hemagglutinin transmembrane domain showed enhanced heterosubtypic protection in mice [J]. Vaccine, 2014, 32 (25): 3041 - 3049.

[105] Liu, Q., et al. Influenza bivalent vaccine comprising recombinant H3 hemagglutinin (HA) and H1 HA containing replaced H3 hemagglutinin transmembrane domain exhibited improved heterosubtypic protection immunity in mice [J]. Vaccine, 2015, 33 (32): 4035 - 4040.

[106] Li Y, Shi J, Zhong G, et al. Continued evolution of H5N1 influenza viruses in wild birds, domestic poultry, and humans in China from 2004 to 2009 [J]. J Virol, 2010, 84: 8389 - 8397.

[107] Group W O F H N E W. Continued evolution of highly pathogenic avian influenza A (H5N1): updated nomenclature [J]. Influenza Other Respir Viruses, 2012, 6: 1 - 5.

[108] Antigenic and genetic characteristics of zoonotic influenza viruses and development of candidate vaccine viruses for pandemic preparedness [J]. Wkly Epidemiol Rec，2014，89：457－464.

[109] Li C，Yu K，Tian G，et al. Evolution of H9N2 influenza viruses from domestic poultry in Mainland China [J]. Virology，2005，340：70－83.

[110] 杨婧. H9 亚型禽流感病毒遗传演化分析及致病性研究与疫苗免疫效果评估 [D]. 中国农业科学院，2013.

[111] 万晓朋. 中国大陆 H9N2 亚型禽流感病毒遗传演化分析及疫苗株的选择 [D]. 中国农业科学院，2010.

[112] Davidoff A M，Gray J T，Ng C Y，et al. Comparison of the ability of adeno－associated viral vectors pseudotyped with serotype 2，5，and 8 capsid proteins to mediate efficient transduction of the liver in murine and nonhuman primate models [J]. Mol Ther，2005，11：875－888.

[113] 王全英，乔传玲，张洪波，等. H5N1 亚型禽流感病毒 NA 基因在重组禽痘病毒中的表达及其产物的免疫原性 [J]. 中国兽医科学，2007：312－315.

[114] http：//www. syj. moa. gov. cn/dwyqdt/jcxx/.

[115] 陈红，徐春志，袁翠霞，等. 2011—2013 年贵阳市 H5 亚型禽流感免疫状况调查 [J]. 当代畜牧，2014：4－5.

[116] 徐小燕，李娅，厉金炳. 2008—2012 年上虞市高致病性禽流感免疫抗体水平检测结果分析 [J]. 浙江畜牧兽医，2013：1－3.

[117] 吴激阳，李少炎. 2008—2012 年望江县禽群禽流感免疫水平的调查 [J]. 农技服务，2013：728－734.

[118] 郭小玲. 河南省猪瘟、高致病性禽流感疫苗临床应用效果调查评估 [D]. 河南农业大学，2012.

[119] 何世成，王昌建，邱立新，等. 重组禽流感病毒灭活疫苗（H5N1 亚型 Re－6 株）对散养鸭免疫效果的研究 [J]. 动物医学进展，2014：74－77.

[120] Connie Leung Y H，Luk G，Sia S F，et al. Experimental challenge of chicken vaccinated with commercially available H5 vaccines reveals loss of protection to some highly pathogenic avian influenza H5N1 strains circulating in Hong Kong/China [J]. Vaccine，2013，31：3536－3542.

[121] Chen H，Smith G J，Zhang S Y，et al. Avian flu：H5N1 virus outbreak in migratory waterfowl [J]. Nature，2005，436：191－192.

[122] Liu J，Xiao H，Lei F，et al. Highly pathogenic H5N1 influenza virus infection in mi-

gratory birds [J]. Science, 2005, 309: 1206.

[123] Chen H, Li Y, Li Z, et al. Properties and dissemination of H5N1 viruses isolated during an influenza outbreak in migratory waterfowl in western China [J]. J Virol, 2006, 80: 5976 - 5983.

[124] L'Vov D K, Prilipov A G, Shchelkanov M, et al. [Molecular genetic analysis of the biological properties of highly pathogenic influenza A/H5N1 virus strains isolated from wild birds and poultry during epizooty in Western Siberia (July 2005)] [J]. Vopr Virusol, 2006, 51: 15 - 19.

[125] Dugan V G. A robust tool highlights the influence of bird migration on influenza A virus evolution [J]. Mol Ecol, 2012, 21: 5905 - 5907.

[126] Shortridge K F. Severe acute respiratory syndrome and influenza: virus incursions from southern China [J]. Am J Respir Crit Care Med, 2003, 168: 1416 - 1420.

[127] Hinshaw V S, Webster R G, Turner B. The perpetuation of orthomyxoviruses and paramyxoviruses in Canadian waterfowl [J]. Can J Microbiol, 1980, 26: 622 - 629.

[128] Gilbert M, Chaitaweesub P, Parakamawongsa T, et al. Free - grazing ducks and highly pathogenic avian influenza, Thailand [J]. Emerg Infect Dis, 2006, 12: 227 - 234.

[129] Peiris J S, de Jong M D, Guan Y. Avian influenza virus (H5N1): a threat to human health [J]. Clin Microbiol Rev, 2007, 20: 243 - 267.

[130] Kung N Y, Morris R S, Perkins N R, et al. Risk for infection with highly pathogenic influenza A virus (H5N1) in chickens, Hong Kong, 2002 [J]. Emerg Infect Dis, 2007, 13: 412 - 418.

[131] Senne D A, Suarez D L, Stallnecht D E, et al. Ecology and epidemiology of avian influenza in North and South America [J]. Dev Biol (Basel), 2006, 124: 37 - 44.

[132] 高玉龙, 秦立廷, 王笑梅. 家禽病毒性免疫抑制病流行特点与防控对策 [J]. 中国家禽, 2012: 5 - 11.

[133] 宇文延青, 高玉龙, 高宏雷, 等. 中国部分地区传染性法氏囊病病毒分子流行病学调查 [J]. 中国家禽, 2009: 11 - 14.

[134] Bean W J, Kawaoka Y, Wood J M, et al. Characterization of virulent and avirulent A/chicken/Pennsylvania/83 influenza A viruses: potential role of defective interfering RNAs in nature [J]. J Virol, 1985, 54: 151 - 160.

[135] Sawabe K, Hoshino K, Isawa H, et al. Detection and isolation of highly pathogenic H5N1 avian influenza A viruses from blow flies collected in the vicinity of an infected poultry farm in Kyoto, Japan, 2004 [J]. Am J Trop Med Hyg, 2006, 75:

327 – 332.

[136] Thomas M E，Bouma A，Ekker H M，et al. Risk factors for the introduction of high pathogenicity Avian Influenza virus into poultry farms during the epidemic in the Netherlands in 2003 [J]. Prev Vet Med，2005，69：1 – 11.

[137] Witter R L. Control strategies for Marek's disease：a perspective for the future [J]. Poult Sci，1998，77：1197 – 1203.

[138] 李凯年，逯德山. 关于禽流感发生与传播的历史回顾与研究进展 威胁人类生存的元凶：流感病毒（4）[J]. 中国动物保健，2008：70 – 76.

[139] 肖康，周碧君，王开功，等. 贵州省禽流感免疫抗体监测结果分析 [J]. 畜牧与兽医，2011：51 – 53.

[140] 王明辉，占松鹤. 安徽省合肥地区家禽交易市场禽流感疫情定点监测情况分析 [J]. 畜牧与饲料科学，2012：108 – 109.

第八章

预防与控制

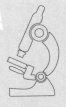

　　根据禽流感病毒致病性和毒力的不同，禽流感分为高致病性、低致病性和非致病性禽流感。历史上造成高致病性禽流感大暴发的禽流感病毒都属于 H5 和 H7 亚型，亚洲多个国家和地区流行的高致病性禽流感多为 H5N1 亚型引起，2014 年多个国家还报告发生 H5N2、H5N6 和 H5N8 亚型高致病性禽流感。2003 年至 2015 年 2 月 3 日，亚洲、欧洲、非洲 3 大洲的 64 个国家和地区报告发生 H5N1 亚型高致病性禽流感疫情 1 300 多起，16 个国家报告发生人感染病例，总数达 694 人，其中 402 人死亡，病死率 57.9％。

　　与过去相比，H5N1 亚型高致病性禽流感疫情在公共卫生风险、流行病学等诸多方面发生了巨大的变化，发病频率增高，发病禽鸟种类不断扩大，疫病防控费用增加，疫病流行病学发生了巨大变化[1,2]。有报道指出[3]，在未来 10 年，在全球范围内消灭高致病性禽流感难度很大。由于高致病性禽流感疫情对当地家禽业造成毁灭性打击，经济损失惨重，加之引发的公共卫生问题，因此，世界各国普遍关注和重视，积极探索有效防控禽流感的各项措施。2004 年 1 月 26 日我国广西隆安县报告发生中国内地首例 H5N1 亚型高致病性禽流感疫情。截至 2015 年 2 月 4 日，累计报告发生高致病性禽流感疫情 127 起。据统计，在疫情处置过程中，我国已扑杀超过 3 500 万羽家禽。有研究指出[4]，一次高致病性禽流感疫情发生会造成农户人均收入下降 29％，2004—2006 年，我国高致病性禽流感疫情造成至少 600 亿元的损失[5]。经过近年来各国的积极努力，采取一系列有效措施，全球在禽流感防控方面取得了良好成效。

第一节　防控原则

　　控制和扑灭禽流感是国际社会的共同目标。为实现这一目标，大多数国家尤其是畜牧业发达国家高度重视禽流感预防、控制和扑灭工作。一是加强组织领导。各国政府采取措施，组建专门的机构队伍，加强对禽流感防控工作的统一指挥部署，有力防控疫情。二是制定实施应对方案。组织制定禽流感应急预案和防治技术规范，制定禽流感控制和消灭计划规划，完善应急机制，做好防疫应急物资储备，有序应对疫情。三是强化跨部门协作。建立健全跨部门联防联控工作机制，各部门按照相关职责分工，各司其职，密切配合，有效应对疫情。四是做好信息发布和宣传。要继续及时、准确地发布防控信息，加强宣传，普及禽流感防控和禽类产品消费知识，引导公众科学消费，并提高公众防范意识。五是保障家禽业稳定发展。加强家禽生产形势的监测分析，强化技术指导和服务，引导家禽业主动规避风险。落实家禽产业发展扶持政策，加快推进产业转型升级，大力发展标准化规模养殖，提升养殖环节生物安全水平。实践证明，各国政府的积极努力，对遏制禽流感疫情蔓延起到了积极作用。

一、组织管理

加强组织领导，强化预案、体制、机制和法制（"一案三制"）建设，统一领导、健全机构、周密部署，建立健全联防联控机制，协同作战，形成合力。以中国为例，重点包括四个部分：制度建设、管理体系、应急体系和联防联控机制。

（一）制度建设

中国政府高度重视禽流感防治工作。国务院先后颁布实施《动物防疫法》《重大动物疫情应急条例》《国家突发重大动物疫情应急预案》和《全国高致病性禽流感应急预案》等法律法规，确立了坚持"预防为主"和"加强领导、密切配合，依靠科学、依法防治，群防群控、果断处置"的24字防控方针，明确"地方政府负总责"的动物防疫责任制和跨部门联防联控工作机制，以及实施免疫与扑杀相结合的综合防控措施。

（二）管理体系

《动物防疫法》第七条规定，农业部主管全国的动物防疫工作，县级以上地方人民政府兽医主管部门主管本行政区域内的动物防疫工作。县级以上人民政府其他部门在各自的职责范围内做好动物防疫工作。军队和武装警察部队动物卫生监督职能部门分别负责军队和武装警察部队现役动物及饲养自用动物的防疫工作。

《动物防疫法》第十二条规定，农业部对动物疫病状况进行风险评估，根据评估结果制定相应的动物疫病预防、控制措施。农业部根据国内外动物疫情和保护养殖业生产及人体健康的需要，及时制定并公布动物疫病预防、控制技术规范。

（三）应急体系

2004年2月，国务院发布了国办发〔2004〕11号文件，成立了全国防治高致病性禽流感指挥部，贯彻落实党中央、国务院关于防治高致病性禽流感工作的决策和部署，统一领导、指挥和协调全国高致病性禽流感防治工作。2006 年《国家突发重大动物疫情应急预案》发布，规定国务院和县级以上地方人民政府根据本级人民政府兽医行政管理部门的建议和实际工作需要，决定是否成立全国和地方应急指挥部。

全国突发重大动物疫情应急指挥部负责对特别重大突发动物疫情应急处理的统一领导、统一指挥，作出处理突发重大动物疫情的重大决策。指挥部成员单位根据突发重大动物疫情的性质和应急处理的需要确定。省级突发重大动物疫情应急指挥部由省级人民政府有关部门组成，省级人民政府主管领导担任总指挥。省级突发重大动物疫情应急指挥部统一负责对本行政区域内突发重大动物疫情应急处理的指挥，作出处理本行政区域内突发重大动物疫情的决策，决定要采取的措施。

农业部负责全国突发重大动物疫情应急处理的日常管理工作。省级人民政府兽医行政管理部门负责本行政区域内突发重大动物疫情应急的协调、管理工作。市（地）级、县级人民政府兽医行政管理部门负责本行政区域内突发重大动物疫情应急处置的日常管理工作。农业部和省级人民政府兽医行政管理部门组建突发重大动物疫情专家委员会。市（地）级和县级人民政府兽医行政管理部门可根据需要，组建突发重大动物疫情应急处理专家委员会。

（四）联防联控机制

2005 年 11 月国务院颁布的《重大动物疫情应急条例》规定，重大动物疫情应急工作按照属地管理的原则，实行政府统一领导、部门分工负责，逐级建立责任制。县级以上人民政府兽医主管部门具体负责组织重大动物疫情的监测、调查、控制、扑灭等应急工作。县级以上人民政府林业主管部门、兽医主管部门按照职责分工，加强对陆生野生动物疫源疫病的监测。县级以上人民政府其他有关部门在各自的职责范围内，做好重大动物疫情的应急工作。出入境检验检疫机关应当及时收集境外重大动物疫情信息，加强进出境动物及其产品的检验检疫工作，防止动物疫病经各口岸传入和传出。

2006 年 2 月国务院颁布的《国家突发重大动物疫情应急预案》规定，各级人民政府统一领导和指挥突发重大动物疫情应急处理工作，各有关部门按照预案规定，在各自的职责范围内做好疫情应急处理的有关工作。

2013 年，H7N9 流感疫情暴发后，各地区守土有责，各部门各司其职，各方面协同作战，建立完善联防联控机制。同时，严格实施报告、信息发布、督办检查等制度，强化信息交流，形成防治工作合力。

二、防控策略

（一）发达国家防控策略

1. 澳大利亚 1976—1997 年，澳大利亚共报告发生 5 起高致病性禽流感疫情，分别为 H7N7 亚型（1976—1985 年）、H7N3 亚型（1992，1994）、H7N4 亚型（1997），澳大利亚对高致病性禽流感采取区划、隔离、检疫、流通控制和追溯追踪，扑杀所有感染禽，实施系统的监测、诊断和交流的控制策略。对中、低致病性禽流感实施全面系统的监测、信息交流，提高各环节生物安全水平，扑杀阳性禽的策略。目前澳大利亚未批准使用疫苗，但在其应急反应方案中提出，在特殊情况下，可在紧急动物疫病顾问委员会的监控下采取免疫措施。

2. 美国 《联邦法典》第 9 卷规定，对高致病性禽流感实施隔离检疫、扑杀感染群的控制策略，不能使用疫苗。确诊前采取的措施包括隔离、限制人员流动、禁止家禽及其产品移动、流行病学调查、诊断等。确诊后采取的措施包括启动应急状态、扑杀、清洗消毒、流行病学调查、区划、监测等。

3. 欧盟国家 欧盟国家对高致病性禽流感采取强制性隔离、扑杀的控制策略，禁止使用疫苗。预防措施以监测低致病性禽流感毒株为主，重点是半集约化养殖的禽场。无论是低致病性禽流感还是高致病性禽流感，扑杀阳性禽所在农场及周边 1 km 范围内所有禽，对周边 3 km 范围内禽群进行监测，10 km 范围内建立移动限制区[6]。确诊后的应急措施包括建立隔离区、控制家禽及产品移动、监测、清洗消毒、扑杀和无害化处理等。

（二）发展中国家防控策略

1. 泰国 泰国是东南亚地区控制禽流感疫情最成功的国家之一，2005 年，泰国政府制定发布了《泰国禽流感防控战略规划》和《流感流行准备战略规划》，对禽流感实施监测与扑杀相结合的策略。主要包括建立监测和应急反应机制、社会理解和参与机制和有效的管理体系。为期 3 年的《泰国禽流感防控战略规划》投入经费约为 1.2 亿美元。

2. 越南 在 FAO 和 OIE 等国际组织的大力支持下，越南早期采取大规模家禽免疫措施，高致病性禽流感防控取得较好成效。之后，因每年疫苗经费约需 2 000 万美元，而本国经费严重不足，防控效果受影响。2011 年开始，越南停止大规模免疫，调整为扑杀与紧急免疫相结合的防控策略。

3. **其他国家**　自 2004 年起，印度尼西亚一直将疫苗免疫作为禽流感防控重要措施，但大型禽场自行承担免疫费用，政府只对小养殖户提供疫苗支持[7]。土耳其的禽流感防控措施与欧盟国家基本相同。

（三）中国防控策略

1. **防控策略的转变**　2004 年 1 月以来，我国坚持预防为主，实施免疫与扑杀相结合的综合防控措施。随着禽流感防治进展和疫情形势的变化，我国高致病性禽流感防控策略也在进行不断调整，以更好地适应防治工作需求。按照时间划分，我国高致病性禽流感防控策略的转变大致可以分为 3 个阶段。

一是 2004 年 1 月至 2005 年 10 月，采取以扑杀为主的防控措施阶段。2004 年，全国多个省份暴发高致病性禽流感疫情，党中央、国务院高度重视，果断决策，迅速确立了"加强领导、密切配合，依靠科学、依法防治，群防群控、果断处置"的 24 字防控方针，指导各地处置疫情。农业部和各地畜牧兽医部门认真落实中央决策部署，制定完善应急预案，建立健全应急机制和应急防疫体系。一旦发生疫情，迅速采取扑杀、清洗消毒、紧急免疫、检疫、隔离等扑疫措施，及时控制和扑灭疫情。

二是 2005 年 10 月至 2012 年 5 月，采取免疫与扑杀相结合的综合防控措施阶段。2005 年 10 月，我国全面实施禽流感强制免疫制度。农业部制定印发了高致病性禽流感等重大动物疫病免疫方案。标志着我国高致病性禽流感防控政策的转变，禽流感防治目标从迅速扑灭疫情转向降低禽群和环境中病毒含量，逐步实现免疫不带毒。

三是 2012 年 5 月至今，采取强化免疫措施逐步实现免疫无疫的阶段。2012 年 5 月，国务院常务会议通过《国家中长期动物疫病防治规划（2012—2020 年）》（以下简称《规划》），《规划》明确将高致病性禽流感纳入 16 种国内优先防治动物疫病之一。《规划》明确实施分病种、分区域、分阶段的动物疫病防控策略，全面提升兽医公共服务和社会化服务水平，有计划地控制、净化和消灭高致病性禽流感。国家正在起草全国高致病性禽流感防治计划，明确指出要"定期评估，基于流行率和病毒变异的动态变化，适时选择不同策略"。

2. **现行高致病性禽流感防控总体策略**　遵循"早、快、严、小"的原则，采取以扑灭为主的防控策略。主要措施包括：

——免疫接种。免疫接种是提高易感动物抵抗力的关键措施。国家对高致病性禽流感实行强制免疫，群体免疫密度常年维持在 90% 以上，其中应免畜禽免疫密度要达到 100%，免疫抗体合格率全年保持在 70% 以上。饲养动物的单位和个人应当依法履行强制免疫义务，按要求做好免疫工作。对规模养殖的动物实施程序化免疫，对散养的动物实施集中免疫和定期补免。对进口国有要求且防疫条件好的出口企业，以及提供研究和疫苗生产用途的家禽的企业，报经省级畜牧兽医主管部门批准后，可以不实施免疫。各级畜牧兽医部门要组织做好免疫效果监测与评价工作，农业部组织定期检查和随机抽检，并通报抽检结果。国家指定企业负责生产，并对疫苗实行定点生产，统一调拨。

——监测预警。疫情监测是摸清疫情流行底数和易感动物带毒情况的关键措施之一，也是评估防控效果和判断无疫状态的基础。国家按年度制定发布高致病性禽流感监测和流行病学调查计划，指导各地开展监测预警工作。要求各省动物疫病预防控制机构负责对辖区内易感动物的种禽场、规模饲养场、散养户、活禽交易市场、屠宰厂等进行监测，了解疫病发生和分布信息。国家禽流感参考实验室和专业实验室对高风险区域开展监测，跟踪监测病毒变异特点和趋势。

——检疫监管。检疫监管是切断病原传播途径的主要手段。各地动物卫生监督机构实施严格的产地检疫、屠宰检疫和活禽交易市场检疫监管制度。各地动物卫生监督机构按要求向屠宰厂派驻检疫人员，具体负责检疫监督工作。各出入境检疫检验机构，按要求对进口动物、动物产品物品进行检疫检验，严格实施风险管理制度，严把"口岸关"，有效防范外来禽流感疫情传入。

——无疫区建设。我国对动物疫病实行区域化管理。继 1955 年全国消灭了牛瘟，1996 年消灭牛肺疫后，从 1999 年开始，农业部启动动物保护工程，在 23 个省份开展无规定动物疫病区建设。在此基础上，自 2001 年起，我国选择出口量大、自然条件好、相对封闭、易于管理的海南岛、四川盆地（含重庆）、辽东半岛、胶东半岛、松辽平原5 个区域范围建设无规定动物疫病区示范区。同时制定印发《无规定疫病区管理办法》和相关技术规范，明确规定核心区和缓冲区要求，以及无疫区之间引进动物、动物产品检疫管理办法，严防禽流感疫情传入。

——应急管理。国家颁布《全国高致病性禽流感应急预案》，规定各级政府应急指挥和应急反应体系的组成、职责分工及应急响应措施。目前，各地都制定了相关应急预案和实施方案，完善应急响应机制，成立重大动物疫病防控应急指挥机构和应急处置队伍，做好防疫应急物质储备，完善各项应急准备工作。一旦发生疫情，迅速启动应急响应，采取封锁、隔离、监测、追溯、扑杀和无害化处理等措施，有效控制和扑灭疫情。

——科技支撑。本着"集中优势、资源共享、突出重点、联合攻关"的原则，组织多学科专家开展特效疫苗研制和应用、快速检测和诊断技术及产品开发、病毒变异与病原分析、新的传播途径和防控技术、防护和消杀技术及产品、抗病毒药物筛选等方面的科研攻关。

——规模化养殖。提高畜禽标准化规模养殖程度，提高动物养殖场生物安全水平，是实现疫病防控目标的有效途径之一。大力推进规模化标准养殖，加大对养殖企业指导和服务力度，推广"全进全出"的饲养管理模式和标准化养殖配套技术，实施封闭管理和消毒等防疫措施，防止家禽与野禽接触，避免畜禽混养，不断提高生物安全水平。

——宣传培训。强化公众意识，引导改善养殖环境。有计划地组织禽流感科普知识宣传，加强禽流感防治技术指导和服务，增强公众防范意识，确保公众健康，并争取各相关企业、协会、广大消费者等利益相关方的配合和积极参与。同时，农业部制定《动物防疫条件审核管理办法》等配套规章，明确规定相关动物防疫条件要求。

——交流合作。进一步加强与 FAO/OIE/WHO 等国际组织的沟通与交流，推动禽流感防控务实合作。积极参与国际组织的区域合作/援助项目，加强同周边国家和地区在跨境禽流感防控及相关防控技术研究等领域的合作。

3. 现行低致病性禽流感防控总体策略

（1）H5/H7 亚型低致病性禽流感　由 H5/H7 亚型禽流感病毒如 H7N9 亚型流感病毒引起的感染，临床症状不明显或没有临床症状，但存在病毒变异成高致病性禽流感的可能性，从而对家禽业产生重大影响，或对人的公共卫生安全带来威胁。防控对策仍以扑灭为主，在最短的时间内控制和消灭禽流感，努力降低病毒传播扩散和变异为高致病力的风险。对新发 H5/H7 亚型禽流感首选的控制策略是扑灭，扑灭的最佳时机是暴发或流行的早期。如果错过了最佳扑灭时间，演变为地方流行性疫病，就需要在一个相对较长的时间，制定实施根除计划才能见效。主要措施包括：

——监测剔除。围绕活禽交易市场、养禽场和野生禽鸟栖息地等重点区域，开展基于风险的监测和流行病学调查。通过监测、流行病学调查和市场链分析，掌握 H5/H7 亚型流感病毒时间、空间、群间分布状况。及时清除家禽养殖、市场流通等重点环节中 H5/H7 亚型流感病毒，有效降低病毒向人传播风险，降低病毒由活禽市场向养禽场传播风险。

——流通监管。严格依法对跨省调运活禽开展检疫监管，限制家禽由高风险区向低风险区调运。对跨省调运的种禽、种雏和继续饲养的家禽，严格执行到达报告和隔离观察制度。鼓励对活禽进行规模饲养、集中屠宰、冷链配送、冰鲜上市。对运输车辆、装载工具和相关人员应进行严格消毒。

——生物安全管理。重点做好对活禽交易场所和家禽养殖场的生物安全隔离，以及相关从业人员的培训。对活禽交易场所，各地根据实际采取针对性措施，做好活禽交易场所的监管，严格落实定期休市消毒措施，建立统一的活禽交易场所"休市消毒日"制度。逐步推行"活禽不过夜，当天集中屠宰，冰鲜上市"制度。各地畜牧兽医部门切实做好市场动物防疫条件审查和疫病监测工作。一旦检测发现阳性，应建议当地政府关闭该交易市场，采取相关防控措施。对家禽养殖场点，各地畜牧兽医主管部门应严格落实动物防疫条件审查制度，指导养殖场点加强饲养管理，建立和完善动物防疫制度，推广全进全出、封闭管理的养殖模式，定期开展清洗消毒。对进出的运输车辆、装载工具和相关从业人员进行消毒。加强养殖场防疫设施建设，有效防范家禽与野鸟等野生动物接触。鼓励建设生物安全隔离区，提高养殖场所生物安全水平，研究出台相关扶持政策，推动形成"优质优价、优质优市"的市场机制。

（2）其他亚型低致病性禽流感　由 H5/H7 亚型之外的其他病毒株引起的禽流感，如 H9N2 亚型低致病性禽流感，不引起禽或人类的临床症状或引起的症状不明显，对禽业和人类公共卫生不构成严重威胁，但在家禽中的广泛传播会引起较大的经济损失。主要采取监测淘汰、免疫和消毒等针对性防治措施，以降低发病率和死亡率，最大限度地减少经济损失。主要包括：

——流行病学调查监测。通过调查监测，及早发现 H9N2 亚型等低致病性禽流感阳性禽群，切实做好种禽场禽群淘汰净化，防止病毒扩散蔓延，有效防范低毒力毒株在禽群中反复继代繁殖而发生毒力增强。

——禽场生物安全建设。加强养殖场（户）防疫管理，严格执行生物安全措施，提高生物安全水平，防止鸡与其他禽类混养。如定期对禽场和环境进行彻底清洗消毒，最大限度将环境内可能存在的病毒消灭或降低到最低数量，避免或减少疾病的发生风险。

——免疫等综合防控施策。免疫接种是控制低致病性禽流感发生的主要措施之一。各养殖场（户）应根据母源抗体、疫苗的性质、疾病流行的特点及家禽种类制订免疫程序，提高禽群免疫力。对 H9N2 亚型等低致病性禽流感，实践中往往采用一些辅助预防治疗措施，如使用一些中草药等。有些场（户）还会在感染早期，在禽饮水中加入或经肌内注射抗生素[9]，控制继发感染，以减轻损失。

4. 现行野禽 H5/H7 亚型禽流感防控总体策略　在野禽中检测到 H5/H7 亚型禽流感对家禽业或公共卫生不会立即造成严重威胁，但是无论 H5/H7 亚型中哪一种病毒感染家禽，都会对家禽产业乃至人的公共卫生造成严重后果。对野禽 H5/H7 亚型禽流感的防控执行以监测防范为主的总体策略，并将有关防范措施纳入国家相关预案和防控技术规范。主要措施包括：

——监测排查。重点开展针对禽流感的主动监测，包括禽鸟和环境样品的监测，以及候鸟迁徙通道上重要区域和重点环节的监测。加强家禽野禽界面监测和市场链调查工作，以及全国重点湖区和湿地监测工作，及时跟踪发现禽流感病毒可能的"空中大迁徙"，及时跟踪监测，以确定当地养禽场是否发生感染，并采取相应防控措施。

——生物安全建设。加强养殖场（户）防疫管理，严格执行生物安全措施，提高生物安全水平。如定期对禽场和环境进行清洗消毒，重点防范家禽与野禽直接接触，避免或减少疾病的发生风险。

此外，加强宣传教育，动员公众参与，提高公众保护意识，不断增强养禽业的自我防范意识。

第二节 基础防疫

基础防疫核心目标是保证易感动物的安全。2007 年，在印度新德里举行的禽流感大流行准备部际会议上，FAO 提出了生物安全的定义，是指通过采取措施，降低病原进入和传播的风险，包含两个方面的内容：生物控制（biocontainment）和生物排除（bioexclusion）。生物控制是指防止病毒从感染场向外扩散，生物排除是指采取措施阻止病原进入健康场。生物安全要求人们改变态度和行为，降低所有涉及家养、饲养的野禽、野禽及其产品的活动的风险。从国内实践看，推进规范化养殖，提升养殖场（户）生物安全防护水平，实施程序化免疫，可实现降低环境中病原含量，提高动物抗感染能力，保护易感动物的目标。

一、提升养殖场（户）生物安全水平

良好的生物安全依赖于在畜禽场和外部环境之间的安全屏障，这说起来简单，但要在生产实践中成功运作却很困难[10]。养殖场每天都会有许多人、动物和污染物的进出，如野禽、饲料、饮水、工人、兽医、禽产品消费者、运输人员和车辆等。因此，将养殖场与野禽等动物完全隔离是不现实的，只能采取措施保证养殖区的生物安全。

FAO 建议，如果有可能，商业化养禽场应该采取全进全出的管理模式，对商业化养禽场应进行登记并发执照，以便收集农场的位置、开办人、养殖禽类的品种和数量等信息。2010 年，农业部《动物防疫条件审查办法》规定了动物饲养场、养殖小区、动物隔离场所、屠宰加工场所，以及动物、动物产品无害化处理场所的建设和管理等要求，提高生物安全水平。

主要措施包括：

——商品代养殖场引进畜禽应来自同一生物安全管理体系的养殖场（种畜禽场）或生物安全隔离区。从其他养殖场引入种畜禽或种蛋、精液、胚胎时，应按照有关规定，经隔离检疫合格后，方可引入。

——养殖场所生产区设有能防止野生动物（含野鸟）或其他易感动物进入或接触畜禽群的控制设施，并不得同时饲养其他易感动物。养殖场净道和污道分设，粪便和垫料应进行无害化处理。

——应使用来自同一生物安全管理体系的饲料厂提供的饲料，且饲料符合国家规定；饲料储藏室应保持清洁、干燥，并采取防鸟、防啮齿类动物、防蚊蝇等措施；家禽饮用水应符合 NY 5027—2008 无公害食品　畜禽饮用水水质的要求。

——装运家禽和饲料的车辆在进入生产区时，应进行彻底清洗和消毒。

——所有生产人员应有健康证明，患有相关人畜共患病的人员不得上岗，长期离开工作岗位返回时应做健康检查，确认健康后方准上岗；生产人员应经淋浴、消毒、更换衣帽和鞋子后，方可进入生产区。

——外来人员不得随意进入生产区；确需进入生产区时，应经淋浴、消毒、更换衣帽和鞋子后，方可入内。

——养殖场应配备与其养殖规模相适应的兽医人员，并定期参加相关培训，场内兽医不得从事场外诊疗等有关活动。

——在养殖过程中应设置空舍期，在引进下一批家禽前，应进行彻底清洗和消毒。

——对所有出现异常临床症状或不明原因死亡的家禽应进行诊断检测，并按照规定上报当地兽医部门。

——养殖场应制订生物安全管理措施及标准操作程序，至少包括：①环境风险管理程序；②易感动物、人员、车辆移动控制程序；③场区、畜禽舍清洁卫生与消毒程序；④人员、车辆、物品进场、进舍消毒程序；⑤进、出场动物的装运卸载程序；⑥免疫程序；⑦用药规定和程序；⑧畜禽群健康状况日常观察与记录；⑨怀疑发病畜禽群的诊断与控制程序；⑩灭鼠、杀虫、防鸟、灭蚊蝇措施；⑪粪便、污水、污染物、死淘畜禽等无害化处理程序等。

值得一提的是，野生禽鸟尤其是野生水禽是禽流感病毒的天然宿主，也是潜在的带毒者，野生禽鸟与家禽的直接接触或间接接触（通过饲料和饮水传播），增加了野生禽鸟携带病毒的传播风险。水禽的胃肠道是流感病毒的靶器官而且野鸭可以携带病毒长达 30 d，流感病毒可以在水中存活并持续保持感染力（0 ℃的水中超过 30 d，22 ℃的水中超过 4 d），FAO 建议，在禽场周边的水塘不宜饲养水禽，如果做不到，那么养殖场的饮用水应采用紫外线或氯化物充分消毒。专家分析，2013年以来，我国监测发现的H5N6、H5N8等禽流感毒株，均与野生禽鸟检出病毒有较大的关联。

二、推进家禽标准化规模养殖

养禽业在我国畜牧业生产中占有重要位置，年产值近6 600亿元，占畜牧业总产值的1/4，是保障畜禽产品有效供给的重要产业，也是农牧民增收的重要渠道。然而，当前我国养禽生产仍以散养和小规模饲养为主，与大型饲养场相比，中小规模场饲养条件差，防疫条件差，管理粗放，生物安全防护水平低下，疫情发生风险高。在同等的环境下，野禽、外来人员、污染的物品接触中小养殖场家禽的概率较高，H5N1亚型高致病性禽流感病毒进入的风险远高于大型场[11]。据中国动物卫生与流行病学中心2013年对辽宁等10个养禽大省蛋鸡卫生状况调查结果显示，近年来我国蛋鸡养殖规模化程度加速提高，但中小规模养殖仍占主体地位，2007—2011年间，全国蛋鸡养殖户数降幅达43.%，但2011年存栏2 000羽以下饲养场（户）数量为1 657.5万，占比仍在96%以上，其中存栏蛋鸡占比近70%。中小规模养殖场（户）是动物疫病防治的重点和难点，其中2 000羽以下的养殖场（户）蛋鸡死淘率较高，其中开产蛋鸡死淘率高达8.3%。另据2009年调查报告，1～50羽的养殖户均采用放养或圈养方式，多存在混养情况。51～500羽养殖场（户）以舍饲为主，5 000羽以上的全部舍饲。出现家禽异常情况时，超过85%的规模养殖场（户）会求助兽医，但500羽以下的养殖场（户）求助兽医的只有59.06%。

泰国研究表明[12-14]，75%的禽流感疫情传播距离小于32 km，场群之间传播的最大距离为60 km，临近的禽群感染风险高。同区域的养殖场之间传播H5N1高致病性禽流感病毒的风险是跨区域养殖场间传播的50倍。加之，东亚和东南亚地区研究表明[15,16]，改进散养家禽的生物安全措施需增加约1倍的投资，而提升中小型禽场的生物安全措施仅需75～100美元/场。因此，加快推进养禽业生产方式转变，大力推动标准化规模养殖，促进产业转型升级，势在必行。

2005年9月，农业部在浙江杭州召开了全国推进畜牧业生产方式转变工作会议，提出要以科学发展观为指导，加快推进我国畜牧业由传统生产方式向现代生产方式转变，促进畜牧业持续快速协调健康发展。同年11月，国务院办公厅印发《关于扶持家禽业发展的若干意见》，促进家禽业向规模化、标准化、现代化饲养方式转变，改善防疫条件，降低发生重大动物疫病风险。2011年，农业部出台《关于加快推进畜禽标准化规模养殖的意见》，要求加快推进畜禽养殖标准化、规模化，进一步发挥标准化规模养殖在规范畜牧业生产、保障畜产品有效供给、提升畜产品质量安全水平中的重要作用，推进畜牧业生产方式尽快由粗放型向集约型转变，促进现代畜牧业持续健康平稳发展。2013年，人感染H7N9流感疫情发生后，农业部和各地畜牧兽医部门认真落实中央决策部署，坚持两手抓，一手抓疫病防控，加强家禽监测排查，有效防范疫病风险；一手抓产业发展，积极推动出台扶持政策，保护家禽业生产能力，促进产业转型升级，确保产业持续健康发展。

大力推进标准化规模养殖，就是要围绕重点环节，着力于标准的制修订、实施与推广，切实做到"畜禽良种化，养殖设施化，生产规范化，防疫制度化，粪污处理无害化和监管常态化"。一是要因地制宜，选用高产优质高效畜禽良种，品种来源清楚、检疫合格，实现畜禽品种良种化；二是养殖场选址布局应科学合理，符合防疫要求，畜禽圈舍、饲养与环境控制设备等生产设施设备满足标准化生产的需要，实现养殖设施化；三是落实畜禽养殖场和小区备案制度，制订并实施科学规范的畜禽饲养管理规程，配制和使用安全高效饲料，严格遵守饲料、饲料添加剂和兽药使用有关规定，实现生产规范化；四是完善防疫设施，健全防疫制度，加强动物防疫条件审查，有效防止重大动物疫病发生，实现防疫制度化；五是畜禽粪污处理方法得当，设施齐全且运转正常，达到相关排放标准，实现粪污处理无害化或资源化利用；六是依照我国《畜牧法》《饲料和饲料添加剂管理条例》《兽药管理条例》和《畜禽规模养殖污染防治条例》等法律法规，对饲料、饲料添加剂和兽药等投入品使用，畜禽养殖档案建立和畜禽标识使用实施有效监管，从源头上保障畜产品质量安全，实现监管常态化。通过政策扶持、宣传培训、技术引导、示范带动，发挥标准化示范场在标准化生产、动物防疫条件管理、安全高效饲料推广、畜禽粪污处理和产业化经营等方面的示范带动作用，全面推进畜禽标准化规模养殖进程。

三、提高家禽免疫保护水平

（一）免疫政策的应用

2003年以前，除巴基斯坦和墨西哥外，其他国家并未将疫苗接种作为高致病性禽流感防治措施。2003年H5N1亚型高致病性禽流感疫情在东亚、东南亚地区暴发流行，2004年我国广西等地陆续报告发现疫情，当时各有关国家仍采取扑杀的防控策略。随着H5N1亚型高致病性禽流感疫情发生与流行，中国、越南、印度尼西亚和埃及等国家在开展经济学分析评价基础上，根据本国防控实际先后制定免疫策略，实施家禽免疫计划，以阻止病毒的传播和保护家禽。

FAO 建议在以下情况使用疫苗：一是养殖场周边地区病毒数量将严重影响生物安全措施的效果。如养殖场所在区域环境中病毒的威胁性足够高，生物安全体系难以阻止病毒进入禽场时，使用疫苗即成为禽流感防治的重要选项；二是养禽场周边存在鸭、鹅等水禽，或位于野禽栖息地，病毒威胁程度高，使用针对性疫苗可能是防止疫情发生的最适合方式。

研究结果显示[17-19]，合适有效的疫苗和科学的免疫策略，将会减轻临床症状，降低死亡率，减少病毒的排出量，增加易感动物的抵抗力，提高最小致病的病毒剂量，H5N2 疫苗可以有效地阻止传播。如果疫苗接种能够与提高生物安全和扑杀同时应用，疫苗将是控制禽流感的有力武器。选择免疫作为高致病性禽流感防控策略之一，是在发生禽流感疫情的风险高，采取其他防控措施不经济或者说难以承受扑杀带来的经济压力，并可以确定合适有效的疫苗能够满足需要时，结合实际确定的防控策略。

（二）免疫政策的退出

FAO 和 OIE 等国际组织充分肯定免疫策略对有效控制疫情大规模暴发流行的积极作用。然而，反对采用免疫作为防治高致病性禽流感措施的声音也一直存在，如使用疫苗尽管可减少疫情，但并不能阻止病毒扩散，形成地方性流行。1994—1995 年，墨西哥开始使用 H5N2 亚型的高致病性禽流感疫苗，过去 10 年间，共使用了 30 亿羽份的疫苗，但 H5N2 亚型 LPAI 病毒仍持续存在，且有证据显示，病原已发生变异，与最早分离株和疫苗株都不同。在 1995 年，巴基斯坦使用了 H7N3 亚型的高致病性禽流感疫苗。2004 年，在巴基斯坦分离的 H7N3 亚型毒株与最初的分离株遗传关系密切。目前，所有采用疫苗控制 H5N1 的国家，都时有疫情报告。

越南研究显示[20]，抗体的对照样本临界值在鸡以 $4\log_2$ 为宜，在鸭以 $3\log_2$ 为宜。埃及研究发现[21]，从 20 周龄的发病蛋鸡（分别在 1、7 和 16 周龄免疫）中分离到 H5N1 亚型高致病性禽流感病毒，抗体效价为 $4\log_2$，显示即使免疫抗体较好，但仍可能感染发病。有报道[22]，禽群免疫状态与 H5N1 亚型高致病性禽流感病毒氨基酸变化之间没有必然联系。但从目前 OIE 通报的各国禽流感报告情况看，近几年来，全球流行的禽流感病原亚型和基因亚群明显增多。

有专家认为，免疫区域不再发生疫情，并不足以说明已经消灭病原，只有停止免疫，且免疫保护期过后仍无疫情发生，才能证实病原已经消失。因此，适时退出全面免疫既是疫病控制的需求，也是推进家禽业可持续发展的需求。截至目前，FAO、OIE 等国际组织或发达国家尚未出台可操作性的退出免疫计划。2009 年，埃及在散养家禽中停止使用疫苗，2011 年，越南开始停止大规模免疫，只在疫情发生时使用疫苗。这种退出全面免疫的模式并未经过系统的评估，更多是迫于经济压力，近年来，这两个国家高致病性禽流感疫情依然时有发生。

在法国、丹麦和英国，当伪狂犬病感染畜群的比例低于 2％～3％时，即会退出全面免疫。澳大利亚在根除牛布鲁氏菌病时，大多数州选择退出规模免疫的流行率阈值为 2％。美国在扑灭猪瘟的行动中，并没有确定退出的门槛，但来自标准化委员会、研究机构、大学研究实验室和兽医生物制品企业的专家研究组，根据内布拉斯加州 1967 年年初的实际经验，制定了逐步停止使用猪瘟疫苗的两阶段时间表，在 1969 年退出活疫苗规模免疫时，美国 50 个州中有 18 个州没有暴发疫情，其余 32 个州的猪瘟群流行率平均为 0.19％，标准差 0.23％。

2011 年，韦欣捷等以我国西部某省为例，运用北美动物疫病传播模型软件建立了家禽高致病性禽流感群间传播模型，将流行病学参数加载到经济评价模型，对"全面免疫＋扑杀"、"不免疫＋扑杀"、"不免疫＋改良扑杀"三种策略进行经济学分析评估，从政府防控决策的角度考虑，根据防控成本指标体系进行成本测算，运用最小成本法进行方案选优，把全面免疫策略和退出免疫策略成本平衡年份的流行率作为退出免疫的门槛。结果表明，"不免疫＋改良扑杀"退出免疫计划的门槛是禽流感流行率低于 0.17％。

（三）免疫效果评估

开展免疫效果评估，是禽流感防控政策措施评价的重要内容，将有助于科学制定防控策略，提高决策的科学水平。在医学上，对规模免疫的效果和作用的评估通常有 6 个层次，即对提高接种的意义、对中和抗体阳转率和抗体水平的影响、对发病率的影响、对病原学的意义、对接种质量和免疫服务的影响，以及成本效益评价等。

在兽医卫生学，免疫效果通常决定于所用的疫苗、接种动物和疫病流行病学特征三个方面的因素，因此可从动物个体和群体水平上对免疫效果进行评估。对个体动物的免疫保护水平可采用检测和田间实践等多种标准进行，最为经典、也最为简单的方法是确定疫苗接种后的抗体效价，最昂贵但最可靠的手段是免疫动物的攻毒试验。易感动物的免疫比例越高，疫病流行趋向越低，因此，在群体水平上实施免疫效果评估，关注免疫对疫病传播系数的影响，即对发病率的影响和对病原学的意义，以及成本效益评价等。

OIE《陆生动物卫生法典》对禽流感血清学和病原学监测进行了明确规定。我国也将高致病性禽流感纳入国家动物疫病监测计划，定期对高致病性禽流感免疫抗体水平开展监测评估工作，掌握群体免疫状况，为禽流感防控决策提供科学依据。

第三节　流通动物的检疫监管

流通动物及其产品的检疫监管是切断病原传播途径的主要手段[23,24]。出于贸易和消费的需要，完全限制易感动物移动是不现实的、也是不科学的，因此，动物及动物产品的检疫监管至关重要。各国普遍对动物及其产品实施检疫监管制度，只有达到特定卫生条件的动物及其产品才可进入市场流通。

一、流通控制

加强对流通活禽的监管，是绝大多数 H5 亚型禽流感疫情国家采取的有效措施，以降低病毒传播的风险。2000 年起，欧盟将笼养家禽的检疫监管列入法律（EU Commission Decision N. 25），进口家禽时，需在 2 名兽医的监管下，隔离 30 d，期间定期进行采样检测。2005 年，英国通过实施这项措施，有效防止了一起境外输入的 H5N1 亚型高致病性禽流感疫情。美国也颁布实施类似的法律（USDA，2011）。

OIE《陆生动物卫生法典》中根据禽流感控制水平对不同地区进行分级，规定了不同地区间家禽及其产品流通的条件，总的原则是风险低的地方向风险高的方向移动。这些标准的根本目的就是要限制病毒通过动物、动物产品及污染物扩散，切断传播途径，从而有效地控制疫病。

从流行病学调查结果看，活禽运输和病死禽非法屠宰加工是引起我国禽流感发生传播的重要因素。有效防控禽流感，一定要强化检疫监管措施，及早切断疫情传播途径，增强疫病防控工作的主动性。2002 年，我国农业部发布《动物检疫管理办法》（2010 年修订），规范了流通环节动物移动控制监管，基本建立了以实验室检测为依托的产地检疫机制，明确动物调运准入条件，鼓励本地屠宰和产品调运，严禁疫区动物及相关动物产品调出。跨省调运种用和乳用动物，调运前实验室检测合格后，方可出证调运，到达目的地后经隔离观察和实验室检测合格后才能混群饲养。

产地检疫时，官方兽医应查验畜禽标识加施情况，确认其佩戴的畜禽标识与相关档案记录相符。动物卫生监督机构应当在畜禽屠宰前，查验、登记畜禽标识。任何单位和个人不得销售、收购、运输、屠宰应当加施标识而没有标识的畜禽。经铁路、公路、水路、航空运输依法应当检疫的动物、动物产品的，托运人托运时应当提供《动物检疫合格证明》。货主或者承运人应当在装载前和卸载后，对动物、动物产品的运载工具以及饲养用具、装载用具等，按照农业部规定的技术规范进行消毒，并对清除的垫料、粪便、污物等进行无害化处理。经检疫不合格的动物、动物产品，由官方兽医出具检疫处理通知单，并监督货主按照《病死动物无害化处理技术规范》处理。

我国对畜禽个体实施标识管理制度，并建立了可追溯体系。2001 年，中国开始实行动物免疫标识制度，发布动物免疫标识管理办法，明确动物免疫标识包括免疫标识和免疫档案。2004 年，实施动物及动物产品标识及可追溯体系建设。2005 年国务院颁布的《畜牧法》第四十五条规定，畜禽养殖者应按照国家关于畜禽标识管理的规定，在应当加施标识畜禽的指定部位加施标识。2006 年，农业部颁布了《畜禽标识和养殖档案管理办法》，规定国家实施畜禽标识、养殖档案及信息化管理要求，记录动物从出生到屠宰的饲养、防疫、检疫等管理和监督工作信息，实现了对牲畜从出生到屠宰各环节一体化全程追踪监管。

流通环节监管的另一重点是经纪人管理。2013 年的调查表明，经纪人与活禽流通的范围、频度和方向密切相关，尽管需求是一切市场活动的发源和动力，但所有活动的执行都由经纪人来完成。因此，对经纪人的监管是加强活禽流通监管的有效途径。泰国的经验表明[13]，对经纪人及其运输车辆实施注册管理，确定其活动范围，指定运输路径，可有效降低活禽流通风险。我国现行的产地检疫和屠宰检疫模式在多年的实践中起到了一定的作用，然而随着流通频率的增加，一个养殖场的风险可迅速扩散为多个不同区域养殖场的风险，甚至对公共安全构成威胁。在未来的活禽流通监管中，进一步强化经纪人管理将是防控工作重点之一。

二、市场监管

在亚洲的养禽业中，活禽市场扮演了一个重要的角色[24,25]，在这些市场上，可以买到新鲜的禽肉食品，这些食品是冰鲜的或冷冻的。然而，活禽市场也是禽流感等病原体存在、循环繁殖和传播的重点地区和关键环节，尤其是持续开放、没有休市消毒、市场摊点活禽过夜的活禽市场，人的暴露风险加剧。加之，个别地区还存在将未出售的活禽返还养殖场等现象，禽流感防控难度更大。因此，强化活禽市场监管，整顿和规范市场秩序，严格落实定期休市消毒等制度，是有效防控禽流感发生和传播的重要手段，有效减低活禽市场人的暴露感染风险的重要措施。

在亚洲地区的活禽市场，通常有多种家禽出售，每批出售的家禽间没有间隔，存在不同批次家禽混群的现象。现有的研究证实，活禽市场是储存和传播 H5N1 亚型高致病性禽流感病毒的关键之一，能够从活禽市场分离到多种病毒，且分离率高于养殖场。与野生水禽相似，家鸭和家鹅感染流感的比例，一般比同一时段、同一地区陆生家禽的分离率高。2004 年 1 月至 2006 年 6 月对部分活禽市场 H5N1 亚型病毒的监测表明，鹅的分离率最高，达 1.9%～3.50%，鸭次之，为 1.83%～3.30%，鸡最低，为 0.26%～0.5%。

降低活禽市场的风险可通过 5 种途径：减少病禽进入市场、降低病毒在市场中不同禽种间传播风险、改善市场环境、病死动物无害化处置及定期休市。2001 年和 2003 年，我国香港采取了每月休市 2 d，定期清洗消毒，禁止活禽在市场过夜等措施，将 H9N2 禽流感病毒在鸡和其他禽中的分离率分别降低了 27% 和 58%。

截至目前，亚洲地区依然有部分国家缺乏活禽市场监管的法律。改善活禽市场的生物安全措施，需要改进家禽的运输销售体系和消费习惯，这将带来更多的花费。世界银行在越南已投资了 500 万～1 000 万美元改进当地的活禽市场生物安全防护能力。2001 年，香港特区政府出台了对零售禽产品的要求，并规定了一个强制的休市消毒日，在休市日，所有的禽类必须全部被卖完或屠宰，禽舍被清洁消毒并空栏 24 h，这些措施在阻止禽流感病毒在市场循环流动方面效果明显。2004 年，澳门特区政府出台了禁止活禽在市场内过夜的规定。香港特区和澳门特区也要求对市场上所有待售的活禽进行免疫。

我国要求经产地检疫后才能将禽类运输到市场，这就意味着禽类在出售之前必须进行检疫，并确保无感染或发病。尽管在大规模的市场交易体系中要求兽医部门检查所有禽是不可能的，但一些点的抽查能够反映当地高致病性禽流感分布的情况。2004 年后，我国在大中城市关闭了活禽市场，但随后随着疫情的改善，这些市场又重新开放。2013 年 H7N9 后，部分地区再次关闭了部分活禽交易市场，并出台了活禽市场监管的相关规定。

水禽是禽流感病毒的重要宿主，禽类混养会带来很高的发病风险。1997 年 AI 暴发之后，香港特区政府禁止将鸭和鹅与其他的禽类混合饲养、运输和买卖，对鹌鹑也采取了相似的措施。研究表明，水禽能携带和排泄禽流感病毒，包括 H9N2 亚型，在鹌鹑上分离的禽流感病毒和 1997 年香港特区分离的 H5N1 病毒其基因全序列是完全相同的。因此，2004 年，FAO 建议亚洲国家，禁止将水禽、鹌鹑与其他禽类混合饲养、运输和买卖。

在目前条件下，市场中只要有活禽的存在，就会有一定的风险，推动冰鲜鸡生产和消费，以取代市场活禽销售的努力一直在进行。2004 年 2 月，我国商务部提出积极推行家禽集中屠宰，利用现有的机械化、规模化家禽屠宰加工厂，生产安全放心的家禽产品。提倡冷冻、冰鲜家禽产品流通。2013 年，H7N9 流感发生后，推动冰鲜鸡的生产消费再一次被提出，但受制于冰鲜鸡严格的流通储存条件。冰鲜鸡从屠宰加工、储存、流通到消费都要求在 0～8 ℃下进行，保质期为 7 d，这对冰鲜鸡的流通和销售提出了较高的要求；以及长期以来，受传统消费习惯的影响，部分地区居民喜欢购买活禽加工，做成白切鸡、油鸡或煲汤等。使得冰鲜鸡生产和消费的推广进展缓慢，但从香港特区的经验来看，这是未来的发展方向。

三、边境控制

近几年我国发生的多起疫情与境外疫情密切相关。各边境省份要加强边境地区防控，坚持"内防外堵"，进一步细化、实化边境防控措施，加强对边境地区和重点地带的巡查，构建边境地区"防堵带"。不断创新管理机制，探索动物疫病区域化管理模式，加快推进跨境无疫区和生物安全隔离区建设。加强联防联控，联合质检、林业、海关、边防等部门，共同做好境外疫情防范工作。充分利用中蒙俄、中越、中老等双边兽医合作机制，共同推进跨境动物疫病防控工作，有效降低境外疫情传入风险。同时，加强对进口物品实施风险防范管理，重点加强对出入境货物，尤其是来自疫区货物的检验检疫，严禁疫区禽类及其产品出入境。加强查验工作，防止在允许出入境的货物、物品中夹带疫区的禽类及其产品。严厉打击非法进口畜禽及其产品活动，进一步加强对边境贸易、边民互市和边境通道的管理，防止疫区禽类及其产品进出境。加强对旅客携带物品和邮寄物品的检验检疫工作，切实做好对来自境内外疫区的列车、船舶、汽车、航空器等运输工具的防疫消毒。

此外，加强境外疫情的收集、汇总和分析，科学研判传入风险，充分发挥中国动物疫病预防控制中心和中国动物卫生与流行病学中心以及国家 146 个边境动物疫情监测站的作用，密切关注境外疫情动态，实时监视全球禽流感疫病状况，结合相关流行病学信息，开展疫情传入的风险分析工作，提出防控对策建议。

四、市场价值链研究

追溯研究表明，公元 1350 年前后，欧洲暴发的黑死病与人、马及船只的移动有关。2001 年，英国暴发的口蹄疫疫情、2003 年荷兰暴发的 H7N7 高致病性禽流感疫情，都已证明与动物的移动有关。由人、动物和运输设施构成的从农场到市场的网络，决定了疾病远距离传播的潜在风险水平。这一研究结果既是市场价值链的成果，同时也推进了市场价值链研究在动物疫病防治中的应用。

近年来，在柬埔寨、越南和中国香港的研究表明，活禽市场及活禽流通在 H5N1

亚型禽流感病毒在亚洲地区的循环和扩散扮演着重要角色。了解家禽生产、运输和销售体系的运作方式，评估活禽调运带来的疫病传播风险，以期科学地制定、调整和推进实施禽流感防治政策和措施，需要回答以下问题：家禽生产运输的哪个环节能够带来疫病扩散风险？哪个环节的潜在风险更高，需要干预和调整？干预和调整会造成哪些人的损失，又能为哪些人带来利益？什么人能够影响风险环节？如何才能降低各环节的风险？哪儿或什么时间是监测的重点？只有同时进行市场价值链和风险分析研究，才能够在国家或区域的水平上回答上述问题。

家禽市场价值链研究通常包含以下 3 个方面的内容：一是定量描述家禽市场价值链，确定不同人、企业或机构在不同市场环节扮演的角色，明确家禽市场网络存在带来的疫病传播风险，以及潜在的高风险环节，该部分的重点是找出可能的风险点，但需要指出的是，地区的文化习惯、社会经济及季节变化都可能造成风险点的改变；二是绘制风险路径，确定潜在风险传播方式，定量或定性评估风险大小，这一部分是市场价值链研究的核心，重点是确定高风险环节，以及寻找针对性措施；三是分析对不同利益相关人的影响，提出风险管理建议。

2007 年，在 FAO 资助下，我国首个市场价值链研究在湖南、云南等省份开展[26]。2013 年，H7N9 流感在长三角地区暴发，中国动物卫生与流行病学中心采用市场链方法开展了调查，为疫病防治提供了重要的基础数据。目前，在农业部兽医局的支持下，FAO 跨界动物疫病应急中心（ECTAD）中国办公室联合中国动物卫生与流行病学中心正在开展广西等 3 省份的市场价值链研究。这些研究表明，家禽市场价值链研究在动物疫病防治中的重要性，同时也表明市场价值链研究需要兽医流行病学家、实验室专家，以及社会学专家的共同参与方能完成。

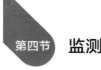

第四节　监测预警

监测是预警和应急的基础，国家对突发事件建立健全监测制度和预警制度。动物疫病监测是动物疫病防治工作关键措施之一，也是评估禽流感等重大动物疫病防控工作效果的基本手段。各国都将监测预警作为禽流感防治重要组成部分，根据本国禽流感防控实际，制定实施监测方案。通过动物疫病监测和流行病学调查，掌握、分析禽流感病毒的多样性、病毒变异和三间分布（时间、空间和禽群），研究分析禽流感发生、发展、暴发流行的规律和特点，分析其危害程度和可能的发展趋势，为制定、完善禽流感防控对策提供科学依据。通过适时对禽流感预警预报，及时采取应对措施，将禽流感发生风险降到最小，将各项损失降到最低。

一、监测

动物流行病学监测是指长期、连续、系统地收集一定范围内某种或多种疾病的动态分布及其影响因素资料，经过分析和信息交流活动，为决策者采取干预措施提供技术支持的活动。流行病学监测有广义和狭义之分，狭义的监测主要强调通过实验室检测获取相应的疾病分布及其影响因素资料；广义的监测则包含各种相关资料。

（一）监测目的

OIE 要求，通过禽流感监测，应能提供说明区域内该病的流行状况和所有风险因素的管理状况的科学数据。因此，兽医主管部门应建立有效的监测体系，对生产、销售和加工整个产业链各环节疑似病例进行报告，至少每 6 个月 1 次对高风险动物群，或与水禽或其他与禽流感病毒来源密切接触的家禽进行临床监测、病原学和血清学监测。

临床监测的目的是在禽群中发现禽流感的临床症状，通过监控禽群的各种指标变化，如死亡率上升、采食和饮水量下降、出现呼吸系统疾病或产蛋下降等，尽早发现禽流感感染。病原学监测的目的是监控风险禽群，确诊临床可疑病例，跟踪调查血清学阳性结果等。血清学监测的目的是评估禽流感免疫效果、制订免疫程序、发现自然感染等。总体而言，监测的目的包括：

——及早地发现新发病例，并确定病因、病源；

——确定禽流感的发生和分布情况，监视病原变异情况，评价危害程度，分析禽流感发生的风险因素，判断其发展趋势；

——评估防控政策措施的执行效果，提出防控优化措施，如免疫效果监测等；

——证明某一国家、地区或安全隔离区的无疫状态。

所有这些，都是为防控决策提供技术支持。

（二）监测类型

基于对监测的组织方式、目的、侧重点和疾病病种等方面的考虑，可将监测分为以下几种类型：

1. 被动监测与 这是按照组织方式来划分的。下级单位常规上报监测数据和资料，上级单位被动接受，称为被动监测。各国常规法定传染病报告即属于被动监测。根据特殊需要，上级单位亲自组织或要求下级单位严格按照规定要求展开监测，并收集相关资料，称为主动监测。我国农业部组织的动物疾病专项监测、定点监测，各级动物疫病防控部门开展的重点监测，均属主动监测。主动监测的质量明显优于被动监测，通过扩大监测信息系统覆盖面，探索动物诊疗单位及养殖企业执业兽医诊断与报告管理模式，提高疫情报告的科学性、准确性和时效性。

2. 常规监测与哨点监测 这是按照监测敏感性来划分的。常规监测是指国家和地方的常规报告系统开展的疾病监测（如我国的法定疫病报告），优点是覆盖面广，缺点是漏报率高，效率和质量较低。哨点监测是指基于某种疾病或某些疾病的流行特点，有代表性地选择在全国不同地区设置监测点，根据事先制定的特定方案和程序开展的监测。如我国设置的动物疫情测报站、边境动物疫情测报站和野生动物监测站开展的疫情监测。各地应根据本辖区动物疫病流行特点、防控现状和畜牧业优势产业带，全面开展常规监测与流行病学调查工作。在重点地区、重点环节设立固定的监测与流行病学调查点，持续开展监测与流行病学调查工作，掌握具有地理意义的全国监测数据，科学研判疫情态势。

3. 传统监测与风险监测 这是按照动物群体是否具有目标性来划分的。传统监测是指根据传统危害因素或风险因子识别方法，按一定的比例，定期在动物群体中抽样进行检测。风险监测是指在风险识别和风险分析基础上，遵循提高效益成本比的原则，在风险动物群体中进行抽样检测。与传统监测相比，风险监测提高了资源分配效率，成本效益比较高。

4. 地方流行病与外来病和新发病监测 这是按照疾病病种来划分的。地方流行病监测旨在测量和描述疫病分布，分析疫病发展趋势；而外来病和新发病监测旨在发现疾病。由于监测目的的不同，二者在抽样规模、检测方法方面均有很大区别。

5. 专项监测 各地要持续监视动物养殖、流通、屠宰加工环节的动物疫病传播风险因素变化情况，及时了解基本流行病学信息，开展专项监测和流行病学调查，定期分析动物疫病发生与流行风险。如无疫监测、免疫效果监测等。无疫监测旨在通过系统的监测活动证明某区域（或国家）没有特定疫病。免疫效果监测旨在通过监测活动，评估疫苗使用效果，包括免疫抗体变化情况、健康带毒情况，以及疫苗副反应等。

（三）OIE 对禽流感监测推荐的措施

OIE《陆生动物卫生法典》中规定了法定通报禽流感的监测原则和监测指南，以便于 OIE 成员认证其须通报禽流感的状况，该认证适用于整个国家、地区或者生物隔离区。这些规定还为暴发了禽流感的国家谋求恢复无须通报禽流感资格或保持无须通报禽流感资格提供了指南。由于须通报禽流感的影响及流行病学在世界上的不同地区有很大差异，因此 OIE 不能为所有情况提供具体指南。只要当地监测策略适应当地情况，监测策略能够证明无须通报禽流感在可接受的置信度内即可。另外，禽流感病毒在野禽体内的存在与否是一个比较特殊的问题。实际上，没有一个 OIE 成员能够宣布其境内的野禽不携带禽流感病毒。因而，OIE 对禽流感监测所做规定都仅仅指家禽感染的禽流感。

OIE《陆生动物卫生法典》第 10.4.28 条明确规定禽流感监测的一般原则与方法。

1. 依据《陆生动物卫生法典》第 1.4 章的规定，成员国（地区）的兽医主管部门的职责是建立禽流感检测体系，特别是：

为检测和调查须通报禽流感病毒感染或禽流感暴发而建立的正式且持续的监测体系须正在运行；

根据《陆生动物诊断试验和疫苗手册》的规定，应建立一个能从疑似须通报禽流感病例中迅速采集样本并送交实验室进行须通报禽流感诊断的程序；

应具有一个记录、管理、分析诊断及监测功能的数据体系。

2. 禽流感检测与报告体系：包括贯穿生产、销售和加工等整个产业链各环节疑似病例报告的早期预警系统。每天与家禽接触的农场主和工人以及诊断人员，应及时向兽医主管部门报告禽流感。他们应得到政府信息收集部门和兽医主管部门的直接和间接的支持。应对所有疑似禽流感病例立即调查。如果可疑病例无法通过流行病学和临床症状确诊，应采集样本送实验室检测。为此，监测人员需配备采样工具箱和其他设备，并应能够得到具有禽流感诊断和控制技术能力的团队的协助。如果对公共卫生有潜在危害，必须向公共卫生有关主管部门通报。

必要时，需对高风险地区动物群或水禽或与其他禽流感病毒来源密切接触的家禽频繁定期进行临床检查，开展血清学和病毒学检测。

OIE 同时也提出了禽流感监测策略，要求监测的目标禽群应涵盖该国家和地区或生物安全隔离区内所有易感家禽种类，并要求持续开展主动监测和被动监测，应至少每 6 个月进行一次主动监测。

此外，OIE《陆生动物卫生法典》第 10.4.30～10.4.32 条规定了证明禽流感或高致病性禽流感状态的监测程序，国家、地区或生物安全隔离区在发生疫情后重新申请无禽流感或高致病性禽流感状态的监测程序，以及无高致病性禽流感生物安全隔离区内禽流感监测程序。

（四）我国的禽流感监测机制

我国一直以来对禽流感等重大动物疫病十分重视。首先，我国陆续颁布《动物防疫法》、《重大动物疫情应急条例》《国家突发重大动物疫情应急预案》和《全国高致病性禽流感应急预案》等法律法规，农业部先后出台了《国家动物疫病测报体系管理规范（试行）》和《动物疫情报告管理办法》等制度规范，确保动物疫病监测工作做到有法可依、有章可循，为监测工作提供了有效的法律保证。其次，全国动物疫病监测工作体系初步建成。截至目前，我国已初步建成了中央、省、市、县四级国家动物疫病监测体系，主要包括：各级动物疫病预防控制机构、304 个动物疫情测报站和 146 个边境动物疫情监测站、中国动物卫生与流行病学中心、国家兽医参考实验室和相关专业实验室等技术支撑单位，基本建立了中央、省、地市、县区、乡镇五级动物疫病监测和疫情信息报告系统，逐步形成了纵向到底、横向到边、覆盖到全国的动物疫病监测网络。再次，监测工作机制日趋完善。农业部每年印发国家禽流感等动物疫病监测与流行病学调查计划，统一部署，有序指导各地科学开展监测和流行病学调查工作。通过近十年来的努力，全国逐步建立了国家监测与地方监测相结合、抗体监测与病原监测相结合、定点监测与全面监测相结合、常规监测和应急监测相结合，抗体检测与抗原监测相结合、疫病监测和流行病学调查相结合的工作机制。最后，疫情监测技术能力逐步增强。加强监测技术研发、培训与推广，不断提升动物疫病监测能力和水平。运用血清学方法开展免疫效果评价，指导养殖场（户）科学免疫；运用病原学方法开展病原学监测，掌握疫病病原分布和流行趋势；采用病毒分离与鉴定技术，开展疫病病原分子遗传信息比较，跟踪病原变异与毒力变化。

国家禽流感监测计划明确要求，各地要结合本地防控实际，开展禽流感监测工作。对监测的动物种类不仅包括鸡、鸭、鹅和其他家禽及野生禽鸟，也包括貂、貉、虎等人工饲养的动物，以及高风险区域内的猪。监测范围从禽类的种禽场、商品禽场、散养户、活禽交易市场及屠宰厂，候鸟主要栖息地及重点边境地区，扩展至哺乳动物类的经济动物饲养场、动物园，高风险区域内的猪养殖场（户）和屠宰厂。同时，明确对禽流感采取被动监测与主动监测相结合的工作机制。在被动监测中，各地要重点加强对病死或不明原因死亡的家禽或野鸟进行监测。在常规定点监测中，由各省根据当地实际情况，每月对当地动物进行采样检测，并按时上报。在主动监测中，中央和省级兽医主管部门以病原学检测为主，每半年开展一次，一般在春秋两季集中免疫后分别开展一次全面集中的监测工作。主动监测一般常由农业部或者各省畜牧兽医主管部门组织，定期开展监测信息的分析评估、疫病形势会商和疫情预警预报工作。在主动监测中，国家禽流感参考实验室负责禽流感病原学监测和分子流行病学比较分析，跟踪病毒变异情况，开展禽流感疫情检测诊断与阳性样品的复核确诊、病原分析和技术研究储备。重点做好家禽野禽界面监测和市场链调查工作，以及全国重点湖区和湿地监测工作。禽流感专业实验室分别负责重点地区市场链调查、长三角和珠三角地区家禽野禽界面禽流感监测工作。此外，我国组织开展风险监测和专项监测。如我国全面实施《全国家禽 H7N9 流感剔除计划》，围绕活禽交易市场、养禽场和野生禽鸟栖息地等重点区域，开展风险监测。又如我国对禽流感免疫效果的监测，以及农业部、国家林业局对野生鸟类高致病性禽流感开展的监测即属于专项监测。

从我国卫生系统看，疾病防控信息系统共由六大系统组成：疾病监测信息报告管理系统、突发公共卫生事件报告管理系统、健康危害因素监测信息系统、疾病预防控制基本信息系统、重点控制疾病预警预报信息系统和鼠疫监测预警预报信息系统。其中疾病监测信息报告系统的具备以下两大特点：一是实现对基层医疗机构和疾病预防控制机构网络全覆盖。通过合理利用 VPN 技术和互联网资源，建立"公网专用"的网络系统，可以将信息采集功能延伸到基层，实现了疫情和重大动物公共卫生事件的"直报"。二是实现公共卫生信息全面采集和集中管理，在适度开放的原则下，将采集整理好的公共卫生信息资源服务于政府决策部门、各级卫生机构、科研单位和公众用户，最大程度提高了资源的利用率，为疾病控制和公共卫生防治工作提供了一个"全社会动员"的理论基础和决策依据。

（五）监测方案设计

监测策略可采用随机抽样，必要时也可采用目标定向监测策略（如某些地区或种群的感染风险增大时）。监测策略的选择可根据区域的流行病学状况而定，但必须能满足设定的目标，包括检测到禽流感病毒感染、家禽的高致病性禽流感病例等。因此，对鸡等临床表现明显的家禽可采用临床监测，而对无明显临床表现的家禽，如鸭等则必须采用实验室检测。免疫禽群的监测策略通常以病原学方法、血清方法和临床监测为基础，也可采用哨兵禽。

设计监测方案时，应考虑以下几个问题。第一，抽样策略的选择，应结合流行病学设定流行率，样本容量应足够大，以检测到最低程度的感染。事实上，整个调查的可信度就取决于样本量和预期流行率的设定，这些条件的设定应基于监测目的和流行病学情况。第二，应考虑检测方法的敏感性和特异性，因为它们是设计调查、确定样本量和解释检测结果的关键因素，采用的检测方法应在不同家禽中使用，以确定其敏感性和特异性。第三，应考虑到检测的假阳性。一旦知晓检测方法的特性，可估算出假阳性结果的比率，监测方案中应包含有效的阳性结果跟踪调查程序，包括进一步检测和后续调查等，以在高置信水平上确定是否发生病毒感染。同时，监测方案设计时还应考虑成本、可操作性及执行人员的能力水平等因素。

疫情信息的采集、报告、公布、共享向电子化方向发展，通过数据网络，实现监测、流行病学调查、检疫信息、诊疗信息、饲养场信息、科研信息、群众举报信息等信息采集、直报的上下一体化[27]。建立疫情信息收集、分析和处理平台和统一的监测信息数据自动化处理软件平台，实现监测数据的实时直报、自动化统计分析，也是监测方案设计应考虑的重要内容。

二、预警

（一）预警的提出

到目前为止，学术界对于预警尚未有一个严格的定义。一般而言，预警可以理解对可能出现的问题、风险、疾病的暴发和传播进行辨识、分析和预测，必要时在一定范围内发布警告，并采取相应级别的行动，最大限度地防范负面事件的发生和发展，尽可能地将损失降低到最低程度。预警是在缺乏确定的因果关系和充分的证据的情况下，在对于人类、动物或环境威胁发生之前即采取措施促进、调整预防行为的一种方法。本质上，预警是在考虑了资料的不完全性和危害的不确定性之后，仍要在有必要采取措施的地方进行危害前瞻的方法。

疫病预警，我们可以理解为依托疫病普查、监测、报告和流行病学分析等技术手段，对疫病发生的地域、规模、性质、影响因素、辐射范围、危害程度及可能造成的后果等进行预测和风险评估，对是否采取干预措施进行成本效益分析，在风险评估和成本效益分析基础上，由决策机构在一定范围内发布警告并采取相应级别的预警行动。其最重要的目的是前瞻性地发布疫病暴发和流行的可能性，以便尽早地采取有效的控制措施，降低发病率和死亡率。

近年来全球范围内大规模暴发的 H5N1 亚型禽流感疫情对各国的家禽养殖业、禽产品国际贸易造成了巨大的影响。同时，人感染禽流感病例的不断发现和报告，更是加剧了人们对禽流感可能引发全球大流行的恐慌。因此，FAO、OIE 等国际组织和各国政府致力于加大对重大动物疫病预警方面的研究投入，建立动物疫病信息报告网络系统，完善动物疫病预警方法和系统，提高政府和相关机构尽早发现或预见突发动物疫情的能力，及时发布预警，及早做好各项应急防范措施。

（二）疫病预警的基础

疫病预警由疫病监测、疫病预测、疫病预警三大模块构成。其中监测信息系统是分析预警的基础。预测是一种工具，通过一些分析方法和模型，把疫病监测得到的数据资料转化为决策所需的信息（指标）。预警是监测的目的，也是预测技术在实践中的应用。疫病预警有两个基础理论。

1. 信号理论　通过对一系列已获得的指标信号（数据）进行分析，判断一个公共卫生事件（如动物疫情的暴发或流行）的发生与否。这种识别方法将实际获得的数据与指标界值相比较，并采用敏感度、特异度和阳性预测值等指标评价预警系统的精确度，用 ROC 曲线描述敏感度和特异度的关系，根据二者最优组合水平，结合所要预警的具体疾病的特征和所要求的时限，来确定预警指标和预警方法。

2. 决策理论　是将预警技术应用在一个具体疫病的预警中，在对发生错误预警所需的费用和正确预警的收益评估的基础上，结合疾病的特征（如潜伏期和病程长短）进行分析，寻找敏感度、特异度与及时性的最佳组合，最后做出是否发出预警、在什么时间发出预警的决策。

预警指标包括警源、警兆和警情。警源是导致危机发生的各种源头因素。警兆是发生异常现象时的先兆。在警源的作用下，当发生异常变化导致危机发生之前总有一些先兆出现。警情是指危机的外部表现，是已经表现出来的风险。根据疫病发生、发展过程，预警指标体系的建立需具备层次性。

建立预警指标体系是事先疫情预警的基础环节，但这一工作非常复杂，需要同时考虑预警指标的敏感性、及时性、高效性、可操作性和可拓展性等。目前制定疫情预警指标体系常采用 Delphi 法。Delphi 法是一种通过向专家进行几轮咨询，获得专家一致意见的预测方法。应用 Delphi 法挑选兽医流行病学领域及其他各领域的专家，利用各位专家的知识和在实际疫病控制工作中的经验，结合现有的监测能力和防控能力及上报数据等，筛选预警指标，并用综合评价的方法建立可行的预警指标体系。

（三）动物疫病预警体系的构建

动物疫病预警体系主要包括动物疫病检测体系、动物疫病报告体系、国外疫情监视体系和动物流行病学分析体系，主要承担动物疫病的检测、疫情信息的收集、传送、分析和发布等检测与预报预警工作。

1. 动物疫病监测体系　是调查和评价一个国家动物防疫工作状况的得力工具，是进行动物疫病流行病学分析的数据支持系统之一，也是动物疫病预警体系的一个重要组成部分。建立该体系的主要目的是及早发现疫病。

如欧盟的预警体系中包括了畜禽及其产品交易检测网络、实验室检测网络等多个检测网络；美国动物流行病学中心下设的动物卫生监测中心，以及严密的实验室诊断和监测网络可以及早发现某种疫病的发生，以保证有足够的时间将疫病消灭在起始阶段。另外，美国除有农业部下设的几个联邦兽医诊断实验室外，几乎每个州都有一个兽医诊断实验室，每年都对大量的样品或病料进行检测，根据检测结果可以清楚了解各州动物疫病的控制情况和发生与流行的分布图示。当发现可疑病例时，要求在 24 h 内将样品送至农业部梅岛外来病诊断实验室或爱姆斯病毒学诊断实验室进行确认。

2. 动物疫病报告体系 高效、快速的疫病报告体系是预警体系的一个重要组成部分。疫病报告体系可以报告可能出现的任何疫病，一个有效的国家动物疫病预警体系，至少要有一个从基层到最高兽医行政主管部门的有效疫病报告体系。

例如，欧盟的预警体系就包括了重大动物疫病通报系统（ADNS）、人畜共患病通报网络等疫情报告系统。欧盟重大动物疫病通报系统规定：当某成员的某地出现重大动物疫病时，农场主必须立即向当地兽医部门报告，该成员在确定疫情后 24 h 内，必须通过动物疫病通报系统向欧盟委员会和其他成员报告。系统会自动将信息立即传至欧盟及各成员的相关机构。当传染性很强的重大疫病首次暴发时，通报系统将全天候运作，欧盟及各成员之间会不间断跟踪传来的疫情信息，并及时作出必要反应。美国的动物疫病报告体系相当完善，疫情报告主要分为常规报告、监测报告和紧急报告三种。常规报告主要由动物流行病学中心（CEAH）负责，通过国家动物卫生报告系统（NAHRS）定期向 OIE 通报美国 A 类和 B 类疫病情况；监测报告主要由国家动物卫生计划中心（NCAPH）负责，根据兽医局制定的国家动物疫病监测和扑灭计划，将各州报告的疫病监测信息进行汇总，定期向国内和 OIE 等国际组织通报；紧急报告（快报）则由紧急计划处（EP）负责，针对美国外来病或新发病、突发病进行紧急反应，并及时向 OIE 报告。

3. 国外疫情监视系统 国外疫情监视系统是动物疫情预警体系中重要的辅助支持系统，通过监视国外或周边国家和地区的疫情现状和发展趋势，对疫情传入国内的风险进行评估和预测，为及时制定并实施预防性措施、调整相关动物及动物产品的国际贸易政策提供决策信息支持。

例如，英国国际动物卫生处下设的国际疫病监测组是英国动物疫情预警体系的主要组成部分之一，负责监视国际上其他国家动物疫病的发生，及时收集、汇总和分析评估疫情可能给英国造成的风险，24 h 内形成《国外动物疫情定性风险分析报告》，在英国农业部网站上发布，以使英国政府尽早采取预防措施。又如，美国 CEAH 专设紧急疫情室（CEI），每天监视国际上其他国家的疫情，在出现突发动物疫情时，及时结合相关的贸易信息起草风险分析简报，提醒政府采取预防措施。

4. 动物流行病学分析体系　是预警体系中的技术性决策支持系统，是建立在实验室检测结果、动物疫病监测结果及其他疾病因子之上的综合分析系统[28]，是预警体系的核心组成部分。其核心内容是根据某种疫病发生的历史和实时情况，结合疫病特定风险因子（如环境因子、生态因子、气象因子等）的变化规律，对疫情的可能发展趋势进行超前评估和预测，并据此提出最佳防控（风险管理）措施，供决策者参考。

例如，美国 CEAH 负责将通过监测等途径获得的各种紧急动物疫情信息，经风险评估、流行病学分析、地理空间分析等多种手段，对某种重大疫病可能对美国造成的影响，以及可能发生的程度进行预见性风险分析，提出最佳应急方案。

（四）我国的预警机制

随着我国经济社会的发展，各级政府和全社会对禽流感等公共卫生安全事件越来越关注和重视，国家对禽流感监测预警投入的力度也越来越大，各地在禽流感监测预警方面进行了大量的探索实践。在各级政府和畜牧兽医部门的共同努力下，我国禽流感预警工作取得积极进展。

2007 年，我国《突发事件应对法》《动物防疫法》等法律法规的颁布实施，标志着我国包括禽流感在内的突发事件预警制度机制的建立。《突发事件应对法》规定：国家建立健全突发事件预警制度。按照突发事件发生的紧急程度、发展态势和可能造成的危害程度分为一级、二级、三级和四级，分别用红、橙、黄、蓝色标示，一级为最高级别。县级以上地方政府应当及时并发布警报、宣布预警期，并及时上报。发生三级、四级警报后，县级以上地方政府应当采取措施，启动应急预案，加强监测预报工作，加强对相关信息的分析评估和管理，及时向社会发布警告，宣传避免、减轻危害的常识，公布咨询电话；发布一级、二级警报后，县级以上地方政府还应当责令应急救援队伍和有关人员进入待命状态，调整应急救援所需应急物资，及时向社会发布有关警报。发布警报的人民政府应当根据事态发展适时调整预警级别并重新发布，有事实证明不可能发生突发事件或危险已经解除的，应当立即宣布解决警报、终止预警期并解除已采取的有关措施。《动物防疫法》规定，农业部和省（自治区、直辖市）人民政府兽医主管部门应当根据对禽流感等动物疫病发生、流行趋势的预测，及时发出动物疫情预警。地方各级人民政府接到动物疫情预警后，应当采取相应的预防控制措施。

从卫生体系看，通过覆盖全国基层医疗机构和疾病预防控制机构网络系统，利用VPN技术和互联网资源，实现了疫情和重大动物公共卫生事件的"直报"，并对禽流感等各类突发卫生事件实时分析预警，能够及时通知相关单位组织调查、监测、救护和人员救治等措施，实现实时预警。

三、动物疫情报告、通报和公布

我国一直高度重视动物疫情管理工作。近年来，各地各有关部门认真贯彻中央决策部署，坚持预防为主的方针，狠抓制度建设，扎实推进动物疫病防控各项工作，动物防疫工作取得显著成效。其中，在动物疫情管理方面，农业部先后出台了一系列法律法规和配套性文件，1999 年 10 月，农业部依法发布《动物疫情报告管理办法》《国家动物疫情测报体系管理规范（试行）》等制度规范，指导各地加强动物疫情管理工作。近年来，随着畜禽养殖业生产方式转变以及动物防疫形势的变化，动物疫病防控工作出现了一些新情况、新问题，动物疫情管理工作也应作相应调整和改革。为适应当前动物防疫工作发展需要，进一步规范动物疫情管理，建立健全科学化、规范化的信息披露制度，确保各级政府有效履行公共管理职责，维护公众利益，农业部认真总结了近年来动物疫情管理制度实施情况，在深入调研基础上，组织制定了《动物疫情报告、通报和公布管理办法》（以下简称《办法》），目前正在征求各地意见。《办法》的出台，将为动物疫病防控决策提供重要技术支持，更好地为保障畜牧业持续稳定健康发展，维护国家公共卫生安全提供有力支撑。

（一）动物疫情的报告

《办法》明确规定，对于高致病性禽流感等重大动物疫情，从事动物疫情监测、检验检疫、疫病研究、诊疗以及动物饲养、屠宰、经营、隔离、运输等活动的单位和个人，发现动物染疫或者疑似染疫的，应当立即向当地兽医主管部门、动物卫生监督机构或动物疫病预防控制机构报告。其他单位和个人发现动物染疫或者疑似染疫的，应当及时报告。在疫情报告期间，有关单位和个人应当依法配合当地兽医部门立即采取临时隔离控制措施。必要时，当地县级以上地方人民政府可以作出封锁决定并采取扑杀、销毁等措施。有关单位和个人应当执行。国家兽医参考实验室或相关专业实验室发现动物染疫或者疑似染疫的，应当向农业部报告，并同时抄报中国动物疫病预防控制中心和中国动物卫生与流行病学中心，以及样品来源省份的省级兽医主管部门。

我国对动物疫情报告实行快报、月报和年报制度。《办法》明确规定了相关报告制度及其内容、报告情形和时限要求。如高致病性禽流感疫情快报，应当包括基础信息、疫情概况、疫点情况、疫区及受威胁区情况、流行病学信息、控制措施、诊断方法及结果、疫点地图位置分布、疫情处置进展、其他需要说明的信息等内容；高致病性禽流感疫情月报和年报，应当包括动物种类、疫病名称、疫情县数、疫点数、疫区内易感动物存栏数、发病数、病死数、扑杀数、急宰数、紧急免疫数、治疗数等内容。其中，对于高致病性禽流感等重大动物疫情，在疫情快报后应当及时或按周进行后续报告，直至排除疫情或解除隔离封锁、撤销疫区完成最终报告。

我国高度重视重大动物疫情举报核查工作。自 2007 年以来，全国重大动物疫情举报核查制度全面实施，在高致病性禽流感等重大动物疫病防控工作中发挥了重要作用。《办法》明确要求，县级以上人民政府兽医主管部门应当向社会公布动物疫情举报电话，并由专人负责动物疫情举报的受理、督办、反馈和统计工作。县级以上人民政府兽医主管部门应当及时组织对举报疫情进行核查，经核查属实的，应当依法奖励重大动物疫情举报单位或个人。发现错误或片面的动物疫情报道倾向时，应当及时核实纠正。要求加强对疫情举报核查工作宣传，推动建立全社会参与的群防群控良好氛围。《办法》明确规定，动物疫情举报实行实名制，举报人应当提供真实姓名、联系电话及详细地址，举报内容包括疑似发病动物种类、发病情况和养殖场（户）基本信息等。农业部在中国动物疫病预防控制中心设立重大动物疫情举报电话，即 010－59194768，负责受理全国重大动物疫情举报。

《办法》明确规定，有关单位和个人不得瞒报、谎报、迟报高致病性禽流感等重大动物疫情，不得授意他人瞒报、谎报、迟报，不得阻碍他人报告。

（二）动物疫情的通报与公布

关于重大动物疫情的确诊与认定，《办法》明确规定，对于疑似为高致病性禽流感等重大动物疫病，以及新发动物疫病或外来动物疫病的，县级动物疫病预防控制机构按要求将病料样品送至省级动物疫病预防控制机构确诊。省级动物疫病预防控制机构确诊后，应当将病料同时送中国动物疫病预防控制中心、国家兽医参考实验室或农业部指定的其他实验室作进一步病原分析和研究。省级动物疫病预防控制中心无法确诊的，送中国动物疫病预防控制中心进行确诊，或者由中国动物疫病预防控制中心组织协调相关兽医实验室进行确诊。同时，明确规定，高致病性禽流感等重大动物疫情由省级人民政府兽医主管部门认定。新发动物疫病和外来动物疫病疫情，以及省级人民政府兽医主管部门无法认定的动物疫情，应当由农业部认定。

对于高致病性禽流感等重大动物疫情，农业部应当按规定程序及时向国家卫生和计划生育委员会等国务院有关部门和军队、武警有关部门以及省级人民政府兽医主管部门通报疫情的发生和处理情况。同时，应当依照我国缔结或参加的条约、协定，向世界动物卫生组织、联合国粮农组织等国际组织及有关国家和地区或者相关贸易方以快报方式通报疫情发生和处理情况，并以《兽医公报》等形式定期通报相关疫情。

《办法》明确规定，农业部以及相关省、自治区、直辖市人民政府兽医主管部门应当根据高致病性禽流感等重大动物疫情的发生特点和流行规律，及时向社会发布疫情的预警信息。

农业部负责向社会公布全国动物疫情，省级人民政府兽医主管部门可以根据农业部授权公布本行政区域内动物疫病。对于高致病性禽流感等重大动物疫情，农业部应当按照国家规定的程序，依法及时、准确公布。其他任何单位和个人不得通过信息网络、广播、电视、报刊、书籍、讲座、论坛、报告会等方式公开发布、发表未经认定的重大动物疫情信息。

第五节　区域化管理

动物疫病区域化管理是国际认可的重要动物卫生措施，是在充分考虑畜牧业经济和公共卫生的基础上，针对某一特定区域，采取包括法律、行政、经济、技术手段在内的综合措施，集中人力、物力和财政，加强动物疫病防控的基础设施建设，建立完善的屏障体系（包括地理屏障、人工屏障或生物安全屏障等），采取流行病学调查、监测、动物及动物产品流通控制等综合措施，按计划、有重点地控制和扑灭动物疫病，提升区域内动物卫生水平，促进动物及动物产品贸易。动物疫病区域化管理适用于在整个国家短期内不可能实现无疫的特定动物疫病，控制消灭那些在整个国家建立和维持无疫状态非常困难的动物疫病，特别是那些传入以后在国内很难控制的动物疫病[29]。自20世纪90年代以来，经过近二十年的发展证明，动物疫病区域化管理已经成为控制、净化动物疫病，提高动物及动物产品国际竞争力和畜产品安全质量，提升动物卫生保护水平，促进动物及其产品国际贸易的主要动物卫生措施。

《动物防疫法》明确规定，我国对重大动物疫病实施区域化管理。《国家中长期动物疫病防治规划（2012—2020年）》中提出，根据我国不同区域特点，按照动物种类、养殖模式、饲养用途和疫病种类，分病种、分区域、分畜禽实行分类指导、差别化管理。实施动物疫病区域化管理，可以有效地集中资源，在一定区域或企业水平上，控制或消灭特定动物疫病，提高动物卫生水平，进一步促进动物及动物产品国内外贸易，取得较大的经济和社会效益。

一、动物疫病区域化管理的两种模式

OIE动物疫病区域化管理包括生物安全隔离区划（compartmentalization）和区域区划（zoning）两种模式，分别对应生物安全隔离区和无规定动物疫病区。通过区域区划，开展无规定动物疫病区建设，可以有效防控对于那些在整个国家建立和维持某种疫病的无疫状态非常困难的动物疫病，特别是那些传入以后在国内很难控制的疫病。通过自然、人工地理屏障，或行政区域边界，可以将不同动物卫生状况的动物群体隔离开来，在区域内采取包括流行病学调查、监测、流通控制等综合措施，对特定动物疫病进行控制、扑灭和消灭，提高区域内动物卫生水平，这是较早实施动物疫病区域化管理的一种模式。

随着动物疫病区域化策略的应用及进一步发展，人们逐渐认识到在全国范围内或区域水平上建立并保持无规定动物疫病状态较为困难，特别是有些疫病很难通过在边境或边界上采取措施来控制。2003年6月，在WTO-SPS会议上，OIE代表就动物疫病区域化政策提出了新的理念。2004年，OIE首次将生物安全隔离区划的基本原则写入《陆生动物卫生法典》，进一步明确生物安全隔离区划与区域区划同属于区域化管理的范畴。通过区域区划建设无规定动物疫病区，通过生物安全隔离区划建设生物安全隔离区。无规定动物疫病区和生物安全隔离区均要求通过监测、控制和生物安全措施，建立和维持无规定动物疫病的动物亚群体。但以地理屏障为界定的无规定动物疫病区较为容易被各种传播途径突破，而生物安全隔离区通过采取严格的监测和生物安全管理措施，更好地实现了同一生物安全管理体系下的动物群体与其他家养或野生动物的"功能性隔离"，这个隔离使得该群体同其他具有不同卫生状况的群体在流行病学上有一个明确的区分。生物安全隔离区的概念拓展了"风险边界"的应用范围，超越了地理学的层面，并且考虑了所有与形成有效边界的功能性隔离相关的流行病学因素。

与区域区划模式相比，生物安全隔离区划具有以下特点：一是它适用于以生物安全管理和良好饲养规范为主所划分的动物亚群体，而区域区划适用于以地理基础为主（利用自然的、人工的或法定的边界）所划分的动物群体；二是生物安全隔离区划是以企业为主体，政府指导为辅助，二者需相互配合，相互合作，而区域区划的实施主体是政府，企业参与；三是生物安全隔离区划不仅适于缺乏有效地理屏障、经济欠发达、管理水平参差不齐的广大中西部地区的规模化企业，而且适于在边界地区难于控制和净化的疫病，如禽流感等。生物安全隔离区可以针对一种或多种规定动物疫病设立，近年来，随着该区划模式被普遍认可，2014 年 OIE《陆生动物卫生法典》共设定了禽流感、口蹄疫、新城疫、猪瘟、非洲猪瘟、小反刍兽疫等 14 种动物疫病的生物安全隔离区标准。目前，生物安全隔离区划尚处于发展阶段，仍有许多理论问题需要探讨，需要进一步的实践探索。

动物疫病区域化管理是加强动物疫病防控的基本手段，是实现控制和消灭重大动物疫病，提升动物卫生水平的有效途径。经过多年探索实践，动物疫病区域化管理已成为我国控制和消灭优先防治动物疫病的有效抓手和重要措施，在有效防控高致病性禽流感等重大动物疫病，促进动物及其产品贸易中发挥了重要作用，动物疫病区域化管理法律法规和标准体系初步建立，动物疫病防控新机制基本形成，动物卫生水平明显提升，为助力当地经济社会发展作出重大贡献。

2007 年，新修订的《动物防疫法》确立了"国家对动物疫病实行区域化管理"的基本法律制度，明确将无疫区建设作为动物疫病防治的基本策略。2012 年 5 月，国务院办公厅出台《国家中长期动物疫病防治规划（2012—2020 年）》，明确提出实施分病种、分区域、分阶段的动物疫病防治策略，对动物疫病实行区域化管理，提出了"一带三区"的区域布局和建设目标。农业部先后出台《无规定动物疫病区评估管理办法》（农业部〔2007〕第 1 号部令）和《无规定动物疫病区管理技术规范（试行）》（农医发〔2007〕3 号）等相关配套规章和管理技术标准，印发了《关于加快推进动物疫病区域化管理工作的意见》等规范性文件，为动物疫病区域化管理提供政策理论指导。各地也加大了相关立法工作力度。通过加快推进无规定动物疫病区和生物安全隔离区建设，有力地推动了动物疫病防控各项工作的开展，为实现与国际接轨，促进动物及动物产品贸易，提升我国动物及动物产品的质量和市场竞争力奠定坚实基础。

二、禽流感的区域化管理标准

（一）定义

OIE《陆生动物卫生法典》规定：须通报的禽流感（NAI）定义为任何一种 H5 或 H7 亚型 A 型流感病毒感染，或静脉接种致病指数（IVPI）大于 1.2（或造成至少 75%

的死亡率作为代替指标）的禽流感病毒所致的家禽感染。NAI 病毒被分为高致病性须通报禽流感（HPNAI）病毒和低致病性须通报禽流感（LPNAI）病毒。

HPNAI 是指病毒对 6 周龄易感鸡的 IVPI 大于 1.2，或以静脉接种 4～8 周龄易感鸡引起的死亡率不低于 75% 作为替代指标。对于 IVPI 低于 1.2 或在静脉接种致死性试验中死亡率低于 75% 的 H5 和 H7 亚型流感病毒，应进行测序以确定病毒血凝素分子（HA0）裂解位点是否存在多个碱性氨基酸，如果裂解位点氨基酸序列与其他已知 HP-NAI 分离毒株的序列类似，则该病毒株判为 HPNAI。LPNAI 是指除 HPNAI 病毒以外的所有 H5 和 H7 亚型 A 型流感病毒。

如果家禽中检测到的 H5 或 H7 亚型 NAI 病毒抗体不是由于接种疫苗所致，必须立即进行调查。若仅为孤立的血清学阳性结果，彻底流行病学和实验室调查显示没有进一步的证据表明发生 NAI 感染，则可以排除感染。

无 NAI 养禽场，是指按照《陆生动物卫生法典》要求开展必要的监测，没有证据表明发生 NAI 感染的养禽场。

（二）无 NAI 标准的确定

1. 国家、地区或生物安全隔离区 NAI 状况的确定标准　全国范围内通报 NAI，需要有持续实施的 NAI 宣传教育计划并对所有报告的疑似 NAI 进行现场调查，在条件允许的情况下，进行实验室调查；同时，实施恰当的监测计划，以发现家禽的隐性感染及除家禽类外的禽类所致传播风险。此外，还要考虑 NAI 发生的所有流行病学因素及其历史背景。

2. 无 NAI 的国家、地区或生物安全隔离区　国家、地区或生物安全隔离区按要求进行监测，如果家禽连续 12 个月在该区域内无 HPNAI 或 LPNAI 病毒感染，则可被认为无 NAI。如果以前无 NAI 的国家、地区或生物安全隔离区的家禽发生 NAI，可以通过如下条件恢复无疫状态：①在发生 HPNAI 的情况下，采取扑杀政策（包括对所有受污染的场所进行彻底消毒）后，按要求开展持续监测 3 个月后。②在发生 LPNAI 的情况下，按要求急宰或采取扑杀政策；在这两种情况下，所有被污染的场所进行彻底消毒后 3 个月，并按要求开展持续监测 3 个月后。

3. 无 HPNAI 国家、地区或生物安全隔离区　必须符合：如果一个国家、地区或生物安全隔离区的家禽在过去连续 12 个月内无 HPNAI 发生。或者依据 10.4.27 - 10.4.33 条进行监测，该区域不符合无 NAI 标准，但分离到的任何 NAI 病毒经鉴定均不是 HPNAI 病毒。

如以前无 HPNAI 的国家、地区或生物安全隔离区家禽感染 HPNAIV，采取扑杀政策后，按要求开展持续监测 3 个月后，可重获无 HPNAI 状态。

OIE《陆生动物卫生法典》规定了无 NAI 国家、区域或生物安全隔离区进口活禽（初孵雏除外）、初孵雏、种蛋、食用禽蛋、禽蛋产品、家禽精液，以及从无 HPNAI 国家进口以上商品，或从任何国家进口火鸟、家禽羽毛和羽绒、鸟类或其他鸟产品均要求达到进口国所要求的动物卫生状况标准。这些标准不仅适用于不同禽流感卫生状况国家间的国际贸易，也适用于国家内部不同卫生状况区域间的贸易。

为加强动物疫病区域化管理，进一步规范生物安全隔离区建设，2007 年以来，农业部先后出台了《无规定动物疫病区评估管理办法》和《无规定动物疫病区管理技术规范（试行）》等文件规定，对高致病性禽流感无规定动物疫病区建设标准进行了明确规定，2009 年农业部制定印发了《肉禽无规定动物疫病生物安全隔离区建设通用规范（试行）》和《肉禽无禽流感生物安全隔离区标准（试行）》（农医发〔2007〕13 号）等文件，指导各地积极开展高致病性禽流感等重大动物疫病的无规定动物疫病区和生物安全隔离区建设。截至目前，我国辽宁省、广州从化、海南省、吉林永吉、山东胶东半岛等多个无规定动物疫病区通过国家评估验收。其中，2015 年年底我国第一个免疫无高致病性禽流感区——胶东半岛免疫无高致病性禽流感区通过农业部评估验收。各地畜牧业龙头企业积极投入生物安全隔离区建设，全面提升企业核心竞争力。截至目前，山东民和牧业股份有限公司建设的肉鸡无高致病性禽流感生物安全隔离区、福建圣农肉禽养殖有限公司建设的无高致病性禽流感生物安全隔离区通过了省级兽医部门评估验收。据统计，目前全国有 20 个省份开展无规定动物疫病区和生物安全隔离区建设，其中 14 个省份正在开始生物安全隔离区建设试点，50 多个龙头企业提出了生物安全隔离区建设意向。

经过这些年来的实践探索，我国动物疫病区域化管理工作取得了积极进展，经济效益、社会效益和生态效益显著。自 2003 年开始，农业部认真总结动物疫病区域化管理实践经验，充分考虑 OIE《陆生动物卫生法典》免疫和非免疫无疫区标准和管理要求新变化，正在组织有关单位和专家对《无规定动物疫病区评估管理办法》等相关管理办法和建设标准进行修订，以加快推进无规定动物疫病区和生物安全隔离区建设。

三、禽流感生物安全隔离区应用进展

生物安全隔离区的概念一经提出，立即引起了全世界的广泛关注，很快就被世界许多国家所接受和认可。泰国、英国、土耳其、巴西和欧盟等国家和地区都在积极探索进行生物安全隔离区建设，其中，泰国、英国等国家通过发布国家标准和认可程序，全面推进官方认可，在企业家禽禽流感防控、促进禽肉产品出口方面，取得了积极成效。我国也在无规定动物疫病区示范区建设基础上，根据 OIE 有关标准和建议，研究制定生物安全隔离区建设和评价标准，鼓励、支持和引导各地开展生物安全隔离区试点，加快推进动物疫病区划管理工作[27]。

（一）欧盟制定立法推动生物安全隔离区评估认可

2008 年，欧盟开始起草生物安全隔离区立法草案，即《用于贸易的有关动物疫病生物安全隔离区审批兽医条件》，开始准备对欧盟成员及进入欧盟的畜禽养殖企业开展生物安全隔离区评估认可，以保障欧盟畜禽产品贸易和流通的卫生安全。2008 年年底，欧盟广泛征求其主要贸易国对法规草案的官方评议意见。

2009 年 7 月 13 日，欧盟委员会正式发布该法规，即《家禽生物安全隔离区和其他圈养禽类生物安全隔离区禽流感状况审批要求及生物安全隔离区内附加的预防性生物安全措施》（欧盟第 616/2009 号法规）。该法规规定了家禽生物安全隔离区和其他圈养禽类生物安全隔离区禽流感状况审批要求，以及生物安全隔离区内附加的预防性生物安全措施。根据该法规，欧盟将实施生物安全隔离区划作为预防禽流感的重要措施。该法规分为 5 章，共 10 条内容，分别规定了生物安全隔离区审批申请、批准、维持、中止、撤销和信息发布方面的要求和条件。此外，该法规还附有一个支持性技术文件《生物安全隔离区标准和要求》。

（二）英国积极开展生物安全隔离区建设与评估

2010 年 4 月，在欧盟 616/2009 号法规基础上，英国环境、食品和农村事务部（DEFRA）发布了英国种禽生物安全隔离区标准，并授权 DEFRA 内设的兽医实验所（VLA）对申请生物安全隔离区认可的企业进行审查。

英国安伟捷（Aviagen）公司是当今世界家禽育种业的领头人，拥有爱拔益加（AA）、罗曼印第安河（LIR）和罗斯（Ross）三大肉鸡品牌。从 2009 年 10 月起，Aviagen 公司在英国禽类理事会（the British Poultry Council）、苏格兰政府以及英国环境、食品和农村事务部（DEFRA）的共同协助下，开始在其原种禽场进行生物安全隔离区建设。Aviagen 公司按照该标准进行生物安全隔离区建设，并于 2010 年 7 月 19 日宣布其原种禽场通过了英国苏格兰兽医主管部门的生物安全隔离区资格认可。Aviagen 公司原种禽场是世界上第一家获得官方认可的种禽生物安全隔离区。目前 Aviagen 公司已开始在其曾祖代种禽场和祖代种禽场中实施生物安全隔离区划。目前，已有 5 个生物安全隔离区，54 个养殖场获得了英国的官方认可。

根据英国发布实施的英国种禽生物安全隔离区标准，英国将继续在全国范围内推行种禽的生物安全隔离区认可评估工作，重点对家禽养殖企业就禽流感和新城疫两种动物疫病实施控制，英国的大型种禽养殖公司也将在安伟捷公司的示范带领下，逐步申请政府和国际组织或贸易伙伴的种禽生物安全隔离区认可，以扩大其在国际市场的影响力，促进种禽的国内外贸易。

（三）泰国肉禽生物安全隔离区建设取得重要成效

2004 年，禽流感疫情在泰国大面积暴发，给泰国生鲜禽肉生产和出口带来了毁灭性打击，造成近 10 亿美元的经济损失，并引发了食品安全、失业、农民收入较少等一系列负面问题。在此背景下，泰国正大集团对实施生物安全隔离区划进行了初步探索和尝试。通过生物安全隔离区建设，成功地控制了禽流感的流行和蔓延，使得泰国在发生禽流感后的短时间内即恢复对欧盟出口熟制禽肉。

鉴于生物安全隔离区划在家禽养殖企业高致病性禽流感的防控和国际禽肉贸易促进中所发挥的重大作用，2005 年，泰国畜牧业发展部（DLD）将生物安全隔离区划的原则纳入到泰国国家禽流感控制策略中。2006 年，泰国 DLD 发布禽类生物安全隔离区划公告，并与 24 个养禽企业签订谅解备忘录，开始在国内养禽业中实施生物安全隔离区划。2009 年，泰国共有 78 个生物安全隔离区向 DLD 申请无禽流感认可，其中有 31 个肉鸡生物安全隔离区获得 DLD 认可，涉及 172 个农场的近 6 000 万只禽。2010 年，泰国共有 46 个生物安全隔离区获得国家评估认可，包含 294 个农场，每年出栏肉禽（肉鸡和肉鸭）近 4 亿只，约占泰国肉禽年出栏量的 40%。泰国肉禽生物安全隔离区建设对泰国肉禽恢复出口欧盟、日本发挥了重要作用。

四、生物安全隔离区划实施的 7 项基本原则

OIE《陆生动物卫生法典》针对生物安全隔离区的实施设立了专门一章（4.4 章）。该章内容为各成员提供了建立生物安全隔离区的指南，包括生物安全隔离区的范围界定，防范各种潜在感染源的建议，影响生物安全状态的自然、空间和基础结构因素，以及生物安全计划和追溯体系。

（一）生物安全隔离区范围的确定

生物安全隔离区必须对其范围进行清晰地界定，指明其所有生产单元的位置，生产单元可包括养殖场、饲料厂、屠宰加工厂等功能性单元，并明确各生产单元的相互关

系。确定生物安全隔离区的范围时，要充分结合企业动物疫病的实际，考虑周边规定动物疫病的流行病学因素，并综合考虑企业的产业链配套、实施生物安全措施的基础设施因素和疫病监测等各个方面的因素。

（二）同潜在感染源的流行病学隔离

1. 影响生物安全隔离区生物安全状况的物理或空间因素　生物安全隔离区虽然主要是基于管理和生物安全措施而建的，但是地理因素对确保生物安全隔离区与其周边的卫生状况不一致的特定动物群保持有效的功能性隔离仍是需要的。地理因素主要包括两方面：一是毗邻区域和与生物安全隔离区在流行病学上存在关联的区域的疫病状况；二是最近的流行病学单元或其他与流行病学有关联的养殖场的地理位置，疫病状况和生物安全情况。

2. 基础设施因素　生物安全隔离区内养殖场的建筑结构对生物安全的效力具有影响，主要包括：篱笆或其他有效的物理隔离设施；人员入口设施，包括进入控制、更衣区和淋浴；车辆进入，包括清洗和消毒程序；装卸设施；引入动物的隔离设施；物料和设备的进入设施；饲料和兽药药品的贮存设施；病死尸体、废弃物和垃圾的处理；水的供应；空气供应；饲料来源等。

3. 生物安全计划　生物安全隔离区的完整性依赖于有效的生物安全措施，生物安全隔离区的管理应有一个全面的生物安全计划，并保证其有效执行，且定期监视执行情况。生物安全计划的内容至少应包括以下几个方面：

（1）特定疫病病原引入和传入生物安全隔离区的潜在路径，包括动物移动、啮齿动物、动物区系、节肢动物、气溶胶、车辆、人员、生物制品、设备、污染物、饲料、水路、排水系统或其他因素，并考虑病原在环境中的存活能力。

（2）每个传播路径的关键控制点。

（3）每个关键控制点上减少暴露的措施。

（4）标准操作程序，包括：执行、维持和监视措施，纠偏措施，核查程序和记录保持。

（5）暴露水平发生变化时的应急计划。

（6）向兽医机构的报告程序。

（7）工作人员培训计划。

（8）监视程序。

4. 标识追溯系统　评价生物安全隔离区完整性的首要条件是有有效的追溯体系。生物安全隔离区内的所有动物都应进行个体标识或注册，载明动物的历史和移动情况。

如果无法进行个体标识，如肉食鸡和雏鸡，兽医机构应提供足够的保证。进出生物安全隔离区的所有动物都应有相关移动记录，以保证可追溯。

（三）确定生物安全隔离区的要素文件

文件记录必须能够清楚证明生物安全隔离区所实施的生物安全、监视、追溯、管理措施等能有效持续地得以执行。除动物移动信息外，必要的文件材料应包括：畜禽群生产记录，饲料来源，实验室检测，出生和死亡记录，参观日志，发病率历史，诊疗记录，生物安全计划，培训文件和其他能评价疫病状况的重要文件。

有关证明生物安全隔离区特定动物疫病历史状况的文件记录应完整，并符合 OIE《陆生动物卫生法典》有关章节的规定要求。

申请评估认可的生物安全隔离区应向兽医机构提交基线动物卫生报告以证明其某种动物疫病的卫生状况。动物卫生报告应定期更新，证明生物安全隔离区当前的动物卫生状况未发生改变。

免疫记录包括疫苗类型和免疫频次，应能对监测的数据做出解释。

所有文件记录的保存期限可根据生物安全隔离区所控制的动物疫病种类和动物品种有所不同。

所有文件材料都应以一种透明、公开的方式进行保存。

（四）疫病监测

生物安全隔离区动物疫病监测体系应符合 OIE《陆生动物卫生法典》第 1.4 章有关监测和生物安全隔离区所控制的有关特定动物疫病的监测要求。

如果已建设的生物安全隔离区出现病原暴露风险增大的情况，应重新评估内部监测和外部监测体系的敏感性，必要时实施强化监测。同时，应重新评估生物安全措施，必要时采取强化的生物安全措施。

1. 内部监测　包括对数据的收集和风险分析，便于兽医行政管理部门确定生物安全隔离区所有动物的卫生状况。监测体系能确保较早监测到病原进入，这是非常必要的。只要能到达无疫状况的理想目的，任何的监测策略都是可行的。

2. 外部监测　生物安全隔离区所应用的生物安全措施应适用于生物安全隔离区的暴露水平。外部监测将有助于及早发现病原传入生物安全隔离区特定路径中暴露水平的重大变化。

主动监测和被动监测的适当结合，对达到上述目的是必要的。基于风险因素评估的靶向监测是最有效的监测方法。靶向监测应侧重毗邻生物安全隔离区的流行病学单元和那些与生物安全隔离区有潜在流行病学联系的养殖单元。

（五）诊断能力和程序

符合 OIE 质量保证体系标准的官方指定的实验室，可从事样品检测工作。每个从事检验工作的实验室应使用系统的程序，将监测结果快速报告给兽医行政管理部门。必要时，监测结果由 OIE 参考实验室确认。

（六）应急反应和通报

动物疫病早期发现、诊断和通报，对于降低疫情损失至关重要。一旦生物安全隔离区出现疑似规定动物疫病，生物安全隔离区的无疫状态应立即中止；一旦确认，无疫状态应取消，并向有关出口国进行报告。

一旦发生以前未发生过的传染病，生物安全隔离区管理者应立即通报兽医行政管理部门，并启动核查程序以确定生物安全计划是否存在漏洞，如果生物安全计划存在明显的漏洞，即使没出现疫情，也应立即停止签发出口卫生证书。在采取相关措施后，兽医部门应重新认可生物安全隔离区的无疫状况。

如果生物安全隔离区面临的风险发生改变，比如周边区域的疫病状况发生变化，兽医部门应立即进行重新评估，并考虑是否需要采取额外的生物安全措施，以保证生物安全隔离区的完整性得到维持。

（七）对生物安全隔离区的监管和控制

兽医机构的职责、组织和基础设施，包括实验室，应按 OIE《陆生动物卫生法典》第 3.2 章有关 PVS（兽医机构效能）评估的要求，用文件进行证明。

兽医行政管理部门对生物安全隔离区状况的认定、中止及取消具有最终的决定权。兽医行政管理部门应按有关要求对生物安全隔离区进行持续地监督和管理，并保证所有信息能向进口国提供，任何重大变化都应通报进口国。

记录应提供清晰的证据，以证明生物安全隔离区所采取的生物安全措施、监测、追溯和管理措施是有效并可持续的。除了动物移动信息外，必需提供的资料包括畜群或禽群生产记录、饲料来源、实验室检测、出生和死亡记录、来访者记录、疾病史、治疗和免疫记录、生物安全计划、培训记录及与疫病净化评价必需的任何其他标准。

应以文件记录生物安全隔离区规定疫病的历史状况，并可表明与《陆生动物卫生法典》中关于无疫区的要求相一致。

另外，拟申请认可的生物安全隔离区应向兽医主管部门提交一份表明按照《陆生动物卫生法典》进入生物安全隔离区动物规定的所列动物疫病存在与否的基准动物卫生报告。这份报告应该定期更新，以反映当前生物安全隔离区内的动物健康状况。

应该有免疫接种记录，包括疫苗种类和接种频率，能用于解释疫病监测结果。所有记录资料保存的时间，可以依据验收的生物安全隔离区内的动物种类和疫病而有所不同。

所有相关信息应记录透明，容易获得，以便兽医主管部门进行审查。

五、适用生物安全隔离区划的主要生物安全措施

生物安全措施的目的是降低疫病病原传入和扩散风险，其核心是认识并隔离风险因素，实现生物安全。实现生物安全的措施主要包括三个要素：一是隔离，即将具有污染可能性的动物和物品与无疫病动物进行隔离，包括物理性隔离（屏障建设）和管理性隔离（流通控制和生物安全措施）；二是清洗，大多数物品的病毒污染都在物品的表面或黏附在表面的呼吸分泌物，清洗将会清除大多数的感染性的病毒；三是消毒，杀灭物品表面的病毒、细菌等污染物。

（一）养殖场的生物安全措施

见第二节中"提升养殖场（户）生物安全防护水平"部分。

（二）孵化场（孵化车间）的生物安全措施

1. 种蛋应来自同一生物安全管理体系的种禽场或同类生物安全隔离区的种禽场。
2. 应配备种蛋熏蒸消毒设施，孵化车间人流和物流为单向流程，不得交叉或回流。
3. 应制定疫情报告、消毒、免疫、无害化处理等制度，并能有效实施。
4. 应有针对非受精蛋、死胚、终止胚、淘汰雏、蛋壳、绒毛等废弃物的处理设施设备，制定有标准操作处理程序。

（三）饲料厂的生物安全措施

1. 应有饲料质量保证措施，保证饲料原料和饲料添加剂符合国家有关规定。
2. 各生产车间，以及原料库、中间成品库、成品库清洁干燥，具有防鸟、防啮齿类动物的设施和措施。

（四）屠宰加工厂的生物安全措施

1. 应获得以 HACCP 原理为基础的质量控制体系认证，确保其有效运行。

2. 屠宰厂屠宰生物安全隔离区内的畜禽时，不得在同一生产车间同时屠宰其他养殖场的畜禽；有条件的企业可建立屠宰生物安全隔离区畜禽的专用屠宰生产线。

3. 屠宰畜禽应经检疫合格，不得接受和屠宰运输过程中死亡、染疫或疑似染疫、来源不明或无动物检疫合格证明的畜禽。

4. 对经检疫检验合格的畜禽产品加施统一的生物安全隔离区畜禽产品标识。

5. 屠宰厂应建立与屠宰规模相适应的冷藏储藏设施。

（五）流通运输的生物安全措施

1. 企业应对种畜禽场、商品畜禽养殖场、屠宰加工厂、饲料厂、孵化场等不同生产单元间的流通运输实施有效的生物安全控制。

2. 根据风险评估结果提前确定运输路线，按指定路线进行运输。

3. 饲料、畜禽使用专用运输工具。饲料运输采用封闭式专用运输车辆，畜禽运输车辆应采取适当措施，确保畜禽在运输过程中的生物安全和动物福利。对运输工具应在运输前后实施有效清洗、消毒。

第六节 风险交流与宣传干预

风险交流是风险分析的重要组成部分。1989 年，美国国家研究院认知与交流委员会将风险交流定义为，在个人、团体、机构间交换信息和意见的互动过程。1997 年 FAO 提出，风险交流是一个交互性过程，这个过程是在风险评估方、风险管理者、消费者和其他利益相关方之间关于风险的信息和意见的交流[30]。OIE 在《陆生动物卫生法典》中将风险交流定义为一个过程，在风险分析中，从潜在受到影响的利益相关群体中收集有关危害和风险的信息和观点，然后将风险评估和以风险评估的结论为依据提出的风险管理措施传播给进出口国家的决策者和利益相关者。

宣传干预是我国动物疫病防治特别是重点人畜共患病防治工作的重要措施之一。动物疫病宣传干预是指将动物疫病防治基础知识、经济社会影响通过各类媒体让群众知晓，从而让群众成为动物疫病防治的主体，进而改变疫病流行规律，最终导致发生周期改变、发生频率改变、经济和社会影响程度改变。从上述定义可知，宣传干预从属于风险交流，强调行业管理部门的职责，其目的明确，主动性强。2010 年以来，中国动物卫生与流行病学中心联合广西大学新闻学院及广西、北京、内蒙古、吉林动物疫病预防控制机构开展了知信行技术方法、宣传干预现状评估、宣传方式与效果试点研究、宣传干预措施综合应用 4 类 7 个研究，结果表明，通过探讨相关人群对重大动物疫病和重点人畜共患病防治的知识、态度和行为现状的变化，传递和分享重大动物疫病和人兽共患病的危害、风险信息和防治知识，可改变公众的行为模式，实现对畜群和相关人群健康促进的效果。

在禽流感防治工作中，风险交流具有重要意义，可建立社会信任、共享信息、构建共识或知情同意，教育公众树立科学的风险意识，提高健康素养。风险交流贯穿易感动物保护、减少环境中病原含量及切断传播途径等传染病防治链条的每一环节。需要指出的是，无论风险交流或是宣传干预都是一个多维的、反复螺旋或迭代的过程。简而言之，通过对大众媒体使用现状研究和宣传语境的研究，开展对不同信息传播方式对当地居民禽流感风险感知变化的影响分析，制作针对性科普片、宣传挂图、宣传手册，并对宣传效果持续进行评估和改进，逐步推广和使用，有效提高当地参与疫病防治工作的意识和水平，实现全社会参与的群防群控良好氛围。

一、风险交流在禽流感防治中的作用

首先，是建立社会信任，在受到风险潜在影响的利益相关者之间建立相互期待和相互认同的关系并保持相互信任的状态。信任有两种形式，一种是人际的信任；另一种是社会信任，或者说公信力。禽流感领域主要探讨社会信任问题。信任在所有形式的人类社会互动中都是至关重要的，谁都不愿意和一个言而无信的人打交道，在禽流感防治领域也是如此。如果人们信任风险管理者，交流就会易如反掌。如果缺乏信任，任何形式的交流都会举步维艰。因此，风险交流的首要目标就是建立社会信任，在此基础上实现共享信息、构建共识或知情同意等目标。

其次，任何决策的实施都建立在信息分析基础之上。禽流感风险交流活动的基本目的，就是使参与交流的利益相关者能够共享与禽流感相关的信息。这些信息包括禽流感传播和发生有关风险的性质、实施风险管理措施后获得的利益性质、风险评估中的不确定性、风险管理措施以及相关费用和效益等。

再次，风险管理决策的达成与实施必须建立在共识或知情同意的基础之上。面对相关风险议题，参与各方在知识、态度、价值观、行动、认知等方面显然是有差异的。有效的风险交流可以帮助构建共识，而更多情况下也许不能够解决各方存在的所有分歧，但可以有助于更好地理解各种分歧，从而可以增加对风险评估和风险管理决策理解和接受的广泛性。在禽流感风险交流中，有必要引入"知情同意"的观念。现代意义上的"知情同意"是指：一切治疗或试验都必须向病人或受试者说明情况，包括所实施程序的依据、目的、方法及潜在损伤、风险和不可预测的意外等情况，然后在没有威胁利诱的条件下获得病人主动同意，或在可能的多种选择办法中做出自由选择。这原本主要运用在医疗领域，目前已经引入越来越多的风险领域的应对中。

最后，公众的风险意识是否科学、禽流感健康素养是否达到相应水平等因素成为影响禽流感防控质量的重要因素。通过长期性、基础性、渗透性的风险交流工作，提高禽流感健康素养和风险意识的科学性，这正是落实预防为主原则的要求。这一工作的成效越高，风险管理的决策就越容易得到理解，处置禽流感的其他措施也就越容易实施。

二、风险交流的类型

风险交流的类型可以根据交流的目的、是否重视公众反馈及是否处于危机状态等几个标准进行划分。以风险交流的目的作为划分标准，Covello 提出风险交流有四大类型，一是教育与信息提供，二是行为改变与保护措施，三是灾难警告与紧急信息，四是冲突与问题的解决。以是否重视公众反馈为划分标准，可以把风险交流分为内容导向和过程导向两种类型。内容导向的风险交流以交流的内容为主，交流的主导方将信息施加在一定在载体工具上，将信息传播给信息接收方。过程导向的风险交流以互动为主，风险交流的过程中包含主导方和信息接收方互动的要素，以提高交流的质量和效率。

以外来病、突发病及新发病是否暴发作为划分标准，将风险交流分为非危机状态和突发事件或危机状态两种类型。在禽流感防控领域，非危机状态风险交流是指禽流感未大规模暴发、只是对认识到的危害进行常规风险管理时展开的风险交流。非危机状态风险交流是重要的风险交流类型，是风险管理活动中需要常态开展的活动。其活动的成效不仅直接影响风险管理的质量，也构成突发事件状态下风险交流活动的基础，对突发事件状态风险交流活动会产生重大影响。Lundgren &McMakin 还进一步将非危机状态下的风险交流细分为保护交流（care communication）和共识交流（consensus communication）。保护交流是禽流感风险信息的传递，告知个人如何保护自己免受这些风险之害。共识交流则希望将各方组织起来，对风险分析达成共识。提高非危机状态下风险交流的质量需要做出长期的努力，需要建构和完善工作机制和制度，在人、财、物等方面资源上进行长期的投入。突发事件或危机状态风险交流活动是指禽流感疫情暴发时开展的风险交流，是风险管理工作展示的重要窗口。高质量风险交流活动有助于动物疫情的处置，有助于消除公众的恐慌，也有助于提高政府和相关组织的公信力。而不恰当的风险交流活动不但不利于禽流感疫情的处置，还可能引发新的危机。突发事件状态下风险交流活动的基本特征就是应急性，能够清楚地检验非危机状态下的风险交流活动的成效。

三、非危机状态风险交流的流程与策略

非危机状态的风险交流其目标重点在于建立信任，并在一定程度上提高对禽流感的"焦虑"感。良好的禽流感风险交流首先要收集背景和所需信息，接下来是交流准备和数据整理、散布信息，以及回顾与评估，这是一个反复、迭代的过程。

（一）背景和信息

良好的禽流感风险交流需要精心设计。在观念上，一定不能低估信息接受者，不能认为接受信息的大众是被动的、消极的或者木讷的。这需要把握这样一些背景并收集相关信息。

一是理解禽流感风险的科学背景和相关不确定性；二是通过抽样调查、访谈等方式理解公众对禽流感的感知；三是明白人们想知道什么样的禽流感信息；四是多从公众的视角来看待和理解禽流感。

掌握这些背景和相关信息，将使得我们在对将要传播的禽流感信息设计和发布方式的选择决策中有的放矢。

（二）准备和集合

在掌握相关背景和信息的基础上，准备好将要发布的禽流感相关信息以及选择发布方式的组合。

在信息设计过程中，在内容上依据公众的信息需求，有所侧重、有的放矢。在表达方式上，应尽可能做到通俗易懂、深入浅出，包括这样一些做法：数据要形象化、具体化；用频数描述统计数字，而不是用概率描述；使用图表、照片等直观的载体描述的数据更容易被接受；使用容易接受和理解的语言。

同时还要注意，一是避免将熟悉的风险和新风险作对比，这样的类比可能会不够严谨准确，除非两种风险确实很相似。二是不但能够认识和理解科学的数据，还要能够认识到风险感知的情感层面，做到"通情达理"。带有同情心进行交流，对于明显感情用

事的公众不要只用逻辑性语言进行说服。三是对于同一风险，可以用几种不同的方式表达，确保不回避风险问题。四是对风险评估和标准设定中的不确定因素做出清晰的解释。五是在所有的交流活动中保持开放、灵活，并需要有明确的公众意识。六是了解不同利益相关者在风险过程中的损失和收益，以便在风险交流过程中对风险利益进行说明。

在发布方式的选择与组合方面，首先注意运用大众媒体传递信息。正确认识媒体在传播禽流感信息中的巨大作用。对媒体来说，宣称风险比宣称安全的信息会更加具有新闻价值。正确运用媒体的这一特点，将媒体作为有价值的工具来使用，与媒体进行良好沟通与合作。同时，结合其他合适的渠道传递信息。研究表明，多重渠道综合运用，能够使信息传播达到更好效果。

（三）传播和发布

在风险信息发布过程中，需要做好以下工作：一是尽可能利用大众媒体讨论公众焦虑的问题。鼓励禽流感专家公开参与讨论，在讨论相关问题的过程中保持诚实、坦率和公开。二是持续性进行沟通，使得公众能够根据自身价值观和目标做出决策，对潜在的风险损失和风险利益有更加全面的理解。三是多渠道进行风险交流，不仅构筑从技术专家向公众的传播渠道，也要构筑公众向专家的信息流动渠道。四是不断加强公众的参与合作意识。让公众感受到他是处于一个健康宣传教育活动的中心，而且风险管理的各项措施要由他们来落实，同时风险危害也由他们承担。五是开展健康教育并不断拓展健康教育渠道和方式，培植有效的公众和利益群体参与行为。

（四）回顾和评估

在所有的风险交流策略中都应该增加"评估"这样一个组成部分。评估的作用有四个：一是了解和评估风险交流是否达到目标以及多大程度上达到了目标；二是评估风险交流工具是否恰当以及哪种工具最有效；三更好把握风险交流涉及的各个环节及环节之间的衔接与合作状况；四是向利益相关者传达这样一个讯息，即他们始终在受到关注。

四、危机情境下的风险交流策略

危机情境指的是禽流感暴发时候的情境。尽管风险交流的一般原则和非危机情境下的风险沟通策略此时依然适用，但是还需要把握一些特殊的原则和策略。风险交流的目标有三：一是使相关政府主管部门及时了解危害发生情况；二是防止引起恐慌；三是及时发布信息帮助公众决定需要采取的行动；四是帮助决策者进行正确的决策和为有关措施的实施创造有利的环境。

开展危机情境下风险交流，首先需要建立或启动两套应急风险交流系统并保证其有效运行。第一套系统是负责处理禽流感事件各方共享信息的网络系统。政府、研究机构、疫控机构、养殖场、屠宰厂等应该以准确、简洁、可行的形式在网络中相互交流信息。第二套系统是向公众和媒体发布信息的系统。这包括两个方面，一个是直接面向公众的交流机制，包括公众走访、广播公告、免费电话帮助热线。对危害波及人群尽可能安排一对一的咨询和帮助。另一个是面向媒体的新闻发布机制。

面向媒体的新闻发布工作要注意把握好六个环节：

一是在处置突发事件的工作班子中，应该有专人负责新闻发布工作，并成立相应的工作小组，任务主要是负责发布新闻、受理记者的采访申请、记者采访的安排和记者的管理。

二是在研究和决定处置突发事件的工作方案时必须包括新闻发布工作的方案，并且将新闻发布的工作方案置于重要的位置。

三是形成接待安排记者的方案。这些方案不是食宿安排而是记者采访安排。

四是对一些有发展过程的突发事件，要设立新闻中心，并及时向记者提供情况，这对组织记者采访和加强记者管理都会带来很大便利。

五是根据不同媒体的特点来组织新闻发布。

六是随时了解外界舆论的有关反应，善于组织好有针对性的答疑解惑的新闻发布，以减少对处置突发事件工作的各种干扰和不利影响。要关注媒体报道，根据媒体报道来组织后续新闻发布，答疑解惑。

危机情境下的新闻发布要把握以下原则：

第一时间原则。突发事件发生后，在"第一时间"发布信息，可以抢占舆论先机，掌握舆论主动权，避免谣言。否则，在舆论上就会陷入被动，公众还会对政府公信力产生质疑。避免利益相关者有诸如"为什么你不早些告诉我？"这样的怀疑心理产生。

公开透明原则。研究表明，公众在危机期间获得的信息越多，对有关部门的信任就越高。只有公开、透明，以清晰信息克制模糊信息，才能控制谣言，夺取舆论主导权。

渐进式发布原则。突发事件发生后，相关主管部门很难在短时间搞清楚危害的来龙去脉，对其全面认知需要一个过程。这种情况下可以分阶段、分层次发布危害信息，不应等到事件处理完后再发布新闻。在事件发生之初，信息发布只要及时、简单明了就行。例如，已经发生的危机状况、发生在何时、何地，何人受到威胁等。当然如果能告知何原因更好。做到这些基本就能把握舆论导向的主动权。以后可再根据事件的进展情况，连续不断地实施新闻发布工作。

真实、坦诚原则。真实是新闻发布的生命。新闻发布不能说谎，说出去的话要站得住脚、有根有据，经得起推敲。特别是在突发事件期间，不论出于什么动机都不能欺骗公众。虚假信息迟早会大白于天下。一旦这种情况发生，政府将失去人们的信任。特别要注意的是编造一句谎话，往往需要无数的谎言来圆，直到最后完全败露。当然，这并不是说，新闻发布要随时"实话实说"。什么问题该说，什么问题不该说，什么时候说，说到什么程度，都需要斟酌。特别是关系到大众利益的新闻发布，往往需要有关部门或主管领导的授权。有些话你可以不说，但决不能说谎话。

人情味原则。突发事件中人员伤亡、财产损失等是公众最关心的。此时，充分关注与同情可以建立官方和大众的心理共鸣，并使危机管理方面赢得大众的信任。建立信任对于处理危机事件是非常重要的。新闻发言人或主管机构在突发事件发生后，特别是发生了造成了人员伤亡的突发事件后，特别要把事件造成的危害作为新闻发布的重点，要表现出政府对公众生命财产安全的关注和关心。这样才能在公众心目中建立起一种亲和形象，才能领导各个方面的人员通力合作，克服困难，度过危机。

口径一致原则。突发事件发生后，政府部门发布信息最大的问题就是各部门各自发表态度、传播信息，甚至造成互相矛盾的信息传播。各部门无序、混乱的表态往往会造成公众的困惑、猜疑和恐慌，并引发新的危机。为了避免出现上述情境，信息发布时应注意以下几点：一要在突发事件发生后，应由新闻发言人或指定的新闻发布人统一对外表态，形成有效的对外沟通渠道。二要表态应该前后一致，不能前后反复和前后矛盾。三是要拟定统一的表态口径，如果需要主管领导表态，需要提醒主管领导信息发布的口径。

面向公众和媒体发布信息，一是包含危机的性质和程度以及控制危机所采取的措施；二是包括波及禽范围、种类以及如何处理有关动物或动物食品；三是已危害的种类和特征；四是何时、怎样获得必要的援助；五是如何防止、规避风险。

随着突发事件的进展，还需要对这两套系统进行及时评估和调整，以保障交流的有效性。如果事件已经波及国外，则需要主动依据国际条约进行充分的信息交流。对卷入突发事件的养殖场户等单位，应该确保他们向政府提供疫情发生的可能原因和问题严重程度的信息，以及有关处置的预期效果信息等。

五、案例分析

2013 年春季，在中国上海暴发了世界首例人感染 H7N9 亚型流感病毒病例，随后扩散到全国多个省份。疫情发生后，国家领导分别作出重要指示、批示，要求做好病人救治和疫情防控工作。相关部门两次召开专题会议，研究部署疫情防控工作。农业部对全国动物 H7N9 亚型流感防控工作进行了全面部署，要求各地切实抓好疫情监测和排查，强化应急值守，及时发现和消除疫情隐患。并要求及时准确发布疫情信息，做好防控知识技术的宣传普及，引导人们科学安全消费。

　　与此同时，政府还积极开展现场调查，农业部与 OIE 组成动物 H7N9 流感防控工作联合考察组，由国内外兽医流行病学、新发禽病和防控政策等国内外专家组成，考察的目的是评估 H7N9 形势并提出建议。

　　疫情较严重的沪苏浙皖三省一市还形成区域携手、信息互通、科学防控、通力合作的区域联防联控合作机制，联合开展疫情趋势研判和风险评估，研究制订并落实相应防控措施，并定期互通信息。

　　而对疫情的现状、走势及防控措施等，国内主流媒体都作了详尽的报道，微博等新兴媒体也及时跟进，有关部门还多次邀请中外媒体记者一起到疫点采访。积极的风险交流使公众对 H7N9 流感这一疫情有了一定的了解，知道如何预防，现在疫情发展到什么程度，自己如何避免感染等，较为有效地消除了公众心中的疑虑。

　　由复旦大学健康传播研究所牵头开展的一项关于 H7N9 流感危机中的健康风险传播与评价的研究结果显示，大多数受访市民对政府处理流感疫情的各项工作表示不同程度的满意。市民心态稳定，没有出现重大恐慌情绪，民众普遍肯定了官方公布的 H7N9 流感信息的全面、及时和通俗易懂。见表 8-1。

表 8-1　公众对禽流感官方信息质量评价

问题	正面评价因子权重	负面评价因子权重	均值	标准差
全面	0.79	−0.19	3.38	0.91
发布及时	0.65	−0.20	3.33	1.10
生动形象	0.78	0.09	3.07	0.84
通俗易懂	0.70	−0.01	3.38	0.82
有理有据	0.73	−0.06	3.21	0.84
使人信服	0.78	−0.23	3.05	0.92
打官腔	−0.19	0.72	3.45	0.97
夸大其词	0.31	0.51	2.67	0.87
避重就轻	−0.21	0.84	3.34	0.97
报喜不报忧	−0.15	0.75	3.29	1.01

但是，另一方面，在这次事件中我国家禽养殖业受到极大重创。中国畜牧业协会禽业分会统计数据显示，仅 2013 年上半年，家禽行业饲养环节受 H7N9 流感影响直接损失超过 600 亿元，有 4 000 多万养禽农户和企业及其产业链涉及的近 1 亿人口受到牵连。

反思造成这一惨重损失的原因，不少人认为是由于 H7N9 流感被称为"H7N9 禽流感"造成的，但是从更深层次来看，我们需要反思在新形势下我国动物卫生事业面临的三个挑战，即在疫情防控中如何与公众、与媒体、与相关部门打交道，也就是说如何在完善风险交流方面加强建设。

在 H7N9 流感危机进程中，大众媒体对预防 H7N9 病毒的知识是给予传播了的，也对在全国家禽养殖场中没有一个工人发病是给予报道了的，但是公众就是"不买账"。显然，简单埋怨公众"不理性"不能真正解决问题，那么进一步加强科普宣传是否就一定能够奏效呢？中外处置类似 H7N9 风险的历史给出的答案是令人失望的"不一定"。对公众的风险感知特点的研究表明，公众所持的态度与他们所具备的科学知识之间不存在对等关系。公众有自己的理解参照体系，而且这种体系更多地受到心理学因素、社会因素、政治因素相互作用的影响[31]。从公众的角度看，这种"不理性"正是一种"理性"的反应。

在 H7N9 事件中，家禽业协会、企业认为媒体报道过度了。无疑，媒体的报道客观上的确极大放大了 H7N9 的影响，但是否就是媒体报道过度了呢？简单对比分析近几次类似事件的媒体报道，可以说媒体的反应是类似的，并没有刻意去凸显 H7N9 与类似事件的差别。以媒体报道过度为理由去要求改变媒体的报道依据并不充分。

2014 年 1 月 29 日，农业部有关负责人在接受新华社记者采访的时候，介绍了一个情况。2013 年 4 月，世界卫生组织（WHO）、世界动物卫生组织（OIE）和联合国粮农组织（FAO）三家国际组织专家就"H7N9 禽流感"名称会商，建议媒体使用"H7N9 流感"或"H7N9 病毒"的名称。这一介绍的用意是很明显的，但是之后媒体对"H7N9 流感"的报道依然冠以"H7N9 禽流感"。

突发疫情的处置涉及农业部门以外的多个部门和相关行业、企业，在这一过程中必然会出现不同的意见乃至矛盾。在"H7N9 事件"中，一个重要分歧就是"H7N9 流感"的命名问题。广东省家禽业企业联名给广东省政府写了一封诉求信，要求对"H7N9 禽流感"的说法进行改名，去掉"禽流感"这一词语，避免继续对家禽业造成伤害。还有其他省、自治区乃至全国家禽行业协会及企业纷纷联合向各级政府递交公开信、诉求信来表达自己的诉求。对于这一诉求，农业部表示已经注意到家禽产业界关于改名的强烈呼吁。而卫生部门则坚持使用"H7N9 禽流感"的名称，因为一些专家研判认为，由于病毒的传播途径仍是由禽到人。一些卫生部门的专家还认为，与其争议

"禽"流感是否改名，不如加强对活禽市场的规范管理。

H7N9 事件凸显的三个挑战则反映了动物卫生事业一直存在的薄弱之处，我们需要树立现代风险交流观念、完善风险交流体系，从而尽快提高风险交流的能力。

第一，需要尽快树立现代风险交流观念。树立风险交流观念，有利于应对动物卫生领域越来越多的不确定性；有利于风险分析顺利实施；有利于促进动物产品国际贸易；有利于提高政府公信力、树立责任政府形象；有利于树立公众正确风险观。

树立现代风险交流观念，首先要树立公众意识。要跳出精英意识，跳出"我是专家，我说的才是对的"思维惯性。要更关心一般公众对风险本身的看法、认识与接受度。其次，树立全环节交流的意识。OIE《陆生动物卫生法典》中明确规定，风险交流是风险分析的四个组成部分之一，最好开始于风险分析起点并贯穿全过程。不能够把风险交流只是看作风险分析管理的最后一个环节，不是简单向公众解释和说明风险分析的结果。最后，树立螺旋互动、达成共识的意识。风险交流的目标不是简单降低公众担忧和避免他们采取行动，而是要培养知情的、参与的、有兴趣的、理性的、有思想的、致力于解决问题的合作群体，并在反复迭代螺旋互动过程中与利益相关者就风险达成共识。

第二，推动形成开放的诸多利益相关者参与的风险交流体系。动物卫生风险分析和管理涉及政府、公众、学术界和研究机构、大众媒体、国际组织以及养殖户、养殖场、动物销售、动物食品加工等相关机构或人员。这需要在他们之间建立起平等开放的风险交流机制，以便顺利推进风险管理措施。

20 世纪 80 年代，疯牛病暴发不但使英国养牛业损失惨重，而且演变成为英国乃至整个欧洲的社会、政治危机。疯牛病事件后，英国政府反思期间风险交流的教训，着手构建开放的科技风险管理决策模式。实施了焦点小组、公平陪审团、共识会议、利益相关者对话、前瞻计划、在学校中推广科学教育、促进科学界与媒体界之间的交流等制度和组织建设，尝试将各种不同的社会角色纳入进来，形成开放的科技风险管理政策模型[32]。

我们有必要跟踪国际动物卫生风险交流和风险管理模式变化，推动建立符合中国国情的、多方利益相关者参与的开放的风险交流体系，不断提高决策科学化的水平。

第三，加强风险交流机构和人员队伍建设，避免被动应付媒体与公众，主动开展沟通。风险交流是一项技术性与政治性都很强的任务，涉及风险评估结果的解释、政府监管措施宣贯、媒体舆论引导、利益相关者科学参与等多个层面，需要有专门的机构和一支高素质的队伍来承担相应的工作。

为此，可以考虑各级动物卫生部门在风险评估机构中建立风险交流处/室，并明确其职责和工作目标，为系统性开展风险交流工作提供组织保障。同时要有计划地培养一批懂得动物卫生安全并掌握风险交流技术的专业队伍，主动与媒体、公众开展日常交流，引导人们正确认识动物卫生安全问题，并在突发疫情暴发时与有关各方共同协作，向政府部门和公众提供科学、易懂的风险信息，做到科普预防性交流与危机交流并重，避免被动应付媒体与公众。

此外，还要加强动物卫生风险交流应用研究。欧美学术界已开展了大量风险交流研究，如保罗·斯洛维奇的风险的感知理论、道格拉斯的文化理论、"风险社会"的观点、"风险的社会放大"框架、大众传媒健康传播活动研究等。我国卫生系统在"健康教育与健康促进"的概念框架下也开展了一定的研究。而我国动物卫生系统在此领域的理论与实证研究不多，也未形成系统的理论框架和方法学。鼓励在相关科研基金项目中设立风险交流课题，鼓励开展跨学科合作，跳出动物医学与流行病学科边界，以传播学、社会学和政治学等学科的研究方法开展风险交流的研究。

第七节 应急管理

重大动物疫情应急管理是我国突发事件的重要组成部分。我国 2004 年以来发生的 H5N1 高致病性禽流感等公共卫生事件，更是给人们敲响了警钟。加强应急管理，提高禽流感等突发重大动物疫情应急处置能力，不仅是促进现代畜牧业发展的客观要求，而且事关动物源性食品安全和公共卫生安全，事关经济社会发展和社会和谐稳定，意义重大。

一、发达国家的动物疫病应急管理

（一）美国

美国畜牧业产值占农业总产值约 48%，是世界上最大的禽肉生产国和出口国，牛肉产量居世界首位，生猪存栏和猪肉产量居世界第二位。美国设有紧急动物管理的专门机构，紧急动物疫病反应指挥部负责紧急预案的制定和执行工作，国家突发动物健康管理中心负责动物的突发事件，紧急疫情中心负责紧急疫情调查分析工作。建有突然应急管理系统，为紧急管理提供协助，在 2002 年弗吉尼亚暴发的低致病性禽流感疫情中发挥了重要作用。

美国制定发布了《高致病性禽流感应急行动指南》，并已进行了 2 次修订。《紧急动物疫病反应指南》中规定了赔偿制度，独立评估师负责饲养场的损失评估工作，以确保畜主配合清群、扑杀和销毁等措施。当疫情发生时，会立即设置或启动现场突发事件指挥系统，包括行动、计划、联络和财务等，分别负责执行计划、制订计划、开展联络、提供资金保障。另设有新闻发布官员、安全监督官员和联络官员分别负责信息的发布、计划执行监督和相关部门联络工作。

（二）澳大利亚

澳大利亚畜牧业总产值约 120 亿澳元，其中出口的畜产品约占总产值的 9％。因此澳大利亚政府非常注重紧急管理，自 1976 年起，经反复修订形成了当前的《澳大利亚兽医应急预案》，规定了国家、州和地方三级政府机构和畜牧业生产企业的动物紧急管理方案，为动物疫病应急管理提供法律和技术支持。

高致病性禽流感和 H5 和 H7 亚型的低致病性禽流感在澳大利亚政府和畜牧企业外来动物疫病处理协议中被列为第 2 类紧急动物疫病，疫病所造成的经济损失由政府承担80％，企业承担 20％。非 H5 和 H7 亚型的低致病性禽流感被列为第 3 类紧急动物疫病，经济损失由政府和企业各承担 50％。

一旦有疫情发生，澳大利亚将成立高层委员会和工作组，协调各部门共同应对，以保证动物疫情控制的全面性和一致性。受影响的行业和社区也要求参与动物疫情控制，帮助提供信息，及时采取有效的防治措施。应急管理坚持目标管理、功能全面和跨度控制 3 个基本原则，实现应急物资的有效保障，疫情信息的及时获取，公共信息的发布和交流，技术手段的更新，以及档案管理等。

（三）英国

畜牧业是英国农业的重要产业，其产值约占农业总产值的 2/3。养禽业是英国畜牧业中集约化程度最高的一个部门，目前英国绝大部分家禽产品是由高度机械化、自动化的大型工厂化企业提供的；养鸡业在养禽业中居主导地位，其次是火鸡和鸭。英国制定有严格的应急管理法规，如《法定管理要求》（SMRS）中规定，养殖业主应配合开展紧急疫情相应工作，否则将面临起诉。

英国政府制定了疫情管理周期训练规划，每 5 年至少开展 2 次演练。各地方政府、大型企业、公共企业及行业协会都是紧急疫情管理的参与方。英国动物疫情紧急管理活动中比较特殊的一点是，疫苗接种采取外包的方式进行，承包商在国家兽医服务中心的控制和指导下开展工作，有专业的团队，合理安排实施紧急免疫接种工作。紧急管理的资金除了政府外，欧盟团结资金也是重要的一个来源。

综上所述，这些国家应急管理体系的共同特征：一是建有完善的应急管理法规。在充分考虑疫病状况、国家人力、财力资源以及疫病防治能力的基础上，根据动物疫病发展状况适时提出防控计划，并及时修订更新。二是注重动物疫情应急管理体系建设。应急管理涉及机构、部门职责清晰，明确指挥系统、行政管理、方案执行和技术支撑机构。社会组织和行业协会参与度高，政府由直接管理向间接调控转变，相关行业协会、实验室、科研院所、社会志愿者都广泛参与其中。三是注重风险分析在应急管理中的应用。发达国家通常有较为完善的风险分析工作机制，设有专门的动物卫生风险分析机构，风险分析体系构架完善，贯穿于整个应急管理。风险的识别将对可能的后果进行预测，在坚持保护动物安全、减少经济损失的前提下，实行风险管理。四是建有完善的应急恢复体系。通常包括环境、经济、基础设施和人道主义援助四个方面。恢复工作在疫情发生后立即启动，这不仅是法定机构的职责，也充分重视养殖行业和协会的作用。恢复重建的资金来源常有多个方面，政府资金通常起引导和支持作用。

二、应急管理的内容和特征

（一）应急管理的概念

应急管理是指为了降低突发事件的危害，基于对造成突发事件的原因、突发事件发生发展过程以及所产生的负面影响的科学分析，有效集成社会各方面的资源，运用现代技术手段和现代管理方法，对突发事件进行有效的监测应对、控制和处理。

突发事件应急管理主要指突发事件的预防与应急准备、监测与预警、应急处置与救援、事后恢复与重建等应对活动，包括突发事件的事前、事中及事后全过程的控制活动。一是预防与应急准备，这是做好突发事件应对工作的基础性工作，是指坚持预防为主的方针，积极做好突发事件的预防与应急准备工作，主要包括思想准备、组织准备、制度准备、技术准备、物资准备等。二是监测与预警，这是突发事件应急处置的第一道防线，是指按照"早、快、严、小"的原则，完善突发事件监测与预警机制，防患于未然，主要包括突发事件信息收集与分析、监测分析、流行病学调查、疫情认定和预警信息的发布与通报等。其中监测工作贯穿于突发事件发生发展的全过程。三是应急处置与救援，这是应急突发事件工作的核心环节，是指坚持"以人为本"的原则，根据有关法律法规、行政规章和应急预案等规定，启动相应级别应急响应，有序开展应急处置工作，主要包括启动应急预案、信息报告、先期处置、应急响应、划定区域、指挥与协调、风险因子追溯性评估、应急响应结束等环节。四是事后恢复与重建，这是应对突发事件工作的最后一个阶段，是指坚持先规划后建设、先重点后一般、先紧急后长远、先生活后生产的原则，切实做好灾区的善后处理和灾后重建工作，组织灾区尽快恢复生产生活和社会秩序，主要包括损失评估补偿、灾区重建、心理干预、表彰奖励和追责、总结评估等。

（二）应急管理体系与体制

我国突发事件的应急管理体系主要由五大系统构成，即指挥调度系统、应急处置系统、资源保障系统、信息管理系统和决策辅助系统。其中，指挥调度系统是应急管理的大脑，是体系中的最高决策机构，负责应急管理的统一指挥，给各支持系统下达命令、提出要求、通报信息、组织协调；应急处置系统是进行具体实施应急响应的系统，负责执行"指挥调度系统"下达的命令、启动预案、处置疫情和疫情后处理、及时向其他系统反馈处置信息；资源保障系统负责应急处理过程中的物资资源和人力资源保障，进行资源快速调配、运输、补充、管理；信息管理系统负责应急信息的监视、收集、发布、实时共享，为其他系统提供信息支持；决策辅助系统是在"信息管理系统"传递的信息基础上，进行资源优化配置和布局，预案的评估和选择、疫情评估、预警分析，对应急管理中的决策问题提出建议或方案，为"指挥调度系统"提供方法支持和决策建议。

我国建立突发事件应急管理体制的要求是，统一领导、综合协调、分类管理、分级负责、属地管理为主。"统一领导"是指突发事件应对过程中处理的各项工作，必坚持由各级人民政府统一领导，成立应急指挥机构，对应对工作实行统一指挥。"综合协调"是指突发事件应对过程中，参与主体是多样的，必须加强在统一领导下的综合协调能力建设，方可实现"反应灵敏、协调有序、运转高效"的应急机制。"分类管理"是指突发事件有不同的类型，每种类型的起因、表现方式、涉及范围等也各不相同，因此，在集中统一的指挥体制下应该实行分类管理。"分级负责"是指突发事件应对工作由当地政府负责管理，实行分级负责。对于突发事件的处置，根据不同级别的突发事件，启动不同级别的应急响应。明确了各级政府在突发事件中的责任。"属地管理为主"强调属地管理为主，是由于突发事件发生地政府的迅速反应和准确有效应对，是有效遏制突发事件发生、发展的关键。

（三）重大动物疫情应急管理的内涵与特征

重大动物疫情应急管理除具有突发公共卫生事件应急管理的共同特征之外，还具有自身特征，具体表现为：一是紧急性。重大动物疫情发生往往是突如其来，或者只有短时的、难以捕捉和难以识别的预兆，如不能及时发现、及时采取应对措施，疫情就会迅速扩大和升级，会造成更大的危害和损害。重大动物疫情的暴发从本质上来说有一个从量变到质变的过程，如这一过程事先未被发现，或没有引起重视，积累到一定程度后，就会引起质变，引起危机爆发。二是复杂性。重大动物疫病具有极易扩散、强传染性、长潜伏期、肉眼看不见、难以诊断和消灭的特点。重大动物疫情应急管理是一项复杂的系统工程，具体体现在疫情起因、疫情预防、监测预警、疫情确认、控制扑灭、总结评估、经济补偿、心理干预、恢复生产等方面的复杂性。三是防范性。重大动物疫情应急管理的主要思路已从被动应对转为主动防范，在疫情暴发前做好充分准备，及时开展监测与预警预报，通过平时采取的预防措施消除疫情隐患，增强公众防意识，提高全社会抵抗疫情的"免疫力"。四是政府主导性。首先，从行政管理职能来看，重大动物疫情应急管理是政府行政职能的一部分。由于重大动物疫情对社会造成强大冲击力，个人的力量无法与重大疫情相抗衡，因此，应急管理的主体只能是政府。其次，政府拥有着大量行政资源，具有强大的动员力，这是任何非政府组织无法与其相比的巨大优势，因此，重大动物疫情应急管理只能是由政府来主导。

三、我国禽流感疫情应急管理

2004 年，高致病性禽流感发生后，农业部制定发布了《高致病性禽流感疫情处置技术规范》，2007 年农业部发布了《高致病性禽流感防治技术规范》，后一个文件作为《重大动物疫病应急条例》和《国家突发重大动物疫情应急预案》的技术性支持文件，规定了疫情确认、处置、监测、免疫、检疫监督的操作程序、技术标准及保障措施。

2004 年 2 月 1 日，国务院发布了国办发〔2004〕11 号，全国防治高致病性禽流感指挥部正式成立。2005 年中国再次发生高致病性禽流感，为有效地控制疫情，2005 年11 月 2 日，中国国务院总理温家宝主持召开国务院常务会议，决定成立全国防控高致病性禽流感指挥部，加强防控工作的统一领导。各地也设有重大动物疫情指挥部，负责统一领导、指挥和协调辖区内的高致病性禽流感防治工作，制定防控预案，分析、研判疫情，提出紧急应对措施，及时部署各项防控工作。组织、协调成员单位解决防治工作中实际问题，加强指导、检查和督促，确保各项措施落实到位。

任何单位和个人发现禽类发病急、传播迅速、死亡率高等异常情况，应及时向当地动物卫生监督机构报告。当地动物卫生监督机构在接到疫情报告或了解可疑疫情情况后，应立即派员到现场进行初步调查核实并采集样品，进行疫情确认。确认为临床怀疑疫情的，应在 2 h 内将情况逐级报到省级动物卫生监督机构和同级兽医行政管理部门，并立即将样品送省级动物卫生监督机构进行疑似诊断。省级动物卫生监督机构确认为疑似疫情的，必须派专人将病料送国家禽流感参考实验室做病毒分离与鉴定，进行最终确诊；经确认后，应立即上报同级人民政府和农业部，农业部应当在 4 h 内向国务院报告。农业部根据最终确诊结果，确认高致病性禽流感疫情。

（一）临床怀疑疫情的处置

对发病场（户）实施隔离、监控，禁止禽类、禽类产品及有关物品移动，并对其内、外环境实施严格的消毒措施。

（二）疑似疫情的处置

当确认为疑似疫情时，扑杀疑似禽群，对扑杀禽、病死禽及其产品进行无害化处理，对其内、外环境实施严格的消毒措施，对污染物或可疑污染物进行无害化处理，对污染的场所和设施进行彻底消毒，限制发病场（户）周边 3 km 的家禽及其产品移动。

（三）确诊疫情的处置

疫情确诊后立即启动相应级别的应急预案。划定疫点、疫区、受威胁区。疫点是指患病动物所在的地点。一般是指患病禽类所在的禽场（户）或其他有关屠宰、经营单位；如为农村散养，应将自然村划为疫点。由疫点边缘向外延伸 3 km 的区域划为疫区。疫区划分时，应注意考虑当地的饲养环境和天然屏障（如河流、山脉等）。由疫区边缘向外延伸 5 km 的区域划为受威胁区。县级以上兽医主管部门报请同级人民政府决定对疫区实行封锁；人民政府在接到封锁报告后，应在 24 h 内发布封锁令，对疫区进行封锁；在疫区周围设置警示标志，在出入疫区的交通路口设置动物检疫消毒站，对出入的车辆和有关物品进行消毒。必要时，经省级人民政府批准，可设立临时监督检查站，执行对禽类的监督检查任务。跨行政区域发生疫情的，由共同上一级兽医主管部门报请同级人民政府对疫区发布封锁令，对疫区进行封锁。

1. **疫点内应采取的措施**　扑杀所有的禽只，销毁所有病死禽、被扑杀禽及其禽类产品；对禽类排泄物、被污染饲料、垫料、污水等进行无害化处理；对被污染的物品、交通工具、用具、禽舍、场地进行彻底消毒。

2. **疫区内应采取的措施**　扑杀疫区内所有家禽，并进行无害化处理，同时销毁相应的禽类产品；禁止禽类进出疫区及禽类产品运出疫区；对禽类排泄物、被污染饲料、垫料、污水等按国家规定标准进行无害化处理；对所有与禽类接触过的物品、交通工具、用具、禽舍、场地进行彻底消毒。

3. 受威胁区内应采取的措施　对所有易感禽类进行紧急强制免疫，建立完整的免疫档案；对所有禽类实行疫情监测，掌握疫情动态。关闭疫点及周边 13 km 内所有家禽及其产品交易市场。

（四）流行病学调查、疫源分析与追踪调查

追踪疫点内在发病期间及发病前 21 d 内售出的所有家禽及其产品，并销毁处理。按照《高致病性禽流感流行病学调查技术规范》对疫情进行溯源和扩散风险分析。

（五）解除封锁

疫点、疫区内所有禽类及其产品按规定处理完毕 21 d 以上，监测未出现新的传染源；在当地动物卫生监督机构的监督指导下，完成相关场所和物品终末消毒；受威胁区按规定完成免疫。经上一级动物卫生监督机构审验合格，由当地兽医主管部门向原发布封锁令的人民政府申请发布解除封锁令，取消所采取的疫情处置措施。

解除封锁后，要继续对疫区进行疫情监测，6 个月后如未发现新病例，即可宣布该次疫情被扑灭。疫情宣布扑灭后方可重新养禽。对处理疫情的全过程必须做好完整、翔实的记录，并归档。

（六）疫情监测

对疫区、受威胁区的易感动物每天进行临床观察，连续 1 个月，病死禽送省级动物卫生监督机构实验室进行诊断，疑似样品送国家禽流感参考实验室进行病毒分离和鉴定。解除封锁前采样检测 1 次，解除封锁后纳入正常监测范围。

监测对象以易感禽类为主，必要时监测其他动物。对疫区养猪场猪群采集鼻腔拭子，疫区和受威胁区所有禽群采集气管拭子和泄殖腔拭子，在野生禽类活动或栖息地采集新鲜粪便或水样，每个采样点采集 20 份样品，用 RT－PCR 方法进行病原检测，发现疑似感染样品，送国家禽流感参考实验室确诊。

四、禽流感应急管理改进设想

对 H5N1 禽流感应对的评估表明，禽流感防控相关法律法规、应急预案、免疫疫苗、实验室技术能力与技术储备、应急培训与演练等方面较为完善，但风险评估与交流、补偿与保险，以及社会公众参与度等方面工作有待加强。

（一）进一步完善紧急疫情处置方案

在扑杀政策中，不同国家对家禽扑杀的范围不同。如沙特规定，要求扑杀疫点周围 5 km 范围内的家禽。英国研究表明，H5N1 禽流感病毒一旦传入商品家禽，扑杀半径应在 10 km 范围。我国规定，基于家禽高度易感，扑杀半径应为疫点周围 3 km 范围。在全国实施强制免疫政策的情况下，该技术指标亟待调整。

从泰国等国家的防控实践看，采取差异化的扑杀政策是可行的选择。已退出免疫的地区和禽群采取严格的扑杀政策（疫点及其周围 3 km 半径范围），实施免疫的地区和禽群适当调整扑杀政策，依据各个疫点周边地区免疫状况、病毒变异情况决定扑杀范围（发病禽及同群禽或疫点及其周边 1 km 半径范围）。一旦发现新/变异禽流感毒株，按照新发病处理，严格按照扑杀政策执行，彻底消毒灭源，坚决防止扩散蔓延。

（二）进一步改进无害化处理

完善禽场和高风险地区环境消毒技术方案，降低环境中病原含量和病毒存活时间，净化养殖环境。制定完善孵化场、兽用生物制品企业等病死动物和废弃物无害化处理的技术规范。加强家禽生产、销售各个环节中病死动物的管理，严格家禽孵化场、养殖场、屠宰厂、活禽市场和兽用生物制品企业等的病死动物和废弃物无害化处理，严厉禁止这些病死家禽或家禽制品废弃物进入流通市场。

（三）进一步完善应急处置中补偿评估机制

应急处置费用包括疫情暴发时，隔离封锁、扑杀和无害化处理、移动控制、监测、免疫、消毒等疫情处置费用，以及扑杀销毁动物及动物产品的损失补偿。对扑杀动物进行适度的补偿，既有利于疫情的及时报告、发现和处置，也可以为恢复生产和灾后重建打下良好基础。畜牧业发达国家和地区如欧盟、美国、加拿大、澳大利亚、英国、德国、日本等均通过立法或保险方式制定了完善的扑杀补偿机制，包括评估机制和分摊机制。主要有以下几个方面：一是对扑杀处置损失的补偿，包括补偿范围和标准、损失补偿评估机制、损失分摊机制和标准。二是对行业和从业者的补偿。通过出台对养禽业和从业人员的补贴、收储补贴等扶持政策，并在信贷额度和贷款贴息等方面对企业给予支持，稳定产业发展。三是疫情控制扑灭经费分摊机制，各级政府和行业间应急反应费用分摊，调动各方利益主体积极合作。迅速控制扑灭疫情。四是政策性农业（养殖类）保险补贴损失分摊机制。

无论是地方政府还是养殖户均不愿也很难承受过高的疫病防治成本。从美国、英国等的扑杀补偿政策来看，过高或过低的补偿均是不合适的，合适的补偿评估程序和补偿机制可大大降低地方政府和养殖户对扑杀的抵触心理。建立科学合理的动物疫病损失评估和补偿机制成为有效实施疫病控制和消灭计划的关键。

第八节　禽流感经济学评估

在经济学中，成本收益理论是一种研究各种条件下行为与效果之间关系的方法，它对投入与产出进行评估，并据此做出科学的决策。预期收益大于预期成本是人们行为的根本出发点，也是理性经济人的首要原则。动物疫病防治的主要目标是保护动物健康，减少经济损失，因此在选择防控策略和措施时，进行经济学的评估可有效提升政府行为的收益，从而提升公共服务的效能。

一、经济学评估的应用

（一）经济损失评估

运用宏观经济理论对动物疫病暴发的经济损失进行评估。进行经济学评估的关键内容之一就是选择一种恰当的评估方法，使操作更简单、结果更合理。并根据损失评估的结果制定相应的资金投入策略和防控策略，对防控政策的制定和有效实施、资金的合理投入与有效使用等提供一定的参考。常用的经济学理论和方法有福利经济学理论、边际理论、成本收益分析方法、投入产出方法等，研究目的不同，所使用的经济学理论、方法和相应的评估模型也会存在不同。在一些国家，如美国的法律明确规定，对动物疫病防控措施进行经济学分析、评估是防控决策的必要组成部分。

1. **宏观损失评估**　宏观损失评估就是从宏观角度对动物疫病暴发进行的风险损失评估，所研究的范围是一个宏观的区域。从宏观角度，将疫病损失评估分为经济、社会、环境三个层面。作为一种突发性的公共事件，禽流感的暴发给经济发展带来极大的不利影响，从疫病造成的经济损失上看，1999 和 2000 年暴发的高致病性禽流感，导致意大利受感染的农场内有超过 1 600 万只家禽死亡或者被扑杀，造成了严重的市场混乱；2009 年 3 月 18 日首次在墨西哥发现的 H1N1 流感造成了巨大的损失；2004 年高致病性禽流感、2005 年口蹄疫以及近来 H7N9 流感等重大动物疫病的暴发和传播，给我国畜牧业和农村经济发展造成了巨大损失。

　　我国畜牧业发展中，畜禽养殖方式仍然以散养为主，动物防疫的基础条件和防疫水平适应不了畜牧业生产的需要，再加上基层医疗设备落后，导致疫病种类繁多、疾病交叉感染的概率增高，动物疫病的防疫难度很大。《全国动物防疫体系建设规划》（2004—2008 年）指出，我国每年由于动物疫病死亡造成的直接经济损失将近 400 亿元，相当于每年养殖业总产量的 60％左右。重大动物疫病已经成为制约畜牧业发展的最大障碍，大批畜禽死亡和畜禽产品损失，会使一国畜牧业发展和国民经济运行都遭受巨大的损失，严重制约畜牧业从数量优势向质量优势、安全优势转化的进程。对禽流感进行防控投入是政府支出中必不可少的内容，因此，疫情会引起政府开支增加，造成政府损失。重大动物疫病的暴发引起的扑杀、补偿等费用支出以及由此引起的饲料、人工、药物浪费等间接经济损失巨大。此外，疫情暴发还导致消费减少、市场萎缩、生产下降、出口壁垒等，并引发饲料业、畜产品加工业等关联产业的生产效益下降。

　　国内外重大动物疫病暴发和流行的经验证明，重大动物疫病不仅会造成畜禽死亡和畜产品损失，影响畜牧业发展和流通贸易，造成相应的交通损失，其影响还具有很大的外延性和不确定性，会给人们的身心健康、公共卫生安全等带来很大的威胁，一旦处理不当，很可能会引发较大的公共卫生安全事件。对动物疫病暴发的社会损失进行评估，制定相应的应对策略，是保证公共卫生安全、维护社会稳定的重要内容。从疫病造成的社会损失来看，按政策规定，禽流感暴发后，为了防止疫情的蔓延和扩散，当疫情发生时，除了对疫区（点）进行封锁，扑杀疫区（点）内所有家禽等措施外，还要关闭疫点半径 10 km 内所有活禽交易市场，该区域内的禽类交易被动中止。就在一定程度上给畜禽运输企业和个体造成收入损失，并在无形中增加疫区交通运输的成本。对于疫区的农畜产品运输的相关主体（包括个体、企业等），疫区的封锁和限制交通会在一定程度上给其带来经济损失；用疫区封锁后的收入损失和交通运输成本提高的部分来表示交通损失，这是禽流感疫情引起的间接经济损失。在疫情不严重的地区，这部分损失基本上可以忽略的。

　　动物疫病的暴发导致畜禽感染疫病死亡，如果得不到及时有效的处置或者处置不当，极易造成病原的扩散，进而污染环境。因此，也有必要对生态环境损失进行评估，以分析当前动物疫病的环境影响，提出努力的方向。在一般情况下，针对动物疫病暴发后病死畜禽、畜禽粪便以及各种废弃物的处理，都会有严格的规定，由此引起环境污染、造成生态破坏的概率非常低，因此，动物疫病暴发所引起的环境成本一般都很低，几乎是可以忽略的。但是，在疫病监管不严格、处理设施不完备及宣传不到位的地区，人们很容易由于防疫意识淡薄、配合防控的积极性低、操作不规范等，没有严格按照疫情防控程序对病死畜禽进行处理，导致处理不当引发环境污染。在这种情况下，就需要投入相应的污染治理费用，可以用这一费用表示环境成本。

通过建立相应的评估指标体系，对特定地区动物疫病暴发所导致各类风险经济损失进行测算和预测，了解区域内动物疫病的暴发和传播所导致的损失以及对区域疫病防控造成的影响，能够为防控规划的制定和实施提供依据。政府要将经济学评估作为其中的主要内容，在为财政支持政策提供经济学理论支持的同时，在一定程度上实现资金的优化利用。对疫病暴发导致的直接和间接风险损失进行评估和预测，了解疫病给社会公共安全造成的威胁和不利影响，有利于制定公共卫生防控政策，并直接和间接地维护社会稳定，保障国家安全。

2. **微观损失评估**　微观损失评估则是从微观角度进行的风险损失评估，它针对某一种动物疫病所造成的特定范围的损失进行评估。微观损失的评估可从评估对象的角度体现出来。扑杀政策中规定，家禽养殖过程中一旦出现疫情，国家对疫点和疫点周围 3 km 范围内的所有禽类强制扑杀，对疫区周围 5 km 范围内所有禽类强制免疫，对非强制免疫地区按照养殖者自愿的原则进行免疫。扑杀直接导致在疫情持续期间疫区生产的停滞，造成畜禽存栏量的相应下降，影响养殖场（户）的收入。对微观养殖主体受疫情影响所遭受的损失进行准确评估和合理补偿，建立完善的动物防疫体系，既是提高养殖主体的积极性、配合政府进行疫情防控的重要前提，也是推动畜牧业持续发展和国民经济发展的需要；实行科学、合理的补偿政策的意义不仅是在于寻求救助，更是着眼于谋求发展。

（二）防治措施的优选

从经济学的角度出发，防控措施优化的基本目的是使防控的成本最小或收益最大。运用成本收益分析法等微观经济理论对动物防控措施进行经济学评价和方案的优选。在动物疫病经济学分析方法中，成本收益分析法及其指标体系最为常用，它被许多国家和OIE、FAO、WHO 等国际组织广泛采用。成本收益分析法是动物疫病风险经济评估最主要的研究方法，主要是运用风险经济学分析的方法对动物疫病防控措施进行方案优选，具体研究路径是根据已发生动物疫病的数据和资料结合运用数理统计和逻辑推理等方法建立数学模型进行风险分析，并依此对防控措施所产生的成本收益进行评估，从而选出最优化的防控措施。

此外，综合运用动物流行病学、经济学和地理信息学等学科的成果，可对动物疫病进行风险分析和预警。在动物疫病的检测、监测、损失评估的工具研究方面也有许多的研究成果，如网络服务技术在动物疫病控制系统建立中的应用，物联网、现代信息技术与无线传输网络等的结合对动物疫病的预警分析，计算机模拟探讨人为干预的效果，动态规划、二次方程、目标 MOTAD 等方法和模型技术在动物疫病防控经济学分析中的运用，为多角度分析疫病影响提供了较好的工具，为了解动物疫病的发展情况、制定相关应急预警策略和疫后补偿策略等提供了参考条件。

（三）促进防控措施的有效实施

在禽流感防控过程中，政府主导着各项防控政策的制定与实施，是公共政策的供给者，而这些政策的有效执行则要依赖于禽主的密切配合和积极参与。对养殖主体来说，基层养殖场（户）应该是最先发现动物疫病暴发相关信息的主体，在经济学分析中，通常把所要分析的对象看作是追求自身利益最大化的主体，这里的利益最大化不仅表现为货币收入或财富水平的高低，还包括各种有形或无形的利益。那么，作为理性经济人的基层养殖主体就会充分考虑自身的成本与收益，进而选择是否对政府进行疫情报告。如果政府没有相应的扑杀补偿政策，养殖主体通报疫情后就会面临家禽家畜被扑杀的后果，这些经济主体前期养殖所投入成本的收益可能就为零；如果政府有相应的扑杀补偿政策，且补偿标准能够弥补养殖主体的部分损失，或者补偿标准能够高于养殖主体出售病畜病禽的价格，作为理性经济人的养殖主体就会选择能够将自身损失降到最低的方式，也就是及时进行疫情通报，并配合政府实施动物疫病防控措施。禽主不配合甚至抵触扑杀政策行动，以及疫区（点）家禽贩卖交易不时发生，则暴露出禽主个人目标与政策目标的矛盾，说明我国禽流感扑杀补偿政策在诸多方面仍然存在着不尽如人意的地方。家禽养殖户作为政策对象，同时也是市场的主体和相对独立的利益主体，不能抛开他们的经济动机和在经济活动中的主体地位。

我国畜牧业生产方式较为落后，到目前为止，养殖方式仍然以散养为主。基层养殖主体中，一些养殖场存在防疫程序不规范、防疫措施不到位等问题，缺乏积极防疫的意识，忽视养殖管理、防疫，并且很少能够积极主动地采取科学防疫措施并配合政府的防疫工作；在散养的过程中，基层生产设施一般都较差，畜禽养殖环境恶劣，疫病容易滋生，缺乏行业自律组织对动物养殖和免疫、产品的生产和销售、病死畜禽的处理等进行约束，一旦动物疫病暴发，极易造成病原的扩散和养殖环境病原的严重污染，给畜禽健康养殖和畜产品的质量安全带来巨大隐患。一些养殖户滥用饲料、药物等增加畜禽产品的产量和控制疫病，增加了畜禽产品中的药物残留，造成动物产品的卫生质量问题。这些行为形成的原因在于散养户对动物疫病及其危害认识不足、监督力度不够、科普宣传及科技普及不深、扑杀赔偿力度脆弱。加大对饲养专业户的培训和扶持，提高他们的动物疫病防控能力，使其逐步成为动物疫病防控的中坚力量。

高致病性禽流感等重大动物疫病的暴发也会在一定程度上影响公众对畜禽产品的消

费信心。疫病谣言的散播有可能会降低人们对政府、市场经济的信任。虽然国家在重大动物疫病的应急处理、报道、防控指导等方面给予了高度重视，并通过媒体、专家、政府部门的宣传与基层兽医队伍等开展多方面的工作来实施疫病防控，但公众对畜禽产品的消费仍然存在一定的顾虑，影响市场上畜禽产品的消费量。为提高公众对禽流感的认知能力，应该充分发挥宣传、教育、文化、新闻出版等有关部门作用，利用图书、报刊、广播、讲座、互联网等多种形式，将禽流感的基本特征、流行病学特点和防控措施等知识向社会公众广泛宣传。

（四）经济学评估发展趋势

国内外相关成果的研究总结表明，动物疫病的法律法规体系建设、损失的经济学评估方法研究、评估指标的选择与评估指标体系的构建等已经得到了一定程度的发展，但是动物疫病的经济学评估还有待得到进一步的完善和发展。

1. 建立完善评估组织体系 我国政府对动物疫病防控法律法规体系和政策体系的构建逐渐重视，从 1959 年农业部、卫生部、对外贸易部、商业部共同颁发的《肉品卫生检验试行规程》到《家禽家畜防疫条例》《兽药管理条例》，有关动物疫病防控、管理、检疫监督等方面的法律法规逐步得到健全和完善，从国家的法律法规到地方各级配套实施的规章制度，形成了动物疫病防控的法律法规体系，为我国动物疫病的管理、防控、监测、检疫等工作的开展提供了法律支持。动物疫病防疫补贴政策的实施，国际相关动物卫生协议以及我国防疫体系的建设，为动物疫病防控工作的有序开展提供了支持。

同时，随着国家对动物疫病防控工作的重视，我国逐步加大动物防疫体制改革力度，形成了以农业部兽医局、中国动物疫病预防控制中心、中国兽医药品监察所、中国动物卫生与流行病学中心及 4 个分中心为主体的动物疫病防控管理和技术支撑体系，动物疫病防控体系建设逐步健全，国家的政策扶持和基础设施建设在防控体系的形成中也发挥了重要作用。从 2004 年高致病性禽流感、2005 年口蹄疫直到 2013 年 H7N9 流感等几次重大动物疫病暴发的处理情况来看，我国应对重大动物疫病的能力已经有了很大的提高。与此同时，各省与地区也相继出台了动物疫病防疫体系建设的相关政策法规和兽医队伍的建立培养方案，基层防疫站、救护所等基础设施建设也在逐步完善，为基层动物疫病防疫检疫工作的依法、有序开展提供了基础和条件。

我国的动物疫病防控工作虽然取得了一定的成就，防疫体系建设也在逐步完善，但仍然存在兽医管理体制、法规体系、动物疫病监控和认证体系、紧急应急反应体系及风险评估机制不完善等问题。在饲养方式落后、动物疫病种类繁多的背景下，动物疫病防控工作面临着巨大的压力，动物疫病损失评估工作的开展也受到了不利影响。因此，逐步建立健全动物疫病的行政管理、行政执法和技术支撑体系，优化人员结构，对于构建科学有效的动物疫病防控体系、降低疫病损失、提高应对能力，逐步形成一套分工明确、制度完善、人员整齐的评估系统具有重要的作用，这也是我国动物疫病防控工作开展的大方向。

2. **拓展评估方法**　学科之间的交叉发展逐渐形成了一批交叉学科，20世纪下半叶，交叉学科研究解决了许多科学前沿中无法突破的问题，随着交叉学科研究的兴起和流行，它所产生的理论影响和实践作用也越来越突出。所谓交叉学科研究，也就是指学科间方法、理论等的相互渗透，即学科中不再是单纯的某一学科知识，学科发展也不再局限于单纯的某一领域的研究。交叉学科研究特别是学科之间相关理论与方法的相互借鉴，是转变学术发展方向、提高学术水平的一个很好的手段，也是拓宽学科研究思路的一种重要途径。

动物疫病的风险损失评估涉及兽医学、经济学、信息学等多个学科的知识，属于交叉学科的研究范畴，因此，在疫病暴发的风险损失评估中，就要运用多学科的分析方法和理论对其进行较为全面的分析。经济学评估作为其中的一个重要组成部分，通过分析疫情暴发可能造成的经济损失和经济社会影响，能够为政府提供补偿、制定相应的应急策略等提供参考，也是今后研究中需要重点考虑的内容。动物疫病经济学评估可分为评估方法、评估指标选择与体系构建三部分，评估方法主要选取成本收益分析法、层次分析法、市场价值法、投入产出模型、海因里希法、计量经济模型等经济学分析方法。这些方法在已有的研究成果中得到了较为广泛的应用，为疫病损失评估提供了相应的分析工具。由于研究对象的不同，每种方法的使用条件、分析过程都存在相应的差异。但是，由于动物疫病的风险损失评估一般涉及基层评估，对于基层评估人员而言，评估方法易于理解和操作是一个重要内容，因此，损失评估方法的设计还要考虑基层评估人员的接受能力。从这个角度来看，现有一些评估方法较为复杂，难以被基层人员充分理解和合理运用，需要得到进一步的改进，评估方法也有待拓展。

3. **健全评估指标体系**　在经济社会领域问题的研究中，通常设定相应的评估指标体系，依据经济分析方法对研究对象进行相应的评估。评估指标体系是由表现评估对象各方面特性及其相互联系的多个指标构成的、具有内在结构的有机整体。在指标体系的设计中，为了使其更好地反映评估对象的特点、更加科学化规范化，要遵循科学性、实用性的总指导原则，同时要遵循系统性、典型性、动态性、可操作性等原则，使得指标体系的设计能够较好地满足对研究对象进行评价的需要。

在已有的研究中，许多学者分别从不同的研究角度出发，如从微观角度的养殖户、规模化养殖企业到宏观角度的区域化经济发展等，设定不同的指标体系对某种动物疫病暴发所造成的损失进行相应评估，这些指标体系都在一定程度上反映了疫病暴发可能给社会、经济等带来的不同影响。在经济学评估中，成本收益分析法及其指标体系最为常用，被许多国家和 OIE、FAO、WHO 等国际组织广泛采用。下文主要总结了常用的指标选择方法、事物的评估指标及评估指标体系构建等。在常用的指标选择方法中，主要选取了功效系数法、因子评价法、灰色关联度分析法、DEA 方法、直观指标法、替代指标法等几种方法进行分析；对评估指标的总结包括定性与定量指标、绝对与相对指标、描述性与分析指标以及先行、同步与滞后指标，对这些指标的定义进行了阐释；对评估指标体系构建则主要从损失评估的角度进行了总结，根据经济主体、损失类型及研究视角的不同，损失评估指标体系的构建也有差异，主要包括市场价值损失评估指标体系、收益价值损失评估指标体系、成本损失评估指标体系。

但是已有研究有一个共同缺点，就是研究者大多是从自身理解和知识层次出发构建不同的评估指标体系，许多研究领域并未形成一个比较公认的科学评估指标体系，且在动物疫病的风险损失评估研究中，对风险损失没有相应的明确定义，所设定的指标体系往往反映的是疫病暴发所造成的损失的一个或某几个方面。因此，在今后的研究中，对动物疫病暴发风险损失进行评估的指标体系的健全和完善，是一个重要的研究内容。

目前，我国禽流感经济防治经济学评估的研究主要集中在经济损失评估领域，中国动物卫生与流行病学中心联合武汉大学在防治措施优选和推进防控措施实施等领域进行了探索。

二、禽流感经济损失评估

（一）"标准单位疫病"法

"标准单位疫病"的损失评估技术路线是：选择标准地区、标准疫病——标准地区损失评估——熵权法计算权重，估计其他地区损失——用"疫病程度系数"调整损失值。

"标准单位疫病"评估方法主要有以下特点：第一，能够为制定应急策略提供参考。在评估的过程中，先将特定地区的疫病损失作为评估的标准单位，根据地区之间相关经济指标，用熵权法计算权重，对待评估地区的突发疫病损失进行较为迅速的估计，以便制定应急策略。第二，历史参照物比较容易拟定。选择作为标准单位的地区和疫病，一般是暴发过相关动物疫病、各项损失资料比较容易获得的地区，进行评估时的参照标准比较容易选择，能够为其他地区的疫情损失评估提供较好的参照。第三，较好的可操作性。在设定"标准单位疫病"的评估指标体系时，主要从宏观角度出发选择评估的方面，然后选择能够较为全面反映经济损失情况、比较容易获得数据的指标对标准地区进行损失评估，而在评估其他地区的疫病损失时，既可以根据所构建的指标体系直接计算区域疫病损失，也可以运用"熵权法"计算指标权重、快速估计疫病损失，具有一定的可操作性。

（二）标准地区损失评估

以鸡养殖户为例来构建暴发禽流感疫情时扑杀政策对养殖户、政府等对象造成的经济损失。标准地区高致病性禽流感的损失评估指标体系见表8-2。对养殖场（户）的

表8-2　禽流感损失评估指标体系

宏观指标	评估对象	评估指标
经济损失	养殖场（户）损失	感染禽流感的禽死亡损失
		被扑杀的禽损失
		禽类产品损失
		无害化处理费用
		自己承担的进行疫苗注射、场地消毒等费用
		为扑杀而运送至指定扑杀地点发生的运输费用
	政府损失	检疫成本（包括检疫材料费、交通费、工时费、隔离费用等）
		免疫成本（包括免疫疫苗费、设备购置及耗材费、工时费、疫苗效价评估经费、隔离费等）
		扑杀成本（包括扑杀补偿费、扑杀处理费）
		消毒成本（包括工时费、消毒药品费、消毒设备费用等）
		流通监管成本（包括流行病学调查费用、督查与验收费）
		封锁成本（包括物质储备费、监测费、隔离费）
		疫情监测与防护成本
		宣传成本（包括公共宣传及培训、专业技术人员培训）
		环境污染治理费用
		常规支出
		紧急支出
社会损失	公共卫生损失	医疗费用（包括医药费、门诊费、住院费、检测诊断费等）
		非医疗费用（交通费、住院伙食费、营养费、陪护费等）
	交通封锁损失	运输损失
		绕行损失
环境损失	环境损失	可恢复费用
		效益损失

损失评估，主要评估养殖主体由于疫情暴发所减少的收入，其他损失如机会成本、设备折旧等损失，由于涉及面广泛且估计难度比较大，如果全部核算且进行补偿，对于政府财政承受能力而言也将难以实现。

1. 养殖户损失评估　禽流感的暴发会给疫区的养殖户、养殖企业等微观主体带来巨大损失，主要从以下 6 个方面进行评估。

（1）感染死亡损失　家禽特别是家鸡感染后几个小时就会发病死亡，且传染速度非常快。一般情况下，一只鸡感染禽流感病毒后，几个小时之内就可以在一定范围内通过空气传染给其他未经免疫的鸡，造成鸡大面积死亡。记每只肉鸡市场价格为 v_1，每只蛋鸡（按淘汰鸡价格计算）市场价格为 v_2，因禽流感死亡的肉鸡的数目为 n_d，蛋鸡数目为 $n_d{}'$，则鸡的感染死亡损失为：

$$L_d = n_d \cdot v_1 + n_d{}' \cdot v_2$$

（2）强制扑杀损失　指所扑杀的鸡价值。记扑杀的肉鸡的数目为 n_k，蛋鸡的数目为 $n_k{}'$，则养殖户由于扑杀造成的损失为：

$$L_k = n_k \cdot v_1 + n_k{}' \cdot v_2$$

（3）产品损失　主要计算死亡蛋鸡预期鸡蛋收入以及由于鸡蛋价格大幅下降所造成的鸡蛋产品的价值损失。记禽流感导致鸡蛋市场价格从 p_1 降低至 p_2。每只死亡蛋鸡预期鸡蛋损失为 r 元，疫情影响天数为 t 天，蛋鸡日产鸡蛋 v 千克，N 为蛋鸡总存栏量：

$$L_p = (n_d{}' + n_k{}') \cdot r + [N - (n_d{}' + n_k{}')] \cdot v \cdot t \cdot (p_1 - p_2)$$

（4）被污染的饲料、垫料、污水、禽排泄物等无害化处理费用：用 L_f 表示。

（5）疫苗、消毒等医疗支出：指养殖场（户）自己承担的疫苗注射、场地消毒等费用，用 L_v 表示。

（6）为扑杀禽而运送至指定扑杀地点发生的运输费用，用 L_t 表示。

政府的扑杀补偿用 L_g 表示。

因此，经济损失 L_l 的计算公式为：

$$L_l = L_d + L_k + L_p + L_f + L_v + L_t - L_g$$

根据已经获得的数据，在养殖场（户）的损失评估中，可以直接测算的损失包括：鸡感染禽流感的死亡损失、强制扑杀损失、饲料损失、养殖场（户）负担的疫苗与消毒支出等损失。2013 年山东省的肉鸡存栏量约为 2.13 亿羽，蛋鸡约为 2.06 亿羽。疫情发生后，假设非正常死亡（包括疫病死亡和扑杀死亡）导致山东省肉鸡存栏量平均减少 42%，蛋鸡存栏量平均减少 45%，山东肉鸡价格在疫情之前市场均价设为 9 元/kg，蛋鸡淘汰鸡价 5 元/kg。假设肉鸡的市场价值为 36 元/羽，蛋鸡淘汰鸡价格为 15 元/羽。

假设共扑杀肉鸡 3 000 万羽，共扑杀蛋鸡 2 000 万羽，每只补助给养殖者 10 元，共补助 5 亿元。

根据感染死亡损失 $L_d = n_d \cdot v_1 + n_d{}' \cdot v_2$，强制扑杀损失 $L_k = n_k \cdot v_1 + n_k{}' \cdot v_2$，因此，这两部分损失之和可用肉鸡和蛋鸡总存栏减少量乘以各自疫情发生前市场平均价格表示：

$$L_d + L_k = (n_d + n_k) \cdot v_1 + (n_d{}' + n_k{}') \cdot v_2 = 32.205\,6 + 13.905\,0 = 46.110\,6 \text{（亿元）}$$

假设禽流感导致鸡蛋市场价格从 9 元/kg 降低至 5 元/kg。每只死亡蛋鸡预期鸡蛋平均收益 r 为 50 元。疫情影响时间 t 为 60 d，蛋鸡日产鸡蛋 $v = 0.05$ kg，N 为蛋鸡总存栏量 2.06 亿羽。

$$L_p = (n_d{}' + n_k{}') \cdot r + [N - (n_d{}' + n_k{}')] \cdot t \cdot v \cdot (p_1 - p_2) = 35.079\,2 \text{（亿元）}$$

由于无害化处理、养殖场（户）负担的疫苗与消毒支出、运输费用等损失数据较难获得，我们将其假设为死亡损失与扑杀损失之和的 0.1 倍，那么这部分损失为：

$$L_f + L_v + L_t = 0.1 \times 46.110\,6 = 4.611\,1 \text{（亿元）}$$

那么，养殖场（户）的经济损失为：

$$L_t = 46.110\,6 + 35.079\,2 + 4.611\,1 - 5 = 80.800\,9 \text{（亿元）}$$

2. 政府损失评估 作为一种突发性的公共事件，禽流感的暴发给经济社会发展带来极大的不利影响，对禽流感进行防控投入是政府支出中必不可少的内容。对扑杀动物进行补偿，是世界广泛认可的扑灭疫情的重要保障措施。各国普遍在法律中设定了具体的疫病补偿标准，发达国家主要通过对政策性农业保险补贴和建立动物疫病防治基金的办法对重大动物疫病损失进行补偿。我国山东省对高致病性禽流感、口蹄疫等重大动物疫病，对所有应免畜禽实施 100% 免疫。疫苗供应，疫苗由省统一招标采购，省、市、县逐级免费供应。总体上，政府的禽流感防控投入主要包括：扑杀补偿、强制免疫费用、消毒费用、疫情监测与报告支出、防护成本以及各种常规支出和紧急支出，将这部分投入看作是政府的损失。

在动物疫病的防控过程中，政府需要支付相应的防控成本，包括检疫费用、免疫费用、扑杀处理及补偿费用、消毒费用、流通监管费用、疫情监测费用等，这些构成了政府的直接经济损失。在具体评估时，可以参考政府在疫情防控和治理方面的各项费用支出来进行评估，用 L_G 表示。

2013 年山东省禽流感防控经费约 4 900.275 万元（不含扑杀和无害化处理经费），其中检疫经费 1 500 万元，免疫经费 1 485 万元，消毒经费 300 万元，采购手套经费 100 万元，紧急支出 500 万元，监测经费 945 万元，培训经费 51.2 万元，疫苗效价评估经费 11.5 万元等。

根据政策规定，假设 2013 年山东省共扑杀肉鸡 3 000 万羽，共扑杀蛋鸡 2 000 万羽，每只鸡无害化处理费用 2 元，每只补助给养殖者 10 元，则扑杀和无害化处理经费为 6 亿元。

则政府经济损失为：$L_G = 0.49 + 6 = 6.49$（亿元）

3. 社会损失　人感染动物疫病的损失包括医疗费用和非医疗费用支出，医疗费用包括人因为感染疫病而支出的药物费、门诊费、住院费、检测诊断费；非医疗费用包括交通费、住院伙食、营养费、陪护费等。记感染禽流感的人数为 n_{d1}，每人所投入的药物费、门诊费、住院费等直接医疗费用为 v_3，那么禽流感引起的直接公共卫生费用为 $L_{s1} = v_3 \cdot n_{d1}$。交通费、住院伙食、营养费、陪护费等非医疗费用为 L_{s2}，那么直接经济损失为 $L_{s1} + L_{s2}$。由于感染禽流感的人数在全国范围来看不多，病例处于散发状态，山东仅数个病例，禽流感尚未发现人传人的证据，此部分数据可暂忽略不计。

4. 交通损失　禽流感暴发后，国家会在一定程度上进行交通封锁以防止疫情的扩散，所造成的交通损失包括运输损失和道路绕行损失。

这是禽流感疫情引起的间接经济损失。在疫情不严重的地区，这部分损失基本上是可以忽略的。

运输损失主要是指农畜产品运输主体由于道路封锁、减少产品运输所造成的损失。假定没有疫情暴发，市场上的单个运输主体进行产品运输的一次收益为 T_{I1}，一次运输的总成本（包括燃油费、过路费等）为 T_{C1}，平均每月的运输次数为 T_{N1}。疫情暴发后，由于道路封锁，运输一次产品的收益为 T'_{I1}，运输成本为 T'_{C1}，平均每月运输次数为 T'_{N1}，那么，市场上 N 个运输主体每月减少的收益为：

$$TS_1 = N \cdot [T_{N1} \cdot (T_{I1} - T_{C1}) - T'_{N1} \cdot (T'_{I1} - T'_{C1})]$$

对于需要经过疫区道路到达其他地方的人来说，疫区的封锁使得人们需要采取绕行策略，我们用疫区封锁后、原本通过疫区的车辆交通成本的增加来表示道路绕行损失，计算公式为：

$$TS_2 = (C_2 - C_1) \cdot (V_0 - V_1) \cdot L \cdot t + (C_1 - C_0) \cdot V_1 \cdot L \cdot t$$

其中 TS_2 为由于疫情暴发、封锁道路所带来的道路绕行损失。C_0 表示道路被封锁前车辆的平均耗费（单位：元·辆/km），C_1 表示道路被封锁后车辆的平均耗费（单位：元·辆/km），C_2 表示道路封锁后车辆为到达目的地采取绕行的平均耗费（单位：元·辆/km）（不同车型的耗费可能不同，如越野车和运输卡车运输耗费不同，我们在此处取平均值）。V_0 表示道路封锁之前的平均交通流量（单位：辆/h），V_1 表示道路封锁之后的平均交通流量（单位：辆/h），L 表示被封锁的公路里程（单位：km），t 表示交通从封锁到恢复开通所需要的时间。

疫情造成的交通损失为：

$$TS＝TS_1＋TS_2$$

假定山东省全省从事农畜产品运输的主体 $N＝1\,000$ 家，单个运输主体进行产品运输的一次平均收益为 10 000 元，一次运输的总成本（包括运输成本、装卸成本、信息成本等）为 4 000 元，每月平均运输次数为 8 次；进行道路封锁后，每月平均运输次数减少为 5 次，平均每次的运输收益为 8 000 元，运输成本假定不变，为 4 000 元，那么，由于禽流感造成的运输主体收益损失为：

$$TS_1＝N·[T_{N1}·(T_{I1}-T_{C1})-T'_{N1}·(T'_{I1}-T'_{C1})]＝1\,000×[8×(10\,000-4\,000)-5×(8\,000-4\,000)]＝2\,800（万元）$$

对于需要经过疫区道路到达其他地方的人来说，疫区的封锁使得人们需要采取绕行策略。假定疫区封锁之前，车辆为了到达目的地所需要的平均耗费为 50 元·辆/km，封锁后车辆的平均耗费为 80 元·辆/km，为了到达目的地绕行疫区的平均耗费为 100 元·辆/km。道路封锁之前的平均交通流量为 200 辆/h，封锁之后的平均交通流量为 100 辆/h，被封锁的公路里程为 50 km，交通从封锁到恢复开通所需时间为 3 个月。那么由于交通封锁造成运输成本提高的损失为：

$$TS_2＝(100-80)×(200-100)×50×3＋(80-50)×100×50×3＝75（万元）$$

因此，禽流感造成的动物调运和道路交通损失为：

$$TS＝TS_1＋TS_2＝2\,800＋75＝2\,875（万元）$$

5. 环境损失　禽流感的暴发、疫病病原的扩散、病死畜禽处理不当等会造成相应的水污染、废弃物污染等环境污染，可以将其看作非市场产品的质量。它也是市场上产品生产的投入要素之一，环境质量的变化会通过生产过程影响到生产活动，并最终引起产量的变化，使社会福利遭受损失。

利用成本收益现值法进行评估时，借鉴洪灾损失中对生态损失的评估模型，尝试用可恢复费用与损失的效益之和来评估环境损失（傅湘等，2000）：

$$E=\sum_{t=1}^{T_2}(C_t+G_t)(1+r)^{-t}$$

式中，C_t、G_t 分别为第 t 个年份的可恢复费用和损失的效益，r 为贴现率，取值 3%；T_2 是生态环境恢复到突发事件发生前水平所需年数。

运用条件价值评估法进行环境价值估计时，可以通过对环境变化如何定价、环境变化的影响等要素进行虚拟组合，然后采用社会调查的方法，直接向有关人群进行样本调查，然后对调研结果进行分析后，推测环境变化的可能影响。

假定由于病死畜禽处理不当，导致地下水污染和固体废弃物污染，给生态环境造成不利影响。那么，要使生态环境恢复到疫情暴发之前的水平，就需要投入一定的治理费用。

假定生态环境恢复到暴发之前水平所需要的年数为 5 年，平均每年投入的用于环境治理、恢复的费用为 10 万，每年由于环境污染所损失的效益为 100 万，贴现率 $r=3\%$。那么，环境损失就是所投入的可恢复费用与损失的效益之和的折现值，这一部分损失共计：

$$E = \sum_{t=1}^{T_z} (C_t + G_t)(1+r)^{-t} = \frac{110}{(1+3\%)} + \frac{110}{(1+3\%)^2} + \cdots +$$

$$\frac{110}{(1+3\%)^5} = 503.78(万元)$$

因此，环境总损失为 503.78 万元。

6. **标准地区总损失** 通过对上述各项评估指标进行数据模拟分析，可以得到标准地区的禽流感总损失为：

$$A = 80.8009 + 6.49 + 0.2875 + 0.05 = 87.6284（亿元）$$

（三）非标准地区评估

在疫情基本结束后，为了了解动物疫病给地区经济、社会造成的整体影响，需要从经济、社会、环境三个角度所构建的指标入手，对地区经济损失进行较为全面的评估，以作为地区恢复生产、进行相关投入的参考。此时，根据"标准单位疫病"损失评估法所给出的分析过程和评估公式，标准地区的疫病损失为 A。

将暴发动物疫病、需要进行损失评估的一个特定区域作为待评估地区。在计算出标准地区的疫病损失后，以标准地区的损失作为评估的基准，对其他待评估地区的疫病经济损失进行估算。对于待评估地区动物疫病损失的评估，可以有两种方法：一种是直接评估法。也就是根据上述标准地区疫病损失的评估指标，对待评估地区的疫病损失进行直接评估。这种方法可以较为详细地了解区域动物疫病损失情况，得到的损失评估值较为准确，但是在实际评估时工作量比较大。另一种方法是熵权法。也就是在经济、社会、环境三大方面，选取标准地区和待评估地区的三个代表性经济发展指标，通过确定指标的权重尝试了解两个地区之间经济的关系，然后将这个指标作为待评估地区相关损失在标准地区损失中的权重，快速得出损失的估计值。这种方法较为快捷，得到的损失是一个近似估计值，目的在于快速了解地区的大概损失，为制定初期防控投入决策提供参考。

在具体计算时，选取地区 GDP、医疗卫生支出与一般公共服务支出、环境保护支出作为经济、社会、环境三个大类的代表性指标，分别计算经济、社会、环境在区域经济中的权重值。

假定标准地区的 GDP 为 y_{11}，医疗卫生支出与一般公共服务支出为 y_{12}，环境保护支出为 y_{13}；待评估地区对应的三个值分别为 y_{21}，y_{22}，y_{23}。那么，将标准地区的相应数据看作是待评估地区相应数据的原始值，通过熵权法计算指标的变异性大小来确定客观权重。原始数据矩阵为：

$$Y = \begin{vmatrix} y_{11} & y_{12} & y_{13} \\ y_{21} & y_{22} & y_{23} \end{vmatrix}$$

将原始数据矩阵进行归一化处理，取矩阵中第 j 个指标下第 i 个项目 y_{ij} 与该矩阵中所有元素之和的比值作为归一化结果，计算公式为：

$$Z_{ij} = \frac{y_{ij}}{\sum\limits_{i=1}^{n} Y_{ij}}, j = 1,2,3$$

其中，Z_{ij} 为归一化后矩阵中的元素，为第 j 个指标下第 i 个指标的标准化值。在确定评价指标的熵值时，运用下面公式计算：

$$H(y_j) = -k \sum\limits_{i=1}^{n} Z_{ij} \ln Z_{ij}, j = 1,2,3$$

其中，k 为调节系数，$k = 1/\ln n$。将评价指标的熵值转化为权重值，则第 j 个指标的熵权 w_j 为：

$$d_j = \frac{1 - H(y_j)}{m - \sum\limits_{j=1}^{m} H(y_j)}, j = 1,2,3$$

$0 \leqslant d_j \leqslant 1$，$\sum\limits_{j=1}^{m} d_j = 1$

在确定指标的权重后，大致可以估计标准地区和待评估地区在相关指标上的权重关系，假设动物疫病损失在区域经济中也遵循同样的权重关系，那么以标准地区动物疫病损失为基础，待评估地区的疫病损失评估公式可以简单地表示为（由于区域内部多种条件的限制，以及市场环境因素的复杂多变等，损失评估结果可能在一定程度上存在误差）：

$$A' = d_1 \cdot (L_l + L_G) + d_2 \cdot TS + d_3 \cdot E$$

将内蒙古赤峰市作为待评估地区 B，以 2013 年作为评估年，以山东省作为标准地区，山东省 2013 年的疫病标准损失为 87.628 4 亿元。山东省和待评估地区 B 的 GDP、医疗卫生支出、公共服务支出、环境保护支出等指标值见表 8-3 所示。

表 8 – 3 标准地区和待评估地区指标值

	GDP（亿元）	医疗卫生支出（亿元）	公共服务支出（亿元）	环境保护支出（亿元）
山东	54 684.30	488.63	705.51	154.42
B	1 686.15	16.74	33.36	16.13

将表 8 - 3 表示成矩阵的形式，那么原始数据矩阵为：

$$Y = \begin{vmatrix} 54\ 684.30 & 1\ 194.14 & 154.42 \\ 1\ 686.15 & 50.10 & 16.13 \end{vmatrix}$$

则 $\sum\limits_{i=1}^{n} Y_{ij} = 57\ 785.24$

对原始数据矩阵进行归一化处理，得到相应的归一化结果为：

$$Z_{ij} = \begin{vmatrix} 0.946\ 3 & 0.020\ 7 & 0.002\ 7 \\ 0.029\ 2 & 0.000\ 9 & 0.000\ 3 \end{vmatrix}$$

然后，运用熵值计算公式，得到相关指标的熵值：

$$H\ (y_j) = \begin{vmatrix} 0.224 & 0.124\ 5 & 0.026\ 1 \end{vmatrix}$$

将评估指标的熵值转化为权重值，则第 j 个指标的熵权 w_j 为：

$$w_j = \begin{vmatrix} 0.295\ 6 & 0.333\ 5 & 0.371\ 0 \end{vmatrix}$$

各指标的权重分别为 0.295 6、0.333 5、0.371 0，那么，以标准地区动物疫病损失为参照基础，待评估地区的疫病损失就可以表示为：

$$A' = 0.295\ 6 \times (80.800\ 9 + 6.49) + 0.333\ 5 \times 0.287\ 5 + 0.371\ 0 \times 0.05 = 25.917\ 7（亿元）$$

当待评估地区 B 的整个区域范围内都有禽流感疫情时，所遭受的损失约为 25.917 7 亿元。

（四）疫病程度系数

1. 动物疫病等级划分 在一次疫情暴发时，根据区域的受影响程度，可以将区域划分为疫点、疫区、受威胁区等类型。动物疫病暴发的等级不同，对不同地区所造成的影响也会有差异。动物疫病的影响范围、危害程度等与疫病损失之间呈现较大的关联性，疫情等级越高、影响范围越大，所造成的损失就越大，反之越小。同样，一个地区与疫点距离的远近也会影响区域疫病损失，距离疫点越近的地区，受疫病的影响可能就越大，疫病损失也就越大；反之，距离疫点越远，地区动物疫病损失就越小。

以我国青岛《重大动物疫病应急预案》和内蒙古《突发重大动物疫情应急预案》为例，按照国家要求，根据疫情暴发时的波及范围、危害程度、影响大小等，将高致病性禽流感疫情从重到轻划分为特别重大（Ⅰ）、重大（Ⅱ）、较大（Ⅲ）和一般（Ⅳ）四级（表 8-4）。

表 8-4　禽流感疫情级别划分

疫情级别	参考标准
Ⅰ	高致病性禽流感暴发，在 21 d 内有 2 个以上相邻区（市）同时发生疫情，或者在一个区（市）内有 3 个乡镇同时发生疫情；或有 10 个以上疫点连片发生疫情并且有发展态势
Ⅱ	高致病性禽流感暴发，在 21 d 内有 5 个以上疫点连片发生并且有发展态势，或者在一个区（市）内有 2 个乡镇同时发生疫情
Ⅲ	高致病性禽流感暴发，在 21 d 内疫点数达到 3 个以上，或者有 2 个以上县区发生疫情
Ⅳ	高致病性禽流感在 1 个县区暴发流行

　　2. 疫病程度系数　米锋等（2008）探讨了林木损毁程度系数的计算方法[33]，借鉴其研究，在进行动物疫病损失的评估中，我们尝试引入"疫病程度系数"作为区域动物疫病损失的调整值，动物疫病的影响程度系数（I_d）由疫病的影响范围（d）和损失强度系数（ε）决定，其中，d 表示不同等级疫病的疫区占行政区域总面积的比例，ε 为不同的损失强度系数。

$$I_d = d \cdot \varepsilon$$

　　我们假定一次动物疫病暴发时，一个疫点的范围是指以发病场（户）为中心向外延伸 4 km 的区域，形成一个圆圈，那么平均一个疫点的影响面积为 $16\pi km^2$，约为 $50 km^2$。由于整体区域较难确定，我们假定一个行政单元的区域面积为 10 000 km^2，那么通过计算疫点暴发数及暴发面积占行政区域总面积中的比例，并以此为基础进行评估；ε 则按照十分制进行赋值。结合表 8-4 对动物疫病等级的划分，采用专家评估法对不同等级疫病的影响程度、造成损失的强度等进行赋值，得到表 8-5 所示结果。

　　一般，对标准地区的疫病损失评估是根据损失实际情况进行评估，属于实评估，对损失的估计一般不会有太大的误差。而待评估地区的疫病损失评估则是通过计算相关指标的权重进行的评估，需要用"疫病程度系数"进行损失的调整。结合表 8-5 对疫病程度系数的赋值范围，可以分别对应计算地区所暴发动物疫病的疫病程度系数。例如，当待评估地区的禽流感暴发并且发生人感染禽流感病毒的事件时，动物疫病等级为Ⅱ级，若区域内疫点的面积为 4%，那么动物疫病的影响程度系数为 0.26，就可以用这个值作为待评估地区疫病损失的调整值。因此，考虑了疫病程度系数后，待评估地区的疫病损失为：

$$A' = 0.26 \times [d_1 \cdot (L_l + L_G) + d_2 \cdot TS + d_3 E]$$

表 8 - 5　动物疫病程度系数

疫病等级	因素	数值		
Ⅰ 级	疫点数	10	11	≥ 12
	d	5%	5.5%	6%
	ε	8	8.5	9
	I_d	0.4	0.47	0.54
Ⅱ 级	疫点数	6	8	10
	d	3%	4%	5%
	ε	6	6.5	7
	I_d	0.18	0.26	0.35
Ⅲ 级	疫点数	3	4	5
	d	1.5%	2%	2.5%
	ε	4	5	6
	I_d	0.06	0.1	0.15
Ⅳ 级	疫点数	1	2	3
	d	0.5%	1%	1.5%
	ε	1	2	4
	I_d	0.005	0.01	0.06

注：在具体评估时，可以结合地区实际，依据专家调查法、头脑风暴法等对损失强度系数进行判断。影响范围（d）可以结合地区实际进行计算。由于动物疫病暴发极少造成区域经济瘫痪乃至崩溃的情况，因此 $I_d = 1$ 的情况基本不会发生。

结合 B 地区动物疫病的暴发情况，对 B 地区的疫病损失进行调整。

假定 B 地区在一次禽流感疫情暴发时，发生了人感染病毒并且死亡的事件，暴发禽流感的区域面积占赤峰市整体面积的比例为 1.5%，此时禽流感的影响范围和影响程度相对较小，对待评估地区发生疫情的区域的损失用 0.06 作为调整值进行计算。根据表 8 - 5，$I_d = 0.06$，那么疫区的损失为：

$$L_P = 0.06 \times A' = 0.06 \times 25.917\ 7 = 1.555\ 1\ （亿元）$$

因此，结合待评估地区内疫点的数量、疫区的面积等，对禽流感暴发所造成的影响范围、危害程度进行评估后，得到区域内部疫病调整系数值，用这个值对区域的损失进行调整，就可以得到禽流感暴发区域所遭受的大概损失值。

三、研究与运用

（一）制定合理的扑杀补偿政策

在动物疫病损失评估和补偿方面，国外畜牧业发达国家都制定了相应的补偿政策和标准，由政府、企业、养殖者、纳税人等主体根据不同的情况承担相应的损失比例，政府一般承担了疫病损失的绝大部分甚至全部，且对损失的补偿依据的是当时的市场价格。我国的动物疫病防控工作需要结合市场实际相应提高补偿标准，实行市价补偿。市价补偿以市价为核心，适度扩大补偿范围，将禽主自行扑杀、销毁家禽所发生的必要的扑杀、运输、消毒、掩埋等费用及工具和物料费用等纳入补偿之列，明确各级政府之间、政府与保险企业之间的补偿成本分担责任与分担比例，将补偿禽主的扑杀损失放在补偿目标的首位，以市价补偿取代现行的适当补偿，提高扑杀补偿标准。补偿标准的不合理主要表现在以下几个方面：

第一，不同禽类养殖成本、市场价值各不相同，同种禽不同个体的养殖时间也可能不同，按照规定每只补偿同样的具体金额，使得养殖大禽的养殖户损失远大于养殖小禽的养殖户；忽略了家禽个体的重量差别，养殖时间越长的家禽损失就越大，这大大增加了病死家禽非法处理的风险。由于现代信息社会的信息传播速度快，攀比效应会加剧补偿标准过低疫区（点）禽主的不满，从而使禽主出现道德风险问题的可能性加大，不利于禽流感疫情的防控。

第二，从养殖成本角度来讲，虽然说处在不同生长阶段的家禽已发生的养殖成本不一样，但平均成本一般都高于 10 元/只的扑杀补偿标准。按现行补偿标准，绝大部分疫区（点）养殖户都损失惨重，这在很大程度上影响了养殖者配合动物疫病防控的积极性。以专业养殖场为例，大部分被扑杀的家禽都是半成品或即将出栏的家禽，2005 年，大部分疫区平均每只鸡（鸭）的静态价值按市场价格计算，为 14～20 元（地区之间有差异）。

第三，应加强对特种家禽的特殊补偿。大量名、优、特农产品，如信鸽、种鸽、孔雀、鹤及其他珍禽，其特殊用途及其稀缺性赋予了其高于普通商品的高附加值。扑杀特、珍禽应该给予高于普通家禽的补偿。

此外，动物疫病的损失补偿需要逐级上报，补偿周期较长，影响了政府损失补偿的效率；补偿的范围主要限定在口蹄疫、禽流感、结核病、高致病性猪蓝耳病等几种主要的动物疫病，对其他疫病的补贴没有明确的规定；在补偿的过程中，对于人工、消毒、污染饲料的销毁以及无害化处理等方面的费用，都没有纳入到补贴范围内；补偿机制不健全，政府补偿标准与养殖者的实际损失存在较大的差距，难以调动养殖者配合疫病防控的积极性，且基层组织中没有专门的机构进行补偿监督，给动物疫病防控工作的开展增加了难度。

当前的政策目标都是政策要实现的长远的、整体的、公益性的目标，控制、扑灭高致病性禽流感、保护公众身体健康与生命安全、确保养殖业持续发展、维护正常的社会秩序等，这些并不是作为补偿对象的大多数禽主关注的核心，大多数禽主追求的是个人目标。因此，扑杀补偿政策只有针对禽主的总损失进行补偿，主要弥补扑杀政策行动给禽主造成的损失，并且必须重视满足禽主个人的、特殊的目标，才能争取他们的配合，才能最终实现各项公共目标。应制定合理的扑杀补偿政策，对扑杀补偿政策进行重新设计。

（二）建立健全动物防疫财政支持政策

完善的财政支持政策是进行疫病扑杀补偿、建立应急物资储备、支持技术研发和监测体系建设的重要支撑，是我国动物疫病防控工作顺利开展的重要物质保证，因此要建立动物疫病防控的财政支持政策。

一是由中央、地方、养殖主体共同投入，通过吸收社会善款等途径广泛筹集资金，建立重大动物疫病损失的补偿基金，为进行疫病损失补偿、恢复生产等提供资金支持；二是尝试建立畜牧业保险机制，通过减免营业税、进行保费补贴等优惠政策，鼓励经济实力较强的保险公司建立相应的畜牧业保险业务，为畜牧业发展提供一定的支持；三是充分发挥农民经济合作组织等基层组织的作用，加强动物疫病防控知识的基层宣传和普及，推动畜禽养殖协会等组织的建设，发挥其在基层疫病防治中的积极作用。

在重大动物疫病的损失补偿、资金投入等方面，我国的工作刚刚起步，配套设施建设、防控措施和应急机制等的建立还需要进一步完善。可以借鉴其他农业险种（如牛、肉、鸡保险）的实践经验，在家禽养殖密度高、基础条件比较好的地区先行试点禽保险业务，取得经验后再逐步推广。通过减免营业税、进行保费补贴等优惠政策，鼓励经济实力较强的保险公司建立相应的畜牧业保险业务，为畜牧业发展提供一定的支持。当禽流感等疫情发生后，政府负责建立家禽疫病保险补贴基金，保险公司则负责按合同条款进行理赔，并在疫情发生后，政府向禽主支付保险公司理赔金额与当地家禽市价的差额部分，共同形成完整的禽流感防控补贴体系。

第九节　兽医机构效能评估

兽医机构效能（PVS）评估是对一个国家或地区兽医体系运作能力、效率、成效评估的综合性国际标准。2006 年以来，OIE 致力于开展兽医体系能力建设和效能评估，研究探讨兽医体系能力、结构及其内部要素，并将其转化为可操作性、可量化的指标体系。目前，已形成了以下兽医机构效能评估的四大基本要素：人力、物力和财力资源，技术权威性和工作能力，与利益相关方的互动，国际市场准入能力。

OIE 制定 PVS 评估工具，并在全球大力推广 PVS 评估工作，主要分为三个情况：一是内部评价，国家管理层能够进一步了解兽医体系的实际运行水平，并对照 OIE 要求找出差距和不足，制定有针对性的计划和目标。另外，根据评估结果确立兽医体系优先发展事项，并依据优先次序主动展开行动，以实现自我提高。二是国际贸易评估，PVS 评估结果也是各国在畜产品国际贸易中制定进口政策，对出口国提出兽医卫生条件和要求的重要参考依据，包括禽流感等动物疫病的防控水平，以取得相互信任。三是外部评价，通过评估帮助援助方确定投资项目和具体要求，有助于确定投入的成本和收益，有利于被援助方获得政府的经费和技术支持，如援助疫苗、诊断液，派出专家等。目前，世界银行、亚洲银行、OIE 等国际组织已将 PVS 评估作为提供援助或资助的前置条件。

一、各国开展 PVS 评估进展

截至 2014 年 9 月 5 日，提交申请的国家有 130 个，其中已经评估完的国家是 120 个，完成报告的国家有 86 个（表 8 - 6）。

表 8 - 6　PVS 评估进展

地区	官方申请	评估完	完成报告
非洲	53	51	40
美洲	25	23	18
亚洲/太平洋	23	19	11
欧洲	16	16	12
中东	13	11	5
总数	130	120	86

注：截至 2014 年 9 月 5 日。

二、我国开展 PVS 评估工作的意义、路径及进展

（一）开展 PVS 评估工作的重要意义

随着全球经济一体化进程加快，全球兽医工作的内涵和外延发生深刻变化，OIE、FAO 等国际组织将兽医服务定位为全球性公共产品，全球兽医事业面临新形势、新任务，如何提高兽医工作体系能力已成为全球兽医领域的重点关注之一。从国内角度分析，近年来动物疫病防控工作取得了长足进步，但是兽医体系仍然存在较多问题，严重制约着动物疫病防控工作。与发达国家相比，中国兽医体系在制度机制、体系队伍、法制建设等方面还存在较大差距。开展 PVS 评估工作，借鉴先进国家管理经验，进一步深化兽医管理体制改革，加快建立科学、统一、透明、高效的兽医管理体制和运行机制，全面提升整体动物卫生水平，意义重大。

（二）推进路径

PVS 评估工作思路：结合我国国情，借鉴 OIE PVS 评估工作成功经验，加快构建我国 PVS 评估指标体系，研究制定 PVS 评估管理办法，大力开展评估试点，强化效能评估和结果运用，逐步建立完善的适合国情的 PVS 评估制度机制。

（三）研究与应用进展

近年来，农业部高度重视跟踪研究 OIE PVS 评估工作进展，大力推进 PVS 评估试点工作，取得了积极进展。一是组织学习掌握 PVS 评估标准和评估技术。近年来，采取"走出去、请进来"的方式，多次派员出国培训或请国际专家来华授课，促进各地学习了解、准确运用 OIE 有关兽医体系能力建设标准及应用。二是跟踪国际标准，强化技术研究。组织有关单位持续跟踪研究 OIE PVS 评估规则和标准、评估报告和案例等，研究制定我国 PVS 评估原则、指标体系、评估程序和方法。三是结合实际，研究建立我国省级 PVS 评估技术体系。在比较研究基础上，将我国现行 80 多部法律法规相关要求与 OIE《陆生动物卫生法典》内容进行链接，保证我国省级评估指标体系与 OIE 标准的等效性，建立了省级 PVS 评估指标体系、评估程序和方法，完成《兽医体系效能评估指南》，设立了 4 大部分、45 项关键能力指标，每项关键能力指标从低到高划分为 5 个能力等级。四是开展省级 PVS 评估试点工作。按照"先试点，再推广"的总体思路，2013 年在北京市和辽宁省先行开展 PVS 评估试点，为全面推进我国 PVS 评估工作积累了许多宝贵经验。近日，农业部颁布《省级兽医体系效能评估实施方案》，组织开

展 PVS 评估工作培训，指导各地有序开展 PVS 自我评估，持续提升兽医体系能力。

三、主要内容

（一）人力、物力和财力资源

评价指标包括兽医人员配备、能力和继续教育情况（人力资源）、兽医体系的运行机制和体制、物力资源和财力资源等方面的 10 个评价指标。重点评估兽医机构的管理体制、运行机制及获得人财物资源的能力。另外，还强调兽医体系的独立性和内外协调能力，要求兽医体系具有稳定的组织结构和保持政策连贯性的能力，具有通畅的内部协调和外部协调能力，能够利用明确高效的指挥系统，协调从中央到基层的资源和工作，并具备与相关部门进行协调的能力。

从评估禽流感防控能力看，一要有健全的禽流感防控组织机构；二要有禽流感诊断、监测技术培训的兽医专业人员；三要有运行良好的兽医和卫生部门协作机制，实现信息共享；四要有所需专项工作经费和应急处置经费；五要有禽流感防控计划。

（二）技术权威性及工作能力

评价指标包括实验室、风险防范、应急反应和控制、兽医公共安全与兽药管理、突发事件应急处置、技术创新 6 个方面能力的 12 项评价指标。重点评估兽医机构开展实验室诊断监测、风险分析、早期预警、应急反应、动物福利等动物疫病防控和动物源性食品安全管理相关工作的能力，也就是评估兽医机构在制定和实施卫生措施及科学程序方面所具有的权威性和能力。

从评估禽流感防控能力看，需要具备以下条件：一是实验室诊断仪器设备。如实验室需要有台式冷冻高速离心机、真空干燥器、制冰机、PCR 扩增仪、电泳仪、电泳槽、紫外凝胶成像仪（或紫外分析仪）、温箱、酶标仪、振荡器、离心机、微量移液器、高压锅、天平、水浴锅、冰箱等仪器。二是禽流感诊断技术和方法。包括高致病性禽流感（HPAD）病毒分离与鉴定技术、血凝（HA）和血凝抑制（HI）试验、琼脂凝胶免疫扩散试验（AGID）、酶联免疫吸附试验（间接 ELISA）等技术。三是运行有效的禽流感实验室网络。四是国家禽流感防治计划或实施方案，以及相应应急预案。五是基于流行病学和风险评估的主动监测和被动监测方案。六是禽流感疫苗和诊断试剂的研发和供应能力。

（三）与利益相关方的互动

评价指标包括沟通交流、与利益相关方协商、官方代表、认证/授权/委任、兽医法定机构、生产者和其他利益相关方参与联合项目情况 6 个方面的 6 项评价指标。重点评价兽医机构与利益相关方合作关系，共同制定实施计划和采取行动的协作能力。强调兽医机构应与利益相关方紧密合作，要求共同制定实施动物卫生和动物源性食品安全有关计划，促进利益相关方积极参与计划实施。

从评估禽流感防控能力看，关键是兽医机构与利益相关方（家禽企业和养殖户、家禽协会、禽类产品消费者、非政府组织等）在国家禽流感防控政策的制定、防控知识宣传、定期信息交流、第三方认证/授权/委托检测机构的培育，以及推广联合项目等方面的合作能力。

（四）国际市场准入能力

评价指标包括制定实施法律法规、监督利益相关方守法、国际认可、追溯能力、透明度、区域化管理 6 个方面的 9 项评价指标。重点评估兽医机构在为动物、动物产品进入国际市场，以及扩大和维持市场提供支持方面的权威性和能力。

在评估禽流感防控能力时，强调在立法时，应充分参考国际标准和实际情况，并定期评估和更新相关法律法规；加强与贸易方谈判、制定实施等效性及其他类型的卫生协议，对家禽及禽类产品、相关兽医服务等实施认证计划；依据 OIE 标准加强禽流感免疫无疫区、非免疫无疫区或生物安全隔离区建设。

四、省级 PVS 评估程序

（一）评估准备

1. **组成评估专家组** 省级兽医主管部门负责组建 PVS 评估专家组。专家组一般由 5 人以上的单数组成，专家领域应包括兽医行政管理、动物疫病防控、动物卫生监督、兽药饲料监察等。专家组负责制定现场评估方案、进行现场评估、确定关键能力等级、起草评估报告等。专家组实行组长负责制，组长根据需要对专家组成员进行分工或分组。

2. **完成评估前背景材料** 起草完成评估前背景材料，主要包括综合数据、人财物资源、技术能力、与利益相关方合作和市场准入五个部分。在开展现场评估前，评估专家组应至少提前 1 周时间获得并熟悉背景材料。

3. **制定现场评估方案** 评估专家组会同省级兽医主管部门共同起草现场评估方案，明确评估范围、现场核查点、确定评估日程。

（1）评估范围

① 官方兽医机构：省、市、县各级兽医行政主管部门、动物疫病预防控制机构、

动物卫生监督机构及其派出机构、兽药监察机构、乡镇畜牧兽医站、动物卫生监督检查站、动物隔离场、无害化处理场、动物疫情测报站等。

②兽医服务对象：动物饲养、屠宰加工场所，动物或动物产品交易场所，饲料、兽药、生物制品生产企业，兽医诊疗机构等。

③兽医教育科研机构：兽医高等院校和科研院所。

（2）现场核查点

①官方兽医机构：核查所有省本级兽医机构；按30％～50％比例抽取地市，每个地市至少核查1个区县、1个乡镇，核查各级各类兽医机构。上海、天津、重庆、海南按30％～50％比例抽取区县，每个区县至少核查1个乡镇。所选地市区县应尽量覆盖农区、牧区或半农半牧区。核查动物卫生监督检查站、动物疫情测报站至少各2个，无害化处理场、动物隔离场至少各1个。

②兽医服务对象：核查动物饲养、屠宰加工、交易场所，兽药、饲料、生物制品生产企业，兽医诊疗机构等至少各2个。

③兽医教育科研机构：核查兽医高等院校、兽医科研机构至少各1个。

评估专家组可根据背景材料和实际情况对现场核查点进行调整，但不得缩小评估范围、不得减少现场核查点总数。

（3）评估日程　现场评估时间一般为5～15个工作日。

（二）开展现场评估

PVS评估专家组负责组织实施现场评估。农业部和省级兽医主管部门可派出协调员参与现场评估工作。现场评估程序包括启动会议、现场核查、核查结果汇总、评估交流会议等。

1. **启动会议**　评估专家组组长主持召开启动会议，专家组全体专家、评估协调员、被评估方有关领导及专家参会。会议主要内容：评估专家组组长介绍评估目标和评估程序，宣布现场评估方案，并提出评估纪律要求；被评估方介绍本行政区域兽医体系概况，包括工作责任、兽医系统组织结构和工作范围等。

2. **现场核查**　根据省级PVS评估指标体系要求，开展现场核查，包括听取汇报、座谈交流、调阅文件、现场查看、操作检查等。现场核查过程中应及时记录会面或访谈人员名单、核查地点及内容、证据文件清单等信息。

3. **核查结果汇总**　各专家按分工对现场核查结果进行汇总分析，填写《评估指标结果记录表》，给出各项指标的评估结果建议，包括证据文件、评估结果、优势、不足与建议等。根据评估背景材料和现场核查情况，经专家组集体讨论，依据以下原则确定每个关键指标的能力等级。一是"逐级递进"原则。能力等级从 1 级到 5 级逐级提高，每提升一个等级表明已满足前面所有等级的要求。二是"短板"原则，即同一项指标内容在不同核查点得出结果不一致时，按最低结果进行最终判定。根据每个关键能力的评估结果，形成初步评估结论。

4. 评估交流会议 评估专家组组长宣布现场评审结果建议，与被评估方交流评估意见并提出改进意见建议。

（三）撰写评估报告

评估专家组在现场评估工作结束后 15 个工作日内，按照省级 PVS 评估报告框架，完成 PVS 评估报告，主要包括评估基本情况、评估结果、主要问题与建议、评估结论和附录五部分内容。

第十节 防治案例

自 1878 年意大利报告发生禽流感以来，H5/H7 两亚型禽流感毒株一直断断续续地在世界各地禽类中，造成禽流感的暴发或流行，引起世界各国的高度重视。加强对国外案例的研究以及国内防治经验的总结，有利于进一步提升我国禽流感防治水平。

一、国外禽流感防控案例

（一）泰国

1. H5 亚型高致病性禽流感疫情概况 泰国自 2004 年 1 月至 2008 年 11 月至少经历了 5 次禽流感疫情，影响 50 余个省份，造成 6 377 万只禽类被扑杀。泰国 H5 亚型禽流感疫情导致家禽病死，家禽大量被扑杀，国内外禽类及其产品需求急剧下降，使养殖场，特别是大型养殖场受到严重的经济损失。自 2009 年 1 月至 2013 年 12 月，泰国再未报告 H5 亚型禽流感疫情和人 H5 亚型禽流感感染病例。欧洲委员会决定自 2012 年 7 月 1 日起，终止对泰国新鲜禽肉及禽肉制品实施 8 年的进口禁令。

2. 防控措施　泰国暴发高致病性禽流感引起全球恐慌，随后实施了包括家禽监测和快速扑灭被感染动物等严格措施。近几年，泰国按照 OIE 文件要求，在高致病性禽流感生物安全隔离区建设方面开展了大量的工作，至今已经得到越来越多进口国关注。泰国认为生物安全隔离区的应用不仅有助于预防、控制和扑灭禽流感在泰国的发生，而且有助于禽肉产品国际贸易的安全，因此兽医行政机构畜牧发展部（DLD）在禽流感的控制中采用了生物安全隔离区划的原则，而且泰国规模化养禽企业采用垂直一体化管理并注意分布于泰国的几个区域，使生物安全隔离区划的概念适合泰国的商业化养殖场。泰国对家禽生物安全隔离区划的建立标准进行了严格界定，包括隔离区内养禽场生物安全管理标准、隔离区养禽场和外延缓冲区须申报禽流感监测、隔离区内可追溯系统和隔离区内养殖场和外延缓冲区须申报禽流感的控制四个部分。

泰国畜牧发展部一直进行禽流感监测。2004 年，泰国在发生 H5 亚型禽流感疫情之后，进一步加强了禽流感的监测工作。泰国禽流感的监测基于临床观察和实验室检测，由主动和报告系统组成，又可划分为常规监测、集中监测和疫情应对监测。常规监测的目的是及时发现疫情，以便实施快速的疾病控制措施，所有省份全年都进行 H5 亚型禽流感的常规监测。常规监测可以分为常规报告系统、常规主动临床监测、常规屠宰前/移动前测试、常规家禽卫生监测方案和宠物禽类出口检测五部分。泰国每年至少进行两次为期 1 个月的集中监测活动，表现为临床集中监测和实验室集中监测。疫情应对监测是发生 H5 亚型禽流感疫情后，为迅速控制疾病，以便尽快实施控制措施而进行的应急性监测活动，此期包括加强的实验室主动监测和临床主动监测。泰国国家级兽医研究机构对监测到的 H5 亚型禽流感病毒还将进一步进行分子流行病学研究。

3. 经验和启示　泰国政府利用较少的资源有效控制了 H5 亚型禽流感疫情，其经验有以下几点[34]：一是泰国政府将高致病性禽流感的防控重点定为规模化养殖场 H5 亚型禽流感的预防控制工作，而不对散养户投入过多，这将有限的兽医管理资源更加合理分配，使更优质的工作精力用在 H5 亚型禽流感防控关键点上；二是政府引导家禽养殖场重新整合，也就是使 H5 亚型禽流感风险很高的中小规模养殖场转变为 H5 亚型禽流感风险较小的大规模养殖场，并通过生物安全隔离区建设使养殖场强化了生物安全措施工作，降低了兽医管理部门的工作难度；三是强化地方兽医部门对 H5 亚型禽流感可疑疫情有及时处置的权利，并且规定只扑杀 H5 亚型禽流感阳性禽群和 H5 亚型禽流感阳性可疑禽群，明确了疫情处理的具体实施标准；四是泰国复杂和广泛的监测对于成功控制疾病，特别是防止病死禽的运输销售发挥了重要作用。

（二）美国

1. H5 亚型低致病性禽流感疫情概况　美国是畜牧业生产的大国，各种畜产品的产量在世界上都居前列，其畜牧业产值约占农业总产值的48%，畜产品绝对数量大，人均占有量高。美国是世界上最大的禽肉生产国和出口国，是世界第二大禽蛋生产国。养禽业是美国畜牧业生产中发展最为迅速的产业，美国禽肉产量中83%为肉鸡。近几年，美国纽约州、威斯康星州、阿肯色州和弗吉尼亚州和加利福尼亚州多次发生低致病性禽流感疫情。各州的疫情发生及处置情况如下：

（1）纽约州 2012年以来，纽约州养殖的商品禽类中没有发现禽流感疫情，仅在该州的活鸟类交易市场中发现过低致病性禽流感（LPAI），其中2012年发生2次，2013年发生4次，详情如下：

2012年1月21日，美国国家兽医服务实验室（简称NVSL）从纽约州布鲁克林地区鸟类交易市场中采集的样品中检出H5亚型禽流感阳性，但是未分离得到病毒；临床检测也未见发病率和致死率的上升，相应交易市场的清洗消毒工作于2012年1月27日全部完成。2012年2月14日，在同一交易市场中采集的样品中又一次检出H5亚型禽流感阳性，同样未分离得到病毒，相关清洗消毒工作于2013年2月23日全部完成。

2012年1月25日，NVSL从纽约州布鲁克林地区另外一个鸟类交易市场中采集的样品中检出H5亚型禽流感阳性，未分离得到病毒，清洗消毒工作于2012年2月17日全部完成。

2013年1月10日，NVSL从纽约州布鲁克林地区一个鸟类交易市场中采集的美洲家鸭监测样品中检出H5亚型禽流感阳性，未分离得到病毒，清洗消毒工作于2013年1月11日全部完成。

2013年1月16日，NVSL从纽约州布鲁克林地区另外一个鸟类交易市场中采集的美洲家鸭监测样品中检出H5亚型禽流感阳性，未分离得到病毒，清洗消毒工作于2013年1月17日全部完成。

2013年5月6日，NVSL从纽约州布鲁克林地区另外一个鸟类交易市场中采集的美洲家鸭和水鸭监测样品中检出H5亚型禽流感阳性，未分离得到病毒，清洗消毒工作于2013年5月9日全部完成。

2013年6月13日，NVSL从纽约州布鲁克林地区另外一个鸟类交易市场中采集样品中检出H5亚型禽流感阳性，未分离得到病毒，清洗消毒工作于2013年6月17日全部完成。

（2）威斯康星州 2013年6月在常规监测时，该州检疫部门用HI方法从该州养殖规模为125 000只的雏鸡养殖场中采取30份血清样品，从中检测出2份H5N2亚型阳性样品，荧光定量RT-PCR和病毒分离结果为阴性。发现血清学阳性样品后，该州疫病防控部门启动了应急预案，并配合美国动植物检疫局（APHIS）开展疫病防控工作，对相关鸡群进行清群，并对养殖场设施设备、场地、车辆等进行彻底清洗消毒，根据美国农业部的相关规定，疫区周边建立了半径为 3 km 的感染区及半径为 10 km 的监测区，禁止禽、车辆和设施移动。在 21 d 后重新检测，没有阳性样品，美国农业部宣布疫情解除。

（3）阿肯色州　2013 年 6 月 19 日，NVSL 在对阿肯色州科斯特县某商品化肉鸡饲养场采集的样品中检出 H7N7 型低致病性禽流感，本次疫情涉及约 9 800 只 44 日龄的商品鸡，临床检查并未显示有临床症状。当地主管部门立即启动应急预案，并配合 APHIS 开展疫病防控工作，对相关鸡群进行扑杀，并对养殖场设施设备、场地等进行彻底清洗消毒，上述工作于 7 月 24 日全部完成，随后 8 月 6 日的疫病监测工作未再检出低致病性禽流感，相关紧急防控措施也于当日解除。

（4）弗吉尼亚州　2007 年 7 月 11 日，美国弗吉尼亚州一个火鸡场发生 H5N1 亚型低致病性禽流感，当地动物卫生管理机构立即启动应急预案，并对 14.4 万只可能染疫的同群动物全部采取扑杀处理，对养殖场设施设备、场地等进行彻底清洗消毒，并将上述信息于 7 月 23 日向 OIE 通报；随后的疫病监测工作中未发现阳性样品，2007 年 9 月 25 日，美国官方向 OIE 通报了疫情暴发、控制、消除及监测工作，OIE 也在官方网站对相关信息进行公布确认。

（5）加利福尼亚州　2014 年 4 月 19 日，美国国家兽医服务实验室（NVSL）通过荧光定量检测方法在美国加利福尼亚州斯坦尼斯洛斯县的一个家禽饲养场的商业鹌鹑群中检测到 H5N8 亚型禽流感病毒，并证实为北美低致病性禽流感病毒，涉及的易感动物约有 116 000 只家禽。根据该州应急计划，对该养禽场采取隔离封锁措施，建立了半径为 3 km 的感染区及半径为 10 km 的监测区，禁止禽、车辆和设施移动，并加大了监测力度。4 月 22 日对该场采取清群等相关措施，6 月 17 日完成全部清除工作。7 月 15 日，OIE 宣布该事件处理完毕。

2. 禽流感监测体系　美国禽流感监测分为主动监测和被动监测。主动监测由美国养禽业促进计划（NPIP）监测、活禽市场链（LBMS）监测、野鸟禽流感监测工作组成。

（1）NPIP 禽流感监测　NPIP 始于 1935 年，是联邦、州和家禽业合作实施的项目，目的是通过监控种禽的卫生状况来监控所有商品禽群的卫生状况，最初用于监测和控制禽沙门菌病和禽支原体病两种垂直传播性疫病。1998 年，禽流感监测被纳入 NPIP，主要针对蛋种鸡群和肉种鸡群；2002 年，种火鸡群纳入 NPIP；2006 年，针对商品禽群的 H5/H7 型 LPAI 监控纳入 NPIP。NPIP 对参加禽群的规模有要求，只有存栏 250 只以上的蛋种鸡群、5 000 只以上的肉种鸡群和 700 只以上的种火鸡群，以及存栏 75 000 只以上的蛋鸡群、年出栏 200 万以上的肉火鸡群和周出栏 20 万以上的肉鸡群才允许加入 NPIP。对种禽禽流感监测，通常是 4 月龄时开始，以后每 90 d 进行一次抽样监测，每群每次抽检 30 只禽；对商品禽 H5/H7 LPAI 监测，在屠宰前 21 d 内，每个肉鸡群至少抽取 11 只禽、每个肉火鸡群至少抽取 6 只禽进行检测；蛋鸡群在开产前 30 d，淘汰前 30 d，或在 12 个月时间内每群抽取 11 只禽或禽蛋进行检测。目前全美有 49 个州参加 NPIP，涉及 253 个蛋种鸡群（约 450 万蛋鸡）、5 176 个肉种鸡群（约 9 600 万肉鸡）、597 个种火鸡群（约 490 万火鸡）。共有 129 个 NPIP 认可实验室开展相关监测工作。2007—2012 年，NPIP 共进行约 1 200 万次禽流感检测工作。当发现 H5/H7 亚型 LPAI 时，APHIS 将为参加 NPIP 禽群、LBMS 禽群和小规模禽群提供 100% 的处置费用补偿（用于清群、清洗消毒和无害化处理等），对未参加 NPIP 的禽群只提供 25% 的费用补偿。

（2）LBMS 禽流感监测　LBMS 是自愿参加的联邦和州合作项目，主要目的是诊断、预防和控制 H5/H7 亚型 LPAI，降低 LPAI 对美国商品禽产业的影响。LBMS 包括活禽供应、批发流通和零售市场三个组成部分。加入 LBMS 采用注册方式，LBMS 为活禽供应商、批发商和零售市场设置了统一的注册标准，只有满足注册标准的从业者方能加入 LBMS。从一个禽群中至少随机抽取 30 只 3 周龄以上禽进行禽流感检测，如果该禽群连续 3 个月检测呈阴性，则该禽群可以作为监测禽群加入 LBMS；如果一个禽群至少在抽样前 21 d 已经存在且没有接触过其他禽，则在该禽群加入 LBMS 前 10 d 内必须随机抽取至少 30 只禽进行禽流感检测，检测结果为阴性时该禽群作为检测禽群加入 LBMS。此外，活禽市场至少每季度进行一次禽流感抽样检测。2007—2012 年，LBMS 共进行约 88 万次禽流感检测。

（3）野鸟禽流感监测　途径美国有太平洋、中部、密西西比和大西洋 4 条候鸟迁徙路线。2006 年，美国实施了野鸟高致病性禽流感早期检测预警系统。野鸟禽流感监测由联邦、州和个人合作进行。参与野鸟禽流感监测的联邦机构主要有内政部的地质调查局（USGS）、USDA 的野生动物局（WS）以及 APHIS 的 NVSL；各州的野生动物管理机构也参与野鸟监测工作。USGS 和 WS 主要对野鸟进行禽流感常规监测，样品种类包括活水禽泄殖腔棉拭子、粪便、被猎杀水禽及部分环境样品，采用 PCR 或病毒分离方法进行检测。NVSL 则对所有在常规监测中发现的 H5 或 H7 亚型禽流感阳性样品进行确诊，对死亡超过 500 只以上野鸟死亡事件进行抽样检测。从 2005 年 7 月到 2012 年 12 月，采集的野鸟样品总数超过 452 109 份。USGS 将野鸟禽流感监测数据纳入国家高致病性禽流感早期检测数据系统中。2012 年，由于财政原因，WS 的野鸟禽流感监测项目被削减。目前 NVSL 主要是对各州野生动物管理机构、研究机构和 USGS 送检的野鸟样品进行检测，下一步将重点对野鸟发病或死亡事件进行调查抽样。据 NVSL 统计，目前从美国野鸟中监测发现了除 H9、H14、H15、H16 以外的其他所有 12 种 H 亚型禽流感病毒。

（4）**禽流感被动监测**　禽流感在美国是必须通报的疫病，任何人发现禽流感可疑或疑似病例（如出现呼吸道疾病、不明原因产蛋量下降或死亡率升高）时，须立即向州兽医办公室或区域主管兽医（AVICs）报告。接到报告后，相关兽医机构将派出动物疫病诊断专家赴现场进行检查，并采集样品送就近的国家动物卫生实验网络实验室进行禽流感检测。检测发现禽流感阳性样品时送 NVSL 进行确诊。

3. 经验和启示　美国 H5 亚型低致病性禽流感疫情防控经验：一是发病的各州均没有采取免疫接种的措施，禽流感疫苗的使用需经过严格的审批程序，没有首席兽医官（CVO）的批准，任何禽流感疫苗均不得使用。对染病动物的紧急隔离、疫情监测、扑杀销毁，以及对染疫场地的清洗消毒是美国防治低致病性禽流感的常用手段；二是近年来，美国着力提高疫情的监测能力及水平，通过 NPIP 等监测体系建设，建立完善禽流感预警机制，收集和汇总全国范围内的监测信息，为科学决策提供数据支撑；三是继续强化对活禽交易市场、养殖场、经销商、生产企业建设的要求，不断改善动物卫生环境，切实做好 H5/H7 型低致病性禽流感应急准备；四是美国 APHIS 联合相关各州的动物卫生局分别成立应急处置指挥中心，共同制定实施疫病防控计划，一旦发生疫情，迅速启动应急响应，措施联动。

（三）荷兰

1. H7 亚型禽流感疫情概况　荷兰是欧盟家禽生产大国，也是禽类食品主要供应者。2003 年 2 月，荷兰暴发 H7N7 禽流感，此次疫情起始于荷兰布拉班特省（Brabant）丁特尔奥德地区（Dinteloord）内的 3 个火鸡场，随后迅速在荷兰全国传播和蔓延，波及 241 家养殖场，总计 3 000 多万只家禽被扑杀，89 人感染病毒，造成约 3 亿欧元的经济损失。这次疫情中，一名 57 岁兽医因接触禽流感病禽而感染肺炎死亡，检查结果发现患者肺内有禽流感病毒，据分析这名兽医很可能没有按照规定服用抗病毒药物。相关研究认为，这次流行可能起源于荷兰西南部 Biesbos 湖泊，野生水禽感染禽流感病毒后，大多数不表现出临床症状，常作为病毒的存储器，因此野生水禽的移动往往具有传播禽流感的风险。

2. 防控措施　疫情发生之后，震动了荷兰政府及全体国民，大大提高对禽流感风险的认识，荷兰政府迅速成立由经济部、家禽协会、农场主，以及负责动物疫病监控、风险评估、实验室检测、应急处置等工作的部门组成的应急指挥体系，采取坚决有效的防控措施。

一是依据欧盟指令 2005/94/EC 的相关要求开展了应急处置。政府不仅下令扑杀染疫农场内所有家禽，还对疫点周边多家未发现疫情的农场实施预防性扑杀，同时对禽舍和农场区域消毒；如果发生高致病性禽流感，将采取更严格的措施，在 72 h 内全国启动应急反应，对 10 km 范围进行封锁，高致病性禽流感禽群全群扑杀。政府减少禽流感感染农场和其他农场方圆 1 km 内的人口，并留有至少 40 d 的卫生清洁等候期以确保这些地区不再存留病毒。

二是建立了完整的禽流感监测系统，包括早期预警系统、血清学主动监测系统和被动监测。早期预警系统是指农场主或兽医怀疑出现禽流感疫情，通报给荷兰食品与消费品安全管理局（NVWA），随后 NVWA 对农场采样检查，将阴性结果排除，出现阳性结果就采取消灭措施。血清学监测作为早期预警系统的补充，早期预警系统没有发现的感染情况，可以被血清学监测系统发现。NVWA 与荷兰野生生物健康中心合作，对死亡的野生禽鸟开展禽流感疫情监测，对有症状的家禽实施追踪监测。

三是在清洗、消毒之后，在遭受感染的禽棚内安置前哨鸟。由于候鸟在高致病性禽流感从亚洲到欧洲、非洲的远距离传播中起到重要作用，因此荷兰农业部用缄默天鹅和疣鼻天鹅等对高致病性禽流感具有易感性的候鸟作为前哨动物，进行试验研究，及时监测它们的动态来防治和研究禽流感。

四是设立安全运输指定通道，加强生物安全管理。为减少家禽和其他家禽密度高的独立地区接触，荷兰将国土分成了 4 个地区，荷兰的家禽仅限在地区内运输流通，欲使用该通道的企业必须提前一天向 NVWA 提出申请，并且运输只能通过既定路线向指定屠宰厂运输。

五是恢复养禽从业者的积极性和自信心。禽流感暴发之后，一项后续调查表明，比例相当高的农场主担心禽类养殖业前景，因此管理部门实施一系列措施，以此来减轻受影响的农场主及其工作人员的财政和社会影响。

3. **经验和启示**　总体来说，荷兰防控禽流感的机构完整，技术支持能力较强，具体经验：

一是具有完整的法规标准体系。荷兰是欧盟的一部分，其法规体系主要是遵照欧盟的相关法规进行，在禽流感防控工作中，主要执行欧盟指令 2005/94/EC，另外本国也有相应的配套法规。在对动物疫病的具体防控的执行过程中，全部采纳 OIE 推荐的标准，不再另行制定本国的标准。因此，荷兰操作的法规标准体系能够得到世界各国的认同。

二是拥有完善的禽流感防控工作机制。一旦发生禽流感疫情，政府反应迅速，启动预防控制禽流感的应急预案，销毁所有受感染或已暴露的禽类，并进行无害化处理，对病禽的养殖场所严格消毒，同时加强对禽类、相关从业人员，如养殖、贩运及屠宰人员的流感监测，并对捕杀、处理病死禽的执业暴露人员进行严密防护，防止疫情的扩散和蔓延。

三是采取区域防控管理模式。建立家禽运输指定通道，对发现禽流感案例的地区方圆 10 km 内持续全面禁运令，对该区域内农场全部进行禽流感检查，每个区域均采取极为严格的卫生措施，运货车每次只能造访一个家禽养殖场，运输任务结束后需立刻清洁消毒，这一方式最大程度减少各区域间的接触，对高致病性禽流感的防控工作具有重要意义。

二、国内禽流感防控案例

（一）香港 H5N1 亚型高致病性禽流感疫情

1. **疫情概况**　1997 年，H5 亚型高致病性禽流感病毒首次突破了种间障碍直接感染人，6 人染病并死亡。香港特区政府针对此次高致病性禽流感的应急措施包括扑杀患病鸡群、对鸡场进行彻底的清洗消毒和实施严格的检疫措施等[35]。疫情发生后，香港特区政府命令宰杀香港所有的鸡，并将所有的养禽场和鸡市场宣布为感染区，未经香港特区政府农渔处准许不得养鸡和售鸡。扑杀过后，农渔处命令所有鸡场按照要求进行彻底的清洗消毒，只有符合新卫生标准的鸡场才能获准重新养鸡。

2. **防控措施**　香港拥有一套完整的高致病性禽流感监测、预防和控制系统，特别是非常重视人感染高致病性禽流感的监测工作，包括日常监测工作和紧急监察工作。香港特区政府卫生署与世界卫生组织（WHO）以及相关卫生部门联系，根据相关国际组织的建议，调整本地监察策略，持续加强对禽流感的疾病监察、港口卫生措施及健康教育。特别是在各出入境管制站采取疾病预防及控制措施，并备有红外线热像仪对入境人员进行体温监测，也会安排以手提仪器抽检旅客体温，若发现疑似个案，将立即转移至公立医院跟进调查。

2005 年，香港制定《流感大流行应变计划》，旨在为应付流感大流行暴发列明紧急准备工作和应变计划，阐述了流感大流行的各个应变级别、相应的指挥架构及需要采取的措施等。香港特区政府参照最新的经验及建议不时修订应变计划，确保可采取相应的防控措施。2012 年 8 月，香港特区政府公布《流感大流行应变计划 2012》，新修订的应变计划秉持降低人类感染风险、及早识别、迅速治疗及控制、适时风险通报等原则。更新的应变计划包括戒备、严重和紧急三级应变级别，分别对应流感大流行影响香港的分级风险，取代了过往计划依指定情况的分级方式。风险评估的主要考虑因素包括感染的传播能力、传播地域、临床病情的轻重、社群中的免疫力、预防措施的可用情况、国际卫生部门的建议等。

3. **经验和启示**　香港特区政府非常重视高致病性禽流感的防控工作，主要经验：一是防疫物资储备充足，在处理禽流感信息时，政府做到公开和透明，在香港卫生署官网上有"禽流感专题"，居民可以通过网站获得最新的禽流感预防信息；二是拥有完善的《流感大流行应变计划》，根据数次禽流感的防控经验，评估可能影响香港流感大流行的风险因素以及流感大流行对于社会造成的影响；三是鉴于科学知识的发展和防控形势的变化，香港特区政府会不定期地评估风险，确保可启动适当的禽流感应急级别，以及采取相应措施，若疫情进一步扩散，将会有更多的政府行政机构参与到防控疫情的工作中，加强兽医管理工作的科学性和实效性。

（二）2005 年湖南 H5N1 亚型高致病性禽流感疫情

1. **疫情概况**　2005 年 10 月 18 日，湖南湘潭县防治高致病性禽流感指挥部办公室接到射埠镇疫情报告称，射埠镇湾塘村和平组部分农户饲养的家禽在 10 月 10 日开始发病，死亡家禽 545 羽，其中鸡 182 羽、鸭 363 羽。经临床初步诊断，怀疑为禽流感疫情。10 月 19 日，湘潭县动物防疫监督站将采集的病料送湖南省兽医总站诊断中心检测。21 日湖南省兽医总站诊断为 H5 亚型禽流感疑似病例。22 日，派专人将病料送哈尔滨兽医研究所进行确诊。25 日，国家禽流感参考实验室确诊为 H5N1 亚型禽流感。

2. **处置措施**　发现疑似疫情后，当地立即启动了应急预案，成立了禽流感应急处置指挥部。湘潭县政府发布了封锁令，设立 5 个封锁哨卡，对疫区进行严格封锁；关闭疫点周围 10 km 范围内的市场，禁止禽类及产品移交和交易。10 月 19 日晚开始对疫区内的禽进行扑杀，共扑杀并无害化处理家禽 2 487 羽，其中鸡 824 羽、鸭 1 663 羽；对可能污染的场地及环境进行了全面消毒，对污染物、排泄物进行了无害化处理；对受威胁区家禽开展紧急免疫，共免疫家禽 25.2 万羽；对疫区外相邻的 7 个乡镇进行了疫情监测，同时还关闭了射埠镇以及湘潭县所有的家禽市场，禁止销售活鸡、活鸭。对疫区密切接触人员登记造册，开展跟踪医学监测。经初步调查，疫源来自候鸟带毒。

农业部在第一时间派出督查组和专家组赶赴疫区指导疫情处置工作。时任农业部部长杜青林、国家首席兽医师、农业部兽医局局长贾幼陵等迅速赶赴疫区指导防控工作，指导当地及时控制扑灭疫情。湖南省也启动了防控预案，全省各级防控指挥系统迅速进入应急状态，实行 24 h 值班和禽流感疫情零报告、日报告制度。省指挥部先后下发 40 多个文件，派出 40 多批督查组赶赴各地指导防控工作。湖南省政府在出台《湖南省高致病性禽流感应急预案》基础上，又陆续出台了一系列规范性文件。省农业厅成立了禽流感应急处置专家库（禽流感防控专家组）。各地也进一步完善应急预案，健全应急指挥系统，成立了应急预备队伍，储备应急处置物资，提高了突发重大动物疫情应急处置能力。

农业部在疫苗经费安排和疫苗调拨方面也对湖南省给予重点倾斜，安排禽流感疫苗经费 1 691 万元，组织调拨禽流感疫苗 12 446 万毫升，保证了湖南省免疫工作的需要。湖南省兽医部门迅速调整免疫政策，继续推行免疫目标管理，确保免疫密度和质量。2005 年秋防期间，湖南省重点区域的禽群免疫密度达 100％，存栏家禽总体免疫密度达 90％以上。较高的家禽群体免疫密度为有效防控禽流感发挥了重要作用。

湖南省在中央财政补贴未到位的情况下，对疫区扑杀的家禽按平均每只补贴 10 元的标准由当地政府先行垫付。在兑现补偿政策的过程中，接受公众监督，使疫区人心安定、社会稳定，生产生活井然有序。

2005 年 11 月 11 日，湖南省政府宣布 10 月 18 日发生在湖南湘潭县射埠镇的禽流感疫情已经扑灭。经过专家验收组的检查验收，中国湖南省湘潭县高致病性禽流感疫区于 11 月 15 日解除封锁。

3. 经验和启示   这次湖南禽流感疫情的成功处置，给予我们的重要启示，一是要继续坚持"三补一扶"政策，即免疫补助政策、扑杀补偿政策、无害化处理补助政策和扶持家禽业发展政策；二是必须把禽流感防控工作纳入法制化管理轨道，使各项措施具有强制性，才能不断规范防控程序和防控行为；三是必须大力推进禽流感防控技术创新，充分发挥科学技术在防控工作中的支撑作用，特别是在疫苗和诊断试剂等方面不断取得新突破，才能有效控制并最终战胜动物疫病。

（三）2005 年辽宁 H5N1 亚型高致病性禽流感疫情

1. 疫情概况   辽宁省锦州市黑山县、北镇市几乎村村养鸡、户户养鸡，两地常年存栏鸡 3 000 多万只，年饲养量 8 000 多万只，饲养密度很高，加之当地活禽及禽产品调运频繁，一旦发生疫情，极易大范围扩散。另外，黑山县是东亚-澳大利亚候鸟迁徙路线的必经之地，2005 年 10 月下旬以来，辽宁平均气温比常年高出 2 ℃，导致候鸟迁徙时间延长，带毒野鸟广泛存在于黑山县及相邻的阜新等地。

2005 年 10 月 26 日，辽宁省锦州市黑山县八道壕镇江台村发生不明原因禽只死亡，辽宁省动物卫生监督管理局接到当地兽医部门报告后，立即派出工作组进行调查；10 月 31 日，辽宁省动物疫病预防控制中心诊断为疑似高致病性禽流感疫情；11 月 3 日，国家禽流感参考实验室确诊为 H5N1 亚型高致病性禽流感疫情；至 11 月 8 日，辽宁省先后发生 4 起疫情，涉及锦州市黑山县、北镇市、南站新区和阜新市阜新蒙古族自治县 27 个乡镇 83 个村，死亡鸡 10 340 只。

2. **处置情况**　黑山疫情扩散蔓延十分迅速，至 11 月 6 日，疫点已增加至 52 个。辽宁省紧急动员全社会力量，驻辽武警部队在最短时间内完成物资准备，先后出动 4 000 余名官兵，与民兵预备役人员及当地干部群众密切配合，在很短时间内扑杀疫区内所有家禽并进行无害化处理，扑杀家禽总量达 1 995 万只，使疫源得到有效控制。

面对疫情严峻形势，党和国家领导人多次就疫情防控工作作出重要指示。农业部第一时间派出工作组和专家组赶赴疫区指导疫情处置工作，同时农业部派出一名副部长带领专家组在黑山现场督导，30 多名专家分赴各乡镇蹲点。辽宁省兽医部门也迅速组织 2 万多名兽医人员和沈阳农业大学 142 名畜牧兽医专业师生投入防控一线，开展疫情排查和监测；省动物疫病预防控制中心 10 多天内检验病料 1 042 份；林业系统将鸟类监测站点紧急增加到 166 个。

疫情发生早期，黑山等地家禽、禽蛋、禽粪频繁流通。由于疫点迅速增加，家禽扑杀和无害化处理工作量极大。对此，辽宁省公安、交通系统强化防堵，公安部门出动警力 4 000 多人，对疫区进行严格封锁，在全省 1 502 个卡点检查过往车辆 11 万余台次；工商、质检系统也进一步强化了市场监管。辽宁省按照农业部专家组建议，紧急动员，按照由内到外的顺序，先后建立三条免疫隔离带。10 月 31 日后，当地即对所有疫区周边 5 km 范围内的受威胁区家禽实施了全面免疫，受威胁区家禽免疫合格率不断升高；11 月 8 日晚，辽宁省防控高致病性禽流感指挥部（2004 年 3 月成立）紧急部署，对黑山等地外围的 7 个县（区、市）及沈山铁路两侧 50 km 范围内的所有家禽进行加强免疫；在全省范围内实施紧急免疫，至 11 月 20 日，全省共免疫家禽 3 亿多只，免疫密度达 100%，平均免疫抗体合格率达到 74%。

疫情发生后，辽宁省及时落实补偿政策，明确补偿标准，要求扑杀后 3 d 内如数对受灾农户给予补偿，做到扑杀一只，补偿一只。各级财政部门积极筹措资金，确保资金迅速到位；当地兽医部门认真核实扑杀数量，接受群众监督，快速兑现补偿。

由于措施果断、及时到位，辽宁省禽流感疫情得到及时扑灭。经严密监测，当地在规定时间内没有发生新的疫情。12 月 1 日，经农业部批准，锦州市黑山县、北镇市、南站新区和阜新市阜新蒙古族自治县等疫区全面解除封锁。

3. **经验和启示**　在各有关方面共同努力下，辽宁省局部地区集中发生的禽流感疫情在最短时间内得到有效控制，疫情应急处置和恢复生产都取得良好效果。这一事件既丰富了我国防控高致病性禽流感的工作经验，也对做好其他重大动物疫病防控工作具有重要启示。一是形成防控合力，通过加强风险交流，上至党中央、国务院，下至辽宁省各级党委政府，均能充分认识到此次疫情防控的重要性和紧迫性，农业、卫生、公安、交通、林业、工商、质检等部门密切配合，是这次应急处置迅速取得成功的最根本原因；二是扑杀、免疫、消毒等多措并举，制定预案并及时果断决策，牢牢把握了防控工作的主动性；三是广泛宣传，普及防控知识，做好防控工作的保障工作。通过多种形式，向社会公众宣传普及防控知识，使广大群众了解禽流感危害、知悉防控措施，充分理解和支持政府为扑灭疫情所采取的措施，为各项防控措施的全面落实做出了重要贡献。

附件 1　无高致病性禽流感区标准

1　范围

本标准规定了无高致病性禽流感（HPAI）区的条件。

本标准适用于无高致病性禽流感区的建立和评估。

2　规范性引用文件

下列文件中的条款通过本标准的引用而成为本部分的条款。凡是注日期的引用文件，其随后的修改单（不包括勘误的内容）或修订版均不适用于本部分，然而，鼓励根据本部分达成协议的各方研究是否可使用这些文件的最新版本。凡是不注日期的引用文件，其最新版本适用于本部分。

无规定动物疫病区标准通则

3　缩略语和定义

通则规定的缩略语和定义适用于本标准。

4　潜伏期

HPAI 的潜伏期为 21d。

5　无 HPAI 区

具有有效的监测体系，按 HPAI 监测技术规范进行监测，符合通则的相关规定，并符合下列条件之一：

5.1　有证据证明在过去至少 12 个月内未发生过 HPAI。

5.2　按国家规定实施扑杀政策，发生过疫情的地区，不论是否实施 HPAI 疫苗接种，最后一例感染动物扑杀后，6 个月没有再发生疫情。

6　无 HPAI 区的恢复

采取扑杀政策时，无论是否实施 HPAI 疫苗接种，在最后一例感染病例扑杀后 6 个月，并采取相应的消毒措施，未再出现新的疫情，就可以申请恢复无 HPAI 区。

附件 2　高致病性禽流感免疫技术规范

1　范围

本规范规定了高致病性禽流感油乳剂灭活疫苗的运输、贮存、使用、免疫程序和免疫效果评价的技术要求。

本规范适用于 H5 或其他亚型高致病性禽流感的免疫。

2　术语和定义

下列术语和定义适用于本规范。

2.1　批次
具有相同代码、组成均一的全部疫苗。

2.2　剂量
标签上标定的特定年龄动物，经特定免疫途径，每只禽一次接种的疫苗使用量。

2.3　效力
使用生物制品所产生的特异的免疫保护能力。

3　疫苗选用和贮运

3.1　根据流行的禽流感病毒血凝素（HA）亚型，选择相同亚型的禽流感疫苗用于家禽的预防接种。

3.2　根据饲养家禽的数量，准备足够完成一次免疫接种所需要的指定厂家生产的同一批次的疫苗。

3.3　疫苗的运输和贮存

3.3.1　疫苗应包装良好，2～8 ℃冷藏运输，冬季运输要注意防冻。

3.3.2　疫苗应在 2～8 ℃避光保存。

3.3.3　疫苗的运输和保存应有完善的管理制度。

3.3.4　疫苗的入库和发放必须做好记录。

3.3.5　每批次疫苗应留样。

4 疫苗使用要求

4.1 家禽要求
待接种的家禽必须临床表现健康。

4.2 疫苗检查
疫苗使用前要仔细核对疫苗的抗原亚型，详细记录生产厂家、生产批号和失效日期。出现包装破损、破乳分层、颜色改变、异物、发霉等现象的疫苗不得使用。

4.3 疫苗预温
疫苗使用前应提至室温，使用时应充分摇匀。疫苗启封后，应于 24 h 内用完。

4.4 接种器械
注射器具应无菌，针头以 9～12 号为宜，使用过程中应注意消毒，勤换针头。

4.5 接种部位
颈部背侧下三分之一处进行皮下注射，针头向下与皮肤呈 45 度角，确保注入颈部皮下；种禽、产蛋禽可选用胸部肌肉注射。

4.6 疫苗接种过程的质量监控
4.6.1 专人负责监督接种过程，确保每只家禽都被接种，发现漏种的家禽要及时补种。

4.6.2 做好免疫记录，记录内容包括：畜主、家禽的品种、数量、日龄、疫苗生产厂家、类型、批次，接种的时间和剂量等。

5 推荐的免疫程序

5.1 生产蛋鸡和种鸡
雏鸡在 2 周龄首次免疫，接种剂量 0.3 mL；5 周龄时加强免疫，接种剂量 0.5 mL；120 日龄左右再加强免疫，接种剂量 0.5 mL；以后间隔 5 个月加强免疫一次，接种剂量 0.5 mL；种鸡 24 周龄加强免疫一次，接种剂量 0.5 mL。

5.2 肉仔鸡
雏鸡在 5～10 日龄免疫，接种剂量 0.3 mL。

5.3 100 日龄左右出栏的肉鸡
雏鸡在 2 周龄首次免疫，接种剂量为 0.3 mL；5 周龄时加强免疫，接种剂量 0.5 mL。

5.4 鸭和鹅
在 1～2 周龄首免，接种剂量为 0.5 mL；4～5 周龄时加强免疫，接种剂量 1.0 mL；

以后间隔 4 个月加强免疫一次，鸭接种剂量 1.0 mL，鹅接种剂量 1.5 mL。

5.5 紧急免疫接种

发生疫情时，免疫接种应先从安全区域到受威胁区，最后到疫区。

6 免疫效果监测

6.1 在疫苗免疫后 4 周，每群禽抽样 30 只，静脉采血，分离血清，按 GB/T 18936 血凝抑制试验（HI）检测禽血清 HI 的抗体水平。70% 被免疫鸡只的 HI 抗体水平大于或者等于 $4\log_2$ 时，判定为合格。

6.2 各级动物防疫监督机构应对家禽免疫效果进行监测，并指导免疫工作。

6.3 免疫效果监测应建立记录档案。

附件 3 高致病性禽流感诊断技术规范

1 范围

本规范规定了高致病性禽流感的采样、临床及病理学诊断和实验室检验方法和技术要求。

本规范适用于高致病性禽流感的诊断与监测。

2 术语和定义

2.1 高致病性禽流感

6 周龄鸡的静脉接种致病指数（IVPI）大于 1.2 的 A 型禽流感病毒，或核苷酸测序证明其血凝素基因裂解位点上有多碱性氨基酸的 H5 及 H7 亚型的 A 型禽流感病毒。

3 样品采集与处理

3.1 活禽采集血清、气管和泄殖腔拭子等样品；小珍禽采集新鲜粪便；死禽采集气管、脾、肺、肝、肾和脑等组织样品。

3.2 病料应放在含有抗生素的 pH 7.0～7.4 的等渗 PBS 内（无 PBS 可用 25%～50% 的甘油盐水）。抗生素的选择视当地情况而定，组织和气管拭子悬液中应含有青霉素（2 000 IU/mL）、链霉素（2 mg/mL）、丁胺卡那霉素（1 000 U/mL）和制霉菌素（1 000 U/mL），但粪便和泄殖腔拭子所有的抗生素浓度应提高 5 倍，加入抗生素后 pH 应调至 7.0～7.4。

3.3 在室温放置 1～2 h 后样品应尽快处理，可在 4 ℃ 存放几天，也可于低温条件下保存（－70 ℃ 贮存最好）。

3.4 处理时将棉拭子充分捻动、拧干后弃去拭子；粪便、研碎的组织用含抗生素的pH 7.0～7.4 的等渗 PBS 溶液配成 10%～20%（W/V）的悬液。样品液经 1 000 r/min 离心 10 min，取上清液作为接种材料。

4 诊断指标

4.1 临床诊断指标

4.1.1 急性发病死亡；

4.1.2 脚鳞出血；

4.1.3 鸡冠出血或发绀、头部和脸部水肿；

4.1.4 鸭、鹅等水禽可见神经和腹泻症状，有时可见角膜炎症，甚至失明。

4.2 病理诊断指标

4.2.1 肌肉和其他组织器官广泛性严重出血；

4.2.2 消化道、呼吸道黏膜广泛充血、出血；腺胃黏液增多，可见腺胃乳头出血、腺胃和肌胃之间交界处黏膜可见带状出血；

4.2.3 输卵管的中部可见乳白色分泌物或凝块；卵泡充血、出血、萎缩、破裂，有的可见卵黄性腹膜炎；

4.2.4 脑部出现坏死灶、血管周围淋巴细胞管套、神经胶质灶、血管增生等病变；胰腺和心肌组织局灶性坏死。

4.3 血清学诊断指标

4.3.1 H5 或 H7 的血凝抑制（HI）效价达到 2^4 及以上；

4.3.2 禽流感琼脂免疫扩散试验（AGID）阳性（水禽除外）；

4.3.3 禽流感酶联免疫吸附试验（ELISA）阳性。

4.4 病原学诊断指标

4.4.1 H5 或 H7 亚型病毒分离阳性，病毒在缺乏胰蛋白酶的敏感细胞上能够生长，并产生明显的细胞病变（CPE），对血凝素基因裂解位点的氨基酸序列测定结果与高致病性禽流感分离株基因序列相符；

4.4.2 特异性高致病性禽流感分子生物学方法试验诊断阳性；

4.4.3 静脉内接种致病指数（IVPI）大于 1.2。

4.5 结果判定

4.5.1 临床怀疑为高致病性禽流感

符合临床诊断指标 4.1.1，且至少有临床诊断指标 4.1.2、4.1.3、4.1.4 之一的，或至少有病理诊断指标 4.2.1、4.2.2、4.2.3、4.2.4 之一的。

4.5.2　疑似高致病性禽流感

非免疫禽符合结果判定 4.5.1，且符合血清学诊断指标 4.3.1、4.3.2 或/和 4.3.3 之一的；免疫禽符合结果判定 4.5.1，且能排除鸡新城疫和中毒性疾病的。

4.5.3　确诊

符合结果判定 4.5.2，且至少符合病原学诊断指标 4.4.1、4.4.2、4.4.3 之一的；或符合结果判定 4.5.1，且符合 4.4.1、4.4.2、4.4.3 之一的。

5　实验室诊断方法

5.1　病原鉴定方法

5.1.1　通过鸡胚接种进行病原分离。粪便和组织悬液经 1 000 r/min 离心 10 min，上清液以 0.2 mL/胚的剂量经尿囊腔途径接种 9～11 日龄 SPF 鸡胚，每个样品接种 5 个胚，于 37 ℃孵化箱内孵育 4～5 d。接种 18 h 后每 8 h 观察鸡胚死亡情况，死亡鸡胚或者濒死鸡胚以及孵育末期所有的鸡胚放在 4 ℃冷却，检测尿囊液的 HA 活力（见 5.4）。阳性反应说明可能有正黏病毒科的流感病毒，阴性反应的尿囊液至少应再传 2 代。

5.1.2　用 AGID 试验（见 5.3）检测，可证明是否存在 A 型流感病毒属所有成员共同存在的核衣壳和基质抗原。

5.1.3　抗原制备方法

5.1.3.1　用含毒鸡胚尿囊液制备。将含毒尿囊液超速离心或者在酸性条件下进行沉淀以浓缩病毒。

酸性沉淀法是将 1.0 mol/L HCl 加入到含毒尿囊液中，调 pH 到 4.0，将混合物置于冰浴中作用 1h，经 1 000 r/min，4 ℃离心 10 min，弃去上清液。病毒沉淀物悬于甘氨-肌氨酸缓冲液中（含 1% 十二烷酰肌氨酸缓冲液，用 0.5 mol/L 甘氨酸调 pH 至 9.0）。沉淀物中含有核衣壳和基质多肽。

5.1.3.2　用鸡胚绒毛尿囊膜制备。从尿囊液呈 HA 阳性的感染鸡胚中取绒毛尿囊膜，将其匀浆或研碎，然后反复冻融三次，经 1 000 r/min 离心 10 min，弃沉淀，取上清液用 0.1% 福尔马林灭活 24h，制备抗原。

5.2　静脉致病指数（IVPI）试验方法

收获接种病毒的 SPF 鸡胚的感染性尿囊液，测定其血凝价大于 1∶16（2^4）或 $\lg 2^4$，将含毒尿囊液用灭菌生理盐水稀释 10 倍（切忌使用抗生素），将此稀释病毒液以 0.1 mL/羽静脉接种 10 只 6 周龄 SPF 鸡，2 只同样鸡只接种 0.1 mL 稀释液作对照（对照鸡不应发病，也不计入试验鸡）。每隔 24 h 检查鸡群一次，共观察 10 d。根据每只鸡的症状用数字方法每天进行记录：正常鸡记为 0，病鸡记为 1，重病鸡记为 2，死鸡记为

3（病鸡和重病鸡的判断主要依据临床症状表现。一般而言，"病鸡"表现有下述一种症状，而"重病鸡"则表现下述多个症状，如呼吸症状、沉郁、腹泻、鸡冠和/或肉髯发绀、脸和/或头部肿胀、神经症状。死亡鸡在其死后的每次观察都记为3）。

IVPI 值＝每只鸡在 10 d 内所有数字之和/（10 只鸡×10 d），如指数为 3.00，说明所有鸡 24 h 内死亡；指数为 0.00，说明 10 d 观察期内没有鸡表现临床症状。

当 IVPI 值大于 1.2 时，判定分离株为高致病力禽流感病毒（HPAIV）。

5.3　琼脂凝胶免疫扩散试验（AGID）

因为 A 型流感病毒都有抗原性相似的核衣壳和基质抗原，可以利用免疫扩散试验检测 A 型流感病毒的存在与否。琼脂免疫扩散试验已作为常规试验方法来检测鸡与火鸡的特异性抗体，并可作为鸡群感染证据。

5.3.1　琼脂板制备

该试验常用 1 g 优质琼脂粉或 0.8～1 g 琼脂糖加入 100 mL 0.01 mol/L pH 7.2 的 8％氯化钠-磷酸缓冲液中，水浴加热融化，稍凉（60～65 ℃），倒入琼脂板内（厚度为 3 mm），待琼脂凝固后，4 ℃冰箱保存备用。用打孔器在琼脂板上按 7 孔梅花图案打孔，孔径 3～4 mm，孔距为 3 mm。

5.3.2　加样

用移液器滴加抗原于中间孔，周围 1、4 孔加阳性对照血清，其余孔加被检血清，每孔均以加满不溢出为度，每加一个样品应换一个滴头，并设阴性对照血清。

5.3.3　孵育

将琼脂板加盖保湿，倒置于 37 ℃温箱，24～48 h 后，判定结果。

5.3.4　结果判定

当标准阳性血清与标准抗原孔之间有明显沉淀线时，试验成立。

5.3.4.1　阳性：被检血清与抗原孔之间形成沉淀线，并与阳性对照血清的沉淀线末端吻合。

5.3.4.2　弱阳性：被检血清与抗原孔之间没有沉淀线，但阳性血清的沉淀线末端向被检血清孔偏弯（需重复试验）。

5.3.4.3　阴性：被检血清与抗原孔之间不形成沉淀线，且阳性血清沉淀线指向被检血清孔。

5.4　血凝抑制（HI）试验

5.4.1　操作程序

5.4.1.1　抗原血凝效价测定

（1）10％和 1％鸡红细胞液的制备

① 采血：用注射器吸取阿氏液约 1 mL，取 SPF 鸡（最少 2 只），采血 2～4 mL，与阿氏液混合，放入装 10 mL 阿氏液的离心管中混匀。

② 洗涤鸡红细胞：将离心管中的血液经 1 500～1 800 r/min 离心 5 min，弃上清液，沉淀物加入阿氏液，轻轻混合，再经 1 500～1 800 r/min 离心 5 min，用吸管移去上清液及沉淀红细胞上层的白细胞薄膜，再多次重复以上过程后，加入阿氏液 5～10 mL，轻轻混合成红细胞悬液，4 ℃保存备用，不超过 5 d。

③ 10％鸡红细胞悬液：取阿氏液保存不超过 5 d 的红细胞，在锥形刻度离心管中离心 1 500～1 800 r/min 5 min，弃去上清液，准确观察刻度离心管中红细胞体积（mL），加入 9 倍体积（mL）的生理盐水，用吸管反复吹吸使生理盐水与红细胞混合均匀。

④ 1％鸡红细胞液：取混合均匀的 10％鸡红细胞悬液 1 mL，加入 9 mL 生理盐水，混合均匀即可。

（2）抗原血凝效价测定（HA 试验，微量法）

① 在微量反应板的 1～12 孔均加入 0.025 mL PBS，换滴头。

② 吸取 0.025 mL 病毒悬液（如感染性鸡胚尿囊液）加入第 1 孔，混匀。

③ 从第 1 孔吸取 0.025 mL 病毒液加入第 2 孔，混匀后吸取 0.025 mL 加入第 3 孔，如此进行对倍稀释至第 11 孔，从第 11 孔吸取 0.025 mL 弃之，换滴头。

④ 每孔再加入 0.025 mL PBS。

⑤ 每孔均加入 0.025 mL 体积分数为 1％鸡红细胞悬液（将鸡红细胞悬液充分摇匀后加入）。

⑥ 振荡混匀，在室温（20～25 ℃）下静置 40 min 后观察结果（如果环境温度太高，可置 4 ℃环境下反应 1 h）。对照孔红细胞将成明显的纽扣状沉到孔底。

⑦ 结果判定：将板倾斜，观察红细胞有无呈泪滴状流淌。完全血凝（不流淌）的抗原或病毒最高稀释倍数代表一个血凝单位（HAU）。

5.4.1.2 血凝抑制（HI）试验（微量法）

（1）根据 5.4.1.1 试验结果配制 4HAU 的病毒抗原。以完全血凝的病毒最高稀释倍数作为终点，终点稀释倍数除以 4 即为含 4HAU 的抗原的稀释倍数。例如，如果血凝的终点滴度为 1∶256，则 4HAU 抗原的稀释倍数应是 1∶64（256 除以 4）。

（2）在微量反应板的 1～11 孔加入 0.025 mL PBS，第 12 孔加入 0.05 mL PBS。

（3）吸取 0.025 mL 血清加入第 1 孔内，充分混匀后吸 0.025 mL 于第 2 孔，依次对倍稀释至第 10 孔，从第 10 孔吸取 0.025 mL 弃去。

（4）1～11 孔均加入含 4HAU 混匀的病毒抗原液 0.025 mL，室温（约 20 ℃）静置至少 30 min。

（5）每孔加入 0.025 mL 体积分数为 1% 的鸡红细胞悬液混匀，轻轻混匀，静置约 40 min（室温约 20 ℃，若环境温度太高，可置 4℃ 条件下进行），对照红细胞将呈显纽扣状沉于孔底。

（6）结果判定

以完全抑制 4 个 HAU 抗原的血清最高稀释度作为 HI 滴度。

只有阴性对照血清滴度不大于 1/4（以倒数标识大于 2^2 或 $2\log_2$），阳性对照误差不超过 1 个滴度，试验才有效。

血清稀释度大于或等于 1/16（2^4）或 $4\log_2$ 能抑制 4HAU 抗原，可判为抗体阳性，使用 8HAU 抗原时，阳性滴度为大于等于 1/8（2^3）或 $3\log_2$）。

5.5　禽流感 RT - PCR 试验

5.5.1　试剂/引物

5.5.1.1　变性液。

5.5.1.2　2 mol/L 醋酸钠溶液（pH 4.0）。

5.5.1.3　水饱和酚（pH 4.0）。

5.5.1.4　氯仿/异戊醇混合液。

5.5.1.5　M - MLV 反转录酶（200 U/μL）。

5.5.1.6　RNA 酶抑制剂（40 U/μL）。

5.5.1.7　Taq DNA 聚合酶（5 U/μL）。

5.5.1.8　1.0% 琼脂糖凝胶。

5.5.1.9　50×TAE 缓冲液。

5.5.1.10　溴化乙锭（10 μg/μL）。

5.5.1.11　加样缓冲液。

5.5.1.12　焦碳酸二乙酯（DEPC）处理的灭菌双蒸水。

5.5.1.13　5×反转录反应缓冲液。

5.5.1.14　2.5 mmol dNTPs。

5.5.1.15　10×PCR Buffer。

5.5.1.16　DNA 分子量标准。

5.5.1.17　引物。

5.5.2　操作程序

5.5.2.1　样品的采集和处理：按照 GB/T 18936 中提供方法进行。

5.5.2.2　RNA 的提取

（1）设立阳性、阴性样品对照。

（2）异硫氰酸胍一步法

① 将组织或细胞中加入适量的变性液，匀浆。

② 将混合物移至一管中，按每毫升变性液中立即加入 0.1 mL 乙酸钠，1 mL 酚，0.2 mL 氯仿-异戊醇。加入每种组分后，盖上管盖，倒置混匀。

③ 将匀浆剧烈振荡 10 s。冰浴 15 min 使核蛋白质复合体彻底裂解。

④ 12 000 r/min，4 ℃ 离心 20 min，将上层含 RNA 的水相移入一新管中。为了降低被处于水相和有机相分界处的 DNA 污染的可能性，不要吸取水相的最下层。

⑤ 加入等体积的异丙醇，充分混匀液体，并在 −20 ℃ 沉淀 RNA 1h 或更长时间。

⑥ 4 ℃ 12 000 r/min 离心 10 min，弃上清，用 75％ 的乙醇洗涤沉淀，离心，用吸头彻底吸弃上清，自然条件下干燥沉淀，溶于适量 DEPC 处理的水中。−20 ℃ 贮存，备用。

（3）也可选择市售商品化 RNA 提取试剂盒，完成 RNA 的提取。

5.5.2.3 反转录

（1）取 5 μLRNA，加 1 μL 反转录引物，70 ℃ 作用 5 min。

（2）冰浴 2 min。

（3）继续加入：

5×反转录反应缓冲液	4 μL
0.1mol/L DTT	2 μL
2.5mmol dNTPs	2 μL
M−MLV 反转录酶	0.5 μL
RNA 酶抑制剂	0.5 μL
DEPC 水	11 μL

37 ℃ 水浴 1 h，合成 cDNA 链。取出后可直接进行 PCR，或者放于 −20℃ 保存备用。试验中同时设立阳性和阴性对照。

5.5.2.4 PCR

根据扩增目的不同，选择不同的上/下游引物，M−229U/M−229L 是型特异性引物，用于扩增禽流感病毒的 M 基因片段；H5−380U/H5−380L、H7−501U/H7−501L、H9−732U/H9−732L 分别特异性扩增 H5、H7、H9 亚型血凝素基因片段；N1−358U/N1−358L、N2−377U/N2−377L 分别特异性扩增 N1、N2 亚型神经氨酸酶基因片段。

PCR 为 50 μL 体系，包括：

双蒸灭菌水	37.5 μL

反转录产物	4 μL
上游引物	0.5 μL
下游引物	0.5 μL
10×PCR Buffer	5 μL
2.5 mmol dNTPs	2 μL
Taq 酶	0.5 μL

首先加入双蒸灭菌水，然后按顺序逐一加入上述成分，每次要加入到液面下。全部加完后，混悬，瞬时离心，使液体都沉降到 PCR 管底。在每个 PCR 管中加入 1 滴液体石蜡（约 20 μL）。循环参数为 95 ℃ 5 min，94 ℃ 45 s，52 ℃ 45 s，72 ℃ 45 s，循环 30 次，72 ℃ 延伸 6 min 结束。设立阳性对照和阴性对照。

5.5.2.5 电泳

（1）制备 1.0% 琼脂糖凝胶板。

（2）取 5 μL PCR 产物与 0.5 μL 加样缓冲液混合，加入琼脂糖凝胶板的加样孔中。

（3）加入分子量标准。

（4）盖好电泳仪，插好电极，5 V/cm 电压电泳，30~40 min。

（5）用紫外凝胶成像仪观察、扫描图片存档，打印。

（6）用分子量标准比较判断 PCR 片段大小。

5.5.3 结果判定

5.5.3.1 在阳性对照出现相应扩增带、阴性对照无此扩增带时判定结果。

5.5.3.2 用 M-229U/M-229L 检测，出现大小为 229 bp 扩增片段时，判定为禽流感病毒阳性，否则判定为阴性。

5.5.3.3 用 H5-380U/H5-380L 检测，出现大小为 380 bp 扩增片段时，判定为 H5 血凝素亚型禽流感病毒阳性，否则判定为阴性。

5.5.3.4 用 H7-501U/H7-501L 检测，出现大小为 501 bp 扩增片段时，判定为 H7 血凝素亚型禽流感病毒阳性，否则判定为阴性。

5.5.3.5 用 H9-732U/H9-732L 检测，出现大小为 732 bp 扩增片段时，判定为 H9 血凝素亚型禽流感病毒阳性，否则判定为阴性。

5.5.3.6 用 N1-358U/N1-358L 检测，出现大小为 358 bp 扩增片段时，判定为 N1 神经氨酸酶亚型禽流感病毒阳性，否则判定为阴性。

5.5.3.7 用 N2-377U/N2-377L 检测，出现大小为 377 bp 扩增片段时，判定为 N2 神经氨酸酶亚型禽流感病毒阳性，否则判定为阴性。

5.6 禽流感病毒（NASBA）检测

5.6.1 材料准备

5.6.1.1 试验环境

洁净分区环境，分为核酸提取、核酸扩增和核酸检测三个区。

5.6.1.2 器材

采用常规的分子生物学器材，包括：一次性手套、移液器（量程 5 μL 到 200 μL）、滴头、无 RNA 酶的 1.5 mL 塑料离心管、1.5 mL 离心管架、5 mL 试管架、旋涡振荡器、计时器、高速台式离心机、温度计（精度±2 ℃）、加热器、水浴锅、5 mL 聚丙烯试管（VWR）、封口膜。

如果采用 ECL 方法，需要 NucliSens 阅读器或者其他等同仪器。

如果采用 ELISA 方法，需要酶标仪。

5.6.1.3 引物

上游引物 AAT TCT AAT ACG ACT CAC TAT AGG GAG AAG G A（A/G）G GCA TT（C/T）TGG ACA AA（G/T）CGT CTA；

下游引物 GAT GCA AGG TCG CAT ATG AGG AGA GAA GAA GAA AAA AGA GAG GAC。

5.6.1.4 检测试剂：所有检测试剂在使用前，使其达到室温。

（1）裂解缓冲液（5 mol/L 异硫氰酸胍，10％Triton X-100，10 mmol/L Tris/HCl）；

（2）冲洗缓冲液（5 mol/L 异硫氰酸胍，10 mmol/L Tris/HCl）；

（3）500 mg/mL 硅土（500 mg/mL 盐酸活化的二氧化硅）。

（4）洗脱缓冲液（10 mmol/L Tris/HCl）；

（5）酶溶液；

（6）H5 捕捉探针（10 mmol/L 生物素化寡聚核苷酸），探针序列为 Biotin-CCG TCA GGC CCC CTC AAA GCC GA；

（7）电化学发光法属别检测探针（钌标记的 DNA 寡聚核苷酸），ECL 序列为 GAT GCA AGG TCG CAT ATG AG CTT CTA ACC GAG GTC GAA ACG TA；

（8）仪器调试参照液；

（9）检测稀释液（15 mmol/L Tris-/HCl）；

（10）分析缓冲液；（50 mmol/L Tris-HCl）；

（11）清洗液（100 mmol/L KOH，10％SDS，10％ Triton X-100）；

（12）无水乙醇。

5.6.1.5 样品采集、保存、处理按 GB/T 18936—2003 中 2.1 款进行。

5.6.2   操作方法

5.6.2.1   核酸释放和提取

（1）将 0.1 mL 样品加入盛有 0.9 mL 裂解缓冲液的管中并振荡混合；

（2）振荡混合硅土悬浮液并向每个管中加入 50 μL；

（3）振荡混合均匀；

（4）室温下温育 10 min（每 2 min 振荡混合一次，防止硅土沉淀）；

（5）在 12 000 r/min 下离心裂解缓冲液管 30 s；

（6）小心移除上清液（不要搅动沉淀）后，向每个管中加入 1 mL 冲洗缓冲液；

（7）振荡混合直至管中沉淀重新完全悬浮为止；

（8）在 12000 r/min 下离心 30 s，然后移除上清液；

（9）重复第（6）到第（8）的步骤。第一次使用冲洗缓冲液；第二次使用 70％乙醇；最后一次使用无水乙醇；

（10）最后一次洗涤步骤后，用移液器小心移除残余乙醇；

（11）使用加热器在 56 ℃ 敞口干燥硅土 10 min（用薄纸覆盖每个管避免污染）；

（12）干燥后向每个管加入 50 μL 洗脱缓冲液；

（13）振荡试管直至沉淀物再次重新完全悬浮；

（14）56 ℃ 温育硅土悬浮液 10 min 以洗脱核酸（5 min 后开始振荡试管）；

（15）在 12 000 r/min 下离心 2 min；

（16）将 5 μL 核酸上清液转移至新试管，在 1 h 内开始扩增反应。

以上步骤也可采用 Qiagen 试剂盒或者其他等同试剂盒进行。

5.6.2.2   核酸扩增

（1）在向上述 5 μL 核酸（5.1 p）中加入 10 μL 扩增试剂；

（2）65 ℃ 温育 5 min；

（3）41 ℃ 温育 5 min；

（4）加入 5 μL 酶溶液，并用手指轻轻叩击试管促使混合均匀；

（5）放回试管，并继续在 41 ℃ 温育 5 min；

（6）将试管稍作离心后，在 41 ℃ 温育 90 min；

（7）检测扩增产物；

（8）在 -70℃ 下保存扩增产物不超过 30d。

5.6.2.3   核酸检测

按照以下步骤或用 ELISA 方法进行检测。

（1）将（N^* +2）个 5 mL 聚丙烯试管进行编号，试管 1 作为空白对照；

（2）振荡混合，除了试管 1 外，其余试管各加入 20 μL 杂交溶液；

（3）试管 2 中加入 5 μL 检测稀释液作为空白对照；

（4）其余试管各加 5 μL RNA 扩增产物；

（5）封口膜封住所有试管，振荡混合；

（6）所有试管 41 ℃温育 30 min，每 10 min 混合一次；

（7）除了试管 1 外，其余试管各加入 0.3 mL 分析缓冲液；

（8）振荡仪器调试参照液直至不透明，然后加 0.25 mL IRS 到试管 1；

（9）把试管放在转盘式传送盘的适当位置上；

（10）运行 NucliSens 阅读器，对数据进行分析和解释。

＊注：N 为样品数。

5.6.3　结果判定

通过大量分析已知阴性对照样品后，确定 NASBA/ECL 的临界值为 0.15×仪器参照溶液的数值。样品的读数超过临界值时，判为禽流感病毒阳性，低于临界值时，判为禽流感病毒阴性。

5.7　禽流感病毒通用荧光 RT－PCR 检测

5.7.1　材料与试剂

5.7.1.1　仪器与器材

荧光 RT－PCR 检测仪；

高速台式冷冻离心机（离心速度 12 000 r/min 以上）；

台式离心机（离心速度 3 000 r/min）；

混匀器；

冰箱（2～8℃和－20℃两种）；

微量可调移液器（10 μL、100 μL、1 000 μL）及配套带滤芯吸头离心管（1.5 mL）。

5.7.1.2　试剂

除特别说明以外，本标准所用试剂均为分析纯，所有试剂均用无 RNA 酶污染的容器（用 DEPC 水处理后高压灭菌）分装。

氯仿；

异丙醇：－20℃预冷；

PBS：121±2℃，15 min 高压灭菌冷却后，无菌条件下加入青霉素、链霉素各10 000 U/mL；75％乙醇：用新开启的无水乙醇和 DEPC 水（符合 GB6682 要求）配制，－20℃预冷；

禽流感病毒通用型荧光 RT－PCR 检测试剂盒。

5.7.2　抽样

5.7.2.1　采样工具

下列采样工具必须经（121±2）℃，15 min 高压灭菌并烘干：

棉拭子、剪刀、镊子、注射器、1.5 mL 离心管、研钵。

5.7.2.2　样品采集

（1）活禽

取咽喉拭子和泄殖腔拭子，采集方法如下：

取咽喉拭子时将拭子深入喉头口及上腭裂来回刮 3～5 次取咽喉分泌液；

取泄殖腔拭子时将拭子深入泄殖腔转一圈并蘸取少量粪便；

将拭子一并放入盛有 1.0 mL PBS 的 1.5 mL 离心管中，加盖、编号。

（2）肌肉或组织脏器

待检样品装入一次性塑料袋或其他灭菌容器，编号，送实验室。

（3）血清、血浆

用无菌注射器直接吸取至无菌采样管中，编号备用。

5.7.2.3　样品贮运

样品采集后，放入密闭的塑料袋内（一个采样点的样品，放一个塑料袋），于保温箱中加冰、密封，送实验室。

5.7.2.4　样品制备

（1）咽喉、泄殖腔拭子

样品在混合器上充分混合后，用高压灭菌镊子将拭子中的液体挤出，室温放置 30 min，取上清液转入无菌的 1.5 mL 离心管中，编号备用。

（2）肌肉或组织脏器

取待检样品 2.0 g 于洁净、灭菌并烘干的研钵中充分研磨，加 10 mL PBS 混匀，4 ℃，3 000 r/min 离心 15 min，取上清液转入无菌的 1.5 mL 离心管中，编号备用。

5.7.2.5　样本存放

制备的样本在 2～8℃ 条件下保存应不超过 24 h，若需长期保存置－70℃ 以下，但应避免反复冻融（冻融不超过 3 次）。

5.7.3　操作方法

5.7.3.1　实验室标准化设置与管理

禽流感病毒通用荧光 RT－PCR 检测的实验室规范。

5.7.3.2　样本的处理

在样本制备区进行。

（1）取 n 个灭菌的 1.5 mL 离心管，其 n 为被检样品、阳性对照与阴性对照的和（阳性对照、阴性对照在试剂盒中已标出），编号。

（2）每管加入 600 μL 裂解液，分别加入被检样本、阴性对照、阳性对照各 200 μL，一份样本换用一个吸头，再加入 200 μL 氯仿，混匀器上振荡混匀 5 s（不能过于强烈，以免产生乳化层，也可以用手颠倒混匀）。于 4 ℃、12 000 r/min 离心 15 min。

（3）取与（1）相同数量灭菌的 1.5 mL 离心管，加入 500 μL 异丙醇（−20 ℃ 预冷），做标记。吸取本标准（2）各管中的上清液转移至相应的管中，上清液应至少吸取 500 μL，不能吸出中间层，颠倒混匀。

（4）于 4 ℃、12 000 r/min 离心 15 min（离心管开口保持朝离心机转轴方向放置），小心倒去上清，倒置于吸水纸上，沾干液体（不同样品须在吸水纸不同地方沾干）；加入 600 μL 75％乙醇，颠倒洗涤。

（5）于 4 ℃、12 000 r/min 离心 10 min（离心管开口保持朝离心机转轴方向放置），小心倒去上清，倒置于吸水纸上，尽量沾干液体（不同样品须在吸水纸不同地方沾干）。

（6）4 000 r/min 离心 10 m（离心管开口保持朝离心机转轴方向放置），将管壁上的残余液体甩到管底部，小心倒去上清，用微量加样器将其吸干，一份样本换用一个吸头，吸头不要碰到有沉淀一面，室温干燥 3 min，不能过于干燥，以免 RNA 不溶。

（7）加入 11 μL DEPC 水，轻轻混匀，溶解管壁上的 RNA，2 000 r/min 离心 5 s，冰上保存备用。提取的 RNA 须在 2 h 内进行 PCR 扩增；若需长期保存须放置 −70 ℃ 冰箱。

5.7.3.3　检测

（1）扩增试剂准备

在反应混合物配制区进行。从试剂盒中取出相应的荧光 RT‐PCR 反应液、Taq 酶，在室温下融化后，2000 r/min 离心 5 s。设所需荧光 RT‐PCR 检测总数为 n，其中 n 为被检样品、阳性对照与阴性对照的和，每个样品测试反应体系配制如下：RT‐PCR 反应液 15 μL，Taq 酶 0.25 μL。根据测试样品的数量计算好各试剂的使用量，加入到适当体积中，向其中加入 0.25×n 颗 RT‐PCR 反转录酶颗粒，充分混合均匀，向每个荧光 RT‐PCR 管中各分装 15 μL，转移至样本处理区。

（2）加样

在样本处理区进行。在各设定的荧光 RT‐PCR 管中分别加入上述样本处理中制备的 RNA 溶液各 10 μL，盖紧管盖，500 r/min 离心 30 s。

（3）荧光 RT‐PCR 检测

在检测区进行。将离心后的 PCR 管放入荧光 RT‐PCR 检测仪内，记录样本摆放顺序。

循环条件设置：第一阶段，反转录 42 ℃/30 min；第二阶段，预变性 92 ℃/3 min；第三阶段，92 ℃/10 s，45 ℃/30 s，72 ℃/1 min，5 个循环；第四阶段，92 ℃/10 s，60 ℃/30 s，40 个循环，在第四阶段每个循环的退火延伸时收集荧光。

试验检测结束后，根据收集的荧光曲线和 Ct 值判定结果。

5.7.4　结果判定

5.7.4.1　结果分析条件设定

直接读取检测结果。阈值设定原则根据仪器噪声情况进行调整，以阈值线刚好超过正常阴性样品扩增曲线的最高点为准。

5.7.4.2　质控标准

（1）阴性对照无 Ct 值并且无扩增曲线。

（2）阳性对照的 Ct 值应＜28.0，并出现典型的扩增曲线。否则，此次实验视为无效。

5.7.4.3　结果描述及判定

（1）阴性

无 Cut 值并且无扩增曲线，表示样品中无禽流感病毒。

（2）阳性

Cut 值≤30.0，且出现典型的扩增曲线，表示样品中存在禽流感病毒。

（3）有效原则

Ct 值＞30.0 的样本建议重做。重做结果无 Ct 值者为阴性，否则为阳性。

附件 4　高致病性禽流感监测技术规范

1　范围

本规范规定了高致病性禽流感常规监测和疫病发生后对疫点、疫区和受威胁区的监测技术要求。

本规范适用于饲养和流通环节禽类的高致病性禽流感监测。

2　术语和定义

下列术语和定义适用于本规范。

2.1　监测

对高致病性禽流感的发生、流行、分布及相关因素进行系统的长时间的观察与检测，以把握该疫病的发生情况和发展趋势。

2.2 岗哨动物

临床健康、无高致病性禽流感病原和抗体的易感动物，在疫病监测过程中，将其饲养于某一特定地点，用来指示该地是否存在所监测的疫病。

3 样品采集和储运要求

按照《样品采集、保存及运输技术规范》执行。

4 监测方法

流行病学调查见高致病性禽流感流行病学调查技术规范，临床症状检查、血清学检测、病原学检测见高致病性禽流感诊断技术规范。

5 监测方式

5.1 疫情监视与报告

饲养、生产、经营、屠宰、加工、运输禽类及其产品的单位和个人，怀疑发生疫情时，必须立即报告当地动物防疫监督机构。

动物防疫监督机构应定期开展疫情普查。

5.2 免疫效果监测

见高致病性禽流感免疫技术规范。

5.3 常规监测

5.3.1 监测对象 鸡、鸭、鹅以及其他易感禽类。

5.3.2 监测频度及抽样数量

1 000 羽以上的禽群每 6 个月随机采样 30 只进行检测；散养禽每个自然村每 6 个月随机采样 30 只，不足 30 只的全部采集。必要时，可适当增加监测频度和抽样数量。

5.3.3 样品采集与检测

采集的易感禽类的气管拭子、泄殖腔拭子和/或血清，采用病毒检测或血清学方法进行检测。检测发现疑似样品，送国家禽流感参考实验室确诊。

5.4 疫点、疫区和受威胁区的监测

5.4.1 按照高致病性禽流感流行病学的调查范围，对疫区和受威胁区的禽群每周 1 次连续进行 1 个月临床观察，病死禽送省级动物防疫监督机构实验室进行诊断，疑似样品送国家禽流感参考实验室进行病毒分离和鉴定。

5.4.2 对疫区养猪场采集鼻腔拭子，受威胁区所有禽群采集气管拭子和泄殖腔拭子，在野生禽类活动或栖息地采集新鲜粪便或水样，每个采样点采集 20 份样品，用

RT－PCR 方法进行病原检测，发现疑似感染样品，送国家禽流感参考实验室确诊。

解除封锁前采样检测 1 次，解除封锁后采样检测 2 次，间隔 3 个月。

5.4.3   必要时，恢复饲养前在原疫点内禽舍饲养适龄岗哨鸡 30 只，临床观察 21 d。岗哨鸡应每周采集血清检测抗体。如有发病或死亡，按规定采集样品进行实验室检测。

6   监测结果处理

6.1   监测结果由动物防疫监督机构进行分析、汇总和报告，并作为采取防疫措施、解除封锁和疫情评估的依据。

6.2   监测结果由动物防疫监督机构存档或备案。

附件 5   高致病性禽流感疫情报告和确认规范

1   范围

本规范规定了高致病性禽流感疫情报告和疫情确认的基本程序。

本规范适用于高致病性禽流感疫情的报告和确认。

2   术语和定义

下列术语和定义适用于本规范。

2.1   动物疫情

动物疫情是指动物疫病的发生、发展及相关情况。

2.2   疫情报告

按照法律法规规定，兽医和有关人员及时向动物防疫监督机构所作的有关疫病发生、流行情况的报告。

2.3   疫情确认

接到疫情报告以后，授权机构对疫情进行确认的程序，包括疫情的通报和发布。

3   疫情报告

任何单位和个人发现禽类出现发病急、传播迅速、死亡率高等异常情况，应及时向当地动物防疫监督机构报告。

动物防疫监督机构在接到报告后，立即派员到现场进行调查核实，怀疑是高致病性禽流感的，应在 2 h 内将情况逐级报至省级兽医行政管理部门。确认疑似病例后，应立即上报同级人民政府和农业部兽医局，农业部兽医局应立即向国务院报告。

4 疫情确认程序

4.1 动物防疫监督机构接到疫情报告后，立即派出 2 名以上具备相关资格的兽医人员到现场进行临床诊断，提出初步诊断意见；

4.2 对怀疑为高致病性禽流感疫情的，及时采集病料送省级动物防疫监督机构进行实验室检测，检测结果为阳性的，并经综合判定可确认为高致病性禽流感疑似病例；

4.3 对疑似病例，必须派专人将病料送国家禽流感参考实验室进行病毒分离与鉴定，作最终确诊；

4.4 农业部兽医局根据最终确诊结果，确认高致病性禽流感疫情。

附件 6 高致病性禽流感疫情扑灭技术规范

1 范围

本规范规定了高致病性禽流感疫情扑灭中易感禽类扑杀、无害化处理、消毒的技术要求。

本规范适用于高致病性禽流感疫情扑灭工作。

2 规范性引用文件

下列文件中的条款通过本标准的引用而成为本标准的条款。凡是注日期的引用文件，其随后所有的修改单（不包括勘误的内容）或修订版均不适用于本标准，然而，鼓励根据本标准达成协议的各方研究是否可以使用这些文件的最新版本。凡是不注日期的引用文件，其最新版本适用于本标准。

NY/T 768《高致病性禽流感 人员防护技术规范》

3 扑杀方法

3.1 窒息

先将待扑杀禽装入袋中，置入密封车或其他密封容器，通入二氧化碳窒息致死；或将禽装入密封袋中，通入二氧化碳窒息致死。

3.2 扭颈

扑杀量较小时采用。根据禽只大小，一手握住头部，另一手握住体部，朝相反方向扭转拉伸。

3.3　电击

使用分体电击棍击杀致死。

3.4　其他

可根据本地情况，采用其他能避免病原扩散的致死方法。

3.5　人员防护应符合 NY/T 768《高致病性禽流感　人员防护技术规范》的要求。

4　无害化处理

所有病死禽、被扑杀禽及其产品、排泄物以及被污染或可能被污染的垫料、饲料和其他物品应当进行无害化处理。清洗所产生的污水、污物进行无害化处理。

无害化处理可以选择深埋、焚烧等方法，饲料、粪便可以堆积发酵处理。

4.1　深埋

4.1.1　选址

应当避开公共视线，选择地表水位低，远离学校、公共场所、居民住宅区、动物饲养场、屠宰厂及交易市场、村庄、饮用水源地、河流等的地域。选址应当有利于防洪。

4.1.2　坑的覆盖土层厚度应大于 1.5 m，坑底铺垫 2 cm 生石灰，覆盖土以前再撒一层生石灰。

4.1.3　禽类尸体置于坑中后，浇油焚烧，然后用土覆盖，与周围持平。填土不要太实，以免尸腐产气造成气泡冒出和液体渗漏。

4.1.4　饲料、污染物等置于坑中，喷洒消毒剂后掩埋。

4.1.5　掩埋后应设明显标志。

4.2　工厂化处理

将所有病死牲畜、扑杀牲畜及其产品密封运输至无害化处理厂，统一实施无害化处理。

4.3　发酵

饲料、粪便可在指定地点堆积，彻底密封发酵，表面应进行消毒。

4.4　无害化处理应符合环保要求，所涉及的运输、装卸等环节应避免洒漏，运输装卸工具使用后应彻底消毒。

5　消毒

5.1　设备和必需品

5.1.1　清洗工具：扫帚、叉子、铲子、锹和冲洗用水管。

5.1.2　消毒工具：喷雾器、火焰喷射枪、消毒车辆、消毒容器等。

5.1.3　消毒剂：清洁剂、醛类、强碱类、氯制剂类等合适的消毒剂。

5.1.4　防护装备：防护服、口罩、胶靴、手套、护目镜等。

5.2　圈舍、场地和各种用具的消毒

5.2.1　对圈舍及场地内外采用喷洒消毒液的方式进行消毒，消毒后对污物、粪便、饲料等进行清理；清理完毕再用消毒液以喷洒方式进行彻底消毒，消毒完毕后再进行清洗；不易冲洗的圈舍清除废弃物和表土，进行堆积发酵处理。

5.2.2　对金属设施设备，可采取火焰、熏蒸等方式消毒；木质工具及塑料用具采取用消毒液浸泡消毒；工作服等采取浸泡或高温高压消毒。

5.3　疫区内可能被污染的场所应进行喷洒消毒。

5.4　污水沟、水塘可投放生石灰或漂白粉。

5.5　运载工具清洗消毒

5.5.1　在出入疫点、疫区的交通路口设立消毒站点，对所有可能被污染的运载工具应当严格消毒。

5.5.2　从车辆上清理下来的废弃物按 4.3 进行无害化处理。

5.6　疫点每天至少消毒 1 次，连续 1 周；1 周以后每两天消毒 1 次。疫区内疫点以外的区域每两天消毒 1 次。

注：《无规定动物疫病区管理技术规范（试行）》中的《高致病性禽流感流行病学调查技术规范》与附录 4 一致，因而未列入。

参考文献

[1] Alexander D J. An overview of the epidemiology of avian influenza [J]. Vaccine，2007，25：5637 - 5644.

[2] Webster R G，Hulse - Post D J，Sturm - Ramirez K M，et al. Changing epidemiology and ecology of highly pathogenic avian H5N1 influenza viruses [J]. Avian Dis，2007，51：269 - 272.

[3] Sims L D. Progress in control of H5N1 highly pathogenic avian influenza and the future for eradication [J]. Avian Dis，2012，56：829 - 835.

[4] 蒋芳. 浅析我国禽流感疫情对家禽业的影响及建议 [J]. 中国畜牧杂志，2006.

[5] Cha R M，Smith D，Shepherd E，et al. Suboptimal protection against H5N1 highly pathogenic avian influenza viruses from Vietnam in ducks vaccinated with commercial

poultry vaccines [J]. Vaccine，2013，31：4953 – 4960.

［6］ Truscott J，Garske T，Chis – Ster I，et al. Control of a highly pathogenic H5N1 avian influenza outbreak in the GB poultry flock [J]. Proc Biol Sci，2007，274：2287 – 2295.

［7］ Kelly T R，Hawkins M G，Sandrock C E，et al. A Review of Highly Pathogenic Avian Influenza in Birds，With an Emphasis on Asian H5N1 and Recommendations for Prevention and Control [J]. J Avian Med Surg，2008，22：1 – 16.

［8］ Abdelwhab E M，Hafez H M. An overview of the epidemic of highly pathogenic H5N1 avian influenza virus in Egypt：epidemiology and control challenges [J]. Epidemiol Infect，2011，139：647 – 657.

［9］ De Clercq E，Neyts，J. Avian influenza A（H5N1）infection：targets and strategies for chemotherapeutic intervention [J]. Trends Pharmacol Sci，2007，28：280 – 285.

［10］ Patyk K A，Helm J，Martin M K，et al. An epidemiologic simulation model of the spread and control of highly pathogenic avian influenza（H5N1）among commercial and backyard poultry flocks in South Carolina，United States [J]. Prev Vet Med，2013，110：510 – 524.

［11］ N. Honhold E G B P P. 小规模家禽养殖生物安全改进策略 [J]. 中国家禽，2009：50 – 51.

［12］ Siengsanan J，Chaichoune K，Phonaknguen R，et al. Comparison of outbreaks of H5N1 highly pathogenic avian influenza in wild birds and poultry in Thailand [J]. J Wildl Dis，2009，45：740 – 747.

［13］ Marquetoux N，Paul M，Wongnarkpet S，et al. Estimating spatial and temporal variations of the reproduction number for highly pathogenic avian influenza H5N1 epidemic in Thailand [J]. Prev Vet Med，2012，106：143 – 151.

［14］ Minh P Q，Stevenson M A，Jewell C，et al. Spatio – temporal analyses of highly pathogenic avian influenza H5N1 outbreaks in the Mekong River Delta，Vietnam，2009 [J]. Spat Spatiotemporal Epidemiol，2011，2：49 – 57.

［15］ Paul M，Wongnarkpet S，Gasqui P，et al. Risk factors for highly pathogenic avian influenza（HPAI）H5N1 infection in backyard chicken farms，Thailand [J]. Acta Trop，2011，118：209 – 216.

［16］ Tiensin T，Ahmed S S，Rojanasthien S，et al. Ecologic risk factor investigation of clusters of avian influenza A（H5N1）virus infection in Thailand [J]. J Infect Dis，2009，199：1735 – 1743.

［17］ Pantin – Jackwood M J，Suarez D L. Vaccination of domestic ducks against H5N1 HPAI：A review [J]. Virus Res，2013.

［18］ Hafez M H，Arafa A，Abdelwhab E M，et al. Avian influenza H5N1 virus infections in vaccinated commercial and backyard poultry in Egypt ［J］. Poult Sci，2010，89：1609－1613.

［19］ Chen H. Avian influenza vaccination：the experience in China ［J］. Rev Sci Tech，2009，28：267－274.

［20］ Desvaux S，Garcia J M，Nguyen T D，et al. Evaluation of serological tests for H5N1 avian influenza on field samples from domestic poultry populations in Vietnam：consequences for surveillance ［J］. Vet Microbiol，2012，156：277－284.

［21］ El－Zoghby E F，Arafa A S，Kilany W H，et al. Isolation of avian influenza H5N1 virus from vaccinated commercial layer flock in Egypt ［J］. Virol J，2012，9：294.

［22］ Cattoli G，Milani A，Temperton N，et al. Antigenic drift in H5N1 avian influenza virus in poultry is driven by mutations in major antigenic sites of the hemagglutinin molecule analogous to those for human influenza virus ［J］. J Virol，2011，85：8718－8724.

［23］ Fasina F O，Rivas A L，Bisschop S P，et al. Identification of risk factors associated with highly pathogenic avian influenza H5N1 virus infection in poultry farms，in Nigeria during the epidemic of 2006－2007 ［J］. Prev Vet Med，2011，98：204－208.

［24］ Fournie G，Guitian J，Desvaux S，et al. Identifying live bird markets with the potential to act as reservoirs of avian influenza A （H5N1） virus：a survey in northern Viet Nam and Cambodia ［J］. PLoS One，2012，7：e37986.

［25］ Fournie G，Guitian J，Desvaux S，et al. Interventions for avian influenza A （H5N1） risk management in live bird market networks ［J］. Proc Natl Acad Sci U S A，2013，110：9177－9182.

［26］ Martin V，Pfeiffer D U，Zhou X，et al. Spatial distribution and risk factors of highly pathogenic avian influenza （HPAI） H5N1 in China ［J］. PLoS Pathog，2011，7：e1001308.

［27］ Zhang Z，Chen D，Chen Y，et al. Spatio－temporal data comparisons for global highly pathogenic avian influenza （HPAI） H5N1 outbreaks ［J］. PLoS One，2010，5：e15314.

［28］ Kitajima M，Huang Y，Watanabe T，et al. Dose－response time modelling for highly pathogenic avian influenza A （H5N1） virus infection ［J］. Lett Appl Microbiol，2011，53：438－444.

［29］ Ratananakorn L，Wilson D. Zoning and compartmentalisation as risk mitigation measures：an example from poultry production ［J］. Rev Sci Tech，2011，30：297－307.

［30］ FAO/WHO. 食品安全风险分析—国家食品安全管理机构应用指南 ［N］. 国际食品委员会：21 届会议报道罗马，1997.

［31］保罗·斯洛维奇. 风险的感知［M］. 赵延东，等译. 北京出版社，2007：461.

［32］吴海荣，孙向东，王幼明. 从英国疯牛病事件看风险交流策略［J］. 中国动物检疫，2014.

［33］米锋，韩征，孙丰军. 林木损失额价值计量及损毁程度系数研究——以北京地区为例［J］. 林业经济，2008（5）：58－61.

［34］Tiensin T，Nielen M，Songserm T，et al. Geographic and temporal distribution of highly pathogenic avian influenza A virus（H5N1）in Thailand，2004－2005：an overview［J］. Avian Dis，2007，51：182－188.

［35］Wong S S，Yuen K Y. Avian influenza A/H5N1 virus：management in human and bird［J］. Hong Kong Med J，2008，14：252－254.

附 录

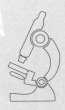

附录1　　　　　　国际禽流感疫情大事记

编号	时 间	地 点	事 件	备 注
1	1996	中国广东	从家养的鹅中分离到高致病性 H5N1 禽流感病毒	
2	1997	中国香港	禽场和活禽市场暴发高致病性 H5N1 禽流感	18 人感染，6 人死亡
3	2003.12~ 2004.7	韩国	家禽暴发 H5N1 亚型高致病性禽流感	
4	2003.12~ 2004.1	泰国	动物园猫科动物感染 H5N1 亚型高致病性禽流感死亡，随后发现家禽中也存在该病毒	首次猫科动物感染报告
5	2004.1~ 2005.2	越南	首次报告发生家禽 H5N1 亚型高致病性禽流感	
6	2004.1	日本	首次报告发生家禽 H5N1 亚型高致病性禽流感	
7	2004.1	中国香港	野禽尸体中发现 H5N1 亚型高致病性禽流感病毒	
8	2004.1	泰国	首次报告发生家禽 H5N1 亚型高致病性禽流感	2 例人感染报告
9	2004.1 2004.3 2004.7	柬埔寨	首次报告发生家禽 H5N1 亚型高致病性禽流感	
10	2004.1	老挝	首次报告发生家禽 H5N1 亚型高致病性禽流感	
11	2004.2	印度尼西亚	11 省份首次报告发生家禽 H5N1 亚型高致病性禽流感	允许使用疫苗
12	2004.2	中国内地	16 省份首次报告发生家禽 H5N1 亚型高致病性禽流感	扑杀 900 万羽家禽
13	2004.2	泰国	家养猫感染 H5N1 亚型高致病性禽流感病毒	

（续）

编号	时　间	地　点	事　件	备　注
14	2004.8	马来西亚	首次报告发生家禽 H5N1 亚型高致病性禽流感	
15	2004.10	比利时布鲁塞尔	布鲁塞尔国际机场从泰国走私的 2 只健康鹰中分离到 H5N1 亚型高致病性禽流感病毒	
16	2004.10～2005.10	泰国	动物园虎第二次暴发 H5N1 亚型高致病性禽流感	当地家禽中未发现病毒
17	2005.4	中国青海湖	首次报告大量野生禽鸟死于 H5N1 亚型高致病性禽流感	报告有不同种类的 6 345 只野禽死亡
18	2005.6	中国新疆	家禽暴发 H5N1 亚型高致病性禽流感	
19	2005.6	日本	家禽发生 H5N2 亚型低致病性禽流感	
20	2005.7	越南	3 只灵猫中发现 H5N1 亚型高致病性禽流感病毒	该物种首次感染报告
21	2005.7	俄罗斯	首次报告发生家禽 H5N1 亚型高致病性禽流感	
22	2005.7	哈萨克斯坦	首次报告发生家禽 H5N1 亚型高致病性禽流感	
23	2005.8	印度尼西亚	人病例居住地监测出家禽和猪感染 H5N1 亚型高致病性禽流感病毒	
24	2005.8	中国	中国报告家禽 H5N1 亚型高致病性禽流感再次发生	开始使用灭活疫苗
25	2005.8	蒙古	从 89 只死亡的迁徙鸟中，检出 4 例 H5N1 亚型高致病性禽流感病毒阳性	
26	2005.10	土耳其	首次报告发生家禽 H5N1 亚型高致病性禽流感	
27	2005.10	罗马尼亚	首次报告发生家禽 H5N1 亚型高致病性禽流感	
28	2005.10	中国台湾	走私鸟中检出 H5N1 亚型高致病性禽流感病毒	
29	2005.10	克罗地亚	从迁徙野禽检出 H5N1 亚型高致病性禽流感病毒	

（续）

编号	时　间	地　点	事　　件	备　注
30	2005.10	英国	从进口鹦鹉中检出 H5N1 亚型高致病性禽流感病毒	
31	2005.11	科威特	从迁徙野禽检出 H5N1 亚型高致病性禽流感病毒	海湾地区首次报告
32	2005.12	乌克兰	首次报告发生家禽 H5N1 亚型高致病性禽流感	
33	2005.12	土耳其伊迪尔省	散养家禽中发生家禽 H5N1 亚型高致病性禽流感	
34	2006.1	伊拉克北部	从猫中分离到 H5N1 亚型高致病性禽流感病毒	
35	2006.1	中国香港	从野禽中分离到 H5N1 亚型高致病性禽流感病毒	
36	2006.1	伊拉克	首次报告发生家禽 H5N1 亚型高致病性禽流感	有人感染病例
37	2006.2	保加利亚	首次报告天鹅中检出 H5N1 亚型高致病性禽流感病毒	
38	2006.2	尼日利亚	首次报告发生家禽 H5N1 亚型高致病性禽流感	非洲首次报告
39	2006.2	希腊	从野禽中分离 H5N1 亚型高致病性禽流感病毒	
40	2006.2	意大利	从野禽中分离 H5N1 亚型高致病性禽流感病毒	
41	2006.2	斯洛文尼亚	从野禽中分离 H5N1 亚型高致病性禽流感病毒	
42	2006.2	伊朗	从野禽中分离 H5N1 亚型高致病性禽流感病毒	
43	2006.2	俄罗斯高加索地区	商业禽场报告发生家禽 H5N1 亚型高致病性禽流感	
44	2006.2	德国	从野禽中分离 H5N1 亚型高致病性禽流感病毒	

（续）

编号	时 间	地 点	事 件	备 注
45	2006.2	埃及	首次报告发生家禽 H5N1 亚型高致病性禽流感	
46	2006.2	法国	从野禽中分离 H5N1 亚型高致病性禽流感病毒	
47	2006.2	印度	首次报告发生家禽 H5N1 亚型高致病性禽流感	
48	2006.2	澳大利亚	从野禽中分离 H5N1 亚型高致病性禽流感病毒	
49	2006.2	马来西亚	散养家禽发生 H5N1 亚型高致病性禽流感	
50	2006.2	波黑和斯洛文尼亚	从野禽中分离 H5N1 亚型高致病性禽流感病毒	
51	2006.2	匈牙利	从野禽中分离 H5N1 亚型高致病性禽流感病毒	
52	2006.2	阿塞拜疆	从野禽中分离 H5N1 亚型高致病性禽流感病毒	
53	2006.2	法国	一火鸡农场发生 H5N1 亚型禽流感	
54	2006.2	尼日尔	首次报告发生家禽 H5N1 亚型高致病性禽流感	
55	2006.2	巴基斯坦	首次报告发生家禽 H5N1 亚型高致病性禽流感	
56	2006.2	德国	从猫中分离 H5N1 亚型高致病性禽流感病毒	
57	2006.3	塞尔维亚-黑山	从野禽中分离 H5N1 亚型高致病性禽流感病毒	
58	2006.3	瑞士	从野禽中分离 H5N1 亚型高致病性禽流感病毒	
59	2006.3	约旦河西岸/加沙	首次报告发生家禽 H5N1 亚型高致病性禽流感	

（续）

编号	时　间	地　点	事　件	备　注
60	2006.3	波兰、阿尔巴尼亚	从野禽中分离 H5N1 亚型高致病性禽流感病毒	
61	2006.3	澳大利亚	从猫中分离 H5N1 亚型高致病性禽流感病毒	
62	2006.3	缅甸	首次报告发生家禽 H5N1 亚型高致病性禽流感	
63	2006.3	喀麦隆	首次报告发生家禽 H5N1 亚型高致病性禽流感	
64	2006.3	塞尔维亚-黑山	首次报告发生家禽 H5N1 亚型高致病性禽流感	
65	2006.3	丹麦	从野禽中分离 H5N1 亚型高致病性禽流感病毒	
66	2006.3	阿富汗	首次报告发生家禽 H5N1 亚型高致病性禽流感	
67	2006.3	以色列	首次报告发生家禽 H5N1 亚型高致病性禽流感	
68	2006.3	瑞典	首次报告发生比赛禽 H5N1 亚型高致病性禽流感	
69	2006.3	柬埔寨	报告发生比赛禽 H5N1 亚型高致病性禽流感	
70	2006.3	约旦	首次报告发生家禽 H5N1 亚型高致病性禽流感	
71	2006.3	捷克	从野禽中分离 H5N1 亚型高致病性禽流感病毒	
72	2006.3	布基纳法索	首次报告发生家禽 H5N1 亚型高致病性禽流感	珍珠鸡
73	2006.4	德国	首次报告发生家禽 H5N1 亚型高致病性禽流感	火鸡

（续）

编号	时　间	地　点	事　件	备　注
74	2006.4	英国	从野禽中分离 H5N1 亚型高致病性禽流感病毒	
75	2006.4	苏丹	首次报告发生家禽 H5N1 亚型高致病性禽流感	
76	2006.4	中国青海、西藏	从野禽中分离 H5N1 亚型高致病性禽流感病毒	
77	2006.4	科特迪瓦	首次报告发生家禽 H5N1 亚型高致病性禽流感	
78	2006.4	吉布提	首次报告发生家禽 H5N1 亚型高致病性禽流感	
79	2006.5	蒙古	从野禽中分离 H5N1 亚型高致病性禽流感病毒	
80	2006.5	乌克兰	从野禽中分离 H5N1 亚型高致病性禽流感病毒	
81	2006.5	罗马尼亚	全国范围内发生 H5N1 亚型高致病性禽流感	
82	2006.5	丹麦	首次报告发生家禽 H5N1 亚型高致病性禽流感	
83	2006.6	匈牙利	首次报告发生家禽 H5N1 亚型高致病性禽流感	
84	2006.6	西班牙	从海岸鸟中分离 H5N1 亚型高致病性禽流感病毒	鸊鷉，北部区域首次报告
85	2006.6	泰国	距上一次报告 8 个月后，再次发生疫情	有人感染报告
86	2006.6	老挝	2004 年 1 月以来首次报告发生家禽 H5N1 亚型高致病性禽流感	
87	2006.6	德国	从动物园天鹅中分离 H5N1 亚型高致病性禽流感病毒	
88	2006.8	越南	从临床表现健康、未免疫的鸭中分离到 H5N1 亚型高致病性禽流感病毒	

（续）

编号	时　间	地　点	事　件	备　注
89	2006.9	美国宾夕法尼亚和马里兰州	从野鸭中分离 H5N1 亚型低致病性禽流感病毒	
90	2006.11	韩国	2004 年 9 月以来首次报告发生家禽 H5N1 亚型高致病性禽流感	
91	2006.12	中国北京	城区永久性关闭活禽市场	
92	2006.12	越南	未免疫的家禽发生 H5N1 亚型高致病性禽流感	
93	2007.1	日本	家禽发生 H5N1 亚型高致病性禽流感	
94	2007.1	中国香港	从野禽尸体中分离 H5N1 亚型高致病性禽流感病毒	2004 年 3 月以来再次发现
95	2007.1	泰国	从家禽中分离 H5N1 亚型高致病性禽流感病毒	依然禁止免疫
96	2007.1	越南	家禽中发生 H5N1 亚型高致病性禽流感	
97	2007.1	匈牙利	家禽中发生 H5N1 亚型高致病性禽流感	
98	2007.1	俄罗斯	家禽中发生 H5N1 亚型高致病性禽流感	
99	2007.1	英国	一火鸡场中发生 H5N1 亚型高致病性禽流感	仅此一起
100	2007.2	巴基斯坦	家禽发生 H5N1 亚型高致病性禽流感	
101	2007.2	土耳其	散养家禽发生 H5N1 亚型高致病性禽流感	
102	2007.2	老挝	家禽中发生 H5N1 亚型高致病性禽流感	
103	2007.2	尼日利亚	家禽中发生 H5N1 亚型高致病性禽流感	
104	2007.2	阿富汗	散养家禽中发生 H5N1 亚型高致病性禽流感	
105	2007.2	科威特	散养、商业和动物园饲养的禽发生 H5N1 亚型高致病性禽流感	
106	2007.2	缅甸	家禽发生 H5N1 亚型高致病性禽流感	
107	2007.3	中国	家禽发生 H5N1 亚型高致病性禽流感	2006 年 9 月以来首次报告
108	2007.3	孟加拉国	首次报告发生家禽 H5N1 亚型高致病性禽流感	

（续）

编号	时　间	地　点	事　件	备　注
109	2007.4	沙特阿拉伯	首次报告发生家禽 H5N1 亚型高致病性禽流感	
110	2007.3	柬埔寨	家禽发生 H5N1 亚型高致病性禽流感	2006 年 8 月以来首次报告
111	2007.3	加纳	首次报告发生家禽 H5N1 亚型高致病性禽流感	
112	2007.5	中国湖南	雏鸭发生 H5N1 亚型高致病性禽流感	
113	2007.5	越南	家禽发生多起 H5N1 亚型高致病性禽流感	
114	2007.5	孟加拉国	家禽发生多起 H5N1 亚型高致病性禽流感	
115	2007.5	马来西亚	散养家禽发生 H5N1 亚型高致病性禽流感	2006 年 3 月以来首次报告
116	2007.6	捷克	首次报告发生家禽 H5N1 亚型高致病性禽流感	
117	2007.6	多哥	首次报告发生家禽 H5N1 亚型高致病性禽流感	商业禽场
118	2007.7	德国	从家鹅尸体中分离 H5N1 亚型低致病性禽流感病毒	
119	2007.7	孟加拉国	家禽发生多起 H5N1 亚型高致病性禽流感	
120	2007.7	印度	家禽发生多起 H5N1 亚型高致病性禽流感	2006 年 4 月以来首次报告
121	2007.9	俄罗斯	家禽发生 H5N1 亚型高致病性禽流感	2007 年 1 月以来首次报告
122	2007.9	中国广东	鸭发生 H5N1 亚型高致病性禽流感	2007 年 5 月以来首次报告
123	2007.9	缅甸	家禽发生 H5N1 亚型高致病性禽流感	
124	2007.10	越南	未免疫家禽发生 H5N1 亚型高致病性禽流感	

（续）

编号	时　间	地　点	事　　件	备　注
125	2007.11	英国	一散养火鸡群发生 H5N1 亚型高致病性禽流感	2007 年 1 月以来首次报告
126	2007.11	沙特阿拉伯	家禽发生多起 H5N1 亚型高致病性禽流感	
127	2007.11	巴基斯坦	家禽发生 H5N1 亚型高致病性禽流感	
128	2007.11	缅甸	一个未曾报告过发生疫情地区的家禽发生 H5N1 亚型高致病性禽流感	
129	2007.11	罗马尼亚	家禽发生 H5N1 亚型高致病性禽流感	2006 年 5 月以来首次报告
130	2007.12	波兰	首次报告发生家禽 H5N1 亚型高致病性禽流感	
131	2007.12	贝宁	首次报告发生家禽 H5N1 亚型高致病性禽流感	多起疫情
132	2007.12	俄罗斯	家禽发生 H5N1 亚型高致病性禽流感	
133	2007.12	以色列	动物园鸟类发生 H5N1 亚型高致病性禽流感	
134	2008.1	中国新疆	家禽发生 H5N1 亚型高致病性禽流感	
135	2008.1	越南 4 个省份	家禽发生 H5N1 亚型高致病性禽流感	未提免疫背景
136	2008.1	埃及	家禽中广泛发生 H5N1 亚型高致病性禽流感	
137	2008.1	印度西孟加拉州	多地家禽发生 H5N1 亚型高致病性禽流感	
138	2008.1	伊朗	散养家禽发生 H5N1 亚型高致病性禽流感	2006 年 2 月以来首次报告
139	2008.1	乌克兰	家禽发生 H5N1 亚型高致病性禽流感	
140	2008.1	德国勃兰登堡州	散养家禽发生 H5N1 亚型高致病性禽流感	
141	2008.1	土耳其	散养家禽发生 H5N1 亚型高致病性禽流感	
142	2008.1	泰国	家禽发生 H5N1 亚型高致病性禽流感	

（续）

编号	时　间	地　点	事　件	备　注
143	2008.1	中国西藏	家禽发生 H5N1 亚型高致病性禽流感	2007 年 3 月以来该省份首次报告
144	2008.2	巴基斯坦	家禽发生 H5N1 亚型高致病性禽流感	2007 年 11 月以来首次报告
145	2008.2	中国香港	从野禽中分离到 H5N1 亚型高致病性禽流感病毒	
146	2008.2	英国	死亡的哑天鹅中分离到 H5N1 亚型高致病性禽流感病毒	
147	2008.2	老挝	家禽发生 H5N1 亚型高致病性禽流感	2007 年 2 月以来首次报告
148	2008.2	沙特阿拉伯	家禽发生 H5N1 亚型高致病性禽流感	
149	2008.2	尼日利亚	家禽发生 H5N1 亚型高致病性禽流感	
150	2008.2	巴基斯坦	家禽发生 H5N1 亚型高致病性禽流感	
151	2008.2	越南多个省份	家禽发生 H5N1 亚型高致病性禽流感	
152	2008.2	中国贵州	家禽发生 H5N1 亚型高致病性禽流感	2006 年 1 月以来该省份首次报告
153	2008.3	土耳其埃迪尔内	家禽发生 H5N1 亚型高致病性禽流感	
154	2008.3	瑞士	从野禽中分离到 H5N1 亚型高致病性禽流感病毒	
155	2008.4	韩国	家禽发生 H5N1 亚型高致病性禽流感	
156	2008.4	印度尼西亚	家禽发生 H5N1 亚型高致病性禽流感	新的省份发生
157	2008.4	孟加拉国	2007 年 12 月起已报告发生 156 起疫情	
158	2008.5	日本	野禽中分离到 H5N1 亚型高致病性禽流感病毒	2007 年 1 月以来首次报告
159	2008.5	韩国	10 省份报告发生 H5N1 亚型高致病性禽流感	
160	2008.6	英国	商业禽场家禽发生 H7N7 亚型高致病性禽流感	
161	2008.6	中国广东	家禽发生 H5N1 亚型高致病性禽流感	

（续）

编号	时 间	地 点	事 件	备 注
162	2008.6	巴基斯坦	家禽发生 H5N1 亚型高致病性禽流感	
163	2008.7	埃及	9 省份报告家禽发生 H5N1 亚型高致病性禽流感	
164	2008.7	越南	9 省份报告发生 15 起家禽 H5N1 亚型高致病性禽流感	
165	2008.7	尼日利亚	4 个州报告家禽发生 H5N1 亚型高致病性禽流感	同期，市场检出病毒
166	2008.8	贝宁	从活禽市场家禽检出 H5N1 亚型高致病性禽流感病毒	2007 年 12 月以来首次报告
167	2008.9	老挝	家禽发生 H5N1 亚型高致病性禽流感	2008 年 2 月以来首次报告
168	2008.9	多哥	家禽发生 H5N1 亚型高致病性禽流感	
169	2008.10	德国	一农场家禽发生 H5N1 亚型禽流感	2008 年 1 月以来首次报告
170	2008.11	泰国	家禽发生 H5N1 亚型高致病性禽流感	2008 年 1 月以来首次报告
171	2008.11	印度	家禽发生 H5N1 亚型高致病性禽流感	
172	2008.11	中国香港	一农场家禽发生 H5N1 亚型高致病性禽流感	
173	2008.12	孟加拉国	家禽发生 H5N1 亚型高致病性禽流感	
174	2008.12	中国江苏	家禽发生 H5N1 亚型高致病性禽流感	
175	2008.12	柬埔寨	家鸭发生 H5N1 亚型高致病性禽流感	
176	2009.1	越南	家禽发生 H5N1 亚型高致病性禽流感	新的省份
177	2009.1	尼泊尔	家禽发生 H5N1 亚型高致病性禽流感	
178	2009.1	孟加拉国	家禽发生 H5N1 亚型高致病性禽流感	
179	2009.2	印度	家禽发生 H5N1 亚型高致病性禽流感	
180	2009.2	孟加拉国	家禽发生 H5N1 亚型高致病性禽流感	
181	2009.2	中国新疆	家禽发生 H5N1 亚型高致病性禽流感	
182	2009.2	中国香港	从野禽中分离到 H5N1 亚型高致病性禽流感病毒	

（续）

编号	时 间	地 点	事 件	备 注
183	2009.2	印度、越南、老挝、孟加拉国	家禽发生 H5N1 亚型高致病性禽流感	
184	2009.3	德国	从野禽中分离到 H5N1 亚型高致病性禽流感病毒	
185	2009.3	埃及	家禽发生多起 H5N1 亚型高致病性禽流感	
186	2009.4	越南、孟加拉国	家禽发生多起 H5N1 亚型高致病性禽流感	
187	2009.4	中国香港	家禽发生 H5N1 亚型高致病性禽流感	从 1 只野鸟中分离到 H5N1 亚型高致病性禽流感病毒
188	2009.4	中国西藏	从市场家禽中分离到 H5N1 亚型高致病性禽流感病毒	
189	2009.5	中国青海湖	从死鸟中分离到 H5N1 亚型高致病性禽流感病毒	
190	2009.5	越南、印度	家禽发生多起 H5N1 亚型高致病性禽流感	
191	2009.5	蒙古	从野禽中分离到 H5N1 亚型高致病性禽流感病毒	
192	2009.6	越南	家禽发生多起 H5N1 亚型高致病性禽流感	
193	2009.6	俄罗斯	从野禽中分离到 H5N1 亚型高致病性禽流感病毒	
194	2009.7	埃及、孟加拉国	家禽发生多起 H5N1 亚型高致病性禽流感	
195	2009.9	孟加拉国	家禽发生多起 H5N1 亚型高致病性禽流感	
196	2009.11	俄罗斯	从野禽中分离到 H5N1 亚型高致病性禽流感病毒	

（续）

编号	时　间	地　点	事　件	备　注
197	2009.11	越南	家禽发生多起 H5N1 亚型高致病性禽流感	
198	2009.12	越南、柬埔寨	家禽发生多起 H5N1 亚型高致病性禽流感	
199	2010.1	印度、孟加拉国、越南	家禽发生多起 H5N1 亚型高致病性禽流感	
200	2010.2	柬埔寨、缅甸、尼泊尔、印度、埃及、不丹	家禽发生多起 H5N1 亚型高致病性禽流感	
201	2010.3	越南、缅甸、尼泊尔	家禽发生多起 H5N1 亚型高致病性禽流感	
202	2010.3	罗马尼亚、埃及	家禽发生多起 H5N1 亚型高致病性禽流感	
203	2010.4	保加利亚	从野禽中分离到 H5N1 亚型高致病性禽流感病毒	2006 年以来首次报告
204	2010.4	越南、孟加拉国	家禽发生多起 H5N1 亚型高致病性禽流感	
205	2010.5	埃及、老挝、印度尼西亚	家禽发生多起 H5N1 亚型高致病性禽流感	
206	2010.5	以色列	从多种野禽中分离到 H5N1 亚型高致病性禽流感病毒	
207	2010.5	蒙古	从多种野禽中分离到 H5N1 亚型高致病性禽流感病毒	
208	2010.7	中国西藏	从野禽中分离到 H5N1 亚型高致病性禽流感病毒	
209	2010.8	越南	家禽发生多起 H5N1 亚型高致病性禽流感	
210	2010.8	埃及	家禽发生多起 H5N1 亚型高致病性禽流感	
211	2010.11	日本	家禽发生 H5N1 亚型高致病性禽流感	2007 年以来首次报告

（续）

编号	时　间	地　点	事　件	备　注
212	2010.12	越南、尼泊尔	家禽发生 H5N1 亚型高致病性禽流感	
213	2010.12	韩国	从野禽中分离到 H5N1 亚型高致病性禽流感病毒	2008 年 5 月以来首次报告
214	2010.12	日本、中国香港	从野禽中分离到 H5N1 亚型高致病性禽流感病毒	
215	2011.1	韩国	从野禽中分离到 H5N1 亚型高致病性禽流感病毒	
216	2011.1	韩国	家禽发生 H5N1 亚型高致病性禽流感	
217	2011.1	孟加拉国	家禽发生 H5N1 亚型高致病性禽流感	
218	2011.1	埃及	家禽发生多起 H5N1 亚型高致病性禽流感	
219	2011.1	缅甸	家禽发生多起 H5N1 亚型高致病性禽流感	2010 年 3 月以来首次报告
220	2011.1	日本、中国香港	从 2009 年 6 月以来首次报告野禽中分离到 H5N1 亚型高致病性禽流感病毒	
221	2011.2	日本、柬埔寨、韩国	家禽发生多起 H5N1 亚型高致病性禽流感	
222	2011.2	印度	家禽发生 H5N1 亚型高致病性禽流感	2010 年 2 月以来首次报告
223	2011.2	孟加拉国、埃及	家禽发生多起 H5N1 亚型高致病性禽流感	
224	2011.3	约旦河西岸/加沙地区、韩国、缅甸、孟加拉国	家禽发生 H5N1 亚型高致病性禽流感	
225	2011.3	印度、以色列、越南、日本	家禽发生 H5N1 亚型高致病性禽流感	
226	2011.4	日本、以色列、蒙古	从野禽中分离到 H5N1 亚型高致病性禽流感病毒	
227	2011.4	越南、孟加拉国	家禽发生多起 H5N1 亚型高致病性禽流感	

（续）

编号	时间	地点	事件	备注
228	2011.5	越南、韩国、埃及	家禽发生 H5N1 亚型高致病性禽流感	
229	2011.7	孟加拉国、越南、柬埔寨	家禽发生 H5N1 亚型高致病性禽流感	
230	2011.8	越南	家禽发生多起 H5N1 亚型高致病性禽流感	
231	2011.9	越南、孟加拉国、印度、柬埔寨、埃及	家禽发生多起 H5N1 亚型高致病性禽流感	
232	2011.10	伊朗	家禽发生 2 起 H5N1 亚型高致病性禽流感	
233	2011.11	越南、柬埔寨、埃及	家禽发生多起 H5N1 亚型高致病性禽流感	
234	2011.12	尼泊尔、中国西藏、孟加拉国	家禽发生 H5N1 亚型高致病性禽流感	
235	2012.1	不丹、印度、埃及、印度尼西亚、孟加拉国	家禽发生 H5N1 亚型高致病性禽流感	
236	2012.1	中国香港	从死鹅中分离到 H5N1 亚型高致病性禽流感病毒	
237	2012.2	印度、越南、埃及、印度尼西亚、尼泊尔、缅甸	家禽发生 H5N1 亚型高致病性禽流感	
238	2012.3	不丹、越南、印度、孟加拉国	家禽发生多起 H5N1 亚型高致病性禽流感	
239	2012.3	以色列	家禽发生多起 H5N1 亚型高致病性禽流感，从家猫中分离到 H5N1 亚型高致病性禽流感病毒	2011 年 4 月以来首次报告
240	2012.3	中国云南	家禽发生 H5N1 亚型高致病性禽流感	
241	2012.4	中国宁夏、中国辽宁、不丹、埃及	家禽发生 H5N1 亚型高致病性禽流感	

（续）

编号	时 间	地 点	事 件	备 注
242	2012.5	印度、埃及、柬埔寨	家禽发生 H5N1 亚型高致病性禽流感	
243	2012.5	中国甘肃	家禽发生 H5N1 亚型高致病性禽流感	
244	2012.6	中国香港	从野禽中分离到 H5N1 亚型高致病性禽流感病毒	
245	2012.7	中国新疆	家禽发生 H5N1 亚型高致病性禽流感	
246	2012.7	中国台湾	从宠物鸟中分离到 H5N1 亚型高致病性禽流感病毒	
247	2012.7	越南	家禽发生 H5N1 亚型高致病性禽流感	
248	2012.8	越南、埃及	家禽发生多起 H5N1 亚型高致病性禽流感	
249	2012.9	越南、埃及	家禽发生多起 H5N1 亚型高致病性禽流感	
250	2012.9	中国广东	家禽发生 H5N1 亚型高致病性禽流感	
251	2012.10	尼泊尔、埃及、不丹、印度	家禽发生多起 H5N1 亚型高致病性禽流感	
252	2012.11	孟加拉国	家禽发生 H5N1 亚型高致病性禽流感	
253	2012.12	埃及	家禽发生多起 H5N1 亚型高致病性禽流感	
254	2013.1	埃及、不丹、尼泊尔、柬埔寨	家禽发生 H5N1 亚型高致病性禽流感	
255	2013.1	中国香港	从野禽中分离到 H5N1 亚型高致病性禽流感病毒	
256	2013.2	孟加拉国、不丹、埃及、尼泊尔、柬埔寨	家禽发生 H5N1 亚型高致病性禽流感	
257	2013.3	越南、印度、柬埔寨、埃及	家禽发生 H5N1 亚型高致病性禽流感	
258	2013.4	越南、埃及、孟加拉国	家禽发生 H5N1 亚型高致病性禽流感	

（续）

编号	时　间	地　点	事　件	备　注
259	2013.5	埃及、中国西藏、尼泊尔	家禽发生 H5N1 亚型高致病性禽流感	
260	2013.6	埃及、尼泊尔	家禽发生 H5N1 亚型高致病性禽流感	
261	2013.8	印度、柬埔寨	家禽发生 H5N1 亚型高致病性禽流感	
262	2013.9	尼泊尔	家禽发生 H5N1 亚型高致病性禽流感	
263	2013.10	埃及、越南	家禽发生 H5N1 亚型高致病性禽流感	
264	2013.11	埃及、中国广西	家禽发生 H5N1 亚型高致病性禽流感	
265	2013.12	埃及、印度尼西亚	家禽发生 H5N1 亚型高致病性禽流感	
266	2014.1	中国贵州、中国湖北、越南、埃及	家禽发生 H5N1 亚型高致病性禽流感	
267	2014.2	柬埔寨、越南、埃及、印度、尼泊尔	家禽发生 H5N1 亚型高致病性禽流感	
268	2014.3	越南、埃及、柬埔寨、中国云南	家禽发生 H5N1 亚型高致病性禽流感	
269	2014.4	朝鲜	家禽发生 2 起 H5N1 亚型高致病性禽流感	
270	2014.5	埃及	家禽发生 2 起 H5N1 亚型高致病性禽流感	

注：以上信息根据 OIE 和 FAO 官方网站信息整理。

中国禽流感防控大事记

编号	时 间	事 件
1	1985.2	国务院颁布了《家畜家禽防疫条例》
2	1997.7	在第八届全国人大常委会第二十六次会议上通过《动物防疫法》
3	1999.2	农业部根据《动物防疫法》第十条规定，公布一、二、三类动物疫病病种名录，将高致病性禽流感列为一类动物疫病
4	2002.6	农业部颁布《国家动物疫情测报体系管理规范（试行）》，要求对包括禽流感在内的多种畜禽疫病开展疫情测报
5	2002.11	农业部发布包括"国家禽流感参考实验室"在内的第一批国家兽医参考实验室名单
6	2003.1	农业部颁布《高致病性禽流感防治技术规范》等7个重大动物疫病防治技术规范
7	2003.1	全国动物检疫标准化技术委员会发布《GB/T18936－2003 高致病性禽流感诊断技术》
8	2004.1	中华人民共和国农业部公告（第326号）批准使用禽流感灭活疫苗（H5亚型，N28株）
9	2004.1	1月23日我国广西壮族自治区隆安县丁当镇一个体养鸭场发生高致病性禽流感疫情后，农业部发布《关于加强高致病性禽流感防治工作的紧急通知》，规范高致病性禽流感疫情确认的程序
10	2004.1	国家质量监督检验检疫总局、商务部、海关总署联合发布《关于加强对禽鸟及其产品的监督管理严防禽流感疫情扩散的紧急通知》
11	2004.1	"当前禽流感形势部长级会议"在曼谷召开，包括中国在内的13个国家和地区以及世界卫生组织等3个国际组织的代表参加了本次会议
12	2004.1	国务院第37次常务会议研究部署高致病性禽流感防治工作八项措施
13	2004.1	国务院决定成立全国防治高致病性禽流感总指挥部，由国家发展和改革委员会、财政部、卫生部、农业部、国家质量监督检验检疫总局、国家工商管理总局、科学技术部、商务部、海关总署等有关部门组成。指挥部办公室设在农业部

（续）

编号	时　间	事　件
14	2004.2	全国防治高致病性禽流感指挥部 2 月 1 日召开第一次全体会议
15	2004.2	全国高致病性禽流感防治科技组成立，由科学技术部、农业部、卫生部、中国科学院等有关部门组成
16	2004.2	农业部发布《高致病性禽流感疫情处置技术规范（试行）》
17	2004.2	国务院批准发布《高致病性禽流感防治经费管理暂行规定》
18	2004.2	农业部发布《高致病性禽流感 疫情判定及扑灭技术规范》等 9 项禽流感防治系列标准
19	2004.2	国家标准化管理委员会组织农业部等相关部门研制的防治禽流感 8 项国家标准开始正式实施
20	2004.2	发生高致病性禽流感疫情的广西隆安县、湖北武穴市、湖南武冈市、上海南汇区、浙江永康市，按疫区封锁解除程序、验收标准和验收要求，宣布解除封锁
21	2004.3	我国高致病性禽流感阻击战取得了阶段性胜利，16 个省（直辖市、自治区）确诊的 49 起高致病性禽流感疫情已全部扑灭
22	2005.4	中国-东盟防治禽流感特别会议在北京召开。来自中国、东盟 10 国、东盟秘书处、联合国粮食及农业组织、世界卫生组织和世界动物卫生组织的代表出席了会议
23	2005.2	重组禽流感病毒灭活疫苗（H5N1 亚型，Re－1 株）批准应用
24	2005.3	农业部建立重大动物疫病防控工作定点联系制度
25	2005.6	农业部、科学技术部、教育部、卫生部、国家质量监督检验检疫总局、国家林业局下发了《关于加强高致病性病原微生物研究管理工作的紧急通知》，要求加强高致病性病原微生物研究管理工作
26	2005.11	国务院总理主持召开国务院常务会议，部署进一步加强高致病性禽流感防控工作
27	2005.11	农业部先后发布了《2005 年兽药市场专项整治工作方案》《关于切实加强兽用生物制品生产和销售监督管理的通知》，加大对禽流感疫苗生产企业监管力度，确保免疫效果
28	2005.11	农业部制定了《高致病性禽流感疫情处置技术规范》
29	2005.11	国务院审议并原则通过《重大动物疫情应急条例（草案）》
30	2005.12	辽宁省防控高致病性禽流感指挥部宣布从 12 月 1 日起全省高致病性禽流感疫区解除封锁

（续）

编号	时　间	事　件
31	2005.12	表达 H5 亚型高致病性禽流感病毒抗原基因的重组新城疫病毒活载体双价疫苗开始应用
32	2006.9	中国专家在世界银行和世界卫生组织联合举办的"全球禽流感信息交流会议"上就有关防控经验和做法进行交流发言
33	2006.10	全国禽流感诊断技术培训班在哈尔滨举办
34	2006.10	农业部印发《农业部办公厅关于 2006 年秋季口蹄疫和禽流感免疫进展情况的通报》
35	2006.11	《农业部办公厅关于进一步做好禽流感样品送检工作的通知》
36	2006.11	国务院副秘书长徐绍史、张勇主持召开会议，研究协调禽流感防控工作，研判国内外防控形势
37	2006.11	国务院新闻办公室举行新闻发布会，驳斥《美国国家科学院院刊》刊登的《中国出现 H5N1 禽流感变异病毒并出现流行》一文不实言论
38	2006.11	农业部印发《农业部办公厅关于加强禽流感防控工作　严防韩国疫情传入的紧急通知》
39	2006.12	农业部召开全国冬季高致病性禽流感防控工作视频会议
40	2007.1	农业部发布《无规定动物疫病区评估管理办法》
41	2007.1	《农业部关于印发〈2007 年高致病性禽流感和口蹄疫等重大动物疫病免疫方案〉的通知》《农业部关于印发〈2007 年高致病性禽流感和口蹄疫等主要动物疫病监测方案〉的通知》发布
42	2007.1	国务院召开禽流感等重大动物疫病防控电视电话会议
43	2007.2	《农业部关于印发〈关于加强 2007 年春季禽流感等重大动物疫病防控工作的意见〉的通知》发布
44	2007.3	农业部印发《农业部办公厅关于福建省建瓯市禽流感疫情监测情况的通报》《农业部办公厅关于做好当前高致病性禽流感防控工作紧急通知》
45	2007.4	《农业部关于印发〈高致病性禽流感防治技术规范〉等 14 个动物疫病防治技术规范的通知》发布
46	2007.5	农业部印发《农业部办公厅关于开展全国春季重大动物疫病免疫情况检查的通知》
47	2007.5	农业部下发《农业部办公厅关于湖南桃江县禽流感疫情情况的通报》

（续）

编号	时　间	事　件
48	2007.7	农业部印发《农业部关于核定高致病性禽流感等主要动物疫病流行病学调查点的通知》
49	2007.8	农业部印发《农业部办公厅关于落实全国秋季重大动物疫病防控工作视频会议精神有关问题的通知》
50	2007.10	广东广州市番禺区人民政府发布解除封令，同日，农业部对外发布了番禺疫区解除封锁的消息
51	2007.10	农业部下发《农业部办公厅关于做好特种动物养殖场和动物园高致病性禽流感防控工作的通知》《农业部办公厅关于组织报送高致病性禽流感　口蹄疫　高致病性猪蓝耳病　奶牛布病结核病扑杀补助经费申请的通知》
52	2007.12	农业部下发《农业部办公厅关于进一步加强高致病性禽流感防控工作的紧急通知》《农业部办公厅关于开展重点活禽市场定期禽流感检测工作的通知》
53	2008.1	农业部下发了《农业部关于印发〈2008年高致病性禽流感和口蹄疫等主要动物疫病监测方案〉的通知》《农业部关于印发〈2008年高致病性禽流感和口蹄疫等主要动物疫病流行病学调查方案〉的通知》《农业部办公厅关于报送2008年禽流感等重大动物疫病免疫疫苗数量测算等有关工作的通知》
54	2008.1	2008年全国高致病性禽流感等主要动物疫病流行病调查工作会议在青岛召开
55	2008.2	农业部下发了《农业部关于加强2008年禽流感等重大动物疫病防控工作的意见》
56	2008.3	西藏贡嘎县、堆龙德庆县禽流感疫区解除封锁
57	2008.3	农业部下发了《农业部办公厅关于进一步做好当前高致病性禽流感防控工作的通知》
58	2008.3	农业部和卫生部召开部际联席会议，通报禽流感等疫情及防控工作形势，研讨进一步合作事宜
59	2008.4	农业部下发《农业部办公厅关于做好边境地区高致病性禽流感防控工作的紧急通知》
60	2008.4	三部委联合下发通知《农业部　卫生部　国家工商行政管理总局关于加强活禽市场管理　做好禽流感防控工作的通知》

（续）

编号	时 间	事 件
61	2008.7	农业部印发《农业部办公厅关于开展禽流感等重大动物疫病集中监测和集中补免工作的通知》
62	2008.7	广东江门市新会区禽流感疫区解除封锁
63	2008.9	农业部下发了《农业部关于加强2008年秋冬季高致病性禽流感等重大动物疫病防控工作的意见》《农业部办公厅关于H5N1亚型禽流感疫苗有关问题的紧急通知》
64	2008.10	禽流感疫情形势会商会在北京召开
65	2008.10	重大动物疫病免疫政策执行情况实地调研在河北、内蒙古等省份开展
66	2008.12	农业部下发《农业部办公厅关于做好高致病性禽流感变异病毒防范工作的紧急通知》
67	2009.1	卫生部先后通报北京、山西、山东、湖南、新疆、贵州、广西、湖南发生8例人感染禽流感确诊病例，当地未发生家禽禽流感疫情
68	2009.1	农业部下发了《农业部办公厅关于加强活禽市场防疫监管工作的通知》《农业部关于下发〈2009年全国高致病性禽流感和口蹄疫等主要动物疫病流行病学调查方案〉的通知》《农业部办公厅关于通报山西湖南家禽流行病学调查情况的函》
69	2009.1	农业部与卫生部联合下发了《关于加强人畜共患病防治工作的通知》
70	2009.1	农业部与卫生部、国家工商行政管理总局联合下发了《关于加大活禽经营市场监管力度 切实做好人禽流感防控工作的通知》
71	2009.2	卫生部、农业部、国家林业局、国家工商行政管理总局、国家质量监督检验检疫总局召开人禽流感疫情防控工作部际协调会议
72	2009.2	国务院应急办组织召开高致病性禽流感疫情防控工作分析会
73	2009.3	农业部与国家工商行政管理总局、卫生部和国家林业局联合下发了《关于印发国家工商总局农业部卫生部国家林业局联合开展活禽和活体鸟类经营市场专项整治行动方案的通知》
74	2009.9	农业部下发了《农业部办公厅关于切实做好秋季重大动物疫病防控工作的通知》
75	2009.9	农业部兽医局下发了《关于在部分省份重点区域活禽市场开展禽流感监测工作的函》

（续）

编号	时 间	事 件
76	2009.12	农业部下发《农业部办公厅关于召开全国动物防疫专家委员会成立大会的通知》
77	2010.1	农业部下发了《农业部关于印发〈2010 年国家动物疫病监测计划〉的通知》《农业部关于下发〈2010 年全国高致病性禽流感和口蹄疫等主要动物疫病流行病学调查方案〉的通知》
78	2010.1	农业部会同财政部下发了《2010 年国家动物疫病强制免疫计划》
79	2011.1	农业部下发《农业部办公厅关于切实加强禽流感等重大动物疫病防控工作的紧急通知》《2011 年国家动物疫病强制免疫计划》
80	2011.3	农业部下发《农业部办公厅关于做好活畜禽调运防疫管理工作的通知》
81	2011.10	农业部下发《农业部办公厅关于开展 2011 年秋季全国重大动物疫病防控情况检查的通知》
82	2012.1	农业部下发《2012 年国家动物疫病强制免疫计划》
83	2012.3	农业部下发《2012 年国家动物疫病监测计划》《2012 年全国动物疫病流行病学调查方案》
84	2012.4	中国派员参加在越南举办的高致病性禽流感影响周边国家防控技术与政策研讨会
85	2012.5	国务院办公厅印发《国家中长期动物疫病防治规划（2012—2020 年）》
86	2012.8	农业部印发《农业部办公厅关于征求高致病性禽流感和口蹄疫及布鲁氏菌病防治计划意见的函》
87	2012.10	农业部办公厅印发《关于开展 2012 年全国加强重大动物疫病防控延伸绩效管理暨秋季重大动物疫病防控情况检查的通知》
88	2012.12	农业部下发《农业部办公厅关于 2012 年秋季全国重大动物疫病免疫效果检查情况的通报》
89	2013.2	农业部下发《农业部办公厅关于召开全国春季重大动物疫病防控工作视频会议的通知》《2013 年国家动物疫病强制免疫计划》《2013 年国家动物疫病监测与流行病学调查计划》
90	2013.4	农业部印发《农业部办公厅关于切实加强 H7N9 亚型流感防控工作的紧急通知》、农业部公告第 1919 号、《农业部办公厅关于配合做好 H7N9 禽流感应对工作的紧急通知》《农业部办公厅关于做好动物 H7N9 禽流感紧急流行病学调查的通知》《动物 H7N9 禽流感紧急监测方案》和《动物 H7N9 禽流感应急处置指南（试行）》

（续）

编号	时　间	事　件
91	2013.4	农业部召开全国加强 H7N9 禽流感病毒监测稳定家禽业生产视频会议
92	2013.5	农业部下发《农业部办公厅关于做好 H7N9 禽流感防控工作相关事宜的通知》、农业部公告第 1950 号
93	2013.6	农业部办公厅印发《关于开展 2013 年全国加强重大动物疫病防控延伸绩效管理暨春季重大动物疫病防控情况检查的通知》
94	2013.8	农业部下发《2013 年下半年动物 H7N9 禽流感监测方案》
95	2013.8	中国代表团参加在瑞士日内瓦召开的《禁止生物武器公约》2013 年缔约国专家组会议，并就中国应对 H7N9 禽流感作了大会主题发言
96	2014.3	农业部下发《2014 年国家动物疫病监测与流行病学调查计划》
97	2014.5	农业部兽医局组织召开 H7N9 流感防控形势分析会
98	2014.6	农业部下发《全国家禽 H7N9 流感剔除计划》
99	2014.9	农业部兽医局组织召开 H7N9 流感防控形势分析会
100	2014.11	农业部致函中宣部新闻局，协调 H7N9 流感媒体用名事宜
101	2014.12	国家卫生和计划生育委员会、农业部、国家食品药品监督管理总局三部委联合工作组分赴吉林、江苏、浙江、湖南、广东、新疆 6 省（自治区）开展人感染 H7N9 流感防控工作联合督导

国家突发重大动物疫情应急预案

1   总则

1.1   编制目的

及时、有效地预防、控制和扑灭突发重大动物疫情，最大限度地减轻突发重大动物疫情对畜牧业及公众健康造成的危害，保持经济持续稳定健康发展，保障人民身体健康安全。

1.2   编制依据

依据《中华人民共和国动物防疫法》《中华人民共和国进出境动植物检疫法》和《国家突发公共事件总体应急预案》，制定本预案。

1.3   突发重大动物疫情分级

根据突发重大动物疫情的性质、危害程度、涉及范围，将突发重大动物疫情划分为特别重大（Ⅰ级）、重大（Ⅱ级）、较大（Ⅲ级）和一般（Ⅳ级）四级。

1.4   适用范围

本预案适用于突然发生，造成或者可能造成畜牧业生产严重损失和社会公众健康严重损害的重大动物疫情的应急处理工作。

1.5   工作原则

（1）统一领导，分级管理。各级人民政府统一领导和指挥突发重大动物疫情应急处理工作；疫情应急处理工作实行属地管理；地方各级人民政府负责扑灭本行政区域内的突发重大动物疫情，各有关部门按照预案规定，在各自的职责范围内做好疫情应急处理的有关工作。根据突发重大动物疫情的范围、性质和危害程度，对突发重大动物疫情实行分级管理。

（2）快速反应，高效运转。各级人民政府和兽医行政管理部门要依照有关法律、法规，建立和完善突发重大动物疫情应急体系、应急反应机制和应急处置制度，提高突发重大动物疫情应急处理能力；发生突发重大动物疫情时，各级人民政府要迅速作出反应，采取果断措施，及时控制和扑灭突发重大动物疫情。

（3）预防为主，群防群控。贯彻预防为主的方针，加强防疫知识的宣传，提高全社会防范突发重大动物疫情的意识；落实各项防范措施，做好人员、技术、物资和设备的应急储备工作，并根据需要定期开展技术培训和应急演练；开展疫情监测和预警预报，对各类可能引发突发重大动物疫情的情况要及时分析、预警，做到疫情早发现、快行动、严处理。突发重大动物疫情应急处理工作要依靠群众，全民防疫，动员一切资源，做到群防群控。

2 应急组织体系及职责

2.1 应急指挥机构

农业部在国务院统一领导下，负责组织、协调全国突发重大动物疫情应急处理工作。

县级以上地方人民政府兽医行政管理部门在本级人民政府统一领导下，负责组织、协调本行政区域内突发重大动物疫情应急处理工作。

国务院和县级以上地方人民政府根据本级人民政府兽医行政管理部门的建议和实际工作需要，决定是否成立全国和地方应急指挥部。

2.1.1 全国突发重大动物疫情应急指挥部的职责

国务院主管领导担任全国突发重大动物疫情应急指挥部总指挥，国务院办公厅负责同志、农业部部长担任副总指挥，全国突发重大动物疫情应急指挥部负责对特别重大突发动物疫情应急处理的统一领导、统一指挥，作出处理突发重大动物疫情的重大决策。指挥部成员单位根据突发重大动物疫情的性质和应急处理的需要确定。

指挥部下设办公室，设在农业部。负责按照指挥部要求，具体制定防治政策，部署扑灭重大动物疫情工作，并督促各地各有关部门按要求落实各项防治措施。

2.1.2 省级突发重大动物疫情应急指挥部的职责

省级突发重大动物疫情应急指挥部由省级人民政府有关部门组成，省级人民政府主管领导担任总指挥。省级突发重大动物疫情应急指挥部统一负责对本行政区域内突发重大动物疫情应急处理的指挥，作出处理本行政区域内突发重大动物疫情的决策，决定要采取的措施。

2.2 日常管理机构

农业部负责全国突发重大动物疫情应急处理的日常管理工作。

省级人民政府兽医行政管理部门负责本行政区域内突发重大动物疫情应急的协调、管理工作。

市（地）级、县级人民政府兽医行政管理部门负责本行政区域内突发重大动物疫情应急处置的日常管理工作。

2.3 专家委员会

农业部和省级人民政府兽医行政管理部门组建突发重大动物疫情专家委员会。

市（地）级和县级人民政府兽医行政管理部门可根据需要，组建突发重大动物疫情应急处理专家委员会。

2.4　应急处理机构

2.4.1　动物防疫监督机构：主要负责突发重大动物疫情报告，现场流行病学调查，开展现场临床诊断和实验室检测，加强疫病监测，对封锁、隔离、紧急免疫、扑杀、无害化处理、消毒等措施的实施进行指导、落实和监督。

2.4.2　出入境检验检疫机构：负责加强对出入境动物及动物产品的检验检疫、疫情报告、消毒处理、流行病学调查和宣传教育等。

3　突发重大动物疫情的监测、预警与报告

3.1　监测

国家建立突发重大动物疫情监测、报告网络体系。农业部和地方各级人民政府兽医行政管理部门要加强对监测工作的管理和监督，保证监测质量。

3.2　预警

各级人民政府兽医行政管理部门根据动物防疫监督机构提供的监测信息，按照重大动物疫情的发生、发展规律和特点，分析其危害程度、可能的发展趋势，及时做出相应级别的预警，依次用红色、橙色、黄色和蓝色表示特别严重、严重、较重和一般四个预警级别。

3.3　报告

任何单位和个人有权向各级人民政府及其有关部门报告突发重大动物疫情及其隐患，有权向上级政府部门举报不履行或者不按照规定履行突发重大动物疫情应急处理职责的部门、单位及个人。

3.3.1　责任报告单位和责任报告人

（1）责任报告单位

a. 县级以上地方人民政府所属动物防疫监督机构；

b. 各动物疫病国家参考实验室和相关科研院校；

c. 出入境检验检疫机构；

d. 兽医行政管理部门；

e. 县级以上地方人民政府；

f. 有关动物饲养、经营和动物产品生产、经营的单位，各类动物诊疗机构等相关单位。

（2）责任报告人

执行职务的各级动物防疫监督机构、出入境检验检疫机构的兽医人员；各类动物诊疗机构的兽医；饲养、经营动物和生产、经营动物产品的人员。

3.3.2　报告形式

各级动物防疫监督机构应按国家有关规定报告疫情；其他责任报告单位和个人以电话或书面形式报告。

3.3.3　报告时限和程序

发现可疑动物疫情时，必须立即向当地县（市）动物防疫监督机构报告。县（市）动物防疫监督机构接到报告后，应当立即赶赴现场诊断，必要时可请省级动物防疫监督机构派人协助进行诊断，认定为疑似重大动物疫情的，应当在 2 小时内将疫情逐级报至省级动物防疫监督机构，并同时报所在地人民政府兽医行政管理部门。省级动物防疫监督机构应当在接到报告后 1 小时内，向省级兽医行政管理部门和农业部报告。省级兽医行政管理部门应当在接到报告后的 1 小时内报省级人民政府。特别重大、重大动物疫情发生后，省级人民政府、农业部应当在 4 小时内向国务院报告。

认定为疑似重大动物疫情的应立即按要求采集病料样品送省级动物防疫监督机构实验室确诊，省级动物防疫监督机构不能确诊的，送国家参考实验室确诊。确诊结果应立即报农业部，并抄送省级兽医行政管理部门。

3.3.4　报告内容

疫情发生的时间、地点、发病的动物种类和品种、动物来源、临床症状、发病数量、死亡数量、是否有人员感染、已采取的控制措施、疫情报告的单位和个人、联系方式等。

4　突发重大动物疫情的应急响应和终止

4.1　应急响应的原则

发生突发重大动物疫情时，事发地的县级、市（地）级、省级人民政府及其有关部门按照分级响应的原则作出应急响应。同时，要遵循突发重大动物疫情发生发展的客观规律，结合实际情况和预防控制工作的需要，及时调整预警和响应级别。要根据不同动物疫病的性质和特点，注重分析疫情的发展趋势，对势态和影响不断扩大的疫情，应及时升级预警和响应级别；对范围局限、不会进一步扩散的疫情，应相应降低响应级别，及时撤销预警。

突发重大动物疫情应急处理要采取边调查、边处理、边核实的方式，有效控制疫情发展。

未发生突发重大动物疫情的地方，当地人民政府兽医行政管理部门接到疫情通报后，要组织做好人员、物资等应急准备工作，采取必要的预防控制措施，防止突发重大动物疫情在本行政区域内发生，并服从上一级人民政府兽医行政管理部门的统一指挥，支援突发重大动物疫情发生地的应急处理工作。

4.2　应急响应

4.2.1　特别重大突发动物疫情（Ⅰ级）的应急响应

确认特别重大突发动物疫情后，按程序启动本预案。

（1）县级以上地方各级人民政府

a. 组织协调有关部门参与突发重大动物疫情的处理。

b. 根据突发重大动物疫情处理需要，调集本行政区域内各类人员、物资、交通工具和相关设施、设备参加应急处理工作。

c. 发布封锁令，对疫区实施封锁。

d. 在本行政区域内采取限制或者停止动物及动物产品交易、扑杀染疫或相关动物，临时征用房屋、场所、交通工具；封闭被动物疫病病原体污染的公共饮用水源等紧急措施。

e. 组织铁路、交通、民航、质检等部门依法在交通站点设置临时动物防疫监督检查站，对进出疫区、出入境的交通工具进行检查和消毒。

f. 按国家规定做好信息发布工作。

g. 组织乡镇、街道、社区以及居委会、村委会，开展群防群控。

h. 组织有关部门保障商品供应，平抑物价，严厉打击造谣传谣、制假售假等违法犯罪和扰乱社会治安的行为，维护社会稳定。

必要时，可请求中央予以支持，保证应急处理工作顺利进行。

（2）兽医行政管理部门

a. 组织动物防疫监督机构开展突发重大动物疫情的调查与处理；划定疫点、疫区、受威胁区。

b. 组织突发重大动物疫情专家委员会对突发重大动物疫情进行评估，提出启动突发重大动物疫情应急响应的级别。

c. 根据需要组织开展紧急免疫和预防用药。

d. 县级以上人民政府兽医行政管理部门负责对本行政区域内应急处理工作的督导和检查。

e. 对新发现的动物疫病，及时按照国家规定，开展有关技术标准和规范的培训工作。

f. 有针对性地开展动物防疫知识宣教，提高群众防控意识和自我防护能力。

g. 组织专家对突发重大动物疫情的处理情况进行综合评估。

（3）动物防疫监督机构

a. 县级以上动物防疫监督机构做好突发重大动物疫情的信息收集、报告与分析工作。

b. 组织疫病诊断和流行病学调查。

c. 按规定采集病料，送省级实验室或国家参考实验室确诊。

d. 承担突发重大动物疫情应急处理人员的技术培训。

（4）出入境检验检疫机构

a. 境外发生重大动物疫情时，会同有关部门停止从疫区国家或地区输入相关动物及其产品；加强对来自疫区运输工具的检疫和防疫消毒；参与打击非法走私入境动物或动物产品等违法活动。

b. 境内发生重大动物疫情时，加强出口货物的查验，会同有关部门停止疫区和受威胁区的相关动物及其产品的出口；暂停使用位于疫区内的依法设立的出入境相关动物临时隔离检疫场。

c. 出入境检验检疫工作中发现重大动物疫情或者疑似重大动物疫情时，立即向当地兽医行政管理部门报告，并协助当地动物防疫监督机构做好疫情控制和扑灭工作。

4.2.2　重大突发动物疫情（Ⅱ级）的应急响应

确认重大突发动物疫情后，按程序启动省级疫情应急响应机制。

（1）省级人民政府

省级人民政府根据省级人民政府兽医行政管理部门的建议，启动应急预案，统一领导和指挥本行政区域内突发重大动物疫情应急处理工作。组织有关部门和人员扑疫；紧急调集各种应急处理物资、交通工具和相关设施设备；发布或督导发布封锁令，对疫区实施封锁；依法设置临时动物防疫监督检查站查堵疫源；限制或停止动物及动物产品交易、扑杀染疫或相关动物；封锁被动物疫源污染的公共饮用水源等；按国家规定做好信息发布工作；组织乡镇、街道、社区及居委会、村委会，开展群防群控；组织有关部门保障商品供应，平抑物价，维护社会稳定。必要时，可请求中央予以支持，保证应急处理工作顺利进行。

（2）省级人民政府兽医行政管理部门

重大突发动物疫情确认后，向农业部报告疫情。必要时，提出省级人民政府启动应急预案的建议。同时，迅速组织有关单位开展疫情应急处置工作。组织开展突发重大动物疫情的调查与处理；划定疫点、疫区、受威胁区；组织对突发重大动物疫情应急处理的评估；负责对本行政区域内应急处理工作的督导和检查；开展有关技术培训工作；有针对性地开展动物防疫知识宣教，提高群众防控意识和自我防护能力。

（3）省级以下地方人民政府

疫情发生地人民政府及有关部门在省级人民政府或省级突发重大动物疫情应急指挥部的统一指挥下，按照要求认真履行职责，落实有关控制措施。具体组织实施突发重大动物疫情应急处理工作。

（4）农业部

加强对省级兽医行政管理部门应急处理突发重大动物疫情工作的督导，根据需要组织有关专家协助疫情应急处置；并及时向有关省份通报情况。必要时，建议国务院协调有关部门给予必要的技术和物资支持。

4.2.3　较大突发动物疫情（Ⅲ级）的应急响应

（1）市（地）级人民政府

市（地）级人民政府根据本级人民政府兽医行政管理部门的建议，启动应急预案，采取相应的综合应急措施。必要时，可向上级人民政府申请资金、物资和技术援助。

（2）市（地）级人民政府兽医行政管理部门

对较大突发动物疫情进行确认，并按照规定向当地人民政府、省级兽医行政管理部门和农业部报告调查处理情况。

（3）省级人民政府兽医行政管理部门

省级兽医行政管理部门要加强对疫情发生地疫情应急处理工作的督导，及时组织专家对地方疫情应急处理工作提供技术指导和支持，并向本省有关地区发出通报，及时采取预防控制措施，防止疫情扩散蔓延。

4.2.4　一般突发动物疫情（Ⅳ级）的应急响应

县级地方人民政府根据本级人民政府兽医行政管理部门的建议，启动应急预案，组织有关部门开展疫情应急处置工作。

县级人民政府兽医行政管理部门对一般突发重大动物疫情进行确认，并按照规定向本级人民政府和上一级兽医行政管理部门报告。

市（地）级人民政府兽医行政管理部门应组织专家对疫情应急处理进行技术指导。

省级人民政府兽医行政管理部门应根据需要提供技术支持。

4.2.5　非突发重大动物疫情发生地区的应急响应

应根据发生疫情地区的疫情性质、特点、发生区域和发展趋势，分析本地区受波及的可能性和程度，重点做好以下工作：

（1）密切保持与疫情发生地的联系，及时获取相关信息。

（2）组织做好本区域应急处理所需的人员与物资准备。

（3）开展对养殖、运输、屠宰和市场环节的动物疫情监测和防控工作，防止疫病的发生、传入和扩散。

（4）开展动物防疫知识宣传，提高公众防护能力和意识。

（5）按规定做好公路、铁路、航空、水运交通的检疫监督工作。

4.3　应急处理人员的安全防护

要确保参与疫情应急处理人员的安全。针对不同的重大动物疫病，特别是一些重大人畜共患病，应急处理人员还应采取特殊的防护措施。

4.4　突发重大动物疫情应急响应的终止

突发重大动物疫情应急响应的终止需符合以下条件：疫区内所有的动物及其产品按规定处理后，经过该疫病的至少一个最长潜伏期无新的病例出现。

特别重大突发动物疫情由农业部对疫情控制情况进行评估，提出终止应急措施的建议，按程序报批宣布。

重大突发动物疫情由省级人民政府兽医行政管理部门对疫情控制情况进行评估，提出终止应急措施的建议，按程序报批宣布，并向农业部报告。

较大突发动物疫情由市（地）级人民政府兽医行政管理部门对疫情控制情况进行评估，提出终止应急措施的建议，按程序报批宣布，并向省级人民政府兽医行政管理部门报告。

一般突发动物疫情，由县级人民政府兽医行政管理部门对疫情控制情况进行评估，提出终止应急措施的建议，按程序报批宣布，并向上一级和省级人民政府兽医行政管理部门报告。

上级人民政府兽医行政管理部门及时组织专家对突发重大动物疫情应急措施终止的评估提供技术指导和支持。

5　善后处理

5.1　后期评估

突发重大动物疫情扑灭后，各级兽医行政管理部门应在本级政府的领导下，组织有关人员对突发重大动物疫情的处理情况进行评估，提出改进建议和应对措施。

5.2　奖励

县级以上人民政府对参加突发重大动物疫情应急处理作出贡献的先进集体和个人，进行表彰；对在突发重大动物疫情应急处理工作中英勇献身的人员，按有关规定追认为烈士。

5.3　责任

对在突发重大动物疫情的预防、报告、调查、控制和处理过程中，有玩忽职守、失职、渎职等违纪违法行为的，依据有关法律法规追究当事人的责任。

5.4　灾害补偿

按照各种重大动物疫病灾害补偿的规定，确定数额等级标准，按程序进行补偿。

5.5　抚恤和补助

地方各级人民政府要组织有关部门对因参与应急处理工作致病、致残、死亡的人员，按照国家有关规定，给予相应的补助和抚恤。

5.6　恢复生产

突发重大动物疫情扑灭后，取消贸易限制及流通控制等限制性措施。根据各种重大动物疫病的特点，对疫点和疫区进行持续监测，符合要求的，方可重新引进动物，恢复畜牧业生产。

5.7　社会救助

发生重大动物疫情后，国务院民政部门应按《中华人民共和国公益事业捐赠法》和《救灾救济捐赠管理暂行办法》及国家有关政策规定，做好社会各界向疫区提供的救援物资及资金的接收、分配和使用工作。

6　突发重大动物疫情应急处置的保障

突发重大动物疫情发生后，县级以上地方人民政府应积极协调有关部门，做好突发重大动物疫情处理的应急保障工作。

6.1　通信与信息保障

县级以上指挥部应将车载电台、对讲机等通讯工具纳入紧急防疫物资储备范畴，按照规定做好储备保养工作。

根据国家有关法规对紧急情况下的电话、电报、传真、通讯频率等予以优先待遇。

6.2　应急资源与装备保障

6.2.1　应急队伍保障

县级以上各级人民政府要建立突发重大动物疫情应急处理预备队伍，具体实施扑杀、消毒、无害化处理等疫情处理工作。

6.2.2　交通运输保障

运输部门要优先安排紧急防疫物资的调运。

6.2.3　医疗卫生保障

卫生部门负责开展重大动物疫病（人畜共患病）的人间监测，作好有关预防保障工作。各级兽医行政管理部门在做好疫情处理的同时应及时通报疫情，积极配合卫生部门开展工作。

6.2.4　治安保障

公安部门、武警部队要协助做好疫区封锁和强制扑杀工作，做好疫区安全保卫和社会治安管理。

6.2.5　物资保障

各级兽医行政管理部门应按照计划建立紧急防疫物资储备库，储备足够的药品、疫苗、诊断试剂、器械、防护用品、交通及通信工具等。

6.2.6　经费保障

各级财政部门为突发重大动物疫病防治工作提供合理而充足的资金保障。

各级财政在保证防疫经费及时、足额到位的同时，要加强对防疫经费使用的管理和监督。

各级政府应积极通过国际、国内等多渠道筹集资金，用于突发重大动物疫情应急处理工作。

6.3　技术储备与保障

建立重大动物疫病防治专家委员会，负责疫病防控策略和方法的咨询，参与防控技术方案的策划、制定和执行。

设置重大动物疫病的国家参考实验室，开展动物疫病诊断技术、防治药物、疫苗等的研究，作好技术和相关储备工作。

6.4　培训和演习

各级兽医行政管理部门要对重大动物疫情处理预备队成员进行系统培训。

在没有发生突发重大动物疫情状态下，农业部每年要有计划地选择部分地区举行演练，确保预备队扑灭疫情的应急能力。地方政府可根据资金和实际需要的情况，组织训练。

6.5　社会公众的宣传教育

县级以上地方人民政府应组织有关部门利用广播、影视、报刊、互联网、手册等多种形式对社会公众广泛开展突发重大动物疫情应急知识的普及教育，宣传动物防疫科普知识，指导群众以科学的行为和方式对待突发重大动物疫情。要充分发挥有关社会团体在普及动物防疫应急知识、科普知识方面的作用。

7　各类具体工作预案的制定

农业部应根据本预案，制定各种不同重大动物疫病应急预案，并根据形势发展要求，及时进行修订。

国务院有关部门根据本预案的规定，制定本部门职责范围内的具体工作方案。

县级以上地方人民政府根据有关法律法规的规定，参照本预案并结合本地区实际情况，组织制定本地区突发重大动物疫情应急预案。

8　附则

8.1　名词术语和缩写语的定义与说明

重大动物疫情：是指陆生、水生动物突然发生重大疫病，且迅速传播，导致动物发病率或者死亡率高，给养殖业生产安全造成严重危害，或者可能对人民身体健康与生命安全造成危害的，具有重要经济社会影响和公共卫生意义。

我国尚未发现的动物疫病：是指疯牛病、非洲猪瘟、非洲马瘟等在其他国家和地区已经发现，在我国尚未发生过的动物疫病。

我国已消灭的动物疫病：是指牛瘟、牛肺疫等在我国曾发生过，但已扑灭净化的动物疫病。

暴发：是指一定区域，短时间内发生波及范围广泛、出现大量患病动物或死亡病例，其发病率远远超过常年的发病水平。

疫点：患病动物所在的地点划定为疫点，疫点一般是指患病动物所在的养殖场（户）或其他有关屠宰、经营单位。

疫区：以疫点为中心的一定范围内的区域划定为疫区，疫区划分时注意考虑当地的饲养环境、天然屏障（如河流、山脉）和交通等因素。

受威胁区：疫区外一定范围内的区域划定为受威胁区。

本预案有关数量的表述中，"以上"含本数，"以下"不含本数。

8.2　预案管理与更新

预案要定期评审，并根据突发重大动物疫情的形势变化和实施中发现的问题及时进行修订。

8.3　预案实施时间

本预案自印发之日起实施。

附录 4　高致病性禽流感流行病学调查技术规范

1　范围

本标准规定了发生高致病性禽流感疫情后开展的流行病学调查技术要求。

本标准适用于高致病性禽流感暴发后的最初调查、现地调查和追踪调查。

2　规范性引用文件

下列文件中的条款通过本标准的引用而成为本标准的条款。凡是注日期的引用文件，其随后所有的修改单位（不包括勘误的内容）或修订版均不适用于本标准。鼓励根据本标准达成协议的各方研究可以使用这些文件的最新版本。凡是不注日期的引用文件，其最新版本适用于本标准。

NY 764　　高致病性禽流感疫情判定及扑灭技术规范

NY/T 768　高致病性禽流感人员防护技术规范

3　术语和定义

3.1　最初调查

兽医技术人员在接到养禽场/户怀疑发生高致病性禽流感的报告后，对所报告的养禽场/户进行的实地考察以及对其发病情况的初步核实。

3.2　现地调查

兽医技术人员或省级、国家级动物流行病学专家对所报告的高致病性禽流感发病场/户的场区状况、传染来源、发病禽品种与日龄、发病时间与病程、发病率与病死率以及发病禽舍分布等所做的现场调查。

3.3　跟踪调查

在高致病性禽流感暴发及扑灭前后，对疫点的可疑带毒人员、病死禽及其产品和传播媒介的扩散趋势、自然宿主发病和带毒情况的调查。

4 最初调查

4.1 目的

核实疫情、提出对疫点的初步控制措施，为后续疫情确诊和现地调查提供依据。

4.2 组织与要求

4.2.1 动物防疫监督机构接到养禽场/户怀疑发病的报告后，应立即指派 2 名以上兽医技术人员，携必要的器械、用品和采样容器，在 24 h 以内尽快赶赴现场，核实发病情况。

4.2.2 被派兽医技术人员至少 3 d 内没有接触过高致病性禽流感病禽及其污染物，按 NY/T 768 要求做好个人防护。

4.3 内容

4.3.1 调查发病禽场的基本状况、病史、症状及环境状况四个方面，完成最初调查表（见附件 A）。

4.3.2 认真检查发病禽群状况，根据 NY 764 做出是否发生高致病性禽流感的初步判断。

4.3.3 若不能排除高致病性禽流感，调查人员应立即报告当地动物防疫监督机构并建议提请省级/国家级动物流行病学专家做进一步诊断，并应配合做好后续采样、诊断和疫情扑灭工作。

4.3.4 实施对疫点的初步控制措施，禁止家禽、家禽产品和可疑污染物品从养禽场/户运出，并限制人员流动。

4.3.5 画图标出可疑病禽场/户周围 10 km 以内分布的养禽场、道路、河流、山岭、树林、人工屏障等，连同最初调查表一同报告当地动物防疫监督机构。

5 现地调查

5.1 目的

在最初调查无法排除高致病性禽流感的情况下，对报告养禽场/户做进一步的诊断和调查，分析可能的传染来源、传播方式、传播途径以及影响疫情控制和扑灭的环境和生态因素，为控制和扑灭疫情提供技术依据。

5.2 组织与要求

5.2.1 省级动物防疫监督机构接到怀疑发病报告后，应立即派遣流行病学专家配备必要的器械和用品于 24 h 内赴现场，做进一步诊断和调查。

5.2.2　被派兽医技术人员应遵照 4.2.2 的要求。

5.3　内容

5.3.1　在地方动物防疫监督机构技术人员初步调查的基础上，对发病养禽场/户的发病情况、周边地理地貌、野生动物分布、近期家禽、产品、人员流动情况等开展进一步的调查，分析传染来源、传播途径以及影响疫情控制和消灭的环境和生态因素。

5.3.2　尽快完成流行病学现地调查表（见附件 B）并提交省和地方动物防疫监督机构。

5.3.3　与地方动物防疫监督机构密切配合，完成病料样品的采集、包装、运输及诊断等事宜。

5.3.4　对所发疫病做出高致病性禽流感诊断后，协助地方政府和地方动物防疫监督机构扑灭疫情。

6　跟踪调查

6.1　目的

追踪疫点传染源和传播媒介的扩散趋势、自然宿主的发病和带毒情况，为可能出现的公共卫生危害提供预警预报。

6.2　组织

当地流行病学调查人员在省级或国家级动物流行病学专家指导下对有关人员、可疑感染家禽、可疑污染物品和带毒宿主进行追踪调查。

6.3　内容

6.3.1　追踪出入发病养禽场/户的有关工作人员和所有家禽、禽产品及有关物品的流动情况，并对其做适当的隔离观察和控制措施，严防疫情扩散。

6.3.2　对疫点、疫区的家禽、水禽、猪、留鸟、候鸟等重要疫源宿主进行发病情况调查，追踪病毒变异情况。

6.3.3　完成跟踪调查表（见附件 C）并提交本次暴发疫情的流行病学调查报告。

附件 A　高致病性禽流感流行病学最初调查表

任务编号：		国标码：
调查者姓名：		电　话：
场/户主姓名：		电　话：
场/户　名称：		邮　编：

场/户地址	
饲养品种	
饲养数量	
场址地形环境描述	
发病时天气状况	温度
	干旱/下雨
	主风向
场区条件	□进场要洗澡更衣　□进生产区要换胶靴　□场舍门口有消毒池 □供料道与出粪道分开
污水排向	□附近河流　□农田沟渠　□附近村庄　□野外湖区　□野外水塘 □野外荒郊　□其他
过去一年曾发生的疫病	□低致病性禽流感　□鸡新城疫　□马立克氏病　□禽白血病 □鸡传染性喉气管炎　□鸡传染性贫血　□鸡传染性支气管炎 □鸡传染性法氏囊病
本次典型发病情况	□急性发病死亡　□脚鳞出血　□鸡冠出血或发绀、头部水肿 □肌肉和其他组织器官广泛性严重出血　□神经症状　□绿色稀便 □其他（请填写）：
疫情核实结论	□不能排除高致病性禽流感　　□排除高致病性禽流感
调查人员签字：	时间：

附件 B　高致病性禽流感现地调查表

疫情类型　　（1）确诊　　　（2）疑似　　　（3）可疑

B1　疫点易感禽与发病禽现场调查

B1.1　最早出现发病时间：　　　年　　月　　日　　时，发病数：　　只，死

亡数：　　只，圈舍（户）编号：　　　　。

B1.2　禽群发病情况：

圈舍（户）编号	家禽品种	日龄	发病日期	发病数	开始死亡日期	死亡数

B1.3　袭击率：

计算公式：袭击率＝（疫情暴发以来发病禽数÷疫情暴发开始时易感禽数）×100％

B2　可能的传染来源调查

B2.1　发病前 30 d 内，发病禽舍是否新引进了家禽？

（1）是　　　　　　（2）否

引进禽品种	引进数量	混群情况*	最初混群时间	健康状况	引进时间	来源

*混群情况为：（1）同舍（户）饲养（2）邻舍（户）饲养（3）饲养于本场（村）隔离场，隔离场（舍）人员应单独隔离。

B2.2 发病前 30 d 内发病禽场/户是否有野鸟栖息或捕获鸟？

（1）是　　　　　　（2）否

鸟名	数量	来源	鸟停留地点*	鸟病死数量	与禽畜接触频率**

*停留地点：包括禽场（户）内建筑场上、树上、存料处及料槽等； **接触频率：指鸟与停留地点的接触情况，分为每天、数次、仅一次。

B2.3　发病前 30 d 内是否运入可疑的被污染物品（药品）？

（1）是　　　　　　　　（2）否

物品名称	数　量	经过或存放地	运入后使用情况

B2.4　最近 30 d 内是否有场外有关业务人员来场？（1）无　　（2）有，请写出访问者姓名、单位、访问日期，并注明是否来自疫区。

来访人	来访日期	来访人职业/电话	是否来自疫区

B2.5　发病场（户）是否靠近其他养禽场及动物集散地？

（1）是　　　　　　　　　（2）否

B2.5.1　与发病场的相对地理位置_____。

B2.5.2　与发病场的距离_____。

B2.5.3　其大致情况_____。

B2.6　发病场周围 10 km 以内是否有下列动物群？

B2.6.1　猪，_____。

B2.6.2　野禽，具体禽种：_____。

B2.6.3　野水禽，具体禽种：_____。

B2.6.4　田鼠、家鼠：_____。

B2.6.5　其他：_____。

B2.7　在最近 25～30 d 内本场周围 10 km 以内有无禽发病？（1）无　　（2）有，请回答_____。

B2.7.1　发病日期：_____。

B2.7.2　病禽数量和品种：_____。

B2.7.3　确诊/疑似诊断疾病：_____。

B2.7.4　场主姓名：_____。

B2.7.5　发病地点与本场相对位置、距离：_____。

B2.7.6　投药情况：＿＿＿＿＿＿＿。

B2.7.7　疫苗接种情况：＿＿＿＿＿＿＿。

B2.8　场内是否有职员住在其他养殖场/养禽村？

（1）无　　　　　（2）有

B2.8.1　该农场所处的位置：＿＿＿＿＿＿＿。

B2.8.2　该场养禽的数量和品种：＿＿＿＿＿＿＿。

B2.8.3　该场禽的来源及去向：＿＿＿＿＿＿＿。

B2.8.4　职员拜访和接触他人地点：＿＿＿＿＿＿＿。

B3　在发病前 30 d 是否有饲养方式/管理的改变？

（1）无　　　　（2）有，＿＿＿＿＿＿＿。

B4　发病场（户）周围环境情况

B4.1　静止水源——沼泽、池塘或湖泊：（1）是　　（2）否

B4.2　流动水源——灌溉用水、运河水、河水：（1）是　（2）否

B4.3　断续灌溉区——方圆 3 km 内无水面：（1）是　（2）否

B4.4　最近发生过洪水：（1）是　　　（2）否

B4.5　靠近公路干线：（1）是　　　（2）否

B4.6　靠近山溪或森（树）林：（1）是　　　（2）否

B5　该养禽场/户地势类型属于：

（1）盆地　（2）山谷　（3）高原　（4）丘陵　（5）平原　（6）山区　（7）其他（请注明）＿＿＿＿＿＿＿。

B6　饮用水及冲洗用水情况

B6.1　饮水类型：

（1）自来水　（2）浅井水　（3）深井水　（4）河塘水　（5）其他

B6.2　冲洗水类型：

（1）自来水　（2）浅井水　（3）深井水　（4）河塘水　（5）其他

B7　发病养禽场/户高致病性禽流感疫苗免疫情况：

（1）免疫　　　　（2）不免疫

B7.1　疫苗生产厂家＿＿＿＿＿＿＿。

B7.2　疫苗品种、批号＿＿＿＿＿＿＿。

B7.3　被免疫禽数量＿＿＿＿＿＿＿。

B8　受威胁区免疫禽群情况

B8.1　免疫接种 1 个月内禽发病情况：

（1）未见发病　（2）发病，发病率＿＿＿＿＿＿。

B8.2　异源亚型血清学检测和病原学检测

标本类型	采样时间	检测项目	检测方法	结果

注：标本类型包括鼻咽拭子、脾、淋巴组织、内脏、血清及粪便等。

B9　解除封锁后是否使用岗哨动物？

（1）否　（2）是，简述结果＿＿＿＿＿＿。

B10　最后诊断情况：

B10.1　确诊高致病性禽流感，确诊单位＿＿＿＿＿＿。

B10.2　排除，其他疫病名称＿＿＿＿＿＿。

B11　疫情处理情况

B11.1　发病禽群及其周围 3 km 以内所有家禽全部扑杀：

（1）是　（2）否，扑杀范围：＿＿＿＿＿＿。

B11.2　疫点周围 3～5 km 内所有家禽全部接种疫苗

（1）是　（2）否

所用疫苗的病毒亚型：＿＿＿＿＿＿，厂家＿＿＿＿＿＿。

附件 C　高致病性禽流感跟踪调查表

C1　在发病养禽场/户出现第一个病例前 21 d 至该场被控制期间出场的：（A）有关人员，（B）动物/产品/排泄废弃物，（C）运输工具/物品/饲料/原料，（D）其他（请标出）＿＿＿＿＿＿，养禽场被隔离控制日期＿＿＿＿＿＿。

出入日期	出场人/物	运输工具	人/承运人姓名/电话	相对方位/距离

C2　在发病养禽场/户出现第一个病例前 21 d 至该场被隔离控制期间，是否有家禽、车辆和人员进出家禽集散地（家禽集散地包括展览场所、农贸市场、动物产品仓库、拍卖市场、动物园等）？

（1）无　　　（2）有，请填写下表，追踪可能污染物，进行限制或消毒处理。

出入日期	出场人/物	运输工具	人/承运人姓名/电话	相对方位/距离

注：家禽集散地包括展览场所、农贸市场、动物产品仓库、拍卖市场、动物园等。

C3　列举在发病养禽场/户出现第一个病例前 21 d 至该场被隔离控制期间出场的工作人员（如送料员、雌雄鉴别人员、销售人员、兽医等）3 d 内接触过的所有养禽场/户，通知被访场进行防范。

姓名	出场人员	出场日期	访问日期	目的地/电话

C4　疫点或疫区水禽

C4.1　在发病后 1 个月发病情况

（1）未见发病　　（2）发病，发病率_____。

C4.2　异源亚型血清学检测和病原学检测

标本类型	采样时间	检测项目	检测方法	结　果

C5　疫点或疫区留鸟

C5.1　在发病后 1 个月发病情况

（1）未见发病　　（2）发病，发病率_____。

C5.2　血清学检测和病原学检测

标本类型	采样时间	检测项目	检测方法	结　果

C6 受威胁区猪密切接触的猪

C6.1 在发病后 1 个月发病情况

（1）未见发病 （2）发病，发病率_____。

C6.2 血清学和病原学检测、异源亚型血清学检测和病原学检测

标本类型	采样时间	检测项目	检测方法	结　果

C7 疫点或疫区候鸟

C7.1 在发病后 1 个月发病情况

（1）未见发病 （2）发病，发病率_____。

C7.2 血清学检测和病原学检测

标本类型	采样时间	检测项目	检测方法	结果

C8 在该疫点疫病传染期内密切接触人员的发病情况_____。

（1）未见发病

（2）发病，简述情况：

接触人员姓名	性别	年龄	接触方式*	住址或工作单位	电话号码	是否发病及死亡

* 接触方式：（1）本舍（户）饲养员 （2）非本舍饲养员 （3）本场兽医 （4）收购与运输 （5）屠宰加工 （6）处理疫情的场外兽医 （7）其他接触。

附录5　　　　　　　　　　**动物流感监测方案**

一、监测目的

评估家禽禽流感免疫抗体水平，掌握群体免疫状况；掌握动物流感的流行状况及高风险区域的发病情况，追踪动物流感病毒变异特点与趋势。

二、监测对象

鸡、鸭、鹅和其他家禽，野生禽鸟，貂、貉等经济动物，虎等人工饲养的野生动物，高风险区域内的猪，以及高风险区域环境样品。其中，H7N9禽流感重点监测蛋鸡、黄羽肉鸡等饲养周期较长的鸡。

三、监测范围

禽类：种禽场、商品禽场、散养户、活禽交易市场、禽类屠宰厂，候鸟主要栖息地和重点边境地区。

哺乳动物类：经济动物饲养场、动物园、高风险区域内的养猪场（户）和生猪屠宰厂。

注：散养户以一个自然村为一个监测采样的流行病学单元。

四、监测时间

免疫抗体监测：每半年进行一次集中监测，定点监测由各省根据实际情况安排。
病原监测：每半年进行一次集中监测，定点监测由各省根据实际情况安排。
国家禽流感参考实验室和专业实验室具体采样时间，由其与相关省份协商确定。

五、监测方式

（一）被动监测
任何单位和个人发现病死或不明原因死亡的家禽或野鸟，应及时向当地动物疫病预防控制机构报告，动物疫病预防控制机构应及时采样进行监测。

（二）主动监测
1. 病原监测

采用先抽取场群，在场群内再抽取个体的抽样方式开展监测采样。选择场群时要覆盖种禽场、商品禽场、散养户、活禽市场及屠宰厂，同时兼顾不同禽类养殖场点的数量比例。

2. 抗体监测

选择场群时要覆盖种禽场、商品禽场和散养户，同时兼顾不同禽类养殖场点的数量比例。

六、监测内容和数量

（一）国家下达任务

国家下达监测任务主要为病原学监测分析。

每省每次应随机选至少 170 个养殖场（点），每个场（点）至少采集样品 30 份，每年监测 2 次。西藏、青海、甘肃、宁夏等家禽养殖量较少的省份，可适当减少样品数量（见附表）。

（二）省级任务

各省主动监测可参考《场群内个体抗体监测抽样数量表》和《场群内个体病原学监测抽样数量表》（见附件 1、附件 2）确定监测数量。

（三）国家参考实验室

除承担国家禽流感实验室职责外，还负责重点对鄱阳湖、青海湖、洞庭湖、洪泽湖和博斯腾湖等湖区，以及辽河口湿地、山口红树林自然保护区等湿地开展主动监测工作。

在安徽、福建、广东、广西、贵州、河北、河南、湖北、湖南、吉林、江苏、江西、辽宁、山东、陕西、云南、浙江、重庆等 22 个省份采集禽流感和猪流感样品；在四川、山西、天津、黑龙江、宁夏、青海、西藏、新疆 8 个省份采集猪流感样品（见附表）。

附表　禽流感和猪流感监测采样地点一览表

省 份	禽流感采样地点及地区	猪流感采样地点
安 徽	巢湖周边地区	2 个猪场、1 个屠宰厂
福 建	福州市、泉州市、厦门市、闽江口	2 个猪场、1 个屠宰厂
广 东	韶关、东莞、深圳	2 个猪场、1 个屠宰厂
广 西	南宁市、贵港市、边境县市	2 个猪场、1 个屠宰厂
贵 州	贵阳市、草海	2 个猪场、1 个屠宰厂

（续）

省　份	禽流感采样地点及地区	猪流感采样地点
河 北	白洋淀湖区、滦河口	2个猪场、1个屠宰厂
河 南	两个市	2个猪场、1个屠宰厂
湖 北	武汉市、鄂东南湖区	2个猪场、1个屠宰厂
湖 南	环洞庭湖地区	2个猪场、1个屠宰厂
吉 林	向海、查干湖地区	2个猪场、1个屠宰厂
江 苏	洪泽湖、高邮湖、太湖地区	2个猪场、1个屠宰厂
江 西	环鄱阳湖地区	2个猪场、1个屠宰厂
辽 宁	辽河口地区	2个猪场、1个屠宰厂
宁 夏	两个市、黄河湿地	
青 海	环青海湖	
山 东	微山湖区、东平湖区	2个猪场、1个屠宰厂
陕 西	两个市	2个猪场、1个屠宰厂
西 藏	纳木错湖区、色林错湖区	
新 疆	乌鲁木齐市、博斯腾湖区、艾比湖区	
云 南	大理、其他一个城市	
浙 江	湖州市、建德市	2个猪场、1个屠宰厂
重 庆	两个市县	
四 川		2个猪场、1个屠宰厂
山 西		2个猪场、1个屠宰厂
天 津		2个猪场、1个屠宰厂
黑龙江		2个猪场、1个屠宰厂

（四）专业实验室

1. 中国动物卫生与流行病学中心禽病专业实验室承担长三角、珠三角等重点地区市场链主动监测工作。

2. 扬州大学禽病专业实验室承担长三角家禽-野禽界面禽流感主动监测工作。

3. 华南农业大学禽病专业实验室承担珠三角家禽-野禽界面禽流感主动监测工作。

七、检测方法

（一）病原检测

采集咽喉/泄殖腔拭子样品，采用 RT - PCR 或荧光 RT - PCR 方法进行检测。

（二）抗体检测

采集血清样品，采用血凝抑制试验（HI）进行 H5、H7 亚型禽流感抗体检测。

八、判定标准

（一）免疫合格个体

按照《高致病性禽流感诊断技术》（GB/T 18936—2003），采用血凝抑制试验（HI）检测，经灭活疫苗免疫的家禽，免疫 21 d 后 HI 抗体效价$\geqslant 2^4$ 为免疫合格。

（二）免疫合格群体

经弱毒疫苗免疫的商品代肉雏鸡，第二次免疫 14 d 后免疫抗体转阳$\geqslant 50\%$；经对灭活疫苗免疫的家禽，免疫合格个体数量占群体总数的 70%（含）以上。

（三）监测阳性个体

采用国家推荐的 RT - PCR 或荧光 RT - PCR（含荧光定量 RT - PCR）检测方法，结果为阳性。

（四）确诊阳性个体

监测阳性个体经国家参考实验室确诊，结果为阳性。

（五）确诊阳性群体

群体内至少检出 1 个确诊阳性个体。

（六）临床病例

按照《高致病性禽流感防治技术规范》确定。

附件 1　场群内个体抗体监测抽样数量表

场/群存栏数 （头/只）	抽样数量（头/只）					
	可接受误差					
	5％	6％	7％	8％	9％	10％
50	37	33	30	26	24	21
100	59	49	42	36	30	26
150	72	59	48	40	34	29
200	82	65	53	43	36	30
250	90	70	56	45	37	31
300	95	73	58	46	38	32
350	100	76	59	47	39	32
400	103	78	60	48	39	32
450	106	80	61	49	39	33
500	109	81	62	49	40	33
550	111	82	63	50	40	33
600	113	83	64	50	40	33
650	115	84	64	50	41	33
700	116	85	65	51	41	33
750	117	86	65	51	41	34
800	118	86	65	51	41	34
850	119	87	66	51	41	34
900	120	87	66	51	41	34
950	121	88	66	52	41	34
1 000	122	88	66	52	41	34
1 100	123	89	67	52	42	34
1 200	125	89	67	52	42	34
1 300	125	90	67	52	42	34
1 400	126	90	68	53	42	34
1 500	127	91	68	53	42	34
1 600	128	91	68	53	42	34
1 700	128	91	68	53	42	34
1 800	129	92	68	53	42	34
1 900	129	92	69	53	42	34
2 000	130	92	69	53	42	34

注：按照预期抗体合格率 90％，95％置信水平，不同可接受误差条件下，不同规模抽样数量。

附件 2　场群内个体病原学监测抽样数量表

场/群存栏数 (头/只)	抽样数量（头/只）				
	可接受误差				
	1%	2%	3%	4%	5%
50	49	46	41	35	30
100	95	83	67	54	43
150	139	113	87	65	50
200	181	140	101	73	54
250	220	162	112	79	57
300	258	181	121	83	59
350	294	199	129	87	61
400	329	214	135	89	62
450	361	227	140	91	63
500	393	239	145	93	64
550	423	250	149	95	65
600	452	260	152	96	66
650	480	269	155	98	66
700	506	277	158	99	67
750	532	284	160	99	67
800	557	291	162	100	67
850	580	297	164	101	68
900	603	303	166	102	68
950	625	309	168	102	68
1 000	646	314	169	103	69
1 100	687	323	172	104	69
1 200	724	331	174	105	69
1 300	760	338	176	105	70
1 400	793	345	178	106	70
1 500	824	350	179	106	70
1 600	853	355	180	107	70
1 700	881	360	182	107	70
1 800	907	364	183	108	71
1 900	931	368	184	108	71
2 000	955	372	185	108	71

注：预期病原学阳性率 5%，95% 置信水平、100% 试验敏感性条件下，不同可接受误差条件下，不同规模抽样数量。

附录6　高致病性禽流感监测方案

一、监测目的

评估家禽免疫抗体水平，掌握群体免疫状况；掌握高致病性禽流感的流行状况以及高风险区域的发病情况，追踪高致病性病毒变异趋势。

二、监测对象

鸡、鸭、鹅和其他家禽及野生禽鸟，貂、貉等经济动物、虎等人工饲养的野生动物以及高风险区域内的猪。

三、监测范围

禽类：种禽场、商品禽场、散养户、活禽交易市场及屠宰厂，候鸟主要栖息地和重点边境地区。

哺乳动物类：经济动物饲养场、动物园，高风险区域内的猪养殖场（户）和屠宰厂。

四、监测时间

免疫抗体监测：每半年进行一次集中监测，定点监测由各省根据实际情况安排。

病原监测：每半年进行一次集中监测，定点监测由各省根据实际情况安排。国家参考实验室和专业实验室每半年开展一次抽检。

五、监测数量

（一）免疫抗体监测

各省主动监测可参考《场群内个体抗体监测抽样数量表》确定监测数量。

（二）病原监测

1. 国家下达监测任务。每次监测时，各省（自治区、直辖市）动物疫病预防控制机构应随机采不少于120个场群（自然村），每场群（自然村）检测数不少于30只。

2. 各省主动监测可参考《场群内个体病原学监测抽样数量表》确定监测数量。

3. 各省被动监测。对病死或不明原因死亡家禽和野鸟进行监测。

六、检测方法

（一）血清学检测方法

血凝抑制试验（HI），《高致病性禽流感诊断技术》（GB/T 18936—2003）。

（二）病原学检测方法

RT－PCR 或荧光 RT－PCR 检测方法，《H5 亚型禽流感病毒荧光 RT－PCR 检测方法》（GB/T 19438.2—2004）。

七、判定标准

1. 免疫合格个体：按照《高致病性禽流感诊断技术》国家标准（GB/T 18936—2003），通过血凝抑制试验（HI）检测。对灭活疫苗免疫的家禽，免疫 21 d 后 HI 抗体效价≥24 为免疫合格。

2. 免疫合格群体：对弱毒疫苗免疫的商品代肉雏鸡，第二次免疫 14 d 后免疫抗体转阳≥50%；对灭活疫苗免疫的家禽，免疫合格个体数量占群体总数的 70%（含）以上。

3. 监测阳性个体：采用国家推荐的 RT－PCR 或荧光 RT－PCR 检测方法，结果为阳性。

4. 确诊阳性个体：监测阳性个体经国家参考实验室确诊，结果为阳性。

5. 阳性群体：群体内至少检出 1 个确诊阳性个体。

6. 临床病例：按照《高致病性禽流感防治技术规范》确定。

高致病性禽流感防治技术规范

高致病性禽流感（Highly Pathogenic Avian Influenza，HPAI）是由正黏病毒科流感病毒属 A 型流感病毒引起的以禽类为主的烈性传染病。世界动物卫生组织（OIE）将其列为必须报告的动物传染病，我国将其列为一类动物疫病。

为预防、控制和扑灭高致病性禽流感，依据《中华人民共和国动物防疫法》《重大动物疫情应急条例》《国家突发重大动物疫情应急预案》及有关的法律法规制定本规范。

1　适用范围

本规范规定了高致病性禽流感的疫情确认、疫情处置、疫情监测、免疫、检疫监督的操作程序、技术标准及保障措施。

本规范适用于中华人民共和国境内一切与高致病性禽流感防治活动有关的单位和个人。

2　诊断

2.1　流行病学特点

2.1.1　鸡、火鸡、鸭、鹅、鹌鹑、雉鸡、鹧鸪、鸵鸟、孔雀等多种禽类易感，多种野鸟也可感染发病。

2.1.2　传染源主要为病禽（野鸟）和带毒禽（野鸟）。病毒可长期在污染的粪便、水等环境中存活。

2.1.3　病毒传播主要通过接触感染禽（野鸟）及其分泌物和排泄物，污染的饲料、水、蛋托（箱）、垫草、种蛋、鸡胚和精液等媒介，经呼吸道、消化道感染，也可通过气源性媒介传播。

2.2　临床症状

2.2.1　急性发病死亡或不明原因死亡，潜伏期从几小时到数天，最长可达 21 d；

2.2.2　脚鳞出血；

2.2.3　鸡冠出血或发绀、头部和面部水肿；

2.2.4　鸭、鹅等水禽可见神经和腹泻症状，有时可见角膜炎症，甚至失明；

2.2.5　产蛋量突然下降。

2.3 病理变化

2.3.1 消化道、呼吸道黏膜广泛充血、出血；腺胃黏液增多，可见腺胃乳头出血，腺胃和肌胃交界处黏膜可见带状出血；

2.3.2 心冠及腹部脂肪出血；

2.3.3 输卵管的中部可见乳白色分泌物或凝块；卵泡充血、出血、萎缩、破裂，有的可见卵黄性腹膜炎；

2.3.4 脑部出现坏死灶、血管周围淋巴细胞管套、神经胶质灶、血管增生等病变；胰腺和心肌组织局灶性坏死。

2.4 血清学指标

2.4.1 未免疫禽 H5 或 H7 的血凝抑制（HI）效价达到 2^4 及以上；

2.4.2 禽流感琼脂凝胶免疫扩散试验（AGID）阳性。

2.5 病原学指标

2.5.1 反转录-聚合酶链式反应（RT - PCR）检测，结果 H5 或 H7 亚型禽流感阳性；

2.5.2 通用荧光反转录-聚合酶链式反应（荧光 RT - PCR）检测阳性；

2.5.3 神经氨酸酶抑制（NI）试验阳性；

2.5.4 静脉接种致病指数（IVPI）大于 1.2 或用 0.2 mL 1：10 稀释的无菌感染流感病毒的鸡胚尿囊液，经静脉注射接种 8 只 4～8 周龄的易感鸡，在接种后 10 d 内，能致 6～7 只或 8 只鸡死亡，即死亡率≥75％；

2.5.5 血凝素基因裂解位点的氨基酸序列测定结果与高致病性禽流感分离株基因序列相符（由国家参考实验室提供方法）。

2.6 结果判定

2.6.1 临床怀疑病例

符合流行病学特点和临床症状 2.2.1，且至少符合其他临床症状或病理指标之一的；

非免疫禽符合流行病学特点和临床症状 2.2.1 且符合血清学指标之一的。

2.6.2 疑似病例

临床怀疑病例且符合病原学指标 2.5.1、2.5.2、2.5.3 之一。

2.6.3 确诊病例

疑似病例且符合病原学指标 2.5.4 或 2.5.5。

3 疫情报告

3.1 任何单位和个人发现禽类发病急、传播迅速、死亡率高等异常情况，应及时向当地动物防疫监督机构报告。

3.2　当地动物防疫监督机构在接到疫情报告或了解可疑疫情情况后，应立即派员到现场进行初步调查核实并采集样品，符合2.6.1规定的，确认为临床怀疑疫情。

3.3　确认为临床怀疑疫情的，应在2 h内将情况逐级报到省级动物防疫监督机构和同级兽医行政管理部门，并立即将样品送省级动物防疫监督机构进行疑似诊断。

3.4　省级动物防疫监督机构确认为疑似疫情的，必须派专人将病料送国家禽流感参考实验室做病毒分离与鉴定，进行最终确诊；经确认后，应立即上报同级人民政府和国务院兽医行政管理部门，国务院兽医行政管理部门应当在4 h内向国务院报告。

3.5　国务院兽医行政管理部门根据最终确诊结果，确认高致病性禽流感疫情。

4　疫情处置

4.1　临床怀疑疫情的处置

对发病场（户）实施隔离、监控，禁止禽类、禽类产品及有关物品移动，并对其内、外环境实施严格的消毒措施。

4.2　疑似疫情的处置

当确认为疑似疫情时，扑杀疑似禽群，对扑杀禽、病死禽及其产品进行无害化处理，对其内、外环境实施严格的消毒措施，对污染物或可疑污染物进行无害化处理，对污染的场所和设施进行彻底消毒，限制发病场（户）周边3 km的家禽及其产品移动。

4.3　确诊疫情的处置

疫情确诊后立即启动相应级别的应急预案。

4.3.1　划定疫点、疫区、受威胁区

由所在地县级以上兽医行政管理部门划定疫点、疫区、受威胁区。

疫点：指患病动物所在的地点。一般是指患病禽类所在的禽场（户）或其他有关屠宰、经营单位；如为农村散养，应将自然村划为疫点。

疫区：由疫点边缘向外延伸3 km的区域划为疫区。疫区划分时，应注意考虑当地的饲养环境和天然屏障（如河流、山脉等）。

受威胁区：由疫区边缘向外延伸5 km的区域划为受威胁区。

4.3.2　封锁

由县级以上兽医主管部门报请同级人民政府决定对疫区实行封锁；人民政府在接到封锁报告后，应在24 h内发布封锁令，对疫区进行封锁；在疫区周围设置警示标志，在出入疫区的交通路口设置动物检疫消毒站，对出入的车辆和有关物品进行消毒。必要时，经省级人民政府批准，可设立临时监督检查站，执行对禽类的监督检查任务。

跨行政区域发生疫情的，由共同上一级兽医主管部门报请同级人民政府对疫区发布封锁令，对疫区进行封锁。

4.3.3 疫点内应采取的措施

4.3.3.1　扑杀所有的禽，销毁所有病死禽、被扑杀禽及其禽类产品；

4.3.3.2　对禽类排泄物及被污染饲料、垫料、污水等进行无害化处理；

4.3.3.3　对被污染的物品、交通工具、用具、禽舍、场地进行彻底消毒。

4.3.4 疫区内应采取的措施

4.3.4.1　扑杀疫区内所有家禽，并进行无害化处理，同时销毁相应的禽类产品；

4.3.4.2　禁止禽类进出疫区及禽类产品运出疫区；

4.3.4.3　对禽类排泄物及被污染饲料、垫料、污水等按国家规定标准进行无害化处理；

4.3.4.4　对所有与禽类接触过的物品、交通工具、用具、禽舍、场地进行彻底消毒。

4.3.5 受威胁区内应采取的措施

4.3.5.1　对所有易感禽类进行紧急强制免疫，建立完整的免疫档案；

4.3.5.2　对所有禽类实行疫情监测，掌握疫情动态。

4.3.6 关闭疫点及周边 13 km 内所有家禽及其产品交易市场。

4.3.7 流行病学调查、疫源分析与追踪调查

追踪疫点内在发病期间及发病前 21 d 内售出的所有家禽及其产品，并销毁处理。按照《高致病性禽流感流行病学调查技术规范》，对疫情进行溯源和扩散风险分析。

4.3.8 解除封锁

4.3.8.1　解除封锁的条件

疫点、疫区内所有禽类及其产品按规定处理完毕 21 d 以上，监测未出现新的传染源；在当地动物防疫监督机构的监督指导下，完成相关场所和物品终末消毒；受威胁区按规定完成免疫。

4.3.8.2　解除封锁的程序

经上一级动物防疫监督机构审验合格，由当地兽医主管部门向原发布封锁令的人民政府申请发布解除封锁令，取消所采取的疫情处置措施。

4.3.8.3　疫区解除封锁后，要继续对该区域进行疫情监测，6 个月后如未发现新病例，即可宣布该次疫情被扑灭。疫情宣布扑灭后方可重新养禽。

4.3.9 对处理疫情的全过程必须做好完整翔实的记录，并归档。

5 疫情监测

5.1 监测方法包括临床观察、实验室检测及流行病学调查。

5.2 监测对象以易感禽类为主，必要时监测其他动物。

5.3 监测的范围

5.3.1 对养禽场（户）每年要进行 2 次病原学抽样检测，散养禽不定期抽检，对于未经免疫的禽类以血清学检测为主；

5.3.2 对交易市场、禽类屠宰厂、异地调入的活禽和禽产品进行不定期的病原学和血清学监测。

5.3.3 对疫区和受威胁区的监测

5.3.3.1 对疫区、受威胁区的易感动物每天进行临床观察，连续 1 个月，病死禽送省级动物防疫监督机构实验室进行诊断，疑似样品送国家禽流感参考实验室进行病毒分离和鉴定。

解除封锁前采样检测 1 次，解除封锁后纳入正常监测范围。

5.3.3.2 对疫区猪群采集鼻腔拭子，疫区和受威胁区所有禽群采集气管拭子和泄殖腔拭子，在野生禽类活动或栖息地采集新鲜粪便或水样，每个采样点采集 20 份样品，用 RT－PCR 方法进行病原检测，发现疑似感染样品，送国家禽流感参考实验室确诊。

5.4 在监测过程中，国家规定的实验室要对分离到的毒株进行生物学和分子生物学特性分析与评价，密切注意病毒的变异动态，及时向国务院兽医行政管理部门报告。

5.5 各级动物防疫监督机构对监测结果及相关信息进行风险分析，做好预警预报。

5.6 监测结果处理

监测结果逐级汇总上报至中国动物疫病预防控制中心。发现病原学和非免疫血清学阳性禽，要按照《国家动物疫情报告管理办法》的有关规定立即报告，并将样品送国家禽流感参考实验室进行确诊，确诊阳性的，按有关规定处理。

6 免疫

6.1 国家对高致病性禽流感实行强制免疫制度，免疫密度必须达到 100％，抗体合格率达到 70％以上。

6.2 预防性免疫，按农业部制定的免疫方案中规定的程序进行。

6.3 突发疫情时的紧急免疫，按有关规定进行。

6.4 所用疫苗必须采用农业部批准使用的产品，并由动物防疫监督机构统一组织、逐级供应。

6.5 所有易感禽类饲养者必须按国家制订的免疫程序做好免疫接种，当地动物防疫监督机构负责监督指导。

6.6 定期对免疫禽群进行免疫水平监测，根据群体抗体水平及时加强免疫。

7 检疫监督

7.1 产地检疫

饲养者在禽群及禽类产品离开产地前，必须向当地动物防疫监督机构报检，接到报检后，必须及时到户、到场实施检疫。检疫合格的，出具检疫合格证明，并对运载工具进行消毒，出具消毒证明，对检疫不合格的按有关规定处理。

7.2 屠宰检疫

动物防疫监督机构的检疫人员对屠宰的禽进行验证查物，合格后方可入厂屠宰。宰后检疫合格的方可出厂，不合格的按有关规定处理。

7.3 引种检疫

国内异地引入种禽、种蛋时，应当先到当地动物防疫监督机构办理检疫审批手续且检疫合格。引入的种禽必须隔离饲养21 d以上，并由动物防疫监督机构进行检测，合格后方可混群饲养。

7.4 监督管理

7.4.1 禽类和禽类产品凭检疫合格证运输、上市销售。动物防疫监督机构应加强流通环节的监督检查，严防疫情传播扩散。

7.4.2 生产、经营禽类及其产品的场所必须符合动物防疫条件，并取得动物防疫合格证。

7.4.3 各地根据防控高致病性禽流感的需要设立公路动物防疫监督检查站，对禽类及其产品进行监督检查，对运输工具进行消毒。

8 保障措施

8.1 各级政府应加强机构队伍建设，确保各项防治技术落实到位。

8.2 各级财政和发改部门应加强基础设施建设，确保免疫、监测、诊断、扑杀、无害化处理、消毒等防治工作经费落实。

8.3 各级兽医行政部门动物防疫监督机构应按本技术规范，加强应急物资储备，及时演练和培训应急队伍。

8.4 在高致病禽流感防控中，人员的防护按《高致病性禽流感人员防护技术规范》执行。

高致病性禽流感疫情处置技术规范

为进一步加强高致病性禽流感防控工作，规范疫情处置措施，根据我国有关规定，按照"早、快、严"原则，特制定本规范。

一、"早、快、严"的定义

"早"，是指加强高致病性禽流感疫情监测，做到"早发现、早诊断、早报告、早确认"，确保禽流感疫情的早期预警预报。

"快"，是指健全应急反应机制，快速行动、及时处理，确保突发疫情处置的应急管理。

"严"，是指规范疫情处置，做到坚决果断，全面彻底，严格处置，确保疫情控制在最小范围，确保疫情损失减到最小。

二、"早"的技术规范

（一）早发现

国家动物疫情测报中心、各省级疫情测报中心、各动物疫情测报站和边境动物疫情监测站，对高致病性禽流感疫情进行监测和流行病学调查，作出疫情预测预报，及时发现突发疫情及隐患。重点地区的监测包括边境地区、发生过疫情的地区、养殖密集区、候鸟活动密集区等。每次组织监测结束，14 d 内提出汇总、分析和评估动物疫情报告，预测疫情流行态势，并根据疫情分析结果，完善相应防控对策和措施。同时，及时向社会发布禽流感疫情预警信息。

任何单位和个人发现禽类发病急、传播迅速、死亡率高等突发重大动物疫情及其隐患，应当 24 h 内向当地动物防疫监督机构报告。

（二）早诊断

各有关实验室要熟练掌握疫情监测和诊断技术，规范程序，切实提高快速诊断能力，确保及时、准确和规范。

1. 试验方法

① 血凝抑制试验（HI）；

② 琼脂凝胶免疫扩散试验（AGID）；

③ 反转录聚合酶链式反应（RT‐PCR）；

④ 病毒分离与鉴定。

2. 诊断指标

（1）临床诊断指标

① 急性发病死亡；

② 脚鳞出血；

③ 鸡冠出血或发绀、头部水肿；

④ 肌肉和其他组织器官广泛性严重出血；

⑤ 明显的神经症状（适于水禽）。

（2）血清学诊断指标（非免疫禽）

① H5 或 H7 亚型的血凝抑制（HI）效价大于 $4\log_2$ 以上；

② 琼脂凝胶免疫扩散试验（AGID）阳性（本法不适于水禽）。

（3）病原学诊断指标

① H5 或 H7 亚型病毒分离阳性；

② H5 或 H7 亚型特异性分子生物学诊断阳性；

③ 任何亚型病毒静脉内接种致病指数（IVPI）大于 1.2。

3. 结果判定

（1）临床怀疑为高致病性禽流感 符合临床诊断指标①，且有临床诊断指标②、③、④、⑤之一的。

（2）高致病性禽流感疑似病例 符合临床怀疑高致病性禽流感疫情指标，且非免疫禽检测结果符合血清学诊断指标①或②，或符合病原学诊断指标①的。

（3）确诊高致病性禽流感 符合高致病性禽流感疑似病例指标，且至少符合病原学诊断指标之一的。

（三）早报告

各地动物防疫监督机构在接到疫情报告或了解可疑疫情情况后，应立即派员到现场进行初步调查核实的同时，向当地兽医行政管理部门报告。怀疑是高致病性禽流感疫情的，应在 2 小时内将情况逐级报到省级兽医行政管理部门。经确认为高致病性禽流感疑似病例后，应立即上报同级人民政府和国务院兽医行政管理部门。国务院兽医行政管理部门应当在疫情确认后，在采取应急措施的同时，向国务院报告。

对各地群众举报和各种渠道反映的疫情信息，48 h 内必须进行核查，确保不漏掉任何可疑情况。

（四）早确认

高致病性禽流感疫情按以下时限和程序认定：

1. 各级动物防疫监督机构接到可疑疫情报告后，应当立即派出 2 名以上具备兽医相关资格人员赶赴现场进行临床诊断，必要时可请省级动物防疫监督机构派人协助诊断，提出初步诊断意见。

2. 对怀疑为高致病性禽流感疫情的，应当及时采集病料送省级动物防疫监督机构实验室检测，对未免疫禽群应用 AGID 和 HI 进行血清学检测（AGID 不适于水禽），对免疫禽群应用 RT－PCR 进行病原学检测，结果为阳性的，可确认为高致病性禽流感疑似病例。

3. 对高致病性禽流感疑似病例，以及省级动物防疫监督机构不能确诊的，在采取严格隔离封锁措施的同时，按规定将病料样品立即送国家禽流感参考实验室或国务院兽医行政管理部门指定实验室病原学检测，进行最终确诊。

4. 国家禽流感参考实验室或国务院兽医行政管理部门指定实验室的确诊结果，要在 2 h 内报告国务院兽医行政管理部门，并抄送省级兽医行政管理部门。

5. 国务院兽医行政管理部门根据最终确诊结果，确认高致病性禽流感疫情，并及时予以公布。

三、"快"的技术规范

（一）疑似疫情的应急处置

1. 样品的采集、保存及运输

按照国家规定时限、程序和内容，采集、保存和运输样品，送国家禽流感参考实验室或国务院兽医行政管理部门指定实验室检测诊断。

2. 疑似疫情处置的生物安全措施

对判定为疑似高致病性禽流感疫情的，按规定及时上报国务院兽医行政管理部门。同时，对疑似疫情疫点立即采取严格的隔离封锁、扑杀和消毒措施；严禁疑似疫情疫点内其他动物及其产品的移动；严格限制有关人员，以及车辆、饲料、禽蛋托盘、饮水与喂料器皿、排泄物等一切可能污染物品的流动；对疑似疫情疫点进行全面彻底消毒；对当地活禽及其产品交易市场加强监管，防止疫情扩散蔓延。

立即组织对当地家禽和猪场开展流行病学调查，尽快确诊疫情，及时分析疫源和可能扩散、流行的情况。对仍可能存在的传染源，以及在最长疫情潜伏期 21 d 和发病期间售出的禽类及其产品、可疑污染物（包括粪便、垫料、饲料）等进行追踪调查。

（二）确诊疫情的应急处置

1. 疫情确诊后，立即按国家应急预案进行紧急处置，所在地县级以上兽医行政管理部门在 2 h 内，划定疫点、疫区和受威胁区，报请本级人民政府对疫区实行封锁，人民政府接到报告后，应立即做出决定。对决定实行封锁的，发布封锁令，内容包括封锁的起始时间、封锁范围和对疫区管理等，并要求各项封锁措施在 12 h 实施到位。

2. 疫区内所有禽类及其产品按规定处理后，经过 21 d 以上，未发现新的病例，经省级动物防疫监督机构按照国家规定标准，及时对疫点、疫区和受威胁区组织验收合格后，由当地兽医行政管理部门向原发布封锁令的人民政府申请解除封锁。

3. 疫区封锁解除时，省级兽医行政管理部门应报告国务院兽医行政管理部门。国务院兽医行政管理部门在接到疫区封锁解除的报告后，应及时向社会发布疫区封锁解除消息。

（三）实行联防联控

农业应与卫生、质检、工商、林业、科技、财政等部门之间密切协调，建立和完善长效防控合作机制，联防联控。流通环节要严厉查处逃避检疫，以及运输、加工、贩卖病死禽只及其产品的违法行为。严禁捕捉野鸟，减少野生候鸟与家禽和人的接触，降低禽流感病毒向人传播的风险。加强禽流感防控科技投入，联合开展科技攻关。继续完善合作机制，交流动物疫情信息和监测结论等技术资料、数据，资源共享，提高突发疫情应对能力。

四、"严"的技术规范

"严"，是指规范疫情处置，做到坚决果断，全面彻底，措施严格，确保疫情控制在最小范围，确保疫情损失减到最小。

（一）样品采集、保存及运输

1. 样品采集要求

（1）病料样品 至少从 5 只病禽和病死禽中采集病料样品（发病群不足 5 只则全部采样）。样品应包括：泄殖腔（新鲜粪尿样）棉拭子和气管棉拭子（置于缓冲液中）；气管和肺的混样；肠管及内容物的混样；肝、脾、肾和脑等其他组织样品（不能混样）。

组织样品、气管棉拭子单独放入容器，容器中盛放含有抗生素的 pH 为 7.0～7.4 的 PBS 液。抗生素的选择应视当地情况而定，组织和气管拭子悬液中加入青霉素（2 000 IU/mL）和链霉素（2 mg/mL），或庆大霉素（50 μg/mL）。肠管及内容物、粪便样品和泄殖腔棉拭子所用的抗生素浓度应提高 5 倍（加入抗生素后 PBS 液的 pH 应调至 7.0～7.4）。

（2）血样 分别采集至少 10 个病禽的（急性发病期血清，如发病群不足 10 只则全部采样），并要求单独存放，不能混合。

（3）采集样品时，应采集双份作备份。

2. 样品保存要求

样品应密封于防渗漏的容器中保存，如塑料袋或瓶。样品若能在 24 h 内送到实验室，可冷藏运输；否则，应冷冻后运输。暂时不用或备份样品应冷冻（最好 −70 ℃ 或以下）保存。

3. 样品运输要求

（1）内包装要求　不（渗）透水的主容器；不（渗）透水的辅助包装；必须在主容器和辅助包装之间填充吸附材料。吸附材料必须充足，能够吸收主容器内所有的液体。多个主容器装入一个辅助包装时，必须将它们分别包裹。

（2）外包装要求　强度应充分满足对于其容器、重量及预期使用方式的要求。

（3）禽流感病料包装要求　冻干物资主容器必须是火焰封口的玻璃安瓿或是用金属封口的胶塞玻璃瓶；液体或固体物质，如在环境温度或较高温度下运输，只可用玻璃、金属或塑料容器作为主容器。必须采用可靠的防漏封口，如热封、带缘的塞子或金属卷边封口。如果使用旋盖，必须用胶带加固；如在制冷或冷冻条件下运输，冰、干冰或其他冷冻剂必须放在辅助包装周围，按规定放在由一个或多个完整包装件组成的合成包装中。内部要有支撑物，当冰或干冰消耗后，仍可把辅助包装固定在原位置上。如果使用冰，包装必须不（渗）透水。如果使用干冰，外包装必须能保持良好的性能；在冷冻剂消耗后，应仍能承受航空运输中的温度和压力。

用于禽流感病料的主容器或辅助包装，在 −40～55 ℃ 的温度范围内必须承受不低于 95 kPa 的内部压差而无渗漏。

（二）疫点、疫区和受威胁区处理

1. 封锁令的发布

兽医行政管理部门报请本级人民政府对疫区实行封锁，人民政府在接到报告后，应立即做出决定。决定实行封锁的，发布封锁令。

2. 封锁的实施

当地人民政府组织对疫区实施封锁，对受威胁区采取相应措施。

（1）疫点　扑杀疫点内所有禽类，并按国家规定对病死禽、被扑杀禽及禽类产品作无害化处理；对禽类排泄物、被污染的饲料、垫料、污水等进行了无害化处理；被污染的物品、交通工具、用具、禽舍、场地等进行了严格清洗消毒；在疫点出入口设立消毒哨卡，24 h 值班，禁止人、畜禽、车辆进出和禽类产品及其他可能污染物品移出。在特殊情况下需要进出时，须经当地兽医行政管理部门批准，并经过严格消毒后进出。

（2）疫区　扑杀疫区内所有禽类；在疫区周围设置明显警示标志；在出入疫区的交通路口设置临时动物检疫消毒站 24 h 值班（每班不少于 2 人，其中至少 1 名动物防疫技术人员），对出入的人员、车辆和有关物品进行消毒。必要时，经省级人民政府批准，可设立临时监督检查站，执行对禽类的监督检查任务；关闭禽类及其产品交易市场，禁止易感活禽类进出和易感染禽类产品和其他可疑污染物运出；家畜全部圈养。

（3）受威胁区　对受威胁区内所有易感家禽采用国家批准使用的疫苗进行紧急强制免疫，并进行免疫效果监测；对禽类实行疫情监测，掌握疫情动态。

关闭疫点周围 13 km 范围的所有禽类及其产品交易市场。

3. 解除封锁的审查要求

（1）总体要求　疫情发生后，按要求划分了疫点、疫区和受威胁区，并按规定进行严格的处理后，经过 21 d 以上监测未发现新的传染源，且关闭疫点周围 13 km 范围内禽类及其产品交易市场，且记录完整、规范，档案齐全。解除封锁前，省级动物防疫监督机构对疫点、疫区和受威胁区组织的检查评估合格。

（2）疫点、疫区和受威胁区的要求

① 疫点，全部禽类按要求及时予以扑杀；病死禽、被扑杀禽及禽类产品，以及禽类排泄物、被污染的饲料、垫料、污水等进行了无害化处理；被污染的物品、交通工具、用具、禽舍、场地等进行了严格清洗消毒；对潜伏期和发病期间售出、流出疫区的禽类及其产品、可疑污染物（包括粪便、垫料、饲料）等进行了追踪调查并进行了无害化处理，确保这些物品没有引起疫情扩散。

② 疫区，设置了警示标志、动物检疫消毒站或临时监督检查站，消毒措施符合要求；对疫区内所有禽类及其产品按规定处理后，经过 21 d 以上，未发现新的病例。同时按要求实施了封锁措施，未发现易感禽及其产品进出；禽类排泄物、被污染的饲料、垫料、污水等进行了无害化处理；被污染的交通工具、用具、禽舍、场地等场所和物品进行了彻底的清洗消毒。

③ 受威胁区，所有易感禽类采用国家批准使用的疫苗进行紧急免疫；紧急免疫14 d后，随机采集血清样品抽检，应用 HI 试验进行抗体水平监测，每批禽群或每栋（舍）30 份样，抗体效价大于 4lg2 为合格；经免疫效果监测不合格的，必须加强免疫 1 次。经监测，未发现高致病性禽流感疫源。

（3）验收程序　每位验收人员必须按照由外围到疫点顺序组织验收，并做好自身防护。同时，要求解除疫区封锁后，当地兽医行政管理部门要继续加强疫情监测；开放疫点周围 13 km 范围内的活禽市场；疫区在解除封锁后，该区域养禽场必须空舍 6 个月以上，并经检测合格的，方可重新饲养禽类。

4. 扑杀

在高致病性禽流感发生后，疫区内所有家禽必须全部扑杀，并作无害化处理。在充分考虑动物福利的前提下，采取以下方法进行扑杀。

（1）窒息　先将待扑杀禽只装入袋中，置入密封车或其他密封容器，通入二氧化碳窒息致死；或将禽装入密封袋中，通入二氧化碳窒息致死。

（2）扭颈　一只手握住头部，另一只手握住体部，朝相反方向扭转拉伸。

（3）其他　可根据本地情况，采用其他能避免病原扩散的致死方法。

5. 无害化处理

无害化处理可以选择深埋、焚化、焚烧等方法，饲料、粪便也可以发酵处理。在处理过程中，应防止病原扩散，涉及运输、装卸等环节要避免洒漏，对运输装卸工具要彻底消毒。

（1）深埋　深埋点应远离居民区、水源和交通要道，避开公众视野，清楚标示；坑的覆盖土层厚度应大于 1.5 m，坑底铺垫生石灰，覆盖土以前再撒一层生石灰。坑的位置和类型应有利于防洪。禽鸟尸体置于坑中后，浇油焚烧，然后用土覆盖，与周围持平。填土不要太实，以免尸腐产气造成气泡冒出和液体渗漏。饲料、污染物以及禽蛋等置于坑中，喷洒消毒剂后掩埋。

（2）焚烧焚化　根据疫情所在地实际情况，充分考虑到环境保护原则下，采用浇油焚烧或焚尸炉焚化等焚烧方法进行。

（3）发酵　饲料、粪便、垫料等可在指定地点堆积，20 ℃ 以上环境条件下密封发酵至少 42 d。

6. 消毒

（1）消毒次数．疫区封锁期间，发生疫情养禽场疫情处置后，第一周每天消毒一次，以后每周消毒一次；解除封锁前必须对疫点和其他重点场所进行一次终末消毒。

（2）养禽场清洗和消毒　首先清理污物、粪便、饲料、垫料等；对地面和各种用具等彻底冲洗，并用水洗刷禽舍等，对所产生的污水进行无害化处理；养禽场的金属设施设备的消毒，可采取火焰、熏蒸等方式消毒；蛋品及饲料（库存）熏蒸消毒；养禽场圈舍、场地等，可采用消毒液喷洒的方式消毒；养禽场的饲料、垫料等作深埋、发酵或焚烧处理；粪便等污物作深埋、堆积密封发酵或焚烧处理；疫点内办公区、饲养人员的宿舍、公共食堂、道路等场所，要喷洒消毒；污水沟可投放生石灰或漂白粉。

（3）交通工具清洗消毒　对出入疫点、疫区的交通要道应立临时性消毒点，对出入人员、运输工具及有关物品进行消毒；对疫区内所有可能被污染的运载工具应严格消毒，车辆的外面、内部及所有角落和缝隙都要用清水冲洗，再用消毒剂消毒，不留死角。同时，车辆上的物品也要做好消毒，从车辆上清理下来的垃圾、粪便及污水污物必须作无害化处理。

（4）家禽市场和笼具清洗消毒　用消毒剂喷洒家禽市场和笼具；饲料和粪便等要深埋、发酵或焚烧；刮擦和清洗笼具等所有物品，并彻底消毒，产生的污水作无害化处理。

（5）屠宰加工、贮藏等场所清洗消毒　发生疫情屠宰场（厂）以及检出染疫禽类产品屠宰加工、贮藏等场所应按要求进行消毒。对待宰禽舍、笼具、过道和舍外区域要清洗，并用消毒剂喷洒；所有设备、桌子、冰箱、地板、墙壁等要冲洗干净，用消毒剂喷洒消毒；所用衣物用消毒剂浸泡后清洗干净，其他物品都要用适当方式消毒，产生的污水作无害化处理。

（6）与病禽直接接触人员所用物品的消毒　疫情发生期间，养禽场（户）饲养人员以及其他与病禽直接接触人员所用衣物等物品，用有效消毒剂浸泡 15 min，或开水煮沸5 min 以上。

7. 人员防护

（1）适当防护措施　在疫情处置时，直接接触禽鸟的处理人员以及其他相关人员必须采取相应的防护措施，包括穿戴或佩戴防护服、橡胶手套、医用防护口罩、医用护目镜和可消毒的胶靴等。赴疫点调查采访人员的防护参照执行。

（2）洗手和消毒　每次操作完毕后，用消毒液洗手。废弃物要装入塑料袋内，置于指定地点并进行无害化处理。

（3）健康监测　所有暴露于感染禽鸟和可疑禽场的人员均属高危人群，应接受当地卫生部门监测和医学观察；出现呼吸道感染症状的扑杀人员和禽场工人应尽快接受卫生部门检查，上述人员的密切接触者也应接受医学观察；免疫功能低下、儿童、老年人和有慢性心脏和肺脏疾病的人员要避免与禽类接触。

动物 H7N9 禽流感紧急监测方案

一、监测目的

掌握了解 H7N9 禽流感病毒在动物群体中的来源、宿主范围、传播途径和危害程度；为及时清除动物群体中的 H7N9 禽流感病原提供科学依据。

二、监测范围

（一）核心监测区

已发生人感染 H7N9 禽流感病例和经国家禽流感参考实验室确诊有动物 H7N9 禽流感阳性的省份。

（二）重点监测区

与核心监测区相邻的省份。

（三）一般监测区

上述两类监测区以外的省份。

三、监测对象

鸡、水禽（鸭、鹅）和人工饲养的鸽子、鹌鹑等；野生禽类；生猪。

四、监测数量

（一）活禽交易市场

每个市场采集不少于 30 只家禽的对应血样、咽喉和泄殖腔拭子，尽可能覆盖多种家禽和多个摊位。

核心监测区每省采集所有活禽交易市场，重点监测区每个县（市、区）至少采集 1 个活禽交易市场，一般监测区每个地（市、州）至少采集 1 个活禽交易市场。

（二）家禽屠宰厂

每个家禽屠宰厂采集 3 个以上家禽群体，每个家禽群体采集 30 只家禽的对应血样、咽喉和泄殖腔拭子。

核心监测区每省采集所有家禽屠宰厂，重点监测区每省至少采集 10 个家禽屠宰厂，一般监测区每省至少采集 5 个家禽屠宰厂。

（三）家禽养殖场（村）

每个家禽养殖场（村）采集不少于 30 只家禽的对应血样、咽喉和泄殖腔拭子，尽可能覆盖多个养禽舍（户）。

核心监测区每个县（市、区）至少采集 30 个家禽养殖场（村）；重点监测区每省至少采集 20 个家禽养殖场（村）；一般监测区每省至少采集 10 个家禽养殖场（村）。

一旦家禽养殖场（村）采集样品的病原学检测结果阳性的，对该场（村）所在县域的所有家禽养殖场（村）进行监测。

（四）野生禽类栖息地

收集野生禽类新鲜粪便。对能捕获到的野生禽类采集咽喉和泄殖腔拭子。

（五）生猪屠宰厂

每个屠宰厂采集生猪鼻腔拭子不少于 30 份。核心监测区每省至少采集 20 个屠宰厂，重点监测区每省至少采集 10 个屠宰厂，一般监测区每省至少采集 5 个屠宰厂。

（六）其他

各省自行确定上述场点的环境样品采样数量。

五、检测方法

（一）血清学检测

采用血凝抑制（HI）试验，检测血清中 H7 亚型禽流感病毒血凝素抗体。具体操作参照《高致病性禽流感诊断技术》（GB/T 18936—2003）中 HI 试验进行，HI 抗体水平 $\geqslant 2^4$，结果判定为阳性。

（二）病原学检测

采用农业部推荐的 RT－PCR 或荧光 RT－PCR 检测方法，检测咽喉和泄殖腔拭子样品 H7 亚型禽流感病毒 HA 基因片段。按照推荐试剂（盒）的使用说明进行。

六、监测时间

力争 2013 年 4 月底前完成。

七、任务分工

农业部兽医局负责组织实施，中国动物疫病预防控制中心负责工作协调和数据汇总分析，国家禽流感参考实验室负责提供技术支持和诊断试剂供应。

省级兽医主管部门负责组织实施本辖区的监测工作，省级动物疫病预防控制机构负责病原学检测工作，市县两级动物疫病预防控制机构负责血清学检测工作，也可委托相关单位进行检测。

八、有关要求

（一）对阳性结果实行快报制度。市县两级动物疫病预防控制机构血清学检测到阳性样品，送省级动物疫病预防控制机构进行病原学检测，阳性结果 2 h 内报告同级兽医主管部门。省级动物疫病预防控制机构 1 h 内将阳性结果报省级兽医主管部门和中国动物疫病预防控制中心，24 h 内将阳性样品送国家禽流感参考实验室。中国动物疫病预防控制中心 1 h 内将情况报农业部兽医局。国家禽流感参考实验室确诊后立即报农业部兽医局。

（二）对监测情况实行周报告制度。各省动物疫病预防控制机构每周一 10 点前通过全国动物疫病监测与疫情信息系统将监测结果汇总报至中国动物疫病预防控制中心。中国动物疫病预防控制中心每周一 12 点前将汇总结果报农业部兽医局，同时抄送中国动物卫生与流行病学中心。

（三）开展回溯性监测。中国动物疫病预防控制中心、中国动物卫生与流行病学中心和各省动物疫病预防控制机构对 2012 年 1 月以来保存的相关样品，开展 H7 亚型禽流感的回溯性监测。

（四）做好样品采集记录。规范填写采样记录单，确保记录真实、准确、可追溯。所有样品要逐级履行登记、审核、签字、盖章制度。

（五）规范处置阳性情况。监测发现阳性的，严格按照《动物 H7N9 禽流感应急处置指南（试行）》进行处置。

联系方式：

农业部兽医局

联系人：吴威，电话：010 - 59191401，传真：010 - 59192861；

中国动物疫病预防控制中心

联系人：付雯，电话：010 - 59194601，传真：010 - 59194711；

中国动物卫生与流行病学中心

联系人：沈朝建，电话：0532 - 85648038，传真：0532 - 85653716；

国家禽流感参考实验室

联系人：邓国华，电话：13946057836；传真：0451 - 51997166。

动物 H7N9 禽流感应急处置指南
（试行）

一、适用范围

本指南规定了动物 H7N9 禽流感的阳性确认、处置、紧急流行病学调查和人员防护。

二、阳性确认

H7 亚型反转录-聚合酶链反应（RT－PCR）或荧光反转录-聚合酶链反应（荧光 RT－PCR）检测结果阳性的，为 H7 亚型禽流感病毒感染阳性。

省级动物疫病预防控制机构诊断为 H7 亚型禽流感病毒感染疑似阳性的，送国家禽流感参考实验室对结果进行复核。国家禽流感参考实验室开展复核和其他相关工作后，进行确诊。农业部根据最终确诊结果，确认 H7 亚型禽流感病毒感染阳性。

三、阳性处置

感染群指阳性样品被采动物所在的动物群体，包括以下三种类型，一是养殖场的同栋动物，二是活禽交易市场的同场禽类，三是农村散养的同户禽类。

经省级动物疫病预防控制机构诊断为 H7 亚型禽流感病毒疑似阳性的，限制感染群所在场（村）的所有动物移动。

经农业部确认为 H7 亚型禽流感病毒感染阳性的，对感染群的所有动物进行扑杀，对扑杀动物及其产品进行无害化处理，对感染群所在场（村）的内外环境实施严格的消毒措施，对污染物或可疑污染物进行无害化处理，对污染的场所和设施进行彻底消毒。感染群在交易市场或屠宰厂的，应立即关闭该交易市场或屠宰厂。经省级兽医主管部门与有关部门共同分析评估合格后，方可开放交易市场或屠宰厂。

同场（村）中感染群以外的其他动物，在感染群处置后再次进行监测，直至监测无感染阳性后才允许移动。

四、紧急流行病学调查

对 H7 亚型禽流感病毒感染阳性的，参照《高致病性禽流感流行病学调查规范》，进行紧急流行病学调查和病原学研究。

五、人员防护

在应急处置中，人员防护严格按《高致病性禽流感人员防护技术规范》执行。

高致病性动物病原微生物菌（毒）种或者
样本运输包装规范
（中华人民共和国农业部公告　第503号）

为加强动物病原微生物实验室生物安全管理，规范高致病性动物病原微生物菌（毒）种或者样本运输包装，根据《病原微生物实验室生物安全管理条例》和《高致病性病原微生物实验室生物安全管理审批办法》，我部制定了《高致病性动物病原微生物菌（毒）种或者样本运输包装规范》。现予以公告。

附件：高致病性动物病原微生物菌（毒）种或者样本运输包装规范

二〇〇五年五月二十四日

附件　高致病性动物病原微生物菌（毒）种或者样本
运输包装规范

运输高致病性动物病原微生物菌（毒）种或者样本的，其包装应当符合以下要求：

一、内包装

（一）必须是不透水、防泄漏的主容器，保证完全密封；

（二）必须是结实、不透水和防泄漏的辅助包装；

（三）必须在主容器和辅助包装之间填充吸附材料。吸附材料必须充足，能够吸收所有的内装物。多个主容器装入一个辅助包装时，必须将它们分别包装。

（四）主容器的表面贴上标签，表明菌（毒）种或样本类别、编号、名称、数量等信息。

（五）相关文件，例如菌（毒）种或样本数量表格、危险性声明、信件、菌（毒）种或样本鉴定资料、发送者和接收者的信息等应当放入一个防水的袋中，并贴在辅助包装的外面。

二、外包装

（一）外包装的强度应当充分满足对于其容器、重量及预期使用方式的要求；

（二）外包装应当印上生物危险标识并标注"高致病性动物病原微生物，非专业人员严禁拆开！"的警告语。

注：生物危险标识如下图：

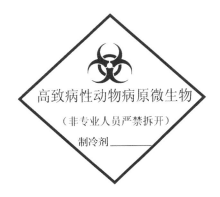

三、包装要求

（一）冻干样本

主容器必须是火焰封口的玻璃安瓿或者是用金属封口的胶塞玻璃瓶。

（二）液体或者固体样本

1. 在环境温度或者较高温度下运输的样本：只能用玻璃、金属或者塑料容器作为主容器，向容器中罐装液体时须保留足够的剩余空间，同时采用可靠的防漏封口，如热封、带缘的塞子或者金属卷边封口。如果使用旋盖，必须用胶带加固。

2. 在制冷或者冷冻条件下运输的样本：冰、干冰或者其他冷冻剂必须放在辅助包装周围，或者按照规定放在由一个或者多个完整包装件组成的合成包装件中。内部要有支撑物，当冰或者干冰消耗掉以后，仍可以把辅助包装固定在原位置上。如果使用冰，包装必须不透水；如果使用干冰，外包装必须能排出二氧化碳气体；如果使用冷冻剂，主容器和辅助包装必须保持良好的性能，在冷冻剂消耗完以后，应仍能承受运输中的温度和压力。

四、民用航空运输特殊要求

通过民用航空运输的，应当符合《中国民用航空危险品运输管理规定》（CCAR276）和国际民航组织文件 Doc9284《危险物品航空安全运输技术细则》中的有关包装要求。

高致病性禽流感　样品采集、保存及
运输技术规范（NY/T 765—2004）

1　范围

本标准规定了高致病性禽流感病料采集、保存和运输的方法。

本标准适用于疑似高致病性禽流感禽样品的采集、保存及运输。

2　规范性引用文件

下列文件中的条款通过本标准的引用而成为本标准的条款。凡是注日期的引用文件，其随后所有的修改单（不包括勘误的内容）或修订版均不适用于本标准，然而，鼓励根据本标准达成协议的各方研究是否可使用这些文件的最新版本。凡是不注日期的引用文件，其最新版本适用于本标准。

NY/T 768　高致病性禽流感　人员防护技术规范

3　采样前的准备

3.1　采样要求

3.1.1　根据采样目的，采集不同类型和不同数量的样品。

3.1.2　采样人员必须是兽医技术人员，熟悉采样器具的使用，掌握正确的采样方法。

3.2　器具和试剂

3.2.1　器具

3.2.1.1　动物检疫器械箱、保温箱或保温瓶、解剖刀、剪刀、镊子、酒精灯、酒精棉、碘酒棉、注射器及针头。

3.2.1.2　样品容器（如西林瓶、平皿、1.5 mL 塑料离心管、10 mL 玻璃离心管及易封口样品袋、塑料包装袋等）。

3.2.1.3　试管架、塑料盒（1.5 mL 小塑料离心管专用）、铝饭盒、瓶塞、无菌棉拭子、胶布、封口膜、封条、冰袋。

3.2.1.4　采样刀剪等器具和样品容器须经无菌处理。

3.2.2　试剂

加有抗生素的 pH 7.4 等渗磷酸盐缓冲液（PBS）（配制方法见附录 A）。

3.3　记录和防护材料

不干胶标签、签字笔、圆珠笔、记号笔、采样单、记录本等；口罩、一次性手套、乳胶手套、防护服、防护帽、胶靴等。

4　样品采集

4.1　基本要求

应从死禽和处于急性发病期的病禽采集样品，样品要具有典型性。采样过程要注意无菌操作，同时避免污染环境。采样人员要按 NY/T 768 的要求加强个人防护。

4.2　病死禽

4.2.1　一般采集组织样品。取死亡不久的 5 只病死禽采样，病死禽数不足 5 只时，取发病禽补齐 5 只。

4.2.2　每只禽采集肠管及肠内容物 1 份；肺和气管样品 1 份；肝、脾、肾、脑等各 1 份，并分别采集。上述每个样品取样重量为 15～20 g，放于样品袋或平皿中。如果重量不够，可取全部脏器（如脾脏）。

4.2.3　不同禽只脏器不能混样，同一禽只不同脏器一般不能混样。将样品封口，贴好标签。

4.3　病禽

无病死禽时，采集病禽样品。

4.3.1　拭子样品

取 5 只病禽采样，每只采集泄殖腔拭子和喉气管拭子各 1 个，将样品端剪下，分别置于含有抗生素 PBS 的（加 1.0～1.3 mL PBS）小塑料离心管中，封好口，贴好标签。

4.3.1.1　泄殖腔拭子采集方法

将棉拭子插入泄殖腔 1.5～2 cm，旋转后沾上粪便。

4.3.1.2　粪便样品

小珍禽采泄殖腔拭子容易造成伤害，可只采集 5 个新鲜粪便样品（每个样品 1～2 g），置于内含有抗生素 PBS（加 1～1.5 mL PBS）的西林瓶中，封好口，贴好标签。

保存粪便和泄殖腔拭子的 PBS 中抗生素浓度提高 5 倍（配制方法见附录 A）。

4.3.1.3　喉气管拭子采集方法

将棉拭子插入口腔至咽的后部直达喉气管，轻轻擦拭并慢慢旋转，沾上气管分泌物。保存喉气管拭子的 PBS 中抗生素浓度（配制方法见附录 A）。

4.3.2　血清样品

采集 10 只病禽的血样，心脏或翅静脉采血，每只病禽采血样 2～3 mL，盛于西林瓶中或 10 mL 离心管中，经离心或自然放置析出血清后，将血清移到另外的西林瓶或小塑料离心管中，盖紧瓶塞，封好口，贴好标签。不同禽只的血样不能混合。

4.3.3　组织样品

当需要采集组织样品时，将 5 只病禽宰杀，组织样品采样方法同 4.2。

4.4　整禽采样

4.4.1　适于禽主或兽医部门采样。

4.4.2　将病死禽或病禽装入塑料袋内，至少用两层塑料袋包装，同时和血清样品一起用保温箱加冰袋密封包装，由采样人员 12 h 内带回或送到实验室。

4.4.3　要求死禽和病禽总数不少于 5 只；组织采样方法同 4.2。

4.4.4　血清样品不少于 10 份，每份不少于 1.5 mL。采血方法同 4.3.2。

4.5　采样单及标签等的填写

样品信息详见附录 B，采样单要用钢笔或签字笔逐项填写（一式三份），样品标签和封条应用圆珠笔填写，保温容器外封条用钢笔或签字笔填写，小塑料离心管上可用记号笔作标记。应将采样单和病史资料装在塑料包装袋中，随样品一起送到实验室。

4.6　包装要求

4.6.1　每个组织样品应仔细分别包装，在样品袋或平皿外而贴上标签，标签注明样品名、样品编号、采样日期等。再将各个样品放到塑料包装袋中。

4.6.2　拭子样品小塑料离心管要放在特定的塑料盒内。

4.6.3　血清样品装于西林瓶时，要用铝盒盛放，盒内加填塞物避免小瓶晃动。若装于小塑料离心管中，则放在塑料盒内。

4.6.4　包装袋外、塑料盒及铝盒要贴封条，封条上要有采样人签章，并注明贴封日期。标注放置方向，切勿倒置。

5　保存和运输

5.1　样品置于保温容器中运输，保温容器必须密封，防止渗漏。一般使用保温箱或保温瓶，保温容器外贴封条，封条有贴封人（单位）签字（盖章），并注明贴封日期。

5.2　样品应在特定的温度下运输，拭子样品和组织样品要作暂时的冷藏或冷冻处理，然后立即运送实验室。

5.2.1　若能在 4 h 内送到实验室，可只用冰袋冷藏运输。

5.2.2　如果超过 4 h，要作冷冻处理。应先将样品置于 $-30\ ℃$ 冻结，然后再在保温箱内加冰袋运输，经冻结的样品必须在 24 h 内送到。

5.2.3　若 24 h 不能送到实验室，需要在运输过程中保持 $-20\ ℃$ 以下。

5.3　血清样品要单独存放。若 24 h 内运达实验室，在保温箱内加冰袋冷藏运输；若超过 24 h，要先冷冻后，在保温箱内加大量冰袋运输，途中不能超过 48 h。

5.4　各种样品到达实验室后，若暂时不进行处理，则应冷冻（最好 $-70℃$ 或以下）保存，不得反复冻融。

附　录　A

（规范性附录）

pH 7.4 的等渗磷酸盐缓冲液（PBS）的配制

A.1　pH7.4 的等渗磷酸盐缓冲液（0.01 mol/L，pH7.4，PBS）

NaCl	8.0 g
KH_2PO_4	0.2 g
$Na_2HPO_4 \cdot 12H_2O$	2.9 g
KCl	0.2 g

将上列试剂按次序加入定量容器中，加适量蒸馏水溶解后，再定容至 1 000 mL，调 pH 至 7.4，高压消毒灭菌 112 kPa 20 min，冷却后，保存于 4 ℃ 冰箱中备用。

A.2　棉拭子用抗生素 PBS（病毒保存液）的配制

取上述 PBS 液，按要求加入下列抗生素：喉气管拭子用 PBS 液中加入青霉素（2 000 IU/mL）、链霉素（2 mg/mL）、丁胺卡那霉素（1 000 IU/mL）、制霉菌素（1 000 IU/mL）。粪便和泄殖腔拭子所用的 PBS 中抗生素浓度应提高 5 倍。加入抗生素后应调 pH 至 7.4。在采样前分装小塑料离心管，每管中加这种 PBS 1.0～1.3 mL。采粪便时，在西林瓶中加 PBS 1～1.5 mL，采样前冷冻保存。

附　录　B

（规范性附录）

禽流感监测采样单

场名或禽主				禽别（划√）		□祖代□父母代□商品代	
通讯地址					邮编		
联系人		电话			传真		
栋号	样品名称	品种	日龄	存养量	采样数量	编号起止 *	
既往病史及免疫情况							
临床症状和病理变化							
采样单位				联系电话			
被采样单位盖章或签名				采样单位盖章或签名			
年　　月　　日				年　　月　　日			

注：此单一式三份，第一联采样单位保存，第二联随样品，第三联由被采样单位保存。

　　*"编号起止"统一用阿拉伯数字1、2、3、…表示，各场保存原禽只编号。

OIE《陆生动物卫生法典》有关章节

须通报的禽流感病毒感染（10.4章）

第 10.4.1 条

一般规定

1）《陆生动物卫生法典》（以下简称《陆生法典》）规定，应通报如下定义的禽类高致病性禽流感和家禽低致病性禽流感疫情。

2）《陆生法典》规定，须通报禽流感（NAI）为由任何一种 H5 或 H7 亚型 A 型流感病毒，或静脉接种致病指数（IVPI）大于 1.2（或造成至少 75％死亡率）的禽流感病毒所致的家禽感染。

须通报禽流感病毒被分为高致病性须通报禽流感（HPNAI）病毒和低致病性须通报禽流感（LPNAI）病毒。

a）高致病性须通报禽流感病毒对 6 周龄易感鸡的静脉接种致病指数大于 1.2，或静脉接种感染 4～8 周龄易感鸡引起的死亡率不低于 75％。对于静脉接种致病指数低于 1.2，或在静脉接种致死性试验中死亡率低于 75％的 H5 和 H7 亚型流感病毒，应进行测序，以确定该毒株的血凝素分子（HA0）裂解位点是否存在多个碱性氨基酸，如果裂解位点的氨基酸序列与其他已知高致病性须通报禽流感分离毒株的序列类似，则检测的分离株应认为是高致病性须通报禽流感病毒。

b）低致病性须通报禽流感病毒指除高致病性须通报禽流感病毒以外 A 型流感病毒的所有 H5 和 H7 亚型。

3）家禽指所有饲养禽类，包括庭院养殖禽，用于生产食用肉、蛋或生产其他商业产品，或用于狩猎猎物、种禽、斗鸡等。

除上述用途以外的驯养禽类（如宠物及用于表演、竞赛、展览、竞技的禽类）或其种禽或商品禽，均不被视为家禽。

4）《陆生法典》把须通报禽流感的潜伏期定为 21 d。

5）本章不仅讨论具有临诊症状的须通报禽流感病毒感染，还讨论无临诊症状的须通报禽流感病毒隐性感染。

6）如果家禽中检测到的 H5 或 H7 亚型须通报禽流感病毒抗体不是由于接种疫苗所致，必须立即进行调查。若仅为孤立的血清学阳性结果，经过流行病学和实验室全面调查，没有进一步的证据表明发生须通报禽流感感染，则可以排除感染。

7）出现下列情况可确定为发生须通报禽流感病毒感染：

a）分离并鉴定为高致病性须通报禽流感病毒，或在家禽或家禽产品中检测到高致病性须通报禽流感特异性病毒核糖核酸（RNA）；或

b）分离并鉴定为低致病性须通报禽流感病毒，或在家禽或家禽产品中检测到低致病性须通报禽流感特异性病毒核糖核酸（RNA）。

8）《陆生法典》规定，"无须通报禽流感养禽场"指在按照本章第 10.4.27 条和第 10.4.33 条内容开展的监测中，没有证据表明发生须通报禽流感感染的养禽场。

9）包括致病性试验在内的诊断试验标准见《陆生动物诊断试验和疫苗手册》。所使用的疫苗必须符合《陆生法典》规定的标准。

10）成员国（地区）不应在家禽商品贸易中，对按《陆生法典》第 1.1.3 条规定通报了家禽之外禽类（包括野生禽类）高致病性禽流感（HPAI）和低致病性禽流感（LPAI）感染的成员国（地区）立即实施贸易禁令。

第 10.4.2 条

确定国家、地区或生物安全隔离区的须通报禽流感状况

确定国家、地区或生物安全隔离区须通报禽流感状况基于以下标准：

1）全国范围内通报须通报禽流感，需要有持续实施的须通报禽流感宣传教育计划，并对所有报告的须通报禽流感疑似病例进行现场调查，在条件允许的情况下，进行实验室调查；

2）实施恰当的监测计划，以发现家禽的隐性感染及除家禽类外的禽类所致传播风险。可根据本章第 10.4.27 条和第 10.4.33 条介绍的须通报禽流感监测计划来达到这个目的；

3）考虑到须通报禽流感发生的所有流行病学因素及其历史背景。

第 10.4.3 条

无须通报禽流感的国家、地区或生物安全隔离区

国家、地区或生物安全隔离区根据本章第 10.4.27 条和第 10.4.33 条进行监测，如果连续 12 个月在该国家、地区或生物安全隔离区内，家禽无高致病性须通报禽流感或低致病性须通报禽流感感染，则可被认为无须通报禽流感。

如无须通报禽流感的国家、地区或生物安全隔离区的家禽发生须通报禽流感，可以通过如下条件恢复无疫状态：

1）在发生高致病性须通报禽流感感染的情况下，采取扑杀政策（包括对所有受污染的场所进行彻底消毒）后，根据本章第 10.4.27 条和第 10.4.33 条的规定进行持续监测 3 个月后。

2）在发生低致病性须通报禽流感感染的情况下，按照第 10.4.19 条的规定，屠宰感染禽群或采取扑杀政策；在这两种情况下，对所有被污染场所进行彻底消毒 3 个月后，且在这 3 个月期间，依据本章第 10.4.27 条和第 10.4.33 条的规定进行持续监测。

第 10.4.4 条

无高致病性须通报禽流感国家、地区或生物安全隔离区

无高致病性须通报禽流感的国家、地区或生物安全隔离区须符合如下条件：

1）在过去连续 12 个月内，在国家、地区或生物安全隔离区内的家禽无高致病性须通报禽流感感染（即使低致病性须通报禽流感的状态不明），或

2）依据本章第 10.4.27 条　第 10.4.33 条进行监测，该国家、地区或生物安全隔离区不符合无须通报禽流感标准，但任何须通报禽流感病毒经分离鉴定均为非高致病性须通报禽流感病毒。

根据历史或地理因素、工业化养殖场结构、禽群资料或最近疫情，监测应针对一个国家的某些区域、现存地区或生物安全隔离区。

无高致病性须通报禽流感感染的国家、地区或生物安全隔离区的家禽感染了高致病性须通报禽流感病毒，在采取扑杀政策（包括彻底消毒所有被污染的场所）后，依据本章第 10.4.27 条和第 10.4.33 条的规定进行持续监测 3 个月后，可重获无高致病性须通报禽流感状态。

第 10.4.5 条

关于从无须通报禽流感国家、地区或生物安全隔离区进口的建议

活家禽（不包括初生雏）

兽医主管部门应要求出示国际兽医证书，证明这批家禽：

1）在装运之日无须通报禽流感临诊症状；

2）家禽孵出后或至少最近 21 d 内，一直饲养在无须通报禽流感国家、地区或生物安全隔离区；

3）在运输时使用新的或消毒笼具；

4）如果进行过须通报禽流感免疫，免疫应依据《陆生动物诊断试验和疫苗手册》的原则进行，出示的兽医证书应注明所用疫苗特性和接种时间。

第 10.4.6 条

关于进口非家禽活禽的建议

不论原产国的须通报禽流感状况如何，兽医主管部门应要求出示国际兽医证书，证明这些活禽：

1）在装运之日无须通报禽流感临诊症状；

2）这些活禽自孵出或装运前至少 21 d 内，一直在兽医主管部门批准的隔离区饲养，且在隔离期未表现出家禽须通报禽流感的临诊症状；

3）在装运前 14 d 内，须按照第 10.4.29 条规定的原则，对这些禽进行有效抽样，并进行诊断检测，证明这些禽没有须通报禽流感感染；

4）在运输时使用新的或消毒笼具；

5）如果进行过须通报禽流感免疫，免疫应依据《陆生动物诊断试验和疫苗手册》的原则进行，出示的兽医证书应注明所用疫苗特性和接种时间。

第 10.4.7 条

关于从无须通报禽流感国家、地区或生物安全隔离区进口的建议

初孵活家禽

兽医主管部门应要求出示国际兽医证书，证明动物：

1）自孵出后一直饲养在无须通报禽流感国家、地区或生物安全隔离区；

2）收集种蛋时或之前至少 21 d 内，其父母代禽群一直饲养在无须通报禽流感国家、地区或生物安全隔离区；

3）在运输时使用新的或消毒笼具；

4）如果这批初孵活家禽或其父母代进行过须通报禽流感免疫，免疫应依据《陆生动物诊断试验和疫苗手册》的原则进行，出示的兽医证书应注明所用疫苗特性和接种时间。

第 10.4.8 条

关于从无高致病性须通报禽流感国家、地区或生物安全隔离区进口的建议

初孵活家禽

兽医主管部门应要求出示国际兽医证书，证明这批初孵活家禽：

1）自孵出后一直饲养在无高致病性须通报禽流感国家、地区或生物安全隔离区；

2）收集种蛋时或之前至少 21 天内，其父母代禽群一直在无须通报禽流感养禽场饲养；

3）在运输时使用新的或消毒笼具；

4）如果这批初孵活家禽或其父母代进行过须通报禽流感免疫，免疫应依据《陆生动物诊断试验和疫苗手册》的原则进行，出示的兽医证书应注明所用疫苗特性和接种时间。

第 10.4.9 条

关于进口非家禽初孵活雏禽的建议

无论原产国的须通报禽流感状况如何，兽医主管部门应要求出示国际兽医证书，证明：

1）在装运之日，这些活禽未表现出疑似须通报禽流感的临诊症状；

2）这些禽的孵化及孵出后饲养一直是在兽医主管部门批准的隔离区进行；

3）在收集禽蛋时，应对父母代禽群进行诊断试验，证实未发生须通报禽流感病毒感染；

4）在运输时使用新的或消毒笼具；

5）如果父母代种禽群进行过须通报禽流感疫苗免疫，免疫应依据《陆生动物诊断试验和疫苗手册》的原则进行，出示的兽医证书应注明所用疫苗特性和接种时间。

第 10.4.10 条

关于从无须通报禽流感国家、地区或生物安全隔离区进口的建议

家禽种蛋

兽医主管部门应要求出示国际兽医证书，证明：

1）家禽种蛋来自没有须通报禽流感疫情的国家、地区或生物安全隔离区；

2）在种蛋收集时及此前至少 21 d 内，其父母代鸡群一直饲养在无须通报禽流感国家、地区或生物安全隔离区；

3）在运输时使用新的或消毒包装材料；

4）如果父母代种禽群进行过须通报禽流感疫苗免疫，免疫应依据《陆生动物诊断试验和疫苗手册》的原则进行，出示的兽医证书应注明所用疫苗特性和接种时间。

第 10.4.11 条

关于从无高致病性须通报禽流感国家、地区或生物安全隔离区进口的建议

家禽种蛋

兽医主管部门应要求出示国际兽医证书，证明：

1）家禽种蛋来自无高致病性须通报禽流感国家、地区或生物安全隔离区；

2）在种蛋收集时及此前至少 21 d 内，其父母代鸡群一直饲养在无须通报禽流感养禽场；

3）对禽蛋进行表面消毒（参照《陆生法典》第 6.4 章）；

4）在运输时使用新的或消毒包装材料；

5）如果父母代种禽群进行过须通报禽流感疫苗免疫，免疫应依据《陆生动物诊断试验和疫苗手册》的原则进行，出示的兽医证书应注明所用疫苗特性和接种时间。

第 10.4.12 条

关于进口非家禽禽种蛋的建议

不论原产国的须通报禽流感状况如何，兽医主管部门应要求出示国际兽医证书，证明：

1）在收集时及此前 7 d，对其父母代禽群进行诊断试验，证实未发生须通报禽流感病毒感染；

2）对禽蛋进行表面消毒（参照《陆生法典》第 6.4 章）；

3）在运输时使用新的或消毒包装材料；

4）如果父母代种禽群进行过须通报禽流感疫苗免疫，免疫应依据《陆生动物诊断试验和疫苗手册》的原则进行，出示的兽医证书应注明所用疫苗特性和接种时间。

第 10.4.13 条

关于从无须通报禽流感国家、地区或生物安全隔离区进口的建议
<u>食用禽蛋</u>
兽医主管部门应要求出示国际兽医证书，证明：
1）这些禽蛋产自并包装于无须通报禽流感国家、地区或生物安全隔离区；
2）在运输时使用新的或消毒包装材料。

第 10.4.14

关于从无高致病性须通报禽流感感染国家、地区或生物安全隔离区进口的建议
<u>食用禽蛋</u>
兽医主管部门应要求出示国际兽医证书，证明这些食用禽蛋：
1）来自无高致病性须通报禽流感感染国家、地区或生物安全隔离区；
2）经表面消毒（参照《陆生法典》第 6.4 章）；

3）在运输时使用新的或消毒包装材料。

第 10.4.15 条

关于进口禽蛋制品的建议

不论原产国的须通报禽流感状况如何，兽医主管部门应要求出示国际兽医证书，证明：

1）这些禽蛋制品源自符合本章第 10.4.13 条或第 10.4.14 条规定的禽蛋；

2）这些禽蛋制品按照本章第 10.4.25 条提出的方法进行加工，以确保须通报禽流感病毒的灭活；且

3）应采取相应措施，以防止加工后接触任何可能带有须通报禽流感病毒的物品。

第 10.4.16 条

关于从须通报禽流感国家、地区或生物安全隔离区进口的建议

<u>家禽精液</u>

兽医主管部门应要求出示国际兽医证书，证明供精家禽：

1）在采精之日无须通报禽流感临诊症状；

2）采精前至少 21 d 内，一直饲养在无须通报禽流感国家、地区或生物安全隔离区。

第 10.4.17 条

关于从无高致病性须通报禽流感国家、地区或生物安全隔离区进口的建议

<u>进口家禽精液</u>

兽医主管部门应要求出示国际兽医证书，证明供精家禽：

1）在采精之日无高致病性须通报禽流感临诊症状；

2）采精前至少 21 d 内，一直饲养在无高致病性须通报禽流感国家、地区或生物安全隔离区。

第 10.4.18 条

关于进口非家禽的禽类精液的建议

不论原产国的须通报禽流感状况如何，兽医主管部门应要求出示国际兽医证书，证明供精禽：

1）采精前至少 21 d 内，一直饲养在兽医主管部门批准的隔离场所中；

2）在隔离期，无须通报禽流感病毒感染临诊症状；

3）采精前 14 d 内，经诊断试验，未发现须通报禽流感感染。

第 10.4.19 条

关于从无须通报禽流感或高致病性须通报禽流感国家、地区或生物安全隔离区进口的建议

<u>进口鲜家禽肉</u>

兽医主管部门应要求出示国际兽医证书，证明生产这批产品的家禽：

1）自孵出或宰杀前至少 21 d 内，一直饲养在无高致病性须通报禽流感国家、地区或生物安全隔离区；

2）在无高致病性须通报禽流感国家、地区或生物安全隔离区获批准的屠宰厂屠宰，按照《陆生法典》第 6.2 章，经宰前和宰后检验，未发现任何与须通报禽流感相关的症状。

第 10.4.20 条

关于进口家禽肉制品的建议

不论原产国的须通报禽流感状况如何，兽医主管部门应要求出示国际兽医证书，证明：

1）这些产品来自符合本章第 10.4.19 条要求的鲜肉；或

2）这些产品的加工符合本章第 10.4.26 条的规定，确保灭活了须通报禽流感病毒；且

3）采取了必要的防范措施，避免接触任何可能带有须通报禽流感病毒的物品。

第 10.4.21 条

关于进口用作动物饲料、农业或工业用非羽粉或非家禽肉粉的禽源产品建议

不论原产国的须通报禽流感状况如何，兽医主管部门应要求出示国际兽医证书，证明：

1）这些产品源于孵出后或宰杀前至少 21 d 内，一直饲养在无须通报禽流感感染的国家、地区或生物安全隔离区的家禽；或

2）这些产品加工程序确保灭活须通报禽流感病毒；或

3）采取必要的防范措施，避免接触任何可能带有须通报禽流感病毒的物品。

第 10.4.22 条

关于进口家禽羽毛和羽绒的建议

不论原产国的须通报禽流感状况如何，兽医主管部门应要求出示国际兽医证书，证明：

1) 这些产品源于符合本章第 10.4.19 条规定饲养的家禽，并在无须通报禽流感感染的国家、地区或生物安全隔离区内加工；或

2) 产品加工工艺应确保灭活了须通报禽流感病毒（研究中）；且

3) 采取必要的防范措施，避免接触任何可能带有须通报禽流感病毒的物品。

第 10.4.23 条

关于进口非家禽禽羽毛和羽绒的建议

不论原产国的须通报禽流感状态如何，兽医主管部门应要求出示国际兽医证书，证明：

1) 这些产品的加工工艺确保灭活了须通报禽流感病毒（研究中）；且

2) 采取必要的防范措施，避免接触任何可能带有须通报禽流感病毒的物品。

第 10.4.24 条

关于进口家禽羽粉和家禽肉粉的建议

不论原产国的须通报禽流感状态如何，兽医主管部门应要求出示国际兽医证书，证明：

1) 这些产品源自孵出后或宰杀前至少 21 d 内，一直饲养在无须通报禽流感感染的国家、地区或生物安全隔离区的家禽，并在无须通报禽流感感染的国家、地区或生物安全隔离区内进行加工；或

2) 加工这些产品应采取下列方法之一：

a) 湿热条件下，在温度不低于 118 ℃下至少维持 40 min；或

b) 持续水解加工则需在蒸气压至少 3.79 bar、温度超过 122 ℃条件下维持 15 min 以上，或

c) 交替熬炼加工则需要保证全部产品的内部温度至少达到 74 ℃；且

3) 采取必要的防范措施，避免接触任何可能带有须通报禽流感病毒的物品。

第 10.4.25 条

蛋及蛋制品中禽流感病毒灭活规程

以下工业标准温度和作用时间适用于蛋及蛋制品中禽流感病毒的灭活：

	核心温度（℃）	时间
全蛋	60	188 s
全蛋混合物	60	188 s
全蛋混合物	61.1	94 s
液态蛋白	55.6	870 s
液态蛋白	56.7	232 s
10％盐腌蛋黄	62.2	138 s
干蛋白	67	20 h
干蛋白	54.4	513 h

注：所列的温度是达到病毒灭活率为 99.999 99％的范围。只要科学证明能够灭活病毒，可以适当变化时间和温度。

第 10.4.26 条

禽肉品中禽流感病毒灭活规程

以下工业标准温度和作用时间适用于肉中禽流感病毒的灭活：

	温度（℃）	时间
禽肉	60.0	507 s
	65.0	42 s
	70.0	3.5 s
	73.9	0.51 s

注：所列的温度是达到病毒灭活率为 99.999 99％的范围。只要科学证明能够灭活病毒，可以适当变化时间和温度。

第 10.4.27 条

监测：引言

本章第 10.4.27 条和第 10.4.33 条作为对《陆生法典》第 1.4 章的补充，规定了法定通报禽流感的监测原则和监测指南，适用于成员国或地区认证其须通报禽流感的状况。认证可针对整个国家、地区或生物安全隔离区。这些规定还为暴发了禽流感的国家谋求恢复无须通报禽流感资格或保持无须通报禽流感资格提供了指南。

禽流感病毒在野禽体内的存在与否是一个比较特殊的问题。事实上，没有一个成员国或地区能够宣布其境内野禽不携带禽流感病毒，而本章所指须通报禽流感仅指家禽感染的禽流感，本章第 10.4.27 条和第 10.4.33 条也沿用这个定义。

须通报禽流感的影响及流行病学在世界上不同地区有很大的差异，因此不可能为所有情况提供具体指南。监测策略证明无须通报禽流感需在可接受的置信度内，而且需要适合当地的具体情况。

不同地区的家禽与野禽的接触频率、生物安全水平、生产体系和包括家养水禽在内的不同易感禽混合饲养状况等均有一定的差异，因此监测策略需适应当地实际情况。成员国（地区）有义务提供科学的数据，说明该区域内须通报禽流感流行病学状况和所有风险因素的管理状况。因此，各成员国（地区）有相当的自由度，以提供理由充分的证据来证明在可接受置信水平内没有须通报禽流感感染。

须通报禽流感监测应是一个持续进行项目，监测方案的设计应可证明申报国家、地区或生物安全隔离区的无须通报禽流感病毒感染状态。

第 10.4.28 条

监测：一般原则与方法

1) 依据《陆生法典》第 1.4 章的规定，建立监测体系是兽医主管部门的职责。特别是：

a) 为检测和调查禽流感暴发或须通报禽流感病毒感染而建立的正式且持续的监测体系正在运行；

b) 应根据《陆生动物诊断试验和疫苗手册》的规定，建立一个从疑似须通报禽流感病例中快速采集样本并送交实验室进行须通报禽流感诊断的程序；

c) 具有一个记录、管理、分析诊断及监测数据体系。

2) 须通报禽流感监测体系应：

a) 包括贯穿生产、销售和加工整个产业链各环节疑似病例报告的早期预警系统。每天与家禽接触的农场主和工人以及诊断人员，应及时向兽医主管部门报告可疑的须通报禽流感。他们应得到政府信息收集部门和兽医主管部门的直接和间接的支持（如通过私营从业兽医或兽医辅助人员）。须对所有可疑的须通报禽流感病例立即调查。如果可疑病例无法通过流行病学和临诊症状确诊，应采集样本送交实验室进行检测。为此，监测人员需配备采样工具箱和其他设备，并应能够得到具有须通报禽流感诊断和控制技术能力团队的协助。如存在对公共卫生潜在危害，必须向公共卫生有关主管部门通报。

b) 必要时，需对高风险动物群或与水禽或其他须通报禽流感病毒来源密切接触的家禽频繁定期进行临诊检查、血清学和病毒学检测。高风险动物是指与已感染须通报禽流感的国家、地区或生物安全隔离区或与不同来源的禽和家禽混养场所（如活禽市场）

临近的家禽。

有效的监测体系应可定期对可疑病例进行鉴定，并对这些可疑病例进行追踪和调查，以确定或排除是否为须通报禽流感病毒感染。可疑病例发生概率因不同流行病学状况而异，因此无法进行可靠的预测。在申请无须通报禽流感感染时，需提供关于可疑病例发生情况、调查和处理方法等细节，其中应包括实验室检测结果和在调查期间对相关动物采取的控制措施（如隔离检疫、禁止运输等）。

第 10.4.29 条

监测策略

1. 引言

须通报禽流感发病或感染监测的目标禽群应涵盖该国家、地区或生物安全隔离区内所有易感家禽种类。须通报禽流感的主动监测和被动监测都应持续进行，应至少每 6 个月进行一次主动监测，监测应包括随机监测和目标监测，采用分子、病毒学、血清学和临诊方法。

监测策略可采用随机采样，应以可接受的置信度证明没有须通报禽流感病毒感染。随机监测的血清学方法应使用《陆生动物诊断试验和疫苗手册》规定的方法，对血清学阳性结果应进一步使用分子或病毒学方法进行检测。

必要时也可以采用目标定向监测策略（如某些地区或种群的感染概率增大时）。确定高风险禽群的须通报禽流感状态应同时使用病毒学和血清学方法。

成员国（地区）应可证明，他们选择的监测策略可根据《陆生法典》第 1.4 章的规定和当地流行病学状况，检测到须通报禽流感病毒感染，包括检测到任何禽类的高致病性禽流感病例。对于临诊症状明显的家禽（如鸡）可采用临诊监测，而对如家鸭等无明显临诊症状的家禽，病毒学和血清学检测更为合适。

如果成员国（地区）希望宣布其某地区或生物安全隔离区无须通报禽流感病毒感染，则应以该地区或生物安全隔离区的禽群为目标设计调查和采样方案。

在设计随机调查的采样方案时，应结合流行病学设定流行率。样本容量应足够大，以保障可以检测到最低程度的感染。调查结果的可信度取决于样本量和预计的疫病流行率。申请无疫的成员国（地区）应可证明，设定流行率和置信度水平是基于监测目的和流行病学情况所选择的，并符合《陆生法典》第 1.4 章的规定。设定流行率需以当前和以往疫病流行病学状况为依据。

无论选择何种调查方法，诊断方法的敏感性和特异性是设计调查方案、确定样本量和解释检测结果的关键因素。理想情况是，所用检测方法的特异性和敏感性应在免疫/感染史和目标禽群的不同种类家禽检验中得到验证。

无论采用何种检测体系，在监测方案设计中都应预计到假阳性反应。如果了解检测方法的特征，则可预算出假阳性结果的比率。需要建立一个有效的阳性结果跟踪调查程序，以在高置信度水平上确定是否发生病毒感染。该程序还应包括附加检测和后续调查，以便从原采样单元和与其有流行病学关联的禽群中采集诊断材料。

已明确发病/感染监测的技术原则，在设计证明没有须通报禽流感病毒感染/流行的监测计划时，需要切实遵守这些原则，以避免产生可信度不够或成本过高、实际操作过于复杂等情况。因此，在设计任何监测计划时，都需有该领域有能力且有经验的专业人员参与。

2. 临诊监测

临诊监测的目的是在禽群中发现须通报禽流感的临诊症状。尽管大规模血清学筛查具有很大的诊断价值，但也不应低估临诊监测的作用。监控禽群的各种指标变化，如死亡率上升、采食饮水量下降、出现呼吸系统疾病的临诊症状或产蛋量下降等，对早期检测须通报禽流感感染十分重要。有时，低致病性须通报禽流感感染仅表现出采食减少或产蛋量下降。

对于任何一种诊断方法发现的须通报禽流感可疑病例，都要应用一系列临诊监测和实验室检测进行确诊。实验室检测可确诊临诊可疑病例，而临诊监测有助于核实血清学阳性结果。在排除须通报禽流感感染之前，应对出现疑似病例的采样单元加以控制。

鉴定可疑禽群对于确定须通报禽流感病毒的来源并分析病毒的分子、抗原和其他生物学特征十分重要。定期把须通报禽流感病毒分离株送到地区参考实验室进行遗传学和抗原学的鉴定也很重要。

3. 病毒学监测

病毒学监测，应按照《陆生动物诊断试验和疫苗手册》中描述的试验方法进行，其目的为：

a）监控风险禽群；

b）确诊临诊可疑病例；

c）跟踪调查血清学阳性结果；

d）统计在正常情况下的日死亡率，以保证在免疫禽群或在与疫情有流行病学关联的养殖场内，能够尽早发现感染。

4. 血清学监测

血清学监测的目的是检测须通报禽流感病毒抗体。须通报禽流感病毒抗体阳性可能有 4 种原因：

a）自然感染了须通报禽流感病毒；

　　b）须通报禽流感的免疫接种；

　　c）在卵黄中经常发现来自免疫或感染的父母代禽群的母源抗体，在后代禽体内可持续 4 周；

　　d）检测方法缺乏特异性而产生的假阳性结果。或可以将其他监测中采集的血清样本用于须通报禽流感监测，但应确保符合《陆生法典》所述的监测设计原则，包括须通报禽流感病毒监测统计学方法的有效性。

　　血清阳性反应有可能集中出现，与采样禽群的构成、免疫接触或感染情况有关，但不局限与此。血清阳性反应集中出现可能是感染的信号，在设计监测方案时，须考虑对所有情况进行调查。血清阳性反应集中出现具有流行病学重要意义，因此必须进行调查。

　　如果不能排除血清阳性反应是因免疫引起的，应采用能区分免疫抗体和感染抗体的诊断方法。

　　随机监测或目标血清学监测为证明一个国家、地区或生物安全隔离区无须通报禽流感感染提供可靠证据，因此需对监测进行认真的文件记录。

　　5. 免疫群的病毒学和血清学监测

　　监测策略取决于所使用疫苗的类型，禽流感免疫具有血凝素亚型特异性，主要有两种免疫接种策略：禽流感全病毒灭活疫苗和基于血凝素基因表达疫苗。

　　对于免疫禽群，监测策略应以病毒学方法和/或血清学方法和临诊监测为基础，也可采用哨兵禽。哨兵禽应未曾接种，不含禽流感病毒抗体，且具有清楚和永久的标识。只有在无适合的实验室程序时，才使用哨兵禽。本章第 10.4.33 条描述了在免疫接种情况下对血清学结果的解释。

第 10.4.30 条

证明无须通报禽流感或高致病性须通报禽流感状态

　　1. 成员国（地区）申请认证国家、地区或生物安全隔离区无须通报禽流感或无高致病性须通报禽流感：附加监测程序

　　一个成员国（地区）申请认证其整个国家、地区或生物安全隔离区无须通报禽流感或无高致病性须通报禽流感，除了满足上述规定的一般原则外，还应提供证据证明其拥有一个有效的监测计划。此监测计划的策略和设计取决于各国流行病学环境特征，而且必须按照此附则所述的一般原则与方法进行规划和执行，表明在过去 12 个月内，易感家禽禽群（免疫或未免疫）没有须通报禽流感或高致病性须通报禽流感病毒感染。这需要有关实验室的协助，此类实验室能够采用《陆生动物诊断试验和疫苗手册》所述的

病毒检测和抗体检测方法，进行须通报禽流感或高致病性须通报禽流感鉴定。此监测计划可针对具有特殊感染风险的禽群，感染风险可能来自生产模式、与野禽可能有直接或间接接触、不同日龄禽群混养、当地禽产品销售模式（含活禽市场）、使用可能污染的地表水、不同种类禽混养、生物安全措施不足等。

2. 对免疫接种国家、地区或生物安全隔离区的附加条件

可以把防止高致病性须通报禽流感病毒传播的免疫接种作为疫病控制计划的一部分。禽群免疫水平取决于禽群大小、种类组成及易感禽群的饲养密度，所以不可能统一界定。所用的疫苗必须符合《陆生动物诊断试验和疫苗手册》有关须通报禽流感的规定。根据所在国家、地区或生物安全隔离区的流行病学特征，可以采取只免疫某些种类或部分家禽亚群的策略。

需对所有免疫的禽群开展病毒学和血清学监测，确保无病毒流行。采用"哨兵禽"策略可进一步提供无病毒流行的依据。依据所在国家、地区或生物安全隔离区的风险大小，这些检测应至少每 6 个月（或更短时间）重复一次。

也应提供表明免疫接种措施有效性的证据。

第 10.4.31 条

国家、地区或生物安全隔离区在发生疫情后重新申请认证无须通报禽流感或无高致病性须通报禽流感：附加监测程序

成员国（地区）在疫情发生后申请恢复整个国家、地区或生物安全隔离区无须通报禽流感或无高致病性须通报禽流感病毒感染时，除满足上述规定外，还需提供证据，证明其拥有一个基于流行病学环境特征的有效监测计划，用以表明无须通报禽流感或高致病性须通报禽流感病毒感染。这需要采用《陆生动物诊断试验和疫苗手册》所述的病毒检测和抗体检测方法进行流行病学监测。采用"哨兵禽"策略可有利于监测结果的解释。

成员国（地区）在发生疫情后申请恢复整个国家、地区或生物安全隔离区无须通报禽流感或无高致病性须通报禽流感病毒感染，不论是否采取了免疫接种，都要报告其主动监测计划的结果。此监测计划要求针对须通报禽流感或高致病性须通报禽流感易感的禽群定期进行临诊观察，并按照《陆生法典》所述的一般规定和方法进行主动监测。该监测至少应达到风险禽群代表性随机抽样所能达到的可信度水平。

第 10.4.32 条

无高致病性须通报禽流感生物安全隔离区内无须通报禽流感的养殖场：附加监测程序

养殖场申请认证无须通报禽流感需提供无须通报禽流感病毒感染的证据。这些养殖

场的禽类已经过病毒分离（或检测）及血清学随机采样检测，且符合《陆生法典》规定的一般原则。检测间隔时间视感染风险大小而定，最多为 21 天。

第 10.4.33 条

血清学和病毒检测试验的应用和解释

感染须通报禽流感病毒的家禽产生以下抗体：血凝素（HA）、神经氨酸酶（NA）、非结构蛋白（NSPs）、核蛋白/基质蛋白（NP/M）和聚合酶复合体蛋白抗体。本章没有收录对聚合酶复合物蛋白抗体的检测。核蛋白/基质蛋白抗体的检测包括直接 ELISA、阻断 ELISA、琼脂凝胶免疫扩散试验（AGID）等方法。神经氨酸酶抗体的检测包括神经氨酸酶抑制试验（NI）、间接荧光抗体、直接及阻断 ELISA 等试验方法。血凝素抗体检测采用血凝抑制试验（HI）、ELISA 及中和试验（SN）。用血凝抑制试验检测禽类是可靠的，但用于检测哺乳动物则不可靠。中和试验可用于检测血凝素亚型特异性抗体，是用于哺乳动物和某些种类禽的首选方法。琼脂凝胶免疫扩散试验用于检测鸡和火鸡的核蛋白/基质蛋白抗体是可靠的，但用于其他禽类则不可靠，现已研发出阻断 ELISA 作为检测所有禽类的核蛋白/基质蛋白抗体的替代方法。

血凝抑制试验和神经氨酸酶抑制试验可用于对禽流感病毒进行亚型鉴定（禽流感病毒具有 16 个血凝素和 9 个神经氨酸酶亚型）。这些信息有助于流行病学调查和禽流感病毒的分类。

家禽免疫有多种禽流感疫苗，包括各种禽流感全病毒灭活疫苗和各种基于血凝素基因表达疫苗，血凝素抗体提供亚型特异性保护。鉴别免疫接种和自然感染可采用不同策略，包括对未免疫的哨兵禽进行血清学监测，或对免疫禽进行特异性血清学检测。

检测包括哨兵禽在内的未免疫禽病毒感染时，可检测核蛋白/基质蛋白抗体、亚型特异性血凝素或神经氨酸酶抗体或非结构蛋白抗体。用相同血凝素亚型、不同神经氨酸酶亚型的全病毒灭活疫苗免疫过的家禽，在检测其野外暴露情况时，可以用直接检测野毒株神经氨酸酶抗体的血清学方法，来判断是否有野毒株感染。例如，接种了 H7N3 疫苗的禽在面临 H7N1 病毒疫情时，可通过检测野毒 N1 蛋白的亚型特异性神经氨酸酶抗体来进行鉴别诊断（DIVA）。另外，若没有此鉴别诊断的方法，灭活疫苗只诱导产生滴度很低的非结构蛋白抗体，而该抗体在野毒感染的禽体内效价会明显升高。这一研究已在试验中取得令人鼓舞的结果，但尚未获得实地验证。对接种表达血凝素重组疫苗的家禽，能够检测到抗血凝素的特异性抗体，但检测不到抗禽流感病毒其他蛋白的抗体；如果检测到核蛋白、基质蛋白或非结构蛋白抗体，或检测到野毒株的特异性神经氨酸酶抗体，则证明有野毒株感染。所用疫苗应符合《陆生动物诊断试验和疫苗手册》规定的标准。

应对血清学阳性的所有禽群都进行调查。流行病学调查结果和补充的实验室调查结果应记录每个阳性禽群的须通报禽流感感染/流行状态。

确诊试验应比筛查试验的特异性高，其敏感性至少等同于筛查试验。

应提供所用试验性能特性和验证的信息。

1. 免疫后出现阳性结果时的后续程序

对于已免疫的禽群，必须排除阳性结果原因是病毒流行的可能性。为此，在核查须通报禽流感免疫禽群的血清学监测阳性结果时，需遵循以下程序：先假设监测发现的血清学试验阳性结果并非因为病毒流行，再对所有证实或反驳此假说的证据进行检查。须有证据证实所有流行病学信息，并在最终报告中公布结果。

在制定利用血清学检测区分感染与免疫的策略时，掌握有关疫苗类型知识非常关键。

a）禽流感全病毒灭活疫苗使用的疫苗毒在神经氨酸酶亚型上与野毒株同源或异源。如果免疫采用禽流感全病毒灭活疫苗，且禽群具有核蛋白或基质蛋白抗体，则应使用以下策略：

ⅰ）哨兵禽的核蛋白或基质蛋白抗体应为阴性。若哨兵禽的核蛋白或基质蛋白抗体也呈阳性，说明有禽流感病毒感染，须做特异性血凝抑制试验，以鉴定是 H5 还是 H7 亚型的禽流感病毒感染；

ⅱ）如果禽流感全病毒灭活疫苗含有与野毒株同源的神经氨酸酶，出现非结构蛋白抗体，则表明有野毒株感染。这时应进行采样，通过病毒分离或检测病毒株特异基因组或蛋白，来排除须通报禽流感病毒的存在；

ⅲ）如果禽流感全病毒灭活疫苗所用疫苗株神经氨酸酶亚型与野毒株异源，出现野毒株神经氨酸酶抗体或非机构蛋白抗体，表明有野毒株感染。这时应进行采样，通过病毒分离或检测病毒特异基因组或蛋白，来排除须通报禽流感病毒的存在。

b）表达血凝素的重组疫苗含有与野毒株同源的血凝素蛋白和基因。可用上述的哨兵禽来检测禽流感感染。在免疫禽或哨兵禽检出核蛋白或基质蛋白抗体、非机构蛋白抗体或野毒神经氨酸酶抗体，都表明有野毒株感染。这时应进行采样，通过病毒分离或检测病毒特异基因组或蛋白，来排除须通报禽流感病毒的存在。

2. 阳性检测结果表明野毒株感染后，确定是高致病性须通报禽流感病毒还是低致病性须通报禽流感病毒感染的后续程序

在检测到如上第 a）ⅰ）点所述的暗示有须通报禽流感病毒抗体时，需要开展相关流行病学与病毒学检测，确定感染是由高致病性须通报禽流感病毒还是低致病性须通报

禽流感病毒所致。

对所有抗体检测阳性和受威胁的禽群进行病毒学检测。应采用病毒分离和鉴定的方法，或/和用检测 A 型流感病毒特有的蛋白或核酸，来判定样本中是否有禽流感病毒。病毒分离是检验禽流感感染的最佳标准，此方法在《陆生动物诊断试验和疫苗手册》中已有描述。应对所有禽流感病毒检测其血凝素和神经氨酸酶亚型，并且通过鸡体内试验或对 H5 或 H7 亚型的血凝素蛋白酶水解位点进行序列测定，来判断分离毒株属于高致病性须通报禽流感、低致病性须通报禽流感或不必通报的低致病性禽流感病毒。另外，现已开发核酸检测方法，作为一种替代方法，并已得到验证。这些方法与病毒分离的敏感度相当，但其优点是可在数小时内获得结果。在采用核酸检测方法检测 H5 和 H7 亚型血凝素基因的样本后，应再用病毒分离鉴定、鸡体内试验或核酸序列分析，确认是否存在高致病性须通报禽流感或低致病性须通报禽流感病毒特征性的蛋白酶水解位点。由于检测核蛋白或基质蛋白相关抗原的方法敏感度低，因此建议仅用于实地筛查 A 型流感病毒感染病例。应对核蛋白或基质蛋白检测阳性的样本进行病毒分离、鉴定和毒力确定。

验证实验室的检测结果应结合流行病学背景。对血清学调查结果进行补充及评估病毒流行可能性的相关信息应包括但不限于以下几个方面：

a）现行的生产体系特征；

b）对可疑禽和同群禽进行临诊监测的结果；

c）感染场所的疫苗接种效果评估结果；

d）感染养殖场的卫生设施和历史状况；

e）动物标识和流通控制；

f）以往案例显示在须通报禽流感病毒传播中具有地区性影响的其他因素。

全部调查分析过程都应作为流行病学监测项目中的标准操作程序进行记录。

OIE《陆生动物诊断试验和疫苗手册》相关章节

禽流感（2.3.4章）

摘　要

禽流感（AI）是由正黏病毒科 A 型流感病毒属的特定病毒引起的。流感病毒有 A、B、C 三个型，目前所知，只有 A 型流感病毒能感染禽类。由于宿主、毒株、宿主免疫状态、继发感染及环境条件的不同，导致病禽临床症状表现多样，可以通过病毒分离或检测其基因组片段的特征做出诊断。

病原鉴定：采集活禽口咽部和泄殖腔拭子（或粪便）或死禽的粪便和组织混合样品，加抗生素制成悬液，经尿囊腔接种 9～11 日龄鸡胚，于 37 ℃（35～39 ℃）孵育2～7 d，检测死胚、濒死胚和所有孵育末期鸡胚尿囊液的血凝活性。用浓缩的病毒和 A 型流感病毒所共有的核衣壳或/和基质抗原的抗血清进行琼脂凝胶免疫扩散试验，可确诊为 A 型流感病毒。在某些情况下，应用实时定量反转录－聚合酶链式反应（如 rRT－PCR）或其他有效的分子生物学技术检测病原基因组中的某一或多个片段来替代鸡胚病毒分离的方法。

参考实验室对 A 型病毒亚型鉴定时，方法一：利用 16 种血凝素（H1～H16）和 9 种神经氨酸酶（N1～N9）的各个单因子的多抗或单抗血清，采用血凝抑制试验和神经氨酸酶抑制试验进行；方法二：用亚型特异性引物和探针方法（如 rRT－PCR）鉴定 H 亚型和 N 亚型，或者进行测序和进化分析。

因为高致病性禽流感和原先的“鸡瘟”都是指 A 型流感强毒株的感染，所以有必要对家禽中所分离的病毒进行毒力评价。任何高致病性禽流感分离株都归类于需通报禽流感（notifiable avian influenza，NAI）病毒。尽管至今所有自然分离到的强毒株不是 H5 亚型就是 H7 亚型，但大多数 H5 或 H7 亚型分离株仍属于低致病性的。由于低毒力的 H5 或 H7 亚型禽流感病毒在家禽宿主体内可以突变成致病性的病毒株，因此将所有 H5 和 H7 亚型流感病毒都归类于需通报病毒。近些年随着对流感病毒致病力的分子基础更加了解，已经建立了鉴定毒株毒力的方法，但仍然主要采用攻毒的方法：将病毒经静脉接种于至少 8 只 4～8 周龄的易感鸡，如果 10 d 内死亡率高于 75％，或将病毒接种于 10 只 4～8 周龄的易感鸡，静脉接种致病指数（IVPI）大于 1.2，就可认为该毒株为高致病性毒株。疑似高致病性毒株鉴定工作必须在生物安全实验室进行。将有毒力的所有禽流感病毒分离株均划为高致病性需通报禽流感（HPNAI）病毒。不管对鸡的毒力如何，如果是 HA0 裂解位点氨基酸序列与任何强毒株相似的 H5 或 H7 亚型流感病毒，就被认为是 HPNAI 病毒；如果 H5 或 H7 亚型流感病毒对鸡不致病，并且不具备 HP-NAI 病毒的 HA0 裂解位点氨基酸序列，这些毒株则被认为是低致病性需通报禽流感（LPNAI）病毒；如果对鸡不是高致病性的非 H5 或 H7 亚型流感病毒则被认为是低致病性禽流感（LPAI）病毒。

血清学试验： 由于所有 A 型流感病毒的核衣壳和基质蛋白的抗原性都相似，可用琼脂凝胶免疫扩散试验来检测针对这些抗原的抗体。该试验所用的浓缩抗原含任何一种或两种上述抗原。并不是所有禽类感染后都能出现沉淀抗体。血凝抑制试验也已作为禽流感的常规血清学诊断方法，但由于血凝素的亚型特异性，可能会出现漏检现象。酶联免疫吸附试验（ELISA）以型依赖性（间接法）或型非依赖性（竞争法）等方式已用于检测针对 A 型流感病毒特异性抗原的抗体。

疫苗和诊断用生物制品要求： 历史上，大多数国家的政府机构都禁止或不主张使用疫苗来防控 HPNAI，因为这可能会干扰扑灭政策。第一个列入禽流感根除计划的疫苗是针对 LPAI 和 LPNAI 的疫苗。禽流感根除计划使用含相同的血凝素亚型和神经氨酸酶亚型抗原的油乳剂灭活疫苗，通过检测未免疫哨兵鸡中的抗原或抗体来鉴定感染群。20 世纪 90 年代，墨西哥和巴基斯坦为了控制广泛暴发的 NAI，采用油乳剂灭活疫苗进行该病的预防，同时在墨西哥、巴西的萨尔瓦多和危地马拉使用表达同源 HA 基因的重组禽痘病毒疫苗。在 1999—2001 年意大利暴发 LPNAI 时，使用了与野毒株相同 HA 亚型、不同 NA 亚型的灭活疫苗来进行免疫。这种疫苗可以区分免疫接种禽与野毒感染禽，并最终消灭流行的流感病毒。预防用的 H5 或 H7 亚型流感疫苗已在意大利部分地区被用来预防 LPNAI，在亚洲、非洲和中东地区的一些国家被用来辅助控制 H5N1 亚型 HPNAI。HPNAI 病毒不能用作疫苗生产的种毒。

如果用 HPNAI 病毒进行攻毒试验研究，则所有的设施必须符合 OIE 所规定的 4 级病原防护要求。

A. 前言

需通报禽流感（NAI）是由正黏病毒 A 型流感病毒属的病毒引起的。A 型流感病毒是唯一已知感染禽类的正黏病毒。很多禽类物种都对 A 型流感病毒易感，其中水禽是这些病毒最大的储存库，但绝大多数分离株对鸡和火鸡是低致病性的（低毒力的）。不同的 A 型流感病毒之间的核衣壳抗原或基质蛋白抗原具有相似性，但根据血凝素（H）和神经氨酸酶（N）的抗原性可进行亚型分类（World Health Organization Expert Committee，1980）。现已知有 16 个 H 亚型（H1～H16）和 9 个 N 亚型（N1～N9）

(Swayne & Halvorson，2008)。至今，使鸡、火鸡和其他经济禽类发生急性临床症状的高致病性 A 型流感病毒，都是 H5 或 H7 亚型，而从鸟类分离到的大多数 H5 和 H7 亚型病毒对家禽都是低致病性的。由于低致病性的 H5 或 H7 亚型流感病毒具有通过变异而成为高致病性的风险，所有 H5 或 H7 亚型流感病毒都被定义为需通报禽流感（NAI）病毒。

　　根据禽的种类、日龄、品种，所涉及病毒株的特性以及环境因素等影响因子的不同，在完全易感的禽类中高致病性禽流感会有不同的临床表现，有的无明显或轻微临床症状而突然死亡，有的表现更加典型的临床症状，包括眼、鼻流出分泌物、咳嗽和呼吸困难等呼吸道症状，窦和/或头部水肿，精神沉郁，食欲废退，无羽毛的皮肤、肉垂、肉冠紫绀，共济失调，神经症状，以及腹泻。产蛋禽还包括产蛋量显著下降，并伴随着劣质蛋数量增加等现象。代表性的特征是高发病率，伴随着不明原因的快速高死亡率。然而，这些症状没有一项是可用于确诊的。在某些禽类宿主如北京鸭品种中，一些 HPAI 病毒不会引发典型的临床病例。另外，通常引起轻微症状或无症状的低致病性禽流感（LPAI）病毒在某些环境下能产生类似高致病性禽流感的严重临床症状，特别是存在继发感染和/或环境恶劣的情况下。因此，确诊依靠病毒的分离或致病性病毒的检测，以及能证明满足 B.2 节中描述的一种标准。血清学方法可作为辅助诊断，但不适合做准确的鉴定。为了控制该病，官方诊断需采用统一的经官方认可的致病性标准，可根据体内接种试验或分子测定（即存在与 HPNAI 一致的 HA 前体蛋白 HA0 的裂解位点）和 HA 亚型鉴定来确定。这些概念将随着对疾病了解的加深而改进。

　　NAI 必须由官方控制。如果生物安全等级不够，病毒具有实验室散播的可能性。因此必须对病毒诊断及攻毒试验的生物安全水平开展风险评估，HPAI 病毒必须至少在生物安全水平 3 级，LPNAI 病毒至少在生物安全水平 2 级。相关设施应该满足经风险评估而确定的防护等级和 1.1.2 章中列出兽医微生物实验室和动物实验室的生物安全要求。不具备专门的国家级或地区级实验室的国家应该将样品送到 OIE 参考实验室。

B. 诊断技术

1. 病原鉴定（国际贸易规定的检验）

采集死禽病料，应包括肠内容物（粪便）或泄殖腔拭子和口咽拭子，也可从气管、肺、气囊、肠、脾、肾、脑、肝和心采集病料，可以分别处理或者混合在一起处理。

采集活禽病料应包括口咽和泄殖腔拭子。为了避免拭子取样造成损伤，对于体积小的禽必须用特别小的棉拭子，一般是商品化的儿科采样用拭子。如果没有这种棉拭子，也可以收集新鲜粪便作为样品替代物。

病料应放入含有抗生素的 pH 7.0～7.4 的等渗磷酸盐缓冲液（PBS）内或含抗生素

和蛋白质的溶液内。抗生素的选择视当地情况而定，但对于组织和口咽拭子样品，缓冲液中可含有青霉素（2 000 U/mL）、链霉素（2 mg/mL）、庆大霉素（50 μg/mL）、制霉菌素（1 000 U/mL），粪便和泄殖腔拭子所用的抗生素浓度应提高 5 倍。重要的是加入抗生素后 pH 应调至 7.0～7.4。推荐能维持病毒稳定的含蛋白质的保存液来转运棉拭子样品［如脑心浸出液、5% 犊牛血清（V/V），或 0.5% 牛血清白蛋白（W/V），或类似的商品化转运基质］。粪便、研碎的组织用含有抗生素的溶液配成 10%～20%（W/V）的悬液，在室温孵育 1～2 小时后尽快处理。如果立即处理不可行，样品可在 4 ℃ 保存 4 d。如要保存更长时间，诊断样品和分离毒株则需保存在 −80 ℃ 条件下，并避免反复冻融。

A 型流感病毒增殖的较好方法是将其接种无特定病原体（SPF）鸡胚或至少是特定抗体阴性（SAN）的鸡胚，粪便和组织悬液经 1 000 g 离心沉淀，上清液经尿囊腔接种至少 3～5 枚 9～11 日龄的 SPF 或 SAN 鸡胚，置 35～39 ℃ 孵育 2～7 d，死亡鸡胚、濒死鸡胚及孵育末期所有的鸡胚 4 ℃ 放置 4 小时或过夜，收集尿囊液，进行筛检（比如 HA 试验）、A 型流感特异性检测［如琼脂凝胶免疫扩散试验（AGID)］、固相抗原捕获酶联免疫吸附试验（AC‑ELISA）或 A 型流感病毒亚型特异性检测［如血凝抑制试验（HI）］和神经氨酸酶抑制试验（NI）或检测 A 型流感病毒特异性的核酸特征的分子生物学检测［如实时反转录-聚合酶链式反应（rRT‑PCR）］（见 B.4.b）。利用微生物学试验检测到无菌尿囊液具有 HA 活性，说明极可能存在 A 型流感病毒或副黏病毒，呈阴性反应的尿囊液至少应再盲传一代。

用琼脂凝胶免疫扩散试验（AGID）检测 A 型流感病毒核衣壳或基质蛋白（参见 B.3.a），都可以证明流感病毒的存在，因为所有 A 型流感病毒都具有这两种抗原。可以用含有感染病毒的浓缩尿囊液或采用感染绒毛尿囊膜的提取物制备抗原，这些抗原用已知抗血清进行标定。将含毒尿囊液以超速离心或者在酸性条件下进行沉淀以浓缩病毒。酸性沉淀法是将 1.0 mol/L HCl 加入到含毒尿囊液中，调 pH 约 4.0，将混合物置于冰浴中作用 1 h，经 1 000 g，4 ℃ 离心沉淀，弃去上清液，利用甘氨酸肌氨酸缓冲液悬浮沉淀物［缓冲液含有 1%（W/V）月桂酰肌氨酸钠，利用 0.5 mol/L 甘氨酸调缓冲液的 pH 至 9.0］。浓缩物中含有核衣壳和基质多肽。

琼脂凝胶免疫扩散试验用的富含病毒核衣壳抗原也可以从尿囊膜中制备（Beard，1970）。具体的操作方法是：从尿囊液呈 HA 阳性的感染鸡胚中移出绒毛尿囊膜，将其匀浆或研碎，冻融 3 次，经 1 000 g 离心 10 min，弃沉淀，取上清，用 0.1% 福尔马林灭活制备抗原。

用琼脂凝胶免疫扩散试验证实存在 A 型流感病毒核蛋白或基质蛋白抗原，从而证实鸡胚尿囊液中含有禽流感病毒，这是一种很好的方法。但是各种实验性和商品化的 AC－ELISA 是有效的替代方法（Swayne & Halvorson，2008），大多数 AC－ELISA 是注册和有文号的，已用于检测临床样品中人 A 型流感病毒。一些能有效检测 AIV，但是许多商品化试剂敏感性较低（Woolcock & Cardona，2005）。应首选那些兽用检测有效的试剂或方法。

如果收获的鸡胚尿囊液具有 HA 活性，这表明尿囊液中极有可能含有一种 A 型流感病毒或禽副黏病毒。少数几株禽呼肠孤病毒，和可能含有细菌源性 HA 的尿囊液，也可以凝集红细胞。目前认为禽副黏病毒有 10 个血清型（Miller et al，2010）。大多数实验室有新城疫病毒（禽副黏病毒Ⅰ型）的特异性抗血清，鉴于新城疫发生的普遍性和广泛使用活疫苗，最好用 HI 试验检测 HA 活性是否由新城疫病毒引起的（见 2.3.14 章新城疫）。

还可用 RT－PCR 或 rRT－PCR 方法扩增流感病毒 NP 或 M 蛋白基因片段的保守区检测流感病毒（Altmuller et al，1991；Spackman et al，2002）。同样，也可应用 H5 或 H7 亚型特异性引物证明 H5 或 H7 亚型流感病毒的存在（Monne et al，2008；Slomka et al，2007；Spackman et al，2002）。

鉴定抗原性亚型的方法包括：可以用纯化的或重组的 H 和 N 亚型特异性蛋白制备的单因子特异性抗血清，通过 HI 和 NI 试验完成抗原性亚型的鉴定，或者用一组完整的流感病毒抗血清，通过 HI 和 NI 试验来鉴定。利用 H 和 N 亚型特异性引物，通过 RT－PCR 和 rRT－PCR 完成基因型的判定。多数非专门从事流感研究的实验室没有能力进行亚型的鉴定，OIE 参考实验室可提供这方面的协助。

2. 致病性测定

术语 HPAI 与利用鸡评价禽流感病毒株的毒力结果有关，意味涉及有毒力的病毒株。通常用于描述病毒感染无抗体易感鸡后的疾病，描述在完全易感鸡所引起的感染，疾病的临床症状包括眼、鼻有分泌物、咳嗽和呼吸困难，窦和/或头部肿胀，精神沉郁，采食量和饮水量显著下降，无羽毛的皮肤、肉髯、鸡冠发绀，共济失调，神经症状以及腹泻。产蛋鸡产蛋量显著下降和软壳蛋、畸形蛋增加。具代表性的症状是高发病率伴随着不明原因的快速高死亡率。然而，这些症状没有一项是可用于确诊的，缺少这些症状也可出现高死亡率。另外，通常引起轻微症状或无症状的 LPAI 病毒在继发感染或不利环境因素存在的情况下也可引起严重疾病，临床症状与高致病性禽流感类似。

曾经使用的"鸡瘟"这个术语已经被废除，使用了更准确的术语 HPAI。由于目前所有自然发生的 HPAI 病毒都是 H5 和 H7 亚型，且病毒基因研究已经证实 H5 和 H7 LPAI 病毒可突变产生 HPAI 病毒，因此，所有的 H5 和 H7 LPAI 已经被确认具有潜在致病性。致病性增强与血凝素的蛋白裂解位点的变化相关联，包括：①非碱性氨基酸变为碱性氨基酸（精氨酸或赖氨酸）；②在血凝素裂解位点插入多个重复性的氨基酸编码密码子；③插入未知来源的较短的碱性和非碱性氨基酸；④与其他基因插入片段发生重组延长蛋白裂解位点；⑤在 13 残基缺失了屏蔽的糖基化位点与裂解位点的多个碱性氨基端发生重组。根据从禽中分离到的低致病性 H5 和 H7 亚型病毒裂解位点的氨基酸序列，应该可以判定该病毒是否具有通过变异获得对家禽具有高致病性的能力。

OIE 判定禽流感病毒是否是 HPNAI 的标准为：

a）下面两种方法均可测定病毒对鸡的致病性。HPNAI 病毒的标准是：

ⅰ）用 0.2 mL 1∶10 稀释的无菌有感染性的尿囊液，经静脉接种 8 只 4～8 周龄的易感鸡，在接种后 10 d 内，能导致 6、7 或 8 只鸡死亡* 的任何流感病毒；或者

ⅱ）静脉接种致病指数（IVPI）大于 1.2 的任何病毒。下面是 IVPI 试验的程序：

——将 HA 滴度 > 1/16（以倒数表示时 > 2^4 或 > $4log_2$）的新鲜、具有感染性的尿囊液用等渗生理盐水作 1∶10 稀释。

——将此稀释病毒液以 0.1 mL/羽静脉接种 10 只 4～8 周龄 SAN 易感鸡，尽可能接种 SPF 鸡。

——每隔 24 h 检查鸡群一次，共观察 10 d。每次观察应给鸡打分，正常鸡记作 0，病鸡记为 1，重病鸡记为 2，死鸡记为 3。病鸡和重病鸡的判断主要依据临床症状。一般而言，病鸡表现有下列一种症状，而重病鸡则表现多个症状：呼吸症状，沉郁，腹泻，无羽毛皮肤或肉髯发绀，窦和/或头部肿胀，神经症状。对死亡鸡在其死后** 的每次观察结果都记为 3 分。

——IVPI 是指 10 d 内每次观察每只鸡的记分平均值。如指数为 3.00，说明所有鸡 24 h 内死亡；指数为 0，说明 10 d 观察期内鸡没有出现任何临床症状。

b）所有对鸡是低致病性的 H5 和 H7 亚型流感病毒，应该分析血凝素连接肽的氨基酸序列，如果序列与其他高致病性禽流感病毒（HPAIV）的相似，则该毒株被认为是高致病性毒株。

OIE 采用如下禽流感病毒分类标准作为是否报告病例和采取措施的依据：

a）如果禽流感病毒分离株满足上面的标准就是高致病性需通报禽流感（HPNAI）病毒。

---

* 当禽病得太厉害，以至无法进食或饮水，应将其用人道的方法宰杀。

** 当禽病得太厉害，以至无法进食或饮水，应将其用人道的方法宰杀，并在下一次观察时按死亡计分。

　　b）H5 或者 H7 亚型分离株对鸡不致病，其 HA0 裂解位点没发现与任何一个 HP-NAI 病毒的裂解位点氨基酸序列相似，则把该病毒定义为低致病性需通报禽流感（LP-NAI）病毒。

　　c）如果病毒不是 H5 或 H7 亚型禽流感病毒，对鸡不致病，则把该病毒定义为低致病性禽流感（LPAI）病毒。

　　已有多种方法和技术用于 H5 和 H7 亚型禽流感病毒 HA 基因裂解位点核苷酸序列的测定，由核苷酸序列可推导出氨基酸序列。最常用的方法是 RT‐PCR：采用裂解位点基因两侧的寡核苷酸为引物，然后进行扩增、测序，在操作过程中，不同步骤可应用商品化的试剂盒和自动测序仪。

　　目前已经达成共识，即 HA0 裂解位点处有多个碱性氨基酸的存在是高致病性或潜在高致病性 H5 和 H7 亚型流感病毒的一个准确指示，通过测序或其他方法来确定 HA 裂解位点氨基酸序列可成为最初判定这些毒株致病性的方法，并应加入到前述的定义中。该方法的优点是降低了体内攻毒试验的次数，尽管在病毒培养过程中由于不能够排除高致病性毒株和低致病性毒株混合存在的可能性，为证实阴性结果的可靠性，还必须进行接种试验。

　　尽管目前已证实的 HPAI 病毒均为 H5 或 H7 亚型，但已报道至少有 2 株非 H5 和 HT 亚型病毒符合 OIE 和 EU 规定的 HPAI 病毒标准，这两株病毒都是 H10 亚型（H10N4 和 H10N5）（Wood et al，2008），病毒静脉接种，可分别杀死 10 只鸡的 7 只和 8 只，其 IVPI 值均大于 1.2；然而，鼻内接种时不致病，没有鸡死亡，并且在 HA 的裂解位点没有多个碱性氨基酸。一些 H10 亚型病毒是嗜肾的，致死的家禽肾组织中有很高滴度的病毒，存在致肾病性机制（Slemons&Swayne，1990）。相反，4 株在 HA0 裂解位点上有多个碱性氨基酸的病毒，静脉接种 6 周龄鸡显示病毒为低致病性的（IVPI<1.2）（Londt et al，2007）。其他特例包括 2002 年智利（Suarez et al，2004）和 2004 年加拿大（Pasick et al，2005）报道的 H7N3 HPAI 病毒，病毒在裂解位点有不同的异常的氨基酸序列，分别为：PEKPKTCSPLSRCRETR * GLF 和 PENPKQAYRKMTR * GLF。这些病毒显然是不同亚型病毒 HA 基因、NP 基因和 M 基因重组形成的，并在智利病毒的 HA0 裂解位点插入 11 个氨基酸，在加拿大病毒的 HA0 裂解位点插入 7 个氨基酸。病毒静脉接种 6 周龄鸡显示极强的致病性。

　　OIE 和 FAO 动物流感专业网站（OFFLU）提供了一份根据氨基酸序列推断出的所有 H5 与 H7 IPAI 及 HPAI 病毒 HA0 蛋白酶裂解位点的表格。随着对相关新出现病毒定性的完成，此表格将被进行相应的更新。见 OFFLU 的网址：http：//www. offlu. net/index. php？id＝123。

3. 血清学试验

a）琼脂凝胶免疫扩散试验（用于国际贸易的备选检测方法）

所有 A 型流感病毒都有抗原性相似的核衣壳和基质抗原，因此可以利用琼脂凝胶免疫扩散试验检测任何 A 型流感病毒的抗体存在与否。如上所述，浓缩病毒制剂含有基质和核衣壳抗原；基质抗原比核衣壳抗原扩散得快。琼脂凝胶免疫扩散 AGID 试验已作为常规方法广泛用于检测鸡和火鸡的特异性抗体，并可作为鸡群感染证据。通常是采用接种 10 日龄鸡胚绒毛尿囊膜制备的富含核衣壳浓缩制剂（Beard et al，1970）；将感染的鸡胚绒毛尿囊膜匀浆冻融 3 次，以 1 000 g 离心，上清液加 0.1％福尔马林或 1％丙内酯灭活，离心后可作为抗原。并非所有禽类感染流感病毒后都可产生沉淀抗体。

常用 1％（W/V）琼脂糖或纯化琼脂和含 8％NaCl 的 0.1 mol/L 磷酸盐缓冲液（pH 7.2），在培养皿中或载片上铺成 2～3 mm 厚的凝胶，然后依据模板上的孔样打孔，孔径约 5 mm，孔间距为 2～5 mm，挑出孔中的琼脂。每个疑似血清孔旁边必须加阳性对照血清和抗原。这样可使阳性血清、可疑血清与核蛋白抗原之间出现连续的沉淀线，各孔加入的每种试剂约 50 μL。

24～48 h 后可见沉淀线出现，但是这取决于抗体和抗原的浓度。观察沉淀线时，最好在暗背景下进行。当阳性血清与抗原间的沉淀线与待检血清与抗原间的沉淀线融合在一起时，即可判定待检血清为阳性，交叉线的出现可解释为被检血清与阳性对照血清抗体缺乏同源性。

b）血凝和血凝抑制试验

各实验室所采用的 HA 和 HI 试验程序不同，下面推荐的范例是应用 V 型微量板进行的试验，两种方法反应终体积都为 0.075 mL。本试验所用试剂为等渗 PBS（0.01 mol/L）pH7.0～7.2 和采自至少 3 只 SPF 或 SAN 鸡的红细胞［将其与等体积的阿氏液混合，用 PBS 洗涤 3 次后配成 1％红细胞（V/V）悬液备用］，每次试验应设阴、阳性对照抗原和血清。

血凝试验：

ⅰ）V 型微量反应板上每孔加入 0.025 mL PBS。

ⅱ）第一孔中加入 0.025 mL 病毒悬液（如感染的尿囊液），为准确测定 HA 效价，可在测试前对病毒液作系列稀释，如 1/3、1/4、1/5、1/6 等。

ⅲ）将病毒以 0.025 mL 的体积作系列倍比稀释。

ⅳ）每孔再加入 0.025 mL PBS。

ⅴ）每孔加入 0.025 mL 1％（V/V）鸡红细胞。

ⅵ）轻轻混匀，室温静置 40 min（室温为 20 ℃左右），如果环境温度太高，可在

4 ℃作用 60 min，对照红细胞应明显纽扣状。

ⅶ）判定血凝效价时，可将板倾斜，观察红细胞有无呈泪珠状流淌，完全血凝（不流淌）的最高稀释倍数代表一个血凝单位（HAU），可根据初始系列稀释度进行准确计算。

血凝抑制试验（用于国际贸易的备选检测方法）：

ⅰ）V 型微量反应板每孔加入 0.025 mL PBS。

ⅱ）第一个孔加入 0.025 mL 血清。

ⅲ）将血清以 0.025 mL 的体积作系列倍比稀释。

ⅳ）每孔加入含 4 个 HAU 的病毒抗原 0.025 mL，室温（约 20 ℃）静置最少 30 min（或 4 ℃ 60 min）。

ⅴ）每孔加入 0.025 mL 1%（V/V）的鸡红细胞，轻轻混匀，室温静置约 40 min（室温约 20 ℃），如果环境温度太高，可在 4 ℃ 条件下静置 60 min，直到对照红细胞明显呈纽扣状。

ⅵ）以能完全抑制 4 个 HAU 抗原的血清最高稀释度作为 HI 效价。将板倾斜可更确切地判定结果。只有那些与对照孔（只含 0.025 mL 红细胞和 0.05 mL PBS）相同流速的孔方可判定为抑制。

ⅶ）只有阴性对照血清不大于 1/4（以倒数表示时大于 2^2 或 2log$_2$），阳性对照血清误差不超过一个滴度，试验结果才有效。

对于 4 个 HAU 抗原，只有当血清在 1/16（以倒数表示为 2^4 或 4log$_2$）或更高稀释时出现凝集抑制，才能判定为阳性。一些实验室更倾向使用 8 个 HAU 进行 HI 试验，但影响结果的解释，使得效价在 1/8（2^3 或 3log$_2$）或更高定为阳性。不要误解最低阳性效价的含义，例如，这并不意味着有此效价的免疫家禽能抵抗攻击，或低于此效价的免疫家禽易于受到攻击。HI 试验中的每一个批次均应该包括病毒/抗原对照、阳性血清对照和红细胞对照孔。

在该试验中，鸡血清极少出现非特异阳性反应，没有必要在实验前进行血清处理。除鸡外，有些禽的血清可能非特异性凝集鸡红细胞。如果存在这种非特异性凝集，用鸡红细胞对试验血清进行吸附，可以除去非特异凝集素。在每 0.5 mL 的抗血清中加入 0.025 mL 鸡红细胞，轻摇后静置至少 30 min；800 g 离心 2～5 min，沉淀细胞，吸出血清。也可以用被检禽种的红细胞。当 HI 试验中的标准抗原和被检血清含相同的 N 亚型时，会因为空间位阻而导致非特异性的凝集抑制。空间位阻可导致反应板底部的红细胞呈纽扣状，或跟对照一样以相同的速率流动。用于检测未知血清的 HA 抗原必须是一个不同的 N 亚型以消除空间非特异性抑制，或者使用缺乏 N 蛋白的重组 HA 抗原或纯化的 H 蛋白。HI 试验是基于 HA 抗原与抗血清之间的抗原性结合，而其他因素可能会导致非特异性抑制反应。至今并未有禽流感不同 HA 亚型之间的交叉反应或非特异性抑制反应的数据。

神经氨酸酶抑制（NI）试验用来鉴定流感病毒的 NA 亚型以及确定感染禽的抗体特征。这个操作需要专门的技术和试剂，因此该试验通常只能在 OIE 参考实验室进行。意大利使用的鉴别感染与免疫动物试验（DIVA 试验）也是根据血清学试验检测特异性抗 N 抗体（抗神经氨酸酶抗体），该试验的有关步骤已有报道（Capua et al，2003）。

c）酶联免疫试验（ELISA）（用于国际贸易的备选检测方法）

目前已有用来检测抗核衣壳蛋白抗体的商品化 ELISA 检测试剂盒，采用间接和竞争的方法研制出的试剂盒可用于检测 AIV 特异性抗体，这些试剂盒需对被检的特定禽种进行验证。试剂盒采用不同的试验和抗原制备方法。这些试验通常是由生产商来评估和验证。因此按照其使用说明书来进行是非常重要的。请参考由 OIE 认证的 OIE Register（http://www.oie.int/vcda/eng/en_vcda_registre.htm）。

4. 抗原捕获和分子技术

目前常规的病毒分离及鉴定技术对禽流感的诊断仍然是可选择的方法，至少可对禽流感的感染进行初步诊断。然而，检测成本较高，费时、费力。随着分子及其他诊断技术取得巨大的进展，许多抗原捕获和分子技术方法已经用于禽流感的诊断。

a）抗原检测

已有几种检测家禽中 A 型禽流感病毒的商品化抗原捕获试剂盒（Swayne & Halvorson，2008；Woolcock& Cardona，2005）。多数试剂盒采用的是抗核衣壳蛋白的单克隆抗体和酶联免疫测定方法，因此可检测所有 A 型流感病毒。这种检测方法的优点是能够在 15 min 之内证实病毒的存在，缺点是敏感性较低，无法应用于不同品种的鸟类，不能进行病原的亚型鉴定，且价格较为昂贵。该试剂盒只适用于群体检测，不适于个体检测，对从临床发病鸡和病死鸡采集的口鼻或气管拭子样品最灵敏。然而，缺乏敏感性阻碍了已有抗原检测方法的应用。Chua 等评价 5 种检测方法，总体敏感性为 $36.3\%\sim51.4\%$（Chua et al，2007）。这些作者指出，在敏感性方面用鸡的泄殖腔和气管棉拭子作为样品进行的检测要好于水禽或野鸟的。Woolcock 和 Cardonna（Woolcock & Cardona，2005）对 5 种临床人员检测用商品化试剂盒测试禽类样品中的禽流感病毒，最好的试剂盒最低检测限为 $10^{4.7}EID_{50}$（半数鸡胚感染量），而其余试剂盒的最低检测限达到 $10^{5.7}EID_{50}$。

b）直接 RNA 检测

正如 HPAI 的定义，分子技术已经用于禽流感的诊断，而且近年来从发病鸟类的临床样品中直接检测流感病毒的方法已被广泛采用。当用高度敏感的分子检测技术快速检测病毒 RNA 作为禽流感感染实验室确诊方法时，必须采取严格的适当程序防止临床样品的交叉污染。另外，RNA 检测方法学应该经过 OIE 标准验证（见 1.1.5 章中传染病诊断方法验证的原则），用临床样品表明所用的检测方法在临床诊断中的适用性，有时可包括内参标准物。对照反应可增加分子扩增反应、临床样品和结果的真实性。

应用正确的特定引物对临床样品进行 RT‐PCR，可以快速进行病毒检测和亚型鉴定（至少是 H5 和 H7 亚型），而且其 cDNA 产物还可用于核苷酸测序（Starick et al，2000；Suarez，2007）。该技术成功用于 2003 年荷兰暴发 HPAI。

但是，检测禽流感的首选方法是 rRT‐PCR，一种 RT‐PCR 的改进方法，可以缩短病毒亚型鉴定和测序时间。例如，Spackman 等（2002）采用实时一步法 RT‐PCR 引物/荧光水解探针系统来检测流感病毒和鉴别 H5 和 H7 亚型病毒，发现该检测方法与病毒分离一样可靠，且为一种较为廉价、更为迅速的检测方法。对于临床样品可在 3 h 内得出结果。在其他研究中，2002 年冬天在美国纽约和新泽西州进行的活禽市场控制程序中，以及在 2002 弗吉尼亚州的 H7N2 LPAI 暴发和根除程序中，rRT‐PCR 显示出等同于病毒分离的敏感性和特异性（Elvinger et al，2007；Spackman et al，2003）。该方法对鸡和火鸡的气管和口咽棉拭子样品检测的高度敏感性和特异性与病毒分离类似，但对一些禽类的粪便棉拭子、粪便和组织样品检测 A 型流感病毒时缺乏敏感性，因其存在 PCR 抑制物而导致假阴性（Das et al，2006）。试验中含有阳性对照会验证检测的真实性。改进 RNA 提取方法可消除样品中大多数 PCR 抑制物。

基于水解探针或 TaqMan 方法产生靶基因特异性荧光信号的实时 PCR，已成为许多实验室的备选方法，至少用于直接诊断临床样品。该方法可提供快速的结果，与病毒分离有同样的敏感性和特异性，这些特性是对 AI 暴发控制的理想特征，因为快速确定的诊断是相关兽医主管部门决策的关键。另外，RT‐PCR 系统可设计在 96 孔板上操作，并可结合机械臂实现从样品中高通量提取 RNA（Agüero et al，2007）。

大多数实验室采用实时 RT‐PCR 诊断方法，都是先检测临床样品中 AIV，主要检测所有 A 型流感病毒中高度保守的基质基因（M），然后用特异性实时 RT‐PCR 检测 H5 和 H7 亚型病毒。对于亚型鉴定，TaqMan 实时 RT‐PCR 的引物是针对 HA2 基因，因为它在 H5 和 H7 的 HA 基因中相对比较保守（Spackman et al，2008；Spackman & Suarez，2008），因此它可以用作亚型鉴定的靶基因。但 Spackman 等（2002）也指出他们设计的针对北美 H5 和 H7 亚型分离株的引物/探针序列可能并不适合所有的 H5 和 H7 分离株，这一点已经被证实。Slomka 等（Slomka et al，2007）对 Spackman 等（2002）使用的 H5 寡聚核苷酸序列进行改进，使其能检测过去十多年间从家禽和野禽中分离到的亚洲系和其他欧亚谱系 H5 AI 病毒。已经建立了有效的同时检测并鉴定 H5、H7 和 H9 亚型的 rRT‐PCR 程序（Monne et al，2008）。在自 2005 年秋天以来从欧洲、非洲、亚洲提交给国际参考实验室的许多 H5N1 HPAI 临床样品的检测中，证实这种验证的欧亚谱系 H5 实时 RT‐PCR 是有价值的（Monne et al，2008；Slomka et al，2007）。每组引物和探针需要对不同亚型的病毒进行验证，以使所用的试验适合于不同禽种、不同地域分布和不同时间的病毒。

快速出现的新检测方法的问题之一是这些方法和方案没经过合适的验证就被披露和报道。这个问题也在一些实时 RT‐PCR 方案中提到（Slomka et al，2007b；Suarez et al，2007）。在欧盟，国际参考实验室已合作制定和验证这些方案，供欧盟内部推荐使用（Monne et al，2008；Slomka et al，2007b）。

rRT‐PCR 方法已应用于扩增覆盖 HA0 基因切割位点的区域。该方法可用于检测不同亚型病毒。例如，Hoffman 等（2007）已经建立了一种亚洲 HPAI H5N1 青海样 clade 2.2 病毒特异性的 rRT‐PCR 方法，从而快速鉴定 HPAI H5N1 亚型病毒的病理型，而无需测序。Fereidouni 建立了一个限制性片段多态性试验方法，在 RT‐PCR 和扩增产物的限制性酶切之后，可对 NAI 的 H5 亚型病毒的致病型进行鉴定，不需要测序或动物试验。

直接 RT‐PCR 方法在许多方面得到改进，具体表现在降低样品采集时抑制物的影响、减少核酸污染的可能性及缩短获得结果的时间。例如，基于核酸序列扩增（NASBA）并通过电化学发光检测（NASBA/ECL）技术就是一个连续的等温反应，不需要特别的热循环仪。NASBA 可以在 6 h 内检测临床样品中的 H7 和 H5 亚型禽流感病毒（Ko et al，2004）。H5 亚型环介导等温核酸扩增技术显示出高的敏感性或可靠的特异性（Imai et al，2006），但因靶位点突变带来的低检出率而应用受限（Postel et al，2010）。

看来很有可能在短时间内，将可利用分子生物学和改进的抗原检测技术，在田间快速检测禽流感病毒、病毒亚型和进行毒力标志鉴定。非疾病控制和贸易性措施就法定感染达成的共识，以及如何对其加以定义的情况对决定这些方法被采纳的程度起着十分关键的作用。

C. 疫苗要求

1. 背景

如果想达到根除的目的，单独使用疫苗免疫控制 NAI 和 LPAI 是不可行的。没有采用监测体系、严格的生物安全措施和扑杀感染的家禽政策，病毒就有可能在免疫的家禽中形成地方流行。病毒长期在免疫家禽中循环就可能导致病毒的抗原和基因发生改变。这种情况在墨西哥、中国、埃及、印度尼西亚和其他一些国家已有报道（Grund et al，2011；Lee et al，2004；Smith et al，2006；Swayne & Kapczynski，2008b）。现使用的疫苗和使用情况已有综述（Capua & Alexander，2008；Swayne，2003，2004；Swayne & Kapczynski，2008a，2008b）。

在本章中，常规疫苗限指灭活的禽流感病毒疫苗。这些已用于防控 NAI 或 LPAI，使用 β-丙内酯或福尔马林灭活含毒的鸡胚尿囊液，然后用矿物油乳化制成。建议防控任何亚型都不使用活常规疫苗。

由于流感病毒存在大量的亚型，并且每个亚型有许多不同的毒株，这就为研制灭活流感疫苗，特别是 LPAI 疫苗时，毒株的筛选造成很大的问题。而且许多毒株繁殖的滴度不够高，如果不经过高成本的浓缩过程，不能用于疫苗的生产。一些免疫策略是生产自家苗，也就是用地方流行株制造疫苗，或采用具有相同血凝素且能获得高浓度抗原的毒株。

从 20 世纪 70 年代开始，美国已广泛地应用灭活疫苗免疫火鸡，从而防控 LPAI 和 LPNAI 病毒。这些病毒可以造成严重的临床症状，尤其是在环境恶劣的情况下。疫苗已被大量使用（Swayne & Halvorson 2008）。最近，美国使用的大多数灭活 AI 疫苗是用于种火鸡中抗 H1 和 H3 亚型猪流感病毒。抗 H9N2 LPAI 的疫苗已经在亚洲和中东地区得到广泛使用（Swayne 和 Kapczynski，2008a）。1994—1995 年墨西哥（Villareal，2007）暴发 H5N2 亚型 HPNAI 后进行了免疫，在 1995 年巴基斯坦（Naeem，1998）暴发 H7N3 亚型疫情后使用了疫苗。在墨西哥，HPNAI 病毒似乎被消灭了，但 LPNAI 的 H5N2 亚型病毒仍然在流行；而在巴基斯坦，与最初的高致病性禽流感病毒遗传关系很近的 HPAI 在 2004 年仍然可以分离到。2002 年，我国香港暴发 H5N1 亚型 HP-NAI（Sims，2003）后，采用了 H5N2 亚型疫苗免疫政策。2004 年，H5N1 亚型流感在中东、亚洲和非洲许多国家发生，中国内地、印度尼西亚、越南和埃及使用疫苗进行预防性接种。为控制 2005 年 H7N7 HPAI 的暴发，朝鲜使用了 H7N7 灭活疫苗。最近欧盟几个国家也允许对散养家禽和动物园鸟类采取类似的抗 H5N1 HPAI 预防性免疫。意大利广泛使用血清学 DIVA 联合疫苗接种，以控制再次流行的 LPNAI H7 亚型。由于流行病学不断变化，H5/H7 二价苗预防接种程序也已制定（Capua & Marangon，2008）。

插入禽流感 HA 基因的重组病毒活疫苗已获得文号，包括重组禽痘病毒、重组新城疫病毒和重组火鸡疱疹病毒疫苗，并于 1997 年在少数国家投放使用，主要用于鸡。

产品使用及原理

实验证明，注射禽流感疫苗可抵抗 NAI 和 LPAI 引起的临床症状和致死性，减少排毒并增强抵抗力，能抵抗相同 HA 亚型的不同野毒株，保护低和高剂量的攻毒，并减少接触传播（Capua et al，2004；Swayne，2003；Swayne & Suarez，2000）。但是，高剂量攻毒时病毒仍能感染临床健康的免疫 SPF 鸡并在其体内复制。大部分疫苗在鸡和火鸡中进行评估，对用其他禽类获得的结果要加以认真考虑。例如，用 HPAI H7N7 攻击鸡和环颈鸭（*Callonetta leucophrys*）的试验表明，仅一次免疫就足以减少排毒，增加感染剂量，明显减少个体之间的传播。但对于红腹锦鸡（*Chrysolophus pictus*），尽管一次免疫可提供临床保护，却不影响攻击病毒的排泄和减少病毒的传播（Van der Goot et al，2007）。在某些国家中，政府机构尤其禁止或不鼓励使用遏制或预防 NAI 的疫苗，因为使用疫苗可能会干扰扑灭政策。但大多数禽流感控制法规保留紧急使用疫苗的权利。

2. 常规疫苗的生产与最低要求

以下信息主要基于美国的使用经验，以及该国颁发流感疫苗生产许可证的指南和政策［United States Department of Agriculture，1995（updated 2006）］。生产疫苗的基本原则，特别是灭活疫苗的生产与其他的病毒疫苗，如新城疫（2.3.14 章）病毒疫苗相同。

生产兽用疫苗的准则在 1.1.6 章"兽用疫苗生产原则"中已有介绍，本章和 1.1.6 章介绍的是一般性的原则，不同国家或地区可根据具体情况进行补充。

疫苗生产应该在具备一定的生物安全措施条件下进行。如果用 HPAI 病毒进行疫苗攻毒保护试验，开展这项工作设施必须满足 OIE 的 4 级病原控制标准。该标准在《陆生手册》1.1.3 章中列出。

a）种毒的管理

i）种毒的生物学特性

无论是哪种亚型，只有经过鉴定并证明是低致病力且最好来源于国际或国家种毒库的 A 型流感病毒株才能作为灭活疫苗的种子毒，HPAI 病毒不能作为 AI 疫苗的种毒。

一旦建立种子毒，就可以用它来制备工作种毒。用 SPF 或 SAN 鸡胚制备种子毒和工作种毒。种子毒的生产可能只是制备大量的具有感染性的鸡胚尿囊液（最少100 mL），然后冻干保存（0.5 mL/瓶）。

ⅱ）质量标准（无菌、纯净、无外源病毒）

种子毒在制备成疫苗后应对其进行无菌检验、安全性检验、效力检验和无特定外源病原的检测。

b）制造方法

i）流程

为进行疫苗生产，首先用 SPF 或 SAN 鸡胚繁殖种子毒，收获的病毒液作为工作种毒，要保证工作种毒的量，以满足 12～18 个月的疫苗生产需要。工作种毒的保存最好能在 −60 ℃ 下以液态的形式保存，因为冻干种毒在进行第一次传代时，常不能够产生足够高的滴度。

通常用 pH7.2 的灭菌 PBS 将种毒稀释到 $10^3 \sim 10^4 EID_{50}/0.1\ mL$ 后，经尿囊腔接种 9～11 日龄的 SPF 鸡胚，37 ℃ 孵育。弃去 24 h 内死亡的胚。孵育的时间取决于使用的毒株，须保证病毒的产量达到最大，死亡胚的数目最少。

在收获之前，感染胚应置于 4 ℃。除去顶部的蛋壳，仔细地吸取尿囊液，不要吸入卵黄和蛋清。吸取的尿囊液立即置于 4 ℃ 保存，进行灭活之前进行无菌检验。

在灭活疫苗的生产中，通常使用甲醛（终浓度为 1/1 000，即 0.1% 的甲醛溶液）或 β-丙内酯（BPL）（终浓度为 1/4 000～1/1 000，即 0.025%～0.1% 的 99% 纯度的 BPL）作为尿囊液的灭活剂。灭活的时间要保证能杀死所有的活病毒。大多数灭活疫苗以非浓缩灭活尿囊液（活性成分）制成，然而，活性成分可以浓缩，用于抗原的储存。通常使用矿物或植物油对灭活的尿囊液进行乳化。详细的制造程序属于商业机密。

ⅱ）底物和流程的要求

用常规病毒制备的流感灭活疫苗通过接种 9～11 日龄的 SPF 或 SAN 鸡胚制备。生产过程与病毒增殖过程基本一致；所有流程需无菌操作。

ⅲ）过程控制

对灭活疫苗而言，病毒灭活的效果应该用鸡胚进行检验，每批至少取 10 份尿囊液，每份 0.2 mL 接种 SPF 或 SAN 鸡胚，盲传至少 2 代。鸡胚无病毒感染。

ⅳ）终产品的批次检验

大多数国家制定了对产品控制和疫苗检验的特别条例，其中包括在疫苗生产过程中和生产后所必须采取的强制检验。

——无菌和纯净度

对生物制品的无菌检验和没有生物学物质的污染见 1.1.7 章。

——安全性

对灭活疫苗而言，双倍剂量疫苗通过推荐的接种途径免疫 10 只 3 周龄的禽，在 2 周内没有任何临床症状或局部的病变。

——效力

禽流感疫苗的效力检验通常以疫苗在 SPF 或 SAN 鸡诱导 HI 抗体效价的能力来评价。常规效力检验是将疫苗剂量稀释 3 倍，然后进行免疫和强毒攻击试验（见 2.3.14 章）。流感疫苗的效力检验也采用此方法来检验疫苗对 HPNAI 或 LPNAI 毒株攻击易感动物的保护力。对除 H5 和 H7 亚型之外的其他亚型流感灭活疫苗，如果没有强毒株，疫苗效力试验主要依据检测免疫抗体，或免疫后攻毒评价发病率下降以及呼吸道（口咽或气管）和肠道（泄殖腔）中病毒数量的减少，作为疫苗效力的评价指标。也可以通过体外检测血凝素的含量来评价随后批次疫苗的效力（Wood et al，1985）。

——防腐剂

在含有多头份疫苗的容器内，可以使用防腐剂。

c）授权说明

ⅰ）安全性要求

——靶动物与非靶动物安全性

大多数注册的禽流感疫苗用于免疫鸡和火鸡。应考查靶动物临床试验中常规免疫剂量下的机体耐受性和安全性。当今禽流感灭活疫苗已扩展到鸭、鹅和其他的禽类或动物园鸟类。任何标记外使用疫苗应慎重使用，在对被测禽类进行免疫时应在有资质的兽医指导下进行疫苗的免疫接种。必须小心避免油乳剂疫苗的自身免疫。

——弱毒苗/活疫苗毒力返强

仅推荐使用禽流感灭活疫苗。传统活疫苗不推荐使用，因为存在疫苗株与野毒株之间可能基因重排而出现毒力更强的毒株的潜在风险。

——环境要求

无。

ⅱ）效力检验标准

——动物免疫攻毒试验以注册为目标，禽流感疫苗应使用每组至少 24 只 SPF 鸡来测试其效力。攻毒过程应至少在免疫 3 周后进行，使用 HPNAI 毒株，攻毒剂量为至少 90％对照组鸡群的致死剂量。推荐的剂量是 10^6 个平均鸡胚感染量。疫苗免疫组鸡应至少 80％存活。对于 LPNAI，致死率不是攻毒模型的一个指标，因此，对照组与疫苗免疫组之间，从口咽部或泄殖腔排毒的病毒滴度和/或排毒鸡的数量统计学显著性减少。

——建立最小抗原量标准，推荐剂量为每次 50 PD_{50}（半数保护量）或 3 μg 血凝素（Swayne & Kapczynski，2008a）。野禽中血清 HI 效价 1∶32 时可提供死亡保护，大于 1∶128 时病毒复制量与排毒量严重下降。

——控制与根除

效力试验应与动物免疫攻毒试验一致。

ⅲ）稳定性

在推荐的保存条件下，疫苗成品的效力至少保持 1 年不下降，灭活疫苗不能冷冻。

3. 基因工程疫苗

a）可用疫苗及其优点

重组活载体疫苗是将流感病毒 HA 基因的编码区插入到活病毒载体中，然后将重组的病毒免疫家禽（Swayne，2004）。重组活载体疫苗具有以下几个优点：①它们是活疫苗，可以诱导黏膜免疫、体液免疫和细胞免疫；②可用于幼禽免疫和诱导早期的保护，例如，禽痘病毒能用于 1 日龄鸡，可以和马立克氏病疫苗一样，在 1 周后提供很好的保护；③能够区分自然感染和免疫家禽，其机制举例说明，该疫苗不能诱导产生针对禽流感病毒 NP 和 M 蛋白的抗体，因此，采用 AGID 或 ELISA 检测 A 型流感病毒抗体（NP 和/或 M 蛋白抗体），只有感染了野毒的禽才产生抗体。但是这种疫苗有一个缺点，如果禽感染了载体病毒或者用载体病毒疫苗免疫过，如当今常用作病毒载体的禽痘病毒或传染性喉气管炎病毒，则该重组疫苗在禽体内不能有效复制，只能诱导部分保护性免疫反应（Swayne & Kapczynski，2008）。如果在禽 1 日龄或幼龄时免疫，针对载体病毒的母源抗体对疫苗免疫效果的影响随载体病毒的不同而有差异。对于重组禽痘病毒疫苗，有报道称用其免疫接种母源抗体水平不同的 1 日龄鸡，均可以获得很好的免疫保护（Arriola et al，1999）。然而，由于鸡曾经感染或免疫过而母源抗体水平很高时，对重组禽痘病毒疫苗免疫 1 日龄鸡产生的保护力需要进行验证，可能需要在免疫重组活载体疫苗 2～3 周后再用灭活 AI 疫苗加强免疫。因为载体是活病毒，具有严格的宿主限制性（如传染性喉气管炎病毒不能在火鸡体内复制），所以这些疫苗限制使用于已证实有效的禽类。

重组活载体疫苗的使用要限定在已经注册的国家，并且通过合法的途径获得。表达 H5 亚型流感病毒 HA 基因重组禽痘病毒疫苗已经在萨尔瓦多、危地马拉、墨西哥、中国和美国注册（Swayne and Kapczynski，2008a）。表达 H5 亚型流感病毒 HA 基因重组禽痘病毒疫苗已经生产出来，并且已在田间试验中进行评价，但仅在墨西哥、危地马拉、萨尔瓦多和中国预防控制 H5N2 LPAI 和 H5N1 HPAI 的疫苗免疫计划中使用，具有临床试验数据。

新城疫病毒也可用作表达流感病毒 HA 基因的载体。表达 H5 HA 基因的重组新城疫病毒可同时保护新城疫强毒和 H5N2 HPAI 病毒的攻毒（Veits et al，2006）。同样，新城疫疫苗 La Sota 株表达亚洲系 H5 HA 基因的重组新城疫病毒在中国研制成功（Ge et al，2007），该重组病毒对两种病毒攻毒均有保护作用，已在中国注册并广泛使用。重组新城疫疫苗在对新城疫病毒缺乏免疫力的条件下是有效的，但在有新城疫母源抗体或进行过良好免疫的禽中仅进行一次性免疫时效力会大打折扣。首免用重组苗，二免用禽流感灭活苗，这样是有效的。除此之外，各种基于 HA 的禽流感疫苗在各种体内或体外系统中应用，包括重组腺病毒、沙门菌、杆状病毒、牛痘病毒、禽白血病病毒、甲病毒和传染性喉气管炎病毒（Swayne & Kapczynski，2008a）。表达 H5 亚型 HA 基因的 DNA 疫苗作为一种潜在的疫苗已经在家禽中进行评价。

b）基因工程疫苗的特殊要求

插入禽流感基因的重组活疫苗需要进行环境影响评估，评价其对非靶禽类毒力的风险，并在靶动物中毒力不会增强。

4. 免疫鸡群和禽群病毒感染的监测

区分感染和免疫动物（DIVA）的策略可以作为一种最终消灭 NAI 的解决方案。该技术不需要扑杀大量的禽，从而可以避免造成巨大的经济损失，这一点对发展中国家尤为重要（FAO，2004）。该策略可增加免疫的优点（减少环境中的病毒），且不妨碍执行其他控制措施，包括扑杀措施。在免疫群体中 DIVA 方案使用两种主要检测策略：①检测 A 型流感病毒；②检测 A 型流感病毒抗体。在群体水平，一个简单的方法是经常检测免疫鸡群中未免疫的哨兵鸡，但这种方法存在管理问题，尤其是对于大的鸡群。作为一种替代或补充手段，可以检测免疫鸡群是否感染病毒或产生病毒抗体。为了检测野毒，从每天死亡或病禽采集口咽或泄殖腔棉拭子样品（个体的或混合样品），用分子技术如 rRT-PCR 或 AC-ELISA 检测（Swayne & Kapczynski，2008a）。

要使用血清学 DIVA 方案，应该使用能在免疫鸡群中检测到野毒感染的疫苗。近年来已经开发出几种不同的方法，包括使用与野毒的 H 亚型相同而 N 亚型不同的种毒制备疫苗。抗野毒 N 蛋白的抗体可以作为野毒感染的天然标志。这一策略已经用于 2000年意大利防控重新出现的由 H7N1 亚型病毒引起的 LPNAI。为了配合直接控制措施，采用了利用 H7N3 疫苗抵抗 H7N1 野毒感染的 DIVA 策略。可以采用血清学方法检测病毒的 N 蛋白抗体，区分野毒感染和疫苗免疫禽群（Capua et al，2003）。2002—2003年，意大利采用相同的策略控制 H7N3 病毒引起的 LPNAI（Capua & Alexander，2004），这次使用的是 H7N1 亚型疫苗。在这两个事件中，采用疫苗免疫和 DIVA 检测后扑杀感染鸡群的策略成功地根除了野毒。但是，如果新出现的野毒与已经存在的野毒的 N 亚型不同或者不同 N 亚型的野毒已经在田间存在，这个策略就会出现问题。

替代的方法是使用只含有 HA 蛋白的疫苗，如重组疫苗，然后用 AGID 和针对 NP 或 M 蛋白的 ELISA 检测免疫鸡群是否有野毒感染。对于灭活疫苗，一项检测病毒非结构蛋白抗体的试验已有报道（Tumpey et al，2005）。但这个试验还需要田间验证。

5. 疫苗株免疫对新发变异株保护性的连续评价与更新

虽然 H5 LPNAI 灭活苗种毒株和插入 H5 基因的重组禽痘病毒疫苗免疫鸡对来自欧亚大陆和北美的多种 H5 HPNAI 分离株有广泛的交叉保护性（Swayne & Kapczynski，2008a），但是，禽流感疫苗在应用中一直受限，直到 1995 年墨西哥暴发 H5N2 HPAI，疫苗才作为禽流感控制措施中的一部分得以应用（Villareal，2007）。HPAI 毒株于

1995 年 6 月被根除，但 H5N2 LPNAI 还在流行，疫苗仍是控制 H5N2 LPNAI 毒株措施中的一部分。之后几年内，出现多个 H5N2 LPNAI 抗原变异株，1994 年原始株制备的灭活疫苗诱导产生的免疫力已无法提供保护（Lee et al，2004）。类似地，从 2005 年起中国、印度尼西亚和埃及暴发 H5N1 HPNAI，而已商品化的 H5 灭活疫苗已不能提供保护（Chen ＆ Bu，2009；Grund et al，2011；Swayne ＆ Kapczynski，2008b）。不能确定的是，这些新变异毒株出现是否与使用疫苗或使用不当相关。

　　所有禽流感免疫措施应与针对新发流行株的流行病学调查结果相结合，对新发流行代表株应评估其抗原变异性和基因型变异性。以疫苗株作为抗原，应用 HI 试验来筛选基因型变异株；对疑似抗原变异株应定量分析其抗原变异性，如绘制抗原谱（Fouchier ＆ Smith，2010）。在下列任一情境下，H5 和 H7 LPNAI 疫苗株和插入 HA 的基因工程苗均需要重新评估，并禁用不能提供保护的种毒株：一是，当确定的新变异株出现时或免疫失败时（对疫苗抗原产生坚强免疫力的免疫鸡群出现临床症状）；二是，每 2～3 年对流行株进行有效性试验，对不能提供保护的种毒予以禁用。评估疫苗株应包括所有相关地理区域和生产单位的野毒株，并且，对这类毒株要进行序列分析从而获得遗传变异情况，以进一步评估抗原性变异对疫苗免疫效力的影响。主要的抗原性流行代表株和筛选的抗原变异株应用于当前疫苗种毒株的免疫保护试验。基于该科学信息，在我国首席兽医官和国际组织的协商下，国家兽医管理部门应建立疫苗平台，包括利用自然分离株或反向遗传操作技术制备的 LPAI 病毒生产的常规灭活疫苗，和插入 H5 和 H7 HA 基因的重组疫苗。在某些情况下，一个国家应具备一种以上种毒来覆盖全国内所有生产单位。禽流感控制措施中只有高质量的有效的疫苗允许注册和使用。在对鸡群诱导保护性免疫力过程中正确接种高质量的有效疫苗至关重要。

OIE 禽流感参考实验室

Frank Wong 博士

澳大利亚联邦科学与工业研究组织

澳大利亚动物卫生实验室

动物卫生处

动物产品及加工研究所

5 Portarlington Road，Private Bag 24，Geelong，Victoria 3220，AUSTRALIA

电话：＋61－3 52 27 50 00　传真：＋61－3 52 27 55 55

邮箱：frank. wong@csiro. au

John Pasick 博士

加拿大食品检验署

国家外来病中心

1015 Arlington Street，Winnipeg，Manitoba R3E 3M4，CANADA

电话：＋1－204 789 20 13　传真：＋1－204 789 20 38

邮箱：john. pasick@inspection. gc. ca

Hualan Chen 博士

国家禽流感参考实验室

农业部动物流感实验室

中国农业科学院哈尔滨兽医研究所

中国哈尔滨市马端街 427 号（150001）

电话：＋86－451 85 93 50 79　　传真：＋86－451 82 73 31 32

邮箱：hlchen1@yahoo. com

邮箱：hlchen@hvri. ac. cn

Timm C. Harder 博士

Friedrich Loeffler（弗里德里希·勒夫勒）研究所

联邦动物病毒病研究中心

病毒病诊断研究所

Boddenblick 5a，17493 Greifswald，Insel Riems，GERMANY

电话：＋49 - 383 5 171 152　传真：＋49 - 383 51 71 275

邮箱：timm. harder@fli. bund. de

Chakradhar Tosh 博士

印度农业研究委员会

国家高危害动物疫病研究所

Anand Nagar，Bhopal　462 021，Madhya Pradesh，INDIA

电话：＋91 - 755 275 92 04　传真：＋91 - 755 275 88 42

邮箱：ctosh@hsadl. nic. in

邮箱：chakradhar. tosh@gmail. com

Giovanni Cattoli 博士

Istituto Zooprofilattico Sperimentale delle Venezie（意大利动物卫生和食品安全研究组织）

研究和创新部

Viale Dell'Università 10，35020 Legnaro PD，ITALY

电话：＋39 - 049 808 4384　传真：＋39 - 049 808 4360

邮箱：gcattoli@izsvenezie. it

Hiroshi Kida 教授

微生物实验室

兽医学研究生院

北海道大学

Kita - 18，Nish - 9，Kita - Ku，Sapporo 060 - 0818，JAPAN

电话：＋81 - 11 706 52 07　传真：＋81 - 11 706 52 73

邮箱：kida@vetmed. hokudai. ac. jp

Ian Brown 教授

英国动植物卫生研究所

New Haw，Addlestone

Surrey KT15 3NB，Weybridge，UNITED KINGDOM

电话：＋44 – 1932 35 73 39　传真：＋44 – 1932 35 72 39

邮箱：ian. brown@apha. gsi. gov. uk

Mia Torchetti 博士

国家兽医局实验室

美国动植物检验署兽医局

P. O. Box 844，Ames，Iowa 50010，UNITED STATES OF AMERICA

电话：＋1 – 515 337 75 90　传真：＋1 – 515 337 73 48

邮箱：Mia. Kim. Torchetti@aphis. usda. gov

索　引

（按照英文字母顺序排列，罗马文、数字、希腊文均忽略不计）

图书在版编目（CIP）数据

禽流感 / 于康震，陈化兰主编 . —北京：中国农
业出版社，2015.10
（动物疫病防控出版工程 / 于康震主编）
ISBN 978 - 7 - 109 - 21008 - 0

Ⅰ.①禽…　Ⅱ.①于…②陈…　Ⅲ.①禽病-流行性
感冒-防治　Ⅳ.①R511.7

中国版本图书馆 CIP 数据核字（2015）第 242691 号

中国农业出版社出版
（北京市朝阳区麦子店街 18 号楼）
（邮政编码 100125）
策划编辑　黄向阳　邱利伟
责任编辑　刘　玮

北京通州皇家印刷厂印刷　新华书店北京发行所发行
2015 年 12 月第 1 版　2015 年 12 月北京第 1 次印刷

开本：710mm×1000mm　1/16　印张：44.75
字数：750 千字
定价：160.00 元
（凡本版图书出现印刷、装订错误，请向出版社发行部调换）